AF346315

TRAITÉ

THÉORIQUE ET PRATIQUE

DES

MALADIES DES YEUX.

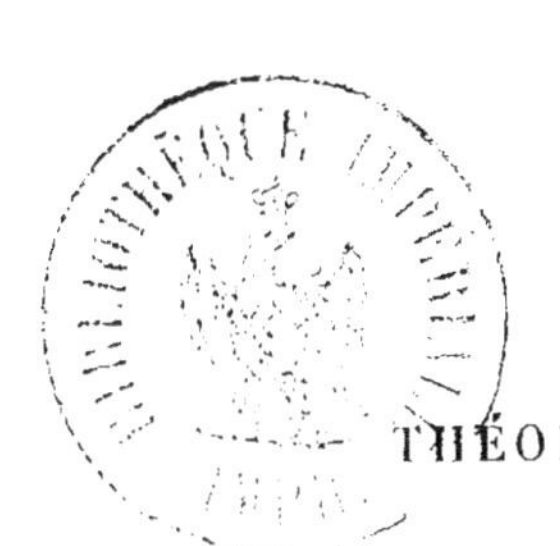

ANNALES D'OCULISTIQUE, publiées à Bruxelles par M. le docteur Cunier. — Ce journal a commencé en 1839; il paraît par cahier tous les mois. Chaque année forme 2 vol. in-8. Prix de l'abonnem. par an. 16 fr. Les tomes I à XVI sont en vente.

BOYER (Lucien). Recherches sur l'opération du strabisme. Mémoires présentés à l'Académie royale des Sciences. 1842-1844. 1 vol. in-8, avec 12 planches représentant 44 figures.   **7 fr.**
Le même ouvrage, figures coloriées.   **10 fr.**

DESMARRES. Mémoire sur une méthode d'employer le nitrate d'argent dans quelques ophthalmies. 1842, in-8.   **2 fr.**

DEVAL. Chirurgie oculaire, ou Traité des opérations chirurgicales qui se pratiquent sur l'œil et ses annexes, avec un exposé succinct des différentes altérations qui les réclament. (Ouvrage contenant la pratique opératoire de MM. les professeurs Jaeger et Rosas). 1 fort vol. in-8, avec 133 figures, 1844.   **8 fr.**

GUÉPIN. Mémoire sur la pupille artificielle. 1842, in-18, fig. 1 fr. 50 c.

GUÉPIN. Etudes d'oculistique, contenant l'application de la méthode abortive au traitement de toutes les ophthalmies aiguës, les contusions de l'œil, les taches de la cornée, l'iris et ses divers états pathologiques. 1845, 1 vol. in-8, figures coloriées.   **3 fr. 50 c.**

LUSARDI. Ophthalmie contagieuse. 1831, in-8.   **2 fr. 50 c.**

LUSARDI. Essai physiologique sur l'iris, la rétine et les nerfs de l'œil. 1831, in-8, broché.   **2 fr. 50 c.**

PEYRÉ. Traité du strabisme et de sa cure radicale par la section musculaire, contenant des expériences nouvelles sur la division des muscles orbitaires chez les animaux vivants, et de nouvelles applications de la myotomie oculaire à la guérison du nystagme, de la myopie, de l'amaurose par rétraction musculaire, de l'ophthalmokopie, de l'obscurcissement de la cornée nécessitant l'opération de la pupille artificielle. 1842, in-8, broché.   **3 fr.**

ROGNETTA. Traité philosophique et clinique d'ophthalmologie, basé sur les principes de la thérapeutique dynamique. 1844, 1 vol. in-8, broché.   **9 fr.**

SANSON. Traité de la cataracte, publié d'après ses leçons, par ses élèves, MM. les docteurs Bardinet et Pigné. 1842, in-8, br. 1 fr. 50 c.

SCARPA. Traité des maladies des yeux, traduit de l'italien, sur la 5e édition, par MM. les docteurs Bousquet et Bellanger. Paris, 1821, 2 vol. in-8, avec figures.   **7 fr.**

SICHEL. Mémoire et observations sur la choroïde. 1836, in-8. 1 fr. 50 c.

VELPEAU. Leçons orales de clinique chirurgicale faites à l'hôpital de la Charité, recueillies et publiées par MM. les docteurs *Jeanselme* et *P. Pavillon*. 1840-41. 3 vol. in-8.   **21 fr.**
Le tome Ier de cet ouvrage renferme les *Leçons* sur les *Maladies des Yeux*.

WELLER. Traité théorique et pratique des maladies des yeux, traduit de l'allemand sur la dernière édition, par F.-J. Riester, avec des notes par M. Jallat. 2 vol in-8, avec 8 planches coloriées. 1832. 10 fr.

Paris. — Imprimerie de L. Martinet, rue Jacob, 30.

TRAITÉ

THÉORIQUE ET PRATIQUE

DES

MALADIES DES YEUX

PAR

L. A. DESMARRES,

Docteur en médecine de la Faculté de Paris, professeur
de clinique ophthalmologique, médecin du bureau de bienfaisance du 3e arrondiss.,
membre de plusieurs Sociétés médicales, etc.

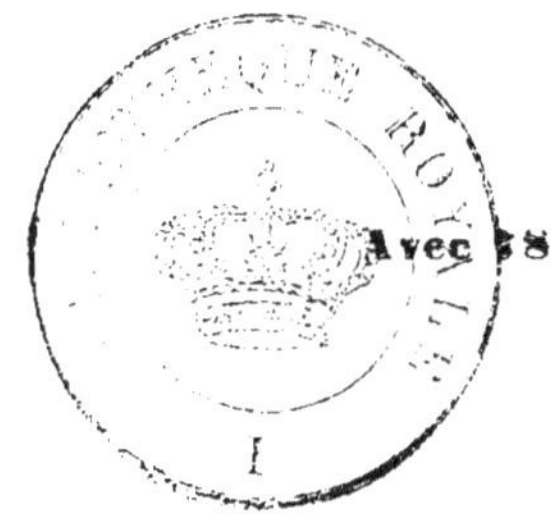

Avec 58 figures intercalées dans le texte.

PARIS.

GERMER BAILLIÈRE, LIBRAIRE-ÉDITEUR,

RUE DE L'ÉCOLE-DE-MÉDECINE, 17;

LONDRES,
H. Baillière, 219, Regent street.

LYON,
Savy, 14, place Louis-le-Grand.

LEIPZIG,
Brockhaus et Avenarius, Michelsen.

FLORENCE,
Ricordi et Cie, libraires.

MONTPELLIER. Castel, Sevalle.

1847.

A

M. le Comte de Montalivet,

PAIR DE FRANCE,
INTENDANT GÉNÉRAL ADMINISTRATEUR DE LA LISTE CIVILE,
ETC., ETC.

Hommage de reconnaissance

De son très humble et très obéissant serviteur,

DESMARRES.

PRÉFACE.

L'ophthalmologie a fait depuis quelques années de rapides progrès en
France; cependant, il faut le reconnaître, malgré les remarquables pu-
blications qui les attestent, cette branche de l'art de guérir est encore
bien peu connue de la majorité des praticiens. En écrivant cet ouvrage,
je n'ai certes pas eu la prétention de faire disparaître les difficultés qui
entourent l'étude des affections de l'œil ; j'ai essayé seulement d'en aplanir
quelques unes, en publiant consciencieusement les remarques que m'a
permis de faire une pratique fort étendue. Placé à la tête d'une clinique que j'ai fondée pour le traitement spécial des maladies des yeux (1),
livré depuis huit ans exclusivement à la pratique et à l'enseignement de
l'ophthalmologie, j'ai été à même d'observer un très grand nombre de malades, et de soumettre mes idées théoriques et celles des autres à une sévère
expérimentation publique.

Dans ce livre, comme dans mes cours, je me suis efforcé de décrire les
maladies avec concision; j'ai donné à l'examen diagnostique tout le soin,
toute l'attention possible; mais je n'ai pas oublié que le but du praticien
est, avant tout, de guérir; aussi me suis-je surtout occupé des applications thérapeutiques. C'est pour ce motif qu'après avoir exposé la symptomatologie, la marche, les terminaisons, l'étiologie des maladies principales
(et j'entends par là celles surtout qui se représentent à tout instant dans la
pratique), j'ai eu soin de tracer le traitement avec l'étendue convenable,
et d'en donner un résumé succinct, mais suffisant pour fixer l'attention
du médecin sur les indications à remplir.

J'ai classé les maladies des yeux d'après l'ordre anatomique, parce que
je ne pense pas que dans l'état actuel de la science une autre classification
soit possible. On ne trouvera donc pas dans ce livre de description pour les
ophthalmies goutteuses, rhumatismales, abdominales, scrofuleuses et
autres; cependant on verra que j'ai traité avec soin les signes que les dia-
thèses impriment à la marche des maladies, et que j'en ai tenu compte
dans les applications thérapeutiques. Des *remarques additionnelles*, placées
à la suite de la description de plusieurs maladies, feront mieux connaître
mon opinion sur ce point.

J'ai divisé mon livre en *trois parties* :

(1) 1530 malades indigents se sont inscrits à ma clinique pendant l'année 1846 ;
dix lits sont réservés aux opérés.

Les registres où se sont inscrits depuis 1842 les médecins étrangers qui ont suivi
mes cours de clinique et de chirurgie oculaires, portent près de 700 signatures.

Dans la *première*, consacrée à l'étude des *Maladies des paupières*, j'ai décrit deux procédés nouveaux, l'un pour la guérison du trichiasis (fig. 7, pag. 88), l'autre pour l'extraction des tumeurs des paupières (fig. 8, 9, pag. 144).

Dans la *seconde partie*, beaucoup plus importante que les deux autres, je me suis occupé des *Maladies du globe de l'œil*, et j'ai successivement traité les affections de chaque membrane en particulier, en suivant l'ordre anatomique. Comme il est impossible, du moins dans les inflammations aiguës, que la phlogose demeure isolée dans chacune des membranes, j'ai eu soin d'indiquer dans mes descriptions tous les caractères que l'état morbide imprime à l'ensemble du globe. Pour l'iritis, par exemple, non seulement j'ai exposé les différences pathologiques apportées à l'aspect de l'iris par l'inflammation, mais encore j'ai noté les divers symptômes que présentent la capsule, la cornée, la membrane de l'humeur aqueuse, la sclérotique et la conjonctive, etc.

J'ai décrit dans cette partie de l'ouvrage un nouveau procédé pour la réduction des hernies de l'iris (fig. 16, pag. 398), un pour l'abaissement de la cataracte (pag. 578), un autre pour la dilacération de la capsule (pag. 584). J'y ai fait représenter des aiguilles pour la paracentèse de l'œil, opération négligée et dont les applications sont pourtant du plus haut intérêt pratique (fig. 65, 66, pag. 774), et plusieurs instruments nouveaux, tant pour l'opération de la pupille artificielle (fig. 21, pag. 456, fig. 26, pag. 469), que pour celle de la cataracte (fig. 47, pag. 578, fig. 52, pag. 603, fig. 62, pag. 652). L'opération de la pupille artificielle et celle de la cataracte ont été longuement étudiées. Pour ce qui concerne la cataracte, je me suis attaché à décrire non seulement les procédés, mais encore les accidents qui peuvent faire échouer l'opération, les causes qui les produisent, et les moyens de les éviter ou d'y remédier (pag. 614). Afin que ces accidents soient mieux connus, et que les causes en soient plus facilement saisies, j'en ai dressé un tableau synoptique (pag. 634), qui évitera au lecteur d'ennuyeuses recherches. A part le tableau, j'ai suivi la même méthode pour la pupille artificielle (voy. pag. 442, 461, 475).

J'ai décrit dans les maladies du corps vitré une affection nouvelle, à laquelle j'ai donné le nom de *synchisis étincelant*, à cause du ramollissement du corps vitré et de l'apparition d'étincelles au fond de l'œil.

Enfin, dans la *troisième partie*, que je n'ai fait qu'ébaucher, j'ai étudié quelques unes des *Maladies de l'appareil lacrymal*. Je me suis particulièrement attaché à la description des affections des points et des conduits, et à celle de l'opération de la tumeur et de la fistule lacrymales.

J'ai disséminé dans cet ouvrage 78 figures gravées sur bois, dans le but de rendre mes descriptions plus intelligibles. J'espère qu'en fixant les idées du lecteur, elles lui seront de quelque utilité.

Paris, 1er avril 1847.

TRAITÉ

THÉORIQUE ET PRATIQUE

DES

MALADIES DES YEUX.

EXAMEN DES YEUX, OU OPHTHALMOSCOPIE.

La recherche des maladies de l'œil exige de la part du praticien l'attention la plus grande, aidée de quelques moyens particuliers d'investigation. La plupart du temps on examine l'œil et ses annexes sans aucune méthode; c'est là, nous n'en doutons pas, une cause fréquente d'erreurs contre laquelle on ne saurait trop se prémunir.

Nécessité d'examiner le malade à distance.

L'examen de l'œil doit se faire d'abord de loin. Certains strabismes ne se révèlent qu'à distance et disparaissent de près; et il y a d'autres maladies qui impriment un cachet particulier, non seulement à l'œil, mais même à la démarche, à la physionomie générale du malade; la cataracte, l'amaurose, l'ophthalmie, sont dans ce cas. Ainsi le *cataracté* incline la tête sur la poitrine, porte un chapeau à larges bords ou une visière, tourne invariablement le dos à la lumière aussitôt qu'il s'en approche un peu, fronce énergiquement les sourcils, et vit ordinairement dans une chambre obscure. Lorsque l'opacité des cristallins n'est complète que depuis peu de temps, il traîne les pieds avec précaution à terre, à la manière d'un homme enfermé la nuit dans une chambre inconnue; mais lorsqu'elle est ancienne, il lève les jambes alternativement, par un grand mouvement de flexion de la cuisse, comme le font les amaurotiques. Si l'on enlève brusquement son chapeau, l'aveugle accuse une grande gêne occasionnée par la lumière, ferme convulsivement les yeux, et se fait un abat-jour de ses deux mains. Quand l'une des cataractes est encore incomplète, le malade a soin que le côté correspondant de son corps soit tourné vers le mur, s'il marche dans la rue... En somme, par instinct ou par calcul, il évite la lumière intense par tous les moyens possibles, et recherche une demi-obscurité.

L'*amaurotique* offre un ensemble de symptômes tout différent : il lève les yeux vers le ciel, et renverse la tête en arrière; ses sourcils sont hauts, comme dans les passions gaies; il tient son corps droit, tout d'une pièce, et légèrement penché en arrière; ses bras, tendus en avant, n'offrent pas cette roideur particulière que présentent ceux du cataracté. Il y a plus d'intelligence chez l'amaurotique pour éviter les obstacles, et jamais dans sa marche, qui est sautillante, il n'applique franchement le talon le premier sur la terre, mais bien toute la face plantaire, ou même les orteils. A chaque pas la cuisse fléchit fortement, le pied reste tendu sur la jambe; il marche souvent tête nue; on dirait enfin qu'il cherche à saisir un dernier rayon de lumière. Bon nombre d'amaurotiques sont atteints de paralysie partielle des membres.

L'*ophthalmie* aiguë enfin donne encore un tout autre aspect aux malades : lorsque les deux yeux sont enflammés à la fois, les patients les recouvrent d'un linge, contre lequel ils tiennent les mains posées à plat; leur tête est penchée sur la poitrine; à leur marche on reconnaît la vive souffrance d'un organe ; ils traînent les pieds et marchent avec précaution, en s'appuyant de tout leur poids sur leurs jambes; quelquefois ils poussent des cris ou des soupirs profonds. Lorsqu'un seul œil est affecté, la tête est inclinée fortement du côté malade, et l'organe tenu caché en entier sous la main.

Ces caractères ne sont évidemment pas suffisants pour distinguer l'ophthalmie, la cataracte et l'amaurose ; mais ils suffisent pour avertir le praticien que l'examen du malade à distance peut être d'une certaine utilité pour le diagnostic.

Examen du malade à distance rapprochée.

Quelques précautions sont nécessaires pour examiner le malade de près. Le chirurgien sera un peu plus élevé que le malade, comme cela est recommandé pour l'opération de la cataracte; tous deux, de préférence, se tiendront debout, dans l'angle d'une fenêtre sans rideaux; la lumière sera franche, aussi pure que possible ; on évitera de se placer au soleil, dans le double but de ne point faire souffrir le malade et de se garantir de quelques erreurs qu'une lumière trop intense pourrait faire naître. Autant que possible on fera passer la lumière obliquement par-dessus le nez du malade pendant qu'on examinera l'un des yeux. Lorsqu'il s'agira de rechercher certaines opacités des milieux réfringents, nous verrons plus tard qu'il y aura avantage à s'éloigner de la fenêtre et à placer l'œil dans un demi-jour. Quelle que soit la membrane malade, dès lors qu'elle dépend du globe, le médecin, après avoir apprécié l'état des annexes de l'œil, *appliquera chacune de ses mains à plat sur les tempes du patient, tiendra les deux paupières supérieures abaissées sous chacun de ses pouces, et maintiendra dans l'obscurité l'œil qui ne fera point l'objet de ses recherches.* De temps en temps il abaissera la paupière supérieure au-devant du globe qu'il examinera, pour éviter de fatiguer le patient ; autrement il courrait risque de commettre des erreurs en changeant l'état de la vascularisation de l'organe.

Lorsque le malade est atteint d'une photophobie très aiguë, l'examen doit être très rapide ; il faut d'un seul coup d'œil embrasser l'ensemble de l'organe et reconnaître immédiatement l'état de la membrane frappée d'inflammation, autrement il serait impossible de poursuivre les recherches nécessaires au diagnostic. Chez les enfants, et même quelquefois chez les adultes, il n'est pas toujours possible d'écarter les paupières avec les doigts ; il est indispensable alors de se servir d'élévateurs pour éloigner l'un de l'autre ces voiles mobiles. De préférence je me sers d'élévateurs pleins dont j'ai donné le modèle à MM. Charrière et Luër.

Les instruments d'optique sont loin d'être toujours indispensables pour l'examen des milieux de l'œil ; une petite loupe suffit ordinairement pour constater quelques lésions très fines dans la cornée, l'iris ou la capsule. L'habitude supplée parfaitement aux verres grossissants, qui ne sont d'une véritable utilité que dans le cas où l'on serait presbyte. Je n'ai point reconnu l'avantage des prismes et des miroirs creux, et en particulier du miroir oculaire ou ophthalmoscope vanté par M. Carron du Villards (tome I, page 194). Je ne comprends pas davantage la préférence de ce chirurgien pour la lumière artificielle aidée de ces instruments, pour constater les lésions du corps vitré et dé la rétine, la lumière ordinaire suffisant parfaitement dans tous les cas. Je ne parlerai point non plus ici des expériences de Sanson pour le diagnostic de la cataracte, me proposant d'étudier la valeur de ce moyen au § *Cataracte pigmenteuse.*

Le *toucher* est souvent d'une grande utilité pour établir le diagnostic ; il sert à distinguer la forme des parties que la vue ne peut atteindre, et certaines tumeurs de l'orbite, aussi bien que les corps étrangers implantés dans cette cavité ou sur un point quelconque des paupières ; et quelques tumeurs inflammatoires circonscrites des paupières, s'accompagnant d'un œdème considérable de la conjonctive, ne peuvent être reconnues que de cette manière. Le toucher sert encore à constater le degré de chaleur, de sensibilité, de résistance des parties, etc.

Examen des annexes de l'œil.

Sourcils. — Pâles et faibles chez l'enfant, ces poils se développent et se colorent chez l'adulte. Ils abritent l'œil contre l'intensité de la lumière, et arrêtent la sueur, la poussière, et les corps étrangers ; chez quelques adultes ils se développent d'une façon démesurée, surtout du côté du nez, et impriment ainsi à la physionomie un remarquable caractère de dureté. On les voit souvent blanchir, s'étioler, et disparaître chez le vieillard.

La chute prématurée des poils du sourcil donne lieu quelquefois à un trouble de la vue qui peut dégénérer en une amblyopie ; il en est de même de leur canitie. Ces circonstances ne doivent pas être oubliées dans l'examen de l'œil. Les sourcils seront examinés sous un autre rapport ; ils peuvent être le siége d'éruptions diverses, recéler des insectes ou des corps étrangers, masquer des cicatrices, etc. On sait que des blessures faites à cette partie ont été accompagnées de cécité instantanée ou progressive, et qu'assez souvent il y en a eu de mortelles ; ce qui s'explique par la lésion des nerfs sus-orbitaires et par le voisinage du cerveau. On s'assurera en conséquence de l'intégrité de ces nerfs ; par le toucher, on reconnaîtra s'ils ne seraient pas le siége de douleurs sourdes, ou s'ils ne se trouveraient point comprimés par quelques tumeurs, etc. On a été obligé quelquefois de rouvrir une cicatrice pour diviser complétement un nerf blessé qui donnait lieu à des accidents graves. Sous ce rapport, on doit tenir compte d'une plaie plus ou moins ancienne.

Orbites. — Ils peuvent être le siége de tumeurs qui, situées vers le sommet de la cavité, chassent l'œil en avant et provoquent l'exophthalmos, tandis que, placées à sa base, elles compriment le bulbe, gênent ses mouvements, et occasionnent dans le commencement de la diplopie, et, plus tard, des accidents très graves. Lorsqu'elles sont peu volumineuses, ces tumeurs sont très difficiles à reconnaître ; elles sont de diverse nature : elles peuvent être fibreuses, cancéreuses, hydatiques, graisseuses, osseuses, phlegmoneuses ou anévrismatiques, etc. Dans ce dernier cas, l'auscultation donnera beaucoup de certitude au diagnostic. On devra se livrer aux recherches les plus minutieuses pour s'assurer de la nature de l'affection et de son siége. Le mal ne réside pas toujours dans l'orbite ; cette cavité peut être diminuée par une compression dont la cause existera tantôt dans les fosses nasales, dans le sinus frontal, ou dans le sinus maxillaire ; tantôt dans le sinus sphénoïdal ou dans la cavité même du crâne. Le toucher servira à faire reconnaître la déformation des bords de l'orbite, qu'elle soit produite par une perte de substance, comme la carie, les plaies, la nécrose, ou par les contusions, les fractures directes, ou par contre-coup. Les plaies de l'orbite par instruments piquants seront l'objet d'une attention spéciale à cause de leur excessive gravité. Il sera utile, dans quelques cas, de substituer au toucher l'application d'un stylet ou d'une sonde mousse sur les parties malades ;

on découvre ainsi des lésions que les doigts seuls ne pourraient faire reconnaître.

Paupières. — Ces voiles mobiles sont tendus, fermes et d'un blanc rosé chez l'enfant; chez le vieillard, ils sont plissés, flasques et d'une couleur plus ou moins terne : il est bon de tenir compte de ces différences dans leur examen.

A. La *forme générale* des paupières sera étudiée; on en notera l'ampleur ou l'étroitesse; on tiendra compte surtout de leur épaisseur. Chez tel individu, par exemple, l'hypertrophie de la paupière supérieure fera reconnaître tout d'abord, surtout si elle siège vers le bord libre, une inflammation des glandes de Méibomius, liée à un épaississement de tous les tissus de l'organe; chez tel autre, l'épaississement, réparti d'une manière égale sur toute la paupière, fera soupçonner la présence de granulations palpébrales plus ou moins volumineuses. Dans l'un comme l'autre cas, l'ouverture des paupières, dans le sens vertical, sera diminuée, et la peau qui les recouvre sera d'une couleur rouge sombre, d'intensité variable.

B. Le *gonflement* et la *rougeur* des paupières se rattachent fréquemment à une inflammation siégeant dans l'une des membranes du globe. Il n'y a point d'ophthalmie interne ou externe, présentant un certain degré d'acuité, qui soit exempte de gonflement palpébral accompagné de rougeur. Il est évident que dans ces cas la cause du mal siège ailleurs, et qu'elle doit être recherchée dans le globe, dans l'orbite ou dans l'une des annexes de l'œil. De même que tous les tissus, les paupières sont sujettes aux inflammations, et présentent des abcès étendus ou limités; dans ce dernier cas, on pourrait s'en laisser imposer par une infiltration œdémateuse s'étendant au loin; mais le toucher fera reconnaître le point enflammé et lèvera tous les doutes. Le toucher servira encore à établir un diagnostic différentiel entre l'inflammation, l'œdème et l'emphysème des paupières. Le gonflement et la rougeur sont fréquemment produits par l'érysipèle, les coups, les blessures, les ecchymoses traumatiques ou spontanées, les éruptions de toutes sortes, etc.

C. Les *tumeurs* des paupières sont très fréquentes, et, en général, la présence en est facile à constater. Pour quelques unes, la vue est plus utile que le toucher : il s'agit ici de très petites tumeurs mobiles, aplaties et en forme d'amande, que la pression ferait glisser sans aucune difficulté entre le globe et l'orbite. En soulevant doucement la paupière, on les voit ordinairement faire une saillie légère sous la conjonctive palpébro-bulbaire. Quant aux autres tumeurs palpébrales, il ne doit point en être question ici, sinon pour dire que telle tumeur qui en apparence est très saillante sous la peau, l'est en réalité bien davantage du côté de la muqueuse, et que c'est là qu'il convient d'en constater le volume et la nature.

D. Les *mouvements* des paupières présentent des différences pathologiques très nombreuses. En première ligne notons les causes mécaniques qui doivent empêcher ces mouvements : là nous trouverons les brides, les cicatrices de toutes sortes, les tumeurs siégeant dans les paupières mêmes ou dans le voisinage, etc. Rappelons ensuite que toutes les inflammations, qu'elles siègent dans les paupières mêmes, dans le globe, ou dans un point rapproché, réagiront sur elles et en gêneront les mouvements. C'est surtout à la paupière supérieure que ces modifications s'appliquent. Souvent elle sera abaissée à divers degrés, et aura perdu ses mouvements. Cet état est-il congénital, et dû à l'absence du muscle élévateur? Doit-on le rattacher à une plaie, à l'hypertrophie des tissus, ou à une paralysie de la troisième paire de nerfs? Voilà les questions qu'on a à se poser. Les paupières sont-elles au contraire agitées de tremblements particuliers, de clignotements, on recherchera si cet état se lie à une habitude vicieuse ou à quelque lésion nerveuse. Les paupières enfin sont-elles atteintes de mouvements convulsifs, de contractions et de relâchements brusques et alternatifs, on devra noter si rien dans leur état n'explique ce phénomène, et rechercher si un corps étranger ne serait point implanté dans la muqueuse, à moins qu'on ne constate que le fait observé se rattache à quelque lésion particulière de l'encéphale. Est-il nécessaire d'ajouter que dans toutes les inflammations de l'œil avec photophobie, les paupières se rapprocheront instinctivement, pour protéger la rétine et la garantir du contact de la lumière?

E. Les *bords libres des paupières* présentent trois choses principales à considérer : 1° la ligne des cils, placée sur l'arête externe du tarse; 2° une surface plane, qui sépare cette rangée de poils de l'arête postérieure; 3° près de celle-ci, les orifices des glandes de Méibomius. — 1° Les *cils* peuvent manquer par suite de maladie de leurs bulbes, qui sont souvent le siége d'ulcérations, de trajets fistuleux, communiquant avec les conduits des glandes de Méibomius. La peau du bord libre est alors vascularisée, le tarse hypertrophié. Des croûtes, de petits ulcères, des insectes peuvent encore se trouver à la base des cils, et y causer des accidents, et entre autres l'inflammation des bulbes mêmes. Souvent les cils sont déviés, quoique implantés d'une manière normale; ils sont encore implantés vicieusement, ce qui constitue deux variétés importantes du trichiasis. Reconnaître la présence de ces poils, n'est pas toujours chose facile, parce qu'ils sont souvent enveloppés dans du mucus qui les cache complétement; très souvent ils sont incolores, faibles, et échappent facilement à la vue. On doit alors faire laver l'œil avec soin, appuyer doucement sur la peau de la paupière pour la faire basculer un peu, et dégager ainsi les poils qui pourraient être collés le long du bord palpébral. On suivra avec soin le bord libre des paupières, pour s'assurer s'il n'existe point, indépendamment des cils déviés, quelques poils implantés vicieusement. On en trouve quelquefois jusque derrière le tarse. Pour apercevoir facilement ces cils à la paupière supérieure, on fera regarder le malade en haut, à droite et à gauche, de manière à promener la cornée sous le bord de la paupière. Les cils, se détachant alors en blanc sur l'iris, se voient très facilement. On emploie le même moyen pour la paupière inférieure. L'angle interne de l'œil mérite sous ce rapport un examen spécial, la caroncule lacrymale étant fréquemment recouverte de poils très pâles et très fins, qui occasionnent de graves accidents. 2° La *surface plane* qui sépare les deux arêtes offre des échancrures, des modifications diverses de forme, que nous nous bornons à indiquer. 3° Les *orifices des glandes de Méibomius* sont agrandis ou diminués, la sécrétion de ces glandes augmentée ou interrompue. On s'en assure aisément, en augmentant par une pression convenable la courbure naturelle du tarse. Orifices, conduits, glandes, tout cela peut être détruit par une multitude d'affections.

Le *bord libre* est souvent le siége de phlyctènes, de verrues, de tumeurs inflammatoires ou de mauvaise nature, de calculs, d'ulcérations syphilitiques et autres. Il est fréquemment induré, calleux, renversé en dedans ou en dehors, en totalité ou en partie (entropion, ectropion); dans ce dernier cas, si l'on ordonne au malade de serrer fortement les paupières, l'affection se dessine davantage. J'oubliais de dire que des poux et d'autres parasites occasionnent de très vives démangeaisons aux bords libres des paupières, et que le médecin doit les examiner avec attention.

Tarses. Sont-ils hypertrophiés, ulcérés, roulés sur eux-mêmes en dehors ou en dedans, partiellement ou totalement? Quelle est la cause de ces désordres? Contiennent-ils quelques tumeurs? Leur hypertrophie se rattache-t-elle à une blépharite glanduleuse chronique, à une conjonctivite granuleuse? Leur déformation tient-elle à la présence d'une tumeur, à une perte de substance? Voilà sur quoi doit porter l'examen du praticien.

Membrane semi-lunaire, caroncule. — La membrane semi-lunaire et la caroncule sont-elles enflammées, hypertrophiées, on devra rechercher si elles présentent des ulcérations, des poils ou des corps étrangers. On a trouvé souvent des débris d'insectes parasites, des concrétions pierreuses dans les replis de la membrane semi-lunaire. Il faut, dans ce cas, la déplisser avec un stylet mousse, pour mettre à découvert le petit cul-de-sac qui existe entre cette membrane et le globe. La caroncule est très colorée chez les individus sanguins et pléthoriques; elle est au contraire fort pâle, chez les individus anémiques. Si elle a pris un grand volume, on recherchera si l'on a affaire à l'encanthis simplement inflam-matoire, ou si des hydatides, des productions fongueuses, cancéreuses mélaniques et autres n'auraient point envahi cet organe.

Appareil lacrymal. — Le globe est-il sec ou humide, paraît-il cons-tamment baigné de larmes? Cette simple remarque suffit le plus souvent pour reconnaître les lésions qui peuvent exister.

Points et conduits lacrymaux. — Ils manquent quelquefois; très souvent ils sont déviés en dehors et ne touchent plus immédiatement le globe, surtout lorsque le malade regarde en haut (je parle ici du point inférieur; il en sera de même pour le supérieur, si le malade regarde en bas). Dans quelques cas, la paupière tout entière s'éloigne du globe à une étendue à peine visible; très fréquemment le point lacrymal seul a perdu ses rapports avec le bulbe. On devra rechercher si la cause n'existerait point dans une inflammation légère et chronique de la peau, comme cela a lieu dans la blépharite glandulaire. Lorsque cet état de choses existe, les larmes s'accumulent entre la paupière et l'œil, qui est plus brillant que de coutume, et s'écoulent incessam-ment sur les joues. Les points lacrymaux peuvent être déchirés, ulcé-rés; je les ai vus d'un diamètre plus petit qu'à l'état normal, et dans quelques cas, d'un diamètre cinq ou six fois plus grand; il y avait alors maladie du sac.

Les conduits lacrymaux sont quelquefois obstrués par du mucus, et alors considérablement agrandis. Dans un cas, j'en ai extrait une con-crétion pierreuse (voyez mon Mémoire sur les dacryolithes, *Annales d'oculist.*, tomes VII-VIII). Une autre fois j'y ai trouvé un polype. Assez rarement on les a vus traversés par des poils. Quelquefois ils communiquent ensemble et ne communiquent plus avec le sac, qui se trouve alors rempli de granulations, ou oblitéré de toute autre manière; l'injection avec la seringue d'Anel est souvent nécessaire pour s'assurer de ces divers états.

Sac lacrymal. — Très souvent les maladies du sac ne sont point apparentes, et l'injection seule des conduits peut les faire reconnaître. Cependant si la dépression naturelle qu'on voit au-dessous du tendon de l'orbiculaire est remplacée par une saillie, qui souvent très faible peut devenir quelquefois très forte, il sera facile de constater un com-mencement de distension de cet organe, c'est-à-dire une tumeur lacry-male. Dans tous les cas, que cette distension existe ou non, si le malade se plaint d'un larmoiement, on exercera, avec l'index, une pression légère et ménagée sur la région du sac lacrymal, et l'on fera souvent refluer ainsi les liquides qu'il contient par les conduits, ou par le nez, selon que la communication avec les narines existera encore, ou sera complétement interceptée. Le cathétérisme du canal par les narines avec les sondes pleines de Gensoul pourra être utile au diagnostic, si, en se formant ou s'introduisant dans cet endroit, des concrétions pierreuses (rhinolithes) ou des corps étrangers sont devenus la cause principale du larmoiement ; on essaiera encore dans quelques cas d'injections avec les sondes creuses, pour s'assurer si le sac est libre dans sa partie inférieure. Il y aura à noter en même temps l'état de la narine du côté malade : très souvent c'est là qu'on trouve le point de départ de la maladie du sac. La boursouflure de la muqueuse nasale, un polype, des granulations, des croûtes sans cesse renaissantes : voilà quelles peuvent être les causes occasionnelles de l'obstruction. D'autres fois la muqueuse sera pâle, parfaitement saine, mais le cornet inférieur sera dévié, etc. Les fractures des os du nez, la présence de corps étrangers, les tumeurs de toute sorte, osseuses et autres, pourront concourir au développement de cette maladie. La fistule sera notée. Le plus souvent, rien n'est plus facile à reconnaître que cette lésion : cependant le chirurgien le plus attentif et le plus exercé peut méconnaître une fistule devenue capillaire, parce qu'elle se cache dans l'un des petits plis de la peau qu'on remarque au-dessous du tendon de l'orbiculaire.

Glande lacrymale. — Il faut constater par la vue et le toucher si elle dépasse le bord externe de l'orbite. Son hypertrophie coïncidant souvent avec une surabondance de larmes, on l'a trouvée cancéreuse, squirrheuse ; dans quelques cas elle contenait des hydatides.

Examen du globe.

Globe en général. — Son volume est-il trop grand ou trop petit? Ses rapports avec les parties voisines sont-ils normaux? Si l'on compare les yeux l'un avec l'autre, l'un est-il plus saillant, plus volumineux que l'autre? Cette anomalie est-elle congéniale ou acquise? Dans ce dernier cas est-elle produite par une tumeur de l'orbite? De quelle nature est cette tumeur? Existe-t-il une hydrophthalmie, une ophthalmite? Si l'œil est simplement proéminent, cela tient-il à une conformation vicieuse de l'orbite? Au contraire, l'œil est-il plus petit? Il faut noter encore si cet état est congénial (mycrophthalmos), ou acquis, comme cela arrive pour l'atrophie; il faut rechercher si la tension des bulbes est normale, en les refoulant doucement en arrière au moyen de la pulpe des pouces, et voir si la diminution dans la résistance tient à un commencement d'atrophie ou à une fistule de la cornée.

Mouvements. — On s'assurera si les mouvements des globes, étudiés ensemble, se font de telle sorte que les axes optiques convergent dans

toutes les directions. Si la convergence n'est point parfaite, on examinera si c'est à un strabisme simple ou à un strabisme compliqué qu'on
a affaire; si ce ne serait point une paralysie musculaire; si une tumeur
ne comprime pas l'un des globes, etc., etc.... Dans tous les cas, et
lorsque la divergence axuelle sera constatée, on cachera un œil pour
rechercher l'étendue et la direction des mouvements possibles ou impossibles du côté opposé; on devra savoir si le strabisme, surtout chez les
enfants, n'a pas été précédé d'affections du cerveau; s'il coïncide avec
une dentition difficile, s'il se rattache à la présence de vers dans les
intestins, s'il est intermittent, etc. Dans tous les cas encore, on examinera le malade de loin avant de le voir de près, le strabisme, ainsi que
nous l'avons dit au commencement de cet article, ne pouvant être souvent reconnu qu'à distance. S'il s'agit d'un enfant, il sera bon de ne pas
trop s'approcher de lui tout d'abord, mais d'attirer son attention en
éveillant sa curiosité, en lui montrant quelque joujou. On évitera surtout de le toucher, dans la crainte de l'effrayer et de le faire pleurer,
parce qu'alors l'examen deviendrait impossible.

M. Piorry (1) insiste beaucoup sur l'étude des mouvements de l'œil.
« Ils sont, dit ce professeur, tout-à-fait dignes de fixer l'attention de
» l'explorateur. On sait combien ils sont compliqués, et que les six mus-
» cles qui les produisent combinent ou isolent leur action de façon très
» variée pour porter le globe oculaire dans toutes les directions dont il
» est susceptible. Or, il est souvent très difficile de rapporter à tel muscle
» de l'œil ou à son antagoniste la déviation observée dans l'organe visuel
» qui cause le strabisme. Voilà la cause de cette difficulté : c'est que,
» si l'un des muscles de l'œil vient à être anervié (paralysé), évidemment
» le globe oculaire sera porté en sens inverse du côté du muscle anta-
» goniste resté sain. Ainsi, dans ce cas, l'œil sera dévié du côté sain.
» S'il arrive au contraire que l'un des muscles droits de l'œil soit con-
» tracturé, le globe oculaire sera porté dans le sens de la partie malade.
» La même chose peut être dite de la lésion simultanée des deux mus-
» cles agissants pour porter l'œil dans une direction moyenne, en haut
» et en dehors, en haut et en dedans par exemple, etc. Mais ces diffi-
» cultés ne sont pas les seules qui se présentent dans l'étude des circon-
» stances anatomiques qui causent le strabisme; car si les muscles peu-
» vent être primitivement malades, les nerfs qui y portent l'influence
» nerveuse sont aussi susceptibles de l'être, témoin les faits mentionnés
» par M. Cavarra, et un cas observé dans ma clinique à l'Hôtel-Dieu. »

(1) Piorry, *Traité du diagnostic*, tome III, page 180.

Examen des membranes de l'œil en particulier.

CONJONCTIVE. — Chez l'enfant, elle est d'une transparence parfaite ; elle s'épaissit et jaunit un peu chez l'adulte. On y remarque alors assez souvent, près de la cornée et du côté interne, de petits amas graisseux, jaunâtres, élevés, qui ont reçu le nom de pinguecula. On retrouve ces petites tumeurs à plus forte raison chez les vieillards. Ici la muqueuse est flasque, ordinairement relâchée et jaunâtre, et elle forme des replis nombreux, surtout vers le grand angle et dans les culs-de-sac palpébraux. Il est rare que cette membrane ne présente point chez le vieillard d'autres différences. Elle est souvent parsemée, dans sa portion palpébrale, de petits points jaunâtres formés de matière d'aspect crétacé ; les vaisseaux sont ordinairement volumineux, sinueux, et d'un rouge brun ; ils sont moins marqués chez l'adulte, et n'existent pas chez l'enfant. A l'état pathologique, la conjonctive offre des vaisseaux, très nombreux quelquefois, et dont la disposition, tantôt sur la portion palpébrale, tantôt sur la conjonctive bulbaire ou cornéenne, est le siége de dispositions différentes que nous exposerons à l'étude des ophthalmies, et que nous devons seulement indiquer ici. La surface de cette muqueuse est souvent baignée de mucosité plus ou moins claire ou de pus de densité variable. Elle présente aussi un grand nombre de lésions dont on ne peut constater la présence qu'en retournant complétement les paupières, petite opération que l'on pratique de la manière suivante :

Renversement des paupières pour l'examen de la conjonctive. — Paupière supérieure. — On ordonne au malade de regarder en bas, quelque désagréable que lui paraisse la pression qu'on va exercer sur la paupière. De la main droite pour l'œil gauche, de la main gauche pour l'œil droit, le chirurgien déprime doucement de haut en bas la paupière, en se servant de l'index, dont il place l'extrémité un peu plus haut que le bord adhérent du tarse. Cette pression, ménagée, mais pourtant rapide, fait descendre la paupière supérieure au-devant de l'inférieure, et la place ainsi dans de telles conditions, que le bord libre en est tourné en avant, et que le tarse est devenu presque horizontal. Le renversement de la paupière est alors presque complet, et le chirurgien l'achève en saisissant le bord libre entre le pouce, qui repose immédiatement sur la muqueuse palbébrale, et l'index, qui n'a pas quitté la place qu'il occupait sur la peau. Deux ou trois secondes suffisent pour cette manœuvre, qui présente l'avantage de la facilité d'exécution et de l'inutilité d'instruments particuliers. De plus, on n'exerce aucune traction sur les cils, et on ne risque point de les arracher. Il est certainement préférable de renverser ainsi la paupière dans les cas où le bord libre est ulcéré, endolori, ou lorsque les cils sont perdus, comme il arrive dans les blépharites glandulaires. J'ai dit qu'on ne se sert point d'instruments, pas même du stylet placé en travers sur la paupière, et recommandé par presque tous les chirurgiens. J'y trouve encore cet avantage de ne point effrayer les malades pusillanimes, chez lesquels la vue de l'instrument de chirurgie le plus inoffensif peut provoquer des accidents nerveux.

Paupière inférieure. — S'il est moins souvent nécessaire de la renverser pour examiner la conjonctive, par contre on trouve plus de difficulté à le faire, surtout lorsque l'ouverture palpébrale est petite et que l'œil est enfoncé dans l'orbite. Quoi qu'il en soit, on recommande au malade de regarder en haut, afin de déplisser la muqueuse et de l'attirer dans cette direction, pendant que l'on tire doucement sur la peau en sens inverse et d'une manière égale au moyen de deux doigts. Si, comme cela arrive lorsqu'une petite tumeur siège sous la muqueuse, le renversement de la paupière ne peut être exécuté ainsi, on peut y parvenir en appliquant l'ongle de l'un des index à la face externe de la paupière, au-dessous de la tumeur, et en exerçant une pression graduée d'avant en arrière, entre l'orbite et le globe, à la manière d'un levier, tandis qu'avec l'index et le pouce de l'autre main on saisit le bord libre pour l'attirer en bas.

Le renversement de la paupière étant pratiqué, on examinera la surface de la conjonctive; la coloration, la vascularisation de la membrane, celle du tissu cellulaire sous-muqueux, seront étudiées. Chez les individus sujets aux congestions chroniques de l'encéphale, ou simplement à la congestion de la choroïde, il y a, entre la conjonctive et la sclérotique, des vaisseaux arrangés en arcade dont la base se perd sous les replis conjonctivaux, dont les sommets s'anastomosent près de la cornée (voyez *Choroïdite*), et dont la présence a une grande valeur séméiologique. On ne confondra point ces vaisseaux, qui rampent dans le tissu cellulaire, non plus que ceux de la conjonctive, avec les vaisseaux qu'on voit à la surface de la sclérotique, près de la cornée, et dont les anciens ophthalmologistes allemands rapportaient la présence au rhumatisme. La description que nous avons donnée de ces derniers (voyez *Sclérotite*) suffira pour les faire reconnaître.

La tuméfaction de la conjonctive sera notée; la couleur et la résistance du tissu muqueux soulevé seront prises en considération. Tantôt, comme dans le chémosis séreux, la membrane sera pâle et formera un bourrelet, énorme quelquefois, derrière lequel se cachera la cornée; tantôt, et ceci se rapporte au chémosis phlegmoneux, la membrane transparente sera entourée d'une tumeur annulaire inflammatoire très douloureuse qui coïncidera avec une ophthalmie très intense.

D'autres tumeurs encore se feront voir à la surface de la conjonctive : tels sont les phlyctènes, le ptérygion, les verrues, les polypes, le fongus, etc. Entre la conjonctive et la sclérotique il y a des tumeurs de diverse nature : les hydatides, le cysticerque, les ecchymoses, l'emphysème. C'est au-dessous de cette membrane que viennent faire saillie toutes les tumeurs provenant de l'orbite.

Le renversement des paupières servira surtout à faire reconnaître la présence des granulations qui entretiennent si fréquemment le pannus de la cornée après l'avoir fait naître.

Si l'on suppose qu'un corps étranger, mobile, de petit volume, se soit introduit sous la paupière supérieure, on ne pratiquera point le renversement de celle-ci, sans avoir visité auparavant toute la surface de la membrane. On y parviendra le mieux en ordonnant au malade de renverser la tête en arrière, pendant qu'on soulèvera la paupière en la saisissant par sa face cutanée, et en l'éloignant du globe, de manière à faire pénétrer la lumière dans les replis de la muqueuse placés au-dessus du tarse.

SCLÉROTIQUE.—*A l'état normal, la sclérotique est d'une blancheur et d'une netteté parfaite. Chez l'enfant, elle a une teinte légèrement azurée, qu'elle perd peu à peu avec les progrès de l'âge, pour prendre la couleur jaunâtre de plus en plus prononcée qu'on observe chez le vieillard. Il y a des personnes qui sur cette membrane portent en naissant des taches noires, que, chez deux individus, j'ai vues s'étendre à la moitié du bulbe. Formées par du pigmentum, elles ne se rattachent à aucun état morbide, et donnent, quand elles sont étendues, un aspect très bizarre à la physionomie du malade. On doit les distinguer d'autres taches, d'un bleu noirâtre, qui sont formées par des procidences de la choroïde à travers la sclérotique, alors amincie par le fait d'une distension progressive.*

La couleur de la sclérotique sera donc examinée dans toute l'étendue de la membrane; on y trouvera des taches bleu-noirâtre, d'abord peu élevées, isolées ou non, qui prendront tôt ou tard un volume considérable, et constitueront le staphylôme de la sclérotique. C'est ordinairement au pourtour de la cornée, dans la région du corps ciliaire, ou dans les espaces compris entre les muscles droits, qu'il faut rechercher la présence de ces taches et de ces tumeurs. Souvent la sclérotique se distend en même temps qu'elle devient bleuâtre; cela se voit surtout dans l'hydrophthalmie. On trouve encore sur la sclérotique des tumeurs fibreuses, des tumeurs de mauvaise nature qui, par leurs progrès, peuvent compromettre la vision, et même mettre en danger la vie du malade.

Dans les ophthalmies aiguës, la surface de la sclérotique, près de la cornée, peut être le siége d'une injection très remarquable. Les vaisseaux qui rampent, selon M. Pétrequin, de Lyon, à la surface de la capsule fibreuse qui enveloppe le globe, se distinguent de ceux de la conjonctive par leur direction. Ils sont droits et isolés entre eux, n'ont guère que 5 à 6 millimètres d'étendue, et rayonnent autour de la cornée en appuyant leur base vers cette membrane, à l'inverse de ceux de la conjonctive. L'injection de la sclérotique ne prouve pas, ainsi que nous le dirons ailleurs, l'inflammation de cette fibreuse; elle ne doit être considérée le plus ordinairement que comme une rougeur sympathique. Si donc l'on constate la rougeur scléroticale, on devra en rechercher la cause dans la conjonctive ou la cornée, ou bien dans l'iris, la capsule, la choroïde, ou les autres membranes internes.

Dans les ophthalmies chroniques, il y a aussi une injection autour de la cornée; mais il est impossible d'y découvrir les vaisseaux dont nous venons de parler à propos de l'ophthalmie aiguë, et c'est un sûr caractère pour reconnaître que l'inflammation existe depuis longtemps.

Dans quelques maladies générales, comme l'ictère, elle prend une couleur jaune très marquée; elle est bleuâtre chez les phthisiques et chez quelques individus atteints de fièvres intermittentes, etc.

CORNÉE. — *Elle est transparente chez les enfants dans toute son étendue. La circonférence n'offre aucune trace d'opacité; comparativement, elle semble avoir un diamètre beaucoup plus grand que chez l'adulte. D'ordinaire, chez celui-ci, la circonférence de la cornée prend une teinte bleuâtre un peu opaque, qui s'étend et se prononce de plus en plus avec les progrès de l'âge. C'est chez le vieillard une véritable opacité annulaire, qui diminue ou qui, pour parler plus exactement, semble diminuer le diamètre de la cornée dans tous les sens. De plus, chez le vieillard, on voit en dedans de cette opacité de la circonférence cornéenne, une autre tache semi-annulaire, qui tend peu à peu à former un cercle opaque complet, et qui a reçu le nom de cercle sénile. Chez les individus de tout âge, pourvu qu'ils soient sujets aux ophthalmies, la cornée se trouble à sa circonférence scléroticale; ce phénomène est dû à ce que la conjonctive bulbaire, à la suite d'inflammations répétées, s'hypertrophie, de même que le pourtour de la conjonctive cornéenne.*

La convexité de la cornée doit être appréciée; pour cela il convient d'examiner l'œil de côté, afin de mesurer exactement la distance qui existe entre cette membrane et l'iris. Sans perdre de sa transparence, la cornée peut s'avancer sous forme conique ou sphérique, et prendre dans ce sens un développement considérable : c'est la maladie qui a été nommée *staphylôme pellucide*. Si la transparence n'existe plus, que l'iris se soit confondu, en totalité ou en partie, avec la cornée devenue saillante, il y aura staphylôme opaque. La première chose à examiner, c'est donc si la cornée a bien son diamètre et sa forme normale. Dans l'hydrophthalmie, la surface de la membrane peut doubler d'étendue, tandis qu'elle diminue au contraire dans la phthisie du bulbe.

La cornée présente des taches de toute sorte, superficielles, profondes, mélaniques, osseuses ; des épanchements interlamellaires, fibro-albumineux, purulents ou sanguins ; des ulcérations superficielles ou profondes, aiguës ou chroniques ; des pustules ; d'autres tumeurs encore, comme les kératocèles, les végétations charnues ou cornées. On y trouve rarement des poils. Les opacités sont quelquefois difficiles à reconnaître ; c'est ce qui arrive souvent dans la kératite ponctuée. Pour les découvrir, il faut ordonner au malade de diriger l'œil dans divers sens, afin que toutes les parties de la cornée viennent successivement se placer entre l'observateur et la pupille du malade. Une loupe sera indispensable pour l'observateur presbyte. S'il s'agit, au contraire, de rechercher un corps étranger, de couleur noire, comme des parcelles de métal, on veillera à ce que chaque point de la cornée examinée vienne se placer en face de l'iris, dont la teinte, toujours moins foncée que celle de la pupille, mettra la tache en relief, et fera reconnaître le métal, ou l'oxyde qui le remplace souvent, lorsqu'il a été éliminé par la suppuration ou par les simples frottements de l'œil.

Dans la plupart des ophthalmies aiguës, des vaisseaux rampent à la surface de la cornée ; c'est en examinant l'œil obliquement qu'on en constatera le plus souvent la présence. Dans les ophthalmies chroniques, des vaisseaux variqueux, d'un calibre assez grand, se développent dans cette membrane et s'anastomosent entre eux dans l'épaisseur des lamelles. On tiendra compte de la couleur des uns et des autres, du volume qu'ils présentent, de leur nombre, de l'état aigu ou chronique de l'ophthalmie pendant laquelle ils se sont développés, et l'on constatera s'ils sont superficiels ou profonds.

S'il y a ulcération de la cornée, on notera l'étendue qu'occupe cette ulcération, la profondeur à laquelle la membrane est atteinte, et l'activité du mal. La photophobie sera toujours en rapport avec l'intensité de celui-ci ; en examinant l'œil obliquement, on saura si une perforation est imminente. Si l'ulcération est profonde, on verra s'il n'y aurait point, au fond de la cavité, une petite saillie, formée par un commencement de hernie de la lamelle la plus profonde (kératocèle) ; ou si, la chambre antérieure ayant disparu et l'œil étant mou, il n'y aurait point fistule de la cornée. On recherchera avec soin si l'iris ne commencerait point à s'engager dans l'ulcération, ce qu'on reconnaîtrait, en faisant diriger l'œil dans un sens convenable, à une tache noire, saillante, sur la surface de la cornée. Dans tous les cas on n'exercera point de traction trop forte en sens inverse sur les deux paupières à la fois, pour ne pas occasionner de douleurs, et afin de ne pas augmenter la photophobie lorsqu'elle existe ; il suffit de les écarter l'une après l'autre.

CHAMBRE ANTÉRIEURE. — *Elle est très grande chez l'enfant comparativement à ce qu'elle est chez l'adulte ; chez le vieillard, par suite de l'aplatissement de la cornée et de la forme convexe que l'iris a prise en avant, elle se trouve diminuée d'une manière notable, sans que pour cela l'œil soit dans des conditions morbides.*

La chambre antérieure peut être agrandie par la distension de la cornée qui accompagne les hydropisies de l'œil, ou par des adhérences entre la capsule du cristallin et l'iris, qui se trouve ainsi fixé en arrière. Elle l'est encore dans le staphylôme pellucide de la cornée, et dans le ramollissement accidentel de cette membrane. La chambre antérieure se trouve au contraire diminuée à la suite des maladies qui ont eu pour résultat des adhérences entre l'iris et la cornée, dans l'atrophie commençante de l'œil et les fistules de la cornée. Pour découvrir ces divers états pathologiques, il sera le plus souvent nécessaire d'examiner obliquement l'œil malade, dont on devra faire jouer la pupille, tandis que l'œil qu'on n'examine pas sera tenu dans une obscurité complète. L'humeur aqueuse qui remplit la chambre antérieure est d'une limpidité parfaite. Ce liquide peut être trouble ou légèrement opalin ; dans quelques cas, il contient du pus, du sang, des flocons d'albumine, des débris de cataracte, qui peuvent être mis en mouvement à chaque oscillation de l'œil, et qui viennent se réunir à la partie la plus déclive de la chambre antérieure, lorsque l'organe est maintenu en repos quelques instants. Il est quelquefois très difficile de constater la présence du sang ou du pus, lorsqu'ils sont en petite quantité ; c'est ainsi que l'hypopion ou l'hyphéma commençant se cache vers la grande circonférence de l'iris, dans l'espace compris entre cette membrane et la cornée au moment du lever du malade, et ce n'est qu'après quelques instants d'immobilité que le pus vient se réunir dans la chambre antérieure, et s'élever au-dessus de la circonférence de la cornée. La chambre antérieure peut contenir des caillots de sang organisés, des concrétions purulentes recouvertes de fausses membranes, des corps étrangers de toute sorte. Quelquefois ces corps étrangers y occasionnent des accidents formidables ; d'autres fois ils y établissent domicile, s'y recouvrent de fausses membranes, et peuvent y rester toute la vie, à moins qu'une cause accidentelle ne vienne réveiller l'inflammation complétement éteinte pendant des années entières. La chambre antérieure peut être presque totalement effacée, dans les cas de cataracte molle très volumineuse, de fausses membranes accumulées derrière l'iris, de tumeurs intra-oculaires, comme l'encéphaloïde de la rétine, etc.

IRIS. — *Cette membrane a, chez les enfants, une couleur brillante, qu'elle perd peu à peu, lorsque l'homme avance en âge. Elle est tendue dans la chambre antérieure, de telle sorte qu'elle ne présente ni saillie ni enfoncement ; chez les vieillards, elle offre presque toujours en avant une convexité remarquable, qui n'existe jamais chez les individus jeunes. Il arrive souvent que l'iris est parsemé de taches de rouille, plus ou moins larges, de formes diverses : on doit en tenir compte lorsqu'il s'agit d'établir le diagnostic, la membrane prenant une couleur rouge verdâtre, partielle ou générale, dans l'iritis. En comparant la couleur des deux iris, il est facile de reconnaître si cette membrane est enflammée ou non ; pourtant on doit tenir compte de ces cas exceptionnels dans lesquels les iris sont de couleur différente sur le même individu (yeux vairons). L'iris peut être atteint de quelque affection congéniale : on l'a vu manquer complétement ; ou présenter des perforations multiples, véritables pupilles surnuméraires ; ou bien encore être divisé vers sa marge inférieure (coloboma), par un arrêt de développement semblable au bec-de-lièvre. Souvent il présente aussi vers sa grande circonférence plusieurs lignes semi-circulaires, d'un jaune verdâtre, qui semblent gravées en creux dans le tomentum iridien, et dont la nature m'est jusqu'ici complétement inconnue.*

Il est indispensable, pour se rendre compte de l'état de cette membrane, de placer l'œil dans des conditions de lumière telles, qu'aucun reflet ne devienne une cause d'erreur. La *coloration*, les *mouvements* de la membrane, sa *position*, sa *texture*, seront successivement étudiés.

1° *Coloration.* — On ne confondra pas les taches de rouille congéniales avec les perforations multiples, ni les autres colorations naturelles de l'iris avec la teinte particulière que prend la membrane, lorsqu'elle a été longtemps enflammée. Si la tache de rouille est si prononcée que sa couleur tire sur le noir, et qu'on puisse la prendre, quand elle est ronde, pour une pupille supplémentaire, il suffira de couvrir la pupille centrale au moyen d'une carte, ou de tout autre objet, pour s'assurer que les rayons lumineux sont interceptés par la tache, et qu'ils n'arrivent point à la rétine. Avec un jeune médecin de mes élèves, qui portait isolée sur l'iris une tache semblable, parfaitement ronde, j'ai été obligé d'employer ce moyen pour lui prouver qu'il n'avait point deux pupilles sur le même œil, ainsi qu'il le croyait depuis longtemps. Quant aux colorations naturelles de l'iris qui s'éloignent de la règle générale, comme cela s'observe dans les yeux qu'on a nommés vairons, on ne les confondra point avec la couleur particulière que prend la membrane après les iritis chroniques si l'on fait attention que dans cette dernière circonstance, l'iris a perdu son aspect velouté et ses mouvements, et que la pupille est déformée ou oblitérée, tandis que rien de tout cela n'existe dans le premier cas.

La couleur de l'iris change d'une manière notable dans les inflammations de cette membrane : quelquefois c'est une simple fumée grisâtre qui semble répandue à la surface du diaphragme ; le plus souvent la coloration change complétement, elle prend une teinte qui varie du rouge-verdâtre au rouge cuivré, surtout dans le petit cercle. Dans cet endroit de la membrane, on reconnaît souvent la présence de vaisseaux nombreux, qui s'anastomosent en arcade, deviennent de plus en plus apparents, à mesure que l'inflammation s'élève, et disparaissent peu à peu, lorsque la résolution devient complète. Dans les iritis chroniques, la coloration de la membrane est toujours d'un vert sale ; il n'est pas rare alors de voir apparaître quelques uns des vaisseaux dont nous venons de parler. Pour les découvrir, l'œil nu suffit très souvent : cependant l'usage de la loupe est fréquemmeent nécessaire, surtout à l'observateur presbyte. La coloration de l'iris change encore dans les affections profondes de l'œil, comme le glaucôme, les choroïdites chroniques. Cette membrane, dans ce cas surtout, présente souvent, vers le grand cercle, des taches bleuâtres plombées, de grandeur variable, et qui ont une haute valeur pour le pronostic, toujours grave dans ces maladies.

2° *Mouvements.* — Nous étudierons les mouvements normaux de l'iris lorsque nous nous occuperons de l'examen de la pupille, afin d'éviter des répétitions superflues. On recherchera si l'iris est agité de mouvements de tremblottement d'avant en arrière, comme il arrive assez souvent après les opérations de cataracte, ou lorsque le corps vitré est ramolli. Dans ce but on ordonnera au malade de regarder dans diverses directions, pendant qu'on abaissera et qu'on relèvera brusquement la paupière supérieure. Ici encore il est nécessaire d'examiner l'œil obliquement.

3° *Position.* — L'iris est-il bombé en avant ou en arrière ? Est-il libre d'adhérences avec la cornée ou la capsule ? Quelle est l'étendue, la position de ces adhérences ? Si l'iris est saillant en avant, il faut examiner l'œil dans une direction oblique, tenir compte de la diminution de la chambre antérieure chez les vieillards, et rechercher si la convexité de l'iris serait due à la présence de fausses membranes dans la chambre postérieure, circonstance facile à constater, si la couleur de l'iris n'est plus normale, et qu'il y ait de fausses membranes dans la pupille. Si l'iris est au contraire saillant en arrière, la chambre antérieure est agrandie aux dépens de la postérieure ; la pupille est immobile et remplie de traînées fibro-albumineuses, en partie recouvertes de pigmentum uvéen.

4° *Texture.* — A l'état normal, la surface antérieure de l'iris, quelle que soit la couleur de la membrane, a un aspect velouté remarquable ; dans quelques cas pathologiques, ce tomentum iridien a disparu par places de largeur variable. Des plaques concaves, au fond desquelles on voit les fibres à nu, sont disséminées à la surface de l'iris ; quelques unes sont assez larges pour occuper le tiers de la membrane. Creusées aux dépens de l'épaisseur de l'iris, elles se voient surtout après les iritis violents accompagnés d'abcès, ou longtemps après qu'on a constaté la présence de ces tumeurs, nommées *condylomes*. Lorsque la pupille est fixée sur la capsule par des exsudations, les fibres convergentes sont plus accentuées que de coutume ; quelquefois même il arrive qu'il se fait entre elles une petite déchirure, à travers laquelle le malade peut voir. Plus d'une fois j'ai remarqué que la traction, exercée par les fausses membranes exsudées dans la pupille, sur les fibres convergentes, était si forte, que les attaches ciliaires de l'iris s'étaient rompues, et qu'un décollement spontané et partiel de cette membrane avait eu lieu. La texture de l'iris est diversement modifiée par les inflammations ; cette membrane est hypertrophiée, amincie, déchirée, doublée de fausses membranes, etc. Lorsqu'elle traverse une large ulcération de la cornée, elle éprouve des modifications plus ou moins importantes : j'y ai vu plusieurs fois environnés en partie par de fausses membranes, des corps étrangers, tels qu'un grain de plomb, des fragments d'épines. Une autre fois l'iris supportait, enchâssé dans sa marge, un large éclat de capsule fulminante qui n'occupait pas moins du tiers interne et inférieur de la pupille ; le cristallin était résorbé, et la vision aussi bonne qu'après une opération de cataracte. C'est par la connaissance préalable de toutes ces dispositions morbides que le praticien se trouve en mesure de porter un bon diagnostic.

PUPILLE. — L'examen de cette ouverture est un des points les plus intéressants et les plus difficiles de la chirurgie oculaire.

Elle est infiniment plus mobile chez l'enfant que chez l'adulte, et chez celui-ci que chez l'homme arrivé aux dernières limites de la vie. A l'état normal, elle est parfaitement circulaire ; cependant sur beaucoup de sujets elle présente des anfractuosités angulaires, plus ou moins profondes et nombreuses, qui ne dénotent aucun état morbide. On voit aussi quelquefois sur la marge de l'iris (et cela chez des nouveaux nés et chez des individus qui n'ont jamais souffert d'ophthalmie), des efflorescences blanchâtres ou des filaments noirâtres tendus en travers de la pupille, et, sauf à leurs extrémités, libres partout, qui ne peuvent être considérés que comme des débris de la membrane pupillaire, ou peut-être, comme des traces d'une inflammation arrivée pendant la vie intra-utérine. La couleur de la pupille varie aussi selon l'âge de l'individu qu'on examine : elle est noire en général, mais lorsqu'on y regarde de près, la lumière réfléchie par le fond de l'œil, qui ne présente aucune teinte particulière chez l'enfant, prend chez l'homme une coloration jaune-verdâtre de plus en plus prononcée, qu'on est trop porté, s'il y a quelque altération de la vision, à considérer comme une cataracte ou un glaucôme commençant.

Le malade étant placé en face d'une fenêtre, et ses deux yeux étant éclairés d'une lumière égale, on commence par examiner attentivement si les deux pupilles ont une forme circulaire, si l'une des deux ne serait pas plus grande que l'autre; on constate que la dilatation en est suffisante ou qu'elle est exagérée. Cette première partie de l'examen faite, on tient compte des remarques auxquelles l'état de l'organe a pu donner lieu, et l'on continue les recherches de la manière suivante : on applique les mains sur les tempes du malade; pour se rendre maître de leurs mouvements, on pose légèrement les pouces sur les paupières supérieures, que de temps en temps on abaisse et l'on relève avec vivacité, pour s'assurer de l'état des pupilles. On ne doit point tenir trop longtemps les paupières relevées, de peur de fatiguer le malade, ou d'augmenter la rougeur de l'organe, lorsqu'il est enflammé ou très irritable. On passe alors à l'étude de chacune des pupilles en particulier, en ayant soin de tenir abaissée la paupière de l'œil qui n'est pas l'objet de l'examen. Le chirurgien aura à étudier quatre points principaux dans la pupille : la *forme*, le *degré d'ouverture*, les *mouvements* et la *coloration*.

Forme de la pupille. — Nous avons dit qu'elle est ordinairement circulaire; mais dans quelques cas particuliers on y remarque des anfractuosités peu profondes, des filaments noirâtres, d'une finesse extrême, qui ne sont point le résultat de conditions pathologiques. C'est en faisant jouer la pupille, qui ne présente alors aucune adhérence avec la capsule, qu'on reconnaît le mieux ces derniers. Dans les inflammations aiguës de l'iris, au début de la maladie, la pupille est très étroite et anguleuse; ce n'est que plus tard qu'elle se dilate, lorsque l'inflammation est à son plus haut degré. Si la membrane est plus enflammée dans un endroit que dans l'autre, si, par exemple, l'iris présente un abcès, la pupille est tiraillée du côté correspondant, et présente un angle aigu très marqué. Il y a, en même temps, perte absolue des mouvements de l'iris, décoloration de cette membrane et comme une sorte de fumée vaguement répandue dans le fond de l'œil. C'est en comparant chacune de ces parties dans l'œil sain qu'il est aisé de reconnaître les différences que nous venons de signaler. Dans certaines affections amaurotiques, la pupille est très étroite, immobile, et la forme en est irrégulière. Dans tous les cas où la sensibilité de la rétine est exagérée, la pupille se rétrécit visiblement; le même resserrement sera encore noté dans toutes les inflammations aiguës de l'œil et dans certaines inflammations aiguës des méninges et du cerveau.

La pupille peut être déformée par d'autres causes : de fausses membranes, en fixant l'iris sur la capsule, augmenteront le diamètre de la chambre antérieure, donneront à la pupille une forme irrégulière, et en détruiront les mouvements dans une étendue variable; une hernie partielle de l'iris déplacera la pupille en avant, la rétrécira, donnera à cette ouverture une forme irrégulière, et pourra même la faire disparaître en partie. C'est en examinant l'œil obliquement qu'on reconnaîtra le mieux l'agrandissement ou la diminution de la chambre antérieure; c'est au contraire en regardant l'œil en face qu'on constatera le plus facilement la déformation de la pupille.

La pupille se dilate dans la plupart des affections amaurotiques, dans le mydriasis simple ou compliqué de paralysie de la troisième paire, dans l'hydrophthalmie, la choroïdite chronique, le glaucôme. Dans ces affections, si l'on fait jouer la pupille de l'œil sain, les mouvements n'ont aucune influence sur l'iris de l'œil malade; on doit pourtant en excepter quelques cas d'amaurose.

Degré d'ouverture de la pupille. — Il est à remarquer que la pupille n'offre sous ce rapport rien de constant. Des individus de même âge, et dont les yeux sont dans les meilleures conditions, présenteront des pupilles d'un diamètre différent, bien que placées dans des conditions de lumière semblables. Les différences sous ce rapport seront telles que chez l'un des deux individus observés le diamètre pupillaire sera deux ou trois fois plus grand que chez l'autre. On remarquera pourtant qu'en général la pupille est plus étroite chez les vieillards, et qu'elle est toujours plus large chez les myopes que chez les presbytes. Nous avons dit plus haut qu'il y a dilatation de la pupille dans quelques maladies, comme la mydriase, l'amaurose confirmée, etc., etc.; nous n'y reviendrons point ici.

Dans l'amblyopie asthénique, le degré d'ouverture des deux pupilles sera le même si l'on observe les yeux du malade ouverts en même temps à une lumière égale; mais si on abaisse ses paupières alternativement, on reconnaîtra que la pupille de l'œil malade demeurera toujours plus dilatée que celle du côté sain, et qu'en même temps il y aura quelques angularités légères.

Mouvements de la pupille. — Pour avoir une idée exacte du degré de contractilité des iris, on aura soin de les faire jouer d'abord ensemble, puis séparément, en ayant l'attention de tenir abaissée la paupière de l'œil qu'on n'observe pas. Sans ces précautions, on serait le plus souvent induit en erreur par les mouvements sympathiques des deux iris. Il arrive, en effet, que dans un œil complétement amaurotique la pupille garde sa mobilité par sympathie lorsqu'on fait jouer celle de l'œil sain, tandis qu'elle restera complétement immobile lorsque l'œil malade sera examiné seul. Les mouvements sympathiques de l'iris sont loin cependant d'être toujours nuisibles au diagnostic; il est des cas nombreux dans lesquels le chirurgien pourra les utiliser. Dans les amblyopies, dans les iritis commençants, et même dans toutes les autres inflammations de l'œil, on pourra juger du degré de réaction sympathique sur l'œil malade en soulevant brusquement la paupière de l'œil sain. Dans tel cas la pupille se resserrera avec une grande énergie, tandis que dans tel autre elle demeurera immobile ou se dilatera largement. Les mouvements par sympathie pourront ainsi servir à constater le degré d'affaiblissement de la rétine ou celui de la congestion de l'iris.

Coloration de la pupille. — Nous avons dit plus haut que chez les jeunes gens l'ouverture pupillaire est parfaitement noire, et que les rayons lumineux renvoyés par le fond de l'œil ne sont point colorés; au contraire, chez les hommes qui ont dépassé l'âge de quarante à quarante-cinq ans, le fond de l'œil est coloré manifestement en jaune-verdâtre, parce que la capsule, le cristallin, le corps vitré, tous les milieux réfringents prennent alors une teinte ambrée. On tiendra compte de cette circonstance lorsqu'il sera nécessaire d'examiner la coloration de la pupille. Pendant les inflammations internes de l'œil, la pupille semble se remplir d'une sorte de fumée bleuâtre; c'est presque toujours le signe de la formation d'une exsudation plastique sur la capsule. D'autres fois la pupille prendra des couleurs différentes, selon la maladie qui pourra exister. Dans la cataracte pigmenteuse et dans la cataracte noire, elle sera de couleur brun foncé; elle sera blanche dans la cataracte capsulaire et la cataracte molle; dans d'autres cataractes lenticulaires, la teinte en variera entre le gris-verdâtre clair et le gris d'acier le plus foncé. Au début de l'encéphaloïde de la rétine, la pupille, noire partout, présentera dans un point seulement une couleur cuivrée, chatoyante, qu'il ne faudra pas confondre avec une coloration à peu près semblable qu'on observe dans l'hypopion postérieur, alors que le pus s'est infiltré derrière le corps vitré. Enfin la pupille prendra une teinte rouge particulière lorsqu'il y aura du sang épanché dans l'œil, etc., etc. Pour bien observer dans la chambre postérieure tous ces obstacles à la vision, on maintiendra un instant, afin d'abriter la pupille, le pouce sur la paupière supérieure, qu'on soulèvera ensuite brusquement en plongeant le regard au travers de l'ouverture momentanément dilatée.

CAPSULE.— *Elle est entièrement incolore chez l'enfant et chez l'adulte encore jeune; ce n'est que plus tard, lorsque l'homme est arrivé à l'âge de quarante à quarante-cinq ans, qu'elle prend cette teinte jaune ambrée analogue à celle que prend aussi la lentille.*

A l'état pathologique, le feuillet antérieur de la capsule peut présenter des plaques opaques, plus ou moins blanches, qui quelquefois sont recouvertes, en totalité ou en partie, de pigmentum détaché de la face postérieure de l'iris. Le plus souvent ces fausses membranes unissent la cristalloïde à l'iris, et deviennent ainsi la cause la plus fréquente de la déformation de l'ouverture pupillaire. On voit aussi sur la capsule, mais dans des cas exceptionnels, et le plus souvent sur de fausses membranes, des vascularités ordinairement très difficiles à apercevoir à l'œil nu. Pour bien distinguer chacune de ces lésions, on essaiera de faire jouer la pupille sous l'influence d'une lumière plus ou moins intense; dans beaucoup de cas, l'usage d'une loupe sera d'un grand secours. Dans les inflammations internes de l'œil, la capsule semble se recouvrir d'une teinte bleuâtre, qui ressemble assez à une fumée légère répandue dans le fond de l'œil. C'est le signe ordinaire de la capsulite commençante.

Le feuillet postérieur présente très rarement quelque chose à noter. On y voit quelquefois pourtant, vers le centre, une tache blanchâtre qui constitue la cataracte capsulaire postérieure. Le plus souvent une tache blanche, placée au même endroit, est formée par le commencement d'une cataracte corticale postérieure.

CRISTALLIN. — *A l'état normal, le cristallin, chez l'enfant et chez l'adulte encore jeune, est d'une limpidité parfaite; mais, vers l'âge de quarante ans, il commence à prendre une teinte jaune d'ambre, qui va toujours en augmentant d'intensité. Cette teinte jaune ne nuit en aucune manière à la transparence de la lentille, seulement elle modifie pour l'observateur la couleur de la pupille, à laquelle elle donne un aspect d'un jaune tirant sur le vert, qui a fait croire bien souvent à une cataracte commençante, ou à un glaucôme, alors qu'il n'y avait qu'une amblyopie au début. Le médecin doit connaître cette circonstance pour éviter une erreur qui pourrait être préjudiciable au malade.*

Pour reconnaître si quelque opacité siège dans la lentille, on applique les pouces sur les paupières du malade, et l'on relève rapidement celle qui recouvre l'œil qu'on se propose d'examiner. On a soin, aussitôt que l'œil est mis à découvert, de plonger son regard successivement dans toutes les directions, au travers de la pupille momentanément dilatée, de manière à apercevoir jusqu'à la circonférence du cristallin. Pour que cet examen se fasse avec facilité, il faut que le jour arrive obliquement sur l'œil du côté externe, d'abord à une lumière intense, et ensuite dans une demi-obscurité. On découvre ainsi, sans se servir de belladone, des cataractes qu'on avait d'abord méconnues. Si la pupille est naturellement peu mobile et étroite, il est important de la dilater au moyen d'une solution mydriatique. Celle dont nous nous servons d'habitude pour cet objet est la suivante :

> Eau distillée de laurier cerise. . . 10 grammes.
> Extrait de belladonne sans fécule. . 1 gramme.

Nous avons dit, en parlant de la cataracte pigmenteuse (voyez ce mot), que le moyen d'investigation imaginé par Purkinje et Sanson, et qui consiste à placer une bougie devant la pupille, nous a toujours paru d'une utilité au moins contestable. Nous n'y reviendrons pas ici.

CORPS VITRÉ. — *Il est parfaitement incolore chez les jeunes gens, et prend, de même que le cristallin et la capsule, une teinte ambrée avec les progrès de l'âge.*

Le corps vitré a été regardé à tort par quelques auteurs comme le siége du glaucôme. L'anatomie pathologique n'est pas venue à l'appui de cette assertion ; le ramollissement, ou synchisis, et la présence de petites taches opaques, formées par des exsudations fibro-albumineuses, sont à peu près les seuls caractères morbides qu'il soit nécessaire de noter ici. Les taches du corps vitré ne se voient que très exceptionnellement pendant la vie ; le ramollissement seul peut être constaté. C'est en ordonnant au malade de diriger avec rapidité son œil dans plusieurs sens différents qu'on reconnaît que l'iris, poussé par la lentille, est atteint d'oscillations plus ou moins étendues, et, dans quelques cas, que l'œil est moins résistant que de coutume. Quelquefois, après des inflammations internes de l'œil, on voit nager dans le fond de l'organe des débris mobiles de fausses membranes qui, vus à travers le corps vitré et la lentille, ont une couleur cuivrée toute particulière. Dans d'autres cas, les cellules hyaloïdiennes mobiles les unes sur les autres, par suite d'une résorption partielle du corps vitré, semblent réfléchir la lumière au lieu de la réfracter, et produisent un scintillement aussi rare que remarquable. C'est en ordonnant au malade des mouvements rapides de l'œil dans toutes les directions qu'on peut constater ces divers états pathologiques du corps vitré. Le microscope, modifié dans sa monture par M. Stout, est ici d'une utilité incontestable.

RÉTINE. — *Il existe dans cette membrane deux maladies recon-*

naissables à la vue : l'encéphaloïde de la rétine et l'hydropisie sous-rétinienne.

Lorsque l'encéphaloïde est au début, il est facile de le reconnaître, pourvu qu'on examine le malade à un demi-jour. Alors on voit dans le fond de l'œil une plaque jaunâtre, brillante, parcourue de vaisseaux ordinairement très volumineux. On peut ainsi limiter exactement l'étendue de l'altération. L'hydropisie sous-rétinienne ne pourra, au contraire, être vue qu'au grand jour ; c'est une tumeur grisâtre, coupée assez souvent vers la partie la plus déclive du fond de l'œil, de lignes tremblotantes, et ordinairement transversales, qu'il faut attribuer à des plis formés par la rétine soulevée.

Vision. — La vue n'a pas la même limite chez tous les individus ; les uns l'ont très étendue (presbytie), les autres très courte (myopie) ; d'autres enfin ont une vue moyenne. Ces états se modifient avec l'âge. La vue peut être altérée par une multitude de causes, qu'il serait plus qu'inutile de rapporter ici, car ce serait étudier la pathologie de l'œil presque tout entière ; nous nous bornerons donc à dire que ces modifications peuvent exister, et nous allons rappeler en quelques mots les moyens qu'il convient d'employer pour les constater. Pour arriver à ce but, on invitera le malade à regarder des objets de petite dimension, et l'on notera à quelle distance il les place pour les bien voir. On lui demandera si sa vue s'est allongée ou si elle a diminué d'étendue. Il sera bon aussi de le faire lire, en éloignant plus ou moins le livre pour juger de la force d'accommodation de l'œil aux diverses distances. Ces mêmes épreuves seront ensuite faites séparément pour chacun des deux yeux, afin de juger plus facilement de leur force relative. On constatera quelquefois de cette manière un abaissement considérable de la vision d'un seul côté. Dans tous les cas, on n'oubliera pas de tenir compte de cette circonstance, que souvent les yeux ont un foyer différent. Ces épreuves seront faites avec soin, surtout chez les personnes qui travaillent d'un seul œil, comme les horlogers, ou qui se servent habituellement de loupe, comme les graveurs. On découvrira chez beaucoup d'individus la cause de bien des amblyopies occasionnées, chez les presbytes, par le travail sur des objets rapprochés, et chez les myopes, par l'usage exclusif d'un seul œil, etc., etc.

PREMIÈRE PARTIE.

MALADIES DES PAUPIÈRES.

CHAPITRE PREMIER.

DIFFORMITÉS CONGÉNIALES OU ACQUISES.

ARTICLE PREMIER.

Absence des paupières (Ablépharon).

Cette maladie est congéniale ou accidentelle. « Avant la dixième
» semaine de la vie intra-utérine (Blandin, *Dictionnaire des sciences*
» *médicales*, article *Paupières*, page 487) les paupières ne sont pas
» encore visibles, soit qu'elles *manquent réellement*, soit que leur
» transparence empêche de les distinguer ; elles se forment graduelle-
» ment de leur base vers leur bord libre. A la douzième semaine ces
» replis sont arrivés au point de contact suivant Meckel, et ils se réu-
» nissent par leur couche muqueuse. Après cette époque, ils s'ac-
» croissent en épaisseur et restent adhérents par leurs bords jusqu'à la
» naissance, et plus tard même chez certains animaux. »

Ce passage, que nous empruntons au savant chirurgien de l'Hôtel-
Dieu, permettra plus facilement de comprendre que les paupières
puissent manquer quelquefois par suite d'un arrêt de développement,
et que d'autres affections dont nous parlerons soient la conséquence du
mécanisme de la formation de ces replis.

L'absence congénitale complète des paupières est un fait vraiment
rare ; la plupart des observations de cette maladie se rattachent à des
fœtus monstrueux. Vicq-d'Azyr (*Mémoires de la Société de médecine*,
1776), Sprengel (*Sybel. Diss. Halœ.*, 1799), Carron (*Guide pratique*),
etc., en rapportent des exemples curieux. Morgagni (*Epist. XIII*,
page 201, édition Tissot) trouva en disséquant une absence congéniale
des paupières de l'œil droit sur un adulte, tandis que l'œil gauche était
complétement normal. Quant à la perte partielle et accidentelle des
paupières, elle est plus commune ; on en voit des exemples à la suite

de la gangrène, de brûlures, de pustules malignes, d'explosions chimiques, de plaies d'armes à feu, etc. M. d'Ammon rapporte un cas dans lequel les deux paupières inférieures furent déchirées par une balle qui brisa les os propres du nez. Il nomme cette affection *ablépharon*. J'ai vu un cas dans lequel presque toute la paupière gauche avait été emportée avec une partie de la joue par une morsure de boule-dogue ; le malade, très pusillanime, refusa l'opération de blépharoplastie que je lui proposais pour remédier à la fois à la difformité et à l'inflammation de l'œil qui était la suite de sa blessure. Je connais un enfant dont la paupière supérieure a complétement disparu à la suite d'une brûlure ; son œil est sans cesse enflammé et finira par se perdre entièrement.

On devra donc, aussitôt qu'on aura à donner des soins à des personnes privées accidentellement des paupières, recourir à la blépharoplastie pour protéger l'œil contre les inflammations qui ne tarderaient pas à s'y développer.

ARTICLE II.

Coloboma, ou solution de continuité verticale des paupières.

Cette affection, comme celle dont nous venons de nous occuper, est congéniale et plus souvent accidentelle. Elle est beaucoup moins rare que l'absence complète, et due comme elle à un arrêt de développement ou à des blessures. Seiler, dans ses *Recherches sur les difformités congéniales de l'œil*, et M. le professeur d'Ammon, de Dresde, en citent des exemples. Ce dernier auteur en rapporte un cas fort curieux (voy. *Annales d'oculistique*, 3ᵉ vol. supplémentaire, p. 26), compliqué d'une tumeur congéniale de la sclérotique, et parle d'un *fœtus* de trois mois, dont il donne ailleurs le dessin, et chez lequel la paupière supérieure fendue formait un triangle par sa réunion avec l'inférieure. Cette difformité, qui n'attaque ordinairement qu'une seule paupière, est une sorte de division plus ou moins grande ressemblant en tout point au bec-de-lièvre, dont les exemples sont infiniment moins rares. Lorsque la division est peu profonde, il n'en résulte aucun inconvénient grave pour l'œil, qui est recouvert presque aussi bien qu'à l'état normal ; mais c'est une difformité choquante pour laquelle les personnes qui en sont atteintes ne manquent pas de demander les secours de l'art.

Les coloboma traumatiques des paupières sont assez communs ; ils sont souvent compliqués d'accidents du côté de l'œil, produits par la même cause, et qu'il faut combattre par un traitement dont l'énergie doit être mesurée sur la gravité de la blessure. Si la division de la paupière est récente, saignante encore lorsque le malade vient demander secours, on devra immédiatement procéder à la réunion de la solution de continuité. A cet effet, on maintiendra rapprochées les lèvres de la plaie au moyen d'épingles et de la suture entortillée. On aura soin d'enfoncer les épingles aussi parallèlement que possible au diamètre transversal de l'œil, afin d'éviter le retroussement en avant des lèvres de la plaie, et pour rendre plus facile la réunion par première intention, qui est ici de toute nécessité. La première épingle placée sera toujours celle qui sera sur le bord libre. On affrontera ainsi l'arête du tarse avec plus de facilité, et on sera plus certain d'éviter un excès de longueur de l'une des deux divisions. J'oubliais de dire que les épingles doivent comprendre non seulement la peau, qui est très mince et qui se romprait, mais encore le tarse, qui présente une résistance suffisante. Le pansement se bornera à des applications de compresses d'eau glacée sur l'œil opéré, et de bandelettes de taffetas d'Angleterre sur l'œil sain pour empêcher les mouvements de la paupière opérée ; ce qui ne manquerait pas d'arriver sans cette précaution. Le malade sera mis à la diète pendant un jour ou deux, parce qu'on ne doit pas oublier que très fréquemment les opérations sur les paupières sont suivies d'érysipèles plus ou moins graves. On enlèvera les épingles le quatrième jour, et même plus tôt, en laissant les fils en place. On les couvrira d'huile pour qu'elles glissent plus facilement dans la plaie, qu'elles ne doivent point tirailler, et on aura soin, si elles paraissent tenir trop fortement, de les faire tourner un peu sur leur axe avant de les tirer, tout en maintenant au moyen du doigt la plaie aussi rapprochée que possible de la pointe de l'épingle. Toutes ces précautions ne paraîtront pas superflues si l'on se rappelle qu'un grand nombre de chirurgiens ont échoué dans cette opération, et que Demours, entre autres auteurs (page 98, volume I), conseille de ne rien tenter dans le coloboma. Lorsque le coloboma est accidentel et date de loin, ou lorsqu'il est congénial, on devra recourir à une opération d'autant plus nécessaire que la division sera plus profonde. On comprend que l'œil n'étant plus protégé dans ce cas par la paupière largement divisée, il est du plus haut intérêt de faire disparaître promptement une difformité qui peut le compromettre. On opérera donc sans retard le nouveau-né qui présenterait ce singulier vice de conformation porté à un haut degré, et l'on attendra au contraire tout le temps nécessaire si le coloboma ne devait point compromettre l'organe de la vision.

L'opération du coloboma des paupières, en tout point semblable à celle du bec-de-lièvre labial, ne présente aucune difficulté d'exécution. Il s'agit simplement d'aviver les bords de la solution de continuité, et de les réunir comme nous l'avons dit plus haut. L'important dans cette petite opération est de veiller à ce que les lèvres de la plaie ne présentent point d'inégalités, que l'incision soit nette, franche, et n'accuse aucune hésitation de la part du chirurgien. Je me sers de préférence de forts ciseaux droits entre les branches desquels j'engage toute la portion à retrancher, et un seul coup pour chaque côté de la division suffit. Il est bon de veiller à ce que le sommet du V formé par le coloboma soit avivé un peu loin, parce qu'il arrive quelquefois que, les ciseaux n'ayant point porté en cet endroit, la réunion y devient impossible. J'ai vu dernièrement un garçon boucher qui avait été opéré par un chirurgien de la ville, et qui était précisément dans ce cas. La réunion du bord libre et des lèvres du coloboma était parfaite; mais au sommet du triangle on remarquait sous un petit repli que formait la peau dans cet endroit une ouverture oblongue qui permettait à une grosse sonde de pénétrer jusque dans la cavité muqueuse.

En somme, le coloboma est une affection peu grave dans la plupart des cas lorsqu'elle est simple, et elle ne présente de danger pour l'œil que lorsque la division s'étend loin et que le malade néglige de se faire opérer.

ARTICLE III.

Adhérence des paupières entre elles par leurs bords libres (Anchyloblépharon).

On a donné le nom d'*anchyloblépharon* à l'union congéniale ou accidentelle des paupières par leur bord libre.

Cette affection, assez rare à l'état congénial, peut être générale ou partielle. Botin (*Mémoires de l'Académie des sciences*, 1721, page 42) en cite un cas qui mérite d'être rappelé. Cet auteur a trouvé chez un enfant de six semaines l'absence du globe oculaire; les paupières agglutinées offraient à leur centre une petite ouverture derrière laquelle on trouva une membrane mince, rouge et peu sensible qui semblait être un rudiment de la conjonctive, et qui fermait la cavité orbitaire (Lawrence). Wenzel (vol. I, page 155 et suiv.) cite un cas où les paupières étaient entièrement unies par une bandelette assez forte placée entre les deux rangées de cils. Schon (*Handbuch der patholog. Anatomie des auges*, page 58) rappelle plusieurs cas d'anchyloblépharon congénial, total ou partiel. En 1764, C.-F. Kaltschmidt a publié l'histoire d'un enfant de douze ans atteint de cette maladie. M. Rognetta (*Cours d'ophthalmologie*, Paris, 1839) en rapporte un cas curieux. Les paupières étaient attachées par la réunion des muqueuses palpébrales de manière à former au-devant de la cornée une sorte de voile très mobile et large d'environ 3 lignes. Les larmes s'écoulaient par une petite ouverture placée à l'angle externe. La plupart du temps il existe une petite ouverture qui permet l'écoulement des larmes, et dans quelques cas l'exercice de l'œil dans des limites plus ou moins restreintes.

Des exemples d'anchyloblépharon existent chez les animaux. Leblanc (*Traité des maladies des yeux des animaux domestiques*, page 40, Paris, 1824) en a vu d'incomplets sur le cheval, le mulet, l'âne et le bœuf, et raconte que les paysans savent fort bien les débarrasser de cette affection.

Si l'anchyloblépharon congénial est rare, l'accidentel est au contraire assez fréquent. Celui-ci, comme celui que je viens de décrire, est beaucoup plus souvent partiel que complet. Le premier est d'ordinaire exempt de toutes complications du côté du globe, tandis qu'il est rare que le bulbe soit libre dans le second. Les plaies, les ulcères suppurants qui succèdent à la psorophthalmie (Weller), les brûlures produites par l'explosion des mines, etc., sont le plus souvent les causes de l'anchyloblépharon accidentel. Dans quelques uns de ces cas, cette maladie est compliquée d'adhérences entre les faces palpébrale et scléroticale de la muqueuse (*symblépharon*, voyez ce mot), et cet état de choses doit être noté avec attention. C'est là certainement ce qui a fait dire avec raison à M. Vidal de Cassis (*Médecine opératoire*, tome III, page 473) qu'il est moins facile qu'on ne pense de guérir l'anchyloblépharon, même par le bistouri. Nous parlerons à l'article *Symblépharon* du procédé que les adhérences au globe réclament.

Opération de l'anchyloblépharon. — Elle consiste simplement à diviser la fausse membrane qui unit les paupières entre elles. On l'a pratiquée de quatre manières différentes; on s'est servi tour à tour du bistouri boutonné, d'une espèce de sonde-spatule, d'un fil, et enfin de ciseaux. Il est vraiment curieux de voir toutes les modifications qui se sont succédé pour pratiquer une opération si simple.

Comme Maître-Jean, Bartisch (*Augendients*, p. 308), Scarpa, Adams et d'autres encore, on peut se borner, dans les cas d'anchyloblépharon incomplet et exempt de brides muqueuses, à soulever la paupière, soit avec un fil qui la traverserait, soit simplement, ce qui est préférable, avec des pinces à mors, larges et mousses, ou, ce qui est mieux que tout cela, en recommandant à l'aide de faire un pli vertical en saisissant chaque paupière entre le pouce et l'index pour éloigner ces replis du globe, puis au moyen de ciseaux boutonnés pratiquer la division de la membrane qui maintient les paupières réunies. Dans le cas d'adhérence complète, et à l'exemple de Fabrice d'Aquapendente, on peut, avec le bistouri, pratiquer une boutonnière assez large pour introduire des ciseaux et diviser ensuite lentement dans l'étendue convenable comme le recommande Bartisch. Le procédé de Duddell, qui rappelle celui de Fabrice de Hilden, blâmé par M. Velpeau et consistant à diviser l'adhérence au moyen d'une ligature garnie de plusieurs nœuds, ne nous paraît pas mériter l'approbation que semble lui donner M. Malgaigne dans son *Manuel de médecine opératoire*, et nous pensons que les ciseaux boutonnés sont de beaucoup préférables à tout autre instrument. L'opération, ainsi qu'on le voit, est des plus simples.

Quel que soit le procédé qu'on ait choisi, la division permanente des paupières doit en être la conséquence. La difficulté d'obtenir cet écartement explique le nombre des procédés imaginés. C'est donc sur ce point qu'il faut surtout diriger son attention. Ici encore on retrouve la multiplicité des moyens : les uns proposent au malade de tenir les yeux ouverts pendant au moins vingt-quatre heures (Stœber); les autres préconisent l'interposition de corps étrangers entre les lèvres de la plaie (Celse, Bartisch, Solingen, Rosas); ceux-ci écartent les paupières par des anses de fil qui les traversent (Junken); ceux-là recommandent la cautérisation des lèvres de la plaie (Carron). Il nous semble que de tous ces moyens quelques indications utiles doivent rester au chirurgien : des bandelettes de taffetas d'Angleterre maintiendront la division dans un écartement convenable; l'une des paupières sera cautérisée superficiellement avec le nitrate d'argent, tandis que l'autre sera seulement baignée de collyres astringents. Lorsqu'on lèvera ces bandelettes, on recommandera au malade d'exercer, autant que possible, les mouvements des paupières. Si, comme cela arrive le plus ordinairement, l'adhérence tend à reparaître vers les angles, on déchirera tous les jours la cicatrice au moyen d'une épingle ou de la pointe d'un instrument tranchant, selon le procédé de M. Amussat. Ce dernier moyen, qui nous a été très utile dans des cas de symblépharon très graves, doit trouver une application utile dans l'opération qui nous occupe ici.

ARTICLE IV.

Adhérence des paupières avec le globe de l'œil (Symblépharon).

Cette maladie, qui n'a été observée que très rarement à l'état congénial sur des fœtus dont les yeux avaient disparu à la suite de certaines affections développées pendant la vie intra-utérine, est très commune au contraire à l'état accidentel. On a divisé le symblépharon en total ou partiel, selon que l'union de la paupière au globe a lieu en dehors de la cornée, ou que celle-ci est comprise en entier dans l'adhérence.

CAUSES. — Elles sont nombreuses. Tantôt le symblépharon est le résultat d'ophthalmies répétées; tantôt celui d'accidents, tels que les brûlures de la conjonctive par le feu, la chaux vive, les acides plus ou moins concentrés. La destruction de la conjonctive par une cause quelconque, comme l'enlèvement d'une tumeur, l'épaississement de cette membrane, l'amènent très souvent à leur suite; il est très intéressant, sous le point de vue du traitement, de distinguer ces deux ordres de causes l'un de l'autre. Dans quelques cas, des tissus de nouvelle formation, comme on en peut voir après les excoriations superficielles, deviennent une cause de symblépharon. Ces exsudations plastiques s'observent souvent à la suite des cautérisations faites sans précaution sur les muqueuses palpébrales avec le nitrate d'argent. Le docteur Furnari m'a raconté que pendant son séjour en Afrique il a observé et opéré un si grand nombre de symblépharons dus à cette cause, qu'il en était véritablement fatigué. C'est là un de ces faits que bien des auteurs ont signalés, et sur lequel nous avons cherché à attirer l'attention de nos confrères. (Voy. *Mém. sur une nouvelle méthode d'employer le nitrate d'argent dans quelques ophthalmies*, p. 9.)

CARACTÈRES DU SYMBLÉPHARON. — Cette maladie se présente quelquefois à l'état le plus simple. Une petite bride filiforme tendue de la muqueuse palpébrale à la muqueuse scléroticale, libre partout sauf à ses deux extrémités, offre le cas le plus léger de la maladie qui nous occupe. Le plus haut degré, au contraire, se caractérise par des brides nombreuses très courtes, très serrées, soudées étroitement entre elles et tendues de la conjonctive palpébrale, tantôt à toute la cornée, tantôt à une plus ou moins grande partie de cette membrane avec laquelle la paupière est le plus souvent intimement unie. Une seule paupière peut être atteinte de symblépharon; on conçoit que les deux puissent l'être à la fois, et que la vision en soit ou grandement empêchée ou qu'elle soit tout-à-fait perdue. Les mouvements du globe sont en rapport nécessaire avec l'étendue, le nombre de brides et le lieu qu'elles occupent. Le symblépharon peut donc devenir aussi un véritable ankyloblépharon, c'est-à-dire que l'adhérence entre la muqueuse palpébrale et le globe peut être complète et s'étendre aussi au bord libre des paupières. Il serait superflu de décrire ici tous les degrés intermédiaires de cette maladie: aussi nous bornerons-nous à ces caractères généraux, qui nous paraissent suffisants pour faire comprendre que le pronostic et le traitement dépendent de la nature et de l'étendue des adhérences.

TRAITEMENT. — Il est nécessairement subordonné à la gravité de la maladie, au nombre des adhérences, au lieu qu'elles occupent et à la cause qui les a produites. Il ne peut donc être que chirurgical.

Lorsqu'une seule bride est tendue de la paupière au globe, on peut l'exciser facilement à chacune de ses extrémités, en recommandant au malade de détruire le parallélisme de la plaie par de fréquentes tractions, s'il s'agit de la paupière inférieure, et seulement pendant le temps nécessaire au premier travail de la cicatrisation. Mais lorsque le globe est entièrement cutisé, toute opération doit être entièrement rejetée, parce que le bulbe se recouvre constamment d'un tégument opaque, et que les adhérences se reproduisent (Chélius). Si des brides sont soudées à une partie de la cornée en dehors de la pupille, on pourra tenter une opération, particulièrement si elles ne sont ni trop épaisses ni trop nombreuses, et surtout si le cul-de-sac conjonctival est resté sain sur chacun de leurs côtés. On y aura encore recours si ces brides exercent un tiraillement fâcheux sur le globe, ou si elles le maintiennent dans une immobilité telle que la diplopie en soit la conséquence, l'autre œil étant resté sain. Les difficultés, non pas de diviser l'adhérence, mais bien de maintenir l'écartement des lèvres de la division, n'ont pas peu contribué à donner naissance ici, de même que dans toutes les opérations chirurgicales dont le succès est douteux, à un nombre considérable de procédés qui sont plus ou moins abandonnés aujourd'hui.

Application au symblépharon du procédé de M. Amussat pour l'extension permanente des cicatrices. Le symblépharon général, avons-nous dit, ne doit point être opéré surtout quand la cornée est désorganisée ; les moyens chirurgicaux seront applicables quand, au contraire, le symblépharon sera partiel et que la vision sera empêchée plutôt par la traction que les brides exercent sur le globe que par toute autre cause. C'est ici que le procédé de M. Amussat devra être tenté. Après avoir divisé la bride muqueuse dans une étendue aussi grande que possible, on aura soin de porter tous les jours dans le sommet de la division, soit une pointe d'épingle, soit l'extrémité aiguë d'un instrument tranchant, pour déchirer la membrane pyogénique, et on continuera exactement de pratiquer cette petite opération jusqu'au moment où les lèvres de la solution de continuité cutisées ne pourront plus adhérer entre elles. Nous avons vu, il y a plus de sept ans, M. Lisfranc pratiquer avec l'ongle cette déchirure quotidienne sur le prépuce d'individus opérés de phymosis, et nous avions constaté, dès cette époque, l'efficacité de cette méthode dans certains cas. Il ne faut pas se dissimuler pourtant que cette déchirure de la plaie répétée tous les jours provoque quelquefois l'apparition d'érysipèles, et qu'elle exige, de la part du médecin, une persévérance et une attention soutenues pendant plusieurs semaines, et que malheureusement la malade se fatigue souvent avant que la cutisation de la muqueuse ait été obtenue. On remplace avantageusement par ce moyen l'interposition de corps étrangers dans les lèvres de la division, tels que les lames de plomb (Bartisch), un morceau de vessie (Callisen) ou de parchemin (Solingen), une coque de cire de la forme d'un œil artificiel (Rosas), un œil artificiel trempé dans de l'huile d'amandes douces (Demours), une coque d'ivoire préalablement ramollie dans l'acide hydrochlorique (Carron), etc., moyens qui doivent être absolument rejetés, parce qu'ils ne servent qu'à développer une inflammation plus forte, et à produire ainsi une rapidité plus grande dans la réapparition des brides qui s'élèvent du fond de l'incision, et chassent bientôt au dehors le corps étranger. Le procédé de M. Amussat m'a réussi dans plusieurs cas, entre autres dans le suivant :

OBSERVATION. — *Atrophie de l'œil consécutive à une lésion traumatique ancienne. — Symblépharon partiel du côté externe. — Application du procédé Amussat. — Prothèse oculaire.* — M. K..., étudiant, reçoit dans l'œil un coup de poignard; l'instrument intéresse à la fois le globe et les paupières, surtout l'inférieure. Une inflammation traumatique se déclare, et des adhérences nombreuses apparaissent du côté externe. C'est dans cet état que je vois ce jeune homme pour la première fois. Le désir qu'il a de porter un œil artificiel pour éviter un vif chagrin à son père, le conduit chez moi. Il faut, s'il se peut, essayer d'agrandir l'ouverture palpébrale; les adhérences nombreuses, épaisses et courtes qui unissent le moignon et les paupières, le racornissement de la conjonctive, la disparition du cul-de-sac conjonctival sont autant de difficultés à vaincre; il est impossible de passer un stylet sous aucune de ces adhérences.

Je saisis la paupière au moyen de fortes pinces à griffes, et, armé d'un bistouri très effilé, je pratique la dissection des brides aussi profondément que possible, surtout dans l'angle externe. Je ne rencontre de difficulté que dans l'écoulement du sang, qui là, comme dans toutes les opérations sur les paupières, devient un obstacle de plus, en masquant les parties à diviser. Je fis faire sur l'œil des fomentations d'eau froide, et aucun accident ne survint.

Dès le lendemain, au moyen de la pointe du bistouri, j'égratignai le fond de la plaie, et je recommençai ainsi pendant plusieurs semaines. Les lèvres de la division se cutisèrent enfin, et vers la quatrième semaine le malade commença à porter un œil artificiel qu'il n'avait pas quitté dix-huit mois après, époque à laquelle je le vis pour la deuxième fois.

Procédé de M. Pétrequin. — Le procédé qui précède pourrait être remplacé, dans quelques cas légers, par l'application de ligatures sur la bride, selon les indications données par M. Pétrequin, (IIIe vol. *Suppl. des ann. d'oculis.*, p. 56). Un fil double est conduit à travers l'adhérence; le fil qui est le plus rapproché de la sclérotique est serré fortement, tandis que celui qui est voisin de la peau l'est à un moindre degré. L'étranglement ayant eu lieu plus tôt du côté de l'œil, la cicatrice y est assez avancée pour que de nouvelles adhérences ne s'établissent pas avec la surface cutanée, celle-ci se trouvant dans des conditions de vitalité différentes. La partie étranglée tombe ainsi en deux temps, se détache d'abord du côté de l'œil, puis se sépare de la paupière un ou deux jours après.

Deux autres procédés méritent encore d'attirer l'attention des chirurgiens : le premier appartient au chevalier d'Ammon, le second à M. Dieffenbach.

Procédé d'Ammon. — Il a pour but de guérir radicalement le symblépharon *partiel* en évitant la possibilité de reproduction des adhérences.

Le premier temps de l'opération consiste à circonscrire au moyen d'un couteau à cataracte, ou, ce qui est préférable, d'un bistouri très étroit et effilé, toute la portion adhérente de la paupière entre les deux côtés d'un triangle dont la base est tournée vers le bord libre (voyez la fig. 1). La portion adhérente de la pau-

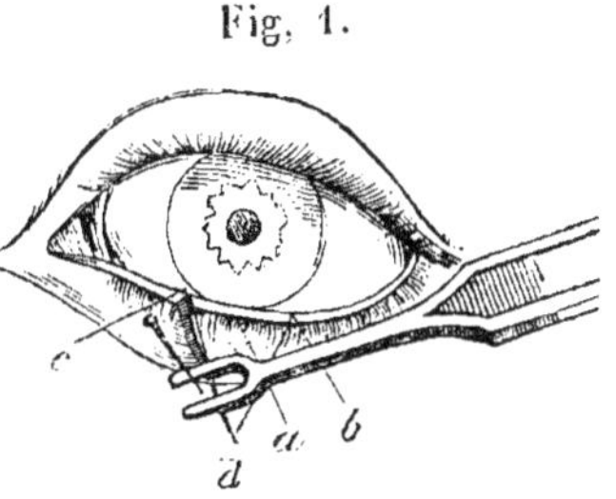

Fig. 1.

pière est séparée par deux traits de bistouri partant du bord libre *b c* et se réunissant en *d*. Les deux incisions qui dessinent les deux côtés du triangle comprennent toute l'épaisseur de la paupière, de sorte qu'on a ainsi trois lambeaux dont le médian reste fixé sur l'œil par les brides accidentelles qui ne sont point touchées par l'instrument tranchant. Les deux lambeaux externe et interne (*c d*, *b d*) sont réunis par-dessus le médian (*a*) au moyen de la suture entortillée et aussitôt que l'hémorrhagie a cessé. On comprend que la réunion de ces deux lambeaux puisse se faire aisément sans contracter d'adhérence avec le lambeau médian qui est fixé sur l'œil ; il est nécessaire seulement de surveiller le bord libre, qui doit rester parfaitement bien affronté.

La figure 2 présente l'état de l'œil après la réunion des lambeaux externe et interne par-dessus le médian. Les lignes *c d* et *b d* sont réunies au moyen d'épingles sur lesquelles un fil a été serré. Le lambeau médian triangulaire *a* reste fixé au globe et se voit au-dessus du bord libre qu'on a abaissé pour que le dessin soit plus intelligible. Les deux lambeaux, ainsi qu'on peut le voir dans la figure précédente, ont été traversés par les épingles après avoir été préalablement saisis entre les mors d'une pince bifurquée que j'ai fait construire pour faciliter

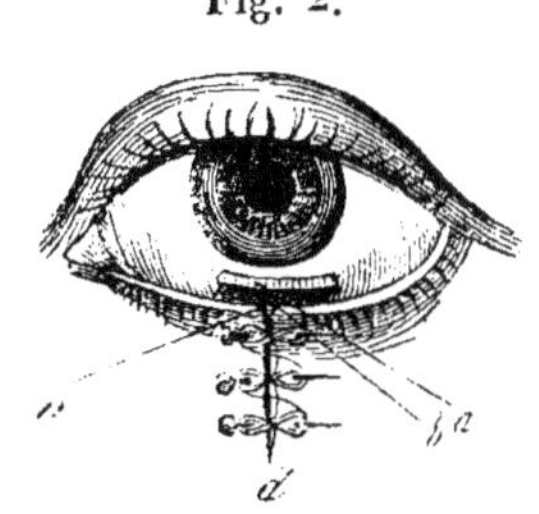

Fig. 2.

l'application de la suture sur des parties molles et fines comme les paupières. Je reviendrai sur cet instrument en parlant du ptosis.

Lorsque les épingles ont été enlevées, que la réunion des parties est devenue solide, c'est-à-dire après quinze ou vingt jours au plus tôt, on passe au deuxième temps de l'opération, qui consiste à disséquer au moyen de pinces ordinaires et d'un bistouri le lambeau de peau médian (*a*) resté adhérent au globe. Cette seconde partie de l'opération est trop simple pour que nous la décrivions autrement.

Après chaque temps de l'opération, on applique sur l'œil des compresses d'eau glacée pendant vingt-quatre à trente heures, pour éviter une inflammation traumatique trop forte.

Procédé Dieffenbach. — Il consiste à replier la paupière en dedans et à mettre sa face épidermique en contact avec le globe. Si c'est sur la paupière inférieure, par exemple, que Dieffenbach opère, il y procède de la manière suivante : il commence par une incision qui, partant de l'angle interne de l'œil, descend le long du nez ; une autre incision également verticale est conduite depuis l'angle externe de l'œil jusqu'au bord orbitaire correspondant. On détache la paupière du globe de l'œil, et on rase les cils. On replie ensuite sur lui-même le lambeau quadrilatère ainsi obtenu jusqu'à ce que les cils viennent reposer sur l'arcade orbitaire inférieure, et on le fixe à l'aide de points de suture passés de dedans en dehors et de dehors en dedans, qu'on finit par nouer ensemble. Quatre sutures suffisent ordinairement ; on les soutient encore avec des bandelettes agglutinatives, et on les recouvre de fomentations. Lorsque la plaie du globe de l'œil est une fois cicatrisée, on fait de nouveau disparaître l'entropion artificiel en ce que l'on détruit la cicatrice de la face interne de la paupière, qu'on déplisse celle-ci, et qu'à l'aide de la suture entortillée on la réunit aux bords voisins pour la rétablir dans la première position. Le globe de l'œil, alors tapissé d'un tissu modulaire, ne peut plus contracter d'adhérences avec la plaie saignante de la paupière, et se recouvre à son tour d'une cicatrice solide. On procède d'une manière analogue pour la paupière supérieure. On ne peut opérer que sur une seule paupière à la fois.

Dieffenbach a exécuté cette opération sur la paupière inférieure avec un plein succès, et plus tard il a encore détaché du globe de l'œil quelques cicatrices épaissies (Chélius, page 34).

ARTICLE V.

Phimosis, ou étroitesse de l'ouverture des paupières.

Le professeur d'Ammon a donné ce nom : 1° à l'étroitesse congéniale de l'ouverture des paupières ; 2° à la diminution plus ou moins grande de l'ouverture palpébrale consécutive à l'atrophie ancienne du globe ; 3° à l'étroitesse temporaire de la fente des paupières chez les nouveaux-nés très gras, causée par le gonflement des tissus ambiants.

Le phimosis est donc une étroitesse de l'ouverture palpébrale temporaire ou permanente. Non seulement il gêne plus ou moins la vision, mais il occasionne très souvent des inflammations de l'œil. Il est aussi quelquefois une cause de strabisme ou d'amblyopie plus ou moins grave. Je n'ai lu aucune observation de phimosis héréditaire : cependant il semblerait, d'après un fait que je possède, que la transmission de cette maladie puisse avoir lieu quelquefois. Une pauvre femme qui habite la même rue que moi, et sa fille âgée d'environ douze ans, sont atteintes de phimosis à un très haut degré. Toutes deux ont une difficulté extrême à regarder les objets placés à la hauteur de l'œil, et sont forcées d'incliner la tête à droite, à gauche ou en arrière à chaque instant. Placées l'une près de l'autre, si elles se parlent, l'une porte la tête obliquement à droite, l'autre en sens inverse, ce qui leur donne une physionomie tout-à-fait singulière, presque comique. Les paupières supérieures, douées de mouvements beaucoup plus limités que d'ordinaire, semblent tendues fortement dans le sens transversal. Quelques cicatrices existent sur les cornées de ces deux malades, qui sont très sujettes aux ophthalmies. La fille a subi une opération dans laquelle la peau a été excisée sans résultat.

Lorsque le phimosis est très prononcé et qu'il gêne l'œil dans ses fonctions, on excise, comme on l'a fait sans succès sur la jeune fille dont nous venons de parler, un lambeau de peau transversalement oblong, ainsi que cela est recommandé dans quelques cas d'entropion. On conçoit que cela ne puisse réussir que dans des cas particuliers où la peau de la paupière étant diminuée de longueur par l'opération, le diamètre vertical de l'œil gagne notablement en hauteur. Mais lorsque l'étroitesse de la paupière supérieure, surtout dans son diamètre vertical, est portée trop loin, ce moyen ne réussit plus, et il faut fendre l'angle externe, selon le conseil de d'Ammon, et y transplanter un lambeau de la conjonctive oculaire, qu'on attache sur le bord de la plaie, ou bien, ce qui vaut peut-être mieux, recourir au procédé Amussat, dont nous avons parlé plus haut (voyez *Symblépharon*).

Voici comment procède le professeur de Dresde (Chélius, *loc. cit.*), qui a donné le nom de canthoplastie à l'opération du phimosis des paupières : « Au moyen d'un bistouri étroit, qu'on engage sous l'angle » externe des paupières très écartées, et qu'on fait ressortir par les » téguments extérieurs, on agrandit la fente palpébrale jusqu'au bord » externe de l'orbite, puis on passe une anse de fil à travers les plis de » la conjonctive oculaire ; on attire celle-ci aussi fortement que possible

» entre les lèvres de la plaie, et on fixe le fil aux téguments près de
» l'angle externe de la plaie, en ayant soin de passer le point de suture de
» dedans en dehors, et de terminer par un nœud ordinaire. Enfin, on
» coud avec des aiguilles et de la soie très fine la conjonctive avec les
» bords de la plaie dans laquelle on l'a engagée, et en sorte que les
» sutures se trouvent fixées de dedans en dehors. »

ARTICLE VI.

Œil-de-lièvre (lagophthalmos, lagophthalmic).

Cette maladie se rapproche tellement de la précédente, que beaucoup
d'auteurs l'ont confondue avec elle. De même que dans le phimosis,
l'ouverture transversale des paupières est raccourcie, mais le globe reste
à découvert et n'est pas protégé par les paupières. L'œil-de-lièvre se
caractérise par l'impossibilité d'abaisser la paupière supérieure, privée
de son étendue normale par une sorte d'arrêt de développement. Il
résulte quelquefois de cette disposition que la conjonctive palpébrale
supérieure, trop grande relativement à la peau, s'enflamme, s'hypertrophie, et s'abaisse au-devant de l'œil, qu'elle protège ainsi plus ou moins
contre le contact incessant de l'air atmosphérique. Cette maladie est
grave, presque au même degré que l'absence des paupières, et pour la
même cause.

L'œil-de-lièvre est infiniment plus rare à l'état congénial qu'à l'état
accidentel. Les ophthalmies granuleuses répétées, la carie de l'orbite,
les coups et blessures, les brûlures, les ulcères, l'anthrax de la paupière
supérieure, etc. , en fournissent à leur suite de nombreux exemples.
M. d'Ammon en cite un cas avec atrophie de l'œil à la suite d'un coup
de pied de cheval sur l'orbite. J'en ai vu assez souvent soit après des accidents semblables, soit après des brûlures ou d'anciennes blessures sur
des soldats invalides.

L'œil-de-lièvre accompagne le plus souvent l'ectropion, qui entraîne
aussi quelquefois à sa suite l'affection connue sous le nom de *xérophthalmie*.

TRAITEMENT. — Il est chirurgical ou médical. Nous nous occuperons du premier au mot *Ectropion*, et du second en parlant de l'ophthalmie granuleuse et de ses complications.

ARTICLE VII.

Épicanthus.

Le professeur d'Ammon, de Dresde, a observé et décrit le premier cette maladie, à laquelle il a imposé le nom qu'elle porte (*Zeitschrist*, tome I, page 533). Elle consiste dans un repli semi-lunaire de la peau, dont la concavité est tournée en dehors, et qui s'avance quelquefois jusqu'au point de masquer une partie de la cornée et du côté interne. Ce repli est uni par sa convexité à la peau du nez, par son extrémité supérieure à la peau du sourcil, et par son extrémité inférieure à la peau qui recouvre le côté inférieur interne de la base de l'orbite. Il résulte de cette disposition que la vue dans le sens latéral n'est possible que d'un œil, l'autre se cachant dans l'angle interne sous le repli cutané qui masque en même temps la caroncule. Lorsqu'on se place du côté opposé à l'épicanthus, on reconnaît que ce repli de la peau est d'autant plus distant de l'œil, que celui-ci est placé plus profondément dans l'orbite, de sorte qu'il est facile d'introduire l'extrémité du doigt entre le globe et la face postérieure du repli cutané.

L'épicanthus est *congénial* ou *acquis*, *monoculaire* ou *double*.

Le *congénial*, selon M. d'Ammon, est simple ou compliqué de blépharoplégie, de strabisme.

L'épicanthus *acquis* doit être divisé, d'après nos propres observations, en *permanent* quand il est la suite d'une altération de la peau, d'une brûlure, d'une blessure, ou lorsqu'il est consécutif à une carie de l'orbite, etc.; et en *temporaire* lorsqu'il est le résultat d'une inflammation des téguments (érysipèle, ophthalmie purulente), d'un blépharospasme, etc. (Carron, etc.).

Nous avons publié dans les *Annales d'oculistique* (tome VI, page 236) un cas d'épicanthus temporaire assez curieux que nous pensons devoir rappeler sommairement ici à cause de sa rareté : « L'épicanthus n'a commencé à se montrer que le cinquième jour après l'apparition de la conjonctivite purulente, au moment même où l'inflammation déclinait. Pendant trois autres jours, il s'est avancé peu à peu vers la cornée, de telle sorte que l'enfant, regardant droit devant lui, le milieu du repli semi-lunaire formé par la peau cachait non seulement toute la portion interne de la sclérotique, mais encore 2 millimètres au moins de la cornée. Pendant deux jours la marche de l'épicanthus parvenu à ce point resta stationnaire; puis bientôt le repli semi-lunaire rétrograda peu à peu vers l'angle interne, de manière que le quatorzième jour il ne masquait plus que le tiers interne de la caroncule lacrymale. Enfin, vers le vingtième jour, la maladie avait disparu sans laisser de traces.

Le *traitement* de l'épicanthus est chirurgical ou médical, selon la cause qui l'a produit. Lorsqu'il est congénial et exempt de complications, on pratiquera l'opération connue sous le nom de *rhinoraphie*, proposée par M. d'Ammon, et qui consiste à saisir sur le dos du nez, soit entre les doigts, soit au moyen de pinces, un pli vertical de peau suffisamment large pour faire disparaître la difformité, et à retrancher ensuite ce pli avec de forts ciseaux. La perte de substance en forme d'une feuille de myrte, placée verticalement sur le dos du nez, a une étendue variable, selon que l'épicanthus est plus ou moins marqué. On opère la réunion au moyen d'épingles placées transversalement et maintenues par la suture entortillée. Cette opération remédie parfaitement à la difformité. Mais si l'épicanthus est monoculaire, il conviendra d'enlever la portion de peau semi-lunaire exubérante au moyen de ciseaux dont la convexité sera calculée sur celle du repli à retrancher, et la cicatrice qui en résultera se cachera complétement dans l'angle interne de l'œil opéré. C'est un moyen dont je me propose de faire l'application au premier cas d'épicanthus double que j'aurai l'occasion d'observer, et cela dans le but d'éviter de faire une plaie verticale sur le dos du nez, qui laisse en cet endroit une cicatrice linéaire, il est vrai, mais cependant toujours apparente.

Lorsque l'épicanthus est accidentel, il est nécessaire de rechercher la cause qui l'a produit. Nous venons de voir tout-à-l'heure une observation dans laquelle le traitement dirigé contre l'inflammation de la paupière a fait disparaître très promptement cette maladie.

ARTICLE VIII.

Chute mécanique de la paupière supérieure (1) (blépharoptose. — Ptosis-prolapsus palpebræ super, etc.)

Cette affection se caractérise par l'abaissement permanent de la paupière supérieure au-devant du globe, sans que le malade puisse la relever par le seul effort de sa volonté. Elle est la plupart du temps consécutive à une maladie qui a amené l'allongement de la surface cutanée, ou l'épaississement des tissus qui composent la paupière elle-même. L'important à reconnaître avant tout, c'est l'affection qui a pu produire la perte du mouvement, et de rechercher si elle a laissé à sa suite quelques traces visibles, et, dans le cas contraire, de s'assurer si la chute de la paupière ne serait qu'un symptôme de la paralysie de l'élévateur,

(1) La chute de la paupière supérieure est souvent le symptôme de la *paralysie de la troisième paire de nerfs;* nous l'étudierons sous ce rapport d'une manière spéciale. (Voyez *Paralysie des muscles.*)

maladie dont nous nous occuperons ailleurs. (Voyez *Paralysie des muscles.*)

ÉTIOLOGIE. — La chute mécanique de la paupière supérieure peut reconnaître pour cause le développement insuffisant ou l'absence de l'élévateur, maladie observée à l'état congénial par M. le docteur Caffe (*Dictionnaire des études médicales*). Elle est quelquefois la suite de la disparition du tissu cellulo-adipeux qui survient avec les progrès de l'âge, d'un œdème chronique de la paupière supérieure, de l'hypertrophie du tissu cellulaire qui la double, de celle de tous les tissus qui la constituent, comme on le voit après le phlegmon palpébral, les ophthalmies granuleuses, etc. L'application trop prolongée des émollients ou d'un bandage sur la paupière, certaines tumeurs de l'orbite, la carie de cette cavité ou des os voisins, l'érysipèle du cuir chevelu, les ecchymoses, etc., sont encore des causes de cette maladie.

SYMPTÔMES. — La paupière supérieure est abaissée et immobile au-devant du globe; cet abaissement est d'autant plus complet que l'allongement de la peau est plus grand, ou que les autres causes qui l'ont produit sont plus prononcées. Tantôt la peau de la paupière est lâche, pâle, pendante au-devant de la fente palpébrale, comme dans l'hypertrophie du tissu cellulaire sous-muqueux; tantôt, au contraire, elle est rouge, plus ou moins vascularisée, épaissie, comme on le voit après l'inflammation phlegmoneuse des paupières ou les ophthalmies purulentes chroniques. Dans ce cas il n'est pas très rare que le tarse soit considérablement allongé, remarque déjà faite par Rosas (*Augenheilkunde*, Bd. II, s. 158), et que nous avons vérifiée sur le cadavre, et qu'il soit notablement épaissi dans tous les sens. Nous aurons plus bas l'occasion de revenir sur ce fait. La cause de la blépharoptose siège quelquefois primitivement ailleurs que dans la surface cutanée : ainsi la désorganisation de la muqueuse après certaines ophthalmies, celles surtout qui amènent à leur suite la production de granulations épaisses, en propageant l'inflammation dans le tarse et le tissu cellulaire palpébral, devient une cause fréquente d'abaissement plus ou moins complet de la paupière, etc. La carie de l'orbite ou celle du frontal, l'érysipèle phlegmoneux du cuir chevelu provoquent aussi la chute de la paupière par des accumulations de pus dans son tissu; il en est de même des ecchymoses consécutives à de violentes contusions de l'œil ou des parties voisines. Il n'est pas rare de voir l'entropion ou le trichiasis compliquer la blépharoptose chronique, surtout quand elle est due au relâchement de la peau, ou à une hypertrophie considérable du tissu cellulaire sous-cutané.

DIAGNOSTIC DIFFÉRENTIEL. — Lorsque la chute de la paupière supérieure ne s'accompagne d'aucune lésion appréciable de son tissu ou des parties voisines, on doit rechercher si elle est due à la paralysie de l'élévateur, ou simplement à un allongement de la peau.

Dans l'allongement simple de la surface cutanée, si l'on saisit avec les doigts ou entre les mors d'une pince un pli transversal de la peau exubérante, le muscle droit supérieur, débarrassé à l'instant d'un poids qui empêchait mécaniquement son action, reprend aussitôt ses fonctions, et la paupière se relève.

Elle reste immobile au contraire dans la paralysie de la branche palpébrale de la troisième paire, quelle que soit la quantité de peau saisie dans la pince.

Dans la chute mécanique de la paupière, le globe se dirige facilement dans tous les sens, et la pupille se contracte d'une manière normale; dans la chute paralytique, le plus souvent du moins, les mouvements de l'œil sont impossibles en haut, en dedans et en bas, et la pupille est dilatée.

TRAITEMENT. — Les symptômes de la blépharoptose en dehors de la chute de la paupière proprement dite, variant selon la maladie qui l'a produite, nous ne devons nous occuper ici, sous le rapport du traitement, que du cas le plus simple, celui de l'allongement de la peau, sans aucune autre complication. Nous renvoyons aux articles *Phlegmon palpébral*, *Granulations*, *Ecchymoses*, etc., etc., etc., pour le traitement de ces affections. Ce traitement doit donc nécessairement consister dans les moyens capables de remédier à l'allongement de la peau. Ces moyens sont médicaux ou chirurgicaux, selon le degré du relâchement.

Les premiers ne sont applicables que dans les cas légers. Ils consistent à donner à la paupière, ou du moins au muscle qui la met en mouvement, une action plus énergique. Des lotions aromatiques (alcool, 50 grammes; éther, 20 grammes), ou astringentes (sulfate de zinc, 2 à 4 grammes, pour 50 grammes d'eau), fréquemment répétées pendant le jour, ou des applications directes de compresses trempées dans ces liquides, seront recommandées. Si on n'en obtient aucun effet, on pourra recourir aux rubéfiants ou même aux vésicants. On prescrira des frictions sur la paupière malade avec une demi-cuillerée à café d'un liniment composé d'huile de croton et d'huile d'olive (2 grammes de la première pour 30 de la seconde), à l'exemple des docteurs Campanella et Carron, ou bien on appliquera sur la paupière un vésicatoire qu'on entretiendra pendant huit à quinze jours d'une manière continue selon le degré de la maladie, etc.

Les moyens chirurgicaux ne font pas plus défaut ici qu'ailleurs. Quel que soit le procédé, le but final de l'opération consiste à enlever la por-

tion de peau exubérante, et c'est surtout à mesurer le lambeau à retran‑
cher ou à faire tomber en gangrène par la compression que les auteurs
ont donné tous leurs soins, en inventant dans ce but des instruments
particuliers qui tous sont plus ou moins ingénieux, mais qu'un chirur‑
gien adroit peut remplacer aisément par des ciseaux et par une paire de
pinces convexes ordinaires dont les branches se rapprochent solidement
dans une certaine longueur au moyen d'une pression légère. Cette pince
étant tenue de la main gauche, on saisit de la main restée libre un pli
transversal de la paupière dans le milieu de son diamètre vertical, et on
recommande au malade de tenir l'œil sain fermé à peu près comme pen‑
dant le sommeil, pour servir de point de comparaison. Lorsqu'on a engagé
entre les branches de la pince une quantité convenable de peau, le bord
libre de la paupière supérieure est encore appliqué sur l'inférieure, et
il n'y a plus de plis transversaux placés au-dessus ou au-dessous de
l'instrument, tandis que si celui-ci contient entre ses branches une por‑
tion cutanée trop considérable, le bord libre s'éloignant de la paupière
inférieure laisse le globe à découvert dans une étendue en proportion
avec l'excédant de peau saisie. On sentira facilement l'importance de
bien mesurer ce lambeau cutané, parce que, s'il est trop long, on met
le malade dans le cas de réclamer une seconde opération, et que s'il est
trop court on risque de convertir la blépharoptose en une autre maladie,
l'ectropion. Cette portion de peau une fois saisie, on recommande au pa‑
tient d'ouvrir les deux yeux à la fois, et en suivant avec attention le
mouvement d'élévation de la paupière on s'assure aisément qu'elle fonc‑
tionne normalement et que le diamètre vertical est le même des deux
côtés. Alors et pendant que le malade tient ses yeux fermés, on serre
plus fortement les branches de la pince, on passe entre elles et le globe
les ciseaux préalablement ouverts, et on excise aussi promptement que
possible toute la portion exubérante, en suivant exactement la convexité
de la pince. On mesure plus aisément encore la portion de peau à re‑
trancher si l'on se sert pour cela d'une petite pince très légère fermant
en X que M. Charrière a exécutée sur nos indications, et que le muscle
enlève sans aucune difficulté.

Lorsque l'hémorrhagie, qui est toujours insignifiante, a cessé, ce
qu'on hâte au moyen de quelques lotions d'eau froide, on réunit les
lèvres de la plaie, lorsqu'elle est assez étendue, par un ou deux points
de suture qu'on a soin de serrer médiocrement dans le cas où un gon‑
flement inflammatoire considérable surviendrait, et on place entre eux
une bandelette de taffetas d'Angleterre pour éviter des tiraillements sur
les fils. On prescrit l'application de compresses d'eau froide, qui doivent
être renouvelées à chaque instant, pour empêcher qu'un érysipèle vienne
compromettre le résultat de l'opération, et on invite l'opéré à tenir l'œil

sain fermé , pour éviter toute espèce de mouvements dans la paupière malade.

La difficulté que j'ai souvent rencontrée à faire pénétrer des aiguilles sur des tissus aussi mous que la peau des paupières m'a engagé à employer, pour faire les sutures, un instrument que j'avais imaginé dans ce même but pour des expériences sur la kératoplastie, et que j'ai fait modifier depuis tout exprès. C'est une forte pince dont chaque mors se termine par une bifurcation entre les branches de laquelle la portion de peau saisie présente un plan résistant que les aiguilles ou les épingles pénètrent très facilement; les malades souffrent moins quand on s'en sert. (Voyez le mot *Symblépharon* pour le dessin de cette pince.)

La suture a été blâmée par Scarpa, Wenzel et d'autres, parce qu'elle occasionnerait, selon ces auteurs, des accidents inflammatoires qui nécessitent qu'on la détruise lorsque la phlegmasie ne rompt pas d'elle-même les tissus qu'elle comprend. Nous n'avons pas vu de pareils accidents survenir, et nous la regardons au contraire comme un moyen de favoriser une plus prompte réunion. Aussi l'employons-nous sans aucune hésitation lorsque la plaie a une certaine étendue; on peut toujours d'ailleurs enlever les fils si une inflammation trop forte se déclare.

Le troisième ou le quatrième jour au plus tard, on retire les fils, en prenant toutes les précautions convenables pour ne point déchirer la réunion de la plaie, dont la cicatrice se cache dans les plis transversaux naturels de la paupière.

ARTICLE IX.

Entropion, ou renversement des paupières en dedans.

Si le renversement des paupières en dedans n'est pas la cause d'une difformité aussi choquante que l'ectropion, il devient plus souvent que lui une cause active de maladies, et même de destruction du globe oculaire, par suite du frottement incessant des cils sur cet organe. Ce peu de mots suffit pour faire comprendre à tout praticien combien il importe de remédier promptement à une difformité dont les conséquences peuvent devenir si graves.

L'entropion n'est point congénial, du moins n'en connaissons-nous aucune observation. Il se présente sous divers aspects, tantôt partiel ou général pour une seule paupière, selon qu'il affecte toute la continuité ou seulement une partie du bord libre, tantôt frappant à la fois les deux paupières d'un même œil, une paupière à chaque œil ou les quatre paupières ensemble; il peut dans tous ces cas revêtir la forme aiguë ou chronique, et, quant à sa durée, être temporaire ou permanent; ou pourrait encore admettre, à l'exemple de quelques auteurs, un entropion traumatique.

ÉTIOLOGIE. — De même que l'ectropion, l'entropion reconnaît un grand nombre de causes que nous passerons succinctement en revue, pour en classer plus aisément les diverses variétés. Les unes proviennent d'une disposition particulière de la peau ; les autres, et elles sont des plus communes, de la muqueuse. L'entropion peut survenir dans certaines maladies du tarse, ou dans quelques affections de l'orbiculaire soit primitives, soit consécutives à des ophthalmies. Enfin quelquefois il est dû à la petitesse extrême du volume de l'œil ou à la présence de tumeurs qui repoussent en dedans le bord palpébral.

A. *Dispositions vicieuses de la peau.* — Le *relâchement sénile de la peau* (*entropion sénile*), surtout lorsqu'il existe à la paupière supérieure, formant un bourrelet pesant sur son bord libre, finit par la renverser en dedans, en quelque sorte mécaniquement. Il en est de même de l'*hypertrophie du tissu cellulaire sous-muqueux*, particulièrement lorsqu'elle est portée à un haut degré, et de quelques cas exceptionnels de blépharites glandulaires avec épaississement énorme du bord palpébral. Les blessures avec perte de tissu, les cicatrisations vicieuses consécutives, soit à l'enlèvement de certaines tumeurs, soit à des affections charbonneuses, à des caries, des pertes de substance du rebord de l'orbite, à des brûlures, à la gangrène, etc., etc., en diminuant la longueur du bord ciliaire, ou en le tendant transversalement outre mesure, provoquent aussi le renversement en dedans. Rien n'est plus facile dans les deux premiers cas (le relâchement sénile et l'hypertrophie du tissu cellulaire) que de ramener pour un moment la paupière déviée à sa direction normale, en saisissant avec les doigts un repli cutané suffisant, tandis que des difficultés plus ou moins sérieuses empêchent la réduction dans les autres. De là des procédés différents pour la guérison d'une maladie en apparence la même.

B. *Raccourcissement de la muqueuse.* — Le raccourcissement de la conjonctive consécutif à certaines ophthalmies, aux granulations, aux lésions traumatiques de tout genre, comme les blessures, les désorganisations chimiques, les cautérisations mal faites ou trop souvent répétées, les brides tendues entre les deux feuillets de la muqueuse (symblépharon), etc., jouent un rôle très important dans la production de la maladie qui nous occupe. Ainsi j'ai vu l'entropion apparaître après la cautérisation de la conjonctive pratiquée pour la cure de l'ectropion au moyen de l'acide sulfurique et du nitrate d'argent ; j'ai observé le même résultat chez un homme à qui l'on avait jeté maladroitement du vinaigre au visage pendant une syncope ; non seulement il y avait chez lui entropion, mais encore symblépharon. Un grand nombre d'auteurs citent des faits semblables. L'entropion est encore le résultat d'opérations pratiquées sur la muqueuse pour l'enlèvement de tumeurs lorsque le chirurgien, trop préoccupé du désir d'aller vite, n'attend pas que le sang ne le gêne plus, et sacrifie de notables portions de conjonctive.

C. *Altérations et dispositions vicieuses du tarse.* — Les ulcérations syphilitiques ou scrofuleuses du bord libre des paupières, les échancrures profondes du cartilage qui suivent ces maladies, les blépharites glandulaires chroniques, les trajets fistuleux des conduits des glandes de Méibomius, le chalazion, les tumeurs diverses siégeant sous la peau et perforant peu à peu le tarse, les opérations pratiquées pour les enlever, etc., etc., toutes ces affections, en changeant la forme normale du cartilage, peuvent en amener le renversement et en diriger le bord libre vers le globe. Une simple incurvation sans ulcération ou perforation aucune est souvent provoquée elle-même par la contraction exagérée du muscle orbiculaire, remarque déjà faite par le professeur Rosas (*loc. cit.*, tom. II, pag. 161, § 323). Cette variété d'entropion, selon nos propres observations, est plus fréquente à la paupière supérieure qu'à l'inférieure, surtout chez les vieillards qui offrent un grand relâchement de la peau, circonstance due sans doute à ce qu'après la résorption du tissu cellulo-graisseux les fibres de l'orbiculaire, entraînées par leur propre poids vers le bord libre, pressent uniquement sur celui-ci et le font basculer bientôt en arrière.

D. *Dispositions vicieuses de l'orbiculaire.* —Après les ophthalmies qui s'accompagnent d'une photophobie aussi intense que de longue durée, il est très commun de voir survenir l'entropion. Cette maladie est-elle due plus fréquemment à un état purement spasmodique de l'orbiculaire qu'à l'irritation de l'œil, qu'augmente souvent encore la déviation de quelques cils pendant les efforts que font les malades pour empêcher la lumière de pénétrer dans les yeux ? Telle est la question que semblent résoudre en sens inverse MM. Velpeau et Chélius. Le professeur français, en effet, nie que le spasme de l'orbiculaire soit aussi commun qu'on le dit, tandis que le professeur de clinique chirurgicale de Heidelberg pense qu'il est aussi fréquent que digne d'attention. Pour nous, il nous semble que tantôt le spasme est primitif, que tantôt, au contraire, il est consécutif à l'irritation chronique du globe oculaire, de sorte qu'il existe un lien commun entre ces deux affections. Ici, en effet, on voit, sur un œil sain la veille, apparaître tout-à-coup un entropion bientôt suivi d'une inflammation plus ou moins intense, déterminée par la présence des cils, et là sur un œil photophobique depuis un temps très long, on constate l'existence de la même maladie du jour au lendemain. On voit donc, et cela se conçoit très facilement, que l'entropion est produit par le spasme seul, ou par le spasme déterminé lui-même par l'inflammation chronique. Quant à l'irritation photophobique qui le précède ou le suit, en forçant les malades à fermer les paupières avec énergie, elle entretient un état véritablement spasmodique de l'orbiculaire, état qui, par sa longue durée, peut déterminer la contracture de ce muscle et, selon Rosas, l'incurvation du tarse. (V. Deval, *loc. cit.* p. 421.) Cette dernière variété d'entropion apparaît, en général, chez les scrofuleux, souvent atteints d'ophthalmies compliquées de photophobie, chez quelques opérés de cataracte par abaissement ou par extraction, tandis que la première attaque des individus exempts jusque là de toutes les causes probables d'une maladie de cette nature. Nous avons opéré cette année plusieurs cas de l'une et de l'autre espèce; entre autres nous citerons les deux suivants : le rédacteur en chef du *Journal de Seine-et-Oise* fut tout-à-coup atteint, sans cause connue, d'un entropion de la paupière inférieure gauche; le spasme de l'orbiculaire était tellement énergique, que la paupière enroulée sur elle-même en dedans renfermait complétement les cils, et qu'aucun d'eux ne touchait le globe. L'acide sulfurique, promené une seule fois sur la peau dans une large étendue, guérit complétement ce malade.

Une personne âgée de soixante-dix à soixante-douze ans fut opérée par moi de la cataracte en présence du docteur de Solaville. Une inflammation peu intense, mais continue, ayant déterminé un peu de photophobie et une sensation de gêne, l'opérée prit l'habitude de fermer énergiquement les yeux à chaque instant, et bientôt survint un entropion gauche inférieur que j'opérai avec succès par l'enlèvement d'un large lambeau de peau, mais qui se reproduisit plus tard. Dans le premier de ces deux cas, le spasme de l'orbiculaire était primitif, tandis qu'il était secondaire dans le second.

En dehors de ces deux causes, il en est une troisième dont nous avons parlé déjà au sujet de l'*ectropion*, et qui mérite d'être rappelée ici : c'est la disposition congéniale ou acquise des fibres de l'orbiculaire par rapport au bord libre de la paupière. Il est facile, en effet, de concevoir que, plus un grand nombre de faisceaux musculaires seront rapprochés de ce bord, plus la disposition à l'entropion sera grande, surtout s'il arrive en même temps que l'ouverture des paupières soit petite et que le centre du même bord soit très élevé (en supposant qu'il s'agisse de la paupière inférieure), par rapport à une ligne tendue horizontalement d'un angle à l'autre. Ne peut-on pas admettre que le clignotement énergique fréquemment répété déplace à la longue vers le bord libre de nombreuses parties de l'orbiculaire, et augmente ainsi la force de ces fibres serrées si bien dessinées par Sœmmerring, et qu'Albinus nommait *muscle propre ciliaire?*

E. *Enfoncement congénial ou acquis du globe dans l'orbite.* — *Atrophie du bulbe.* — Les yeux enfoncés dans l'orbite sont singulièrement prédisposés à l'entropion, très certainement parce que le globe n'offre pas une résistance suffisante à l'orbiculaire, et que la paupière a ainsi une tendance toute naturelle à se porter en arrière. Il est si vrai que cette disposition de l'œil contribue à produire la maladie qui nous occupe, qu'on la voit très souvent suivre de près les phthisies ou les atrophies du globe, et que l'application de l'œil artificiel devient un moyen de guérison aussi sûr que durable.

F. *Tumeurs placées au voisinage de la paupière ou sur cet organe.* — L'entropion peut être la conséquence de tumeurs qui pousseraient le bord libre en dedans. Il suffit de signaler cette cause sans entrer dans aucun autre développement.

CARACTÈRES DE L'ENTROPION. — Le renversement des paupières en dedans est quelquefois *partiel*, c'est-à-dire que dans ce cas le bord palpébral n'est tourné en dedans que dans une étendue plus ou moins grande. C'est ordinairement du côté de l'angle externe qu'a lieu ce renversement. Les cils alors sont dirigés sur le globe, et le tarse présente, dans l'endroit correspondant, une incurvation marquée, symptôme qui différencie l'entropion du trichiasis. La portion de conjonctive bulbaire, incessamment frottée par les cils, est rouge, d'ordinaire dans une grande étendue, et présente quelquefois un épaississement notable. Les vaisseaux anormaux de cette membrane s'étendent assez souvent sur la cornée, et s'y terminent dans un épanchement interlamellaire, ou dans une ulcération de grandeur variable. Au début, et lorsque l'inversion vient d'avoir lieu, le malade accuse une vive douleur dans l'œil, qu'il croit occasionnée par la présence d'un corps étranger. Il se frotte l'œil sans relâche; exerce incessamment des mouvements de clignotement pour se débarrasser de ce qu'il nomme souvent *un grain de sable*, et finit bientôt, lorsque, par suite de ces mouvements répétés, la sensibilité de l'organe s'est exaltée, par fermer complétement les paupières, en maintenant sur elles la main ou un bandeau. Si le malade n'a pas immédiatement recours aux soins du chirurgien, d'*aigu* qu'il était d'abord, l'entropion passe bientôt à l'état chronique, l'œil s'habitue au contact des poils, et à part une rougeur et un larmoiement qui ne sont pas toujours très gênants, l'organe semble retrouver le repos que l'inflammation de la cornée vient troubler de temps à autre, jusqu'au moment où se déclarera une violente ophthalmie qui pourra compromettre l'organe tout entier.

L'entropion *général*, beaucoup plus fréquent que le précédent, se caractérise par le renversement complet en dedans de toute la paupière. Comme lui il survient brusquement, et détermine le plus souvent le cortége de symptômes que nous avons décrits. Quelquefois cependant, de même que dans le cas rapporté plus haut, le malade ne s'en aperçoit point, parce que la paupière est tellement enroulée sur elle-même, que les cils, ne touchant point la muqueuse scléroticale qui se trouve en rapport immédiat avec la peau, ne déterminent aucune irritation du globe. Le malade cependant éprouve dans quelques uns de ces cas une certaine gêne à regarder les objets situés en haut ou en bas, selon que l'entropion est supérieur ou inférieur, probablement parce que le globe, exerçant un tiraillement assez grand sur la muqueuse en se tournant dans cette direction, déroule la paupière et met quelques cils en rapport avec la conjonctive bulbaire.

Dans tout entropion général, le diamètre vertical de l'ouverture palpébrale est notablement agrandi ; c'est là une véritable difformité qui engage souvent les malades qui n'en souffrent pas à recourir au chirurgien. J'ai opéré tout récemment une jeune fille qui se trouvait dans ce cas : l'ouverture verticale de l'œil était très agrandie chez elle, parce que la paupière était complétement roulée sur elle-même, et que les cils ne touchaient nullement le globe.

MARCHE. — DURÉE. — TERMINAISON. — La marche de l'entropion n'a rien de déterminé : tantôt, surtout lorsqu'il est partiel et peu étendu, il demeure stationnaire pendant un temps fort long ; tantôt, au contraire, il atteint d'emblée son plus haut degré de développement du jour au lendemain, phénomène qu'on remarque surtout dans l'entropion spasmodique.

Une fois qu'il est développé, l'entropion ne se réduit point spontanément ; le secours de la chirurgie devient donc utile dans tous les cas. Nous ne parlons pas, bien entendu, de cet entropion occasionné par une ophthalmie avec photophobie de peu de durée qu'un traitement convenable fait bientôt disparaître.

Une fois que la paupière est renversée complétement, l'entropion est arrivé à sa terminaison ; tout se bornerait donc là s'il ne devenait la cause de maladies très graves du globe oculaire. La conjonctivite et la kératite vasculaire d'abord, puis le pannus ; bientôt des épanchements interlamellaires, des ulcérations, la procidence de l'iris, l'oblitération partielle ou totale de la pupille, le staphylôme, la fonte purulente de l'organe en entier, sont autant d'affections que le contact des cils sur le globe peut produire. L'entropion peut donc être assimilé sous ce rapport au trichiasis.

PRONOSTIC. — Il est favorable ou grave, selon la cause, la durée, les complications diverses de la maladie. Ce n'est donc qu'au moyen de leur étude qu'on peut l'asseoir d'une manière solide.

TRAITEMENT. — Il est presque toujours chirurgical. Selon les diverses variétés d'entropion que nous avons décrites, on emploie : 1° les *antispasmodiques*; 2° les *bandelettes agglutinatives*; 3° les *ligatures*; 4° la *compression*, 5° la *cautérisation de la peau* avec le fer rouge ou l'acide sulfurique; 6° l'*excision* transversale ou verticale de la peau, ou ces deux modes d'excision combinés; 7° l'*excision* de brides fixant le bord de la paupière sur le globe; 8° la *résection* d'une partie du tarse seul ou d'une portion de peau en même temps; 9° l'*enlèvement* d'une portion triangulaire de toute l'épaisseur de la paupière; 10° la *section de l'orbiculaire* avec ou sans perte de substance; 11° l'*enlèvement* de certaines tumeurs; 12° l'*application d'un œil d'émail*, etc. , etc. Tous ces moyens se rattachant aux diverses variétés d'entropion que nous avons décrites, nous nous occuperons des principaux dans le même ordre.

I. PROCÉDÉS APPLICABLES A L'ENTROPION PRODUIT PAR DIVERSES DISPOSITIONS VICIEUSES DE LA PEAU. — *Topiques astringents*. — *Bandelettes agglutinatives*. — *Compression*. — Si le relâchement peu étendu de la peau a produit l'entropion, on ne doit pas perdre de vue que la maladie peut être entretenue par une disposition vicieuse des fibres de l'orbiculaire qui se rapprochent du bord libre et demeurent contractées de manière à le faire basculer en dedans. Si l'on essaie de réduire l'entropion en plaçant le doigt sur la paupière, on reconnaît que la plus légère pression suffit pour obtenir le redressement. On pourra essayer dans ce cas léger de faire disparaître le relâchement cutané par des fomentations souvent répétées de topiques astringents, tels que les solutions d'alun, de sulfate de cuivre, de zinc, etc. Mais il conviendra d'aider ces moyens, pour les rendre plus sûrement efficaces, de l'application de bandelettes agglutinatives de diachylon gommé ou de taffetas d'Angleterre, qui auront pour effet de contrebalancer l'action des fibres de l'orbiculaire et de maintenir le tarse dans sa rectitude normale, en même temps qu'elles empêcheront l'œil de s'irriter par la présence des cils. Il ne faudrait pas trop compter sur la seule application des bandelettes agglutinatives longtemps continuée dans le but d'éloigner les paupières du globe, malgré les succès rapportés par Fabrice d'Aquapendente, Scultet, Janin et Demours. Ce dernier auteur (1) cite le cas d'une guérison d'entropion datant de quatre années, obtenue après vingt jours d'application de bandelettes gommées, et raconte qu'il eut occasion de revoir ce malade

____
(1) Demours, *Traité des maladies des yeux*, vol. I, pag. 106.

dix ans après, et qu'aucune rechute ne s'était manifestée. Il ajoute qu'un
autre moyen imaginé par lui et dépendant du malade seul, et qui nous
semble à nous mettre à une rude épreuve la volonté du patient, a quelquefois été suivi de succès. « Il faut, dit-il, que le malade consacre à
cet essai trois jours et trois nuits, après lesquels on l'abandonne s'il n'a
pas réussi. Ordinairement il faut moins de temps. Le malade, en se
plaçant en face d'une glace, écarte avec un de ses doigts la paupière
affectée, en ayant soin de ne pas la laisser rentrer lorsqu'il est obligé de
changer de position ; car cet échec ferait perdre en grande partie le
fruit du temps précédemment employé. Il faut qu'il reste la nuit assis
dans son lit, ayant toujours son miroir devant lui, et qu'à son réveil, s'il
a été obligé de céder au sommeil, il reprenne sa paupière. Je ne crois
point que personne ait indiqué avant moi ce procédé, qui m'a souvent
réussi. J'ai vu son succès dépendre de l'intelligence du malade et de
son envie de guérir. J'en ai vu qui, pour ne pas lâcher leur paupière,
ne prenaient que des aliments liquides. Au milieu de beaucoup d'autres
exemples, je trouve dans mon journal celui d'une dame de soixante-dix
ans qui était affligée de cette incommodité depuis quatorze ans, et qui en
fut délivrée par ce procédé en deux jours et une nuit. Dans cet intervalle, elle ne se laissa aller au sommeil qu'une seule fois, et ne dormit
que deux heures (!!) »

L'application des bandelettes est encore conseillée par Lawrence (1),
Stœber (2) et Sanson (3); c'est un moyen la plupart du temps infidèle et qui, de l'aveu des auteurs qui l'ont mis en pratique, n'est applicable que dans des cas très légers.

On a encore essayé du redressement forcé de la paupière soit au
moyen de lunettes (Lawrence, *loc. cit.*, p. 275 et 276, Middlemore
p. 795) dont la monture exerce une compression suffisante sur l'organe
malade, soit au moyen de fils traversant la peau (Wardrop, Kœhler
selon Chélius, pag. 132); mais cette pratique nous paraît tout au plus
applicable dans des cas d'entropion léger et temporaire, et peut être
avantageusement remplacée par des bandelettes agglutinatives ou par
l'excision d'un pli de la peau.

Lorsque le relâchement de la peau est considérable, les moyens que
nous venons d'indiquer sont insuffisants. Il devient nécessaire alors de
produire une perte de substance dans les téguments, qui ne présentent
plus aux fibres de l'orbiculaire les plus éloignées du bord libre un point
d'appui suffisant pour contrebalancer l'action des fibres plus nombreuses

1) Lawrence, *Traité pratique des maladies des yeux*, 1830, pag. 275.
2) *Manuel d'ophthalmologie*, 1834, pag. 106.
3) *Dictionnaire en 15 vol.*, article *Entropion*, pag. 376.

et plus fortes qui avoisinent la marge des paupières. On obtient ce résultat de deux manières : dans les cas récents et peu graves, on emploie le *vésicatoire* et la *cautérisation* ; pour d'autres plus anciens et où le relâchement est plus grand, on a recours à l'*excision* d'une portion plus ou moins large des téguments palpébraux.

Vésicatoire. — Procédé de Carron du Villards. —Il est applicable dans les cas peu graves et sur les sujets pusillanimes ; son auteur le décrit ainsi (*loc. cit.*, p. 317) : « Ayant été consulté par une jeune dame blonde, scrofuleuse, atteinte d'un renversement très léger de la paupière supérieure, je regrettais d'être obligé d'y opposer des moyens en général assez douloureux. Pour l'y soustraire, je lui conseillai donc de se soumettre à l'application d'un vésicatoire ayant la forme de la paupière, et que je me proposais d'entretenir en suppuration pendant assez longtemps. Ma jeune malade se soumit volontiers à cette tentative : le vésicant fut placé ; aussitôt après qu'il eut produit son effet, j'enlevai complétement l'épiderme soulevé, et pansai avec de la pommade de Lausanne. Désireux d'entretenir dans la dénudation du derme une activité constante, j'eus recours à des applications de teinture de cantharides, moyen excellent dont M. Dieffenbach a obtenu de grands résultats pour activer l'accroissement des bourgeons charnus dans la restauration des parties mutilées.

» Ce succès m'engagea à tenter de nouveau ce moyen dans des cas analogues et même plus complexes ; je compte déjà six guérisons. »

Cautérisation. — On la pratique de deux manières : 1° par l'application d'un *fer rouge* sur la surface externe de la paupière renversée ; 2° en formant une escarre superficielle avec un pinceau d'amiante ou avec une baguette de verre chargée d'*acide sulfurique concentré*.

La cautérisation par le fer rouge, recommandée par Celse (liv. VII, chap. 7, 8), Albukasem (*Chirurgia*, p. 1, liv. I, cap. 16), Ambroise Paré et par d'autres encore, n'est plus guère employée aujourd'hui. Cependant nous avons vu le baron Larrey y avoir recours et obtenir de bons effets dans quelques cas, du reste assez légers. Delpech et M. Jobert l'ont essayée avec succès dans ces derniers temps. On la pratique en promenant sur la partie relâchée de la paupière renversée un petit cautère ovalaire ou myrtiforme, comme le voulait Albukasem, ou tout simplement une spatule, comme le faisait Delpech, après avoir pris la précaution de couvrir la fente palpébrale d'une compresse humide, afin de protéger l'œil contre l'action de la chaleur. Lorsqu'on opère sur la paupière supérieure, cette dernière précaution devient insuffisante ; il faut placer sous cet organe une plaque de Beer pendant l'application du fer chaud, et éloigner du globe la paupière renversée en tirant l'instrument en avant, de manière à laisser l'œil parfaitemen isolé de la paupière. Lorsqu'on a obtenu une escarre suffisante, on abandonne les choses à elles-mêmes, et l'on se borne à appliquer sur l'œil des compresses d'eau froide, jusqu'à disparition de la douleur. Après la chute de l'escarre, on panse la plaie avec une boulette de charpie enduite de cérat, jusqu'à cicatrisation complète. Le redressement doit alors être parfait, autrement il conviendrait de recourir à une seconde application du cautère actuel.

Méthode d'Helling. — La cautérisation par l'acide sulfurique a été recommandée par Helling(1), et par Quadri (2); elle nous paraît, comme à Chélius (3), de beaucoup préférable au fer rouge. Elle est applicable surtout aux cas récents et peu étendus, et en particulier à l'entropion partiel. Elle réussit également bien dans le renversement de la paupière inférieure et dans celui de la paupière supérieure, et nous n'avons rien vu dans notre pratique personnelle ni dans celle des autres qui pût justifier l'idée émise par le professeur de Heidelberg, que la cautérisation par l'acide sulfurique réussit mieux dans le second cas que dans le premier. On la pratique de la manière suivante : le malade étant assis en face d'une fenêtre, la tête soutenue par un aide, on appuie légèrement le doigt indicateur à plusieurs reprises sur la paupière malade, de manière à en produire le redressement. On reconnaît assez facilement de cette manière l'endroit de la paupière où le relâchement est le plus considérable. Il est encore plus facile d'arriver au même but en saisissant doucement la peau entre les mors d'une pince ordinaire, préalablement garnis de coton cardé maintenu en place par des ligatures de fil ; on n'occasionne de cette manière aucune douleur au malade, et l'on peut mettre tout le temps nécessaire à cette recherche, souvent aussi minutieuse qu'elle est toujours indispensable. Cet endroit étant reconnu, on peut le marquer avec une ligne d'encre pour que la cautérisation soit appliquée où il convient et non ailleurs : alors, soit au moyen d'un pinceau d'amiante, soit au moyen d'une baguette de verre préalablement trempée dans l'acide sulfurique, on porte une goutte de celui-ci sur le centre de la partie relâchée, et on l'étend rapidement sur elle dans une surface variable, en rapport avec la gravité du renversement, et en soutenant la paupière pour qu'elle ne se retourne pas sur l'œil au moment où elle est chargée de caustique. La partie cautérisée doit toujours, surtout quand il s'agit de la paupière inférieure, avoir un diamètre transversal double du vertical ; de

(1) Helling, *Hufeland's Journal*, 1815, st. IV, § 115.

(2) Quadri, *Annotazioni pratiche sulle malattie degle occhi. Napoli.* 1818, pag. 67.

(3) Chélius, *loc. cit.*, pag. 133.

cette manière la cicatrice résultant de la perte de substance agit sur une étendue plus grande du bord libre, qu'elle tend à maintenir dans sa rectitude normale. On peut, si on le juge convenable, répéter après quelques minutes l'application du caustique, ou, ce qui est mieux, attendre au lendemain. Il n'est pas rare, en effet, qu'une première cautérisation produise un redressement suffisant, lorsque vingt-quatre heures se sont écoulées; après ce temps, on cautérise de nouveau, et ainsi de suite jusqu'à ce que le bord libre ait repris sa direction normale. Si après la première ou même la seconde application du caustique le redressement n'a pas encore eu lieu, ce qui est rare, lorsqu'on a employé ce moyen dans un cas convenable, et s'il est urgent d'éloigner les cils du globe, on maintient la paupière au moyen de bandelettes agglutinatives, ou bien on lie les cils en plusieurs paquets au moyen de fils de soie, ainsi que l'a conseillé Quadri, et on fixe ceux-ci sur le front ou sur la joue. On peut encore, et cette méthode est la plus simple, les engluer en les enveloppant de petites boulettes de cire. On a soin après chaque cautérisation d'essuyer la plaie avec un linge fin à plusieurs reprises, puis de recommander au malade de baigner la partie dans l'eau froide. Il est inutile de recouvrir l'escarre de linge ou de cataplasmes; elle tombe bientôt d'elle-même, laissant à sa place une cicatrice toute formée qui maintient le bord ciliaire dans sa rectitude normale. On n'oubliera pas que cette cicatrice est toujours apparente, et que, sous ce rapport, l'excision d'un pli cutané est toujours préférable : l'excision est d'ailleurs plus sûre et infiniment moins douloureuse.

Procédé de Celse.—Excision de la peau. — Cette petite opération est applicable aux entropions légers; on la pratique en trois temps : 1º mesurer le lambeau à enlever; 2º l'exciser; 3º réunir les lèvres de la solution de continuité. Celse (lib. VII), en décrivant le premier l'entropion, a aussi indiqué le premier l'excision d'un lambeau cutané comme moyen curatif, et a été imité depuis par un grand nombre d'auteurs anciens ou modernes, parmi lesquels figurent Aëtius (1), Paul d'Égine (2), Acrel (3), Saint-Yves (4), Dionis (5), Janin (6), Scarpa (7), Wenzel (8), Bordenave, Louis et beaucoup d'autres encore, qui ont apporté au procédé

(1) Aëtius, tetr. II, serm. III, cap. 25.
(2) Paul d'Égine, liv. VI, cap. 6, 20.
(3) Acrel, *Chirurg. vorsalle.* Gottingen, 1777, bel. 1, § 70.
(4) Saint-Yves, *Nouveau Traité des maladies des yeux.* Paris, 1722, p. 102.
(5) Dionis, *Cours d'opérations*, pages 432 et 433. Paris, 1777.
(6) Janin, *Maladies de l'œil.* Paris, 1772.
(7) Scarpa, *loc. cit.*, page 96.
(8) Wenzel, *Manuel de l'oculiste*, page 134. Paris, 1808.

principal des modifications en général peu importantes. Celse décrit son procédé dans les termes suivants (édition de l'*Encyc. des scienc. méd.*, pag. 320) :

. . . . . « Il n'en est pas de même de l'opération que l'on pratique lorsque le dérangement des cils provient du relâchement de la paupière ; elle ne présente aucune incertitude. Voici comment on procède : après avoir recouvert l'œil avec la paupière, que ce soit la supérieure ou l'inférieure, on la saisit par le milieu avec les doigts, et on la soulève pour examiner combien il faut en ôter, afin de la remettre dans son état naturel. On a en cela deux inconvénients à éviter : le premier, de trop couper, de peur que la paupière ne puisse plus recouvrir l'œil entièrement ; le second, de ne pas couper assez, de sorte qu'on n'en serait pas plus avancé et que le malade aurait supporté une excision inutile. On trace avec de l'encre deux lignes qui comprennent ce que l'on doit retrancher ; on laisse, entre le bord occupé par les cils et la ligne qui en est le plus proche, un peu de distance, afin de pouvoir y faire les points d'aiguille nécessaires. Les choses étant ainsi disposées, on coupe avec le bistouri ce qui est enfermé entre les deux lignes : si c'est la paupière supérieure qui est affectée, on fait l'incision un peu au-dessus des cils ; si c'est l'inférieure, on la fait au-dessous et plus près des cils. On commence à couper par le petit angle si c'est à l'œil gauche, et par le grand si c'est à l'œil droit qu'on fait l'opération. On réunit ensuite les bords de la plaie par une simple suture, et on fait fermer l'œil. Si la paupière ne descend pas assez, on tient la suture un peu plus lâche ; si elle descend trop, on la tient plus serrée, ou bien on coupe encore une petite bandelette au bord qui est en dessus. Lorsqu'on a coupé tout ce qui convient, on ajoute de nouveaux points de suture ; il ne faut pas en faire plus de trois. De plus, si le mal est à la paupière supérieure, il faut faire une incision tout le long des cils, afin que, se trouvant écartés du globe de l'œil, ils se dirigent dorénavant en dehors ; souvent même, si la paupière n'est pas fort renversée en dedans, cette seule incision suffit ; il n'est pas nécessaire d'en faire à la paupière inférieure. Ces choses étant terminées, on applique sur l'œil une éponge trempée dans de l'eau froide, et on la maintient en place par le moyen d'un bandage. Le lendemain, on met un emplâtre agglutinatif ; le quatrième jour, on enlève les points de suture, et on oint les paupières avec un liniment propre à calmer l'inflammation. »

Réflexions sur l'excision de la peau. — Ce procédé de Celse, que nous avons rapporté en entier, a été, ainsi que nous l'avons dit plus haut, modifié de plusieurs manières, non parce qu'il est insuffisant dans les cas d'ectropion par simple relâchement de la peau, mais parce que beaucoup de chirurgiens, n'ayant pas recherché la cause de la maladie qu'ils avaient à traiter, en ont fait l'application à des cas qui, en réalité, n'en réclamaient pas l'emploi, et ont ensuite imaginé des moyens qui, comme celui de Celse, ne pouvaient s'appliquer qu'à des cas particuliers. L'enlèvement d'un pli de peau exige certaines précautions.

Premier temps. — *Mesure du lambeau à réséquer.* — **L'**excision d'un repli cutané, quelque simple qu'elle soit, présente cependant une difficulté réelle dans la pratique : c'est de mesurer exactement la portion cutanée à réséquer. On retrouve cette même difficulté dans l'opération en tout point semblable qu'il convient de pratiquer dans la blépharoptose. Bien qu'on puisse assez facilement, selon nous, mesurer la partie exubérante avec une paire de pinces un peu convexes, nous n'en croyons pas moins devoir rappeler que des instruments particuliers, dont quelques uns sont très ingénieux, ont été et sont encore employés par des chirurgiens très recommandables. Les pinces de Beer, de Beyer, de Walther, de Himly, de Grœfe et surtout celle d'Adams (cette pince est dessinée plus bas. Voyez *Procédé de Janson*), nous paraissent devoir être mentionnées. Au moyen de ces instruments, on saisit un pli de peau d'une grandeur convenable ; les lèvres de la plaie sont peut-être plus régulières et la section plus rapide et plus sûre. Cependant, quand on a l'habitude de se servir d'une simple pince convexe fermant à ressort, on n'éprouve pas le besoin de changer cet instrument pour d'autres plus compliqués. Quoi qu'il en soit, après avoir recommandé au patient de fermer doucement l'œil à opérer, on saisit entre les doigts en le tirant à soi, puis on engage entre les mors d'une pince un lambeau transversal de peau de la grandeur qu'on juge convenable, en comprenant s'il se peut quelques fibres du muscle orbiculaire ; puis on fait ouvrir l'œil en suivant, s'il s'agit de la paupière supérieure, les mouvements d'élévation de cet organe. On juge aisément de cette manière, surtout lorsqu'on compare l'œil malade avec l'œil sain, si l'on a compris entre les branches de l'instrument une étendue suffisante de peau pour redresser le bord ciliaire. La lèvre de l'incision qui regarde ce bord doit, en général, en être distante de 2 ou 3 millimètres ; au-delà, il ne resterait plus une étendue de peau suffisante pour placer les sutures, en-deçà le bord libre serait moins complétement redressé. Si l'exubérance de peau s'étend à toute la paupière, c'est au centre de cet organe que la pince devra être appliquée, tandis que ce serait vers l'un des angles si l'entropion était plus complet de ce côté. J'ai opéré dernièrement un malade chez lequel la perte de substance fut faite en dehors, près de l'angle externe, bien que l'entropion fût complet, parce que la peau était évidemment très lâche et pendante de ce côté lorsqu'on maintenait la paupière redressée.

Deuxième temps. — *Excision du repli saisi entre les mors de la pince.* — Lorsqu'une étendue de peau suffisante est saisie entre les mors de la pince que l'opérateur tient de la main gauche, quel que soit l'œil à opérer, il ne s'agit plus que de l'enlever rapidement, et autant que possible d'un seul coup. Des ciseaux convexes, genouillés ou à bec-de-grue, comme le recommande Scarpa, atteignent mieux le but que les ciseaux droits. Le bistouri, dont l'usage est conseillé par Celse, manœuvre mal dans ce cas, quelque tranchant qu'il soit, à cause de la mollesse des tissus et des mouvements de scie qu'il faut lui imprimer. Cet instrument, de même que les ciseaux lorsqu'on porte plusieurs coups, a, en outre, l'inconvénient de laisser une plaie frangée, et dont la réunion par première intention est moins facile.

Troisième temps. — *Réunion.* — Lorsque le lambeau cutané est emporté, et que l'écoulement du sang, qui est toujours faible, s'est tari, la paupière semble dénudée dans une grande étendue... Quelques auteurs, parmi lesquels nous comptons Gendron (1), Wenzel (2), Scarpa (3), pensent que la suture est un mauvais moyen, qu'elle devient une cause d'inflammation des tissus, occasionne des accidents graves, et qu'on peut la remplacer avantageusement par un bandage monoculus, par des compresses ou tout simplement par des emplâtres agglutinatifs ordinaires. « La suture, moyen cruel, dit Scarpa, que les anciens associaient à l'excision, est justement abandonnée, ainsi que le vain appareil de leurs instruments... Si les chirurgiens ont cru devoir la pratiquer, c'est sans doute parce que les téguments se rétractent tellement après la déperdition qu'ils viennent d'éprouver, que la paupière semble être entièrement dénudée. Mais ce n'est là qu'une apparence trompeuse, parce que le sourcil n'est pas plus tôt déprimé à l'aide du bandage et de la compresse dont j'ai parlé, que la paupière se recouvre et que les lèvres de la plaie se mettent en contact immédiat, sans qu'il soit nécessaire de les coudre.

Malgré l'autorité de ces chirurgiens, la suture est mise en pratique presque généralement aujourd'hui. Des épingles ordinaires ou tout simplement des fils, passés à travers les tissus au moyen d'une aiguille, suffisent pour opérer un rapprochement convenable. Rien n'est plus facile que de traverser avec l'aiguille les lèvres de la plaie, si l'on se sert, pour les maintenir, de la pince que nous avons imaginée, et dont nous avons donné la description en parlant de la blépharoptose et de l'ectropion; le dessin s'en trouve à l'article *Symblépharon.* On doit serrer médiocrement les fils, qu'on tient écartés l'un de l'autre de 3 à 4 milli-

---

1 Deshais-Gendron, *Traité des maladies des yeux.* t. I, p. 246.
2 Wenzel, *loc. cit.*, t. II, p. 133.
3 Scarpa, *loc. cit.*, pag. 97, 100, 101.

mètres, et on les enlève du troisième au quatrième jour, temps ordinairement nécessaire pour que la cicatrisation soit complète. On remplace ensuite les fils pendant quelques jours par des emplâtres agglutinatifs légers. Vers le septième ou le huitième jour au plus, la guérison est complète : cependant il n'est pas rare qu'à ce moment encore, un engorgement d'ordinaire léger, s'il s'agit de la paupière supérieure, empêche cet organe de s'élever aussi bien que du côté sain. Le temps et l'emploi de quelques résolutifs font bientôt disparaître cet inconvénient. Il est assez fréquent, lorsqu'on a opéré sur la paupière inférieure, que le diamètre vertical de l'œil soit au contraire allongé, bien que la perte de substance ait été mesurée exactement.

Les fils ou les épingles qui doivent servir à l'application de la suture ont quelquefois été placés avant l'excision du lambeau. Dionis (1), Lafaye (2), M. A. Petit (3), Velpeau (4), A. Bérard, Cunier (5), Stiévenart de Mons, etc., saisissent un repli cutané et en traversent la base au moyen de fils ou d'épingles. La seule difficulté d'appliquer les sutures après que le lambeau de peau a été enlevé, difficulté qui n'existe plus pour nous depuis que nous nous servons de pinces dont nous avons parlé plus haut (V. la fig. 1 de l'art. *Symblépharon*), a déterminé la plupart de ces opérateurs à en agir ainsi. Le procédé de M. Cunier diffère cependant de celui des autres chirurgiens ; je l'ai appliqué avec succès dans des cas légers. « Comme dans ma méthode, dit-il (p. 85, *Annal. d'ocul.*, v. IV), M. Stiévenart commence par soulever un pli de peau palpébrale, puis il implante ses aiguilles ; mais au lieu de placer comme moi le fil à suture pour produire des cicatrices adhérentes, il enlève le lambeau soulevé, et réunit ensuite en pratiquant la suture entortillée sur les aiguilles placées d'avance. La seule différence qui existe entre le procédé de M. Stiévenart et le mien, c'est que lui produit une perte de substance parallèle au bord palpébral, tandis que moi j'enlève plusieurs petits lambeaux de peau, et que je produis plusieurs adhérences entre les téguments externes et le muscle orbiculaire. »

Procédé de Janson. — Il est surtout applicable dans les entropions les plus graves.

L'excision transversale ne réussit pas toujours pour réduire l'entropion, lorsqu'il est porté à un haut degré, et surtout lorsque l'ouverture palpébrale est étroite ; on la remplace par une perte de substance

(1) Dionis, *loc. cit.*, page 433.
(2) Tellier, tome II, page 147.
(3) M. A. Petit, *loc. cit.*, page 178.
(4) Velpeau, *loc. cit.*, page 360.
(5) *Annal. d'oculistique*, tome IV, pages 84 et 85.

verticale; moyen employé avec succès par M. Lisfranc, d'après Janson (de Lyon), et beaucoup vanté par M. Carron du Villards. Il a sur l'excision transversale le double avantage d'agir plus énergiquement sur la paupière renversée, et , lorsqu'on a obtenu la guérison, de ne point agrandir le diamètre vertical de l'ouverture palpébrale ; mais on ne doit point oublier que la cicatrice verticale est plus apparente que la transversale , celle-ci se cachant dans les plis naturels de la peau.

Pour exécuter l'opération d'entropion selon le procédé de Janson (voyez fig. 3), on saisit un pli cutané entre les doigts, ou', ce qui est préférable, entre les mors de la pince d'Adams B , et l'on fait la section avec des ciseaux courbes D D de la même manière que pour l'excision en travers, en ayant soin d'enlever la peau jusque près des cils. On réunit la plaie au moyen de la suture simple. Il est mieux, toutefois, à l'exemple de M. Lisfranc, de préférer la suture entortillée; on la pratique avec trois ou quatre épingles F, qu'on laisse en place jusqu'à ce qu'elles tombent d'elles-

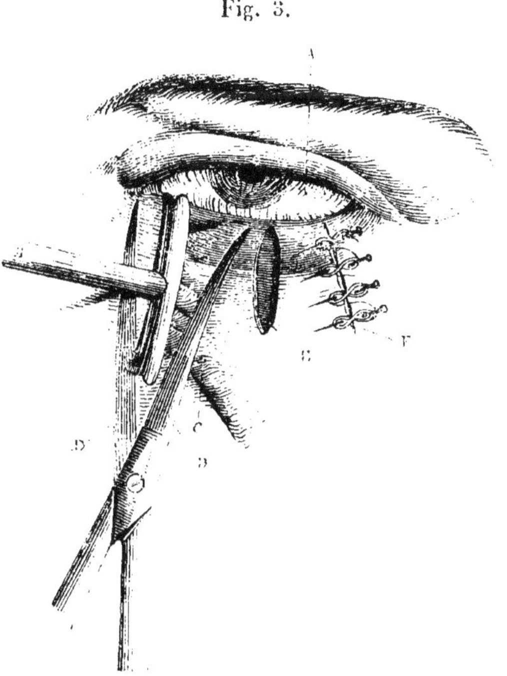

mêmes. On a ainsi trois ou quatre petites plaies transversales qui contribuent, en se cicatrisant en même temps que la section verticale, à porter le bord libre dans la direction convenable. On peut , dans quelques cas très graves, pratiquer plusieurs incisions verticales à quelque distance l'une de l'autre, comme cela est représenté dans la figure , ou même , comme le conseille M. Lisfranc , dénuder presque en entier toute la paupière. On pourrait encore, à l'exemple du docteur Segon, chirurgien en chef des hôpitaux militaires de Cayenne (1 , faire une plaie cru-

(1) *Clinique des hôpitaux de Cayenne (Revue médicale.* 1836), d'après Carron.

ciale étendue sur la surface cutanée de la paupière, c'est-à-dire combiner le procédé de Celse avec celui de Janson.

La figure 3 donne une idée exacte de ce qu'il convient de faire pour exécuter le procédé de Janson : A, cils renversés ; B, la pince d'Adams ayant saisi la peau ; C, plis formés par la peau saisie entre les mors de la pince ; D, branches des ciseaux courbes glissées sous la pince pour l'excision d'un lambeau de peau vertical ; E, forme de la plaie après l'excision ; F, autre plaie réunie par la suture entortillée.

II. PROCÉDÉS APPLICABLES A L'ENTROPION PAR DISPOSITIONS VICIEUSES DE LA MUQUEUSE. Lorsque des cicatrices de la muqueuse très étendues, très courtes et très résistantes produisent l'entropion, cette maladie est compliquée d'un symblépharon grave (voyez ce mot). On devra donc d'abord s'occuper de cette dernière affection. Lorsqu'au contraire les brides sont lâches, peu étendues, dirigées au bord libre de la paupière vers le cul-de-sac conjonctival et sans adhérence avec le bulbe, l'entropion ne présente aucune gravité, et peut être facilement guéri par l'enlèvement des cicatrices, qui seront coupées ras sur la conjonctive palpébrale et sur la conjonctive bulbaire. On aura soin ensuite de cautériser l'une des surfaces saignantes avec un crayon de nitrate d'argent, pour empêcher la réunion par première intention, ou bien, si on le juge nécessaire, on maintiendra ces surfaces éloignées au moyen de bandelettes agglutinatives.

Lorsque les cicatrices sont adhérentes à leurs extrémités et sur l'un de leurs côtés, ce qui est le cas le plus ordinaire, on pourra espérer de guérir l'entropion, s'il est facile de le réduire, en exerçant une traction légère sur la peau, en excisant selon l'un des procédés que nous avons décrits dans le paragraphe qui précède. un lambeau plus ou moins grand des téguments, en y comprenant au besoin une portion des fibres de l'orbiculaire. Dans quelques cas graves, le procédé de W. Adams pourrait encore recevoir quelques applications heureuses.

III. PROCÉDÉS APPLICABLES A L'ENTROPION PAR DISPOSITIONS VICIEUSES DU TARSE. — Lorsque l'excision de la peau ne peut pas réussir, et qu'on s'est assuré que le tarse est altéré et contourné en dedans sur lui-même, le procédé suivant de Crampton, modifié par Guthrie et W. Adams, employé avec succès, suivant M. Deval, par Rosas et Jaeger, doit être recommandé.

Procédé de Crampton modifié par Guthrie et W. Adams. — Le malade étant placé en face d'une fenêtre comme pour l'opération de la cataracte, le chirurgien saisit avec une forte pince la paupière renversée à 2 millimètres environ du point lacrymal, et l'incise d'un seul coup.

selon le diamètre vertical, au moyen de forts ciseaux droits, et dans l'étendue de 5 à 6 millimètres. Une incision semblable est aussitôt faite du côté externe et très près du petit angle. L'opérateur saisit ensuite avec les mors de la pince d'Adams la partie comprise entre la double incision, de manière que la branche transversale de cet instrument s'élève juste à la même hauteur que celle des deux incisions verticales. La paupière malade est alors retournée en dehors au moyen de cette pince que l'opérateur tient de la main gauche, et une incision transversale, pratiquée sur la face muqueuse assez profondément pour diviser en entier le tarse lui-même, est conduite d'une incision verticale à l'autre. Cela fait, on enlève, de la manière indiquée par Celse, un repli transversal cutané d'une étendue suffisante pour maintenir la paupière redressée. Les lèvres de cette plaie cutanée sont réunies immédiatement par plusieurs points de suture, tandis que les incisions verticales sont abandonnées à elles-mêmes ou pansées simplement avec de la charpie destinée à maintenir l'écartement de leurs lèvres. Des compresses d'eau froide sont appliquées sur l'œil, pour empêcher le gonflement inflammatoire des parties.

Procédé de Saunders. — Lorsque la déformation du tarse est portée à un point tel que le procédé de Crampton ne puisse plus être raisonnablement appliqué, Saunders conseille d'enlever complétement le cartilage. L'opérateur, après avoir engagé une plaque de Beer sous la paupière, y incise la peau très près des cils, et d'un angle à l'autre. La face antérieure du tarse ayant été mise à nu, ses attaches à la conjonctive sont détruites.

Appréciation. — Il ne faudrait pas se dissimuler les chances d'insuccès que présentent ces deux procédés, particulièrement le dernier. Quelque ingénieux qu'il soit, celui de Crampton, modifié par Adams, laisse beaucoup à désirer. Les deux incisions verticales, à peine utiles pour opérer la réduction au moment même de l'opération, perdent en se cicatrisant la valeur qu'elles paraissaient avoir d'abord. Elles ont en outre l'inconvénient, quand elles ne se cicatrisent pas, ce qui est le but de l'opération, de laisser deux colobomas à leur place. A quoi peut servir l'incision transversale de la conjonctive et du tarse? De même que les plaies verticales, elle peut être utile pendant l'opération, mais devenir une cause réelle d'introversion lorsque la cicatrisation en est achevée. Hâtons-nous de dire cependant que si les colobomas sont une cause de difformité, ils peuvent être quelquefois utiles en allongeant le bord libre de la paupière. En somme, et pour exprimer nettement notre manière de voir sur cette opération, il nous semble que tout est parfaitement disposé pour obtenir un résultat immédiat satisfaisant, mais qu'il est loin d'en être de même quant au résultat définitif. Nous devons ajouter que nous ne nous sommes jamais trouvé dans la nécessité d'en faire une application pratique.

Lorsque le tarse présente une courbure partielle, limitée à une largeur de 5 à 6 millimètres, on peut employer le procédé de W. Adams (voyez *Ectropion*), qui consiste à enlever une portion triangulaire de toute l'épaisseur de la paupière, et dans laquelle on comprend toute la partie altérée du cartilage, en prenant en même temps la précaution d'emporter un lambeau transversal de peau à la base de la paupière, et selon la méthode de Celse. Nous avons réussi dernièrement à guérir par ce moyen un entropion de la nature de celui dont nous nous occupons; l'excision transversale de la peau fut faite la première, puis l'excision triangulaire d'une portion de la paupière comprenant toute la partie déviée du tarse. Une suture entortillée, médiocrement serrée, fut appliquée, et des compresses d'eau froide furent prescrites; il n'y eut aucun accident, et la cure fut complète; mais le diamètre vertical de l'œil demeura notablement agrandi.

IV. Procédés applicables a l'entropion reconnaissant pour cause la contraction permanente et spasmodique de l'orbiculaire. — Plusieurs moyens ont été imaginés pour détruire la contraction spasmodique du muscle palpébral. Les principaux sont : 1° l'*incision du ligament palpébral externe*, qu'on pratique en divisant le petit angle dans le sens transversal, procédé indiqué par Wardrop (1), et en y joignant au besoin l'excision d'une portion de peau, comme l'a conseillé Müller ; 2° l'*enlèvement de petites portions verticales de peau comprenant quelques fibres du muscle orbiculaire*. Ce moyen, imaginé par Janson pour les cas de relâchement simple de la peau, réussit assez généralement dans les cas de contraction récente, surtout si l'on applique ensuite la suture comme l'indique M. Cunier (2), de manière à produire des adhérences entre la peau et le muscle. Il se rapproche beaucoup de l'*excision simple d'une petite portion* de l'orbiculaire, mise en pratique par Key (voyez *the Lancet*, novemb., page 5, 1825), procédé qui réussit particulièrement si l'on enlève les fibres les plus éloignées du bord libre de la paupière, de manière à rétablir l'équilibre détruit, comme il arrive chez les vieillards dont la peau est relâchée par suite de la résorption du tissu cellulo-adipeux. Key, cependant, en agit autrement; il enleva une partie des fibres placées près des cils après les avoir mises à découvert par une simple incision, réunit la plaie, et obtint une guérison complète. Est-ce à l'incision de la peau ou à l'excision du muscle qu'il dut ce succès? Il est évident pour nous, et la pratique nous

____

(1) Himly, d'après Chélius, *loc. cit.*, page 136.
(2) *Annal. d'oculist.*, tome V, page 264.

l'a démontré, que si l'on divise par la méthode sous-cutanée ou par tout autre moyen les fibres de l'orbiculaire placées près du bord libre, l'entropion spasmodique cesse pendant quelque temps, mais reparaît dans la plupart des cas lorsque la cicatrice, en se contractant, rapproche les bords de la solution de continuité, surtout si cette cicatrice ne s'étend pas au loin dans les tissus distants du bord ciliaire. Aussi ne doit-on pas perdre de vue que l'entropion dont nous nous occupons reconnaît très souvent pour première cause un défaut d'équilibre dans l'action régulière des fibres qui composent le muscle, et que les contractions spasmodiques ne peuvent apparaître réellement que dans les fibres rapprochées du bord ciliaire, les fibres éloignées étant faibles et relâchées.

C. *Section sous-cutanée de l'orbiculaire.* — Imaginé par M. Cunier, ce procédé a été plusieurs fois mis en pratique par divers chirurgiens, parmi lesquels nous citerons plus particulièrement MM. Phillips, Pétrequin, Blachman, Neumann. « Une ouvrière âgée de vingt-cinq ans portait un entropion complet à droite, dit M. Cunier (1); elle se présente, le 22 août, à M. Pétrequin, qui remarque que la paupière se plisse et se roule en dedans, en se recoquillant sur elle-même d'une manière concentrique, précisément dans le sens des fibres du muscle palpébral. Le doigt, appliqué sur les parties, sent la contraction qui augmente si l'on fait arriver sur l'œil une plus grande quantité de lumière. Le spasme est permanent.

» M. Pétrequin a fait tendre la paupière inférieure avec une pince placée à l'angle externe; il a implanté un ténotome effilé à la partie moyenne de l'orbite, au niveau du rebord osseux de la courbure orbitaire inférieure; puis, par un mouvement de bascule, il en a fait filer la pointe jusqu'au bord libre de la paupière, en passant derrière l'orbiculaire : alors il a opéré la section du muscle par un mouvement de dégagement de la lame, en favorisant l'opération à l'aide du doigt appliqué sur la peau, de manière à suivre tous les mouvements de la manœuvre. L'instrument a été retiré; il s'est produit une ecchymose qui s'est résorbée rapidement; le résultat a été maintenu par une compression méthodique.

» Ce procédé est celui que j'ai suivi (*Bulletin de l'Académie*, mai 1840, p. 193), à cette exception près, qu'au lieu d'appliquer une pince à l'angle externe, j'en ai placé une à doubles branches au bord libre de la paupière, sur lequel la traction a été opérée, pendant que l'indicateur et le médius de la main gauche, appliqués sur le rebord orbitaire, tendaient la peau.

(1) *Annal. d'ocul.*, tome V, page 264.

» Sans l'application d'une semblable pince, la manœuvre serait par trop difficile à la paupière supérieure.

» Une recommandation fort importante de M. Pétrequin, c'est de faire pénétrer la pointe du myotome jusqu'au bord palpébral; sans cela le résultat serait incomplet. Ce sont, en effet, les fibres les plus rapprochées du bord palpébral qui sont principalement contractées dans l'entropion; le contraire a lieu dans l'ectropion: aussi la section doit-elle être limitée dans ces cas à la portion inférieure de l'orbiculaire, à la paupière inférieure et aux fibres les plus supérieures dans l'ectropion de la paupière supérieure. »

La seule modification qui nous paraisse devoir être apportée à ce procédé est l'introduction, sous la paupière à opérer, de la plaque d'ivoire de Beer, dans le but de protéger l'œil contre l'action des instruments; cette précaution est particulièrement recommandée par Dieffenbach. Ce chirurgien conseille encore d'appliquer sur l'œil opéré de longues bandelettes agglutinatives, pour empêcher l'extravasation d'une grande quantité de sang dans la paupière et pour maintenir cet organe dans une position convenable.

Quelque ingénieuse que nous paraisse cette méthode, quelque nombreux que soient les succès qu'on ait obtenus en la mettant en pratique, nous ne pensons pas qu'elle soit appelée à rendre de véritables services dans la cure de la maladie qui nous occupe. Son auteur lui-même, M. Cunier, semble l'avoir pressenti en disant qu'on peut « dans un grand nombre de cas, sans diviser l'orbiculaire, vaincre la trop forte contraction de ce muscle en le faisant adhérer avec la peau » suivant sa méthode que nous avons décrite plus haut. On peut encore, dans la grande majorité des cas où la division sous-cutanée est indiquée, la remplacer par l'excision des téguments et d'une partie du muscle, ou par le procédé de Janson, qui est infiniment plus simple dans son application et plus facilement supporté par les malades. Dans un cas où nous avions pratiqué avec succès la myotomie sous-cutanée, l'entropion se reproduisit après quatre semaines, et le malade ne fut débarrassé définitivement de son infirmité que par l'excision d'une portion verticale des téguments.

V. MOYENS A EMPLOYER DANS L'ENTROPION OCCASIONNÉ : 1° PAR L'ENFONCEMENT CONGÉNIAL OU ACQUIS DU GLOBE DANS L'ORBITE ; 2° PAR L'ATROPHIE DE L'ŒIL. — Il n'y a aucun moyen particulier à indiquer ici. L'incision de l'angle externe peut rendre quelques services, surtout si en même temps on enlève une portion convenable de peau, selon le procédé de Celse que nous avons décrit plus haut. Le procédé de Crampton, dans quelques uns de ces cas, trouvera aussi une utile application, si les incisions verticales pratiquées près des angles palpébraux sont profondes et si en empêchant leur réunion on les transforme en colobomas qui ont pour effet d'allonger le diamètre transversal de la paupière renversée.

Lorsque l'entropion sera entretenu par l'atrophie du bulbe, la prothèse oculaire sera indiquée.

Je ne terminerai pas sans ajouter que, quel que soit le procédé qu'il aura choisi pour guérir l'entropion, le chirurgien ne devra point oublier que si d'ordinaire, après cette opération, il ne survient aucune complication sérieuse, il peut arriver exceptionnellement, surtout lorsqu'on a enlevé une notable partie des téguments palpébraux, des accidents graves, parmi lesquels l'érysipèle, les ophthalmies phlegmoneuses, etc., tiennent la première place, et que quelquefois même on a eu à combattre des symptômes cérébraux de la plus haute gravité. Il est donc nécessaire de mettre le malade dans les meilleures conditions possibles pour éviter ces fâcheuses complications. Un régime sévère, quelques purgatifs, une application de sangsues à l'anus, seront ordonnés quelque temps avant le jour fixé pour l'opération, surtout si l'on juge qu'elle doive être laborieuse et si le sujet est d'une forte constitution ; la privation d'aliments solides, des boissons délayantes, l'application permanente, pendant quarante-huit heures, de compresses d'eau froide sur la paupière opérée, le repos absolu des yeux, qu'on maintiendra fermés jusqu'à la réunion complète par première intention de la plaie ; tous ces moyens, recommandés après l'opération, mettront le plus ordinairement le malade hors de tout danger.

ARTICLE X.

Ectropion, ou renversement des paupières en dehors.

Le renversement des paupières en dehors, ou ectropion, qu'on a nommé aussi *éraillement* des paupières, est une des affections qui désolent le plus les personnes qui en sont atteintes. Rien n'est plus choquant, plus désagréable à voir en effet que cette maladie, dans laquelle la conjonctive palpébrale, mise à nu dans une grande étendue par suite du renversement de la paupière, se convertit le plus souvent en une masse charnue recouverte de végétations rouges plus ou moins nombreuses. Les larmes, qui, à l'état normal, donnent à l'œil le brillant qui le rend le plus beau peut-être de nos organes, deviennent ici une nouvelle cause de difformité, en coulant incessamment sur les joues, qu'elles enflamment bientôt. L'ectropion est aussi une maladie dangereuse, car, indépendamment du larmoiement qui l'accompagne, il détermine à la longue la vascularisation de la cornée, le pannus, l'ulcération de cette membrane et les conséquences de cette maladie, la procidence de l'iris, le staphylôme et la perte de l'organe tout entier.

L'ectropion est rarement congénial ; on en a pourtant observé quelques exemples à l'état incomplet ou complet. Lawrence, page 465, fait remarquer avec raison que cette maladie peut être le résultat d'adhérences déterminées par certaines affections de l'œil et des paupières pendant la vie fœtale, et M. Rognetta (*loc. cit.*, pag. 431) est du même avis que le célèbre auteur anglais.

ÉTIOLOGIE. — L'ectropion reconnaît un grand nombre de causes dont les unes siègent dans la conjonctive, les autres dans la peau, quelques unes dans le muscle orbiculaire (paralysie, spasme, division du tendon, changement de rapport de ce muscle avec le tarse), quelques autres enfin dans un allongement du tarse lui-même, ou dans l'existence de tumeurs situées dans l'épaisseur des paupières.

A. Toutes les causes d'épaississement de la conjonctive peuvent produire l'ectropion, qu'elles agissent à l'état aigu ou à l'état chronique. Les ophthalmies granuleuses, purulentes, blennorrhagiques des nouveaux-nés, etc., produisent l'ectropion, soit pendant leur période aiguë, soit pendant leur période chronique. Lorsqu'à ces affections a succédé l'état granuleux à un haut degré, que des végétations plus ou moins épaisses ont apparu sur la conjonctive, que celle-ci enfin est fortement épaissie, etc., etc., l'ectropion apparaît encore.

B. Le relâchement de la peau, bien que produisant plus souvent l'entropion, est aussi une cause assez fréquente du renversement des paupières, parce que les rapports normaux de l'orbiculaire et du tarse sont changés, et qu'il arrive quelquefois que les faisceaux les plus nombreux de ce muscle, entraînés vers le bord adhérent du tarse par les replis cutanés, font basculer celui-ci d'avant en arrière et de haut en bas pendant leurs contractions. (On suppose qu'il s'agit ici de la paupière inférieure.) Des dissections attentives nous ont prouvé qu'il en est ainsi dans un grand nombre d'ectropions séniles, maladies dans lesquelles la conjonctive n'est devenue sarcomateuse que consécutivement. Une cause bien plus fréquente d'ectropion, c'est le raccourcissement de la peau, qu'il soit le résultat de plaies avec perte de substance, de brûlures, de caries de l'orbite ou d'inflammations chroniques comme on en voit après les blépharites glandulaires, après les abcès du tissu cellulaire sous-cutané, les érosions des bords libres, les larmoiements chroniques ou les inflammations dartreuses de la face, etc., etc.

C. Les affections spasmodiques de l'orbiculaire jouent un rôle important dans la production de la maladie qui nous occupe, surtout lorsque les fibres de ce muscle sont disposées, par rapport au tarse, de telle sorte, que les plus nombreuses et les plus courtes se trouvent placées vers le bord adhérent du cartilage. On a cité aussi quelques cas d'ectropion produit par la section du tendon de l'orbiculaire. Ribéri pense que cette affection est incurable ; cependant Ledran en a guéri complétement un cas en rafraîchissant les bords de la solution de continuité et en appliquant ensuite la suture. M. Rognetta cite de son côté un résultat analogue obtenu sur un malade qu'il a opéré.

D. L'allongement et l'épaississement du tarse deviennent quelquefois une cause d'ectropion ; ce fait, signalé il y a quelque temps déjà par le professeur Rosas, a été observé par nous dans deux cas récents, l'un longtemps après un phlegmon palpébral, l'autre à la suite d'une ophthalmie purulente avec épaississement chronique énorme des paupières. Reil avait déjà signalé avant le professeur Rosas, comme cause d'ectropion et d'entropion, un changement dans la forme régulière du tarse (Voyez J.-T. Breyer, *Nova blepharoplastices methodus*. Vienne, 1831, pag. 17 et 18), et Weller avait proposé de pratiquer une opération dont nous parlerons plus bas, et qui a pour but de diminuer une partie de l'étendue du cartilage.

E. Certaines tumeurs placées dans l'épaisseur des paupières, les exophthalmies, les exophthalmos occasionnés par les tumeurs de l'orbite, provoquent aussi l'apparition de l'ectropion, etc.

L'énumération de toutes ces causes fournit facilement la preuve que l'ectropion, dans tous les cas, n'est qu'une affection symptomatique de nature diverse, dont la cause est reconnue tantôt dans la conjonctive, tantôt dans la peau, tantôt dans le spasme, la paralysie de l'orbiculaire, c'est-à-dire dans une affection du cerveau lui-même, ou dans la section du tendon de ce muscle, tantôt dans l'existence de tumeurs siégeant dans les paupières, dans l'œil, dans l'orbite, etc., etc., ou enfin dans l'application longtemps continuée d'un œil d'émail trop grand.

VARIÉTÉS. — Nous en admettons, avec quelques auteurs, cinq principales :

1° *Ectropion* par épaississement de la conjonctive, par conjonctivite aiguë, par granulations, par tumeurs enkystées, sarcomateuses, cancéreuses, etc., etc. ;

2° *Ectropion* par allongement et déformation du tarse ;

3° *Ectropion* par raccourcissement de la peau (carie de l'orbite, ablation des tumeurs, brûlures, cicatrices de toute espèce, blépharite glandulaire, érysipèle des paupières, inflammation du tissu cellulaire sous-cutané, etc., etc.) ;

4° *Ectropion* par maladies de l'orbiculaire (changement de rapports entre ce muscle et le tarse, spasme, paralysie du muscle, division du tendon, ophthalmies répétées, photophobie chronique, relâchement sénile de la peau, affections cérébrales diverses, plaies);

5° *Ectropion* par suite de tumeurs intra et extra-oculaires (phlegmon, cancer de l'œil, staphylômes, tumeurs diverses de l'orbite).

CARACTÈRES GÉNÉRAUX — L'ectropion est le renversement plus ou moins complet de l'une des paupières ou de toutes les deux à la fois. Il est simple ou double, partiel ou général, et de beaucoup plus fréquent à la paupière inférieure qu'à la supérieure, qui est plus longue et douée de mouvements étendus. Dans l'ectropion inférieur, le bord libre se détache du globe, s'en éloigne plus ou moins, s'incline en avant, puis en bas ; lorsqu'il est complet, le bord ciliaire du tarse est tourné de telle sorte que la face antérieure de ce cartilage est devenue la postérieure, et qu'alors la muqueuse palpébrale est mise à nu dans une très grande étendue. Ainsi exposée à l'air, cette membrane prend des caractères morbides sur lesquels nous reviendrons. L'éloignement du bord libre du globe oculaire donne la mesure de la gravité de l'ectropion, et pourrait servir à diviser la maladie en divers degrés, ainsi que l'ont fait plusieurs auteurs.

Premier degré. — Il se caractérise par un écartement très léger entre l'œil et l'arête de la paupière. Cet espace libre est rempli de larmes, et l'œil, incessamment baigné, semble plus brillant qu'à l'état normal ; de temps en temps quelques unes de ces larmes s'échappent, ruissellent sur la joue, et l'enflamment quelquefois. Lorsque le renversement est plus marqué du côté interne, le point lacrymal inférieur est tourné en avant, et le larmoiement est plus abondant encore. Jusque là la muqueuse palpébrale conservant ses rapports normaux reste saine. On observe souvent ce commencement d'ectropion dans les affections dartreuses de la face, les érysipèles des paupières, dans les ophthalmies catarrhales ou purulentes, dans les blépharites glandulaires.

Deuxième degré. — La paupière présente un abaissement plus grand ; le bord libre surtout, au milieu du diamètre transversal, en est tourné presque directement en avant. Les larmes s'accumulent en grande quantité dans le cul-de-sac évasé de la conjonctive, et s'échappent sur la joue au moindre mouvement de l'œil en bas, par la partie la plus abaissée du bord libre, ordinairement située au milieu. Dans des cas plus avancés, à peine sécrétées, les larmes disparaissent de cette manière, et alors le grand angle, la narine correspondante et l'œil restent secs. Il n'est pas rare de voir dans ces cas la conjonctive d'abord saine s'enflammer bientôt, s'épaissir au contact de l'air et se gonfler de manière à devenir une cause plus active d'ectropion que toutes les autres ; la cornée, de son côté, participe souvent à l'inflammation, se vascularise à sa partie inférieure, puis s'ulcère, etc. , etc. Il est plus que probable que l'exposition à l'air n'est pas, dans ce cas, la seule cause de maladie de la membrane transparente de l'œil, et que la disparition des larmes doit compter pour beaucoup dans la production des désordres qui la frappent. Nous connaissons une vieille dame, offrant un exemple de la réunion de ces caractères du deuxième degré de l'ectropion, chez qui la conjonctive et la cornée, privées de l'humidité nécessaire, semblent se cutiser comme dans le *xérosis*, et dont la joue enflammée depuis plusieurs années est constamment recouverte de croûtes épaisses ; la pusillanimité de cette malade l'empêche de recourir à une opération très simple qui remédierait aisément à la difformité. La cornée est également malade pour le même motif chez une jeune fille autrefois atteinte d'un anthrax des paupières, et dont M. le docteur Lambron se propose de publier prochainement l'histoire, intéressante au point de vue de la blépharoplastie.

Troisième degré. — La paupière est renversée ; sa face muqueuse s'est complétement tournée en avant, et le bord libre du tarse, en rapport direct avec la joue, de supérieur est devenu inférieur. La conjonctive exposée à l'air s'hypertrophie, se couvre de granulations, de fongosités, devient sarcomateuse. Le bourrelet muqueux qu'elle forme protège quelquefois le globe contre l'action de l'air atmosphérique ; mais il n'en est pas toujours ainsi dans la plupart des cas : la cornée est exposée aux inflammations les plus graves, et la vision sérieusement compromise. Le larmoiement est continuel ; les malades portent habituellement un linge à la main pour s'essuyer ; d'autres se couvrent l'œil d'un bandeau noir pour cacher leur difformité.

Tels sont, en général, les caractères de l'ectropion ; l'inflammation de la conjonctive, plus tard celle de la cornée, et le larmoiement, l'accompagnent toujours, quelle que soit sa cause, qu'on doit avant tout rechercher pour appliquer un traitement rationnel.

PRONOSTIC. — Il est en rapport de gravité avec la cause qui a produit la maladie : c'est donc cette cause qu'il faut d'abord connaître.

TRAITEMENT. — *Première variété*. — *Ectropion par épaississement de la conjonctive*. — On le divise en *aigu* et *chronique* ou *sarcomateux*.

Ectropion aigu. — On le voit survenir le plus souvent pendant la période aiguë des ophthalmies purulentes. La conjonctive, boursouflée outre mesure, dépasse le bord libre des paupières, puis renverse bientôt celles-ci. —Cette maladie n'étant le plus souvent qu'un épiphénomène de l'ophthalmie purulente (voyez ce mot) ou de la blépharite aiguë, nous ne nous en occuperons point ici; nous nous bornerons seulement à dire que les scarifications répétées de la muqueuse, l'excision partielle, la cautérisation avec le nitrate d'argent sont les premiers moyens à mettre en usage. S'il est encore possible de pratiquer la réduction, on doit y procéder aussitôt, parce qu'une fois produit, l'ectropion ne tarde pas à devenir plus marqué par le fait même de l'étranglement des parties, qui augmente sous l'influence du renversement lui-même. Ces moyens sont encore recommandés lorsque l'ectropion est le résultat du chémosis inflammatoire ou du chémosis séreux, du phlegmon palpébral, etc., etc. Nous en traiterons plus longuement lorsque nous nous occuperons de ces affections.

Ectropion chronique ou sarcomateux. — L'exubérance de la conjonctive est le plus souvent provoquée par les ophthalmies purulentes; la muqueuse, hypertrophiée outre mesure, devient ainsi une sorte de corps étranger, qui repousse en dehors la paupière, et la déplace à divers degrés. Plus tard, des granulations, des fongosités, des végétations apparaissent sur la conjonctive en forme de bourrelet semi-ovalaire, plus épais à son milieu qu'à ses extrémités. Si, ce qui est rare, l'autre paupière est menacée en même temps, les extrémités du double bourrelet muqueux s'unissent vers les angles, et il en résulte un bourrelet formant un ovale complet, entourant la cornée à des distances variables, à la manière du chémosis, auquel il ne ressemble aucunement par ses autres caractères. En prenant de jour en jour un développement plus grand, ce bourrelet chasse peu à peu la paupière, et le renversement devient alors complet. Si cet état de choses dure longtemps, le bord libre de la paupière s'allonge, de sorte qu'en opérant la réduction de l'ectropion avec le doigt, on reconnaît qu'il est devenu trop étendu pour s'appliquer exactement contre le globe, la tumeur conjonctivale étant enlevée. Plusieurs moyens médicaux ont été employés pour la cure de l'ectropion sarcomateux léger et incomplet. Les topiques astringents, comme les collyres de plomb, de zinc et autres, les pommades résolutives, celles de précipité rouge ou blanc, les pommades de zinc, de cuivre et autres encore, ont été recommandées selon le cas. On y doit recourir, si la maladie est encore récente et peu grave.

Les moyens chirurgicaux employés pour la guérison de l'ectropion sarcomateux varient selon la gravité de la maladie et ses complications. Ils sont de trois ordres : 1° la *cautérisation;* 2° l'*excision* du bourrelet formé par la conjonctive dégénérée; 3° l'*excision* de ce bourrelet et en même temps celle d'une partie triangulaire de toute l'épaisseur de la paupière.

A. *Cautérisation.* — Elle n'est applicable que dans les cas les plus légers, et en particulier lorsqu'un épaississement conjonctival de peu de volume existe entre le globe et le bord libre de la paupière; cependant on a guéri des ectropions complets par ce seul moyen répété pendant un temps considérable à des distances plus ou moins éloignées, et alors que la muqueuse présentait déjà un épaississement sarcomateux capable par son volume d'opérer seul le renversement palpébral. Mais, hâtons-nous de le dire, ce procédé est alors d'une longueur impossible à calculer, et doit être absolument réservé aux cas peu graves et récents, parce que l'action du caustique, en même temps qu'elle n'agit pas toujours d'une manière suffisante, ne peut souvent pas être limitée exactement dans ses effets, et qu'il peut en résulter à la longue de violentes ophthalmies traumatiques et même des dégénérescences de la muqueuse, des symblépharons, etc.

On a pratiqué la cautérisation de la muqueuse avec divers agents, parmi lesquels le crayon de nitrate d'argent nous paraît devoir tenir la première place. Hippocrate, Celse et quelques chirurgiens modernes ont recommandé le cautère actuel; Weller conseillait le beurre d'antimoine, Guthrie, l'acide sulfurique, etc.; mais tous ces moyens ont cédé la place au caustique lunaire.

La cautérisation avec le nitrate d'argent se pratique de la manière suivante : le malade est assis, sa tête est soutenue par un aide. Le chirurgien abaisse la paupière autant que cela est possible, pour mettre en relief la partie malade de la muqueuse; au moyen d'une curette ou de tout autre instrument de peu de volume, il pousse dans le grand pli conjonctival, entre le bourrelet muqueux et l'œil, et cela d'un angle à l'autre, une petite boulette de coton imprégnée d'huile, dans le but de protéger la conjonctive bulbaire contre l'action du caustique. Si les parties à cautériser ont été atteintes par le corps gras, elles sont soigneusement essuyées avec un linge fin, puis légèrement mouillées d'eau avec une éponge. On promène alors le crayon de nitrate d'argent sur toute la surface malade, avec la lenteur et la précaution convenables, en ayant soin d'épargner le point lacrymal. Après quelques secondes d'attente nécessaire, pour que l'action du caustique devienne aussi complète que possible, on lave, avec de l'eau légèrement additionnée d'acide chlorhydrique fumant, toute la partie blanchie par le nitrate, pour enlever et neutraliser complétement tout ce qui serait de trop, puis on enduit l'escarre d'une forte couche d'huile, et on laisse la paupière reprendre sa place normale. Après une heure, on enlève la boulette de coton placée dans le sillon conjonctival, et on recommande au malade de continuer de faire sur l'œil les fomentations d'eau froide qu'il a dû commencer immédiatement après l'opération. Après l'élimination de l'escarre, la cicatrisation des tissus sous-jacents commence, et le raccourcissement de la muqueuse qui en résulte protège bientôt la paupière contre un renversement plus grand, puis ensuite la redresse. On ne doit point oublier ici surtout que la durée de la contraction des cicatrices est indéfinie, et qu'il est important de ne pas trop se hâter, après une première cautérisation, de recourir à une seconde, qui pourrait en définitive avoir pour effet de convertir le renversement palpébral en une affection bien plus grave, l'entropion. Cette dernière observation s'applique plus particulièrement aux cas où la cautérisation aurait été faite avec le fer rouge, le beurre d'antimoine ou l'acide sulfurique.

Si, malgré toutes les précautions que nous avons recommandées, il arrivait qu'une partie de la conjonctive bulbaire se trouvât cautérisée par le point correspondant de la muqueuse palpébrale contenant un excédant de nitrate, on devrait surveiller avec soin si des adhérences entre les deux feuillets muqueux ne pourraient point en être la conséquence, et les rompre au fur et à mesure pour ainsi dire de leur formation, soit en y portant un stylet, un bon nombre de fois directement, soit en appliquant sur la paupière une bandelette agglutinative pour détruire le parallélisme des surfaces atteintes par le caustique, soit enfin en recommandant au malade, surtout s'il s'agit de la paupière inférieure, de porter souvent le doigt sur cet organe, et d'y imprimer par secousses des mouvements répétés et étendus. Il est inutile dans tous les cas, et en particulier dans ceux de cette nature, de recourir à l'introduction, sur la surface muqueuse, de corps étrangers d'aucune espèce, pour empêcher la formation de ces adhérences, qui constituent la maladie que nous avons décrite sous le nom de symblépharon.

B. *Excision du bourrelet formé par la conjonctive dégénérée.* — Lorsque le renversement de la paupière est occasionné par la présence d'un bourrelet volumineux, fusiforme, recouvert de granulations et de végétations volumineuses de la conjonctive, la cautérisation ne doit plus être pratiquée, et c'est à l'excision de ce bourrelet muqueux qu'il convient de recourir. On l'a exécutée de plusieurs manières : Antyllus enlevait de la conjonctive un lambeau en V, et réunissait les lèvres de la plaie par la suture ; mais il restait, de chaque côté, des parties muqueuses malades, et des inflammations très fortes de l'œil lui-même en devaient nécessairement être la suite, les sutures conjonctivales faisant l'office de corps étrangers. Paul d'Égine perforait avec une longue aiguille la partie boursouflée de la conjonctive, et la soulevant ainsi d'un angle de l'œil à l'autre, la disséquait avec une grande facilité au moyen de ciseaux. A l'exemple de M. A. Severin, Bordenave, Bartisch, Richter, j'ai soulevé le bourrelet muqueux au moyen d'anses de fil passées de distance en distance chez un sujet très pusillanime, et la dissection m'a paru des plus faciles. Scarpa, Roux, conseillent d'opérer avec une érigne ou une pince.

Rien n'est plus simple que cette petite opération : qu'on saisisse le bourrelet muqueux avec les pinces de Græfe ou de Himly, qu'on l'accroche avec une érigne simple à la manière de Jæger, qu'on le dissèque ensuite avec des ciseaux de Cooper, de simples ciseaux courbés, ou avec des bistouris convexes ou droits, on ne trouve nulle part de difficulté dans une opération qui n'en présente point en réalité. De simples pinces à disséquer, une paire de ciseaux droits peuvent remplacer aisément tous ces instruments, qui ne me paraissent point offrir de sérieux avantages.

Lorsque l'écoulement du sang a cessé, l'opérateur doit veiller à rapprocher autant que possible les lèvres de la plaie. On obtient cela très aisément, en replaçant la paupière dans sa position naturelle, et en appliquant dessus, soit des bandelettes agglutinatives, soit un bandage monoculus ordinaire peu serré. J'ai plusieurs fois opéré des ectropions sarcomateux sans prendre la précaution de relever la paupière, mais après avoir cautérisé légèrement le lendemain les lèvres et le fond de la plaie avec un crayon de nitrate d'argent. En agissant ainsi, je n'ai eu aucune inflammation consécutive, parce que cette manière de faire me permettait d'appliquer des fomentations d'eau froide ou glacée, selon la saison, sur l'œil opéré, et j'ai obtenu un redressement plus complet que par la simple excision.

Lorsqu'il n'y a point de bourrelet sarcomateux et que la conjonctive, bien qu'exposée à l'air, n'est point dégénérée, phénomène qu'on remarque assez souvent dans les ectropions séniles, où lorsque l'ectropion est produit par un léger raccourcissement de la peau, on peut se borner à agir sur la muqueuse selon le procédé suivant :

Procédé d'Antyllus. — Il consiste à enlever sur la conjonctive un lambeau en forme de V, dont la base est tournée vers le bord libre ; le tarse n'est aucunement intéressé. Il n'est point absolument indispensable, loin de là, de donner cette forme triangulaire à la perte de substance, et l'on peut se borner, comme le recommandait l'illustre Bordenave, imité en cela par M. Pétrequin, de Lyon, et par beaucoup d'autres chirurgiens, à enlever la partie exubérante de la muqueuse en agissant selon le diamètre transversal de la paupière, et à pratiquer au besoin, car cela n'est pas toujours nécessaire, un pansement convenable pour maintenir l'organe opéré dans sa position normale.

Procédé de Dieffenbach. — Il est enfin un autre moyen d'agir sur la muqueuse dans le cas d'ectropion ; on le doit à Dieffenbach. Le procédé consiste à inciser toute l'épaisseur de la paupière depuis la peau jusqu'à la conjonctive, au-delà du bord adhérent du tarse, et assez près du rebord de l'orbite, puis à attirer au dehors la lèvre supérieure de la conjonctive incisée, en lui faisant traverser la plaie, et à la fixer à la lèvre inférieure de celle-ci, au moyen d'épingles et d'une suture entortillée.

La lèvre supérieure de la plaie peut n'être pas comprise dans les épingles: on évite ainsi, selon Chélius, une suppuration assez abondante. MM. Lisfranc, Cunier et Carron du Villards paraissent avoir retiré de véritables avantages de ce procédé, qui ne nous semble, de même qu'à M. Velpeau, qu'un moyen d'exception, applicable seulement à certains cas particuliers. Il paraîtrait, au reste, que ce moyen, encore peu expérimenté, a échoué entre les mains de M. Serre sur un malade de Montpellier, que M. Cunier a eu l'occasion d'y voir en 1838.

Lorsque la paupière ne s'applique pas exactement à toute la surface convexe du globe, quand on la redresse, et qu'elle paraît plus grande qu'il ne convient, il n'y a pas lieu de recourir aux diverses opérations que nous venons d'indiquer, et pas même au procédé de Dieffenbach, que M. Cunier juge pouvoir remplacer par celui d'Adams, dont nous allons parler, parce qu'elles n'empêcheraient pas la formation d'un cul-de-sac dans lequel les larmes ne cesseraient de s'accumuler. Cette circonstance tient à l'allongement du bord libre de la paupière par suite du relâchement des ligaments interpalpébraux, et à la courbure en sens inverse du tarse, conséquence du renversement de ce fibro-cartilage. Cette seconde opération, devenue nécessaire, fait l'objet du § suivant :

C. *Excision du bourrelet sarcomateux de la conjonctive et d'une partie triangulaire de toute l'épaisseur de la paupière.* — Lorsque le bord libre de la paupière est notablement allongé, ce qu'on doit chercher à reconnaître avant toute opération d'ectropion, en en mesurant la longueur avec un gros fil fortement ciré qu'on reporte ensuite sur l'œil sain, on doit non seulement enlever le bourrelet sarcomateux comme nous l'avons indiqué, mais encore employer un moyen capable de diminuer l'étendue du bord libre lui-même.

Procédé de W. Adams. — Ce moyen a été imaginé en 1812 par W. Adams, et est encore souvent mis en pratique aujourd'hui. Il consiste à enlever, avec des ciseaux ou un bistouri, un lambeau triangulaire comprenant toute l'épaisseur de la paupière, depuis la peau jusqu'à la conjonctive inclusivement. La base du triangle, regardant le bord libre, est placée au milieu du diamètre transversal; elle a 5 à 10 millimètres d'étendue, et les côtés descendent vers le bord inférieur de l'orbite, de 12 à 25 millimètres environ. On réunit la plaie au moyen de la suture entortillée pratiquée sur des épingles qui traversent toute l'épaisseur de la paupière. Ces épingles doivent être placées avec un soin tout particulier, celle surtout qui est au bord libre, car autrement il en résulterait un coloboma. Les pinces à suture que nous avons imaginées, et dont les branches se bifurquent à leur extrémité, sont très utiles dans cette circonstance, parce que les tissus saisis entre les quatre mors présentent un point d'appui solide à l'épingle et sont perforés avec la plus grande précision dans l'endroit et dans l'épaisseur nécessaires. Voyez le dessin de ces pinces à l'article *Symblépharon*.

Ce mode opératoire, tout ingénieux qu'il est, a été sévèrement jugé par beaucoup de chirurgiens, parce qu'il laisse une cicatrice au milieu de la paupière et qu'il substitue une difformité à une autre, circonstance qui a une certaine valeur dans quelques cas particuliers. C'est ce motif qui a fourni à M. Dieffenbach l'occasion de créer un procédé présentant quelque analogie avec le procédé conseillé par M. le professeur d'Ammon, qui pense avec raison, suivant nous, que dans tous les cas on ne doit recommander l'excision d'un lambeau triangulaire qu'à l'angle externe de l'œil, parce que la cicatrice se cache aisément dans l'un des plis cutanés naturels existant en cet endroit. Cet ingénieux procédé de Dieffenbach, applicable aux deux paupières, est décrit dans les termes suivants par M. Deval (*loc. cit.*, page 467).

Procédé de M. Dieffenbach. — « Nous supposerons qu'il s'agisse de pratiquer cette opération à la paupière inférieure du côté droit. (Fig. 4.)

On commence par pratiquer en dehors de l'angle externe, et très près de cet angle, trois incisions A B, A D, et B D. La pyramide doit être disposée de telle sorte que sa base, longue de 6 ou 8 millimètres environ, soit au niveau de la commissure externe. On dissèque le lambeau cutané circonscrit par les trois sections, et on l'extirpe ; puis on divise la commissure temporale par une incision transversale B C, qui fait suite à la limite supérieure de la plaie triangulaire ; on détache la paupière en dehors, on en résèque le bord ciliaire, près de l'angle externe, dans une longueur qui équivaut à celle de la base de la pyramide. Cela fait, l'extrémité externe du voile est amenée dans A B D, la lèvre saignante du bord libre se mettant en rapport avec A B ; l'organe redressé et tendu est enfin fixé dans cet endroit à A B et à A D, par la suture entortillée, à l'aide d'épingles à insectes. »

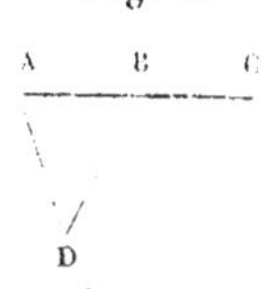

Fig. 4.

C'est pour éviter la cicatrice verticale placée au milieu de la paupière lorsqu'on met en pratique le procédé de **W.** Adams, que j'ai préféré plusieurs fois faire la perte de substance nécessaire à l'angle externe, comme il est indiqué dans la figure 5.

Un premier trait de bistouri divise l'angle externe selon la ligne A C. Une autre incision, partant du bord libre renversé, est dirigée selon la ligne B C. La base du triangle cutané, mesurée par la ligne A B, se trouve ainsi formée par le bord libre de la pau-

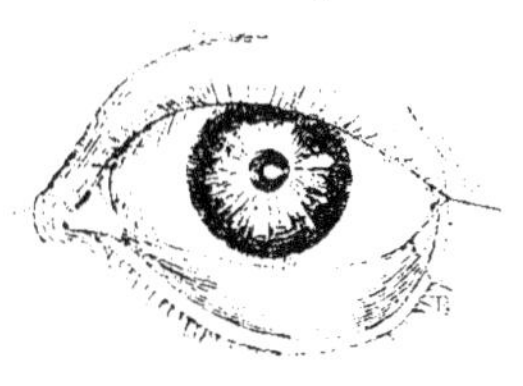

Fig. 5.

pière. On pratique aussitôt sur la muqueuse renversée deux autres incisions partant des points A B, et se réunissant dans le repli de la conjonctive sur le globe, de manière à enlever une portion muqueuse

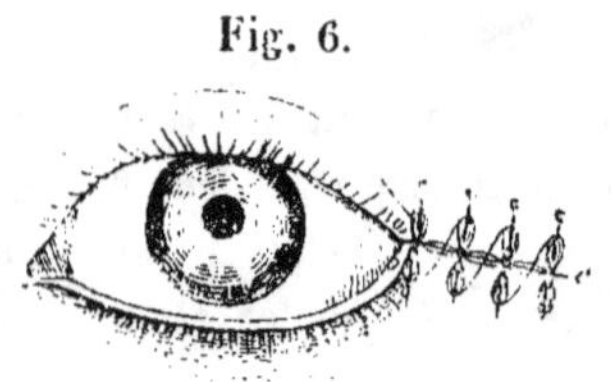

Fig. 6.

triangulaire, dont la base repose sur celle du triangle cutané. La réunion est des plus faciles, à cause de l'extrême laxité de la peau en cet endroit. Le bord libre de la paupière est entraîné en haut, et fixé sur l'extrémité interne de la ligne A C de la figure précédente. Les deux côtés du triangle mesurant la perte de substance, sont réunis par quatre camions, sur lesquels on pratique la suture entortillée. Les lettres *b b* (fig. 6) indiquent le point de réunion après l'enlèvement du double lambeau triangulaire muqueux et cutané ; *c* montre la limite de l'incision du côté externe. Ordinairement deux épingles suffisent.

Deuxième variété. — *Ectropion par allongement et par déformation du tarse.* — L'hypertrophie du tarse, ainsi que nous l'avons dit plus haut, suit assez fréquemment les ophthalmies purulentes chroniques, le phlegmon palpébral, et quelquefois la blépharite glandulaire invétérée, et devient ainsi une des nombreuses causes de l'ectropion. Selon Reil, qui a proposé l'incision et l'excision du cartilage, ce serait une des causes les plus fréquentes du renversement des paupières ; mais, il faut se hâter de le dire, cet auteur semble être tombé là dans une étrange erreur, car la pratique démontre évidemment que c'est une des plus rares. On conçoit aisément cependant que si dans quelques cas le fibro-cartilage croît en hauteur, c'est-à-dire selon son diamètre vertical, et que les fibres de l'orbiculaire déplacées soient entraînées vers son bord supérieur, on conçoit, dis-je, que ces fibres, en se contractant et en agissant plus spécialement sur ce bord, fassent basculer la paupière épaissie, et que celle-ci se renverse tout-à-fait par ce double motif. Quoi qu'il en soit à l'égard de cette explication, il est hors de doute que le tarse s'épaissit, et que son allongement, existât-il seul, produirait au moins une blépharoptose, qui nécessiterait une opération semblable dans les deux cas (voy. *Blépharoptose*).

Weller, que nous laissons parler, décrit ainsi cette opération, qu'il paraît avoir pratiquée un certain nombre de fois : « Après avoir saisi les végétations dures et sarcomateuses de la conjonctive avec une érigne semblable à celle dont on se sert pour l'extirpation des tumeurs enkystées des paupières, j'enlève le mieux possible ces productions avec le petit bistouri dont Bénédict fait usage pour ouvrir le sac lacrymal, et je fais au milieu de la paupière la résection d'une portion du cartilage tarse de la longueur d'environ 2 lignes, en ayant soin de ne pas intéresser l'arête externe du bord de la paupière. Je réduis ensuite l'ectropion, et je maintiens celle-ci dans sa situation naturelle au moyen de bandelettes agglutinatives qu'on renouvelle tous les jours avec soin, jusqu'à l'entière cicatrisation. Lorsque cela est nécessaire, je fais non seulement continuer l'emploi de ce moyen après la guérison, mais je prescris aussi les frictions stimulantes et spiritueuses. Jusqu'à présent, dans tous les cas où j'ai suivi cette marche, l'ectropion a été guéri d'une manière durable ; il n'en est résulté qu'un petit sillon du bord palpébral dans le point où le tarse avait été excisé. Le principe sur lequel repose ce procédé opératoire est ce fait d'expérience, que toute plaie avec perte de substance, si les bords n'en sont pas tenus écartés par la contraction des fibres musculaires divisées, se réunit par le rapprochement de ses bords pendant la cicatrisation. »

Le tarse peut encore subir diverses modifications dans sa forme, et cela indépendamment d'un plus ou moins haut degré d'allongement et d'épaississement. Il suffit de rappeler, d'une part, que ces modifications peuvent avoir lieu, et d'un autre côté qu'on obtient de bons résultats dans la résection de ce cartilage, pour qu'on soit à même de pratiquer les opérations convenables à chaque cas particulier. Nous terminerons par quelques mots sur un procédé d'exception que son auteur, M. de Walther, a nommé *tarsoraphie*, et qui a quelque analogie avec le procédé de Weller et celui d'Adams, du moins en ce que dans les deux cas on enlève une assez grande portion du cartilage. « Chez un individu que j'ai opéré, dit le professeur de Munich, la commissure externe était tiraillée vers la tempe par une cicatrice avec perte de substance siégeant dans cet endroit. La commissure était ronde, irrégulière ; les paupières renversées en dehors, et la conjonctive enflammée. La cicatrice fut circonscrite par deux incisions réunies vers la tempe ; la base du triangle enlevé comprenait le tiers externe du cartilage tarse de l'une et l'autre paupière ; la plaie fut réunie par deux points de suture, et la guérison du double ectropion fut complète. » Ledran a consigné dans les mémoires de l'Académie de chirurgie, tome II, page 21, un fait à peu près semblable, dans lequel des moyens analogues ont été suivis d'une réussite complète.

Troisième variété. — Ectropion par raccourcissement de la peau. —
Lorsque la maladie est au premier degré et qu'elle est causée par des affections impétigineuses, il suffit d'appliquer pendant quelque temps des émollients sur les portions de peau malades, comme l'ont conseillé Fabrice d'Aquapendente, Richter, Beer et Scarpa, et d'aider le redressement en conseillant au malade d'exercer des tractions répétées sur les parties, pour en opérer la distension.

Si, au contraire, l'ectropion est le résultat de brûlures, de caries, de tumeurs charbonneuses, de plaies avec perte de substance, etc., etc., on devra, selon le cas, recourir à l'un des procédés suivants :

1° *Procédé de Celse, ou simple incision des cicatrices.* — Ce moyen, imaginé par Celse, employé par un grand nombre d'auteurs qui l'ont modifié de différentes manières (Albukasem, Guillemeau, Heister, Dionis, Fabrice d'Aquapendente, Richter, Acrel, Beck et autres), consiste à diviser la cicatrice par une incision en demi-lune, disposée de manière, pour la paupière supérieure, que les extrémités en soient tournées vers les angles de l'œil, et, pour la paupière inférieure, vers les mâchoires, et à maintenir écartées les lèvres de la plaie par des plumasseaux de charpie ou d'autres corps étrangers. L'incision, énergiquement blâmée par Maître-Jean, Fabrice de Hilden, Bordenave, et plus tard par presque tous les chirurgiens modernes, parmi lesquels figurent Richerand et Scarpa, a été pratiquée avec succès par Pellier (tome II, p. 145) et par M. A. Petit, qui en cite un cas remarquable (*Obs. clin.*, p. 176); elle a été remise en honneur par M. Lisfranc dans ces derniers temps, et semble devoir rendre de véritables services dans quelques cas particuliers. Si l'on choisit ce moyen, il conviendra, pour maintenir l'allongement de la cicatrice, d'essayer du procédé conseillé par M. Amussat, et qui consiste à rompre tous les jours la membrane pyogénique dans le fond de la plaie, au moyen d'un instrument pointu. La pratique nous a convaincu qu'en y mettant de la persévérance, on en obtient un bénéfice véritable, surtout si l'on a soin de maintenir la paupière redressée, soit par des bandelettes agglutinatives (J. Fabrice et Solingen), soit par des fils traversant toute l'épaisseur de la paupière, et fixés, selon qu'il s'agit de la supérieure ou de l'inférieure, au front ou à la joue (Acrel).

Si les cicatrices sont dures, épaisses et adhérentes aux os, il sera bon, avant de recourir aux procédés suivants, de recommander au malade, longtemps avant l'opération, d'exercer, selon le conseil de quelques auteurs, de fortes tractions dans tous les sens sur les tissus, afin de les rendre aussi mobiles que possible.

2° *Procédé de W. Adams.* — Nous l'avons décrit tout-à-l'heure; nous n'y revenons ici que pour ajouter que dans le cas où les brides sont fort étendues, il est indispensable de prolonger le sommet du triangle aussi loin que possible, de disséquer la peau à droite et à gauche sous les lèvres de l'incision, dans une étendue convenable pour que la réunion soit aisément obtenue. Le pansement est fait comme il a été dit, au moyen d'épingles et de la suture entortillée, et les tissus sont soutenus par de fortes bandelettes agglutinatives, qui ont pour office d'empêcher l'écartement de la plaie et d'en favoriser la réunion par première intention. On recommande des fomentations froides sur la plaie, pendant un jour ou deux, dans ce même but, et l'on veille avec attention à ce qu'aucune cause d'expectoration, de toux, d'éternument, de vomissement, ne tourmente le malade pendant les premières quarante-huit heures, la rupture de la cicatrice pouvant en être la conséquence, ainsi que nous l'avons vu sur un de nos opérés, chez lequel du tabac pris par le nez était, pendant le décubitus dorsal forcé, descendu sur la luette et dans le pharynx.

Procédé de Chélius. — Chélius (*loc. cit.*, pag. 147, traduction de Reus et Deyler) décrit dans les termes suivants les indications particulières de ce procédé, dont il a tiré des avantages marqués. « Chaque fois » que le raccourcissement de la peau existe à un degré notable, et qu'il » y a une cicatrice très dure, il faut chercher à obtenir une cicatrice » suffisamment large, et raccourcir le diamètre transversal du bord » palpébral, qui, dans l'ectropion considérable, est ordinairement » allongé. »

La peau est incisée dans toute la largeur de la paupière aussi près que possible, et même au-delà du bord adhérent du cartilage tarse, jusqu'au tissu cellulaire sous-jacent; les lèvres de la plaie sont disséquées assez loin, pour ramener la paupière à sa direction normale. On divise au besoin les fibres de l'orbiculaire par quelques coups de bistouri donnés en travers; si l'on éprouve quelque difficulté à replacer convenablement l'organe, l'on enlève à coups de ciseaux les végétations et le boursoufflement de la conjonctive s'il en existe, puis on incise la commissure externe, pour empêcher, pendant quelque temps, toute action de l'orbiculaire. Lorsque cette incision est cicatrisée, elle produit la contraction de l'angle de l'œil, et agit, en quelque sorte, directement contre la cicatrice à laquelle elle est destinée à faire équilibre. La paupière est maintenue redressée, au moyen de deux anses de fil, placées sous la peau seulement, et fixées au front ou à la joue; et les plaies sont pansées avec de la charpie sèche ou un onguent adoucissant.

3° *Procédé d'Ammon.* — Il est réservé au cas d'ectropion reconnaissant pour cause une carie du rebord de l'orbite. On sait que souvent, à la suite de cette dernière maladie, la peau, en s'enfonçant dans la perte de substance, y contracte de fortes adhérences, et entraîne la paupière en la retournant. Il paraît, selon Stœber (*loc. cit.*, pag. 116), que ce procédé a été mis à exécution par son auteur avec une réussite complète. Il consiste à circonscrire l'adhérence au moyen d'une incision circulaire, à décoller, par la dissection, la lèvre la plus éloignée de la paupière, puis à attirer cette partie disséquée par dessus la cicatrice, qui reste en place, et à la réunir à la lèvre opposée. Les paupières sont maintenues rapprochées l'une de l'autre par des bandelettes, jusqu'à la cicatrisation.

Nous avons mis nous-même en pratique ce moyen, que nous ne savions point avoir déjà été imaginé avant nous, mais dans un autre but. Il s'agissait d'une jeune personne de quinze ans, singulièrement défigurée par une cicatrice profonde, placée au côté externe inférieur de l'orbite, et dont les parents voulaient à tout prix faire disparaître la difformité. Après quelques hésitations, justifiées par la crainte que nous avions de voir suppurer la plaie qui résulterait de l'opération même, nous exécutâmes le procédé de M. d'Ammon, non pas pour faire disparaître un ectropion, puisqu'il n'y en avait pas, mais pour masquer l'enfoncement désagréable qui avait suivi la cicatrisation de l'os carié. Nous ne fîmes point, comme le célèbre professeur de Dresde, une incision circulaire ; nous lui donnâmes la forme d'une feuille de myrte très allongée, afin de réunir plus facilement et plus exactement. Il n'y eut point de suppuration ; la carie ne reparut pas, et la jeune fille n'a plus aujourd'hui de difformité autre que la trace blanche linéaire de la cicatrice.

Quatrième variété. — Ectropion par maladies de l'orbiculaire. — Ces maladies sont nombreuses ; quelques unes exigent un traitement médical comme la paralysie qui est la conséquence d'affections cérébrales, comme certaines opththalmies, la photophobie chronique, etc., etc. ; les autres, un traitement chirurgical. Nous ne nous occuperons ici que des dernières, parmi lesquelles nous ferons figurer :

1° *La contraction spasmodique de l'orbiculaire ;*

2° *Le déplacement, vers le bord adhérent du tarse, de nombreux faisceaux de fibres musculaires ;*

3° *La division du tendon* soit par plaie, soit par maladresse dans l'opération de la fistule ou dans l'extraction des canules.

Lorsque les deux premières causes sont légères, on peut, dans quelques cas, les combattre par des moyens fort simples. Le spasme, par exemple, peut être avantageusement attaqué, soit par les antispasmodiques administrés à l'intérieur, soit par des applications locales de morphine, faites selon la méthode endermique, ou mieux encore au moyen de ponctions avec une lancette chargée d'une solution concentrée de cette préparation. Quant au déplacement des fibres de l'orbiculaire, qu'on reconnaît aisément à un plissement transversal de la peau et au renversement brusque de la paupière, lorsqu'après la réduction de l'ectropion on recommande au malade de fermer l'œil avec force, le déplacement, disons-nous, quand il est encore récent et léger, peut être guéri par une seule application de caustique (l'acide sulfurique), ou , ce qui est préférable, par l'excision d'une petite portion de peau dans un endroit rapproché du bord libre, et cette perte de substance cutanée qu'on pourrait au besoin produire au moyen d'une pince et de ciseaux, comme on le pratique dans l'entropion, ramène les fibres de l'orbiculaire plus près du bord ciliaire, et rend impossible le renversement de la paupière en dehors. Il est hors de doute pour nous que cette variété d'ectropion est très commune.

Si les contractions spasmodiques, qui sont beaucoup plus rares qu'on ne le pense généralement, ou le déplacement des fibres de l'orbiculaire, cas infiniment plus fréquent, résistent à ces moyens, on pourra en triompher par la division en travers des fibres placées au-delà du bord adhérent du tarse, soit selon le procédé du docteur Key (*the Lancet*, 5 novembre 1825), applicable surtout dans l'entropion, soit selon celui du docteur Cunier (*Annales d'oculistique*, vol. V, p. 264). Ces deux procédés, dont nous avons déjà parlé (voyez *Entropion*), consistent tous les deux à détruire, par une incision, les portions de l'orbiculaire tendues à la suite de contractions spasmodiques, ou déplacées par le relâchement sénile de la peau.

La division du tendon de l'orbiculaire, signalée par quelques auteurs comme cause d'entropion, et jugée incurable par quelques uns, peut être facilement guérie par l'application d'un bandage convenable maintenu en place pendant le temps nécessaire à la réunion de la solution de continuité. J'ai vu plusieurs fois la section du tendon maladroitement faite pendant l'opération de la fistule lacrymale ou l'extraction de la canule de Dupuytren, sans qu'il en résultât aucune trace d'ectropion ou aucun autre inconvénient sérieux.

Cinquième variété. — Ectropion par suite de tumeurs intra-oculaires ou situées dans l'orbite. — Cette maladie étant produite par des affections de nature diverse, parmi lesquelles figurent le phlegmon, le cancer, le fongus médullaire, les staphylômes, les tumeurs de toute nature de l'orbite, nous ne nous en occupons ici que pour rappeler qu'elle peut accompagner ces graves accidents.

<h2 style="text-align:center">ARTICLE XI.</h2>

<h3 style="text-align:center">Blépharoplastie.</h3>

Lorsque les paupières sont en partie détruites, qu'une perte de substance en a occasionné le raccourcissement, ou qu'elles présentent certaines difformités qui se rattachent à l'entropion ou à l'ectropion, il y a lieu de recourir à cette opération.

La blépharoplastie n'est déjà plus une opération nouvelle; dès avant 1817 Græfe l'avait mise en pratique avec succès, ainsi que le prouve son traité sur la rhinoplastie. Dzondi d'abord, puis M. Fricke en 1829, et presque aussitôt MM. Jüngken, Rust, Peters, Langenbeck, Blasius, en Allemagne; le professeur Hysern en Espagne; MM. Blandin, Velpeau, A. Bérard, Jobert de Lamballe en France, en firent de nombreuses applications. Cependant, et quelle que soit la valeur de cette ingénieuse opération, on doit se hâter de dire qu'on semble en général en avoir attendu plus que raisonnablement elle ne pouvait donner; que, dans la plupart des cas, elle diminue la difformité, mais qu'elle ne peut la faire complétement disparaître, surtout lorsqu'elle est exécutée sur la paupière supérieure, et à cause des mouvements dont est doué cet organe; que ces mouvements ne peuvent être conservés qu'à la condition que l'orbiculaire et l'élévateur ont été épargnés; qu'enfin elle ne sert le plus souvent qu'à protéger l'œil, mais en même temps le masque, et que le malade se trouve alors dans les conditions, à part la difformité des cicatrices, de celui qui aurait été atteint d'une blépharoplégie. Ces quelques réflexions suffisent pour faire reconnaître que, la blépharoplastie étant une opération dont les résultats sont souvent peu brillants même entre les mains les plus habiles, il n'y a lieu d'y recourir que lorsque le malade doit en retirer un véritable avantage; de plus, elle exige de longues incisions, une dissection minutieuse de grandes surfaces, l'application de beaucoup de sutures; elle est très fréquemment suivie d'érysipèles, et a plus d'une fois compromis la vie des malades, circonstances qui certes ne doivent point empêcher le chirurgien de la pratiquer, mais qui lui imposent le devoir d'en réserver l'application aux seuls cas où elle est rigoureusement indiquée.

On pratique la restauration des paupières par de nombreux procédés, qui varient selon les cas particuliers auxquels ils s'appliquent. Tous peuvent être rapportés à l'une des trois méthodes qui ont reçu le nom d'*extension*, d'*inclinaison* ou de *torsion* du lambeau.

1° MÉTHODE PAR EXTENSION DU LAMBEAU. — *Procédé de Jones.* — Ce procédé est remarquable par sa simplicité, et doit par cela même donner de beaux résultats; malheureusement il est d'une application moins générale que les suivants. Après avoir enlevé les cicatrices, lorsqu'il en existe, et régularisé les bords de la solution de continuité, on commence par pratiquer deux incisions, qui partant des extrémités des paupières malades, vont se réunir sous un angle plus ou moins ouvert du côté du front ou de la pommette, suivant que l'opération est pratiquée sur la paupière supérieure ou sur l'inférieure. Cela fait, on détache le lambeau en partie, en commençant la dissection par le sommet, et l'on s'arrête, lorsqu'on est arrivé à la moitié de sa hauteur; ensuite on le ramène sur le devant de l'œil, par une traction convenable. Il résulte de cette traction que toute la portion disséquée se déplace, qu'au-dessus du sommet il reste une plaie qu'on ferme par des points de suture, et que le lambeau ne peut plus reculer.

2° MÉTHODE PAR INCLINAISON DU LAMBEAU. — *Procédé de Dief-fenbach.* — L'excision des cicatrices ayant été faite comme dans le procédé précédent, on les remplace par une plaie régulière. On taille ensuite un lambeau de largeur convenable, aux dépens de la peau de l'un des côtés de la nouvelle plaie, comme le fit M. Dieffenbach en 1835, dans le service de M. Lisfranc, à la Pitié, sur le nommé Mayer. (*Gazette des Hôpitaux.*) Cet homme, âgé de quarante-huit ans, était atteint d'un cancer, qui avait déjà complétement détruit la paupière; l'œil n'était plus couvert qu'à moitié, et les vaisseaux du bulbe et de la conjonctive offraient une altération très marquée. Avec un couteau très petit et effilé, M. Dieffenbach commença par faire une incision semi-lunaire à la conjonctive, en circonscrivant le bord orbitaire inférieur. Ceci étant fait, il saisit ce lambeau avec un petit crochet, le souleva vers le bulbe, puis fit partir deux incisions, venant de l'angle interne et de l'angle externe de l'orbite, jusqu'à l'os malaire, et se réunissant en forme de V. Ce lambeau fut disséqué et excisé en entier, puis le chirurgien pratiqua une troisième incision, allant horizontalement de l'angle externe de la solution de continuité jusqu'à la tempe. Par une quatrième incision, suivant la direction de la branche externe du V, il disséqua et isola ce lambeau, en conservant autant que possible une couche de tissu cellulaire, et il le ramena là où existait l'ancienne paupière, en l'y maintenant par des points de suture convenablement placés : il recouvrit les plaies de la tempe par un pansement convenable. Cette opération eut, dit-on, un plein succès, et il paraîtrait que quelque temps après M. Carron serait parvenu par ce procédé à restaurer une paupière en partie détruite, et à la placer dans des conditions convenables pour maintenir un œil artificiel.

3° MÉTHODE PAR TORSION DU LAMBEAU. — *Procédé de Fricke.* — L'observation suivante de l'auteur donne une bonne description de ce procédé.

Hermann George Wagener, tonnelier de Lubeck, âgé de soixante-trois ans, robuste et vigoureux, fut reçu à l'hôpital général de Hambourg, le 27 février 1829, pour y être traité d'une brûlure très considérable de la face et des membres supérieurs, etc.

La paupière supérieure gauche se trouvait par suite totalement renversée en dehors; il y avait à peine deux lignes d'espace entre le bord de la paupière et les sourcils. La destruction avait porté sur le muscle orbiculaire, et la cicatrice s'étendait jusqu'à la conjonctive. Cette membrane était renversée en dehors, et formait une tumeur considérable d'un rouge foncé à travers cette ouverture, etc. La blépharoplastie fut résolue.

« Tout étant disposé, je fis, dit M. Fricke, avec un scalpel pointu, une incision médiocrement profonde dans le milieu du reste de la paupière supérieure, entre le bord de l'orbite et le bord de cette paupière ; cette incision commençait à environ deux ou trois lignes de distance de l'angle interne de l'œil, à une ligne et demie au-dessus du bord de la paupière supérieure. Faisant alors écarter les bords de la plaie par un aide, je finis l'incision, qui s'étendait en forme d'arc, à la distance indiquée du bord palpébral supérieur, en la conduisant depuis le point où je l'avais commencée jusqu'à environ deux lignes au-delà de l'angle externe de l'œil : cette incision ne divisait que la peau. Je séparai ensuite le tissu cellulaire, et divisai les fibres musculaires dégénérées et contractées jusqu'à la conjonctive, qui fut ainsi mise à découvert. L'incision étant achevée, les deux bords de la plaie s'écartèrent l'un de l'autre en laissant un intervalle de plusieurs lignes, et la paupière supérieure s'abaissa. Je m'occupai alors de tailler le lambeau de peau, dont l'étendue et la direction furent déterminées préalablement sur la région fronto-temporale. Le lambeau formé à côté de l'angle de l'œil avait son bord externe dans la région temporale, à la distance d'environ huit à dix lignes de la commissure externe : son bord interne était peu éloigné du premier. Le sommet du lambeau était situé à la région frontale, à dix ou douze lignes du bord sus-orbitaire, etc. »

Les bords de la plaie de la paupière ayant été écartés modérément, le lambeau de peau fut ramené sur la plaie et y fut appliqué, etc. Il y eut guérison.

M. Fricke continue ainsi : « Nous avons dit que la paupière inférieure était également affectée d'un léger renversement. Une incision pratiquée à quelques lignes au-dessous du bord de cette paupière, s'étendant depuis l'angle interne de l'œil presque jusqu'à l'angle externe, et qui divisait la peau et le tissu cellulaire, procura la guérison complète de cet entropion. On plaça entre les bords de la plaie quelques fils de charpie, enduits de baume d'arcée. »

L'auteur nous apprend ensuite que la tache de la cornée, qui avait fait après l'opération des progrès, s'est ensuite complétement dissipée, et que le malade se trouva guéri le 16 juin, six semaines après la première opération sur la paupière supérieure. (Ph. Rigaud, *Anaplastie*. Paris, 1841.)

ARTICLE XII.

Trichiasis, ou renversement des cils.

Le trichiasis est une affection dans laquelle les cils, déviés par une cause quelconque de leur direction naturelle, viennent se mettre en contact avec la muqueuse oculaire ou la cornée. Cette maladie se distingue de l'*entropion*, affection dans laquelle les cils sont également dirigés contre le globe, en ce que, dans cette dernière maladie, le tarse est contourné, en totalité ou en partie, en dedans du côté de l'œil, tandis que dans le trichiasis ce cartilage occupe sa direction normale et conserve sa forme naturelle. C'est Celse qui, le premier, a distingué les deux affections l'une de l'autre. Le plus souvent une seule rangée de cils est tournée vers le globe (*trichiasis*); quelquefois, cependant, on en remarque deux (*distichiasis*) et même trois (*tristichiasis*). Cette disposition particulière des cils sur un double ou un triple rang, niée par un grand nombre de chirurgiens, observée par beaucoup d'autres, ne présente rien d'extraordinaire, puisque, selon les observations anatomiques de Winslow et d'Albinus, les cils n'offrent aucune régularité dans leur implantation. Le distichiasis n'est donc point toujours produit, ainsi que le supposait Maître-Jean, par la présence de très petites tumeurs dans l'épaisseur des paupières, et qui, placées les unes en dedans, les autres en dehors, et pressées les unes contre les autres, entraîneraient les cils dans ces diverses directions. Nous verrons, cependant, à l'article *Blépharite glandulaire*, que cette opinion est quelquefois très fondée. Albinus, Quadri, ont observé trois et même quatre rangées de cils; nous en avons rencontré nous-même d'assez nombreux exemples.

Le trichiasis attaque, en général, beaucoup plus fréquemment la paupière inférieure que la supérieure ; on en admet plusieurs variétés: il est quelquefois total, alors les cils sont tous tournés vers le globe; dans d'autres cas il est partiel, et alors la mauvaise direction des cils ne porte que sur quelques uns de ces poils ou même sur un seul. On peut encore admettre une autre division du trichiasis : les cils dont la pointe tourmente le globe, naissent, les uns de la ligne ordinaire, les autres plus en dedans sur l'arête interne du tarse, et à travers la muqueuse. De là le trichiasis partiel ou général par *direction vicieuse simple*, et le trichiasis partiel ou général par *implantation vicieuse*. Le plus ordinairement les poils qui, dans la seconde variété, traversent la muqueuse, sont pâles, faibles, maladifs, assez souvent difficiles à reconnaître, et naissent, selon Paul d'Égine, de bulbes surnuméraires, développés sur le bord libre interne. On en voit aussi sur la caroncule, sur la cornée, et sur des végétations de la conjonctive, etc., etc. (Voyez *trichiasis de la caroncule lacrymale*.)

ÉTIOLOGIE. — Les causes du trichiasis sont très nombreuses ; les suivantes doivent surtout être notées : l'inflammation du bord libre de la paupière à la suite de blépharites glandulaires, la boursouflure de la conjonctive, l'ulcération de la marge des paupières, l'existence de trajets fistuleux dans les conduits des glandes de Méibomius, les brûlures, certaines cicatrices à la suite de coups, de blessures, ou après l'enlèvement de certaines tumeurs; la psorophthalmie, selon quelques auteurs; le relâchement de la peau, selon M. Alessi ; la déviation des bulbes des cils, et, selon le même auteur, le raccourcissement du tarse à la suite d'une suppuration des glandes qu'il renferme, etc. On pourrait ajouter encore l'hypertrophie de ce cartilage. Le trichiasis survient aussi quelquefois sans qu'aucune maladie ait précédé ; des poils, avons-nous dit, se développent ailleurs que sur la rangée normale, et se divisent sur le globe. Les bulbes existent-ils déjà avant la maladie? Telle est l'opinion de Quadri, que rejettent Andreæ et quelques autres, et qu'il nous semble raisonnable d'admettre, avec M. Vidal (de Cassis), qui soutient cette opinion avec une grande justesse de raisonnement, en comparant l'apparition de ces cils nouveaux à la naissance de rangées de dents surnuméraires qu'on voit chez certains individus.« On ne remarque pas ces poils, dit-il, chez l'enfant (1) ; ils apparaissent quelquefois chez l'adulte, au moment où le système pileux prend un grand développement.... De même que, chez certains sujets, on voit naître une double rangée de dents, chez ceux-ci on voit pousser une double rangée de cils. Comme il peut pousser des dents, non seulement sur le rebord alvéolaire et avec des inclinaisons différentes, mais encore sur tous les points de la portion dure du palais, il pousse des cils, non seulement sur les bords palpébraux, mais encore sur tous les points de la muqueuse oculaire et sur les productions de ces membranes. » Des faits cités par Paul d'Égine, Wardrop, Monteath, Carron du Villards, ceux que nous avons observés nous-même confirment cette manière de voir.

SYMPTÔMES. — Presque tous les accidents qui accompagnent le trichiasis ont été décrits à l'article *Entropion ;* nous n'y reviendrons pas. Nous ajouterons seulement que des ophthalmies rebelles à tout traitement ne reconnaissent souvent pour cause que la déviation d'un ou de plusieurs cils pâles, maigres, difficiles à voir, encore plus difficiles à sai-

(1) **Vidal** (de Cassis), *Pathologie externe*, tom. **III**, pag. **518**.

sir, et dont on ne constate souvent la présence, d'après Sanson, que lorsqu'on voit qu'une strie muqueuse est tendue de la marge palpébrale au globe. Selon cet auteur, on est à peu près certain de trouver un de ces pseudo-cils au milieu de cette strie de mucosité. Presque toujours le trichiasis, si on ne le guérit promptement, détermine l'inflammation, l'ulcération de la cornée, le pannus; le plus ordinairement il se complique d'entropion, lorsqu'il existe depuis longtemps, et devient presque toujours la cause d'une cécité complète; on a même noté la dégénérescence cancéreuse du globe. Lorsque l'œil ne se perd pas à la suite du trichiasis, le malade peut conserver, surtout s'il est jeune, une courbure vicieuse de la tête et de l'épaule produite par l'habitude de regarder les objets en inclinant la tête et le cou d'une manière désagréable; cette remarque a été faite par l'illustre chirurgien de Pavie (1).

TRAITEMENT. — Il est toujours chirurgical. Quelques uns des moyens indiqués pour la cure de l'entropion et de la chute de la paupière, sont applicables aux trichiasis, particulièrement à celui qui reconnaît pour cause le relâchement de la peau, et à celui qui est le résultat d'une direction vicieuse des poils implantés sur la ligne ordinaire. On se rappelle que ces moyens consistent dans la cautérisation de la peau avec l'acide sulfurique, ou, ce qui est infiniment mieux (Paul d'Egine, Scarpa, Ware, Köhler), dans l'excision transversale d'un repli cutané. Dans l'entropion, ce repli doit être assez large; dans le trichiasis, au contraire, et surtout dans la variété de trichiasis dont nous parlons, c'est-à-dire le trichiasis par direction vicieuse simple, il peut être de petite étendue et produire un redressement convenable. Ce n'est qu'exceptionnellement qu'il nous est arrivé d'être obligé de combiner l'excision transversale avec l'excision verticale, si vantée pour l'entropion par M. Lisfranc, d'après le procédé de M. Janson, et d'obtenir ainsi un résultat très favorable. Le procédé suivant, que nous avons très souvent mis en pratique, réussit parfaitement, s'exécute en un instant et n'oblige les malades à aucun traitement consécutif.

Procédé applicable à la guérison du trichiasis partiel par simple direction vicieuse des cils. — Lorsque quelques cils seulement sont dirigés contre le globe, et que l'arrachement en a été répété plusieurs fois sans résultat, on soulève, fig. 7, sur une double érigne à strabisme A, un petit pli de la peau de la paupière, aussi près que possible du bord libre, en ayant soin de n'engager sur l'instrument que la quantité de peau qui doit être excisée. Cela fait, on glisse sous l'érigne le tranchant d'un couteau à cataracte, et l'on enlève un petit lambeau de

1. Scarpa. *loco citato*. page 95.

peau ovalaire, représenté dans la figure par la lettre B. Il s'écoule quel ques gouttes de sang, et dès le lendemain, la lèvre supérieure de la

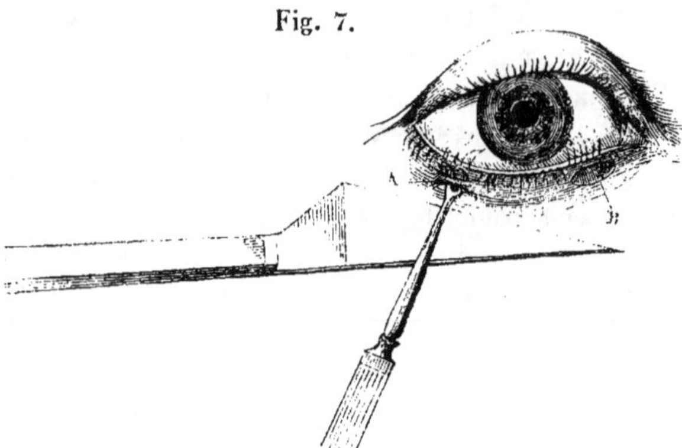

Fig. 7.

plaie, s'inclinant vers l'inférieure, entraîne avec elle les cils déviés, et les éloigne du globe. Cette opération très simple, d'une exécution facile, est sans aucun inconvénient pour le malade, et peut être répétée sur plusieurs endroits de la même paupière. Jamais jusqu'ici je ne l'ai vue échouer.

Indépendamment des moyens dont nous venons de parler pour le traitement du trichiasis, il en est d'autres très nombreux, parmi lesquels on emploie très souvent :

1° *Le redressement forcé* des cils, ou réduction ;

2° *L'arrachement simple* ;

3° *L'arrachement* avec cautérisation ;

4° *La cautérisation* sans arrachement ;

5° *L'extirpation* des bulbes des cils déviés ;

6° *L'extirpation* d'une partie de l'épaisseur du bord palpébral en regard des cils déviés ;

7° *L'extirpation* de la marge des paupières dans toute son épaisseur.

Tous ces procédés, dont les cinq derniers ne peuvent s'appliquer qu'au trichiasis par *implantation vicieuse des cils*, modifiés les uns les autres par les différents chirurgiens qui les ont employés, prouvent mieux que tous les raisonnements combien dans quelques cas particuliers le trichiasis est rebelle, et combien le traitement de cette affection présente de difficultés.

1° *Redressement forcé des cils, ou réduction.* — Replacer les cils dans leur direction naturelle, tel est le but qu'on se propose ici. Héraclide conseillait de renverser les cils en dehors, et de les maintenir au moyen de bandelettes agglutinatives. Rhazès vantait aussi ce moyen, et proposait encore de friser les cils avec un fer chaud, de manière à en tourner la pointe sur elle-même et en dehors. Sanson et M. Riberi ont attaché les cils déviés au moyen d'un fil collé sur la joue, ou noué aux cils voisins placés dans leur direction naturelle, et paraissent avoir réussi. Le dernier de ces auteurs rapporte l'histoire d'une demoiselle qu'il a guérie de cette manière ; le poil était contourné sur lui-même du côté de l'œil, et y entretenait une irritation continuelle.

La réduction des cils est loin d'être facile au moyen de bandelettes agglutinatives, surtout lorsqu'il s'agit de la paupière supérieure, à cause de ses mouvements, qui plissent bientôt la bandelette, et laissent ainsi les cils reprendre en liberté leur direction vicieuse. Les fils s'appliquent assez facilement à la paupière inférieure, et sont, comme les bandelettes, mal supportés à la paupière supérieure et pour le même motif. Il faut, si l'on opère sur cette dernière paupière, attacher, comme le conseille Riberi, les cils déviés aux cils convenablement dirigés. La réduction des cils ne s'applique qu'aux seuls cas de trichiasis par direction vicieuse, sans implantation anormale. Cette maladie est très souvent, ainsi que j'ai eu occasion de le dire plus haut, consécutive aux ophthalmies chroniques et aux blépharites glandulaires.

2° *Arrachement simple.*—D'après Galien, ce serait Popius qui l'aurait pratiqué le premier. Ce moyen est le plus souvent palliatif, quelquefois cependant il est curatif. On pratique cette petite opération avec une pince à épiler, connue sous le nom de pince à trichiasis de Beer ; les branches de cet instrument se terminent par des surfaces plates, qui se mettent dans un rapport exact lorsqu'on les rapproche l'une de l'autre. Il est bon, pour s'assurer que l'instrument est bien fait, d'en rapprocher les branches en les plaçant entre l'œil et la lumière ; on reconnaît souvent ainsi qu'elles ne s'appliquent point exactement l'une sur l'autre, et ne pourraient servir à l'extraction de ces cils pâles et courts, si difficiles à voir et à saisir. L'arrachement des cils est très simple : après avoir renversé le bord palpébral sur lequel des poils sont déviés, et après l'avoir examiné dans toute son étendue, on saisit isolément chaque cil près de sa base, et on l'arrache au moyen d'une traction un peu brusque. Le poil ne se brise en général, dans cet effort, qu'autant que les surfaces aplaties de la pince ne sont point assez larges. Lorsque la traction est lente et progressive, on augmente la douleur du malade en la prolongeant ; le globe s'injecte davantage, des larmes ruissellent sur les doigts de l'opérateur ; la paupière glisse, et le patient, qui est pris souvent d'éternuments, se refuse à continuer, si on ne lui permet pas de prendre du repos.

Lorsque l'arrachement des cils est terminé, des lotions d'eau froide ou légèrement astringente suffisent pour faire disparaître l'irritation, souvent assez vive, que produit l'arrachement. Aussitôt que les poils extraits reparaissent, on les saisit de nouveau avec la pince, car ils irritent d'autant plus le globe qu'ils sont plus courts. Il arrive quelquefois, mais cela est malheureusement assez rare, que ces poils arrachés plusieurs fois ne reparaissent plus, probablement parce que le bulbe, en quelque sorte épuisé, ne végète plus ; cette terminaison heureuse a été remarquée par Callisen (1) , par Beer (2), par Rowlley (3) , surtout chez les enfants.

Lorsque les poils repullulent malgré l'arrachement répété, on a combiné ce moyen avec la cautérisation.

3° *Arrachement des cils avec cautérisation des bulbes.* Ce moyen a été mis en pratique par Celse, Rhazès, Paul d'Egine, Ambroise Paré, Dionis. Le premier renversait la paupière , enfonçait une aiguille rougie au feu le long de la marge palpébrale , dans la direction des bulbes des cils déviés , et répétait cette opération autant de fois que le besoin l'exigeait. Les autres arrachaient les cils et détruisaient les bulbes au moyen d'un fer rouge.

Delpech (4) recommande le cautère actuel dans cette maladie ; et certes l'application du feu de la manière qu'il l'indique est de beaucoup préférable à la plupart des autres moyens imaginés pour la cure d'un grand nombre de trichiasis. Il se borne à promener lentement d'un angle à l'autre, sur la peau palpébrale et près de la ligne cilifère, un cautère en fer de lance, chauffé à blanc. La commissure externe est tirée vers la tempe par un aide, dont les doigts sont entourés de linges mouillés ; le globe est protégé convenablement par l'introduction d'une plaque. La peau , les fibres de l'orbiculaire sont détruits, le fond de la plaie est formé par le cartilage qui suppure, et bientôt les lèvres de la plaie, entraînées l'une vers l'autre par la cicatrisation , se rapprochent ; la supérieure imprime ainsi aux cils déviés un mouvement de bascule, d'arrière en avant, qui les éloigne du globe.

Malheureusement, le cautère actuel prédispose quelquefois à l'ectropion, surtout quand il est appliqué sur une surface trop large.

Procédé de M. Champesme. — Dans ces derniers temps , M. Champesme a essayé de modifier la cautérisation avec le fer chaud, et a imaginé un instrument que l'illustre Ambroise Paré avait décrit longtemps avant lui. Le cautère de M. Champesme est une modification de cautère connu sous le nom de *tête de moineau ;* c'est une boule d'acier sur laquelle est fixée une aiguille très fine. La boule, chauffée à blanc, forme une sorte de réservoir de la chaleur transmise à l'aiguille, qu'on enfonce dans un ou plusieurs bulbes , qui sont détruits ainsi en entier.

Ainsi que le fait remarquer M. Carron du Villards, il est difficile de porter le cautère actuel exactement sur le bulbe, et souvent le chirur-

---

(1) Callisen , *Elementa chir. hodiernæ* , t. II.
(2) Beer, *loco citato.*
(3) *Diseases of the Eye.*
(4) Delpech , *Clinique chirurgicale de Montpellier.*

gien manque complétement le but. Ce procédé est rarement mis en pratique aujourd'hui, malgré les éloges de Demours et de Lisfranc, qui avaient été chargés de faire sur le travail de M. Champesme un rapport à l'Académie de médecine (1).

Procédé de Solera (2). — Ce chirurgien italien n'emploie pas le feu; c'est à l'aide de la potasse caustique, taillée en petits crayons, qu'il détruit les bulbes des cils. La cautérisation est pratiquée avec un de ces crayons, qu'on porte sur la peau palpébrale, à deux millimètres du bord ciliaire et parallèlement à sa direction; la potasse demeure en contact avec les téguments jusqu'à ce qu'une escarre suffisante soit obtenue. Ensuite, des compresses d'eau vinaigrée sont appliquées sur les paupières, pour s'opposer à la réaction. Il faut bien se garder, lorsqu'on met en pratique ce procédé, de ne pas surveiller sévèrement l'action du caustique; car il pourrait arriver que non seulement les paupières, mais le globe même fussent détruits, comme cela est arrivé chez une pauvre femme traitée à l'hôpital Saint-Louis. (*Lancette*, 1830.)

Parmi les auteurs qui ont vanté les caustiques, nous trouvons Saint-Yves, Acrel, Callisen, Richter. Tous employaient de préférence le nitrate d'argent : les deux derniers avaient retiré quelques bons avantages de l'ammoniaque.

Le procédé de Solera est applicable aux trichiasis par vice de direction simple et partiel. L'excision de la peau selon notre procédé est plus sûre, et n'entraîne aucun danger.

4° *Cautérisation des bulbes sans arrachement des cils. — Procédé de Carron du Villards.* — Frappé de la difficulté que le chirurgien rencontre dans l'application du procédé de M. Champesme, difficulté qui consiste à porter exactement l'aiguille du cautère dans le bulbe, M. Carron a imaginé le procédé suivant : « On peut agir sur un ou plusieurs poils à la fois. On enfonce dans chaque bulbe, en suivant la direction du cil, une épingle d'entomologiste : on doit au moins pénétrer à une ligne et demie; puis, lorsque toutes les épingles sont implantées, on les réunit ensemble par un petit nœud de fil d'argent bien recuit, et on saisit le groupe avec un fer à papillottes rougi à blanc; immédiatement les épingles blanchissent, les bulbes et leurs produits sont détruits. Pour que l'œil ne ressente aucun effet, on applique sur lui plusieurs doubles de papier gris trempé dans l'eau, et on les maintient en place avec une cuillère à bouche en métal, et mieux encore en bois (3). »

Ce procédé, applicable à diverses espèces de trichiasis, est loin, selon nous, qui l'avons employé avec tout le soin possible, de présenter une

<hr>

(1) *Revue médicale française*. 1826.
(2) *Archives générales de médecine*, tom. **XXI**, pag. 418.
(3) Carron du Villards, *loc. cit.*, t. I, p. 307.

exécution aussi facile que semble l'indiquer son auteur. Il occasionne beaucoup de douleur, et met le malade, pour peu qu'un assez grand nombre d'épingles doivent être implantées, dans un état de surexcitation très pénible. Ces épingles, en outre, ne sont maintenues introduites qu'avec difficulté, et il arrive assez souvent que l'une ou plusieurs s'échappent au moment où on les réunit au moyen du fil d'argent. Un autre inconvénient que présente ce procédé, c'est que le chirurgien ne peut mesurer la somme de calorique qu'il concentre sur l'organe malade, et qu'une grande quantité de tissu peut être détruite vers le bord libre de la paupière, qui présente ensuite des inégalités plus ou moins profondes. C'est là au moins ce qui nous est arrivé, malgré toutes les précautions que nous avons prises; une malade eut une rechute, et, qui pis est, un coloboma de deux millimètres de profondeur.

5° *Extirpation des bulbes des cils déviés. — Procédé de Vacca Berlinghieri.* — Après avoir compté les cils déviés, on trace à l'encre, en dehors, sur la paupière, et à la distance de 1 millimètre, un trait parallèle à la direction de son bord. On place sous la paupière, et un aide tient fixée, la plaque en cuillère de Beer, de telle sorte que dans sa rainure soit logé le bord libre, et que la convexité de cet instrument soit tournée en avant. Deux petites incisions verticales, comprenant la peau et le muscle orbiculaire, sont pratiquées; elles doivent tomber sur les extrémités du trait d'encre, sur lequel on conduit une troisième incision qui joint les deux premières. On soulève et on dissèque ce lambeau en le relevant sur le bord libre, et au moyen de pinces on saisit chacun des bulbes des cils divisés qu'on excise ensuite au moyen des ciseaux ou du bistouri.

Ce procédé, imaginé par Vacca pour la guérison de quelques trichiasis partiels, et qui a réussi à Sanson malgré la difficulté d'exécution que ce professeur y a reconnue, a été appliqué avec succès, par M. Flarer de Pavie, à des trichiasis généraux.

Le procédé de Vacca n'est pas applicable à tous les trichiasis; cependant il peut rendre de bons services dans quelques cas assez nombreux de renversement des cils. Le pansement est des plus simples; il consiste à replacer le lambeau et à le maintenir en place au moyen d'une bandelette de taffetas gommé. Il est bon, lorsqu'on n'est pas certain d'avoir extrait tous les bulbes des cils déviés, de cautériser vigoureusement, avec le nitrate d'argent, toute la portion palpébrale quadrilatère dénudée, afin de s'opposer à la reproduction de quelques cils.

Une modification très légère a été apportée au procédé de Vacca par M. Pétrequin de Lyon (1): il pratique, comme le chirurgien italien,

(1) *Gazette médicale de Paris,* n° 12, 1834; *Annales d'oculistique,* 3ᵉ volume suppl., pag. 51.

près des cils , à une demi-ligne de la marge palpébrale , une incision transversale, et tombant sur deux incisions verticales; mais il ajoute une quatrième incision, dans le sens transversal, et emporte avec un petit lambeau de peau quadrilatère les bulbes des poils déviés : la cicatrice est plus forte et le renversement en dehors plus complet.

Ce procédé aurait l'avantage de relever les cils et de les éloigner du globe si l'on n'enlevait point tous les bulbes. Il ressemble beaucoup, pour le manuel, au procédé de Jæger.

6° *Extirpation d'une partie de l'épaisseur du bord palpébral. — Procédé de Jæger.* — La paupière est tendue convenablement sur une plaque de corne ; l'opérateur tire d'un angle à l'autre, à 3 millimètres du bord libre, un trait de bistouri, comprenant la peau et le muscle. A petits coups de bistouri ce lambeau cutané est détaché, et avec lui les bulbes ciliaires ; le tarse doit être exactement mis à nu. Si quelques bulbes restaient encore, on les enlèverait à coups de ciseaux.

7° *Extirpation totale ou partielle de la marge palpébrale dans toute son épaisseur.* — De tous les procédés c'est le plus simple; mais il laisse une difformité incurable et souvent des plus choquantes, surtout lorsque toute la marge palpébrale a été enlevée. Béclard enlevait ainsi d'un coup de ciseaux tout le bord libre des paupières renversées ; M. Gerdy pratique aujourd'hui cette opération, et publie, dans le *Journal de chirurgie* de M. Malgaigne, des observations de cas de trichiasis guéris de cette manière. Le point lacrymal seul est ménagé ; les bords de la paupière se redressent, et la difformité va toujours diminuant. Dupuytren opérait ainsi les carcinômes bornés à la marge des paupières, et l'excavation semi-lunaire qui résultait de la perte de substance, disparaissait peu à peu. J'ai réussi plusieurs fois dans les mêmes conditions.

Lorsque le trichiasis général a résisté à des moyens qui laissent moins de traces, c'est évidemment la seule chose qui reste à faire ; mais le malade devra être prévenu de la difformité qui résultera de l'opération. M. Tyrrel se déclare partisan de ce procédé ; Sanson n'a point voulu le mettre en pratique. Je l'ai répété avec succès.

Si le trichiasis partiel a résisté, et s'il est de peu d'étendue, Schreger, et non pas Jæger, comme le croit M. Mackensie, propose l'excision en V de la partie de la paupière sur laquelle sont implantés les cils déviés. Chélius vante cette opération. On n'oubliera pas que W. Adams l'a surtout appliquée à l'*ectropion*. (Voyez ce mot.)

ARTICLE XIII.

Trichiasis de la caroncule lacrymale.

Les cils surnuméraires se développent aussi bien sur la caronucle lacrymale que sur le bord des paupières. Ces cils sont ordinairement
blanc-jaunâtre, faibles, maladifs et en petit nombre; quelquefois cependant ils sont nombreux, de couleur noire, et forts. Il est bon, lorsqu'un malade est atteint d'une ophthalmie chronique, de se servir d'une
forte loupe pour examiner avec soin la caroncule; on y trouve souvent la
cause de la maladie. Le trichiasis de la caroncule est connu depuis longtemps: Albinus, Morgagni, en ont cité des exemples; il s'en est présenté
un à notre clinique, en août 1844. La maladie avait été prise pour un
commencement d'inflammation des voies lacrymales; les cils arrachés,
la maladie n'a plus reparu. Une ophthalmie chronique peut être entretenue par un cil qui se serait introduit par le point dans le conduit des
larmes; fait que j'ai constaté une seule fois, et qui a été observé par
M. Riberi, qui en cite un exemple, et par Dupuytren, qui en a vu un cas.
On a constaté encore la présence de poils sur la conjonctive ou sur des
végétations de cette membrane (Himly); on en a vu aussi s'élever de la
cornée (Wardrop, de Gazelles, Demours). Sur un chien, que M. Bouley,
professeur de pathologie interne à Alfort, me destinait, et que malheureusement un infirmier fit disparaître, un faisceau de poils très nombreux s'élevait du centre de la cornée; ces poils avaient une longueur
telle, qu'ils dépassaient de beaucoup le bord libre des paupières, et formaient une sorte de pinceau assez fort. L'animal pouvait se conduire en
inclinant la tête d'une manière particulière.

Le trichiasis de la caroncule lacrymale ne peut être détruit autrement
que par l'arrachement des cils surnuméraires, répété autant de fois que
cela est nécessaire; la cautérisation et l'excision de la caroncule ne nous
paraissent devoir être pratiquées dans aucun cas.

ARTICLE XIV.

Absence, canitie, chute des cils et des sourcils.

L'absence des sourcils est rarement congénitale; le plus souvent elle
est produite par diverses maladies, telles par exemple que les affections
herpétiques ou syphilitiques, la blépharite glandulaire, les plaies, les
brûlures avec perte de substance; la vieillesse, la présence de certains
parasites amènent souvent aussi la chute de ces poils. Une émotion mo-
rale très vive peut donner le même résultat. Un homme de trente-cinq ans
que j'ai eu l'occasion de voir bien des fois, apprenant, dans une ville peu

éloignée de Paris, la nouvelle de la révolution de juillet 1830, fut pris
d'un tel saisissement et d'une si grande douleur à la pensée que sa femme
et ses enfants avaient peut-être péri, que les poils de son corps tom-
bèrent et ne reparurent plus dans la suite. La lumière le gênait un peu
depuis la perte des sourcils et des cils, et il s'en garantissait au moyen de
lunettes bleues.

Les cils, de même que les sourcils, tombent souvent à la suite des
maladies ou des accidents dont nous venons de parler. Les blépharites chroniques, la variole, le tylosis, les ulcérations du bord des
paupières, consécutives à certaines inflammations, détruisent souvent
aussi les bulbes de ces poils.

Il arrive que les sourcils et les cils, comme les cheveux, blanchissent
par la vieillesse; quelquefois cependant ces poils présentent une couleur blanche très prononcée dès la naissance. Je n'en ai vu qu'un seul
exemple chez un soldat qui était venu me consulter pour une affection
des paupières; la moitié externe du sourcil gauche était blanche depuis son enfance, le reste parfaitement noir; les cils étaient à l'état
normal.

Lorsque la chute des sourcils et des cils est accidentelle, le malade
se plaint d'une certaine gêne dans les yeux, particulièrement lorsqu'il
s'expose à une lumière un peu vive; ces organes sont plus sujets à s'enflammer par ce motif, et aussi parce qu'ils sont plus exposés à l'action
des corps légers flottant dans l'air. La sueur qui ruisselle du front, et
qui n'est plus arrêtée par les poils du sourcil, en s'introduisant plus
aisément sur la muqueuse, devient aussi, selon la plupart des auteurs,
une cause d'irritation.

Garantir l'œil contre la lumière trop vive et l'action des corps étrangers, tels que la poussière, au moyen de lunettes bleues; appliquer des
topiques convenables, tels que le précipité rouge ou blanc en pommade;
prescrire des onctions d'onguent napolitain dans le cas où la madarose
reconnaîtrait pour cause la présence de parasites, etc., voilà tout le traitement de cette affection.

ARTICLE XV.

Contusions et plaies des paupières et des sourcils.

On trouve dans les auteurs une grande quantité de faits qui prouvent
que des violences portées sur les sourcils et les paupières peuvent déterminer la cécité immédiatement après le coup ou au moment de la cicatrisation qui le suit. Les uns expliquent le phénomène de l'amaurose par
la blessure des nerfs frontaux, sourciliers, sous-orbitaires et naso-
palatins (Petit de Namur, Rognetta), les autres par la commotion de la

rétine (Mackensie, Tyrrel, Vidal (de Cassis). Les chutes sur le sourcil (Morgagni), un léger coup au même endroit (Valsava, coup-de-bec de coq), une plaie légère (Lawrence), un coup de feu (Voltaire, Baudens), un coup de fleuret (Vicq d'Azyr, Carron du Villards, Sabatier, Platner), ont produit la cécité permanente ou temporaire, ou la perte de la raison (V. Rognetta). Cependant les blessures de ces organes sont loin d'être toujours aussi dangereuses que les faits rapportés par ces auteurs pourraient le faire supposer. J'ai observé dans les hôpitaux de Paris bon nombre de plaies du sourcil sans qu'il en fût résulté aucun accident du côté de l'œil. M. Vidal (de Cassis) rapporte des faits d'où il résulte que les nerfs frontaux avaient été évidemment coupés, et cependant l'œil fonctionnait parfaitement. Dans un cas rapporté par le même auteur (1), un coup de chandelier lancé de loin fit à la peau du sourcil une contusion légère; cependant il y eut cécité complète et incurable du côté où le coup avait été reçu. Aucun accident ne s'étant montré vers le cerveau, M. Vidal rattache ce fait avec raison à la commotion de la rétine.

Des accidents graves, et même mortels, se développent assez souvent à la suite d'un coup porté sur le sourcil ou sur la paupière; on doit les rapporter à une fracture indirecte du crâne ou à une blessure du cerveau, et se hâter d'agir en conséquence. Morgagni rapporte plusieurs faits de cette nature.

Les plaies des paupières ne présentent rien de particulier lorsqu'elles sont simples; on rapproche les bords de la solution de continuité par quelques points de suture ou, au besoin, par la suture entortillée; les parties sont maintenues en contact au moyen de taffetas d'Angleterre. Les plaies du sourcil sont traitées de la même manière.

Les plaies déchirées seront réunies avec le plus grand soin; on n'oubliera pas qu'une difformité choquante pourrait être la conséquence d'un pansement mal fait. Lawrence rapporte l'exemple d'un individu qui portait à la paupière supérieure, à la suite d'une plaie négligée, une sorte de boutonnière, et, ce qui était pire encore, une adhérence de la conjonctive telle que la paupière demeurait abaissée au-devant de la cornée.

La chute de la paupière supérieure est, dans quelques cas, la suite d'une lésion de l'élévateur ou de la branche qu'il reçoit de la troisième paire de nerfs. Le blessé est alors atteint d'un ptosis paralytique très souvent incurable. Ambroise Paré et M. Ribes rapportent des accidents semblables.

Des accidents très graves se développent quelquefois après la réunion d'une plaie simple du sourcil qui n'avait été suivie immédiatement d'aucun symptôme fâcheux. Tantôt c'est une amaurose du côté de la bles-

____

(1) Vidal (de Cassis), *loco cit.*, pag. 177, et p. 578.

sure, tantôt c'est une affection dont le siége paraît être dans le cerveau. On rapporte généralement ces accidents à l'action compressive du tissu inodulaire sur les filets nerveux qui le traversent. Dans ces cas on incise hardiment la plaie de manière à diviser le nerf intéressé, si l'on suppose qu'il ait été déchiré en partie lors de l'accident, ou on excise la cicatrice dans toute son étendue.

Cette opération a quelquefois fait disparaître l'amaurose (Beer, Weller); plus souvent elle n'a servi qu'à éloigner les accidents inflammatoires et les douleurs (Guthrie, Dupuytren, Carron du Villards, Lawrence, Middlemore).

CHAPITRE II.

INFLAMMATIONS DES PAUPIÈRES.

—

ARTICLE PREMIER.

Blépharite simple, ou inflammation des paupières. — Blépharopththalmia. — Blépharophthalmitis. — Blépharitis. — Phlegmon palpébral.

La finesse du tissu des paupières, la grande quantité de tissu cellulaire lâche dont elles sont doublées, le nombre considérable de vaisseaux qui les parcourent, le voisinage de la conjonctive, l'organe qu'elles protègent, etc., forment de leur inflammation une maladie digne à tous égards de l'intérêt du médecin.

ÉTAT AIGU. — ÉTIOLOGIE. — Les frottements, les contusions, les blessures, les piqûres d'insectes, tels que les frelons, les guêpes, les abeilles, et, dans les pays chauds, les moustiques, les maringouins, etc., le séjour au milieu de substances irritantes pulvérisées, ou de vapeurs délétères, quelque dérangement du canal intestinal, sont autant de causes de la blépharite. La cautérisation intempestive et maladroite des granulations avec le nitrate d'argent ou l'acide sulfurique, les érysipèles du visage, les érysipèles phlegmoneux sus-épicrâniens, etc., produisent aussi cette maladie.

SYMPTÔMES. — Au début la phlegmasie est souvent limitée à une partie très restreinte de l'une des paupières. Il n'est pas rare, par exemple, de la voir bornée d'abord à quelques follicules ou à une petite tumeur, depuis longtemps indurée et récemment enflammée, se propager de là à l'ensemble même de la paupière et envahir bientôt tous les tissus. Le

7

plus souvent, cependant, le corps même de la paupière semble être frappé d'emblée par la phlegmasie. Dans le premier cas, on aperçoit une saillie plus ou moins élevée, circonscrite, dans l'épaisseur même du tissu palpébral, et s'étendant peu à peu ou rapidement à l'ensemble de l'organe; dans le second, la maladie se caractérise par une tuméfaction générale plus ou moins élevée, accompagnée d'une rougeur d'abord peu prononcée, qui finit bientôt par faire place à une couleur rouge sombre, quelquefois même violacée. En même temps que le gonflement se prononce davantage, les plis transversaux de la paupière diminuent, puis disparaissent; et s'il s'agit de la paupière supérieure, le cul-de-sac formé par la peau entre le bord supérieur de l'orbite et les cils, lorsque l'œil est ouvert, se comble, disparaît aussi, et est remplacé par une surface convexe, rouge, lisse, brillante, qui s'étend sans interruption du sourcil au bord libre de la paupière. A ce moment les cils et le bord libre des paupières sont cachés sous la tumeur.

Les mouvements des paupières, d'abord gênés, deviennent impossibles, et la paupière supérieure, imbriquée sur l'inférieure, ne peut plus en aucune façon être relevée, même au moyen des doigts, et reste abaissée malgré les efforts du malade. Toutes choses égales d'ailleurs, la paupière inférieure est moins souvent frappée de cette inflammation, et dans ce cas la maladie offre moins de gravité. Il arrive souvent, au moment où le gonflement est extrême, ou même dès le début du mouvement inflammatoire, que la conjonctive se soulève peu à peu et forme un chémosis séreux, ou qu'elle s'enflamme à un plus ou moins haut degré. Quelques mucosités sont alors sécrétées à sa surface, et viennent bientôt trahir au dehors leur présence en se desséchant le matin au grand angle de l'œil. C'est surtout à ce moment qu'il est bon de faire tous ses efforts pour examiner le globe, afin, si cela est nécessaire, de porter remède aux accidents parmi lesquels le chémosis séreux tiendrait d'abord la première place.

Symptômes physiologiques. — Le malade, au moment de l'invasion de la blépharite, accuse une sensation de tension douloureuse dans la paupière, dont les mouvements sont de plus en plus gênés. Il y ressent aussi quelquefois des battements manifestes. Des larmes plus abondantes que de coutume, et des mucosités viennent attester que l'appareil lacrymal et les glandes sébacées participent à l'inflammation. Les pulsations s'accompagnent assez souvent d'un mouvement fébrile assez intense, d'inappétence, de faiblesse générale, et plus tard de frissons plus ou moins prolongés ou répétés. La vision est complétement empêchée, et le malade, momentanément borgne, est inhabile pour quelque temps à calculer les distances.

MARCHE. DURÉE. — Tantôt la blépharite est d'assez courte durée, et peut disparaître en quelques semaines ; tantôt, au contraire, elle est d'une longueur désespérante. Les individus vigoureux sont, en général, plus tôt débarrassés de cette maladie, dont les phases inflammatoires sont mieux dessinées, que chez les individus d'une constitution pauvre ou détériorée. Dans ce dernier cas, la blépharite a une marche et une durée indéterminées, l'état chronique succédant lentement à l'état aigu. Cependant, chez les individus pléthoriques, lorsque des abcès larges surviennent, ou lorsque la gangrène succède à l'inflammation palpébrale, il s'en faut de beaucoup que, sinon l'affection, du moins les résultats en disparaissent promptement.

Terminaisons. — La blépharite, de même que toute inflammation, se termine par la *résolution*, l'*état chronique* et l'*induration*, la *suppuration*, la *gangrène*. Nous n'avons point à nous occuper de la *résolution*.

État chronique et induration. — Cet état est caractérisé par la flaccidité de la peau, qui présente de nombreux plis à la surface, en même temps que par une exfoliation plus ou moins prononcée de l'épiderme. La paupière, épaissie souvent d'une manière remarquable, est pendante au-devant de l'œil ; circonstance qui tient à la fois à son poids, son volume et au relâchement du muscle élévateur. Cette blépharoptose, conséquence de la blépharite chronique, persiste pendant un temps très long, mais à un degré de moins en moins grand, au fur et à mesure qu'on s'éloigne du moment de l'invasion de la maladie. Il n'est pas rare, lorsque la cornée a été masquée pendant si longtemps, de voir survenir une déviation légère du globe, semblable à celle qui succède à l'inflammation photophobique prolongée du même œil. Cette déviation disparaît peu à peu lorsque les deux yeux accomplissent simultanément leurs fonctions. Une autre conséquence de la chronicité de la blépharite, c'est l'induration, qui ne tarde pas à succéder ; alors la conjonctive est bientôt elle-même frappée d'inflammation. C'est ainsi que la muqueuse palpébrale, devenue malade, est souvent cautérisée, et que son tissu induré, dégénéré, d'une surface plus ou moins inégale par le fait même des applications de caustiques, limant pour ainsi dire la cornée à chaque mouvement de la paupière, finit par vasculariser la membrane transparente de l'œil et donner lieu au *pannus*. (Voyez ce mot.)

Suppuration. — *Abcès.* — Une terminaison plus heureuse de la blépharite phlegmoneuse est la suppuration. Au lieu de continuer de prendre une couleur de plus en plus sombre, la paupière, violacée dans une plus ou moins grande étendue, pâlit, devient jaunâtre dans un point plus élevé que les autres, et la peau, si on ne l'ouvre bientôt, s'amincit et se rompt dans cet endroit, pour donner issue au pus renfermé dans l'épaisseur même de l'organe. Cet abcès se guérit beaucoup plus promptement à la paupière inférieure qu'à la paupière supérieure, probablement parce que la position déclive du bord libre de celle-ci est un obstacle à la disparition des liquides qu'elle contient. Il n'est pas rare, sans doute pour ce motif, de voir succéder la blépharite glandulaire à la blépharite phlegmoneuse. (Voyez *Blépharite glandulaire.*) Quoi qu'il en soit, et aussitôt que le pus s'est formé, le malade accuse une sensation d'engourdissement et de pesanteur là où naguère il ressentait des douleurs vives, et l'on reconnaît facilement la présence du pus à une fluctuation manifeste.

Gangrène. — Cette terminaison est assez rare, quoiqu'elle ne soit pas exceptionnelle. Lorsque le gonflement inflammatoire et la rougeur sont à leur plus haut degré d'intensité, on voit survenir, à la surface violacée de la paupière, quelques petites phlyctènes remplies d'un liquide rougeâtre, et une ou plusieurs petites taches brun foncé qui finissent par n'en former qu'une seule, insensible au toucher, qui se propage rapidement au loin sur toute la peau frappée de mort.

TRAITEMENT DE L'ÉTAT AIGU. — C'est au début, de même que dans toutes les affections franchement inflammatoires, qu'il faut déployer la plus grande énergie, surtout si l'on reconnaît de bonne heure que la maladie menace de prendre une certaine gravité. Lorsque le gonflement va croissant, la saignée générale répétée, les purgatifs, les onctions mercurielles, les cataplasmes sur la partie malade, doivent être avant tout recommandés. On cherchera à reconnaître cependant si un chémosis ne serait pas survenu, parce qu'il serait prudent de mettre de côté les cataplasmes et de pratiquer l'excision d'une partie de la conjonctive. Je me suis souvent bien trouvé de scarifications pratiquées sur la surface cutanée dans le sens transversal, ou de simples piqûres d'aiguille et d'applications de compresses glacées, renouvelées de minute en minute pendant un jour ou deux. L'application du crayon de nitrate d'argent, trempé dans l'eau et promené sur toute la paupière, m'a paru, dans certains cas, rendre de véritables services en favorisant la résolution. Le tartre stibié dissous dans l'eau à la dose de 6 à 7 grammes pour un litre d'eau, et appliqué directement sur les paupières, a été recommandé par le professeur Rasori dans les cas d'érysipèles de la face, et paraît avoir réussi entre les mains de M. Carron du Villards dans les érysipèles des paupières; mais il nous semble que ce n'est pas le cas de l'employer au début de l'affection qui nous occupe, la glace et les saignées locales et générales nous ayant paru d'un effet plus certain. Cette médication peut être notablement aidée par l'administration de purgatifs répétés, surtout lorsqu'on peut supposer que la maladie est liée à un embarras des premières voies. Il ne nous a jamais paru que les applications de sangsues sur les paupières fussent suivies d'un bon résultat dans toutes les affections des yeux et particulièrement dans celle-ci, parce qu'elles provoquent le plus souvent des infiltrations sanguines ou un œdème de la paupière, de la conjonctive et de la joue, circonstances propres à augmenter encore le gonflement palpébral. Nous aimons beaucoup mieux, soit au moyen de sangsues, soit, ce qui est préférable, au moyen du scarificateur, pratiquer la saignée de la pituitaire, par ce double motif qu'elle ne provoque pas l'œdème et qu'elle ne laisse pas de traces visibles plus ou moins disgracieuses. Si, malgré l'énergie de ce traitement, la maladie marche en avant au lieu de rétrograder, on devra insister sur des moyens analogues, tels que les applications de sangsues à la tempe, au sourcil, sur le trajet des jugulaires ou derrière les oreilles, en même temps que sur un traitement général approprié.

Lorsque la maladie, entravée dans sa marche, tend à disparaître par résolution, on favorisera cette terminaison par des applications de topiques astringents résolutifs, tels que l'eau blanche, les sulfates de zinc ou d'alumine, etc., dissous à la dose de 5 à 6 grammes dans un litre d'eau. Il est d'un haut intérêt de saisir le moment où cette terminaison commence à se manifester pour cesser l'application des topiques émollients, qui auraient pour effet de favoriser la chute de la paupière au-devant du globe, et d'en entretenir le gonflement.

Traitement des abcès. — Lorsque la collection purulente est formée et qu'on y a reconnu de la fluctuation, on doit l'ouvrir immédiatement, pour éviter le décollement de la peau et la formation de clapiers. Cette terminaison, que ne paraît pas craindre M. Vidal (de Cassis), est cependant à redouter. Dernièrement encore, une jeune personne soignée en ville est venue me trouver avec un ectropion supérieur consécutif au décollement de la peau, par le pus que son médecin n'avait pas jugé convenable d'évacuer aussitôt qu'il s'était formé. Pour donner issue au pus, on fait avec une lancette ou un bistouri une ponction ou une incision parallèle au diamètre transversal de la paupière, afin qu'après la guérison la cicatrice soit masquée dans les plis naturels formés par la peau. On n'oubliera pas toutefois qu'on pourrait blesser l'œil en ponctionnant trop loin, et pour éviter ce malheur on essaiera, si l'on n'est pas sûr de sa main, d'introduire préalablement sous la paupière une plaque de corne ou d'ivoire. Ensuite on panse la plaie à plat, et l'on continue l'application du traitement antiphlogistique s'il est nécessaire.

Traitement de la gangrène. — Ce serait une grave erreur de croire que l'apparition de taches gangréneuses sur la paupière enflammée réclame un traitement excitant immédiat. Au contraire, la tuméfaction et la turgescence vasculaire devront être combattues par des mouchetures nombreuses, des applications de sangsues et des cataplasmes émollients, tant que le malade accusera de la douleur, preuve évidente que l'inflammation n'est pas tombée. Cependant, si la tache gangréneuse s'étend au loin, on aura recours aux applications et aux boissons stimulantes, au quinquina surtout, pour combattre avantageusement le relâchement des parties qui succède au gonflement et à la suppuration. Lorsque la perte de substance de la peau sera grande, on cessera de bonne heure les applications excitantes, qui auraient pour effet d'augmenter le rétrécissement de la paupière et son renversement en dehors (*ectropion*), qu'une opération seule pourrait guérir, et l'on reprendra de nouveau les topiques relâchants.

TRAITEMENT DE L'ÉTAT CHRONIQUE. — Le gonflement qui succède si souvent à l'inflammation aiguë et à l'épaississement de la paupière persiste d'ordinaire pendant un temps considérable, surtout lorsque la suppuration, mal établie dans les parties enflammées, a été incomplète; la paupière reste alors plus ou moins volumineuse et pendante au-devant de l'œil, dont elle gêne souvent l'action. On pourra alors essayer des frictions résolutives, parmi lesquelles celles d'iodure de potassium ou de plomb tiendront le premier rang, en même temps que l'application locale de compresses chargées d'alcoolats de menthe, de romarin ou d'une quantité convenable d'ammoniaque. J'ai été obligé, dans un cas, et après avoir épuisé ces moyens, de faire appliquer un vésicatoire volant sur la surface cutanée de la paupière, et la résolution m'a paru ensuite marcher plus activement.

ARTICLE II.

Blépharite ciliaire. — Inflammation glandulo-ciliaire des paupières. — Blépharite scrofuleuse, etc.

Cette maladie a été décrite sous des noms très différents par les anciens auteurs et par les modernes. Ses symptômes ont la plupart du temps été confondus avec ceux d'autres maladies qui la précèdent, l'accompagnent ou la suivent. Beer, qui l'a bien décrite, déclare qu'il ne connaît pas d'inflammation qui offre plus de confusion lorsqu'il s'agit de la désigner par un nom et d'en tracer les caractères. Tour à tour décrite sous les noms de *sclérophthalmie*, *blépharophthalmie glanduleuse*, *psorophthalmie*, *blépharite lymphatique* ou *scrofuleuse*, *ophthalmie sèche*, *glanduleuse*, *ciliaire*, *teigne*, *gale* ou *gratelle des paupières*, *lippitudo*, *inflammation tarsienne*, *sycosis*, *tylosis*, *sclérosis*, *madarosis*, etc., etc., elle n'a été suivie dans toutes ses phases par personne. M. Velpeau, qui a divisé cette inflammation en *blépharite glanduleuse* et en *blépharite ciliaire*, subdivise la première en deux variétés : la *blé-*

pharite glanduleuse simple et la *blépharite diphthéritique ;* et la seconde
en trois : 1° la *blépharite sèche* ou *furfuracée ;* 2° l'*exulcéreuse ;* 3° la
folliculaire, divisions qui pour nous ne représentent que les divers
symptômes distinguant chacune des périodes de la même maladie.
« Cette espèce de blépharite, dont les auteurs ont négligé de donner
une description soignée, dit ce professeur, à l'article *Blépharite ciliaire* (1), est digne de fixer toute l'attention des praticiens ; car outre les
conséquences très désagréables qui en sont ordinairement la suite lorsqu'on l'abandonne à elle-même, elle peut encore donner lieu à des affections propres de l'œil. C'est surtout dès le principe qu'il est essentiel de
la bien reconnaître ; car plus tard elle est d'une ténacité extrême ; le
plus souvent même elle résiste à toute espèce de moyens.» M. Velpeau
n'est pas le seul qui ait subdivisé cette maladie. C'est l'inflammation
glandulo-ciliaire des paupières, que Maître-Jean (2) décrit sous le nom
d'*ulcères prurigineux* ou *gratelle des paupières*. Il admet quatre divisions qui correspondent à chacune des périodes de la maladie : 1° la gale
des paupières (*psorophthalmia*, *lippitudo pruriginosa*); 2° la gale ou
gratelle sèche des paupières (*xerophthalmia arida*, *lippitudo*); 3° gale
ou gratelle dure des paupières (*sclerophthalmia*, *lippitudo dura*); 4° la
dartre des paupières, qui se subdivise en trois espèces, le *dasyter* ou
densitas palpebrarum, le *sycosis*, et le *tylosis* ou *callosité des paupières*. Guérin de Lyon (3) en fait plusieurs chapitres sous les noms de
xerophthalmie, espèce de gratelle des paupières, *tylosis*, *dartres*,
ulcères du bord des paupières, *trachoma*, sclérophthalmie. Deshais-
Gendron (4) la décrit sous le nom de *gale* ou *ulcération des paupières*, etc., etc. Enfin c'est cette même affection que Beer nomme *blépharite glanduleuse idiopathique ;* Weller, *inflammation simple* des
glandes des paupières ; Demours, *phlegmasie des glandes de Méibomius ;* Mackensie, *inflammation du bord libre des paupières* (*tarsal
inflammation*); de la Berge (5), *inflammation des paupières*, observée
chez des sujets scrofuleux, etc.

Ce qui précède démontre suffisamment la nécessité où nous nous
trouvons d'établir arbitrairement divers degrés répondant, autant que
possible, aux symptômes que présente la maladie qui nous occupe.
Nous essaierons, en marchant du simple au composé, d'établir aussi nettement que possible la succession de ses diverses périodes, et de retra-

(1) Jeanselme, *Manuel pratique des maladies des yeux*, pag. 32. 1840.
(2) Maître-Jean, 1707, page 520.
(3) Guérin de Lyon, 1779, pages 46, 69, 72, 73.
(4) Deshais-Gendron, pag. 226.
(5) De la Berge, *Thèse*, 1838.

cer, aussi fidèlement que le comporte la description que l'étendue limitée de cet ouvrage nous permet, tous les caractères qu'elle offre dans sa marche et dans ses diverses terminaisons.

SYMPTÔMES ANATOMIQUES. — *Premier degré*. — A son état le plus simple, la blépharite glandulo-ciliaire est une affection fort peu gênante et assez difficile à reconnaître tout d'abord; les seuls symptômes que l'on remarque se bornent à une petite collection puriforme, desséchée sous forme d'écailles adhérentes à la base de deux ou trois cils de l'une ou l'autre paupière. La peau voisine est légèrement rouge, gonflée, sillonnée de quelques vaisseaux violacés plus ou moins apparents. La muqueuse correspondante présente un peu plus de rougeur qu'à l'état normal, et au-dessous on remarque quelquefois deux ou trois stries plus ou moins saillantes qui paraissent exister dans le tarse. La croûte adhérente aux cils, friable, luisante, d'un jaune pâle, est facilement enlevée au moyen d'un stylet, et reste placée à cheval sur les cils, qu'elle traverse dans toute leur longueur avant de tomber. On voit au-dessous de cette plaque écailleuse, lorsqu'elle existe depuis longtemps, et si quelques vaisseaux sanguins ne se sont pas rompus par son enlèvement, une excavation ulcéreuse dont le fond, quelquefois très vif et d'autres fois couvert d'une matière pulvérulente gris ardoise, saigne au moindre contact. Assez souvent on voit se rendre vers cette altération les stries tarsales sous-muqueuses dont nous avons parlé. Cet état de choses peut durer un temps très long sans s'aggraver ni offrir aucun changement; mais il n'en est pas toujours ainsi : d'autres pinceaux de cils emprisonnés de la même manière à leur base, par des croûtes adhérentes aux téguments palpébraux dénudés, apparaissent dans un point plus ou moins rapproché du premier, tantôt sur la même paupière, tantôt sur l'autre. Alors tous les symptômes que nous avons décrits deviennent plus marqués, et s'accompagnent d'autres phénomènes sur lesquels nous reviendrons plus tard. On voit alors très distinctement autour de la base des cils cette rougeur livide dont nous avons parlé plus haut, et qui s'étend assez loin dans la peau; celle-ci paraît sillonnée, dans le voisinage de la croûte jaunâtre, de vaisseaux violacés qui semblent se rendre vers l'ulcération. Si l'on examine la muqueuse palpébrale dans ses parties les plus rapprochées de l'ulcération, on reconnaît que les follicules sébacés sont hypertrophiés plus ou moins, et qu'un léger état catarrhal accompagne l'affection principale. Nous verrons plus loin que cet écoulement devient la cause principale de l'aggravation de la maladie et le rôle important que cette cause joue dans son développement. Vues à une certaine distance, les paupières paraissent rouges dans toute l'étendue de leur bord libre; il n'est pas rare qu'un commencement d'ulcération apparaisse à la commissure externe ; elle est souvent précédée, pendant un temps plus ou moins long, par l'apparition dans cet endroit d'une plaque rouge triangulaire dont la base embrasse le petit angle, et dont le sommet va se perdre dans les replis cutanés qui apparaissent chez les personnes d'un certain âge et qu'on désigne vulgairement sous le nom de patte-d'oie.

Il n'est pas rare de voir en même temps, et cela tout aussi bien dans le premier que dans le second degré de cette maladie, une ou plusieurs pustules larges tout au plus comme un grain de millet, contenant un liquide blanc-jaunâtre, et qui ont leur siége dans les follicules ciliaires. En se vidant au dehors, elles se recouvrent de croûtes qui, lorsqu'elles se détachent, font place à de petites ulcérations entretenues elles-mêmes par la reproduction incessante de ces croûtes.

Deuxième degré. — Lorsque la maladie progresse, l'état des paupières ou d'une seule paupière prend une physionomie toute différente ; toutes les parties constituantes de ces organes ne tardent pas à participer plus ou moins à l'inflammation et à offrir bientôt les traces trop souvent indélébiles de son passage. L'écoulement catarrhal que nous avons signalé augmente ; il est formé par l'hypersécrétion tout à la fois des follicules muqueux, des larmes et des glandes de Méibomius. Les orifices de celle-ci, rouges, enflammés, laissent écouler un liquide puriforme plus ou moins lié, qu'on peut facilement exprimer en exagérant avec le doigt la courbure naturelle du tarse ou en pressant légèrement sur ces orifices. Cette sérosité puriforme s'échappe avec les larmes le long du grand angle et sur l'une et l'autre paupière, où bientôt elle se dessèche par l'évaporation de ses parties les plus liquides. Les croûtes adhérentes aux cils, au commencement peu nombreuses et peu larges, augmentent bientôt sous ce double rapport. La peau sous-jacente, d'abord saine, rougit bientôt, puis s'ulcère en plusieurs endroits dans les parties qui avoisinent la base des cils. Ces ulcères augmentent en nombre, et deviennent ainsi, en même temps que l'écoulement catarrhal, une cause d'inflammation des téguments palpébraux ; la paupière supérieure surtout se gonfle d'une manière remarquable vers son bord libre, circonstance qui tient sans doute à la position déclive de ce bord. Les cils, rangés d'abord normalement sur une seule ligne, s'écartent les uns des autres d'une manière irrégulière, et de telle sorte que leur implantation relative forme des zigzags. Quelques uns se renversent sur la peau de la paupière, d'autres se tournent du côté du globe et forment un trichiasis. L'arête du tarse, irrégulière et couverte d'ulcérations, dont quelques unes présentent des trajets fistuleux communiquant avec les glandes de Méibomius, se redresse du côté du sourcil de manière à laisser voir d'abord une très petite partie de la muqueuse palpébrale qui, sous l'influence de l'inflammation produite par le contact de l'air et des croûtes, ne tarde pas à former un bourrelet rouge allant toujours croissant.

La paupière inférieure présente beaucoup d'analogie avec la supérieure; cependant il est des différences sur lesquelles il sera bon d'insister un instant. La position de cet organe par rapport au cul-de-sac conjonctival est une des premières considérations à noter dans la production d'un épiphénomène qui vient augmenter la gravité du troisième degré : nous voulons parler de l'ectropion. L'écoulement catarrhal, se desséchant sur la peau de la paupière et venant ruisseler sur la joue, ne tarde pas à détruire l'épiderme. On reconnaît cette circonstance à l'apparition de légères petites écailles blanc-grisâtre, qu'une faible pression enlève aisément alors que la joue a été nettoyée.

Le derme sous-jacent, évidemment malade, et d'un rouge plus ou moins sombre, se contracte, de sorte que peu à peu l'abaissement progressif de la paupière devient de plus en plus évident chaque jour. Bientôt, et par suite de ce raccourcissement de la peau, le bord de la paupière inférieure, appliqué à l'état normal contre le globe, s'en éloigne en s'inclinant en avant et en bas. Ce phénomène est surtout appréciable au centre du diamètre transversal de l'œil, qui semble dès lors incessamment baigné de larmes, parce que celles-ci s'accumulent dans le cul-de-sac conjonctival inférieur, et sont moins facilement absorbées par les points lacrymaux, qui commencent à s'incliner en dehors. La contraction de la peau, longtemps avant de renverser le bord libre de la paupière en avant, produit sur la ligne cilifère un abaissement progressif très remarquable. Le tarse, demeuré debout, semble être devenu une sorte de poulie sur laquelle glisse la muqueuse en avant et en bas par-dessus son arête, et l'on voit alors les cils descendre peu à peu sur la face antérieure du tarse, entraînés par la peau contractée. Longtemps encore le point lacrymal reste à peu près à sa place; mais bientôt le tarse lui-même s'abaisse par suite de la même cause, et s'éloigne de plus en plus du globe, ainsi que nous l'avons dit plus haut. Pendant le sommeil, l'œil commence à rester à découvert dans sa partie inférieure à travers l'écartement des paupières, écartement d'autant plus prononcé qu'on s'approche davantage du diamètre transversal. Les cils peu à peu pâlissent à leur sommet, s'étiolent, languissent, meurent un à un, particulièrement au voisinage des ulcérations les plus profondes, et ne repoussent plus jamais. A cet état l'œil a un aspect tout particulier et repoussant; incessamment baigné de larmes ruisselant sur la joue par le milieu de l'arête du tarse inférieur abaissé, il est souvent enflammé lui-même par suite des désordres que nous venons de signaler, et est encadré par un hideux liseré rouge, recouvert de pus desséché.

Troisième degré. Tous les symptômes que nous avons décrits à propos du second degré sont portés plus loin; la paupière supérieure, encore plus rouge, plus gonflée, est recouverte de croûtes purulentes incessamment renaissantes qui masquent les mêmes ulcérations; limitée en bas par une extrophie sarcomateuse de la muqueuse, en dehors par l'ulcération du bord libre, elle ne présente plus de cils, ou tout au moins n'en offre que de rares et maladifs. Le point lacrymal supérieur, tourné en avant et en haut, ne peut plus recevoir les larmes; l'inférieur, de plus en plus abaissé, finit par se renverser tout-à-fait, et le tarse achevant le mouvement de bascule dont nous avons parlé, il en résulte un ectropion d'autant plus hideux que, comme cet épiphénomène ne survient que lentement, la conjonctive s'hypertrophie peu à peu et forme un bourrelet charnu dont l'épithélium se convertit bientôt en un véritable épiderme, sorte de cutisation, de xérosis partiel de la conjonctive ainsi exposée à l'action de l'air.

COMPLICATIONS. — Il n'est pas rare de voir l'inflammation du sac lacrymal compliquer cette blépharite. La cause de cette inflammation est facile à comprendre si l'on songe à la nature des tissus qui le tapissent, et si l'on fait attention qu'ils se continuent avec la conjonctive. L'illustre Scarpa, le premier, a cherché à prouver que l'engorgement du sac, la tumeur et la fistule lacrymales reconnaissent pour cause l'ophthalmie catarrhale. Toutefois nous ne pouvons admettre que cette cause doive être généralisée à tous les cas d'inflammation de ces conduits, mais seulement qu'elle joue un grand rôle dans la production de bon nombre de fistules. Nous rangeons dans le troisième degré cet état particulier que présentent certains malades, alors que l'affection a détruit les cils et que les paupières enflammées chroniquement, rouges dans toute leur surface, surtout à leur bord libre, ne présentent plus de croûtes ni d'ulcérations, mais bien les cicatrices de celles-ci. Tous les symptômes que nous avons décrits, en même temps qu'un léger degré d'ectropion et cette rougeur particulière à jamais ineffaçable, existent ici; symptômes qui justifient parfaitement cette dénomination d'*yeux d'anchois*, qu'on donne ordinairement au hideux résultat de cette maladie, plus connue sous le nom de *tylosis*. Le plus souvent le globe oculaire participe à l'inflammation de ses organes de protection, et ce n'est qu'alors malheureusement que les gens du peuple, ne pouvant plus continuer leurs travaux, viennent réclamer les secours de l'art. La maladie, pour chacun de ces degrés, passe à l'état chronique; c'est là très certainement le cas le plus fréquent. Alors, selon que l'inflammation s'est limitée ou largement étendue, la paupière malade demeure exposée en partie ou en totalité à l'une ou à plusieurs des affections que nous allons nommer, et dont quelques unes ont été de notre part l'objet d'une description particulière à laquelle nous renvoyons. Parmi ces affections, nous voyons :

1° Les *abcès glandulaires* et ceux du tissu cellulaire sous-tarsal. Ils se présentent sous la forme de tumeurs ordinairement de même aspect que l'orgeolet, et qui ont une grande tendance à l'induration.

2° L'*oblitération des orifices des glandes de Méibomius* par une pellicule mince de nature épidermique qu'on peut enlever avec facilité. Cette pellicule se soulève et forme une espèce de phlyctène contenant une matière jaunâtre. Les abcès glandulaires ne reconnaissent souvent pas d'autres causes que l'oblitératiou des orifices des conduits, soit par cette production épidermique, soit par la présence continuelle de croûtes jaunâtres amenant mécaniquement l'occlusion en même temps qu'une inflammation qui se propage rapidement jusqu'aux glandes mêmes. Cette occlusion peut encore devenir la cause de l'hydropisie du tarse (hydrotarsis).

3° *Les calculs des glandes de Méibomius.* Ces petits dépôts de substance calcaire se voient souvent pendant ou après la blépharite glandulo-ciliaire. Ils sont de couleur blanc-jaunâtre, soulèvent la conjonctive dans sa portion tarsale, atteignent quelquefois le volume d'un grain de millet et gênent singulièrement l'œil, surtout quand ils sont placés sous la paupière supérieure.

4° *Les ulcères.* Nous en avons parlé : nous n'y revenous que pour ajouter qu'indépendamment des trajets fistuleux des conduits des glandes de Méibomius qui en sont la suite, il en résulte fréquemment des pertes de substance du tarse. Ce cartilage présente alors des excavations plus ou moins profondes sur son bord libre, et des déformations de toute nature. Lorsqu'ils sont actifs, ces ulcères augmentent, par *la suppuration chronique de la marge palpébrale*, par la perte de substance que nous signalous, et, lorsqu'ils se cicatrisent, par l'affection qui suit :

5° Le *tylosis* ou *callosité* des paupières, affection dans laquelle le bord libre est épaissi, induré, déformé de plusieurs manières, quelquefois contourné sur lui-même et dépourvu à tout jamais de cils.

6° Les *chalazions*, petites tumeurs que nous avons décrites ailleurs.

7° Enfin les *maladies des cils*, telles que leur étiolement, leur chute temporaire ou complète par suite de la destruction de leurs bulbes et du tissu cellulaire qui les environne.

SYMPTÔMES PHYSIOLOGIQUES. — Au début ces symptômes se bornent le plus souvent, surtout lorsqu'ils sont compliqués d'une légère affection catarrhale, à l'obscurcissement passager de la vue par quelques filaments muqueux que la paupière supérieure entraîne au-devant de la cornée.

Les malades se plaignent alors de voir, surtout le matin, quelques arcs-en-ciel autour de la lumière artificielle; mais ces symptômes disparaissent aussitôt après un léger frottement exercé sur le globe. A part ce phénomène, qu'on rencontre plus souvent encore dans la conjonctivite granuleuse, la vision reste nette dans tous les degrés de la maladie. Nous faisons abstraction, on le comprendra sans peine, des symptômes physiologiques qui peuvent résulter d'autres affections indépendantes de la blépharite glandulaire, ou n'en étant que le résultat, comme, par exemple, la photophobie qui pourrait accompagner une ulcération de la cornée, une kératite vasculaire, etc. Les malades éprouvent dans le mouvement des paupières une certaine roideur qui devient souvent douloureuse, particulièrement lorsque quelques cils de la paupière supérieure sont devenus adhérents à la paupière inférieure, ou lorsque les ulcérations palpébrales prennent un nouveau degré d'acuité. Ils ressentent quelquefois des picotements, légers d'abord, qui souvent finissent par devenir insupportables. Alors ils enlèvent en les grattant avec les ongles les écailles puriformes qui recouvrent les ulcères, et aggravent ainsi le plus souvent la maladie; c'est à ce moment surtout que la douleur devient cuisante, et les patients ne trouvent de soulagement que dans l'application directe de compresses émollientes.

Marche. — Durée. — La blépharite qui nous occupe peut rester stationnaire pendant un temps considérable lorsqu'elle n'est qu'au premier degré. Il n'est pas rare de voir une seule ulcération se couvrir de croûtes sans cesse renaissantes pendant une et même plusieurs années; mais il n'en est pas toujours ainsi. Près de la première ulcération d'autres se forment, et tous les symptômes que nous avons décrits pour le deuxième degré peuvent se montrer dans l'espace de quelques mois. Il est excessivement rare que la maladie passe du premier au troisième degré dans un espace moindre d'une ou plusieurs années : c'est dire que la marche est essentiellement chronique.

La durée de cette affection est entièrement illimitée; stationnaire pendant un temps fort long, elle prend tou-tà-coup un développement assez rapide sous l'influence des causes locales et constitutionnelles.

Étiologie. — Beer a pensé que la blépharite glandulo-ciliaire est une variété d'ophthalmie catarrhale; nous ne croyons pas qu'il en soit ainsi, bien qu'en effet dans cette maladie il y ait un écoulement muqueux plus ou moins marqué. Cette sécrétion, il est vrai, joue un rôle très important dans la pathogénie de cette affection, et en précède presque toujours le développement. En effet, si l'on observe avec attention ce qui se passe lorsque l'ophthalmie frappe les individus les plus sensibles aux variations atmosphériques, comme les sujets blonds, lymphatiques, scrofuleux ; les individus mal nourris, habitant des lieux bas, mal aérés, humides ; les hommes vivant dans une atmosphère chargée de miasmes putrides, de poussière, de gaz irritants, comme les vidangeurs, les corroyeurs, les tailleurs de pierre, les boulangers, etc., etc., on reconnaîtra bientôt que l'ophthalmie catarrhale précède la blépharite et joue un rôle important dans sa production.

Pourquoi cette blépharite succède-t-elle à l'ophthalmie catarrhale? C'est une question assez facile à résoudre.

Dans toute ophthalmie catarrhale, l'inflammation débute toujours par la muqueuse. La sécrétion puriforme, desséchée le matin au bord libre des paupières, et formée d'abord par les follicules sébacés, irrite, enflamme bientôt la peau, et cette inflammation ne tarde pas à se propager jusqu'aux glandes de Méibomius, dont la sécrétion même est augmentée, surtout lorsque, au-dessous de ces croûtes toujours renaissantes, apparaissent des ulcérations qui ne sont que le résultat de la présence des croûtes mêmes.

Cette maladie ne reconnaît pas pour cause unique, comme certains auteurs l'ont pensé, la surexcitation habituelle des organes digestifs; cette cause pourrait tout au plus rendre la maladie plus apparente en portant momentanément le sang dans les vaisseaux capillaires des paupières.

Nous ne croyons point, ainsi que l'a avancé M. Bégin (*Dictionnaire en 15 volumes*, art. BLÉPHARITE, p. 174), que la fatigue de l'organe de la vision, surtout à la lumière artificielle durant les travaux qui exigent une grande attention, joue un rôle essentiel dans l'étiologie de cette maladie. Il n'est qu'un cas dans lequel il est permis raisonnablement de penser que cette activité de l'œil puisse, non pas produire, mais entretenir peut-être la blépharite : c'est celui où le malade, en même temps qu'il aurait un commencement de cette affection, serait atteint de ce léger degré de fatigue oculaire que M. Mackensie décrit, dans les *Annales d'oculistique*, sous le nom d'*asthénopie*, et que M. Pétrequin désigne sous le nom de *kopiopie*, affection qui n'est en réalité qu'une simple irritation de la rétine, augmentant sous l'influence du travail, et qu'il faut combattre par le repos et par quelques antiphlogistiques.

DIAGNOSTIC DIFFÉRENTIEL. — La blépharite glandulo-ciliaire ne peut être confondue avec aucune autre maladie; la seule affection avec laquelle elle présente quelque analogie est l'ophthalmie granuleuse ; mais on l'en distingue facilement, en ce que dans celle-ci le bord libre de la paupière est d'un rose pâle superficiel, tandis qu'au contraire, dans la blépharite glandulaire, la paupière est rouge, livide, tuméfiée, enflammée, couverte de croûtes et d'ulcérations. Les cils, vigoureux dans l'ophthalmie catarrhale, y sont agglutinés par le sommet sous forme de pinceau, tandis que dans la blépharite ils sont adhérents par leur base. Ces poils, dans l'ophthalmie catarrhale, conservent leur direction normale; dans la blépharite glandulo-ciliaire, au contraire, implantés de la manière la plus irrégulière, selon plusieurs plans, ils se tournent, les uns en bas, d'autres en haut, quelques uns vers le globe de l'œil, pour former un trichiasis. Dans l'ophthalmie granuleuse, la conjonctive bulbaire est très souvent couverte de vaisseaux nombreux, d'un rouge jaunâtre; souvent cette muqueuse se gonfle et présente un phénomène connu sous le nom de chémosis séreux ou phlegmoneux : il n'y a rien de semblable dans la blépharite glandulo-ciliaire. Celle-ci est assez ordinairement exempte de granulations, ou au moins n'en présente que comme complication ; celle-là au contraire tire ses principaux caractères de ce phénomène.

Les variétés de blépharites admises par les auteurs en général, et par M. le professeur Velpeau en particulier, existent-elles isolées? apparaissent-elles spontanément? sont-elles la conséquence ordinaire de la blépharite glandulo-ciliaire? Telle est la question qu'il nous reste à examiner. Le professeur de la Charité admet, ainsi que nous l'avons vu : 1° la *blépharite glanduleuse*, dans laquelle l'inflammation se borne aux glandes de Méibomius, dont la sécrétion est augmentée : c'est le premier degré de l'affection que nous avons décrite, et sur laquelle il serait superflu de revenir. 2° La *blépharite ciliaire*, dans laquelle il ne compte pas moins de trois nuances, lesquelles ne sont et ne peuvent être considérées que comme la description des phases diverses de la même maladie à ses deux derniers degrés : on en jugera par les citations suivantes.

La *première nuance*, que M. Velpeau nomme *sèche, furfuracée* ou *psorophthalmie*, « se montre sous l'aspect d'un liseré rouge, jaunâtre, pointillé entre la racine des cils, particulièrement du côté de la paupière; de petites écailles furfuracées, une efflorescence épidermique couvrent habituellement ce liseré ; c'est un état analogue à la dartre furfuracée, qui porte les malades à se gratter sans cesse le devant des yeux. La *seconde*, désignée sous le nom de *blépharite exulcéreuse*, est caractérisée par des ulcérations plus larges que profondes, irrégulièrement circonscrites par le cartilage tarse; tantôt plus rapprochées des glandes de Méibomius, tantôt plus rapprochées vers la peau, ces ulcérations s'introduisent souvent entre les cils, qu'elles désorganisent, et dont elles favorisent la chute. On voit alors suinter une matière qui se transforme en croûtes, et qui les recouvre plus ou moins complétement, etc. La *troisième*, nommée *folliculeuse*, a son siége dans les follicules du pourtour de la racine des cils. Ici le mal débute par de petites pustules du volume d'un grain de millet à une tête d'épingle, dont le sommet ne tarde point à se montrer sous forme d'un point blanc-jaunâtre; tantôt rares, isolées, tantôt réunies autour d'un ou deux cils, tantôt adhérentes par groupes sur le bord palpébral, ces pustules, qui ne tardent pas à fournir une matière gluante ou purulente, se couvrent de croûtes qui se collent par place et entourent les cils de manière à contracter avec eux des adhérences très fortes. On observe dessous des ulcérations qui ne diffèrent des autres qu'en ce qu'elles sont plus profondes, moins larges, circonscrites, et généralement arrondies. » On le voit, M. Velpeau a fait des subdivisions que ne paraissent pas justifier suffisamment les affections qu'il a décrites. Sa blépharite furfuracée avec ses écailles, son efflorescence épidermique, son liseré rouge-jaunâtre, pointillé, etc.; sa blépharite exulcéreuse, que caractérisent des ulcérations à la base des cils, etc.; sa blépharite folliculeuse, dans laquelle on voit de petites pustules qui masquent des ulcères, etc., toutes ces affections ne sont que les épiphénomènes presque toujours obligés de la blépharite glandulociliaire. Au reste, si ces subdivisions devaient changer quelque chose au traitement, elles pourraient plus aisément être admises; mais il n'en est point ainsi, même pour M. Velpeau, car il applique à peu près les mêmes moyens dans tous les cas. Ce ne serait donc qu'au point de vue théorique qu'elles offriraient de l'intérêt; mais, je le répète, elles ne me paraissent même pas avoir ce mérite.

Terminaisons. — Les terminaisons sont nombreuses : la résolution, la perte des cils plus ou moins complète, le tylosis, le trichiasis, l'ectropion, le larmoiement chronique, la fistule exceptionnellement, etc.

Traitement. — La première indication consiste à éloigner les causes qui paraissent avoir produit l'affection. Il en est d'externes qu'il faut avant tout écarter : mais ce moyen si simple n'est pas toujours facilement applicable. En effet, la maladie n'étant pas de celles qui excitent vivement l'inquiétude des personnes qui en sont atteintes, elles ne viennent réclamer des secours que lorsque le mal a fait des progrès trop souvent incurables. Les tailleurs de pierre, les boulangers, les verriers, les vidangeurs, les égouttiers, les ouvriers de laboratoires de chimie, ne pouvant pas abandonner leurs travaux pour soigner une affection qui, en somme, est le plus souvent légère pendant un temps très long, se trouvent dans ces fâcheuses conditions. Parmi les causes internes, la constitution scrofuleuse joue un rôle principal. Cependant nous avons vu la blépharite glandulo-ciliaire frapper des individus d'une santé excellente. Si la constitution est mauvaise, comme ce n'est qu'à la longue, par un traitement et une hygiène bien entendus qu'on peut la modifier, il est évident qu'on ne doit pas trop compter sur le traitement général pour obtenir une amélioration immédiate, et qu'il faudra se hâter de recourir au traitement local. S'il existe un état granuleux, même léger, de la conjonctive palpébrale, en même temps qu'on emploie des collyres astringents dont la force sera calculée sur la tolérance du sujet, on touchera légèrement la surface des granulations avec un crayon de sulfate de cuivre si elles sont très légères, et avec un crayon de nitrate d'argent combiné en diverses proportions, avec le nitrate de potasse, si, au contraire, elles sont plus fortes. On pourra même, selon le cas, employer le nitrate d'argent pur en crayon, pourvu qu'il ne soit point granuleux, friable, et qu'on prenne le soin de le passer rapidement sur la surface malade. Mais ce n'est pas surtout de la conjonctive qu'il s'agit ici, c'est du bord libre de la paupière. Les croûtes desséchées à la base des cils doivent être ramollies, pour ainsi dire, au fur et à mesure qu'elles se forment, parce qu'elles deviennent une cause secondaire très active de l'irritation du bord libre de toute la paupière; on aura donc soin de recouvrir cet organe de cataplasmes émollients, légers, humides, et composés autant que possible de riz cuit dans l'eau; de farine de lin très pure, cuite dans l'eau de racine de guimauve, ou simplement de compresses trempées dans une décoction de cette racine et renouvelées plusieurs fois la nuit; on ne tardera pas, si l'on poursuit ce traitement si simple avec persévérance, à voir la rougeur diminuer, et l'on aura bientôt la preuve que le conseil donné par Demours d'appliquer une ou deux sangsues à la face interne de la paupière est pour le moins inutile. Il ne faudra pas oublier de recommander au malade, en même temps qu'une excessive propreté de la face, l'application pendant le jour de pommades adoucissantes, non seulement sur le bord libre enflammé, mais encore sur toute la surface cutanée palpébrale. Par ce moyen surtout, lorsque la maladie ne sera point portée à son plus haut degré de développement, et avant que des modifications organiques soient survenues dans le derme, on ne tardera pas à voir celui-ci perdre sa rougeur morbide, se détendre, s'allonger, et la paupière jusque là inclinée en avant reprendre peu à peu sa direction et son étendue normales. Que peuvent contre cette affection si souvent rebelle à tout traitement les pommades de toute espèce, vantées de toute part, si l'on ne prend, auparavant, la précaution de faire tomber les croûtes par les moyens que nous avons indiqués? Il faut avoir étudié cette maladie un grand nombre de fois, et avoir suivi les malades pendant un temps très long pour comprendre toute la ténacité que dans certains cas il faut mettre pour calmer l'inflammation des glandes de Méibomius et arrêter la production des croûtes et l'apparition des ulcérations qui en sont la conséquence. Quel bien attendre de toutes les pommades appelées *résolutives*, si, comme on le fait journellement, elles ne sont appliquées que sur des surfaces recouvertes par des croûtes? On ne devra donc recourir à ce moyen qu'après que l'inflammation aura été combattue, et que dans le moment fort court (tant la production des croûtes se renouvelle promptement) où le bord libre sera mis à nu ainsi que les ulcérations.

La pommade de précipité rouge ordinaire, dont la force sera peu à peu augmentée; les autres pommades analogues, comme celle de Desault, de Lyon, plus tard celle de précipité blanc, pourront assez souvent faire disparaître les ulcérations siégeant sur le bord libre, du moins lorsqu'elles sont peu nombreuses et qu'elles existent depuis peu de temps. Ordinairement on ne doit employer ces pommades qu'au moment où la peau a repris à peu près son état normal, et lorsque le tarse ne présente plus qu'une inclinaison fort légère, ce qu'on obtient en persévérant très longtemps dans l'emploi des émollients. Il va sans dire que si, par hasard, pendant la durée du traitement une ophthalmie granuleuse survient, la médication astringente locale doit être immédiatement employée contre cette complication.

Mais tous ces moyens sont insuffisants lorsque la blépharite glandulociliaire est portée au *troisième degré*, que des ulcérations nombreuses et profondes se confondent les unes dans les autres en même temps que des trajets fistuleux se rendent aux glandes de Méibomius; que les cils, rares ou complétement détruits, chevauchent les uns sur les autres, et qu'une inflammation chronique plus ou moins intense siège dans le bord libre de la paupière. C'est alors qu'un moyen plus énergique est employé; le bord libre débarrassé des croûtes est examiné avec soin; les ulcérations qui y siègent étant mises à découvert et reconnues, on les cautérise une à une avec un crayon de nitrate d'argent très pointu, en prenant la précaution de le tremper préalablement dans l'eau. On doit bien se garder de cautériser en une seule fois toutes les ulcérations qui siègent au bord libre de la paupière, parce qu'une violente ophthalmie pourrait venir enrayer le traitement. Il est bon aussi, lorsqu'un certain gonflement persiste sur la paupière, vers le bord libre, de combattre cette inflammation en promenant lentement le caustique lunaire légèrement humide sur toute la surface cutanée de la paupière malade, et de revenir à l'usage de ce moyen quelques jours après, aussitôt que la peau reprend sa coloration normale; en même temps on cautérise une à une et à deux jours d'intervalle celles des ulcérations qui n'avaient point été touchées. Une précaution nécessaire, et qu'il n'est pas sans intérêt de noter, c'est de rechercher jusqu'à quelle profondeur s'étendent les trajets fistuleux, afin de les toucher avec un stylet creux chargé de caustique. On ne tardera pas à voir une amélioration très sensible, souvent une guérison complète suivre l'emploi soutenu de ces remèdes si simples. Lorsque, malgré tout cela, la paupière demeure tuméfiée, il y a lieu de recourir à *des ponctions multipliées du bord libre*, qu'on répète deux ou trois fois par semaine. On pratique cette petite opération en tendant la paupière sur l'index, dont l'ongle correspond à la face interne du tarse, et l'on fait des piqûres avec l'extrémité d'un bistouri dont la lame est dirigée dans le sens vertical. J'ai guéri par ce moyen bon nombre de jeunes femmes qui se soumettaient volontiers à la douleur que ces piqûres multipliées occasionnent.

Mais lorsque la paupière est renversée complétement, et qu'il s'est fait un ectropion complet, que la peau, racornie, s'est retirée en bas, et qu'un bourrelet sarcomateux s'est montré sur la conjonctive (*troisième degré*), ce n'est plus par les seuls moyens que nous avons indiqués plus haut qu'on peut se rendre maître de l'affection. Alors, ainsi qu'on l'a vu, le diamètre vertical de la paupière est allongé, et c'est par une double opération qu'on peut guérir cette difformité. Le nitrate d'argent ne réussit pas toujours à réduire le bourrelet sarcomateux ; on doit encore moins compter sur les collyres secs, tels que le sucre, l'oxyde blanc de bismuth, le calomel et la tuthie préparée, que recommande encore M. le professeur Velpeau. Il faut souvent enlever avec le bistouri, les ciseaux et les pinces, tout le bourrelet conjonctival, puis procéder à l'emploi des moyens convenables de faire disparaître le raccourcissement de la peau, qui est la principale cause du renversement de la paupière. (Voyez *Ectropion*.)

ARTICLE III.

Blépharite érysipélateuse, ou érysipèle des paupières.

L'érysipèle de la face s'étend le plus souvent aux paupières, surtout à la supérieure, ou bien il débute par ces organes. Presque toujours les deux yeux sont frappés simultanément par la maladie ; quelquefois cependant un seul d'abord est affecté, puis l'autre se prend. Les enfants sont assez souvent atteints de cette maladie.

CAUSES. — L'érysipèle des paupières, de même que l'érysipèle en général, se développe assez souvent sous l'influence de causes faciles à reconnaître, telles que la malpropreté habituelle, les contusions plus ou moins fortes, les frottements répétés, une chaleur trop vive, la piqûre de guêpes ou d'autres insectes, la morsure des sangsues, l'application de topiques irritants, comme les vésicatoires, le contact de plantes vénéneuses, une opération chirurgicale, surtout lorsqu'elle a été suivie d'une cautérisation, ou que des sutures très serrées ont été placées, l'application d'un vésicatoire sur la tête, etc. Il faut encore joindre à ces causes locales celles qui, moins faciles à apprécier, résident dans certaines conditions particulières, comme l'embarras gastrique, le chagrin, un violent accès de colère, certaines affections vives de l'âme, une constitution atmosphérique particulière, etc.

Symptômes généraux. — L'érysipèle des paupières, de même que celui des autres parties du corps, est ordinairement précédé de quelques phénomènes morbides particuliers à d'autres maladies aiguës : constipation, bouche amère, langue sale, nausées, lassitudes sans causes connues, malaise général, frissons passagers, etc., tels sont les signes précurseurs ordinaires de l'érysipèle qui est le résultat de causes autres que celles qui auraient agi sur la peau. La fièvre accompagne le développement progressif de cette maladie pendant les trois ou quatre jours qui suivent le moment de son apparition ; sa force est en rapport le plus ordinairement avec la gravité des symptômes locaux et avec l'étendue de l'érysipèle.

Symptômes locaux. — Les paupières, surtout la supérieure, sont considérablement tuméfiées ; tous les plis qu'elles présentent à l'état normal ont disparu ; au début, ou lorsque la maladie est peu intense, la peau est rouge-pâle ; quelquefois elle prend une teinte écarlate très prononcée qui passe peu à peu à une coloration violacée plus ou moins apparente. Presque toujours l'œil demeure complétement fermé, quelque effort que fasse le malade pour l'ouvrir avec ou sans le secours des doigts ; le chirurgien lui-même éprouve le plus souvent une difficulté insurmontable à écarter les paupières lorsqu'il juge nécessaire d'examiner l'organe. Une pression exercée sur la rougeur la fait disparaître pour un moment, mais elle revient aussitôt. C'est surtout lorsque la peau est très gonflée et luisante que la coloration érysipélateuse reparaît le plus promptement. Assez souvent, lorsque la rougeur est peu marquée, l'érysipèle se complique d'un œdème qui s'étend souvent aux deux paupières à la fois. Dans quelques cas, la peau se recouvre de bulles assez nombreuses (*érysipèle phlycténoïde*) ; plus fréquemment on voit à sa surface des vésicules qui présentent quelque ressemblance avec celles de l'eczéma (*érysipèle miliaire*). Le liquide qu'elles contiennent vient, lorsqu'elles se rompent, se condenser sous forme de croûtes qui tombent bientôt et laissent à leur place le tissu cutané parfaitement sain. Le gonflement palpébral va alors en décroissant, et bientôt le malade recouvre l'usage du mouvement des paupières.

La douleur est si peu considérable que, s'éveillant assez souvent le matin avec l'impossibilité d'ouvrir les paupières, le malade éprouve seulement alors dans ces organes une sensation de chaleur incommode, de piqûre et de roideur plus gênante que véritablement douloureuse. Malheureusement le mal ne reste pas toujours dans les limites de cette bénignité. L'inflammation, jusque là peu prononcée, envahit dans des cas plus graves le tissu cellulaire sous-cutané et sous-conjonctival, la conjonctive, les glandes de Méibomius, les follicules sébacés, le tarse, le tissu cellulaire de l'orbite, la cornée, et quelquefois le globe même dans son ensemble.

Lorsque le *tissu cellulaire sous-cutané* est vivement envahi par l'inflammation, la coloration de la peau devient plus livide et le gonflement plus marqué ; à ce moment la paupière supérieure offre l'aspect d'une tumeur volumineuse, luisante vers le pourtour de l'orbite, plus mate et souvent bleuâtre vers le centre de sa convexité. Si on l'ouvre de bonne heure, on en voit sortir en petite quantité un liquide séromuqueux, que M. Lawrence (1) compare presque au lait pour sa blancheur, et qui prend dans la suite une consistance plus grande au fur et à mesure qu'il pénètre le tissu cellulaire enflammé. Celui-ci, sphacélé, sort alors de l'ouverture pratiquée sous forme de longs lambeaux blanchâtres imbibés de pus. Si la chirurgie ne vient promptement en aide à cet état de choses, les paupières, dépourvues du tissu cellulaire qui les double, ne recouvrent que très longtemps après une partie seulement de leurs mouvements, ou les ont perdus pour toujours. Ces abcès, dit Mackensie (2), « présentent des caractères tout particuliers aussi bien dans leur marche que dans leur ensemble. Ils diffèrent des abcès phlegmoneux en ce qu'ils ne sont point limités par une sphère d'inflammation adhésive, mais s'étendent d'une manière très irrégulière dans des directions différentes, produisent de vastes sphacèles du tissu cellulaire, et donnent au toucher une impression toute particulière de putrilage. » Pourtant, il faut se hâter de le dire, la suppuration, après avoir paru imminente, ne survient pas toujours, et l'inflammation peut se terminer alors par une hypertrophie des divers tissus palpébraux, semblable à celle qui suit très souvent la blépharite phlegmoneuse. Dans ce dernier cas, la paupière supérieure demeure abaissée pendant un temps souvent considérable. Une enfant de six ans qui s'est présentée à ma clinique oculaire, il y a cinq mois, avec un érysipèle de la face et des paupières, est aujourd'hui encore dans cet

(1) Lawrence, *Observation on the nature and treatment of erysipelas.* London, 1828, in-8.

(2) Mackensie, *Traité des maladies des yeux,* page 95. Traduction de Laugier et Richelot.

état. Ses paupières sont tellement épaissies dans tous leurs divers éléments qu'elles ne peuvent nullement reprendre leur mobilité normale. Il y a lieu d'espérer cependant que les résolutifs employés avec persévérance conduiront à bonne fin cette maladie (1).

Il serait assez facile au praticien qui n'aurait pas étudié cette maladie de commettre au premier coup d'œil une erreur de diagnostic, et de prendre l'érysipèle des paupières pour l'ophthalmie purulente, si, comme cela arrive assez souvent, les glandes de Méibomius, les follicules sébacés, irrités, sécrétaient en grande abondance un liquide muco-purulent. Il suffit cependant, pour reconnaître l'erreur, d'examiner les paupières à leur surface interne, les parties voisines enflammées, et l'œil même, en se servant au besoin d'un élévateur.

Lorsque l'érysipèle se termine par suppuration diffuse, *le sac lacrymal* se distend quelquefois d'une manière très notable; Mackensie rapporte qu'il arrive quelquefois que le pus s'accumule dans le sac lacrymal, et que lorsque la peau a cédé, ce symptôme simule une fistule. La muqueuse n'étant nullement malade, l'ouverture d'un abcès de cette nature est sans aucune espèce de gravité, et la guérison en est facilement obtenue. C'est là une terminaison rare de l'érysipèle des paupières que nous n'avons observée qu'une fois.

Une terminaison plus fâcheuse, c'est la formation d'un abcès *dans le tissu cellulaire de l'orbite;* la mort, lorsque l'inflammation prend un grand caractère d'acuité, peut en être la conséquence. Bénédict, Demours, M. Lawrence, le professeur Piorry rapportent des cas qui se sont terminés brusquement de cette manière. Quelquefois, cependant, la marche de la maladie est plus lente, le pus se fait jour à travers la peau des paupières, dans divers points à la fois, ou dans le crâne, dans les fosses nasales et le sinus maxillaire. L'œil poussé en avant (*exophthalmos*) devient assez souvent amaurotique ou perd à jamais ses mouvements. Dans quelques cas, l'inflammation phlegmoneuse se propage au globe même, qui tombe alors en complète suppuration.

Une complication moins grave, mais beaucoup plus fréquente de l'érysipèle des paupières, est la propagation de l'inflammation à la conjonc-

(1) Vers le dixième mois, la résolution était devenue complète, et les paupières avaient repris leurs mouvements; mais l'enfant, qui avait acquis une grande habitude du toucher, ne faisait aucun effort pour se servir de ses yeux, bien que ces organes fussent sains, et qu'ils ne présentassent qu'une tache superficielle et transparente au centre de la cornée. Nous fûmes obligé, pour vaincre cette habitude du toucher, de faire attacher les mains derrière le dos pendant deux heures tous les jours; trois mois après les yeux avaient repris leurs fonctions normales, et la petite fille distinguait aisément même les plus petits objets.

tive, inflammation qui constitue l'*ophthalmie érysipélateuse* de quelques auteurs. Nous avons vu que le plus souvent une infiltration œdémateuse accompagne l'érysipèle, je dirais volontiers accompagne toute inflammation des paupières. L'infiltration et l'inflammation gagnent la conjonctive palpébro-bulbaire et le tissu cellulaire sous-jacent, et il en résulte une conjonctivite avec un chémosis séreux plus ou moins prononcé, offrant les caractères ordinaires de ces maladies. La conjonctive palpébro-bulbaire s'injecte plus ou moins selon le degré de l'inflammation; les vaisseaux, de couleur rouge jaunâtre le plus souvent assez pâle, demeurent isolés; leur sommet ne parvient que rarement jusque sur la circonférence de la cornée. Près de cette membrane, quelques portions de conjonctive soulevées par une sécrétion séreuse, moins intimement adhérentes que les autres à la sclérotique et isolées d'abord les unes des autres, de couleur blanc-jaunâtre, gélatiniforme, viennent quelquefois faire saillie entre les paupières lorsque le malade les tient médiocrement écartées. Peu souvent, au moment où l'infiltration de la conjonctive scléroticale devient générale, on voit, comme dans d'autres cas assez rares de chémosis, se former sur cette membrane de petites vésicules blanc-jaunâtre qui ne ressemblent aucunement aux phlyctènes ordinaires ni par leur forme, qui est ordinairement plus grande, ni par la couleur du liquide qu'elles renferment. Lorsque l'inflammation des paupières devient plus forte, la conjonctive s'infiltre jusque sur la cornée; le chémosis séreux se développe au point que les espaces de la muqueuse bulbaire, restés jusque là adhérents à la sclérotique, se soulèvent peu à peu comme les autres, et que la cornée se trouve souvent cachée en totalité ou en partie par un bourrelet muqueux de consistance et de couleur gélatiniformes. Hâtons-nous de le dire, cependant, la conjonctivite qui accompagne si souvent l'érysipèle des paupières ne se complique pas toujours d'infiltration œdémateuse considérable; loin de là, le plus souvent, au contraire, l'inflammation de la muqueuse oculaire présente simplement les symptômes ordinaires de la conjonctivite granuleuse ou catarrhale, et l'œdème n'est, comme dans cette dernière affection, qu'un épiphénomène assez ordinaire.

Cette inflammation de la conjonctive, consécutive à l'érysipèle des paupières, ne présente, en réalité, aucun caractère particulier. L'*ophthalmie érysipélateuse* ne doit donc point trouver sa place dans le cadre nosologique. Peut-on dire, avec M. Mackensie (1), « qu'elle se distingue suffisamment par la couleur rouge pâle de la conjonctive, qui se soulève autour de la cornée sous forme de vésicules molles et d'un rouge jaunâtre, » avec Middlemore (2) « qu'elle se carac-

(1) Mackensie, *loc. cit.*, pag. 348.
(2) Middlemore, vol. I, pag. 307.

térise assez par cette même teinte de la conjonctive, les vésicules et une sensation de démangeaison très vive? » De semblables symptômes n'existent-ils donc pas dans la conjonctivite granuleuse sans complication d'érysipèle? La description qu'en a donnée Beer, celle de Weller, qui pense que l'ophthalmie arthritique se montre sous la forme érysipélateuse, et beaucoup d'autres encore, sont insuffisantes en réalité pour faire admettre comme de nature spéciale une inflammation de l'œil, dont les caractères sont communs à beaucoup d'autres. La description de l'ophthalmie érysipélateuse du docteur Sichel, en tout point semblable à celle de la plupart des auteurs allemands et à celle de Mackensie, prouve à nos yeux le peu de fondement d'une semblable distinction. M. Sichel pense qu'elle peut se développer « sans que les paupières ou la face soient le siége d'un érysipèle »; il admet le boursouflement muqueux chémosique, les vésicules comme caractère pathognomonique, et ajoute qu'il n'a jamais observé dans la conjonctive rien d'analogue à la desquamation, terminaison ordinaire de l'érysipèle du derme.. ; qu'il n'a jamais vu l'ophthalmie érysipélateuse s'étendre aux tissus profonds de l'œil; enfin, qu'il ne se rappelle pas avoir observé du larmoiement ou de la photophobie, etc. » De deux choses l'une: ou la conjonctive prend les caractères propres à l'érysipèle ou elle ne les prend pas; quels sont-ils donc ces caractères? la simple apparition de quelques vésicules sur la conjonctive infiltrée d'un liquide séreux, rien de plus; mais ne voit-on pas quelquefois ce phénomène dans le chémosis séreux qui accompagne les ophthalmies granuleuses? N'est-ce pas la meilleure preuve que l'ophthalmie érysipélateuse, avec ou sans érysipèle des paupières, n'existe point, puisque ces caractères distinctifs sont communs à d'autres affections? D'un autre côté, quelle analogie peut-on trouver entre ces vésicules de la conjonctive et celles qu'on voit quelquefois à la surface d'un érysipèle? Enfin, que présente à l'esprit cette idée: l'érysipèle d'une muqueuse (1)? Sans aucun doute,

(1) L'érysipèle interne a été admis par quelques médecins célèbres, et, entre autres, par Cullen, par J. Frank et par Fodéré, qui a prétendu avoir retrouvé la rougeur érysipélateuse jusque sur les membranes séreuses. J. Frank en parle dans les termes suivants (*Pathologie interne*, tome II, page 74, 1837): « Quoi que l'on en dise, ce n'est pas sans raison que les anciens ont parlé de l'existence de l'érysipèle interne. Sa présence, *ou du moins celle d'une inflammation* interne superficielle, est confirmée par la dissection. De plus, il arrive que des hommes sujets à un érysipèle habituel, ou de la tête, ou des extrémités inférieures, à l'époque où devrait reparaître cette affection, éprouvent des inflammations viscérales, dont on n'obtient guère autrement la résolution que par l'éruption, au dehors, de l'érysipèle. Enfin, assez souvent, l'érysipèle s'étend évidemment des parties externes aux parties in-

M. Velpeau, en combattant ces doctrines, aurait rendu un grand service à l'ophthalmologie si , entraîné un peu loin peut-être par son esprit réformateur, il n'avait point dépassé le but qu'indique la froide et sévère observation des faits pathologiques.

TRAITEMENT. — La première indication à remplir consiste à débarrasser le canal intestinal. On prescrira, si l'état du sujet le permet et si l'inflammation est bornée aux paupières, un purgatif salin ou un vomitif. Une bouteille d'eau de Sedlitz, 50 ou 60 gram. de sulfate de soude ou de magnésie , ou 10 centig. d'émétique dissous dans deux ou trois verres d'eau, et administré par petites parties tous les quarts d'heure , atteindront parfaitement le but. Au début de l'inflammation, les fomentations froides ou astringentes, longtemps continuées , réussissent assez souvent à faire avorter la maladie ; des observations nombreuses m'ont appris l'excellence de ce moyen , surtout lorsqu'on l'emploie au début , et si, après que la phlogose a disparu , on continue de réagir quelque temps sur le canal intestinal au moyen de purgatifs. Si l'érysipèle est très étendu, qu'à l'affection locale se joignent une chaleur vive et générale, la sécheresse de la langue , la fréquence et la dureté du pouls , la saignée générale est indiquée , et doit être secondée par une saignée locale pratiquée à une certaine distance du point affecté, aux tempes ou derrière les oreilles, ou mieux encore, au moyen de la lancette , sur les paupières elles-mêmes, selon la méthode de sir Richard Dobson , méthode qui consiste à faire de dix à cinquante petites ponctions sur toute l'étendue de la partie tuméfiée , et à favoriser l'écoulement du sang et de la sérosité au moyen de fomentations d'eau chaude longtemps continuées. Ce moyen diminue les chances de suppuration du tissu cellulaire palpébral, empêche souvent la formation des taches gangréneuses et des phlyctènes, et concourt à combattre l'apparition des symptômes cérébraux.

Lorsque la suppuration est imminente , les incisions profondes sont indiquées ; on les pratique transversalement , et on les multiplie en raison du gonflement des parties et de la gravité des symptômes généraux. Ce moyen seul suffit souvent pour faire disparaître des douleurs insupportables de tête, et une agitation fébrile que la saignée générale ne peut

ternes. » J. Frank cite ensuite des passages de Richter, P. Frank et Reil à l'appui de sa manière de voir.

L'érysipèle interne vient de faire une double apparition dans le *Journal de médecine et de chirurgie de Toulouse* , et dans l'*Encyclographie médicale* du docteur Lartigue , juin 1844, page 216. L'observation a été publiée par M. Butignot : il est inutile d'ajouter qu'elle n'est concluante pour nous qu'en ce sens, qu'elle prouve que l'érysipèle interne n'existe point.

pas toujours éloigner. Les incisions doivent être hardies, s'étendre d'un côté à l'autre de la paupière, et atteindre la peau et le tissu cellulaire jusqu'au tarse. On pratiquera également une ou plusieurs incisions profondes à travers la paupière, entre l'œil et l'orbite, si l'on a des motifs suffisants de croire que la suppuration du tissu cellulaire de l'orbite soit imminente, ou que des foyers purulents se soient formés dans cette cavité. On empêchera ainsi l'exophthalmos, l'ophthalmite, l'altération des os même de succéder à l'inflammation érysipélateuse des paupières, si l'on a soin de maintenir cette incision ouverte au moyen de mèches. Dans quelques cas exceptionnels, où le phlegmon oculaire aura été la suite de la maladie qui nous occupe, il conviendra de plonger la lancette ou, mieux encore, le bistouri dans la partie inférieure de la sclérotique, pour évacuer le pus qu'on aura reconnu exister dans la coque oculaire ; on préviendra de cette manière, en n'attendant pas la rupture spontanée de cette membrane ou celle de la cornée, des accidents généraux fort graves, et quelquefois même la mort du malade.

Lorsque la conjonctive présente avec ou sans les vésicules cette infiltration dont nous avons parlé, il suffira, dans tous les cas, pour faire disparaître ce symptôme, en général très peu grave, de pratiquer quelques mouchetures sur la muqueuse au moyen de ciseaux ordinaires, ou tout simplement d'instiller dans l'œil, huit ou dix fois par jour, une goutte d'un collyre de plomb ou de zinc. Les mouchetures seront surtout indiquées si le gonflement palpébral menace de devenir considérable, parce qu'en affaissant immédiatement la tumeur de la conjonctive, elles rendront la compression des parties moins forte.

CHAPITRE III.

TUMEURS DES PAUPIÈRES.

I. Tumeurs inflammatoires.

ARTICLE PREMIER.

Orgelet. — Hordeolum. — Crithe.

On a donné ces noms à une petite tumeur furonculaire du bord libre des paupières, paraissant siéger dans les glandes de Méibomius et envahissant quelquefois les flocons du tissu cellulaire contenus dans les mailles du derme.

CAUSES. —Elles sont locales ou générales, et agissent isolément ou simultanément. Les poussières irritantes, le séjour dans des lieux chargés de miasmes irritants, la malpropreté du visage et des paupières en particulier, l'embarras gastrique, le tempérament scrofuleux surtout, une certaine vulnérabilité de la peau, l'aménorrhée, l'approche de l'époque menstruelle chez les jeunes personnes, telles sont les principales causes de cette petite tumeur inflammatoire. Nous n'avons pas vu, comme le professeur Beer, que les individus adonnés à l'ivrognerie et d'une forte constitution y fussent plus spécialement prédisposés.

L'orgelet se présente sous deux formes, l'aiguë et la chronique.

SYMPTÔMES. — *Forme aiguë.* — C'est une petite tumeur franchement inflammatoire, de la grosseur d'un *grain d'orge*, débutant dans les follicules sébacés de la peau, dans le tissu cellulaire qui environne l'extrémité des conduits des glandes de Méibomius, dans ces conduits mêmes, ou enfin dans les bulbes des cils. La peau, d'abord exempte d'inflammation, ne tarde pas à en être également atteinte. La petite tumeur est dure, d'une couleur rouge foncée à son milieu, plus rose à sa périphérie, et s'accompagne d'ordinaire de douleurs très vives que le toucher le plus léger exaspère, et d'un gonflement plus ou moins grand de la paupière même, qui prend un aspect luisant et s'infiltre dans une assez grande étendue. Souvent il y a chémosis séreux. La sécrétion des glandes de Méibomius est toujours augmentée.

De même que le furoncle, l'orgelet suppure difficilement; le tissu cellulaire mortifié, véritable bourbillon, tend à sortir au dehors; mais cela ne se fait pas sans nouvelles douleurs pour le malade. La tumeur s'élève en pointe, s'ouvre d'elle-même; quelques gouttelettes de pus s'échappent d'abord, puis bientôt ce paquet de tissu cellulaire mortifié. Alors tout symptôme morbide disparaît promptement, la maladie est guérie; quelques jours seulement amènent ce résultat.

Forme chronique. — Mais il n'en est pas toujours ainsi : l'inflammation, franche chez certains sujets, languit chez un grand nombre, et parcourt ses périodes avec une excessive lenteur. Quelquefois la suppuration ne survient qu'après une ou plusieurs semaines, et sous l'influence de l'application permanente de cataplasmes émollients; quelquefois aussi le pus ne se forme pas du tout, et il en résulte l'induration de la tumeur, véritable prédisposition à une série d'inflammations de même nature. Il arrive pourtant que la tumeur indurée reste dans cet état pendant un temps indéterminé; c'est alors qu'on lui a donné le nom de *Chalazion* (voyez ce mot).

TRAITEMENT DE LA FORME AIGUE. — On doit avant tout distinguer les deux périodes de la maladie : 1° l'invasion, 2° la suppuration.

On est en droit, lorsque la première n'est pas avancée, de compter sur le traitement répercussif. On pourra donc, à l'exemple de Scarpa (*loco citato*, vol. I, page 21), employer les fomentations glacées, qui, dans quelques cas, feront rétrograder, puis bientôt disparaître l'inflammation au début.

La seconde période exige une surveillance active. La guérison radicale ne peut être obtenue que par la suppuration totale du tissu cellulaire enflammé. Les cataplasmes émollients faits avec le riz cuit dans l'eau de guimauve, si la maladie marche vivement, seront recommandés et aidés de frictions mercurielles répétées, dernier moyen qui m'a toujours paru très utile. Si au contraire l'inflammation languit et que la suppuration soit incomplète, ou ne se montre pas du tout, on couvrira la tumeur d'un emplâtre d'Angleterre ou de diachylon jusqu'au moment où elle sera complétement ramollie, c'est-à-dire jusqu'à l'expulsion facile et complète du petit bourbillon. Si, ce qui arrive assez souvent, les flocons de tissu cellulaire mortifié ne se séparent point complétement et que la cicatrisation se fasse attendre, on pourra, à l'exemple de Scarpa, laisser tomber une goutte d'acide sulfurique dans la cavité même de l'orgelet, ou la cautériser largement avec le crayon de nitrate d'argent, dans le double but de hâter le moment de la formation de la cicatrice, et d'empêcher l'apparition ultérieure d'une ou plusieurs petites tumeurs semblables. Dans le cas où l'inflammation rétrogradant se terminerait par l'induration définitive, on se comporterait comme si l'on avait affaire à un *chalazion*.

Que l'orgelet se présente sous la forme aiguë ou chronique, comme il est le plus ordinairement lié à une affection du tube digestif, on aura recours à des purgatifs salins pendant quelque temps, et, si le sujet est scrofuleux, à un régime et à une hygiène convenables. Si l'on a des raisons de penser qu'il se rattache à la difficulté de la menstruation ou à l'irrégularité de cette fonction, on réagira sur l'utérus d'une manière soutenue par les moyens appropriés. Dans tous les cas, l'œil sera surveillé avec attention, parce qu'il arrive très souvent, surtout chez les scrofuleux, que l'orgelet s'accompagne d'une ophthalmie.

ARTICLE II.

Furoncle des paupières.

Le furoncle ne diffère de l'orgelet que par l'étendue des parties malades ; dans le premier, l'inflammation envahit toute l'épaisseur de la paupière, tandis que dans le second elle paraît limitée aux glandes de Méibomius ou à un de leurs conduits. Beaucoup plus étendue que dans l'orgelet, la tumeur, dans le furoncle, déterminant un étranglement inflammatoire beaucoup plus considérable, s'accompagne toujours de douleurs très vives et d'accidents fébriles assez intenses. La paupière malade prend d'ordinaire un volume énorme par suite de l'œdème consécutif des parties. L'infiltration séreuse s'étend le plus souvent à l'autre paupière et même à la conjonctive bulbaire, qui se soulève et vient augmenter encore la tension et les douleurs. L'aspect général de l'œil, recouvert des paupières, présente alors de nombreux points de ressemblance avec celui qu'il prend dans l'ophthalmie purulente compliquée de chémosis, affection dans laquelle la douleur est à peu près nulle. Quelquefois la région lacrymale s'infiltre et se gonfle au point qu'on pourrait prendre au premier coup-d'œil la maladie pour une dacryocystite. Cette remarque nous conduit tout naturellement à dire que cette région, de même que tous les points de la surface des paupières, peut être le siège du furoncle, et qu'il faut bien se garder dans ce cas de prendre cette affection pour une tumeur lacrymale. Demours craignait beaucoup de prendre le furoncle du grand angle pour une maladie du sac, et ne négligeait pas, lorsqu'il était consulté dans le principe d'un abcès prêt à se former dans le tissu cellulaire situé sous la peau auprès de l'œil, de faire appliquer des sangsues sur la partie tuméfiée. La difficulté du diagnostic, dans ce cas particulier, tient au siège même du furoncle, et surtout au gonflement considérable des parties.

On tenterait vainement d'obtenir la résolution du furoncle ; toutes les médications échouent d'ordinaire contre l'intensité de cette inflammation. Au début, de même que dans l'orgelet, on peut essayer des applications de glace renouvelée à chaque instant ; mais ce moyen ne sert tout au plus qu'à diminuer la douleur et à s'opposer, du moins jusqu'à certaines limites, au gonflement séreux des parties voisines. La seule chose qui ait paru de quelque avantage à M. Carron du Villards, c'est l'introduction, dans la tumeur, d'une aiguille chargée de poudre caustique de Vienne ou d'un trochisque de potasse. Ce chirurgien a réussi quelquefois à faire avorter la maladie par ce moyen. Si la tumeur s'accompagne d'accidents graves du côté de l'œil, on se hâte de l'inciser dans le sens transversal de la paupière.

<h2 style="text-align:center">ARTICLE III.</h2>

Charbon des paupières. — Anthrax.

La pustule charbonneuse, assez rare dans nos villes, est au contraire très fréquente dans quelques pays où les hommes sont dans un contact immédiat avec les troupeaux. L'invasion de la maladie est annoncée par une enflure considérable, sans coloration notable de la peau, au milieu de laquelle on reconnaît une tumeur circonscrite de la largeur, selon

Bayle, qui a décrit le charbon dans sa thèse inaugurale, 1802) de la cornée transparente, pénétrant plus ou moins profondément dans les tissus, mobile ou collée aux parties profondes. » Sur le milieu de cette tumeur, plus saillante que le reste, on voit une pustule de la grosseur d'un grain de millet ou d'un grain de chènevis, qui laisse écouler, quand on la pique, un liquide transparent, coagulable à l'air. La tumeur s'étend dans tous les sens, une douleur vive suit bientôt la rupture spontanée des phlyctènes qui se développent autour de la pustule. Le malade s'agite, se plaint d'une sensation de brûlure ; la peau s'engage au loin, devient luisante, tendue ; des phlyctènes plus nombreuses apparaissent isolées, puis se réunissent, et enfin une tache noire placée au centre qui s'élève remplace la pustule primitive. A ce moment commence une réaction terrible sur les organes intérieurs ; le pouls s'affaisse, devient petit ; la langue est noirâtre ; des frissons, des nausées, des évanouissements surviennent ; le délire s'empare du malade, qui succombe bientôt. Heureusement la terminaison de la pustule maligne n'est pas toujours aussi grave ; à la formation d'une tache gangréneuse chez des sujets robustes succède une inflammation éliminatrice ; un cercle rouge circonscrit la tumeur, une suppuration abondante s'établit, l'escarre tombe, et là se termine la maladie, à part la difformité qu'elle laisse souvent à sa suite.

Cette maladie est quelquefois épidémique sur les troupeaux de la race bovine ; elle se transmet souvent, d'après M. Carron, de l'animal à l'homme par l'intermédiaire du taon (*œstrum*). qui, après avoir sucé le sang des animaux charbonnés, vient piquer les hommes. C'est sans aucun doute de cette manière que l'individu qui fait le sujet de l'observation de Thomassin avait contracté la pustule maligne. L'auteur rapportait ce fait pour prouver que l'affection, dans certaines circonstances, se transmet du malade à ceux qui l'approchent le plus ou qui lui donnent des soins. « En 1763, dans le mois d'août, dit-il, un laboureur crut avoir été piqué par un insecte ; une pustule maligne ne tarda pas à se montrer à la paupière inférieure, avec une enflure de toute la tête et du cou. Sa femme lui perça avec une épingle les petites vésicules qui couvraient les pustules, et, avec les doigts mouillés de la sérosité qui en découlait, elle essuyait les larmes qu'elle laissait échapper. Environ deux heures après qu'elle eut rendu cet officieux service à son mari, elle s'aperçut d'une tumeur à la joue qui fit un progrès étonnant dans peu d'heures. Ces deux malades furent guéris à l'hôpital de Dôle, mais l'un et l'autre restèrent défigurés. » Le principe carbonculeux conserve sa force même longtemps après la mort des animaux qui en ont été victimes. On rapporte que des corroyeurs qui préparaient la peau d'un animal mort depuis longtemps du charbon périrent tous de cette maladie, et les expériences de MM. Leuret et Hamont, publiées dans la nouvelle *Bibliothèque médicale* (1826, t. II et IV, et 1827, t. IV), ne laissent aucun doute sur ce fait.

L'*anthrax bénin* se développe le plus ordinairement sur des individus mal nourris, mal vêtus, malpropres, et qui ne se nettoient jamais la peau, ou sur des vieillards épuisés par l'âge. Une tumeur de même aspect que la pustule maligne, mais beaucoup moins rapide dans sa marche, se développe en s'accompagnant de douleurs très vives. A son centre, une tache noire gangréneuse, entourée d'un cercle livide d'une étendue variable, caractérise la nature de la maladie. Bientôt le travail d'élimination marchant, la suppuration devient abondante, entraîne les débris du tissu cellulaire mortifié, et est peu après remplacée par un travail de cicatrisation convenable.

Lorsque la pustule maligne attaque les paupières, la vie du malade est plus immédiatement menacée que lorsque le siége du mal est plus éloigné du cerveau. Les paupières, détruites souvent dans une très grande étendue, contractent dans quelques cas avec le globe des adhérences nombreuses qui en gênent ou en empêchent complétement les mouvements. La suppuration très abondante, dans les cas qui ne se terminent pas par la mort, gagne le tissu cellulaire de l'orbite et produit tous les accidents que cette maladie peut entraîner, et que nous avons signalés ailleurs (voy. *Blépharite érysipélateuse*). Dans d'autres cas, l'inflammation s'étant propagée à l'œil même, le détruit dans son ensemble ou en partie.

La pustule maligne et l'anthrax se terminent quelquefois cependant d'une manière heureuse, malgré la gravité apparente des symptômes que ces maladies présentent. « J'ai vu plusieurs fois l'anthrax, dit Demours, menacer les paupières d'une désorganisation complète, et cependant leur tissu se rétablir après la disparition des accidents, d'une manière plus satisfaisante qu'on n'aurait osé l'espérer. »

TRAITEMENT EXTERNE. — Détruire s'il se peut le virus, s'opposer au développement des phénomènes dus à la résorption des matières septiques, arrêter l'inflammation locale qu'il produit, telles sont les indications à remplir. Trois moyens principaux ont été imaginés dans ce but: la *cautérisation*, l'*extirpation*, les *antiphlogistiques*.

A. *Cautérisation.* — On la pratique de deux manières; s'il ne s'agit que d'un anthrax bénin, quelques petits morceaux de potasse caustique, en détruisant le centre de la tumeur, suffiront pour changer la nature de l'inflammation et amener des résultats le plus souvent heureux. Il est aisé de concevoir qu'il faudra faire cette application, comme les suivantes, avec tous les soins qu'exigent les parties, et que

. l'œil devra être protégé contre l'action du caustique. On pourra, à cet effet, introduire des boulettes de coton sous les paupières et n'employer qu'une quantité déterminée de potasse caustique. On évitera de cette manière que le caustique liquéfié pénètre dans l'œil par la commissure et se répande sur le globe, ainsi que cela est arrivé sur une dame dont parle M. Carron du Villards (vol. I, pag. 281), et sur laquelle un chirurgien distingué de Paris avait imprudemment cautérisé une pustule maligne de la paupière au moyen de beurre d'antimoine. L'œil s'était fondu, et la paupière, détruite en partie, et adhérente au globe, formait un symblépharon incurable. L'acide sulfurique, l'acide hydrochlorique, le nitrate acide de mercure et le chlorure d'antimoine peuvent servir également à la cautérisation. Une ou plusieurs scarifications plus ou moins profondes, faites avec soin au centre de la tumeur, augmenteront l'action de ces caustiques, qui agiront alors plus directement sur le mal.

La cautérisation peut être encore pratiquée par le fer rouge, procédé mis en usage avec beaucoup d'avantage, selon M. Bouillaud, par Carré, praticien distingué de Lyon. M. Lisfranc, grand partisan de ce moyen, a fait subir à l'application du feu d'heureuses modifications. Il cautérise le centre de la tumeur avec un petit bouton de feu rouge cerise, puis promène lentement un fer à peine rouge sur la circonférence du mal. Bientôt les vésicules s'affaissent et font place à des escarres superficielles qu'une suppuration de bonne nature ne tarde pas à entraîner. Nous avons vu le célèbre chirurgien de la Pitié traiter de cette manière et guérir quelques cas graves de pustule maligne et d'anthrax qui, sans ce moyen puissant, auraient détruit en entier les paupières.

B. *Extirpation.* — Chambon et Bayle recommandent l'extirpation de la tumeur. Ce moyen cruel, et d'une application peu facile lorsqu'il s'agit des paupières, ne nous paraît tout au plus applicable que sur des parties du corps abondamment pourvues de tissu graisseux et musculaire, et de beaucoup inférieur à la cautérisation soit par les caustiques, soit surtout par la méthode de M. Lisfranc.

C. *Antiphlogistiques.* — Selon M. Régnier (1), l'application des sangsues, comme l'avaient pratiquée avant lui Guy de Chauliac et Vigo, constitue la méthode la plus puissante contre le développement de la pustule maligne et les accidents qui l'accompagnent; il pense que les sangsues agissent directement contre la phlegmasie locale, et concourent très certainement à faire disparaître, du moins en partie, le principe délétère en l'absorbant elles-mêmes. Bien que, dans quelques cas, l'application des sangsues sur les paupières ait pour résultat immédiat

1 Régnier. *de la Pustule maligne.* 1829. 1 vol. in-8°. p. 133.

d'augmenter le gonflement de ces parties, il est certain que ce moyen que M. Régnier considère comme le meilleur à employer dans la pustule maligne, quel qu'en soit le siége, est le seul qui n'entraîne point à sa suite d'inconvénients sérieux, et qu'on doit y avoir d'abord recours.

Quant à nous, s'il nous était permis de formuler notre opinion d'après ce que nous avons vu et d'après ce qui précède, nous n'hésiterions point à dire que la combinaison de la cautérisation, comme la pratique M. Lisfranc, et de l'application immédiate de sangsues nombreuses, qu'on aurait soin de remplacer au fur et à mesure de leur chute jusqu'à ce que le malade ait perdu une quantité notable de sang, constituerait une méthode rationnelle de traitement local, en ce sens qu'on n'aurait à craindre aucune difformité consécutive ni aucune lésion immédiate du globe, si l'on prenait la précaution de le protéger d'une manière convenable contre l'action du calorique. La plaque d'ivoire de Beer peut être très utile dans ce cas.

Lorsque les escarres tombent, il est nécessaire de surveiller la cicatrisation, pour s'opposer à temps à la formation d'adhérences vicieuses qui pourraient gêner les mouvements des paupières, ou donner à leurs bords libres une direction fâcheuse.

TRAITEMENT INTERNE. — Le sang étant altéré par un principe septique dans les affections charbonneuses, la première indication générale à remplir, selon M. Bouillaud, est la saignée du bras, répétée coup sur coup au besoin, comme dans les affections typhoïdes. Si, comme semblent le prouver les expériences de MM. Leuret et Hamont, le sang est altéré profondément chez les animaux atteints de cette maladie, et si chez eux la saignée générale produit des effets favorables, il est à peu près certain que la même médication doit être suivie de résultats avantageux chez l'homme. La diète, les boissons émollientes, les laxatifs doux sont des auxiliaires puissants, qu'il ne faut pas négliger.

II. Tumeurs non inflammatoires.

—

ARTICLE IV.

Ecchymoses des paupières.

L'ecchymose des paupières est une affection en apparence si peu grave, qu'il semble, au premier coup d'œil, que ce serait perdre son temps que de s'en occuper; cependant elle a une haute valeur séméiologique dans quelques cas particuliers.

L'ecchymose des paupières est le plus souvent le résultat de coups portés directement sur ces organes, ou sur l'un des bords de l'orbite. On la voit à la suite des fractures du maxillaire supérieur ; quelquefois elle se montre après que des coups violents ont été portés sur les os du crâne, et devient alors, ainsi que nous le verrons plus bas, un symptôme de fracture de l'orbite. Il est aussi des cas assez communs où l'ecchymose apparaît spontanément dans l'épaisseur des paupières, et sans qu'aucun coup ait été porté sur ces organes ou sur les parties voisines. De là trois variétés distinctes :

1ᵉ *Ecchymoses* à la suite de lésions directes ;

2° *Ecchymoses* non précédées de contusions directes ou ecchymoses symptomatiques de fractures ;

3° *Ecchymoses spontanées.*

Première variété. — La contusion des paupières, les chutes ou les coups sur le bord de l'orbite ou sur le maxillaire supérieur, sont le plus souvent accompagnés d'extravasation de sang dans le tissu cellulaire lâche qui unit ces parties entre elles. La paupière, au fur et à mesure que l'épanchement sanguin augmente, prend un volume de plus en plus grand, et présente peu à peu la couleur brun-noirâtre caractéristique de l'ecchymose ; les mouvements deviennent alors difficiles, diminuent insensiblement d'étendue, puis disparaissent complétement, comme dans tous les autres gonflements morbides de ces parties. Dans d'autres cas cependant l'épanchement est si brusque, qu'on peut, aussitôt après le coup, reconnaître par le toucher la présence du liquide extravasé.

Mackenzie et Lawrence rapportent que dans les luttes au pugilat, si communes en Angleterre, il arrive quelquefois que l'un des combattants étant aveuglé tout-à-coup par le gonflement de l'ecchymose, les témoins font une incision à la peau avec une lancette, pour qu'il puisse lutter plus longtemps. Lorsque l'épanchement est très considérable, les paupières se distendent très largement, et le sang, ne trouvant plus de route en avant, s'en ouvre une en arrière, en s'infiltrant d'abord sous la conjonctive bulbaire, puis dans le tissu cellulaire qui enveloppe le globe même : de là un exophthalmos plus ou moins marqué, qui disparaît peu à peu avec le sang épanché, si on l'abandonne à la résorption.

Cette variété d'ecchymose palpébrale ne présente par elle-même aucun danger. Néanmoins, comme elle est symptomatique d'une violence directe, le chirurgien doit rechercher avec soin si un accident plus grave ne serait point à craindre. J'ai vu, entre autres, un homme qui avait reçu sur l'œil la baguette d'une fusée lancée dans un feu d'artifice, présenter une ecchymose accompagnée d'un gonflement si grand, qu'il fut d'abord impossible d'examiner l'œil. Je reconnus bientôt, et après bien des tentatives infructueuses, que la sclérotique, violemment frappée, s'était déchirée dans une grande étendue, et que la chambre antérieure était complétement remplie de sang. Ce malade demeura amaurotique.

Il serait superflu d'ajouter que, dans quelques cas on a à craindre des accidents encore plus graves, parmi lesquels figurent la fracture directe de l'orbite, la commotion, quelquefois même la déchirure du cerveau. C'est le plus souvent à la suite des coups d'épée ou de fleuret que ces accidents surviennent. Petit de Namur, d'Ammon de Dresde, etc., en rapportent des observations.

Deuxième variété. — Cette ecchymose est symptomatique de la fracture directe de l'orbite, lorsqu'un coup violent a été porté sur la voûte du crâne. Lorsque l'épanchement sanguin se montre d'abord dans la paupière supérieure, on croit généralement à la fracture de la voûte orbitaire, tandis qu'on doit penser que la solution de continuité existe dans la paroi externe, si la teinte noirâtre de la peau s'est montrée d'abord de ce côté dans la paupière, puis s'est étendue à sa partie antérieure et moyenne.

Un caractère de ces ecchymoses symptomatiques qui a été signalé par les traducteurs de Mackenzie, MM. Laugier et Richelot, c'est qu'elles s'étendent progressivement dans les premiers jours, comme il arrive dans les contusions profondes, et qu'elles ne déterminent que rarement un gonflement notable des paupières, comme cela se voit dans les ecchymoses par lésion directe.

Troisième variété. — Cette ecchymose, plus rare que les précédentes, n'est précédée d'aucune violence, directe ni indirecte. Le matin au réveil, le plus ordinairement, elle apparaît, et elle prend quelquefois rapidement un volume considérable. Je l'ai observée plus souvent à la paupière inférieure, et presque toujours chez des vieillards. L'extravasation du sang remonte quelquefois jusque sous la conjonctive bulbaire, et s'étend alors rapidement à tout le blanc de l'œil. Cet épanchement spontané de sang ne me paraît être que le résultat de la rupture d'un des vaisseaux nombreux qui rampent dans les paupières. On voit souvent, sans qu'aucune maladie ait précédé, de larges ecchymoses sous-conjonctivales survenir de la même manière, et s'étendre de là, en suivant les lois de la pesanteur, jusqu'au rebord inférieur de l'orbite. Chez plusieurs vieillards l'ecchymose spontanée m'a paru se lier à une disposition à l'apoplexie.

L'ecchymose survient encore spontanément pendant le cours de la conjonctivite aiguë. — C'est dans l'ophthalmie granuleuse qu'on l'observe le plus fréquemment.

Le *traitement* de l'ecchymose des paupières ne présente aucune difficulté. Si l'épanchement de sang est récent et considérable, on peut ouvrir la peau avec la lancette, pour diminuer le gonflement, ou tout simplement attendre la résorption. Dans ce dernier cas, on prescrira des lotions légèrement astringentes, et l'on recommandera une compression douce, qui aura pour résultat d'affaisser peu à peu les paupières tuméfiées, en faisant passer mécaniquement le sang dans les parties voisines.

Lorsque le coup qui a provoqué l'apparition de l'ecchymose a porté directement sur les parois de l'orbite, il sera bon, surtout si le malade est un enfant lymphatique, de prescrire l'application de sangsues, pour prévenir l'inflammation du périoste et des os, si fréquente chez ces individus à la suite des contusions. La saignée générale, des lotions froides sur les parties malades, des révulsifs sur le canal intestinal, le repos au lit, la diète, seront appliqués dans les cas où l'ecchymose sera symptomatique de lésions plus graves. Si l'on suppose une fracture de l'orbite ou même une plaie pénétrante du cerveau, on se comportera comme on doit le faire dans les blessures graves où la vie du malade est compromise.

ARTICLE V.

Œdème des paupières.

Cette affection dépend de causes locales ou générales; elle est très fréquente à cause de l'extrême laxité du tissu cellulaire des paupières.

CARACTÈRES. — Les paupières affectées d'œdème sont luisantes, pâles, demi-transparentes et plus ou moins gonflées; quelquefois elles gardent, pendant un certain temps, l'empreinte de la pression du doigt; quelquefois aussi, surtout lorsque le gonflement n'est pas porté au plus haut degré, ce phénomène, commun à l'œdème des autres parties du corps, n'existe pas; à mesure que l'infiltration augmente, les plis transversaux des paupières diminuent, puis disparaissent; les mouvements sont de plus en plus empêchés, souvent même ils deviennent impossibles, surtout lorsque le gonflement est devenu considérable. Le malade n'accuse aucune douleur.

ÉTIOLOGIE. — Parmi les nombreuses causes locales de l'œdème des paupières, nous voyons les érysipèles, les contusions, les plaies, la présence d'un corps étranger, l'extraction de certaines tumeurs, la cautérisation de la muqueuse palpébrale ou des granulations qui la recouvrent, les ophthalmies en général, l'amputation d'un staphylôme opaque de la cornée, l'opération du ptérygion ou de la fistule, la dacryocystite, les tumeurs inflammatoires des paupières, l'inflammation d'une petite tumeur jusque là à l'état d'induration, l'orgelet, ou une autre petite tumeur furonculaire, etc. A ces causes diverses on peut encore ajouter les maladies de l'orbite, comme la nécrose, la présence de corps étrangers, ou de tumeurs placées dans cette cavité; les abcès de la face ou du cuir chevelu; la compression qu'on emploie après certaines plaies de la tête, ou bien après l'opération du bec-de-lièvre ou de la rhinoplastie, en prenant un point d'appui vers la région maxillaire. La maladie dont nous nous occupons se développe fréquemment encore, surtout chez les jeunes gens blonds lymphatiques, dont les chairs sont pâles et molles, après l'application des sangsues au voisinage des paupières, et après la piqûre de certains insectes. Elle est encore produite par les fomentations émollientes ou par les cataplasmes longtemps appliqués sur les paupières.

Parmi les causes générales, on doit surtout compter l'anasarque, si fréquente après la fièvre scarlatine; chez les individus de constitution éminemment scrofuleuse, il n'est pas rare que l'œdème des paupières existe seul; dans ce cas, c'est surtout le matin au réveil qu'il est le plus développé.

Quelle que soit la cause de l'œdème des paupières, il est à remarquer, surtout lorsqu'il est développé à un très haut degré, que la conjonctive bulbaire peut être soulevée par l'infiltration du tissu cellulaire sous-muqueux (*chémosis séreux*).

MARCHE. — Elle est tantôt rapide, comme après les plaies, les contusions, l'apparition de tumeurs inflammatoires, etc.; tantôt lente, comme dans le cas d'hydropisie générale.

TRAITEMENT. — Le traitement de l'œdème par causes locales varie nécessairement selon la nature de ces causes. Nous parlerons surtout de celle qui est le plus souvent assez difficile à saisir : la présence d'une petite tumeur inflammatoire, soit dans l'épaisseur de la paupière, vers son bord libre ou son bord adhérent, soit, comme nous l'avons observée bien des fois, entre la paroi orbitaire externe et la muqueuse palpébro-bulbaire, qui est alors légèrement soulevée. Le toucher, exercé avec soin et lenteur dans toute l'étendue des parties gonflées, peut seul, dans ces cas, mettre à même de connaître la cause véritable de la maladie, moins parce qu'alors le chirurgien sent la tumeur (ce qui est souvent impossible, à cause du gonflement considérable des paupières) que parce que la pression occasionne une vive douleur, qui fait promptement reculer le patient. En soulevant la paupière supérieure, après avoir ordonné au malade de regarder fortement en dedans, on reconnaît à un petit point blanc-jaunâtre, placé sous la muqueuse, qu'une tumeur furonculaire s'est développée dans cet endroit. Pour arriver plus facilement sur cette tumeur, il est quelquefois nécessaire de recourir à des incisions nombreuses sur la muqueuse bulbaire soulevée par l'infiltration (*chémosis séreux*). On pratique alors une large ouverture, pour donner issue au pus.

L'œdème qui reconnaît pour cause une plaie, une contusion, un bandage trop serré, etc., se dissipe de lui-même peu à peu, quand la plaie marche vers la guérison, ou lorsque la compression n'est plus exercée. On peut hâter la disparition du gonflement par des applications astringentes ou légèrement stimulantes, comme l'eau blanche ou l'alcoolat de camphre, etc.

Quant à cette variété d'œdème qu'on rencontre chez les sujets atteints d'anasarque, ou chez les individus scrofuleux, et qui dans ce dernier cas revient à des époques indéterminées, surtout le matin au réveil, on le combat localement par des sachets aromatiques appliqués sur les paupières, et par un traitement général, approprié à chacune de ces maladies.

Lorsqu'à la suite d'un gonflement œdémateux chronique la peau de la paupière supérieure s'est tellement relâchée qu'elle pend au-devant de l'œil, par-dessus les cils, et masque en partie la vision, tous les topiques et tous les moyens thérapeutiques internes sont sans efficacité. L'excision d'un lambeau transversal, pratiquée selon les règles établies pour le ptosis atonique, devient alors indispensable (voyez *Ptosis*). Ce moyen, conseillé par Dupuytren (1), par M. Lisfranc et par d'autres chirurgiens, nous a donné d'excellents résultats; la perte de substance est remplacée par une cicatrice linéaire transversale, qui se cache dans les plis naturels de la paupière supérieure. Chez les individus pusillanimes on pourrait encore essayer de l'application sur la paupière d'un vésicatoire qu'on entretiendrait pendant quelques jours.

ARTICLE VI.

Verrues des paupières.

Les verrues des paupières offrent la plus parfaite analogie avec celles des autres tissus du corps. Formées des prolongements dermiques, dont la nutrition est entretenue par des capillaires cutanés, elles prennent des formes diverses et un aspect différent que tous les auteurs ont signalés. Les unes, pédiculées, pendent aux paupières, tandis que d'autres, à base large, sont fixées solidement sur ces voiles mobiles; celles-ci, aplaties, faisant une saillie variable au-delà de la surface des paupières, prennent le volume d'un pois vert et même un volume plus grand; celles-là, filiformes, de plusieurs millimètres de longueur, sont ordinairement

(1) Dupuytren, *Leçons orales de clinique chirurgicale*, 2e édition, 1839, tome **III**, page 377.

du plus petit diamètre. Tantôt isolées, de couleur grise, elles prennent une surface rude, inégale, gercée, contractent de profondes racines, et même envahissent toute l'épaisseur de la paupière; tantôt très nombreuses, blanc-jaunâtre, elles sont unies, recouvertes en partie par la peau, et sont très superficielles. Elles varient de siége comme de forme; on en voit aux bords ciliaires, chez certains individus, tandis que chez d'autres elles sont à la surface de l'une ou de l'autre paupière. Jungken en signale une variété de dimension très petite, gercée et rude, sécrétant un liquide, coagulable à l'air, qui la cache en entier, et qui peut dégénérer promptement. Heister parle de verrues de même espèce; il donne dans ses *Institutions de chirurgie* la figure d'une verrue si volumineuse, que les mouvements de la paupière supérieure en étaient empêchés. Chacune de ces espèces de verrues avait reçu un nom particulier des anciens; on trouve dans leurs descriptions les verrues *acrochordon*, *pensilis*, *thymus*, *ficus* ou *sycosis, sessilis, myrmecia* ou *formica*, etc., épithètes qui se rapportaient toutes à leur forme ou à la sensation particulière qu'elles donnent aux malades.

On observe des verrues sur les paupières d'individus de tous les âges et de toutes les constitutions. On note pourtant comme y étant plus particulièrement prédisposés les enfants ou les adultes scrofuleux, et les femmes à l'époque climatérique; on en trouve plus rarement chez les hommes. J'ai observé sur une petite fille de quatre ans, de l'asile du quatrième arrondissement de Paris, une sorte d'éruption de verrues sur la face, et en particulier sur les paupières, qui en portaient bien quinze à vingt chacune. Elles étaient petites, molles, unies à leur surface, assez rondes, recouvertes de la peau amincie. Quelques unes, et c'étaient les plus grosses, du volume d'un grain de chènevis coupé par le milieu, étaient divisées en deux ou trois parties, et n'avaient plus la couleur presque rosée des plus petites. Lorsqu'on les pressait entre les doigts, il en sortait une matière blanche, laiteuse et grasse. Aucune n'était adhérente au bord libre. Elles avaient quelque analogie, à part cependant la grosseur, avec celles que Schon a observées sur les paupières de l'œil droit d'une fille scrofuleuse, et la plus parfaite ressemblance avec celles que décrit Lawrence dans son excellent ouvrage (page 282, traduction par Billard d'Angers). L'enfant qui fait le sujet de mon observation était aussi scrofuleuse, et appartenait à des parents très pauvres, chez lesquels elle était mal logée et mal nourrie. Je ne fis aucun traitement local, je me bornai à prescrire des purgatifs, et plus tard du sirop de quinquina, du sirop antiscorbutique, un bon régime, une excessive propreté; et après trois mois la plupart des verrues avaient disparu. Chez d'autres enfants j'ai excisé ces verrues, au centre desquelles il y a ordinairement un petit point noir, qui paraît enfoncé et ressemble assez à une piqûre d'épingle, et la cautérisation a détruit le kyste qui les enveloppait.

On admet assez généralement trois classes de verrues, et cette division est utile au point de vue du pronostic et du traitement.

1° Verrues pédiculées, filiformes à la base, plus larges au sommet, à peine adhérentes à la peau ;

2° Verrues mollasses, petites, souvent gercées à la surface, à base large, et fortement adhérentes ;

3° Verrues dures, plus larges à la base, divisées en un grand nombre de lobules, envahissant toute l'épaisseur de la paupière, et quelquefois de couleur bleuâtre.

Les verrues des deux premières espèces ne présentent en général aucun danger ; elles croissent lentement et ne gênent que bien rarement les mouvements des paupières. Celles de la deuxième catégorie, qui sont isolées, gercées à leur surface et à base large, si elles sont tourmentées par des frottements répétés ou irritées par des substances excitantes, peuvent quelquefois dégénérer, surtout chez les femmes arrivées à l'âge climatérique. Les verrues de la troisième classe gênent assez souvent les paupières dans leurs mouvements; elles donnent fréquemment à ceux qui les portent la sensation de picotements semblables à ceux des fourmis (*verruca myrmecia* des Grecs et *formica* des Latins, *fourmilière* de Maître-Jean), et deviennent quelquefois le siége de véritables douleurs. Il n'est pas rare qu'à ce moment ces verrues prennent une couleur de plus en plus foncée, s'ulcèrent, puis dégénèrent en un cancer.

TRAITEMENT. — On se bornait autrefois à toucher les verrues avec les sucs âcres de plantes végétales, telles que le pissenlit, la chicorée verrucaire, la grande chélidoine, la joubarbe, etc. ; plus tard on a employé les caustiques et l'extraction. Les verrues pédiculées, chez les sujets pusillanimes, peuvent à la rigueur être liées, au moyen d'un fil de soie placé à leur base, ou, ce qui est bien préférable, enlevées d'un seul coup de ciseaux. Demours cite un cas (tome I, page 120) où des accidents graves suivirent l'application de la ligature d'une verrue pédiculée, dont la mauvaise nature n'avait pas été reconnue. Il fut obligé, après vingt-quatre heures, de couper la verrue avec des ciseaux, et le malade « eut à la paupière et à l'œil une fluxion longue et inquiétante. » Les verrues qui sont isolées, petites, gercées à leur surface, fortement adhérentes à la peau, ne doivent point être attaquées par les caustiques, parce qu'elles peuvent dégénérer. On pourrait essayer du moyen que propose M. Lisfranc, et qui consiste à les couvrir chaque soir d'une couche de savon noir; le lendemain la surface touchée par le savon tombe, et l'on peut ainsi détruire complétement une verrue, sans aucun danger de la voir dégénérer. Nous sommes loin de partager la confiance de M. Carron du Villards pour le procédé qu'il propose, et qui consiste à enfoncer au centre de la verrue une épingle, qui sera aussitôt après chauffée au rouge cerise dans la flamme d'une bougie. Cette opération, toute petite et toute simple qu'elle paraisse, est en réalité assez douloureuse, et exige de la part du malade une fermeté qu'on ne rencontre pas toujours. Au plus léger mouvement pendant l'opération, l'épingle qu'on soutient au moyen de pinces, sort de la tumeur, et il faut l'appliquer de nouveau, inconvénient fort léger au reste si, ce qui n'est pas toujours, on était sûr de détruire entièrement la racine de la verrue. Tout défectueux qu'il nous paraisse, ce procédé est cependant de beaucoup préférable à l'emploi de divers caustiques, mais il est loin d'avoir la certitude que présente l'extraction au moyen de l'instrument tranchant.

Les verrues de la troisième classe, celles surtout qui menacent de dégénérer, doivent être immédiatement attaquées par le bistouri. On les cerne par deux incisions semi-lunaires, et, après les avoir accrochées au moyen d'une érigne ou d'une pince à griffes, on les dissèque dans toute leur étendue, et l'on réunit la plaie, s'il se peut, par première intention. J'ai enlevé par ce moyen une verrue semblable sur une dame âgée de cinquante ans, dont les règles avaient disparu depuis plusieurs années. La tumeur, située près du grand angle, sur la paupière inférieure, avait conservé pendant dix ans et plus le volume d'un petit pois, et n'avait jamais occasionné de douleurs, sauf depuis cinq à six mois. Son sommet se recouvrait de croûtes noirâtres, que la malade enlevait chaque matin, et des élancements assez vifs et fréquents se faisaient sentir plusieurs fois par jour. La réunion se fit par première intention, et il n'en résulta pas d'ectropion, maladie que j'avais lieu de craindre après la perte de substance que j'avais dû faire subir à la paupière.

Si la tumeur traversait la paupière de part en part, et que la dégénérescence se fût étendue à droite et à gauche, on devrait enlever toutes les parties malades, soit en les comprenant dans un lambeau triangulaire semblable à celui que propose W. Adams dans l'ectropion, soit en agissant de toute autre manière, sauf à protéger l'œil en empruntant un lambeau cutané dans le voisinage (voyez *Blépharoplastie*). On a vu des plaies, faites par l'enlèvement de larges verrues dégénérées, prendre l'aspect d'ulcères de mauvaise nature et exiger l'ablation d'une paupière tout entière; c'est un motif puissant pour en surveiller avec soin la cicatrisation. Guthrie pense que la dégénérescence de ces plaies peut, dans beaucoup de cas, être attribuée à la négligence apportée dans le pansement.

ARTICLE VII.

Vésicules sébacées et Millet des paupières.

Le bord libre des paupières est assez souvent le siége de petites tumeurs de diverse nature, qui ne sont point de véritables maladies, et qui gênent tout au plus, et dans des cas assez rares, les mouvements d'occlusion.

Vésicule. — C'est une petite tumeur transparente, blanche, de la grosseur d'une tête d'épingle, et qui prend quelquefois le volume d'un pois. Elle se rompt assez souvent d'elle-même, et reparaît de nouveau à la même place après un temps indéterminé. Il suffit, pour la faire disparaître, de la ponctionner avec une aiguille et d'enlever ensuite le kyste au moyen des ciseaux. Le liquide que contient la vésicule est d'ordinaire transparent et très fluide. J'en ai enlevé une qui était placée près du grand angle, sur la paupière inférieure, et qui, en éloignant le point lacrymal du globe, était devenue une cause de larmoiement.

Millet. — C'est une petite tumeur du volume de la graine dont elle a reçu le nom, et placée, comme la vésicule, au bord libre des paupières. Le millet diffère de la vésicule par ses caractères physiques. Il est blanc, crayeux, comme lobulé, et contient une matière épaisse qu'on a comparée à du suif fondu, mais qui, dans certains cas, présente des points d'une densité plus grande et presque pierreux. Beer a parfaitement décrit ces différences que Chélius n'a pu saisir. Selon le dernier de ces auteurs, le millet, qu'il confond avec la vésicule, serait formé par l'occlusion et la distension des conduits excréteurs des glandes de Méibomius, dans lesquels la matière sébacée se serait accumulée, et un kyste particulier renfermerait cette masse graisseuse, qui aurait soulevé l'épiderme. On enlève cette tumeur comme la vésicule, et l'on pratique une cautérisation pour obtenir l'exfoliation du kyste dans lequel elle est ordinairement contenue.

ARTICLE VIII.

Kystes des paupières.

Ces tumeurs sont très fréquentes ; elles affectent aussi bien le bord libre de la paupière que toute autre partie de sa surface : à leur plus haut degré de développement, elles sont ordinairement du volume d'une petite noisette, et atteignent rarement celui d'un œuf de pigeon ou de poule. Elles sont indolentes, parfaitement circonscrites, dures ou élastiques, sphériques ou ovalaires, mobiles ou adhérentes, et contiennent diverses matières telles qu'un liquide blanc ou coloré en jaune, une substance mélicérique, athéromateuse, stéatomateuse ou fibreuse, ou bien toutes ces substances à la fois; il en est qui contiennent des poils en même temps que les diverses matières que nous venons de nommer. M. Lawrence, dans la *Gazette médicale de Londres*, décembre 1837, a publié une observation de kyste pileux des paupières faite par lui chez un enfant. « Ces tumeurs sont, dit ce chirurgien, assez communes chez les enfants; ordinairement congénitales, elles restent stationnaires et ne gênent aucunement; elles naissent au-dessous du muscle orbiculaire, et adhèrent plus ou moins à l'os frontal. » M. Cunier a publié deux observations semblables, pag. 163 du vol. II des *Annales d'oculistique*. La tumeur siégeait dans un cas sur la paupière supérieure; dans l'autre elle était à l'inférieure. Le kyste adhérait au cartilage tarse dans les deux cas; contenant des poils roux et une matière huileuse, il était recouvert seulement par la conjonctive, et se trouvait placé en dedans dans le premier, tandis que dans le second il siégeait au-dessous de la peau et de l'orbiculaire. En 1837, lorsque j'étais attaché au service de M. Guéneau de Mussy à l'Hôtel-Dieu, j'eus l'occasion d'observer, sur le cadavre d'un homme mort à la salle Saint-Antoine, un kyste pileux de la paupière supérieure droite. Il était du volume d'un gros pois vert, et contenait en même temps que des poils une matière grasse assez consistante.

Le siége des kystes des paupières varie; tantôt ils sont immédiatement placés sous la peau, et sont alors très mobiles; tantôt ils sont situés entre le tarse et l'orbiculaire et perdent alors en totalité ou en partie leur mobilité. On en rencontre très souvent aussi entre le tarse et la conjonctive. Ils prennent le plus ordinairement naissance dans le tissu cellulaire des paupières; quelquefois cependant ils peuvent être constitués par les follicules sébacés de la peau, formation qui, selon Chélius, est la plus fréquente de toutes, et que n'admet point Walther. D'autres auteurs, parmi lesquels nous voyons Deshais-Gendron, placent le siége de quelques unes de ces tumeurs dans les glandes de Méibomius. Scarpa pense qu'elles se développent bien plus souvent dans les vésicules du tissu cellulaire que dans ces glandes. Les kystes des paupières sont plus habituellement placés du côté externe que du côté interne du tarse. Les kystes externes sont divisés en deux classes, les *sous-cutanés*, les *sous-musculaires*. Les premiers sont beaucoup plus rares que les seconds; ils forment une saillie arrondie superficielle, qui glisse aisément sous le doigt quand on les comprime, et présentent, quand on les saisit, une plus ou moins grande élasticité. On peut quelquefois les déplacer dans une assez grande étendue, en les faisant rouler en quelque sorte sous la peau. Aussitôt qu'on cesse la compression, ils reprennent la place qu'ils occupaient primitivement; ils sont en général d'un volume très petit; ils atteignent tout au plus celui d'un gros pois vert;

la peau qui les recouvre est saine et ne présente aucune vascularisation morbide.

Les kystes sous-musculaires n'ont d'ordinaire qu'une mobilité très limitée, parce qu'ils ont contracté des adhérences plus ou moins intimes avec le tarse. Quelques uns traversent, en les écartant en haut et en bas, les fibres de l'orbiculaire, et viennent faire une saillie plus grande sous la peau ; ils présentent une sorte de pédicule, adhérent au cartilage, et une base arrondie, flottant entre les fibres musculaires et la peau. On peut confondre assez souvent ces dernières tumeurs avec celles qui sont franchement sous-cutanées. La compression que l'orbiculaire exerce sur leur face externe finit par user peu à peu le cartilage, et souvent même par le perforer du côté interne. Lorsque l'amincissement est déjà considérable, si l'on renverse la paupière en faisant basculer le tarse, on reconnaît que la conjonctive qui le recouvre en regard de la tumeur est rouge dans une assez grande étendue, et qu'au centre même de la partie enflammée de la muqueuse il y a un point jaunâtre que la compression exercée par le renversement rend encore plus évident.

La perforation du tarse est surtout plus fréquente dans le cas assez commun où les tumeurs sont placées exactement au-dessous du muscle orbiculaire et sont sous la dépendance de son action. Au dehors, la tumeur est plus aplatie dans ce cas que dans les kystes sous-cutanés, et elle paraît aussi plus étendue et moins bien limitée.

Les kystes placés sous la conjonctive, en arrière du tarse, repoussent en masse la paupière loin du globe, quand ils sont volumineux. On en reconnaît aisément le siége, en renversant la paupière sur elle-même. Lorsqu'ils sont du volume d'un noyau de cerise, la paupière paraît plus épaisse dans toute son étendue. On reconnaît bien en dehors une tumeur par le toucher et par la vue, mais il n'est plus possible de la limiter comme dans les deux variétés précédentes. C'est dans ce cas surtout qu'on doit retourner la paupière, pour établir le diagnostic ; car on pourrait, ce qui serait très fâcheux, attaquer la tumeur à travers la peau et le tarse, au lieu de diviser tout simplement la conjonctive palpébrale.

Les tumeurs enkystées paraissent reconnaître pour cause une pression prolongée ou une violence traumatique, ou l'induration qui suit très souvent l'orgelet. Quelques auteurs pensent que leur apparition a parfois un certain lien avec une affection générale.

Rarement les kystes des paupières gênent autrement les malades qui en sont atteints que par leur poids et par leur volume. Toutefois, lorsqu'ils prennent un très grand développement, ce qui heureusement est fort rare, et qu'ils atteignent, par exemple, la grosseur d'un œuf de

pigeon ou celle d'un œuf de poule , ils compriment l'œil , et alors empêchent complétement le jeu de la paupière, dans l'épaisseur de laquelle
ils ont pris naissance. Ces kystes volumineux , au reste, siègent beaucoup plus souvent dans la joue, dans la région du sourcil ou dans l'orbite , que dans les paupières mêmes, et c'est souvent à tort qu'on en a
décrit des exemples qui, en réalité, ne leur appartiennent pas. Les
kystes des paupières changent quelquefois, selon la place qu'ils occupent,
la direction normale de ces voiles mobiles, leur épaisseur, etc. Ils peuvent donner lieu à l'entropion ou à l'ectropion partiel ou général, quelquefois, mais plus rarement au trichiasis. Il arrive encore assez souvent
qu'ils deviennent la cause d'une inflammation de la conjonctive ; c'est
surtout lorsque la tumeur fait une saillie assez grande sous cette membrane. On voit alors, indépendamment de la rougeur de la muqueuse
palpébro-bulbaire, une granulation assez forte, presque circulaire ,
aplatie, divisée en plusieurs lobes, siégeant sur la conjonctive au centre
même de la tumeur , et saignant le plus ordinairement au moindre contact direct des doigts.

TRAITEMENT. — Le plus grand nombre des auteurs pense qu'il est
inutile de tenter la résolution des tumeurs enkystées des paupières ; il
n'en est pas moins vrai, cependant , que le *traitement médical* compte
des guérisons nombreuses. On devra donc , malgré l'imposante autorité
de Saint-Yves, de Scarpa, de Chélius et autres, y recourir avant que d'entreprendre l'extirpation. Morgagni (1) employait l'eau régale ; Maître-
Jean (2) , un emplâtre de galbanum ; Deshais-Gendron (3) , des lotions
d'eau chaude ou d'eau salée, ou bien encore des emplâtres de *Vigo
cum mercurio ;* Boyer (4) recommandait surtout l'application d'emplâtres de savon ou de compresses imbibées d'une solution d'hydrochlorate
d'ammoniaque. Demours (5) conseillait, comme Gendron, le sel ma-
rin, et une solution de savon blanc dans une infusion de fleurs de sureau
et de mélilot. M. Carron du Villards (6) vante vivement l'emploi de
l'hydrochlorate d'or en frictions, et assure devoir à ce moyen la guérison de tumeurs longtemps rebelles à d'autres. Nous avons obtenu des
guérisons semblables au moyen de frictions mercurielles, répétées régulièrement matin et soir, et remplacées de temps en temps par une pommade d'iodure de potassium ou d'iodure de plomb. Dans quelques cas

(1) Lettre XIII , page 2.
(2) Maître-Jean , page 490.
(3) Deshais-Gendron , *Traité des maladies des yeux* , t. I, p. 199.
(4) Boyer, tome V, page 257.
(5) Demours, tome I, page 123.
(6) Carron du Villards , tome I , page 283.

où la disparition de la tumeur se faisait trop attendre, nous avons employé ce moyen en même temps que l'acupuncture, et la résolution s'est faite alors en très peu de temps. Hâtons-nous de dire que ce remède, si efficace dans beaucoup de cas, n'en a pas moins, comme les précédents, échoué entre nos mains dans certaines tumeurs, qu'il a fallu plus tard extirper.

Les *moyens chirurgicaux* sont : le *séton*, les *caustiques*, la *ponction*, l'*extirpation*.

Les *caustiques* et le *séton* à travers la tumeur, que recommande Demours, sont deux moyens défectueux, presque toujours infidèles, qu'on doit abandonner. L'idée du séton paraît être due à Mauchart, qui recouvrait le fil d'une pommade irritante, et qui a usé de ce même moyen dans les staphylômes opaques de la cornée. Les caustiques laissent en général, après leur application répétée sur les paupières, la trace indélébile de leur passage, sans faire disparaître souvent la tumeur pour laquelle on en a jugé l'application nécessaire.

La *ponction* n'est guère applicable que dans les kystes de la troisième espèce, c'est-à-dire ceux qui sont placés entre la conjonctive et le tarse, et qui contiennent une matière semi-liquide, qu'on évacue au dehors par la pression. On peut, à l'exemple de Dupuytren, immédiatement après, si on le juge nécessaire pour l'exfoliation du kyste, porter profondément dans l'ouverture un crayon d'azotate d'argent, convenablement taillé, et répéter cette cautérisation autant de fois qu'on croit devoir le faire pour la disparition complète de la tumeur ; mais alors il faut s'attendre à une ophthalmie externe passablement forte, qui peut dans quelques cas exiger des soins assez sérieux.

L'*extirpation*, de tous les moyens chirurgicaux, est le plus sûr, et celui qui présente le plus de simplicité. On la pratique de différentes manières, selon le siége et la nature de la tumeur ; mais, dans tous les cas, on doit, avant toutes choses, protéger l'œil contre l'action des instruments, soit au moyen du doigt indicateur, placé entre l'organe malade et le globe, soit au moyen de la plaque d'ivoire de Beer, ou de toute autre chose capable d'atteindre le même but. Si le kyste est superficiel, une incision sur la peau, faite avec ménagement, d'un diamètre double de celui de la tumeur et s'étendant également du côté externe et du côté interne, suffira pour la mettre à nu. Le kyste, faisant aussitôt saillie au dehors, sera accroché au moyen d'une érigne double ou d'une pince à griffes, et isolé de toutes ses adhérences au moyen d'un petit bistouri convexe.

S'il arrivait que la matière contenue dans le kyste fût liquide, et que celui-ci fût ouvert, on arracherait la plus grande partie possible de ses parois, et on cautériserait le reste avec la pierre infernale. On n'oublierait pas, si la tumeur était placée en haut et en dehors sous la conjonc-tive, qu'il vaudrait mieux ne point cautériser, dans la crainte d'oblitérer les conduits de la glande lacrymale.

Lorsque la tumeur est adhérente, l'incision sera faite de la même manière, et le kyste sera accroché et disséqué sur le tarse, qui devra être soigneusement ménagé. Dans le cas où la tumeur aurait contracté des adhérences très étendues, on n'essaierait point d'en poursuivre la dissection au-delà du cartilage ; il suffirait d'abandonner ces parties à la résorption, dans la crainte de le perforer dans une trop grande surface, et d'enlever ainsi à la paupière un soutien naturel. Dupuytren (1) a vu à sa consultation une malade qui avait subi une opération semblable, et qui avait au milieu de la paupière supérieure une ouverture à tra-vers laquelle elle voyait parfaitement, lorsque les bords ciliaires étaient complétement rapprochés ; la conjonctive et tous les autres tissus de la paupière avaient été complétement détruits, et la cicatrisation avait été mal surveillée.

Une incision transversale, pratiquée sur la conjonctive de la paupière malade, *préalablement retournée*, suffit pour mettre à nu les kystes placés entre cette membrane et le tarse. On les enlève de la même ma-nière que les autres. On peut, dans quelques cas où la matière qu'ils contiennent est très résistante, les diviser en deux moitiés en même temps qu'on incise la conjonctive, puis accrocher chacune de ces moitiés et les disséquer isolément, en les renversant d'arrière en avant. Il arrive assez souvent qu'une végétation aplatie, rouge, sarcomateuse, apparaît à la surface de la cicatrice quelque temps après l'opération, et gêne les mouvements des paupières en irritant l'œil ; on en débarrasse facilement les malades en l'enlevant d'un coup de ciseaux courbes sur le plat.

Procédé de l'auteur pour l'extraction des kystes et des autres tu-meurs des paupières. — Dans toutes ces petites opérations le chirur-gien est gêné singulièrement par le sang, et il ne peut souvent donner un coup de bistouri qu'à d'assez longs intervalles, surtout s'il veut opé-rer avec soin et ne faire aucune perte de substance inutile, soit dans le tarse, soit dans tout autre tissu. Un filet d'eau lancé par un aide, au moyen d'une assez forte seringue à canule étroite, ne suffit pas pour net-toyer convenablement les parties. La compression au moyen des doigts de l'aide, ou par l'élévateur de Lusardi, vantée par MM. Lisfranc et Carron du Villards, n'atteint pas complétement le but, dans les cas sur-tout où, par suite de la forte adhérence de la tumeur au tarse, la dis-section doit être minutieuse ; le sang gêne toujours l'opérateur, la ma-nœuvre est laborieuse, et il faut un temps très long, pendant lequel le courage de quelques malades est mis à une rude épreuve.

(1) Dupuytren, *Leçons orales*, tome III, page 378.

C'est pour obvier à ces inconvénients que nous avons imaginé l'instrument représenté (fig. 8), et dans l'exécution duquel nous avons été, comme toujours, parfaitement bien secondé par M. Charrière. Lorsqu'on l'applique convenablement, il ne s'écoule pas une goutte de sang, et la dissection est aussi facile que sur le cadavre. Cet instrument est une pince ordinaire, dont les mors sont remplacés par une plaque et par un anneau, qu'une vis de rappel rapproche de manière à exercer une compression convenable sur la paupière malade, qu'on engage entre eux.

Cette pince-anneau s'applique avec la plus grande facilité; on engage sous la paupière malade la branche postérieure (la plaque) tout entière, ou seulement l'une de ses extrémités lorsque la tumeur est de

Fig. 8.   Fig. 9.

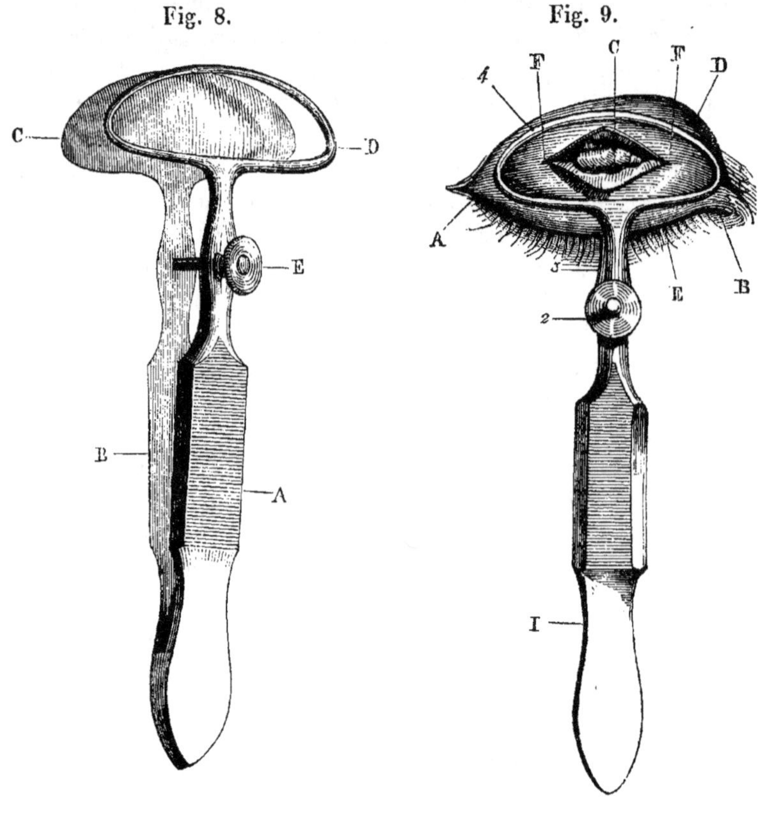

Explication de la fig. 8. A, branche antérieure de la pince; B, branche postérieure ; C, plaque de métal terminant la branche postérieure, et destinée à être glissée en entier ou par l'une de ses extrémités transversales sous la paupière ; D, anneau terminant la branche antérieure : on engage la tumeur au centre ou à l'une des extrémités de cet anneau ; E, vis servant à rapprocher l'anneau de la plaque.

petit volume et rapprochée du bord libre, en prenant soin de tendre convenablement la peau ; puis l'on serre la vis de rappel, dans le but d'exercer autour de la tumeur une compression suffisante pour empêcher le sang d'arriver jusqu'aux parties qui doivent être divisées. Dans la figure 9 l'instrument est appliqué. 1, Manche de la pince tenu par un aide sur la joue ou vers la tempe du malade ; 2, vis de rappel ; 3, branche postérieure à l'extrémité de laquelle se trouve la plaque engagée sous la paupière supérieure ; 4, anneau entourant la tumeur ; A, angle externe de l'œil ; B, angle interne ; C, tumeur mise à découvert par une incision transversale : les lèvres de la plaie sont renversées en haut et en bas ; D, paupière supérieure ; E, paupière inférieure ; FF, angles de l'incision transversale.

Le pansement après l'enlèvement des kystes des paupières est pour l'ordinaire des plus simples ; quelques bandelettes de taffetas d'Angleterre suffisent pour mettre les parties en rapport. Des compresses d'eau glacée, souvent renouvelées, favoriseront la réunion par première intention et empêcheront l'érysipèle de compromettre le résultat. On devra toujours rejeter la suture, à moins cependant que la plaie n'ait une très grande étendue. Dans ce dernier cas, et pour obtenir une réunion plus prompte, on aurait soin de fermer l'œil sain avec les bandelettes, afin d'empêcher les mouvements dans les paupières de l'œil opéré.

Si, comme cela arrive assez souvent, après l'enlèvement des kystes adhérents au tarse il reste encore une certaine partie de la tumeur appréciable au toucher et à la vue, on pourra en hâter la disparition par les frictions iodurées, aidées de l'acupuncture répétée deux ou trois fois par semaine. C'est un moyen qui, jusqu'à présent, n'a jamais échoué entre nos mains.

La cicatrice qui résulte de la plaie nécessaire pour enlever les kystes des paupières est linéaire et se cache dans les plis naturels de la peau, lorsque l'opération a été convenablement faite.

ARTICLE IX.

Chalaze.— Chalazion.

La *chalaze* ou le *chalazion* est une petite tumeur, variant de la grosseur d'un grain de chènevis à celui d'un haricot, peu ou point mobile, indolente, formée par un follicule induré ou par un orgelet non suppuré et chronique. Cette petite tumeur, placée ordinairement près du bord libre des paupières, est plus commune à la supérieure qu'à l'inférieure ; assez souvent isolée, elle est quelquefois multiple et forme alors une sorte de chapelet noueux, qui peut s'étendre d'un angle de la paupière à l'autre.

La chalaze peut être divisée en *interne*, *externe* et *mixte*, selon qu'elle est saillante en dedans ou en dehors par rapport au tarse, ou bien selon qu'ayant traversé ce cartilage elle fait saillie des deux côtés à la fois.

L'*interne*, placée à la face postérieure du tarse, est en général aplatie; de couleur blanc-jaunâtre, surtout à son centre, ne fait point saillie au dehors ou n'en fait qu'une très légère, et ne peut être reconnue que lorsque la paupière est renversée; elle est recouverte par la conjonctive palpébrale, qu'elle soulève plus ou moins dans une étendue variable. Une des variétés de la chalaze interne a été décrite à part, sous le nom de *tarsal tumours*, par quelques chirurgiens anglais, et à leur exemple par M. Carron du Villards, lorsque, par suite de ses progrès, elle a déformé plus ou moins le tarse.

L'*externe*, placée immédiatement sous la peau, prend d'ordinaire un volume plus considérable que l'interne; elle est semi-sphérique, et s'appuie directement sur la face convexe du cartilage, auquel elle adhère assez souvent; la peau qui la recouvre est plus ou moins rouge, selon son degré de distension, ou selon l'état particulier de la tumeur, qui est quelquefois placée au-dessous des fibres du muscle orbiculaire.

La *chalaze mixte* participe des deux variétés principales; elle se montre à la fois en arrière et en avant du tarse, qu'elle a perforé dans une étendue variable.

La différence du siége de la chalaze est facile à expliquer, selon Chélius, si l'on se rappelle les divers points de départ de l'orgelet, qui débute, comme on sait, dans les follicules sébacés de la peau, dans les glandes de Méibomius ou dans leurs conduits, et dans les bulbes des cils. On concevra aisément de cette manière que la tumeur soit placée à la face convexe ou à la face concave du tarse, sous la peau ou sous la conjonctive, et qu'elle soit éloignée ou rapprochée du bord de la paupière. La distinction du siége de la chalaze est importante au point de vue du traitement, car on peut atteindre l'une de ses variétés en dehors, tandis que l'autre ne peut l'être qu'au dedans. Les topiques peuvent être essayés dans le premier cas, l'extirpation seule peut être proposée dans le second.

MARCHE. — La chalaze présente souvent des différences curieuses dans sa marche. Le plus ordinairement elle se forme avec la plus grande lenteur, et prend d'une manière insensible un volume très variable. Telle tumeur de cette nature, stationnaire pendant un temps indéterminé, et du volume jusque là d'un fort grain de chènevis, prendra en quelques semaines celui d'une petite noisette, sans occasionner d'autre douleur que la gêne de son poids, puis diminuera progressivement de la même manière, sans que rien ait été fait dans ce but. Telle autre, chez certaines femmes, apparaîtra au moment des règles, demeurera stationnaire pendant quelques semaines, puis disparaîtra bientôt pour se montrer de la même manière trois ou quatre fois dans la même année. Quelques femmes que j'ai vues à ma clinique ou ailleurs se sont imaginé que l'apparition de la chalaze était pour elles un des signes les plus certains d'un commencement de grossesse. Dans les cas les plus fréquents la chalaze s'enflamme, suppure en partie, diminue de volume après la cicatrisation, et un petit noyau induré devient la base d'une tumeur nouvelle, qui s'accroît et se termine de la même manière, jusqu'à ce qu'enfin tous les éléments de la tumeur aient été entraînés par une suppuration complète. Lorsqu'un chapelet de chalazes existe sur les paupières, une des tumeurs suit la marche que nous venons de tracer, et s'affaisse plus ou moins, tandis que les chalazes voisines, placées à droite et à gauche, prennent un volume de plus en plus grand, pour se terminer de la même manière.

TRAITEMENT. — *Chalaze externe.* — Lorsque cette tumeur est encore de date récente et qu'elle est isolée, on peut compter jusqu'à un certain point sur les topiques, qui, en excitant la peau, ramèneront dans les éléments de la tumeur une activité plus grande, et en prépareront ainsi la disparition par résorption. Les teintures aromatiques, les onctions mercurielles camphrées ou iodurées, répétées deux ou trois fois tous les jours, rempliront convenablement cette indication. Si en même temps, comme cela a lieu le plus souvent, les intestins sont malades, on aura grand soin de tenir compte de cette condition morbide et de prescrire un traitement approprié. Il arrive souvent que pendant la durée de ce traitement la chalaze s'enflamme et menace de suppurer; on favorisera cette terminaison par l'emploi de cataplasmes émollients, et l'on pourra, quand le pus se fera jour au dehors, introduire profondément dans le centre de la tumeur un crayon de nitrate d'argent, dans le but de compléter la destruction totale des éléments d'une nouvelle induration. Cette dernière précaution sera employée plusieurs fois si le besoin l'exige.

Les topiques, quelquefois avantageux lorsqu'il s'agit d'une chalaze isolée et encore récente, deviennent dangereux lorsque les tumeurs sont nombreuses, de date ancienne, et que la constitution du malade est mauvaise. Ils peuvent alors produire des dégénérescences de mauvaise nature, motif trop puissant pour qu'on ne s'abstienne pas de leur emploi. Si la chalaze est ancienne, volumineuse, isolée, rénitente, on l'enlève par l'opération, qui se pratique de la manière suivante :

Le malade est assis sur une chaise, la tête soutenue par un aide, qui tire la peau de la paupière dans le sens transversal. Lorsque l'opération doit être faite sur la paupière supérieure, le chirurgien se charge lui-même de la tendre convenablement en passant son index gauche entre cette paupière et le globe. J'ai mis très souvent en pratique ce moyen, et j'y trouve le double avantage de donner aux parties une tension aussi forte que je le désire, et de diviser les tissus sans craindre une lésion de l'œil. Si l'on prévoit que le sang doive gêner pendant l'opération, on emploie le compresseur dont j'ai parlé en m'occupant des kystes des paupières. On incise transversalement la peau recouvrant la chalaze, de telle sorte que d'un seul trait, s'il est possible, on mette la tumeur à nu. L'ouverture sera d'un diamètre double de celui de la tumeur, et s'étendra au-delà de celle-ci autant à droite qu'à gauche, s'il se peut. La chalaze mise à découvert sera saisie, au moyen de pinces à dents de souris ou avec une érigne solide, et disséquée jusque sur le tarse, qu'on évitera d'intéresser, surtout dans les cas où ce cartilage sera uni à la tumeur. Les restes de la tumeur adhérents au tarse seront cautérisés avec le crayon de nitrate d'argent, autant de fois qu'il sera nécessaire pour les détruire complétement, ou ils seront abandonnés à la résorption, s'ils sont d'un petit volume. J'ai souvent fait disparaître des débris semblables de tumeur en les traversant, de deux à trois jours l'un, au moyen d'une aiguille à acupuncture. On produit ainsi des cicatrices, et l'on développe des processus inflammatoires et résorbants, au moyen desquels la tumeur diminue, puis disparaît bientôt.

Lorsque la *chalaze est interne*, il n'y a point à compter sur les topiques ; l'opération seule doit être pratiquée. On renverse la paupière, qu'un aide maintient, et l'on enlève la tumeur de la même manière que si l'on opérait au dehors. On évite, s'il se peut, de cautériser avec le nitrate d'argent, qui produit toujours une inflammation de la conjonctive, et qui, intéressant assez souvent, et malgré les précautions qu'on prend, les deux feuillets correspondants de cette membrane, devient une cause de symblépharon.

Si la chalaze a perforé le tarse d'outre en outre (*chalaze mixte*), il convient d'enlever la tumeur en dehors du tarse, puis en dedans, et de ménager le cartilage dans les deux cas autant que possible. On rapproche les lèvres de la plaie avec une ou plusieurs bandelettes de taffetas d'Angleterre, et l'on recommande au malade de tenir les yeux fermés, pour favoriser autant que possible la réunion par première intention.

ARTICLE X.

Squirrhe et cancer des paupières.

Certaines tumeurs des paupières peuvent tout d'abord prendre le caractère du squirrhe, ou le présenter par la suite et d'une manière presque insensible. Le passage de l'induration simple à l'état squirrheux étant impossible à saisir aussi bien dans les paupières que dans les autres tissus, le chirurgien, appelé à se prononcer, est souvent dans un doute que ne justifie que trop l'examen même très attentif des parties malades. Il n'a pour se guider qu'une circonscription plus accentuée, une dureté plus grande de la tumeur, les inégalités de la surface malade, et plus tard, si elle menace de s'ulcérer, des vaisseaux variqueux bleuâtres qui l'entourent. Ces tumeurs, avons nous dit, se développent quelquefois du premier coup; mais le plus souvent elles se montrent à la suite de chalazes indurées, de tubercules de mauvaise nature, de verrues, ou après l'emploi de topiques irritants sur des tumeurs de nature douteuse. Le squirrhe envahit assez souvent toute l'épaisseur de la paupière, mais seulement dans une partie de son étendue et près de sa marge; d'autres fois il se montre sous la forme d'une plaque peu épaisse, mais plus large, siégeant sur le corps même de l'organe, et il n'envahit alors qu'une partie de la peau, et d'une manière lente et progressive. Au début de la plupart des tumeurs squirrheuses des paupières, la peau demeure saine. La blépharite glandulaire, qui amène à sa suite cet état d'induration de la marge palpébrale connu sous le nom de *tylosis*, a été notée comme cause de cancer des paupières; leur bord se bosselle, se déforme; la tumeur s'étend en surface, prend un aspect tout particulier, demeure stationnaire le plus ordinairement pendant un temps très considérable, finit le plus souvent par dégénérer, et envahit alors rapidement la conjonctive.

Quel que soit le lieu qu'occupe la tumeur sur la paupière, il arrive quelquefois qu'elle prend un volume considérable avant d'être atteinte par l'ulcération. Il est des cas, au contraire, dans lesquels la tumeur, encore très petite, se couvre de vaisseaux et s'ulcère; cette marche plus rapide vers la dégénérescence est ordinairement celle des tumeurs siégeant sur les bords de l'organe. Tant que l'ulcération se borne à la peau, les progrès de destruction sont en général assez lents (sauf pourtant lorsque le cancer prend la forme rongeante); il s'écoule souvent des années avant qu'il soit nécessaire de recourir à une médication énergique; mais aussitôt que la muqueuse est atteinte, le mal fait des progrès rapides, et s'étend bientôt au loin. J'ai donné mes soins à une pauvre femme chez laquelle une tumeur, placée sur la paupière inférieure, n'avait fait aucun progrès pendant plusieurs années, après lesquelles elle s'était ulcérée. Les progrès de l'ulcère avaient d'abord été insignifiants : tantôt des croûtes se formaient dans la petite cavité ulcéreuse, tantôt, au contraire, et cet état durait plusieurs mois, tout paraissait cicatrisé, et la malade n'y faisait plus aucune attention. Il y a deux ans environ, l'ulcération envahit la conjonctive, et à partir de ce moment les progrès de la maladie furent tels, qu'après quelques mois la moitié du nez, la joue et la tempe étaient envahies. L'œil s'était vidé et demeurait attaché, à l'état de moignon de couleur noirâtre, à la paroi supérieure de l'orbite ; la paroi inférieure de cette cavité n'existait plus, et l'on voyait à son fond la luette et le voile du palais par sa face supérieure ; une grande partie du maxillaire supérieur du côté malade, le vomer, les cornets, tout était détruit par cette horrible ulcération. De temps en temps des hémorrhagies assez considérables venaient affaiblir cette pauvre femme, que je n'ai plus revue depuis quelques mois, et qui a probablement succombé.

Les topiques sont impuissants pour la guérison des tumeurs squirrheuses des paupières, et hâtent même le plus souvent la dégénérescence cancéreuse. L'expectation est la conduite la plus sage à tenir dans ces cas, car il est reconnu que l'opération même est le plus souvent suivie de la reproduction de la maladie et d'une dégénérescence plus rapide.

La guérison du cancer des paupières, parvenu à l'ulcération et sécrétant un ichor fétide, ne peut en général être obtenue que par l'extirpation de toutes les parties malades, et ce n'est que dans quelques cas particuliers et exceptionnels qu'on réussit par les caustiques. Plusieurs conditions peuvent se présenter.

1° *L'affection est bornée à une tumeur d'un petit volume, et n'intéresse pas la marge des paupières.* — Après avoir placé une plaque d'ivoire sous la paupière, dans le double but de protéger l'œil contre l'action des instruments et de tendre convenablement les parties, le chirurgien cerne la tumeur au moyen de deux incisions, pratiquées autant que possible selon le diamètre transversal, réunies à leurs extrémités, et atteignant même le tarse si ce cartilage est envahi par la maladie. Il est bon, pour pratiquer plus aisément cette petite opération, de se servir de notre pince (voyez *Kystes des paupières*), ou, si cela ne se peut, de comprimer autant que possible la paupière, soit par le moyen de la plaque protectrice, soit avec les doigts, pour arrêter le sang, qui s'écoule en assez grande abondance des vaisseaux divisés, et qui vient ainsi gêner le chirurgien dans l'examen des parties voisines de la tumeur. Il est avantageux de savoir par avance, si faire se peut, à quelle profondeur le bistouri doit pénétrer, afin, en ne multipliant point les incisions, d'éviter au malade des douleurs, et aussi pour ne pas donner au sang le temps de venir masquer les parties à retrancher. Cette opération est du reste des plus simples : aussi doit-elle être faite rapidement. Le pansement au moyen de la suture entortillée n'est pas toujours nécessaire ; souvent même il retarde la guérison lorsque la réunion ne se fait pas par première intention. On peut, en général, dans les pertes de substance peu étendues et n'intéressant que la peau ou même une petite partie du tarse, se borner à l'application de compresses d'eau froide souvent renouvelées. Les bords de la solution de continuité se rapprochent bientôt d'eux-mêmes, après trois ou quatre jours, et sans le secours de la suppuration. On n'oubliera pas que la suture des paupières est assez difficile à pratiquer, et que la présence des épingles et des fils sur ces parties, après une opération, devient assez souvent la cause d'érysipèles qui, s'étendant à la face et au cuir chevelu, menacent très souvent la vie du malade. On réservera donc la suture aux cas où une perte de substance très grande ayant été nécessaire, la réunion ne pourrait être obtenue sans ce moyen.

2° *La tumeur s'étend assez largement sur la paupière et en intéresse les bords.* — Après avoir examiné l'étendue de la tumeur, on reconnaîtra si la maladie a envahi la conjonctive et si, en pratiquant l'ablation des parties dégénérées, on peut espérer que l'œil sera convenablement protégé par les parties saines. Dans cette hypothèse, on aura le choix, selon que la maladie aura envahi une plus ou moins grande étendue de la paupière dans le sens vertical, entre l'incision en V, comprenant toute l'épaisseur des tissus constituant la paupière (ce procédé est décrit à l'article *Ectropion*), ou l'incision semi-elliptique, que j'ai mise avec succès en pratique à l'imitation de Dupuytren, de Richerand, de M. Velpeau et d'autres chirurgiens, dans les cas où le cancer n'avait envahi que la moitié au plus de la hauteur de l'organe. Pour pratiquer cette dernière opération, on saisit d'une main et l'on soulève la tumeur, au moyen de pinces à ligature, puis on l'enlève d'un seul coup ou de deux coups de forts ciseaux, courbes sur le plat, tenus de l'autre main et engagés de telle sorte que l'une de leurs branches regarde la conjonctive et l'autre, la peau. Une perte de substance demi-circulaire, dont la concavité regarde le bord adhérent de la paupière, est ainsi pratiquée jusqu'au-delà des limites du mal, qu'elle comprend dans toute son étendue.

Le pansement, après cette opération, est des plus simples ; des compresses mouillées d'eau froide, le premier jour, des boulettes de charpie mollette et un tour de bande suffisent d'ordinaire. Peu à peu les angles de la plaie s'arrondissent, la concavité diminue de plus en plus, et l'œil, mis à découvert immédiatement après l'opération, se trouve complétement protégé, au fur et à mesure de la marche de la cicatrisation. Dans les cas où la perte de substance a été très large, il reste une échancrure qui, si elle est profonde, laisse l'œil à découvert et devient la cause d'inflammations qui peuvent amener la perte de cet organe. Elle fournit la preuve que le chirurgien aurait dû choisir de préférence l'incision en V ou recourir immédiatement à la blépharoplastie.

3° *La tumeur est plus ou moins étendue et superficielle.* — Dans ce cas on essaiera de la pâte caustique du frère Côme, de celle de Vienne ou encore de celle de zinc, en prenant toutes les précautions convenables pour préserver l'œil de tout accident, et pour ménager les parties saines, sous-jacentes aux parties malades, qui seront détruites dans toute leur étendue. Malheureusement ce moyen, de même que les brûlures, peut donner lieu à l'ectropion, si l'on n'en surveille pas avec soin les effets. Toutefois on en obtient, dans quelques cas, de véritables succès ; ainsi plusieurs fois le vénérable doyen de la chirurgie française, M. le docteur Souberbielle, nous a fait l'honneur de venir à notre clinique, et d'appliquer la pâte du frère Côme, son parent ; la guérison a été radicale.

4° *La tumeur ulcérée siège près des angles ou sur la marge des paupières.* — Lorsque l'affection siège au petit angle, on emporte toutes les parties malades au moyen d'une perte de substance triangulaire ➤ , dont la base est à la commissure externe, et l'on réunit au moyen de la suture entortillée. Si, au contraire, la maladie a envahi le côté interne de l'une ou l'autre paupière, ou même les deux paupières par leur côté interne à la fois, on devra, comme l'a fait M. Lisfranc dans une observation d'encanthis cancéreux rapportée par M. Carron du Villards (1), cerner le mal au moyen d'une ou de deux incisions semi-lunaires, et n'appliquer qu'un pansement simple, sans sutures. L'ouverture des paupières pourra devenir irrégulière ou plus étroite ; mais l'œil, dans la majorité des cas, sera convenablement protégé.

Si la maladie s'est limitée aux bords palpébraux, et si elle s'est montrée à la suite d'un tylosis, le bourrelet ulcéré et granuleux pourra, selon le conseil de M. Velpeau, être facilement guéri par la cautérisation avec le nitrate acide de mercure. M. Jeanselme (2) indique dans ces termes le procédé suivi par le chirurgien de la Charité : « Après avoir renversé la paupière en dehors et protégé le globe de l'œil par les moyens connus, on touche avec soin et ménagement toute la surface ulcérée, et même les bords du bourrelet dégénéré, avec un petit pinceau de charpie modérément imbibé du caustique. Ces attouchements sont renouvelés tous les quatre ou cinq jours ; environ un mois après, lorsque rien ne vient entraver l'efficacité du remède, l'ulcère cancéreux se transforme en un ulcère simple ; un dégorgement salutaire s'opère dans les parties voisines ; la plaie se cicatrise alors bientôt, et la paupière reprend presque toute sa souplesse. » Dans le grand nombre de malades qui, au dire de M. Jeanselme, ont été guéris par M. Velpeau au moyen de nitrate acide de mercure, n'en serait-il pas quelques uns qui auraient pu être débarrassés de leur bourrelet ulcéré par un tout autre traitement ? Ce bourrelet était-il évidemment de mauvaise nature dans tous les cas ? Personne sans doute mieux que M. le professeur Velpeau n'était à même de reconnaître si l'affection était ou non de nature can-

---

(1) Carron du Villards, *loco citato*, t. I, p. 362 et suiv.
(2) Jeanselme, *loco citato*, page 69.

céreuse; cependant nous ne pouvons nous empêcher de faire remarquer que rien ne ressemble tant à des ulcérations cancéreuses que celles qui accompagnent le tylosis, et qu'il serait possible que les paroles citées de M. Jeanselme ne rendissent pas dans toute sa sévérité la pensée de M. Velpeau.

5° *La maladie a envahi toute la paupière; les ramifications s'étendent au loin dans la conjonctive.* Si la paupière malade doit être emportée dans toute son étendue, l'opération de la blépharoplastie, selon le procédé le plus convenable, devra être aussitôt pratiquée, pour protéger l'œil contre l'action irritante de l'air, et en même temps pour masquer autant que possible la difformité. Mais si la maladie s'étend au loin dans l'orbite, et que surtout l'œil lui-même ait été envahi, on devra l'emporter tout entier en même temps que les paupières, selon le procédé décrit ailleurs.

ARTICLE XI.

Tumeurs érectiles des paupières.

Ces tumeurs se présentent souvent aux paupières. Cela tient sans doute à ce que ces organes, composés d'un tissu cellulaire fort lâche, sont parcourus d'un très grand nombre de vaisseaux. Le plus souvent elles sont congénitales (*nævus maternus*); elles apparaissent cependant quelquefois sous l'influence de causes accidentelles, prennent ordinairement dans ce dernier cas un développement considérable, et donnent lieu à des hémorrhagies qui peuvent compromettre la vie du malade. Dans les premières années de la vie de l'enfant, ces tumeurs se montrent assez fréquemment sous la forme d'une tache qui ne présente aucune élévation au-dessus de la surface de la paupière; quelquefois cependant elles font une saillie assez marquée. Elles sont uniques ou multiples; lorsqu'elles sont nombreuses, elles ressemblent quelquefois à une grappe de raisin, par la disposition qu'elles prennent. Quand elles existent en grand nombre aux paupières, on en trouve assez souvent sur le crâne, sur le tronc ou sur les extrémités. On en distingue, comme on sait, plusieurs espèces; mais l'étude de ces variétés nous entraînerait hors des limites que nous avons dû nous imposer. Nous rappellerons seulement les différents modes de traitement mis en pratique pour la guérison de ces tumeurs, en faisant observer d'abord que dans quelques cas elles guérissent spontanément (M. Moreau, d'après Vidal (de Cassis), t. III, pag. 525).

La compression est un moyen simple qu'on doit employer en premier lieu, du moins lorsque la tumeur est convenablement placée. Les tumeurs situées au milieu des paupières ne seront, bien entendu, pas traitées ainsi, la compression ne pouvant être exercée utilement que vers le rebord interne ou externe de l'orbite. M. Velpeau insiste sur ce point, que partout ailleurs que dans ces deux endroits la compression serait inutile, à cause de la disposition anatomique des vaisseaux dans les paupières. On se servira avec avantage, dans quelques cas, du compresseur inventé par J.-L. Petit, pour guérir l'hydropisie du sac lacrymal. La compression pourrait être plus active si l'on employait en même temps les astringents ; cependant Boyer et Abernethy rapportent des succès obtenus par la compression seule. Lorsqu'on aura reconnu ce moyen inefficace, ce qui arrivera le plus souvent, on se hâtera d'en diriger un plus énergique contre la maladie, car elle pourrait prendre un développement plus grand.

Lorsque la tumeur est d'un petit volume et se trouve isolée au milieu de la paupière, on peut la soulever et l'étrangler au moyen d'une ligature, ou bien la détruire avec la potasse caustique (Wardrop) ou le cautère actuel (J. Cloquet), en prenant toutes les précautions convenables pour ne point endommager l'organe sur lequel elle repose. On pourra encore essayer d'injections stimulantes ou escarrotiques. M. Lloyd a expérimenté ce moyen sur un enfant, qui mourut de rougeole avant que le traitement fût terminé. On doit, avant de faire l'injection, comprimer le nævus, pour le vider du sang qu'il contient, et retenir le liquide dans le tissu spongieux pendant 5 à 10 minutes. Mackenzie fait observer que cette pratique peut donner lieu à de graves accidents, et même à la mort ; il pense que le liquide peut passer dans les veines, et de là dans le cœur ; c'est cette circonstance, selon lui, qui a occasionné la mort subite d'un enfant de deux ans chez lequel l'injection d'un nævus, situé sur l'angle de la mâchoire, avait été faite avec de l'ammoniaque étendue. Cette méthode a cependant réussi entre les mains de M. Tyrrell, dans un cas de nævus sous-cutané placé sous la paupière supérieure d'un enfant. La ponction fut pratiquée avec une aiguille à cataracte dans la peau saine, vers le côté externe de la tumeur, qu'on évita de blesser, et une solution saturée d'alun fut injectée dans le tissu cellulaire. Les tissus adjacents devinrent fermes et compactes, ainsi que toute la tumeur, qui finit par se solidifier et par disparaître après six ou sept injections semblables, pratiquées à trois ou quatre jours d'intervalle. M. Carron du Villards a publié dans les *Annales d'oculistique*, t. XI, pag. 85 et suiv., des cas de guérison par le même moyen.

La vaccination de la tumeur a réussi dans quelques cas (Carron du Villards). On la pratique de la manière ordinaire, au moyen d'une lancette chargée de vaccin, et l'on multiplie les piqûres sur le sommet et à la base de la tumeur, qu'on recouvre ensuite d'un linge imbibé du même virus. Les pustules naissent comme de coutume ; mais comme la suppuration n'envahit pas toujours la tumeur dans son ensemble, il convient de répéter les piqûres à des distances rapprochées. Ce moyen, selon M. Carron, réussira toujours si le sujet n'a point encore été vacciné.

On a encore employé un grand nombre de remèdes contre les tumeurs qui nous occupent. Marshall-Hall (1) a conseillé de traverser la tumeur aussi près que possible des parties saines, avec une aiguille qu'on introduit dans diverses directions ; M. Velpeau, qui avait pratiqué cette opération dès 1830, en avait tiré de bons résultats. On a traversé la tumeur au moyen de petits sétons. Lallemand, Tawdmyton (de Manchester), et plus tard Gensoul (de Lyon), ont combiné le séton avec l'étranglement de la tumeur. L'étranglement a été aussi employé concurremment avec les aiguilles, sur lesquelles un fil comprimait les portions de tumeur embrochées. M. Carron du Villards a imaginé le moyen suivant, qu'un de ses élèves a publié dans le *Bulletin de thérapeutique* de M. Miquel, t. XII, pag. 70, et qui réussit très bien dans quelques cas. Je cite textuellement : « Le chirurgien place dans le plus grand diamètre de la tumeur une ou plusieurs épingles longues, comme celles employées par les entomologistes. La longueur de ces épingles leur permet de se courber suffisamment pour que leurs têtes viennent se rapprocher l'une de l'autre, et se fixer avec un petit nœud métallique. Il suffit alors d'approcher des extrémités ainsi liées une petite bougie, et de chauffer les épingles jusqu'à blanc, en ayant soin de mettre sur la tumeur quelques gouttes d'huile.

La chaleur qui se transmet dans la tumeur est suffisante pour la cuire : c'est le mot. Elle se boursoufle, crépite, et s'affaisse pour ne plus se relever. En enlevant les épingles, on entraîne quelquefois des fragments de vaisseaux, et une suppuration active fait en quelques jours justice de la tumeur, qui est exempte de toute récidive. »

On a essayé encore d'inciser la tumeur dans divers sens, avec un ténotome introduit sous la peau. Cette opération, que M. Rognetta propose de nommer *incision multiple sous-cutanée*, a réussi en France entre les mains de plusieurs chirurgiens, parmi lesquels nous citerons le professeur Blandin. C'est, comme on le voit, une modification heureuse du procédé de Marshall-Hall. Après que la tumeur a été divisée, on doit employer une compression convenable. M. Rognetta vante la galvano-puncture, et avance qu'elle pourrait avoir les plus heureux résultats ; ce moyen coagule le sang de la tumeur, et détermine l'oblitération de ses cellules. On a encore proposé de comprendre les tumeurs sanguines de petit volume entre les lèvres d'une incision en V ; c'est là un moyen dangereux, qu'il ne convient d'employer qu'avec une ex-

____

(1) *London med. Gazet.*; tome VII, page 677.

trême réserve, à cause de l'hémorrhagie qui peut en être la suite; en
outre la reproduction de la tumeur peut venir compromettre l'opération, qui laissera dans tous les cas sur la paupière opérée une difformité plus ou moins grande.

Lorsque la télangiectasie a envahi profondément l'orbite et les parties
environnantes, il ne reste plus qu'à lier l'artère carotide primitive,
moyen aussi dangereux dans son exécution qu'incertain dans ses résultats, la circulation se rétablissant par les artères collatérales. Travers,
Wardrop, Velpeau, Mussey, ont pratiqué cette opération. Deux ans
après que la ligature avait été faite chez un nommé Joseph May, que
M. Velpeau avait opéré, et que j'ai eu l'occasion de voir (en 1841), la
maladie s'était reproduite.

CHAPITRE IV.

AFFECTIONS SYPHILITIQUES DES PAUPIÈRES.

Ces affections ne sont point très rares aux paupières. Les symptômes syphilitiques pris isolément ne présentant pas le plus souvent de
caractères assez tranchés pour se faire reconnaître d'abord, il est donc
indispensable, pour ces maladies, de même que pour les autres affections des yeux considérées en général, de rechercher dans le commémoratif et dans l'examen attentif du malade, les renseignements nécessaires pour établir un bon diagnostic. Les maladies syphilitiques des
paupières sont l'*ulcère*, le *condylôme*, les *syphilides*.

ARTICLE PREMIER.

Ulcères syphilitiques des paupières.

L'ulcère syphilitique des paupières est tantôt primitif, tantôt secondaire. Assez souvent il reconnaît pour cause le baiser donné par une
personne infectée, ou le contact direct du virus par l'intermédiaire des
doigts. Dans un cas que j'ai eu l'occasion d'observer sur un jeune médecin, une ulcération profonde de la paupière s'était développée très
rapidement, sans qu'aucun autre symptôme de syphilis existât chez lui.
Il fut impossible de rattacher l'apparition de cette maladie à aucune
autre circonstance qu'à celle-ci : cautérisant, quelques jours auparavant,
à l'arrière-bouche un individu atteint de syphilis, le jeune médecin avait
reçu au visage une certaine quantité de salive que lui avait lancée le
malade dans un brusque effort de vomissement. L'ulcère syphilitique
siège d'ordinaire sur une seule paupière, et en atteint le plus commu-

nément le bord libre ; tantôt il marche de dehors en dedans, et détruit alors la conjonctive et le cartilage tarse ; tantôt il progresse en sens inverse ; dans tous les cas, si on ne l'arrête, la paupière malade est compromise tout entière, et le plus souvent l'autre paupière est alors menacée de destruction. Ces ulcères s'étendent quelquefois au-dessous de la peau, surtout lorsque la conjonctive est devenue le siége d'une ulcération primitive, sans que rien trahisse au dehors leur présence. Lawrence (1) cite un cas de cette nature ; son traducteur, M. le docteur Billard (d'Angers), rapporte qu'il a vu à la Maison Royale de santé un large ulcère syphilitique qui, ayant perforé le frontal, communiquait par un trajet fistuleux jusqu'à la paupière supérieure gauche, dont la peau était livide, mais intacte, tandis que la conjonctive et le cartilage tarse étaient détruits par l'ulcération. J'ai observé dernièrement, à ma clinique, une femme âgée de soixante ans, autrefois infectée de syphilis, dont le grand angle de l'œil droit était largement ulcéré ; le sac lacrymal, mis à nu, était détruit en partie ; d'autres ulcères semblables existaient dans d'autres régions du corps, au front, au gros orteil, etc. ; l'affection paraissait devoir être assez promptement arrêtée par l'administration du proto-iodure de mercure ; mais la malade n'ayant plus reparu, je n'ai pu juger du résultat heureux que la tournure des choses semblait me faire espérer. Il est probable qu'au début on aurait pu prendre cette affection pour une dacryokystite, comme cela est arrivé quelquefois. Mackenzie, entre autres, cite le cas d'un enfant de sept ans portant au grand angle une ulcération syphilitique, qui avait été prise pour une maladie du sac lacrymal par un médecin. Une sonde introduite au travers de l'ulcère, dans le canal nasal, avait aggravé l'état de l'enfant, qui fut guéri de cette maladie et d'un ulcère sanieux placé sous le voile du palais, par les préparations mercurielles unies à l'opium.

L'ulcère syphilitique primitif des paupières débute assez ordinairement, ainsi que nous l'avons dit, par le bord libre de l'un de ces voiles mobiles ; cependant il est des cas où la peau de la paupière est d'abord envahie, la muqueuse demeurant saine. Ce fait, à l'appui duquel sir Ch. Bell rapporte une observation, semble ne pas être admis par M. Middlemore.

D'autres fois, et c'est de beaucoup le cas le plus fréquent, tout se passe d'abord vers la conjonctive : aussi n'est-il pas très rare de voir le chancre existant sur cette membrane se convertir bientôt en un large ulcère de toute l'épaisseur de la paupière, qu'on pourrait prendre, surtout quand il reste quelque temps stationnaire, pour la suite ordinaire

____

(1) Lawrence, *loco citato*, page 270.

d'une simple blépharite glandulaire, avec perte de substance du tarse. C'est par suite d'une erreur semblable qu'un jeune ouvrier, que j'ai vu à ma clinique, et que j'ai guéri par des préparations spéciales, avait été traité par un ophthalmologiste de Paris pendant plus d'une année, sans aucun résultat.

Dans quelques cas, après avoir paru sommeiller quelque temps, l'ulcère syphilitique se propage avec rapidité de la paupière malade à la paupière voisine et à la région lacrymale, surtout chez les sujets jeunes, si le traitement mercuriel n'est promptement employé.

L'ulcère syphilitique secondaire des paupières n'apparaît pas sans avoir été précédé d'un condylôme, affection dont nous nous occuperons bientôt.

Le *traitement* de l'ulcère syphilitique des paupières est celui des ulcères syphilitiques en général. Il consiste à cautériser légèrement, au moyen d'un crayon de nitrate d'argent, la surface mise à nu, afin de l'isoler des corps extérieurs plus ou moins irritants, et en particulier des larmes, et répéter exactement l'emploi de ce moyen, aussitôt que l'escarre est sur le point de tomber. Lorsque l'ulcère se propage à la conjonctive, il convient, après la cautérisation, de couvrir les surfaces blanchies d'un corps gras comme le cérat, pour protéger la portion bulbaire de la muqueuse contre l'action du caustique lunaire. En même temps on prescrit un traitement général par le mercure ; le sublimé me paraît, dans ces cas, réussir plus promptement que toute autre préparation. Les collyres dans lesquels on fait entrer le deuto-chlorure de mercure exercent une action directement salutaire sur la marche et sur les progrès de l'ulcération.

ARTICLE II.

Condylômes des paupières.

Les excroissances auxquelles on a donné ce nom siègent chez des sujets atteints le plus souvent de symptômes de syphilis constitutionnelle, ou chez des individus qui, sous l'influence actuelle d'accidents primitifs, auraient porté imprudemment les doigts chargés de virus vénérien sur leurs paupières. Il est assez rare que le condylôme des paupières existe sans qu'on en rencontre sur d'autres parties du corps ; il varie singulièrement dans sa forme et dans ses autres caractères physiques ; sa consistance est quelquefois molle, très souvent dure ; quelques uns sont secs, gercés, rudes au toucher ; d'autres sont lisses et d'une mollesse telle qu'ils se déchirent à la plus légère pression : ces derniers sont ordinairement d'un volume considérable ; les autres, au contraire, sont le plus souvent de la grosseur d'un grain de chènevis.

Cette affection, au reste assez rare, est le plus communément très bénigne; pourtant il est des cas dans lesquels elle se termine par une altération détruisant rapidement la paupière qui en est le siége. C'est ordinairement un condylôme assez dur et le plus petit qui se termine de cette manière fâcheuse. Alors il devient dur, tuberculeux au toucher; la paupière prend une couleur livide, s'enflamme, la rougeur s'étend au loin, et bientôt un ulcère succède au condylôme et détruit la paupière entière, si l'on ne se hâte de soumettre le malade à un traitement spécial. L'observation, n° 111, de Mackenzie (1) prouve que les choses marchent quelquefois de cette manière, et que le traitement par le mercure arrête promptement la destruction des parties affectées.

Lorsque le condylôme ne menace pas de s'ulcérer, on l'enlève avec des ciseaux courbes sur le plat, et l'on en cautérise la base avec le crayon de nitrate d'argent; on recommande ensuite au malade de se bassiner longtemps l'œil, au moyen de lotions d'eau fraîche, puis on prescrit le mercure à l'intérieur et à l'extérieur, pour prévenir tout à la fois la reproduction de ces excroissances et l'apparition d'autres symptômes syphilitiques constitutionnels.

ARTICLE III.

Éruptions syphilitiques des paupières.

On voit assez fréquemment chez les adultes, à la suite d'une affection syphilitique, soit pendant les symptômes primitifs, soit après un espace plus ou moins long, des tumeurs particulières, véritables syphilides papuleuses, apparaître sur les paupières en même temps que sur d'autres parties du corps, comme le dos, les bras, la poitrine et les cuisses. Plus souvent secondaire que primitive, la tumeur, d'abord rouge, de forme lenticulaire, peu sensible, aplatie, ne se rompt pas en général spontanément; mais l'épiderme, détaché en plaques circulaires, par le gonflement du corps muqueux en même temps que par les frottements, tombe bientôt, et laisse voir la base de la tumeur environnée d'un cercle rouge remarquablement vif. Assez fréquemment une infiltration de la muqueuse, accompagnée bientôt d'une inflammation réelle, se développe lorsque les paupières portent un assez grand nombre de ces plaques; alors la conjonctive rougit, prend les caractères de l'ophthalmie catarrhale; la cornée devient quelquefois malade en même temps, et les paupières sont fortement collées le matin au réveil.

(1) **Mackenzie**. *loco citato*. page 101.

Les enfants sont beaucoup plus souvent atteints de cette éruption syphilitique, du moins du côté des paupières ; c'est ordinairement du huitième au trentième jour après la naissance que les taches commencent à se montrer sur tout le corps. Le plus souvent les paupières s'enflamment ainsi que la conjonctive qui les double, et un écoulement muqueux les tient collées le matin au réveil. La peau, surtout autour des cavités muqueuses, se couvre de plaques rouge foncé, et semble flétrie. Des accidents plus graves se lient à ces éruptions ; le cuir chevelu devient souvent le siége de tumeurs de la même nature ; l'inflammation gagne en profondeur, et si l'on ne se hâte d'en arrêter les progrès, les bulbes des cheveux peuvent être complétement détruits dans une assez grande étendue. J'ai vu une fois le pariétal suppurer pendant près de deux mois, dans une affection de cette nature. L'enfant chez qui cet accident était survenu, fils naturel de M. le comte de V..., m'avait été apporté le dixième jour après sa naissance, couvert de taches élevées, semblables à celles qui ont été décrites plus haut, et très nombreuses aux paupières, dans le cuir chevelu et au pourtour de la bouche, du nez et des autres cavités muqueuses ; la conjonctive était enflammée, les cils étaient agglutinés le matin, un écoulement muqueux assez abondant s'accumulait dans le grand angle, et un épanchement interlamellaire s'était montré dans les deux cornées. Un traitement par les astringents locaux fit bientôt disparaître cette ophthalmie. Pendant deux mois l'enfant prit tous les jours, dans le lait qu'on lui donnait, 1 centigramme de proto-iodure de mercure ; la dose de ce médicament fut portée progressivement à 3 centigrammes par jour pendant deux autres mois, et les taches finirent par disparaître complétement. Mais deux abcès qui s'étaient formés, l'un sur le pariétal, l'autre sur l'occipital, ne guérissaient point ; ces os étaient évidemment malades, et ce ne fut qu'après la sortie de parties osseuses assez larges que la guérison fut enfin obtenue. Les cheveux, qui étaient tombés, n'ont plus reparu à la place de ces deux abcès, et l'enfant porte aujourd'hui sur le sommet de la tête un large cercle blanc circulaire, dépourvu de cheveux.

Il est des cas, c'est une remarque qu'a faite M. Mackenzie, dans lesquels les cornées sont détruites complétement par l'infiltration du pus, au moment même où l'éruption syphilitique est dans toute sa vigueur ; très souvent alors ce symptôme est un signe précurseur de mort, et le médecin doit se garder avant tout, à ce moment, d'affaiblir le malade, quels que soient d'ailleurs les accidents qui menacent la vision.

Les accidents, qui surviennent du côté de l'œil, n'ont aucun caractère spécial ; la conjonctive est ici, de même que dans toutes les inflammations des paupières , la conséquence même de cette inflammation. C'est cette ophthalmie que M. le professeur Trousseau nomme « *ab in-* » *flammatione cutis* » , rien de plus. La phlogose s'étend à la cornée, des épanchements interlamellaires se forment dans cette membrane, parcourent leurs périodes comme dans les autres kératites, et se terminent de diverses manières. Quant à cette fonte purulente de la cornée, qu'on a considérée avec beaucoup de raison, surtout d'après les expériences de M. Magendie sur les chiens, comme un signe précurseur de mort, elle n'a ici rien de particulier ; on voit ce phénomène dans bon nombre de cas où la nutrition est profondément altérée, comme par exemple pendant la durée d'une fièvre typhoïde grave.

Chez l'adulte il serait difficile de confondre cette maladie avec l'ophthalmie purulente , car tous les symptômes de cette dernière affection manquent absolument dans les éruptions syphilitiques , à part pourtant la sécrétion, qui, au reste, y est infiniment moins abondante. L'erreur serait plus facile peut-être chez les nouveaux-nés, à cause de la difficulté d'examiner convenablement les yeux ; mais avec un peu d'attention, il est facile de s'en garantir, surtout si l'on considère l'éruption qui siège sur les paupières et sur le reste de la surface du corps.

Le traitement de cette maladie est à la fois local et général. Le mercure doit en faire la base. Chez l'adulte, des frictions d'onguent napolitain sur les paupières, répétées plusieurs fois par jour, le sublimé et plus tard l'iodure de potassium, seront conseillés et réussiront promptement. Le calomel à petite dose ou le proto-iodure de mercure, administré avec le lait chez les nouveaux-nés, et quelques frictions sur les paupières, soit avec l'onguent mercuriel, soit avec le précipité rouge en pommade, ramèneront bientôt la santé si, comme nous l'avons fait chez l'enfant dont nous avons rapporté sommairement l'histoire, on insiste longtemps sur le même traitement.

Chez l'adulte, comme chez l'enfant, l'œil sera traité selon les conditions morbides particulières qu'il présentera, et cela indépendamment de l'affection constitutionnelle.

DEUXIÈME PARTIE.

MALADIES DU GLOBE DE L'OEIL.

Classement des inflammations de l'œil.

Le mot *ophthalmie* servait à désigner, à une époque encore très rapprochée de nous, toutes les inflammations de l'œil, qu'elles fussent superficielles ou profondes; aujourd'hui il est devenu presque inutile, depuis que les travaux de l'immortel Bichat sur la localisation des phlegmasies dans les différents tissus ont permis aux médecins de diviser en classes nombreuses les maladies de l'œil, et d'indiquer les caractères qui les distinguent. Il faut convenir pourtant que l'inflammation isolée d'une membrane oculaire est fort rare, et qu'on est souvent forcé, à défaut du mot *ophthalmie*, d'appeler l'inflammation du nom de la principale membrane enflammée, bien qu'on sache n'arriver par ce moyen qu'à une désignation incomplète. Prenons pour exemple l'iritis : dans cette maladie, les signes de l'inflammation portent à la fois sur l'iris, sur la capsule, quelquefois sur la membrane de l'humeur aqueuse et sur la cornée, toujours sur la sclérotique et sur la conjonctive, et pourtant la seule désignation possible, dans l'état actuel de la science, est le mot *iritis*, bien que l'inflammation s'étende à la fois à quatre ou cinq membranes. Résulte-t-il de là qu'il y ait nécessité de revenir aux anciennes divisions, et qu'on doive nier, comme l'a fait il y a peu de temps M. Gerdy devant l'Académie de médecine, qu'il soit possible de localiser l'inflammation dans chacune des membranes oculaires en particulier? Telle n'est pas notre intention. Nous avons voulu seulement essayer de prouver par ces quelques lignes qu'il n'y avait rien de si exagéré dans les paroles du professeur de la Charité, et que, dans tous les cas, s'il est possible de constater par l'examen qu'une membrane est enflammée, il est fort rare d'un autre côté de ne pas reconnaître que le mal s'étend aux membranes voisines.

Nous classerons les inflammations de l'œil selon *l'ordre anatomique*; nous éviterons ainsi des redites fastidieuses, et nous espérons que nos descriptions y gagneront sous le rapport de la clarté. L'inflammation ne se comportant pas toujours de la même manière dans le tissu qu'elle affecte, mais présentant des différences tranchées, nous en ferons autant de variétés de la même maladie, en choisissant pour type de chacune de ces variétés la forme dont les symptômes seront les plus saillants. Ainsi, pour les inflammations de la conjonctive, nous aurons *la conjonctivite simple*, *la conjonctivite pustuleuse*, *la granuleuse*, *les purulentes*, etc. ; nous ferons des divisions semblables pour les autres tissus, lorsque l'inflammation offrira des caractères particuliers. En suivant cet ordre, il est vrai, lorsque l'inflammation frappera à la fois plusieurs membranes, nous séparerons des affections de même nature se rattachant les unes aux autres par une forme commune, et cela, nous ne pouvons qu'en convenir, est un inconvénient ; mais cet inconvénient est loin d'être aussi grand que si l'on réunissait ces affections dans une série de descriptions générales, parce qu'alors on tomberait jusqu'à un certain point dans l'obscurité et la confusion que présentent les divisions et les subdivisions allemandes, si difficiles à saisir pour les praticiens qui ne peuvent faire de l'ophthalmologie un objet spécial d'études. De plus l'étude des maladies d'une même membrane serait nécessairement disséminée dans un nombre plus ou moins grand de descriptions générales, et ne fournirait ainsi jamais un ensemble facile à saisir.

Le classement selon l'ordre anatomique que nous adoptons nous permettra encore d'éviter la question de la spécificité, si longtemps et, à notre avis, si inutilement débattue ; et l'observation rigoureuse des caractères anatomico-pathologiques des inflammations de l'œil nous démontrera jusqu'à l'évidence qu'elles se distinguent parfaitement les unes des autres, mais que ces caractères ne suffisent pas pour établir qu'une ophthalmie se rattache à une constitution donnée. On ne trouvera donc nulle part, dans nos descriptions, les noms d'*ophthalmie rhumatismale*, d'*ophthalmie scrofuleuse*, d'*ophtalmie arthritique*, etc., parce que nous avons la conviction qu'il n'y a point de caractères anatomicopathologiques qui puissent faire reconnaître ces complications des diverses inflammations de l'œil, et que, lorsqu'elles existent, on ne peut les constater que par *l'examen général* du malade et par les modifications imprimées par la constitution à la *marche* de l'inflammation.

Nous ne décrirons donc point une *conjonctivite* ou une *kératite scrofuleuse;* mais si l'inflammation de la conjonctive et de la cornée existent sur des sujets scrofuleux (ce qu'on ne pourra reconnaître que par l'examen général), nous indiquerons avec soin les modifications que la marche, la durée, le pronostic et le traitement devront subir par suite de cette complication.

Il y a d'ailleurs, au point de vue thérapeutique, un danger véritable à désigner tout d'abord une inflammation de l'œil sous le nom d'une prédisposition générale, lors même que cette prédisposition existerait en réalité. En supposant, en effet, qu'on puisse reconnaître aux seuls signes anatomiques une ophthalmie rhumatismale, par exemple, n'arrivera-t-il pas presque toujours qu'on se préoccupera beaucoup trop de la cause spécifique, et qu'en prescrivant un traitement modificateur on négligera d'employer contre l'affection locale les moyens convenables?

Weller, qui a admis les ophthalmies spécifiques et en a donné les caractères différentiels, a pressenti ce danger, car il a dit (1) : « Les résultats du traitement de ces affections (celles des ophthalmies spécifiques dans lesquelles l'inflammation prédomine) ne seront pas heureux, si le médecin commence par attaquer l'arthritis, le rhumatisme, les scrofules, etc., par des moyens généraux; car l'organe de la vue pourrait être détruit même avant que ceux qui sont le mieux indiqués eussent assez modifié l'affection particulière de l'économie pour éteindre la maladie dont l'œil est affecté. » C'est donc d'abord à la maladie locale qu'il faut s'adresser, mais en tenant compte de la constitution du malade dans les moyens dirigés contre l'inflammation; et ce ne sera que plus tard, s'il est reconnu que la constitution soit pour quelque chose dans l'ophthalmie, qu'on s'occupera de la modifier pour achever la cure ou pour prévenir les récidives.

Ces réflexions, nous l'espérons, feront voir que les inflammations de l'œil ne sont pas toujours simples, qu'en conséquence elles ne peuvent être toujours traitées de la même manière, mais aussi que les complications constitutionnelles ne sont point indiquées par le seul examen des caractères anatomico-pathologiques. Nous reviendrons d'ailleurs sur ces caractères lorsque nous nous occuperons des inflammations en particulier, et nous espérons prouver qu'ils n'ont point la valeur qu'on y a donnée.

Signes diagnostiques des inflammations de l'œil.

Comme dans la pathologie générale, les signes des inflammations de l'œil peuvent être divisés en *objectifs* ou *anatomiques*, en *subjectifs* ou *physiologiques*, et en *commémoratifs*.

SIGNES ANATOMIQUES. L'étude de ces signes exige de la part du praticien la plus grande attention, beaucoup d'habitude, et la précieuse faculté de voir de près sans être myope. Les presbytes ne sont aucunement habiles à l'examen de l'œil, à moins qu'ils ne prennent les lunettes convexes convenables. Les signes anatomiques que présente l'œil enflammé sont : la *rougeur*, la *tuméfaction*, la *chaleur*, les *altérations de sécrétion*, la *décoloration*.

(1) Weller, *Traité théorique et pratique des maladies des yeux*, 1832, t. II, pag. 119.

1° *Rougeur*. — Ce signe présente des différences remarquables sous le rapport de la nuance et de la gravité. Tantôt l'injection est rouge vif, vermillon, violacée, très étendue, et l'affection est bénigne ; tantôt, au contraire, il n'y a qu'une nuance rose pâle, répandue à la surface de l'œil, et pourtant la vision est menacée au plus haut degré. Dans les conjonctivites, la rougeur est en général prononcée ; dans les kératites, les vaisseaux manquent souvent ailleurs que sur la muqueuse et dans le tissu cellulaire sous-conjonctival. Dans l'iritis, dans la capsulite, dans l'inflammation de la membrane de l'humeur aqueuse, et dans celle d'autres membranes internes, il n'y a de rougeur appréciable que sur les membranes externes. La rougeur est donc un signe de premier ordre pour les ophthalmies externes, tandis que pour les inflammations des membranes internes elle manque le plus souvent, ou du moins est fort peu marquée.

2° *Tuméfaction*. — Elle est très variable, de même que la rougeur, et ne peut indiquer d'une manière absolue la gravité du mal. Dans une conjonctivite peu intense, on constatera souvent un gonflement considérable de la muqueuse et une infiltration de la paupière, sans qu'il y ait pour cela le moindre danger pour le malade ; dans une conjonctivite très aiguë, un phlegmon se développera dans le tissu cellulaire sous-muqueux (chémosis phlegmoneux), le gonflement sera considérable, et l'œil gravement compromis. Dans ce cas il y aura en même temps une rougeur et une tuméfaction très prononcées. Dans la phlogose des membranes internes il est assez difficile, le plus souvent, de constater la tuméfaction des parties enflammées.

3° *Chaleur*. — Il est assez facile, dans la plupart des inflammations aiguës, de constater par le toucher une augmentation de chaleur ; c'est là un signe de second ordre, plus facilement appréciable pour le malade que pour le médecin.

4° *Altération des sécrétions*. — La sécrétion des larmes, celle des glandes de Méibomius et de la surface des conjonctives, sont altérées. Les larmes, plus abondantes que de coutume, charrient des mucosités, tantôt claires, tantôt fort épaisses, et quelquefois du pus en abondance extrême.

5° *Décoloration*. — Ce signe n'est pas toujours facile à saisir : on le remarque dans les inflammations de l'iris, dans celles de la capsule et dans celles de la cornée. Quelquefois le phénomène consiste en une sorte de fumée sale, grisâtre ou bleuâtre, répandue à la surface de ces membranes ou dans la pupille ; dans d'autres cas, comme dans la plupart des iritis, la couleur normale a fait place à une teinte verdâtre toute particulière. La *décoloration* porte encore sur d'autres membranes ; dans la choroïdite chronique, par exemple, la sclérotique, blanche à l'état normal, est parsemée de taches noires qui deviennent saillantes et forment des tumeurs ; dans le cancer de la rétine, au début, le fond de l'œil, au lieu d'être noir, a pris une teinte métallique et brillante toute particulière, etc.

SIGNES PHYSIOLOGIQUES. L'observation des signes physiologiques des inflammations des yeux est du plus haut intérêt pratique. Les trois plus importants sont la *douleur*, le *trouble de la vision* et la *photophobie*.

Douleur. — Elle prend des formes très différentes : tantôt les malades éprouvent la sensation de corps étrangers roulant sous les paupières, ou une gêne dans les mouvements de ces organes (*conjonctivites*); tantôt ils accusent une sensation de tension pénible dans l'œil ou dans le fond de l'orbite (*congestion rétinienne*). Dans quelques cas la douleur occupe un point fixe que les malades rapportent les uns au grand angle ou à la partie supérieure du globe, les autres à la tête du sourcil (*iritis*). La douleur est quelquefois continue, gravative ou pulsative, intermittente, et dans des cas fort nombreux, d'une violence horrible, capable de pousser les malades à des actes de désespoir (*rétinite, choroïdite aiguë, ophthalmite*, etc.). La forme que prend la douleur dans les inflammations de l'œil guide souvent le praticien ; ainsi, dans le cas d'une kératite ulcéreuse, si le malade ressent tout-à-coup une douleur vive, lancinante, s'irradiant de l'œil au sourcil et à tout le côté correspondant de la face, elle sera à coup sûr occasionnée par une hernie de l'iris à travers la cornée perforée, etc., etc.

Trouble de la vision. L'exercice de la vision peut être gêné ou complétement empêché par des obstacles matériels facilement appréciables. Les affections de la cornée et celles des membranes internes doivent être notées en première ligne comme cause de ce signe physiologique. Dans ces cas, un brouillard général, plus ou moins épais, enveloppe les objets. Dans d'autres conditions la vision est troublée par d'étranges hallucinations ; des taches diversement colorées, des flammes, des étincelles, des corps brillants, etc., apparaissent aux malades (*inflammations de la rétine*). Quelquefois la lumière artificielle semble entourée d'une auréole lumineuse diversement colorée ; mais ce phénomène, qui impressionne vivement les malades, n'a rien de sérieux, et se rattache à la décomposition de la lumière produite par la présence de filaments muqueux sur la cornée (*conjonctivites granuleuses* ou *catarrhales*). Le trouble de la vision n'est pas, ainsi qu'on le voit par ce qui précède, toujours en rapport avec la gravité du mal.

Photophobie. — Ce signe physiologique n'existe point dans toutes les inflammations de l'œil. On le voit le plus souvent dans les excoriations traumatiques ou ulcéreuses de la cornée, particulièrement sur les individus scrofuleux. Dans les inflammations même les plus graves de la conjonctive, tant que la cornée est saine et que les membranes internes ne participent pas au mal, la photophobie n'existe point. Elle ne se montre, en général, qu'à un faible degré dans l'iritis, dans la capsulite et dans les autres phlogoses internes de l'œil ; encore ne la voit-on qu'au début de ces maladies. Dans la rétinite aiguë, affection heureusement fort rare, la photophobie existe au plus haut degré, et s'accompagne des douleurs les plus vives.

SIGNES COMMÉMORATIFS. Le malade pouvant seul les faire connaître par l'histoire de l'affection dont il est atteint, nous ne nous en occuperons point ici.

CHAPITRE PREMIER.

MALADIES DE LA CONJONCTIVE.

—

Conjonctivites.

L'inflammation de la muqueuse oculaire se présente sous des formes très différentes, qui ont servi de base aux diverses classifications adoptées par la plupart des auteurs. Le tableau suivant nous paraît renfermer toutes les variétés qu'il est possible d'admettre.

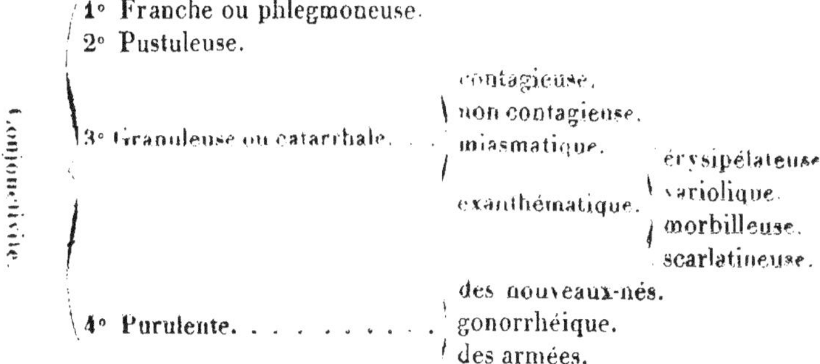

ARTICLE PREMIER.

Conjonctivite franche.

La conjonctivite franche est celle qui frappe des individus de bonne constitution ; elle parcourt tous les degrés d'une inflammation ordinaire de nature phlegmoneuse. Quelquefois la muqueuse est envahie par la rougeur et par les autres signes de la phlogose dans toute son étendue palpébro-bulbaire; tandis que dans d'autres cas une partie seulement de sa face palpébrale en est atteinte.

CARACTÈRES ANATOMIQUES. La conjonctive présente deux caractères principaux à noter : la *rougeur* et le *gonflement*.

Rougeur. — On voit sur la muqueuse, dans la totalité ou dans une partie de sa surface palpébro-bulbaire, une injection vasculaire dont la nuance, d'un rouge vif, varie selon l'intensité de l'inflammation. Les vaisseaux qui composent cette injection, assez volumineux à leur base, qui se replie dans le cul-de-sac de la conjonctive, vers le bord ciliaire, et dont le sommet pointe vers la cornée, sont en général flexueux, entrecroisés de plusieurs manières et anastomosés entre eux, selon la remarque déjà faite par M. Mackenzie.

Ces vaisseaux, poussés en même temps que la conjonctivite bulbaire par l'intermédiaire de la paupière inférieure, se déplacent avec une grande facilité : preuve évidente qu'ils siègent dans le tissu muqueux. Au-dessous on voit ordinairement la sclérotique, reconnaissable à sa blancheur particulière. Cette membrane, cependant, ne peut plus être aperçue lorsque des ecchymoses sous-conjonctivales l'ont recouverte, comme cela arrive dans quelques cas où l'inflammation s'étendant à d'autres membranes, la fibreuse s'injecte et prend elle-même une couleur rouge, facile à reconnaître par la direction des vaisseaux qu'on aperçoit à travers la conjonctive.

J'ai dit que la rougeur varie d'intensité : l'injection, en effet, bornée quelquefois à la portion palpébrale de la muqueuse par laquelle elle débute, s'étend assez rapidement à la conjonctive scléroticale, qu'elle envahit en entier ou en partie seulement, et finit par gagner, lorsque l'inflammation est intense, une très petite partie de la muqueuse cornéenne. Dans ce cas, les vaisseaux traversent la rainure cornéo-sclérotidienne, et s'avancent à un millimètre au plus sur la membrane transparente de l'œil.

Gonflement. — Ce caractère est toujours en rapport d'intensité avec le précédent; c'est surtout au pourtour de la cornée qu'il est plus prononcé d'abord, probablement à cause des adhérences plus intimes de la conjonctive dans cet endroit, avec la membrane sous-jacente. Dans toute conjonctivite générale ce phénomène existe à un plus ou moins haut degré, et se montre en même temps dans les paupières, qui deviennent épaisses, lourdes, et ne s'ouvrent plus qu'avec une certaine difficulté. Ce gonflement doit être distingué de l'infiltration œdémateuse du tissu cellulaire sous-muqueux (*chémosis séreux*), et de son inflammation (*chémosis phlegmoneux*), états particuliers sur lesquels nous reviendrons en étudiant les terminaisons de la conjonctivite franche.

CARACTÈRES PHYSIOLOGIQUES. — Les malades accusent au début une sensation de chaleur désagréable et l'impression d'un corps étranger entre les paupières, dont le glissement sur le globe paraît rude et difficile. Jamais il n'y a de photophobie, du moins tant que la maladie ne sort point des caractères anatomiques que nous avons décrits plus haut. La vue n'est point troublée, et la difficulté de tenir les yeux ouverts n'existe point, malgré l'opinion contraire de MM. Juengken, Carron du Villards, etc. Lorsque cet épiphénomène se montre, évidemment l'inflammation s'est étendue au-delà de la conjonctive. Il est facile, au reste, lorsqu'on a une conjonctivite de cette nature à examiner, de suivre les phases de la maladie et de reconnaître bientôt que la photophobie ne survient qu'avec la kératite, ou avec le début de l'inflammation des membranes plus profondes. On ne doit point oublier que dans la conjonctivite intense la vascularisation de l'ensemble de l'œil est augmentée, et que, l'anatomie pathologique l'a démontré, toutes les membranes de l'œil (la rétine en particulier) sont plus ou moins injectées, observation qui explique parfaitement l'apparition de la photophobie dans la conjonctivite, comme symptôme d'une irritation rétinienne concomitante.

Lorsque l'inflammation commence à demeurer stationnaire, la surface de la muqueuse présente une sécheresse moins marquée; le malade accuse moins de gêne, moins de roideur; les mouvements palpébraux deviennent plus libres, à mesure qu'une sécrétion muqueuse, légère d'ailleurs, s'établit.

Il n'y a point de symptômes de réaction générale dans les conjonctivites simples; mais on conçoit que la fièvre, l'anorexie, la constipation, etc., etc., doivent accompagner cette maladie lorsqu'elle n'est, pour ainsi dire, que le premier pas de l'inflammation vers une ophthalmite ou un phlegmon oculaire.

ÉTIOLOGIE.—La conjonctivite franche et l'ophthalmie qui en est souvent la suite, ne reconnaissent, le plus souvent, que des causes étrangères à la constitution. Parmi ces causes, les unes se rattachent à certaines conditions individuelles; les autres, au contraire, sont tout simplement locales. On range dans les premières les embarras des intestins ou l'inflammation de ces organes; un régime trop nourrissant; la suppression brusque de la transpiration par l'action du froid; l'arrêt d'une hémorrhagie périodique, ou de certaines éruptions considérées comme salutaires (Ware); la cicatrisation d'un ancien ulcère; la disparition des règles pendant leur écoulement, etc.; enfin, les causes morales, telles qu'un chagrin profond, un violent accès de colère, etc. Dans les secondes on compte les blessures, les piqûres, les brûlures, le renversement des cils, la présence de corps étrangers de toute sorte, les refroidissements subits, les travaux prolongés de cabinet, l'exposi-

tion longtemps continuée à une vive lumière ou à une grande chaleur,
l'action de regarder des corps brillants tels que les astres , surtout avec
des instruments d'optique , etc. , etc.

PRONOSTIC, MARCHE , DURÉE. — Ils sont très variables suivant les
circonstances de la maladie. Lorsque la conjonctivite est simple, c'est-à-
dire lorsqu'elle n'est compliquée d'aucun phénomène morbide du côté de
la cornée ou des membranes internes , elle accomplit ordinairement ses
périodes dans un espace de 10 à 60 jours (Hipp.), selon le degré d'a-
cuité qu'elle présente. Mais lorsque le chémosis inflammatoire , la kératite , l'iritis , etc., en sont la conséquence , il n'est plus possible d'assigner un terme à sa durée , une limite à sa marche. Le pronostic est
subordonné aux symptômes anatomiques; dans tous les cas il sera
réservé, et grave ou très grave , selon la tendance de la maladie vers
telle ou telle terminaison. On n'oubliera pas que cette conjonctivite
peut se terminer par une ophthalmie interne , et celle-ci quelquefois
par un véritable phlegmon de l'œil.

TERMINAISONS. — *État chronique. — Résolution complète , chémosis séreux , chémosis phlegmoneux, ophthalmie interne , ophthalmite.*

La conjonctivite franche peut se terminer et disparaître complétement,
comme toute autre inflammation, sans laisser aucune trace; très souvent
cependant elle passe à l'*état chronique :* alors la conjonctive bulbaire se
dégage , redevient transparente, et la muqueuse palpébrale seule conserve un certain degré d'inflammation. Cette terminaison est commune
à divers degrés de la conjonctivite franche , et ne s'accompagne d'aucune gêne dans l'accomplissement des fonctions visuelles.

Lorsque la phlogose de la conjonctive marche avec une certaine intensité, elle se complique bientôt de chémosis séreux, c'est-à-dire
d'une infiltration plus ou moins considérable du tissu cellulaire sous-
jacent. Alors la conjonctive forme un bourrelet circulaire, transparent,
pâle, gélatiniforme, mou et non douloureux , autour de la cornée, qui,
bientôt recouverte en partie par la muqueuse soulevée, semble diminuer dans tous ses diamètres et s'enfoncer dans l'orbite ; les paupières
subissent cette même infiltration , et assez souvent ne peuvent plus être
écartées qu'avec une certaine difficulté.

Mais lorsque la conjonctivite que nous avons décrite n'est que le
prélude d'une violente ophthalmie, les symptômes anatomiques et physiologiques de l'affection , jusqu'alors limités à la muqueuse, prennent
d'autres caractères : ainsi les vaisseaux s'étendent bientôt sur la cornée , qui devient le siége d'épanchements interlamellaires plus ou

moins larges. La conjonctive, jusque là dans les limites de gonflement que nous avons tracées à l'étude des caractères anatomiques, offre une rougeur très vive, de couleur vineuse ou violacée. En se soulevant tout autour de la cornée, la boursouflure, très considérable, très étendue, dure au toucher, et ne se laissant pas déplacer comme l'infiltration séreuse, forme une tumeur rouge, circulaire et plus ou moins étendue sur la paupière (*chémosis phlegmoneux*). Il est impossible, au milieu de cette couleur rouge, de distinguer les vaisseaux qui composent la tumeur, ni d'apercevoir la sclérotique sous-jacente. Bientôt la cornée, recouverte en entier ou en partie par la tumeur, est étranglée par la compression (phénomène facile à comprendre, depuis les savantes recherches anatomiques de Dugès, *Acad. des sc.*, 1834), et tombe tout d'une pièce quand, ce qui est plus fréquent, elle n'est point frappée d'une ulcération profonde sur quelque point de sa circonférence. Il n'est pas rare, avant que cet accident arrive, surtout si l'on peut examiner les chambres de l'œil, de reconnaître des signes d'inflammation siégeant à la fois dans l'iris et dans la capsule, et de constater des dépôts de sang ou de pus dans la chambre antérieure. Ce n'est plus évidemment à une simple conjonctivite qu'on a affaire alors, mais à une ophthalmie franche, aiguë, qui peut se terminer aussi bien par la résolution complète que par le phlegmon oculaire. Au moment où tous ces symptômes anatomiques apparaissent, les symptômes physiologiques prennent un plus grand caractère de gravité : la photophobie apparaît pour ne diminuer qu'avec l'inflammation, ou pour disparaître quand celle-ci, encore douée d'une grande acuité, a détruit les membranes internes ou troublé la transparence des milieux réfringents. Les malades accusent de violentes douleurs vers le front, la tempe et dans le fond de l'orbite (*iritis*); l'aversion pour la lumière est toujours croissante ; des flammes, des étincelles, des points lumineux diversement colorés (*rétinite*) les tourmentent, même lorsqu'ils se tiennent dans la plus complète obscurité ; la fièvre s'allume et s'accompagne quelquefois de délire ; l'haleine devient fétide, la constipation survient, l'anorexie est complète. Arrivée à ce point, l'ophthalmie peut détruire complétement l'œil, ou quelques unes des membranes les plus importantes à l'accomplissement de ses fonctions ; dans quelques cas heureux cependant, la résolution s'opère aussi complétement que dans la simple conjonctivite franche.

TRAITEMENT. — La conjonctivite franche peut exiger un traitement local et un traitement général. Avant tout, il importe de rechercher avec soin la cause de la maladie, pour l'éloigner, si elle entretient l'inflammation. Lorsqu'un corps étranger a produit le mal, on commencera par l'extraire, soit au moyen d'une curette, soit au moyen d'une aiguille à cataracte, ou bien encore, s'il est mobile, en se servant tout simplement d'un petit pinceau. On examinera avec soin tous les replis de la muqueuse, surtout dans le cul-de-sac conjonctival supérieur, en recommandant au malade de regarder en bas. Lorsque la muqueuse a été irritée par l'action d'un caustique, on devra lancer sur l'œil un jet d'eau continu, ou prescrire des fomentations froides entre les paupières, jusqu'au moment où la douleur sera complétement éteinte.

Si la conjonctivite s'accompagne d'un embarras d'intestins, on peut prescrire quelques purgatifs, parmi lesquels les purgatifs salins me semblent les préférables.

Dans les cas où l'inflammation paraît reconnaître pour cause la suppression des règles, des hémorrhoïdes, d'une épistaxis habituelle, d'un ulcère ou de toute autre affection, on suppléera à ces écoulements par des moyens convenables. Des sangsues, appliquées à l'anus ou à la vulve en nombre proportionné à la force et à l'âge du malade, et en même temps des pilules d'aloës, des bains de siége, etc., rappelleront bientôt l'écoulement hémorrhoïdal ou le flux menstruel. Un vésicatoire, un cautère remplaceront très avantageusement l'écoulement d'un ancien ulcère supprimé, etc., etc.

Mais tous ces moyens ne s'adressent pour la plupart qu'à la cause du mal, et non au mal même. Au début de la période aiguë on aura recours aux applications d'eau froide sur l'œil, et dans beaucoup de cas elles suffiront si on les emploie à temps, et pendant vingt-quatre ou trente-six heures. Le malade gardera le repos au lit, sera mis à la diète, et devra prendre au besoin quelques purgatifs. Si l'eau froide est mal supportée, ou si l'on n'en juge pas l'effet convenable, on pourra la remplacer par des instillations d'un collyre de nitrate d'argent (10 grammes d'eau pour 20 à 30 centigrammes de sel), qu'on aura soin de faire d'heure en heure ; après quoi, s'il y a lieu, on aura recours à l'application de sangsues à la tempe, et, au besoin même, à la saignée générale, si l'on a quelque raison de craindre que la conjonctivite ne s'accompagne de l'inflammation des membranes internes.

Lorsque la conjonctivite est très intense, la glace et les demi-moyens demeurent insuffisants ; il est urgent alors de traiter l'affection d'une manière plus sérieuse. Indépendamment de la saignée générale, qu'on doit employer largement et même coup sur coup, s'il survient des phénomènes généraux, il devient indispensable encore de recourir à d'autres moyens, parmi lesquels les scarifications de la conjonctive, les applications de sangsues sur cette membrane, l'excision du chémosis et la cautérisation répétée avec le nitrate d'argent, tiennent la première place.

1° *Scarifications et applications de sangsues sur la conjonctive.* —

Les scarifications ont été vantées de tout temps ; c'était avec des épis de blé que les anciens pratiquaient cette opération ; aujourd'hui on se sert d'une lancette ou d'un petit bistouri convexe, bien tranchant. Les excisions, pour être efficaces, doivent être aussi multipliées que possible, et pratiquées dans tous les sens indifféremment, afin d'atteindre un grand nombre de vaisseaux. Pendant que le chirurgien divise la muqueuse, un aide lance sur l'œil un jet d'eau tiède, pour faciliter l'écoulement du sang, et pour empêcher que ce liquide ne masque les parties. Ce moyen, qu'on emploie assez généralement en Angleterre, et que Demours et après lui le professeur Sanson vantaient beaucoup, ne paraît point avoir réussi entre les mains de M. Velpeau, qui, à l'exemple de M. Bretonneau (de Tours), aime mieux appliquer directement des sangsues sur la conjonctive, à plusieurs reprises, et cela après un nombre plus ou moins grand de saignées générales. Les scarifications, pourvu qu'elles soient profondes et suffisamment multipliées, m'ont néanmoins toujours paru préférables ; ces applications de sangsues demandent un temps considérable, sont insupportables à la plupart des malades, et produisent le plus ordinairement des ecchymoses sous-conjonctivales, qui viennent augmenter mécaniquement la compression de la cornée, et en hâter la mortification. On comprend en outre combien il est difficile de les placer sur le siége même du gonflement inflammatoire, à cause du mouvement incessant du globe, tourmenté à la fois par la photophobie et par la présence même de l'animal. L'étranglement de la conjonctive existant sur la sclérotique, près de la cornée, et les applications de sangsues ne pouvant cependant être faites que sur la portion palpébrale de la muqueuse, on conçoit tout l'avantage qu'il y a d'atteindre directement le mal, et quelle préférence doit être donnée aux scarifications, pourvu qu'on les répète autant de fois que le cas l'exige.

2° *Excision du chémosis.* — On la pratique avec des pinces et des ciseaux. On enlève le plus possible de la muqueuse, dans toutes les portions soulevées circulairement autour de la cornée, et l'on favorise l'écoulement du sang au moyen d'eau tiède. La division de la muqueuse doit, selon Tyrrel, être faite d'une tout autre manière : il recommande de ne point l'exciser, mais de la fendre selon la direction des muscles. Le malade est assis sur une chaise basse ; le chirurgien, placé derrière lui, soulève la paupière supérieure, pendant qu'un aide abaisse l'inférieure ; armé d'un couteau à cataracte, dont le dos est appuyé contre la cornée, et la pointe engagée dans le chémosis, il divise la conjonctive et le tissu cellulaire sous-muqueux enflammé de chaque côté des muscles droits, et selon la direction de leurs fibres. Le chirurgien pratique ainsi huit débridements profonds, qui, si l'on favorise l'écoulement du sang, amènent bientôt l'affaissement de la tumeur et par conséquent la disparition des douleurs et des accidents.

Si l'on a affaire à un simple *chémosis séreux*, quelques mouchetures suffiront pour l'affaisser, si en même temps on a recours aux purgatifs et à quelques applications astringentes.

3° *Cautérisation avec le nitrate d'argent.* Elle peut rendre les plus grands services, si on l'applique au moment convenable; mais d'un autre côté elle peut provoquer des accidents très graves, si l'emploi en est inopportun. On la pratique de la manière suivante : après avoir retourné la paupière, on promène légèrement le crayon de nitrate sur toute la surface de la muqueuse renversée. On attend quelques instants, et lorsque les parties cautérisées sont devenues blanches, on les lave largement au moyen d'une éponge fine, qui est chargée d'eau additionnée d'une petite quantité d'acide chlorhydrique fumant. On laisse la paupière supérieure reprendre sa position naturelle; l'inférieure est abaissée et cautérisée de la même manière, on baigne l'œil dans l'eau froide pendant le plus de temps possible, et l'on recommande au malade d'appliquer des compresses de cette eau froide jusqu'au moment où la douleur sera complétement éteinte. L'acide hydrochlorique (une cuillerée à café pour deux verres d'eau) offre le grand avantage de décomposer à l'instant même tout le nitrate en excès. La cornée n'a rien à craindre du contact de cette eau acidulée, sous l'influence de laquelle tout le nitrate d'argent en excès est transformé à l'instant même en un chlorure insoluble, qui se montre sous la forme de flocons neigeux.

De même que M. Carron du Villards, je trouve que la cautérisation avec le nitrate d'argent en nature ne doit point être employée dans la conjonctivite légère, mais qu'en revanche elle rend de très grands services dans les cas de chémosis phlegmoneux, au moment surtout où l'inflammation commence à marcher avec rapidité. On la répète d'ordinaire une ou deux fois au plus, à deux jours d'intervalle; en même temps on a recours à un traitement général énergique.

On applique encore le nitrate d'argent sous la forme de pommade qu'on introduit tous les jours deux fois dans l'angle externe de l'œil, avec un petit pinceau mou, qui en contient environ le volume d'un grain de chènevis (Guthrie). Le chirurgien étend le caustique sur tout le globe, en frottant doucement la paupière avec le pouce, et recommande au malade de tenir les yeux fermés pendant quelques heures. Il est presque inutile d'ajouter que si l'on pense que le nitrate d'argent soit indiqué, il vaut beaucoup mieux, du moins dans les cas légers, l'employer sous forme liquide, en répétant les instillations de deux en deux heures.

Ces moyens locaux seront aidés d'un traitement général convenable;

de même que dans toutes les autres inflammations aiguës, les évacuations sanguines sont indiquées dans la conjonctivite, surtout si elle présente des phénomènes de quelque gravité. Dans certains cas, quinze à vingt sangsues appliquées à la tempe, du côté malade, suffiront pour faire tomber l'inflammation ; tandis que dans d'autres, la saignée répétée coup sur coup, matin et soir, d'après la formule de M. Bouillaud, suffira à peine pour empêcher des accidents plus graves de survenir. Après cette saignée générale viendra la saignée locale, au moyen de sangsues ou de ventouses scarifiées, dont l'application sera répétée autant de fois qu'il sera nécessaire : l'état du pouls, dans tous les cas, et la constitution du malade serviront de mesure au praticien, et lui indiqueront le moment où il devra s'arrêter. En général, les émissions sanguines doivent être abandonnées au moment où le malade peut regarder le jour sans douleur. On n'oubliera pas cependant que, lorsque dans une ophthalmie interne très grave des dépôts purulents se sont formés sur la rétine, il n'y a plus de photophobie, et que néanmoins le traitement antiphlogistique doit être énergiquement continué.

Toutes les saignées ont été employées successivement contre l'ophthalmie franche grave ; les veines du bras, du pied ; la jugulaire, l'angulaire du nez ; l'artère temporale ; les vaisseaux capillaires de la paupière, des tempes, des environs de l'oreille, etc., etc., ont été successivement ouverts. Ces saignées ont été combinées de diverses manières, qu'il serait inutile de rapporter ici. On commence, en général, par la saignée du bras, et ce n'est qu'ensuite qu'on en vient aux sangsues, aux ventouses, aux scarifications, etc.

A l'intérieur, concurremment avec les évacuations sanguines, on prescrit quelques remèdes qui doivent agir dans le même sens. Scarpa donnait l'émétique en lavage, à la dose de deux grains dans une tisane de chiendent, pendant deux, trois ou quatre jours de suite. Ce serait un excellent moyen si le plus ordinairement il ne provoquait des vomissements, pendant lesquels la congestion cérébrale devient plus intense. Le calomel, à dose purgative d'abord, puis à dose altérante, a été vanté avec raison Angleterre, où on le donne sous forme de pilules bleues. Souvent, dans les cas graves, on en pousse l'administration jusqu'à la salivation. Je me suis trouvé parfaitement bien de ce moyen, qu'approuvent les praticiens les plus distingués ; j'ai soin, pourtant, lorsque la stomatite mercurielle commence, de cesser le traitement par le mercure, de prescrire quelques purgatifs salins, et de revenir bientôt au calomel s'il y a lieu. Il est convenable, dans tous les cas, de ne point pousser la salivation jusqu'à ses limites extrêmes, dans la crainte de produire, du côté des gencives et des dents, des accidents tout à la fois douloureux et difficiles à faire disparaître.

Si la maladie menace de passer à l'état chronique, les vésicatoires promenés derrière les oreilles, à la nuque et autour des orbites, seront d'une grande utilité. Jamais on ne devra les appliquer directement sur les paupières. Indépendamment des douleurs assez vives du gonflement œdémateux qu'ils occasionnent dans cet endroit, ils peuvent, dans quelques cas, être véritablement très nuisibles, en provoquant une excitation trop forte sur l'œil, et en devenant ainsi la cause d'une inflammation nouvelle. Un vésicatoire ainsi appliqué met d'ailleurs le médecin dans l'impossibilité matérielle d'examiner l'organe ; car la surface palpébrale étant dénudée, recouverte d'un corps gras, et l'ensemble même de la paupière étant gonflé, douloureux, il devient fort difficile de relever le bord libre pour reconnaître l'état de l'œil.

Résumé du traitement. I. Nous supposons qu'un sujet peu excitable est atteint d'une *conjonctivite aiguë palpébro-bulbaire*, *sans aucun accident du côté de la cornée ou des membranes internes*,

> Prescrivez :
> Eau distillée. . . . .   10 gram.
> Nitrate d'argent cristallisé. . . .   30 centig.
> En instillation dans l'œil, *toutes les heures*, au moyen d'un pinceau de blaireau ;

fomentations d'eau froide sur les paupières dans l'intervalle, bains de pieds salés matin et soir, une bouteille d'eau de Sedlitz, bouillon aux herbes, un potage léger, repos à la chambre ; se tenir dans un jour tempéré, avoir la tête haute. Tisane de chiendent nitré.

Si l'inflammation s'accompagne de douleurs de tête, de pesanteur, débutez par une saignée de trois palettes, ou du moins par une saignée en proportion avec la vigueur du malade.

Le lendemain, sous l'influence du nitrate d'argent, les paupières seront légèrement gonflées, l'œil sera plus injecté, la conjonctive un peu œdématiée, et quelques filaments muqueux seront charriés à sa surface par les mouvements des paupières. Il n'y aura point de photophobie. Les mouvements de l'iris seront intacts.

Continuer l'usage du nitrate d'argent pendant quelques heures encore, puis prescrire un collyre astringent faible comme le suivant :

> Eau distillée. . . . .   100 gram.
> Eau de roses. . . . .   25 gram.
> Sulfate d'alumine. . . . . . .   20 centig.
> F. s. a.

Le malade se bassinera les yeux 8 ou 10 fois par jour.

Bientôt la rougeur de la conjonctive diminuera, et si dans la portion palpébrale de la muqueuse l'inflammation tend à passer à l'état chronique, l'usage de pommades excitantes suffira pour amener une guérison complète (beurre frais lavé, 2 grammes; précipité rouge, 10 à 15 centigrammes; camphre, 10 centigrammes; gros comme une tête d'épingle sur les cils, matin et soir).

II. *Même diagnostic : sujet très excitable.* Saignée locale (10 sangsues près de l'oreille), purgatifs (manne, huile de ricin), *point de collyre de nitrate d'argent.* Bassiner l'œil avec un collyre de borax, de tannin, ou d'extrait de ratanhia, etc. Même régime que ci-dessus :

        Eau distillée. . . . .   120 gram.
        Eau distillée de laurier-cerise. . .   20 gram.
        Borax. . . . .   25 centigr.
           F. s. a.
        (Même dose de tannin ou d'extrait de ratanhia.)

III. On suppose qu'un homme est atteint d'une *conjonctivite aiguë, avec commencement de chémosis phlegmoneux et d'ophthalmie interne. Photophobie modérée, boursouflure considérable des paupières. Maux de tête, douleurs oculaires s'irradiant vers le front et la tempe, commencement de réaction générale.*

Scarifications très profondes du chémosis ; excision partielle du bourrelet; fomentations d'eau tiède, pour favoriser le dégorgement des vaisseaux ; saignée générale aussi forte que possible ; quatre ou cinq heures après, application de vingt sangsues près de l'oreille ; frictions mercurielles belladonées et laudanisées, répétées toutes les deux heures, autour du front et de l'orbite ; quatre-vingts centigrammes de calomel, tisane de chiendent; repos au lit, *la tête très élevée* à l'aide d'oreillers de balle d'avoine, afin d'empêcher la congestion du cerveau de devenir plus forte ; lumière du jour modérée artificiellement, au moyen de rideaux ou de papier bleu foncé, collé sur les vitres. *Point de collyres.* Application sur les paupières de compresses d'eau froide, additionnée quelquefois d'un peu de sel de saturne.

Le lendemain, si les phénomènes morbides sont aussi intenses, et que la constitution du sujet le permette, de nouveau saignée générale et saignée locale; cautérisation énergique de tout le bourrelet chémosique avec le crayon de nitrate d'argent ; fomentations sur l'œil malade, au moyen d'eau froide additionnée d'acide hydroclorique fumant (une cuillerée à café pour deux verres d'eau). De trois en trois heures, pendant vingt-quatre heures, dix centigrammes de calomel, uni à partie égale de magnésie calcinée.

On abandonnera la saignée quand le pouls l'indiquera, on s'en tiendra au traitement général tant que le moindre symptôme d'inflammation existera dans les membranes internes, et pendant tout ce temps, point de collyre. Les topiques seront conseillés dans la période de déclin ; on les choisira faibles; en même temps on aura recours aux vésicatoires volants derrière les oreilles, autour de l'orbite, etc.

On appliquera de préférence les sangsues à l'anus ou à la vulve, dans la seconde période de l'ophthalmie, si elle est liée dans sa cause à la disparition du flux menstruel ou hémorrhoïdal ; des bains de siége, des frictions sèches ou aiguisées d'alcool camphré, sur les cuisses et autour du bassin, des préparations d'aloès, etc., etc., seront dans ces cas d'un concours très utile.

S'il arrivait qu'un abcès se montrât sous la conjonctive ou dans le tissu cellulaire péri-orbitaire, on se hâterait de l'ouvrir avec la lancette ou le bistouri ; il en serait de même si, à la suite de l'ophthalmie interne, l'œil entrait en suppuration, c'est-à-dire qu'une fois le phlegmon oculaire bien déclaré, le bulbe serait largement ouvert, dans le but de faire tomber rapidement les symptômes généraux, et de prévenir la propagation de l'inflammation au cerveau. (V. *Phlegmon de l'œil.*)

Si la conjonctivite se complique simplement de chémosis séreux, on mettra en pratique le traitement indiqué, et de plus on fera, au moyen de ciseaux courbes sur le plat, quelques mouchetures sur la muqueuse infiltrée ; la cautérisation de la conjonctive avec un crayon de sulfate de cuivre sera dans ce cas d'un très grand secours. On la répétera tous les deux ou trois jours, et en même temps on pourra employer le collyre faible de nitrate d'argent, si la tolérance nerveuse du sujet le permet.

ARTICLE II.

Conjonctivite pustuleuse. — (Conjonctivite lymphatique. — Conjonctivite scrofuleuse.)

Cette inflammation s'observe ordinairement chez les jeunes enfants, surtout sur ceux d'une constitution lymphatique, chez les jeunes gens faibles, et chez les jeunes filles mal réglées. On en rencontre des exemples peu nombreux sur des sujets vigoureux et avancés en âge.

I. SYMPTÔMES ANATOMIQUES. — A. ROUGEUR. — Dans la forme la plus simple de cette maladie, une partie de la conjonctive bulbaire est frappée d'inflammation, le plus souvent dans la direction du muscle droit interne ou externe. Un ou deux vaisseaux, quelquefois une vingtaine, toujours réunis sous la forme d'un triangle dont la base est tournée vers le cul-de-sac de la conjonctive (*taraxis*), et le sommet vers la cornée, composent seuls pendant quelque temps tous les symptômes anatomiques appréciables. Ces vaisseaux sont tortueux et placés souvent sur deux plans; les plus superficiels, les plus fins, sont d'un rouge clair pâle, et les profonds, placés dans le tissu cellulaire sous-conjonctival, sont d'un rouge violacé très sombre. Le plan superficiel est mobile sous le doigt, et peu élevé au-dessus du niveau de la conjonctive ; le profond est fixe, ou du moins difficile à déplacer. Le premier se compose ordinairement d'un beaucoup plus grand nombre de vaisseaux que le second. Des faisceaux semblables, triangulaires, comme celui que nous venons de décrire, se surajoutent au premier, et forment une injection plus étendue ou plus générale, quant à la conjonctive bulbaire, dans laquelle la forme primitive en faisceaux triangulaires est toujours reconnaissable. Le sommet de ces triangles vasculaires, quelquefois très rapproché de la cornée, en est éloigné dans quelques cas de plusieurs millimètres. La conjonctive palpébrale reste tout-à-fait étrangère à l'inflammation de la portion bulbaire de la muqueuse.

La fig. 10 donne un exemple de la conjonctivite pustuleuse ; A, représente sur la surface de la conjonctive bulbaire une pustule élevée, et de couleur trèsblanche ; B, indique les vaisseaux qui rampent dans la conjonctive et ceux qu'on voit dans le tissu cellulaire sous-muqueux. Ces derniers, plus gros et plus tortueux, sont immobiles et de couleur violacée, tandis que les premiers sont mobiles, pâles, d'une teinte rosée.

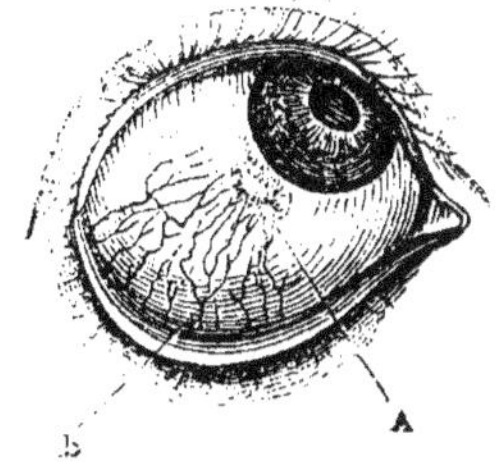

Fig. 10.

B. *Pustules et phlyctènes.* — Le plus ordinairement, et c'est là un des symptômes les plus remarquables de cette ophthalmie, le sommet de chaque triangle présente une petite pustule ou une phlyctène, dont la grandeur varie depuis la moitié d'un grain de millet jusqu'à celle d'un grain de chènevis et même davantage. Quelquefois très aplaties, d'autres fois très élevées, elles contiennent un liquide jaune clair ou puriforme, plus ou moins abondant. Isolées sur la conjonctive et y reposant en entier dans beaucoup de cas, dans d'autres elles apparaissent en plus ou moins grand nombre sur la rainure qui sépare la cornée de la sclérotique, de telle sorte qu'elles se trouvent placées par moitié sur ces deux membranes à la fois (*kératite pustuleuse*). Chez quelques sujets elles sont si nombreuses, qu'elles encadrent complétement la cornée, à la manière de ces perles dont on entoure le cadran de certaines montres de femme. On en retrouve quelquefois jusque sur la muqueuse palpébrale, mais cela est fort rare. Tant qu'elles reposent sur la conjonctive bulbaire, ces pustules et ces phlyctènes ne présentent rien de sérieux ; il n'en est pas de même lorsqu'elles siègent par moitié sur la muqueuse cornéenne. Il survient alors à la cornée une ulcération très superficielle, avec un épanchement interlamellaire accompagné de photophobie. Souvent les vaisseaux d la conjonctive se rendent jusqu'à cet épanchement (Voyez *Kératite vasculaire et ulcères de la cornée*.)

La fig. 11, qui pourrait être placée aux ulcères de la cornée, donne une idée très complète de ce qui arrive lorsque la maladie s'étend à la

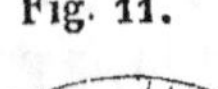

Fig. 11.

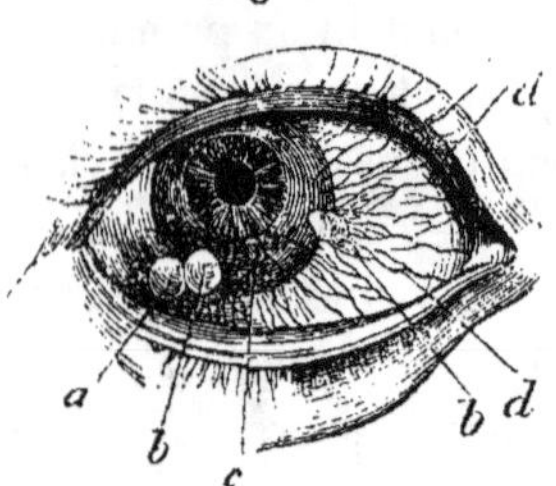

membrane transparente : *a*, représente une pustule placée en entier sur la conjonctive bulbaire : cette pustule n'est jamais accompagnée ni suivie de photophobie ; *b,b*, indiquent des pustules placées par moitié sur la conjonctive bulbaire et sur la cornée : elles pourront se transformer en ulcères, et s'accompagner alors d'une photophobie très vive ; *c*, représente une ulcération de la cornée qui a suivi une pustule : on voit des vaisseaux se rendre vers les bords de la capsule ulcéreuse. Ces vaisseaux auraient dû être indiqués par les *d*, placés à droite par erreur du graveur. L'injection de la conjonctive est très forte, et autour de la cornée, la vascularisation très grande.

On ne devra pas confondre avec une pustule une sorte d'*engorgement inflammatoire* qui existe dans le tissu cellulaire sous-conjonctival, et est placé près de la cornée, à l'extrémité des vaisseaux. Ordinairement limité, quant au volume, à la grosseur d'un grain de chènevis coupé par le milieu, il s'étend quelquefois plus ou moins loin autour de la cornée, et pourrait être pris, à cause de sa couleur rouge-bleuâtre, à cause du lieu qu'il occupe et de la forme qu'il affecte, pour une inflammation du corps ciliaire.

Les pustules disparaissent de deux manières ; tantôt le liquide qu'elles contiennent se résorbe, tantôt au contraire il rompt la petite poche qui le renferme, et s'échappe au dehors. Dans le premier cas, la pustule disparaît peu à peu avec le faisceau vasculaire au sommet duquel elle repose ; dans le second, elle est remplacée par une sorte d'ulcération dont le fond est d'un blanc grisâtre salę, tandis que les bords en sont déchirés. Cette ulcération ne présente du reste aucune sorte de gravité, quand elle est isolée sur la conjonctive bulbaire.

II. Symptômes physiologiques. — A ce degré de la maladie, il n'y a point de photophobie. Le malade se plaint tout au plus de la sensation, très supportable d'ailleurs, d'un corps étranger dans l'œil. La vision est parfaite ; la gêne occasionnée par la lumière n'apparaît que lorsqu'à une pustule placée par moitié sur la cornée, a succédé une ulcération de cette membrane, ou quand des faisceaux vasculaires, dont nous parlerons à l'article *Kératite*, se sont développés sur la cornée même, avec ou sans ulcérations ou pustules à leur sommet.

MARCHE et DURÉE. — Bornée à la conjonctive et aux symptômes anatomiques et physiologiques que nous avons décrits, cette ophthalmie a une marche différente, selon qu'elle continue à se tenir dans ces limites ou qu'elle en sort pour s'étendre à la cornée et à d'autres membranes. Elle dure de huit à quinze jours, rarement davantage, à moins que l'inflammation ne se propage plus loin, c'est-à-dire à la cornée.

TERMINAISONS. — La conjonctivite pustuleuse se termine le plus ordinairement par la résolution ; quelquefois cependant les pustules placées sur les limites de la cornée, en s'ouvrant au dehors, donnent lieu à des ulcérations. Ces pustules s'avancent assez souvent sur des points plus ou moins rapprochés du centre de la cornée, et deviennent ainsi la cause d'une kératite. C'est ordinairement sous la forme vasculaire ou ulcéreuse que celle-ci se montre d'abord. (Voyez *Kératite.*)

TRAITEMENT. — Il doit être nécessairement mesuré sur le degré d'acuité de l'affection. Lorsqu'elle se borne à l'apparition de quelques vaisseaux sur la conjonctive bulbaire, l'expectation est de tous les moyens, sans aucun doute, le plus raisonnable. Mais lorsqu'un grand nombre de faisceaux vasculaires se sont montrés à côté du premier, il n'y a plus lieu, du moins le plus souvent, de rester inactif. Il est à remarquer toutefois que, quelque grand que soit le nombre de ces vaisseaux, la résolution est la terminaison ordinaire de cette inflammation, même lorsqu'on n'a prescrit aucun traitement. L'apparition des pustules et des phlyctènes doit être surveillée avec attention. Tant qu'elles sont placées en plein sur la conjonctive scléroticale, et qu'elles se résolvent ou se transforment en ces ulcérations à fond sale, jaunâtre, et à bords déchiquetés que nous avons signalées, il n'y a aucun danger que la résolution de l'inflammation en soit empêchée. Il en est tout autrement lorsqu'elles reposent par moitié sur la cornée et sur la sclérotique ; on doit dans ce cas s'attendre que, lorsque le liquide qu'elles contiennent s'échappera au dehors, l'inflammation doublera de force, et qu'il surviendra de la photophobie. Alors, et avant que les pustules soient rompues, il sera bon de se prémunir contre l'inflammation. On appliquera quelques sangsues près de l'oreille, du côté de l'œil malade, et l'on prescrira un purgatif, après lequel on administrera à l'intérieur un peu de calomel uni à de la magnésie, en proportion convenable avec l'âge du malade. L'œil sera protégé contre la lumière au moyen d'un linge noir flottant, et le patient tenu à la chambre. Jamais je n'ai remarqué qu'il y eût avantage à cautériser les pustules de la conjonctive bulbaire avec le nitrate d'argent en crayon ; au contraire, j'ai observé que ce moyen avait pour résultat d'augmenter la force de l'inflammation, et qu'il troublait presque constamment la résolution dans sa marche. L'eau froide tenue en permanence sur l'œil pendant vingt-quatre heures, lorsque l'état des poumons du malade le permet, hâte de beaucoup la disparition des vaisseaux; c'est un excellent moyen, qu'à mon sens on néglige beaucoup trop dans les affections externes des yeux. Il est inutile (je dirai même que ce serait commettre une contre-indication marquée) de prescrire dans la simple conjonctivite pustulaire un collyre de nitrate d'argent ou tout autre collyre fortement astringent.

Lorsque les vaisseaux pâliront, ce qui arrive ordinairement vers le dixième jour, on pourra tout au plus permettre de bassiner l'œil avec l'eau de mélilot, de plantain ou de roses de Provins. Si des pustules amenaient la photophobie, en dénudant le pourtour de la cornée on se conduirait comme dans la kératite vasculaire aiguë avec épanchements ulcérés.

REMARQUES ADDITIONNELLES. — L'inflammation pustuleuse se dessine non seulement sur la conjonctive, mais encore sur la cornée. C'est à cette inflammation qu'on a donné le nom d'*ophthalmie scrofuleuse*, bien qu'à plus juste titre on eût pu lui donner celui d'*ophthalmie du jeune âge*, parce que c'est incontestablement chez les enfants, quelle que soit leur constitution, qu'on la voit se développer. Le plus souvent elle débute d'emblée; mais, dans beaucoup de cas, elle se montre à la suite d'autres inflammations de l'œil.

Si, par exemple, pour mieux exprimer notre pensée, un enfant reçoit un coup sur l'œil, il se développe tout aussitôt une inflammation simple, et il en sera de même chez l'adulte; mais qu'on observe la marche de la maladie chez ces deux individus, et l'on ne tardera pas à remarquer qu'elle sera toute différente. La résolution ou la suppuration sera très fréquente chez l'adulte, tandis que chez l'enfant l'inflammation se concentrera sur quelques points de l'œil, et prendra bientôt les caractères de l'affection qui nous occupe. Même chose arrivera, si l'enfant lymphatique et l'adulte sont frappés tous les deux d'une conjonctivite granuleuse, c'est-à-dire que cette maladie parcourra franchement toutes ses périodes chez l'homme, tandis qu'elle subira des modifications caractéristiques chez l'enfant. Cela ne s'observe pas dans des cas isolés seulement, mais dans des milliers de cas. Qu'on appelle donc cette ophthalmie scrofuleuse ou autrement, peu importe, pourvu qu'on s'entende sur ce point principal, savoir : 1° qu'elle attaque en général les enfants des deux sexes, en particulier ceux qui sont faibles et maladifs, et que les scrofuleux y sont plus prédisposés que les autres; 2° que les adultes n'en présentent que de rares exemples, quelle que soit leur constitution.

Lorsque des pustules se développent sur la cornée, cette membrane se vascularise, et présente des épanchements interlamellaires ou des ulcères, dont la forme, la marche, sont toutes particulières. Mais comme le traitement local est le même, et que ces symptômes se montrent très souvent sur des individus ne présentant point de traces de scrofules, nous devons renvoyer aux articles *Kératite*, *Épanchements ou Abcès*, *Ulcères de la cornée*, etc., pour compléter l'histoire de cette ophthalmie, qui, en somme, diffère des autres, moins par ses symptômes anatomiques que par sa marche et par sa durée.

C'est surtout lorsque des pustules nombreuses apparaissent sur la cornée que toute préoccupation de diathèse doit disparaître devant la nécessité, l'urgence du traitement local. En effet, les accidents qui se développent pendant la période aiguë de l'inflammation réclament impérieusement de la part du médecin les soins les plus prompts. Secourez d'abord l'organe, vous modifierez ensuite la constitution, s'il y a lieu.

A quoi bon ces médicaments décorés du nom d'*antilymphatiques*, d'*antiscrofuleux*, etc., etc.? Que pourront-ils contre les accidents locaux, en supposant qu'ils réunissent les qualités qu'on y attribue si gratuitement peut-être? Certes, ils n'auront pas, que je sache, la puissance de modifier la constitution pendant le temps qu'une ulcération de la cornée mettra à perforer cette membrane.

Ces courtes remarques, auxquelles je pourrais donner un bien plus grand développement si les limites de cet ouvrage ne s'y opposaient, suffiront, je l'espère, pour montrer jusqu'à l'évidence combien il serait irrationnel de poursuivre un vice constitutionnel avant d'arrêter dans leur marche les accidents qui menacent de détruire un organe. Le traitement général, modificateur de la constitution (s'il est évident pour le praticien que la constitution soit mauvaise), ne devra donc être conseillé que lorsque les symptômes inflammatoires auront été complètement abattus. Pour les scrofuleux, une hygiène convenable, un bon régime, en feront tous les frais. Le malade sera autant que possible placé à la campagne, dans un air vif et pur; l'exercice du corps lui sera recommandé. Ses vêtements ne seront ni trop épais ni trop légers. La peau sera surtout surveillée sous le rapport de la propreté; elle fonctionnera d'autant mieux que le malade prendra plus souvent des bains froids, qu'on remplacera dans l'hiver par des fomentations froides, faites avec précaution deux fois par jour, au lever et au coucher. La chambre dans laquelle le malade reposera sera grande, bien aérée, convenablement exposée, et le lit n'aura point de rideaux. Le linge de corps qui aura servi le jour sera changé la nuit.

La nourriture sera surtout surveillée, les viandes rôties en feront la base; le bœuf, le mouton, seront choisis de préférence; on y ajoutera quelques légumes frais; le lait en sera à peu près complétement banni.

Le vin rouge en petite quantité sera d'un utile secours. Le fer, le quinquina, les amers seront prescrits aussi dans quelques cas. Les yeux seront lavés tous les jours avec soin ; les inflammations de la pituitaire seront surveillées, et prévenues par une excessive propreté.

RÉSUMÉ DU TRAITEMENT. — I. *On suppose qu'un individu de quinze ans est atteint d'une conjonctivite pustuleuse, bornée à une portion seulement de la muqueuse bulbaire. Une pustule repose en entier sur la partie de cette muqueuse correspondant à la sclérotique, et n'intéresse point la cornée; prescrivez :*

Prendre à jeun 50 grammes de manne fondue dans une tasse de lait chaud. — Bains de pieds salés, matin et soir. — Applications d'eau froide sur l'œil, pendant un jour au moins sans interruption. — Garder la chambre; repos de l'œil malade. — On en reviendra les jours suivants à de légers purgatifs, et l'on prescrira, lorsque les vaisseaux commenceront à pâlir, un collyre faiblement astringent :

> Eau. . . . . 100 grammes.
> Borax . . . . 0,20 centig.

II. *On suppose que chez un sujet de quinze ans la conjonctive bulbaire est presque couverte de vaisseaux, que les pustules, plus ou moins nombreuses, sont placées par moitié sur la conjonctive et sur la cornée, que la conjonctive palpébrale demeure exempte d'inflammation, et qu'il n'y a pas de photophobie.*

Commencer le traitement par une application de huit à dix sangsues à la tempe ; donner un purgatif salin (deux à trois verres d'eau de Sedlitz); après le purgatif prescrire un des paquets de poudre suivants, à prendre matin et soir dans un peu d'eau sucrée :

> Calomel. . . . . 30 centigrammes.
> Carbonate de magnésie. . . . . 20 centigrammes.
> F. s. a. 6 paquets.

Ces poudres achevées, nouveau purgatif semblable au premier. — Éviter de toucher les pustules avec le crayon de nitrate d'argent, la résolution étant encore possible. *Point de collyre.*

III. *Les vaisseaux pâlissent et diminuent de nombre.* — *Prescrivez:* Bassiner l'œil malade avec le collyre, cinq à six fois par jour.

> Eau distillée. . . . . 100 gram.
> Eau distillée de laurier-cerise. . . 20 gram.
> Borax. . . . . 20 centig.
> F. s. a.

Plus tard, la dose du borax sera portée progressivement jusqu'à 1 gramme.

Traitement général tonique. — Ce traitement sera employé quand la rougeur aura disparu, pour modifier, s'il y a lieu, la constitution, afin d'empêcher les récidives si fréquentes dans cette maladie.

IV. *Les pustules placées sur la cornée et sur la conjonctive bulbaire se rompent, et font place à des ulcérations ; la photophobie survient et demeure avec ténacité ; des larmes brûlantes s'écoulent des paupières, la cornée se couvre partiellement de vaisseaux.*

Prescrivez comme il sera dit à l'article *Kératite vasculaire*, et à celui d'*Ulcères de la cornée.*

ARTICLE III.

Conjonctivite granuleuse. — (Ophthalmie catarrhale.)

Sous le nom de *granuleuse* ou *catarrhale*, on désigne une conjonctivite dans laquelle un liquide puriforme s'écoule, en quantité variable, à travers l'ouverture des paupières, en même temps que des granulations s'élèvent sur la muqueuse palpébrale ; c'est un véritable catarrhe de l'œil, qui le plus souvent existe seul, mais qui, dans certains cas assez nombreux, est lié au catarrhe bronchique ou au catarrhe nasal, auxquels il est en tout point comparable. Cette maladie attaque ordinairement un seul œil, puis se communique bientôt à l'autre ; c'est sans contredit une des plus fréquentes. A Paris très certainement, elle se montre au moins aussi souvent que l'ophthalmie pustuleuse (*ophthalmie scrofuleuse*) ; elle attaque des individus de tout âge, tandis que celle-ci, en général, ne frappe que des enfants ou des sujets encore jeunes.

SYMPTÔMES ANATOMIQUES ET PHYSIOLOGIQUES. — *Premier degré.* — On reconnaît sur la portion palpébrale de la muqueuse de fines stries vasculaires, rouge-jaunâtre, légèrement flexueuses, presque parallèles, dont la base est tournée vers le bord libre des paupières, et le sommet en sens inverse. L'extrémité des vaisseaux dans ce degré (qui est le plus simple de la maladie, et qui constitue la conjonctivite palpébrale des auteurs, celle que M. Velpeau a décrite sous les noms de blépharite et conjonctivite granuleuses), ne va pas plus loin que le cul-de-sac conjonctival ; de sorte que si l'on n'abaissait pas la paupière inférieure, et si l'on ne voyait pas, en même temps que d'autres caractères sur lesquels nous allons bientôt revenir, une rougeur de la peau vers les bords des paupières, surtout dans le grand angle, la maladie pourrait passer inaperçue. La conjonctive palpébrale, surtout dans sa portion tarséenne, offre une multitude de villosités, de petites granulations d'une extrême ténuité, et assez semblables, quant à l'aspect, aux papilles de la langue. Écartées les unes des autres, elles sont le plus ordinairement, à ce degré de la maladie, environnées à leur base de ramifications vasculaires, d'un rouge très vif ; un léger suintement muqueux apparaît à la surface de la conjonctive, et se réunit sous forme de filaments jaunâtres, qui nagent pendant le jour dans le cul-de-sac de la conjonctive, et qui pendant la nuit viennent adhérer à la base des cils, qu'ils agglutinent entre eux. Cette sécrétion (toujours dans le degré de la maladie qui nous occupe) est en général peu abondante, du moins pendant la période aiguë ; elle ne le devient que lorsque l'affection est passée à l'état chronique, et que les follicules muqueux se sont considérablement hypertrophiés ; ou bien lorsque la maladie à l'état aigu s'est montrée au degré suivant. Elle est fournie d'abord par les follicules sébacés et les larmes, et plus tard, par les glandes enflammées de Méibomius. La peau participe à l'inflammation ; elle est légèrement gonflée et rose, surtout vers la marge des paupières, et plus encore vers le grand angle, ainsi que nous l'avons déjà dit. Cette rougeur cutanée, accompagnée d'une collection muqueuse légère, jaunâtre, adhérente aux cils, suffit le plus ordinairement à un praticien exercé pour reconnaître de loin la maladie. Le gonflement est porté assez haut quelquefois pour éloigner du globe l'arête interne du tarse.

Indépendamment de ces caractères, la conjonctivite granuleuse offre des symptômes physiologiques importants. Lorsque la maladie débute, une démangeaison légère, qui ne tarde pas à devenir vive et incommode, se fait sentir sur toutes les surfaces enflammées, et en particulier au grand angle ; les mouvements sont gênés, ce que les malades attribuent à une certaine roideur des paupières ou à la sensation de la présence d'un corps étranger.

Cette sensation désagréable coïncide toujours, soit au début de la maladie, soit dans son cours, avec une exaspération qui a ordinairement lieu le soir. A ce moment, la vue est un peu gênée, plus par les mouvements répétés des paupières que par toute autre cause. Les malades ne résistent presque jamais au désir impérieux qu'ils éprouvent de soulager cette démangeaison par le frottement énergique et réitéré de la main sur les paupières ; mais bientôt une légère sécrétion fournie par la muqueuse vient, de même que dans le coryza, faire disparaître cette sécheresse si gênante.

Deuxième degré. — Ici la conjonctivite granuleuse est plus facile à reconnaître. Le sommet des vaisseaux que nous avons laissé dans le cul-de-sac de la conjonctive se relève sur la portion bulbaire de la muqueuse, et envahit bientôt le blanc de l'œil, jusqu'à un millimètre environ de la cornée, qui semble alors entourée par un anneau blanc très remarquable, et légèrement élevé dans quelques cas. Il est probable que cette portion de la conjonctive scléroticale ne demeure ainsi exempte de toute vascularisation que par suite de la densité plus grande du tissu cellulaire qui l'attache aux parties sous-jacentes. La couleur des vaisseaux, à ce second degré de la maladie, est encore plus tranchée que dans le premier degré, à cause du fond blanc sur lequel ils reposent ; ce n'est plus la vive couleur rouge de la conjonctivite franche, ni, ainsi que nous l'avons vu, la coloration rouge violacée de la conjonctivite pustuleuse ; c'est une teinte rouge-vermillon, à laquelle on aurait ajouté une grande quantité de jaune. Ces vaisseaux forment des stries parallèles, plus nombreuses et plus rapprochées ; quelquefois le blanc de l'œil est traversé de vaisseaux tortueux, qui s'anastomosent les uns avec les autres, surtout lorsque l'inflammation tend à passer à un état encore plus aigu : dans la période chronique de la maladie, on voit aussi ces mêmes vaisseaux, mais beaucoup plus développés, et à l'état variqueux. A ce degré il arrive souvent que des ecchymoses apparaissent entre la sclérotique et la muqueuse, sous forme de plaques rouge foncé, isolées ou réunies, qu'il ne faut pas confondre avec la vascularisation pathologique (voyez *Ecchymose de la conjonctive*). Dans des cas rares, j'ai vu le sang s'extravaser dans les paupières en telle quantité, que ces voiles présentaient un gonflement considérable, et que le malade, au premier aspect, semblait avoir reçu un coup violent. L'ensemble de la muqueuse bulbaire présente une sorte de gonflement particulier ; elle commence à devenir mollasse, pulpeuse ; on la croirait infiltrée d'une couche légère de gélatine, facile à déprimer ou à déplacer. Cet état est dû très certainement à une légère infiltration du tissu cellulaire sousmuqueux, infiltration qu'on a comparée à juste titre à celle qu'on observe dans l'œdème de la glotte.

L'infiltration séreuse s'étend souvent, à un degré assez marqué, jusque dans le tissu cellulaire sous-cutané et sous-muqueux de la paupière ; de là ce gonflement qui empêche les malades d'ouvrir complétement l'œil. La sérosité s'accumule quelquefois à tel point sous la muqueuse oculaire, qu'il se forme, ainsi que nous le verrons dans le troisième degré, un *chémosis séreux*. Les villosités remarquées au premier degré sur la conjonctive palpébrale sont plus développées et plus nombreuses ; déjà elles prennent l'aspect de granulations.

A l'état aigu, l'écoulement muqueux est plus abondant que dans le premier degré. La maladie présente le soir des exaspérations plus marquées ; les cils sont collés le matin sous forme de pinceaux ; le mucus qui les réunit, et dont les parties liquides se sont volatilisées pendant la nuit, se montre sous forme de croûtes minces, jaunâtres, friables, faciles à enlever au moyen d'un linge humide. Le plus souvent on voit depuis le grand angle jusque vers l'aile du nez, des croûtes semblables, adhérentes à la peau. La roideur des paupières est plus marquée que dans le premier degré ; la démangeaison et la sensation d'un corps étranger entre les paupières deviennent plus vives pendant le moment de l'exaspération, qui, ainsi que nous l'avons dit, a lieu le soir. Pendant ce moment la sécrétion tarit, la sécheresse et l'ardeur de l'œil augmentent, et le malade, qui éprouve en même temps un trouble véritable de la vision, cherche à s'en débarrasser, ainsi que de la cuisson, par des frottements répétés.

Troisième degré. C'est l'état le plus aigu et le plus grave de cette conjonctivite. Les vaisseaux, dans le degré précédent, s'arrêtaient à environ 1 à 2 millimètres de la cornée, qu'ils laissaient entourée d'un cercle blanc plus ou moins complet. Ici cet anneau blanc péricornéen disparaît, et les vaisseaux envahissent d'une manière régulière la cornée, à une étendue d'un millimètre, et presque toujours dans tout son pourtour. Cette membrane est ainsi entourée sur sa circonférence par une sorte de cercle rouge, existant dans la conjonctive qui la recouvre. Les vaisseaux ne se développent pas plus loin, probablement à cause des adhérences intimes de la conjonctive et de la cornée, au-delà de cet endroit. Ce n'est que plus tard, lorsque l'affection passe à un état moins aigu, qu'ils franchissent cette limite. Sur la conjonctive bulbaire les vaisseaux ont augmenté en volume et en nombre ; le gonflement de la muqueuse est devenu plus considérable, ainsi que l'écoulement muqueux, et les symptômes qui apparaissent le soir, pendant la période de l'exacerbation, sont plus marqués. Je dois me hâter d'ajouter que l'écoulement muqueux est d'autant plus consistant que l'affection est moins aiguë.

Il est très commun de voir survenir un *chémosis séreux* pendant la période aiguë qui nous occupe : alors la muqueuse prend un développement considérable autour de la cornée, qu'elle entoure et qu'elle recouvre, en entier ou en partie, sous la forme d'un bourrelet gélatiniforme, de couleur jaunâtre ; en même temps apparaît aux paupières un gonflement œdémateux si considérable, qu'il empêche les malades d'ouvrir l'œil. La conjonctive palpébrale présente à ce degré des granulations beaucoup plus nombreuses que dans le précédent. Les ecchymoses sous-conjonctivales sont beaucoup plus fréquentes. L'iris, qui jusque là n'avait point paru se ressentir de l'état morbide de la conjonctive, devient un peu moins mobile, la pupille est un peu plus étroite. Le diaphragme n'est cependant enflammé d'aucune façon, et si la mobilité en est moins grande, ce phénomène tient simplement à l'engorgement accidentel des vaisseaux qui se distribuent dans son parenchyme. Ce n'est pas dans l'iris seul qu'on retrouve des phénomènes d'hyperémie : la sclérotique même est injectée plus ou moins fortement, ce qu'on reconnaît à une rougeur sous-jacente de la conjonctive, dans toute la partie de la fibreuse qui environne la cornée, et à une étendue de 2 à 4 millimètres. (**V.** *Sclérotite.*)

Il est impossible de reconnaître cette injection lorsque le chémosis séreux est très développé. La lumière devient difficile à supporter, par suite de l'excitation rétinienne consécutive de l'inflammation que nous avons décrite, et des larmes, quelquefois abondantes et brûlantes, s'échappent de l'œil lorsque le malade s'expose au jour. Nous sommes donc loin de croire, avec M. Sichel, « que la photophobie et le larmoiement ne se manifestent jamais tant que la maladie existe dans toute sa pureté, mais, au contraire, qu'ils se montrent aussitôt que l'inflammation de la conjonctive est portée assez haut pour devenir une cause d'irritation de la rétine. » C'est à ce moment, si la maladie augmente encore d'intensité, que de graves lésions peuvent s'opérer dans l'œil ; circonstance que nous noterons en parlant des terminaisons de la conjonctivite granuleuse. Des accidents généraux surviennent aussi quelquefois à cette même période de la maladie ; il est d'autant plus important de les signaler, qu'ils guident le praticien au point de vue du pronostic et surtout du traitement.

CAUSES.—Cette conjonctivite, qui, pour nous comme pour Juenken, n'est qu'un catarrhe de la conjonctive (catarrhe semblable en tout point aux affections de même nature de toutes les autres muqueuses), reconnaît pour cause principale un refroidissement subit, ou la suppression de la transpiration. Quelquefois elle coïncide avec une phlogose de la membrane pituitaire ; cependant il est des cas nombreux dans lesquels cette dernière membrane n'offre point du tout d'inflammation, ou n'en a qu'une consécutive. C'est pour l'ordinaire une affection locale, absolument indépendante d'une disposition générale analogue, et dans laquelle les organes sécréteurs de l'œil sont principalement affectés. C'est dans les brusques variations de l'atmosphère qu'il faut chercher, le plus souvent, la cause des nombreuses conjonctivites granuleuses qui surviennent au printemps et en automne, surtout lorsque des nuits froides succèdent à de chaudes journées. Les personnes qui couchent dans des chambres dont la fenêtre est ouverte pendant la nuit, y sont les plus exposées, surtout si pendant le jour elles ont l'habitude de se couvrir d'habits épais et chauds, et qu'elles soient très impressionnables au froid. Cette affection est souvent épidémique : ainsi en août 1844, le quatrième arrondissement de Paris, situé fort près de la Seine, et dont les rues sont en général très étroites, en a présenté des cas excessivement nombreux. L'épidémie m'a même forcé d'isoler un grand nombre d'enfants des salles d'asile de cet arrondissement, et de les renvoyer dans leurs familles. Je reviendrai sur ce sujet à l'article de la conjonctivite granuleuse contagieuse.

TERMINAISONS. — Cette maladie se termine assez souvent par une résolution complète. Elle franchit d'emblée, le plus souvent, les deux premiers degrés, et ne tarde pas à se montrer avec le cortége de symptômes que nous avons décrits au troisième. Arrivée là, l'ophthalmie peut s'accompagner d'un chémosis séreux phlegmoneux, ou bien se propager directement à la cornée ou aux membranes internes, ou bien encore disparaître par résolution. Le plus souvent la maladie passe à l'état chronique, et devient ainsi quelquefois la cause d'une congestion chronique de la rétine, et même d'une amblyopie fort grave. Je donne des soins, en ce moment même, à un bijoutier se trouvant dans ce cas. Les lésions diverses qui accompagnent les conjonctivites granuleuses sont celles-ci : 1° *chémosis séreux* ; 2° *chémosis phlegmoneux* ; 3° *vascularisation du pourtour de la cornée, dans une étendue seulement d'un à deux millimètres* ; 4° *épanchements inter-lamellaires blanc jaunâtre et semi-lunaires*, situés sur la circonférence de la cornée, et s'étendant plus ou moins vers la pupille ; 5° *ulcérations de la cornée* ; 6° *inflammation de l'iris* ; cette dernière terminaison est assez rare. On remarque pendant l'état chronique les affections suivantes : 1° *granulations* plus ou moins fortes de la conjonctive ; 2° *pannus* ; 3° *blépharite glandulaire* assez fréquente, surtout chez les sujets lymphatiques ; 4° *pustules* sur la conjonctive, chez les sujets jeunes, après quelque durée de la maladie ; 5° taches de la cornée, staphylôme, etc.

A. Conjonctivite granuleuse épidémique et contagieuse.

La conjonctivite granuleuse que nous venons de décrire règne très souvent, ainsi que nous l'avons dit plus haut, sous la forme épidémique ; toujours, dans ce cas, l'affection est contagieuse. Il n'est nullement question ici, je me hâte de le faire remarquer, d'une affection de nature purulente, ni de l'ophthalmie purulente proprement dite. Les symptômes anatomiques et les symptômes physiologiques sont ici absolument identiques avec ceux que nous avons décrits. Les malades sont frappés du jour au lendemain, le plus ordinairement sans cause connue ; et une fois que l'affection s'est développée dans une famille, tous les membres qui la composent en sont bientôt successivement attaqués. J'ai soigné, ainsi que beaucoup de mes confrères de Paris (août 1844), un grand nombre de familles atteintes de cette maladie.

L'histoire abrégée de l'une d'elles fera connaître celle des autres. Un enfant nommé Aubry, âgé de quatre ans, me fut amené avec une conjonctivite granuleuse du troisième degré à l'œil droit ; vingt-quatre heures après l'autre œil était pris, le gonflement des paupières était considérable, et la photophobie déjà assez grande. Un traitement énergique fut employé, et enraya bientôt la maladie dans sa marche. Trois jours après un second enfant, frère du premier, âgé de neuf ans environ, fut pris de la même manière, et l'affection, énergiquement traitée aussi, recula de même. Six jours s'étaient à peine passés que la mère de ces enfants, brodeuse, âgée de vingt-huit ans, d'une constitution lymphatique, à qui j'avais recommandé des précautions extrêmes de propreté, fut prise à son tour de l'œil droit, et deux jours après, de l'œil gauche. Ici la maladie se trouva moins facile à combattre, surtout dans l'œil frappé le dernier, un commencement de chémosis phlegmoneux s'étant déclaré. Lorsque l'ophthalmie arriva chez cette dernière malade à son plus haut degré, le mari, tailleur, âgé de vingt-huit ans, que j'examinai avec attention, et qui était d'une excellente constitution, se retira chez lui dans une pièce écartée, croyant ainsi échapper au mal qui avait successivement frappé toute sa famille. Au moment de mon examen les yeux étaient parfaitement sains, et les conjonctives très pâles ; quinze ou seize heures après, il revint en toute hâte me trouver : il avait une conjonctivite, au deuxième degré à droite, avec commencement de chémosis séreux, et au premier degré à gauche. Chez lui, comme chez les autres, l'ophthalmie n'eut pas de suites fâcheuses. Cette même ophthalmie sévissait avec intensité, en août 1844, sur les salles d'asile du quatrième arrondissement. Les enfants, renvoyés chez eux, communiquaient presque toujours la maladie à leurs frères, et de là à toute leur famille. M. Mackenzie rapporte de nombreux exemples de cette ophthalmie granuleuse épidémique. L'un entre autres, qui appartient à Assalini, est très curieux : l'auteur raconte que plusieurs bataillons des troupes du duc de Modène, ayant été envoyés à Reggio, en mai 1792, pour apaiser des émeutes, les soldats, après avoir passé une nuit dehors, dans un lieu bas, humide et exposé au nord, contractèrent en grand nombre une ophthalmie granuleuse violente.

Il n'est point indispensable, ainsi que le croit cet auteur (1), que pour que la contagion se manifeste, l'écoulement de la conjonctivite granuleuse soit essentiellement puriforme. Dans le cas d'Aubry, que j'ai rapporté plus haut, la matière de l'écoulement était séro-muqueuse, rien de plus ; et il en a été de même dans d'autres cas que je viens d'ob-

(1) Mackenzie, *loco citato*, pag. 296.

server, et qui ne s'élèvent pas à moins de cent quarante. Il est remarquable que cette conjonctivite frappe à la fois les deux yeux des individus réunis en masse, tandis qu'au contraire elle n'atteint qu'un seul œil, lorsque les malades, isolés et renvoyés chez eux, la communiquent aux individus peu nombreux qui les entourent. Dans le premier cas, elle semble se développer par épidémie et dans le second, par contagion. Serait-elle donc simplement miasmatique dans le premier ? D'un autre côté, pourquoi, avec les mêmes caractères anatomiques, la maladie, dans l'ophthalmie granuleuse simple, n'est-elle point contagieuse ? Pourquoi le devient-elle sous certaines influences ? C'est une question que dans l'état actuel de la science il est impossible de résoudre.

B. **Conjonctivite miasmatique.** (*Mitte. — Ophthalmie des vidangeurs. — Ophthalmie miasmatique.*)

Cette inflammation, variété de l'ophthalmie granuleuse, est produite par les gaz particuliers qui se dégagent des matières animales ou végétales en putréfaction. Les hommes qui s'occupent de la vidange des fosses d'aisances et du curage des puits ou des égouts y sont plus particulièrement sujets. Quelquefois aussi cette même maladie, qui a été bien décrite par M. S. Furnari, en ce qui touche les vidangeurs et les égouttiers, se développe sur des individus réunis en grand nombre dans des pièces étroites et humides. Ainsi on en voit souvent atteints les pauvres artisans qui aux environs de l'Hôtel-de-Ville de Paris se rassemblent la nuit pour coucher par chambrée dans les misérables réduits de sales maisons où on les entasse pour quelques sous. Cette inflammation ne s'élève que rarement au point de compromettre la vue. Elle présente, comme l'ophthalmie granuleuse simple, diverses périodes ; celle d'invasion, qui se caractérise d'abord par de la sécheresse, suivie bientôt de larmoiement ; puis celle de stationnalité, dans laquelle un écoulement muqueux survient. La première de ces périodes est nommée par les vidangeurs *mitte humide*, et la seconde, *mitte grasse*. La *mitte indolente* ou *tardive* n'apparaît que vers le troisième jour après celui où l'ouvrier s'est exposé à l'action des gaz délétères. Ces trois périodes, distinguées par les ouvriers eux-mêmes, correspondent parfaitement à celles de la conjonctivite granuleuse, considérées sous le point de vue de la marche.

La conjonctivite décrite sous le nom d'*ophthalmie des égouttiers* ne présente point de différence avec celle des vidangeurs ; elle n'est, comme celle-ci, qu'une variété de la conjonctivite granuleuse. Les symptômes anatomiques et physiologiques sont les mêmes, la cause de la maladie varie seule.

C. Conjonctivite granuleuse exanthématique.

Cette autre variété de l'ophthalmie granuleuse comprend les ophthalmies décrites par les auteurs sous les noms d'*ophthalmies exanthématiques.* Ces inflammations de la conjonctive se développent sous l'influence de la rougeole et de la scarlatine. Ce ne sont, en réalité, que des affections secondaires de l'inflammation de la peau, qui ne méritent en aucune façon une classification à part, et que rien n'autorise à croire de nature spécifique. Que ces variétés d'ophthalmies soient consécutives de la rougeole, de la scarlatine, des miliaires, de l'érysipèle, de l'acne punctata, du pemphygus, etc.; ou bien qu'elles soient le résultat de croûtes eczémateuses ou serpigineuses, et d'autres variétés de dartres, toujours la physionomie de l'ophthalmie à l'état aigu est la même, toujours elle prend les caractères de l'ophthalmie granuleuse et commence par la conjonctive, qui, comme les autres muqueuses, n'est que la continuation de la peau. La variole, même lorsqu'elle est suivie de réaction sur l'œil, soit après la période de déclin, soit, ce qui est plus fréquent, encore pendant la durée de l'éruption cutanée, ne prend pas plus que les autres de caractère spécial, bien que plusieurs médecins d'un grand mérite soient d'un avis contraire. Ces réflexions pourraient, à la rigueur, suffire, avec la description de l'ophthalmie granuleuse qui précède, pour guider le praticien et pour l'empêcher de tomber, quant au traitement de l'œil, dans le travers d'une spécificité qui n'existe point. Toutes ces affections ont donc des caractères communs; elles se comportent toutes de la même manière, et exigent des moyens de même nature. Il est nécessaire cependant d'indiquer les caractères propres à chacune de leurs causes.

A. *Conjonctivite morbilleuse et conjonctivite scarlatineuse.*—Elles se manifestent ordinairement avant l'éruption de l'exanthème, et prennent toujours la forme d'ophthalmies aiguës externes, qui sont rarement accompagnées de réaction sur les membranes internes. La conjonctive s'injecte au premier ou au deuxième degré, la photophobie se manifeste bientôt en même temps que le larmoiement et une douleur souvent assez vive; un écoulement séro-muqueux en se desséchant adhère aux cils.

Dans la rougeole, la *pituitaire* se prend d'inflammation, et une matière muqueuse abondante s'écoule de sa surface; le malade est tourmenté d'éternuments et de toux. Après quelque temps les bords des paupières rougissent, la photophobie augmente, et l'on remarque sur la cornée de petites taches blanc jaunâtre, vers lesquelles se dirigent les vaisseaux. Ces épanchements rompent souvent les lamelles au dehors, et l'ulcère suit une marche plus ou moins active, en compromettant l'œil dans quelques cas. La conjonctivite granuleuse change alors de caractère, et prend tous ceux de la conjonctivite pustuleuse, suivie de kératite ulcéreuse (voyez *Ulcères de la cornée*).

B. *Conjonctivite érysipélateuse.* — Nous nous sommes longuement occupé déjà de cette maladie, en parlant de la blépharite érysipélateuse (1), dont elle est souvent la suite ; son caractère distinctif, selon Mackenzie et Middlemore, serait le soulèvement, sous la forme de vésicules molles d'un rouge jaunâtre, de la conjonctive autour de la cornée : ces prétendues vésicules ne sont rien autre chose qu'un chémosis séreux, qui doit être traité de la manière indiquée plus haut. De même que les précédentes ophthalmies, la conjonctivite consécutive de l'érysipèle peut être suivie d'accidents très graves du côté de l'œil, et peut même devenir la cause déterminante de la perte complète de cet organe.

C. *Conjonctivite varioleuse.* — De même que les précédentes, elle accompagne l'affection de la peau ; elle est en général plus grave que l'ophthalmie morbilleuse et que la scarlatineuse. Pendant la période de développement des pustules varioliques, un gonflement considérable survient aux paupières, par suite de la présence des pustules sur ces organes. La conjonctive s'enflamme, la cornée se prend, et l'ophthalmie devient d'autant plus grave que le médecin s'est trouvé plus de temps dans l'impossibilité d'examiner les yeux du malade. Des pustules se montrent-elles sur la conjonctive et sur la cornée au moment de l'éruption générale ? Beaucoup d'auteurs affirment qu'ils en ont vu ; d'autres, tout aussi recommandables, le nient absolument. Parmi les premiers, Sanson admet qu'on en voit souvent sur la cornée, et dit *qu'on a lieu de penser* qu'elles existent lorsque le malade a des douleurs vives se propageant dans l'intérieur de la tête par le fond de l'orbite (2). Il est certain, d'après notre propre observation, que si des pustules se développent sur la cornée, ce qui est douteux, elles ont des caractères si peu tranchés, qu'il est impossible de les reconnaître. La membrane transparente présente une tache d'un blanc jaunâtre ; cette tache est plus ou moins élevée, et n'a rien qui la différencie des épanchements interlamellaires ordinaires, consécutifs d'autres causes d'inflammation de l'œil. Qu'y a-t-il d'étonnant que la cornée s'ulcère à la suite d'une inflammation des paupières aussi grave, et pendant laquelle l'œil ne peut être examiné ? Même chose arrive dans l'inflammation érysipélateuse, sans qu'il soit pour cela besoin d'admettre la présence de pustules varioliques.

(1) Voyez l'article *Blépharite érysipélateuse*, où nous avons traité la question de la spécificité, pag. 111.

(2) *Dict. en 15 volumes*, art. *Ophthalmie*, t. XII, pag. 205.

Les pustules varioliques qui apparaissent sur le bord libre, dans l'ophthalmie de ce nom, laissent le plus souvent, après leur suppuration, des traces rouges ineffaçables, et deviennent ordinairement la cause d'une blépharite glandulo-ciliaire chronique, qui détruit les cils. La marge des paupières devient alors calleuse, et prend cet aspect particulier connu sous le nom de *tylosis*.

Les conjonctivites *morbilleuses*, *scarlatineuses*, *érysipélateuses* et *varioleuses* ne sont que des *conjonctivites granuleuses* n'ayant rien de particulier que la cause qui les produit, et devant être traitées, ainsi que nous l'avons dit, sans aucune recherche d'un principe spécifique.

Traitement de la conjonctivite granuleuse. — *Premier et deuxième degrés. — État aigu.* — Une double indication doit être ici remplie, celle d'éloigner, s'il se peut, les causes qui ont produit le mal, et de combattre l'inflammation par des moyens appropriés, afin d'empêcher qu'elle ne passe au troisième degré ou à l'état chronique, et qu'elle ne s'étende à l'œil tout entier. Pour remplir la première de ces conditions, si l'ophthalmie reconnaît pour cause un refroidissement subit ou la suppression de la transpiration, le malade sera placé dans un lit convenable, et à l'abri du froid; des boissons sudorifiques lui seront administrées, surtout si d'autres muqueuses sont prises en même temps que la conjonctive. Il est rare que les sudorifiques soient de quelque utilité, si la phlogose est bornée à la muqueuse oculaire, et que le traitement local, énergiquement appliqué, ne la fasse point reculer à temps et bientôt disparaître. Les purgatifs sont en général ici d'une médiocre utilité, et si nous en prescrivons quelquefois, c'est plutôt dans le but de forcer les malades peu raisonnables à garder la chambre et à vivre de régime, que parce que nous en attendons des résultats satisfaisants. Aussitôt que l'ophthalmie au premier ou au second degré est bien reconnue, si nous sommes certain qu'elle ne date que de peu de temps et qu'elle est encore dans sa période d'accroissement, nous avons recours plus particulièrement à des moyens propres à faire avorter l'inflammation : le sulfate de cuivre en crayon promené lentement sur toute l'étendue de la conjonctive palpébrale (les paupières ayant été préalablement renversées), nous a toujours paru être d'une extrême utilité, surtout lorsqu'un commencement de chémosis séreux semble imminent. En même temps un collyre doux, légèrement astringent, sera conseillé : on le choisira de préférence parmi les astringents végétaux; le tannin pur, par exemple, réussira parfaitement; on recommandera au malade, après que la douleur produite par la cautérisation aura été éteinte (au moyen de lotions d'eau froide sur l'œil longtemps continuées), de s'en bassiner l'œil environ une fois par heure, pendant le jour seulement; quelques bains de pieds salés, avec addition de cendres ou d'un peu de potasse, remplaceront avec avantage la farine de moutarde, dont l'huile essentielle qui est irritante se dégage sous l'influence de l'eau, et vient ainsi augmenter l'inflammation de l'organe malade ; cette recommandation est surtout importante quand une inflammation de la muqueuse bronchique est venue s'adjoindre à la conjonctivite. La cautérisation avec le sulfate de cuivre sera répétée le lendemain, ainsi que les autres moyens, et l'ophthalmie ne tardera pas à marcher vers une résolution complète. Lorsque l'écoulement muqueux deviendra assez abondant pour agglutiner les cils pendant la nuit, on aura soin de prescrire des onctions sur le bord des paupières, avec une pommade de concombre, contenant au besoin du borax en poudre ; si la conjonctive bulbaire, sous l'influence de ce traitement, reprend sa blancheur normale, et que l'inflammation se réfugie dans la muqueuse tarséenne déjà recouverte de petites granulations, on aura soin de mettre promptement de côté les astringents, pour recourir aux pommades résolutives. Une extrême propreté sera, dans tous les cas, recommandée au malade. Le praticien n'oubliera pas que la présence des croûtes sur l'arête du tarse augmente encore l'inflammation des glandes de Meïbomius, en réagissant sur les orifices de leurs conduits, et prédispose certains sujets lymphatiques à la blépharite glandulaire.

Troisième degré. — La cautérisation avec le sulfate de cuivre pourra être encore d'un grand secours ici, mais dans le cas seulement où la réaction sur les membranes internes de l'œil ne sera pas trop forte ; en d'autres termes, si l'iris est exempt d'inflammation, et que d'un autre côté il n'y ait aucune trace de chémosis phlegmoneux. Le plus ordinairement les malades se plaignent de maux de tête et d'une sensation de tension dans le globe oculaire ; on fera disparaître aisément ces symptômes, dans la plupart des cas, par une saignée dont la force sera mesurée à l'intensité des symptômes généraux et à la constitution du malade. Au besoin, des sangsues seront appliquées dans le voisinage de l'œil, et un purgatif sera administré en même temps ; si la photophobie est forte, on ne négligera pas de recommander des onctions sur le front et sur les tempes, avec une pommade mercurielle belladonée ; cependant on ne devra pas trop se hâter de recourir à ce moyen. S'il arrivait qu'un épanchement jaunâtre se fît sur le pourtour de la cornée, il ne faudrait pas pour cela abandonner la cautérisation journalière avec le sulfate de cuivre ; seulement il conviendrait de prescrire des collyres fortement astringents. Il est bien entendu que nous ne supposons pas les membranes internes participantes de la phlogose, cas dans lequel le calomel, les saignées générales et locales, etc., seraient indiqués. Ces collyres astringents auraient pour effet de tarir l'écoulement muqueux et d'empêcher une suppuration plus étendue de la cornée.

Aucun cataplasme ne sera conseillé, ceux qui sont composés avec des substances émollientes seront surtout absolument éloignés, parce qu'ils hâteraient encore plus la fonte purulente de la cornée.

Si les membranes internes se prenaient, et qu'il survînt un chémosis phlegmoneux, on agirait comme nous l'avons recommandé à l'article *Traitement de l'ophthalmie franche* (voyez *Conjonctivite franche*). Le chémosis séreux serait dissipé au moyen de quelques mouchetures et du collyre astringent dont nous avons parlé. On devra à ce degré, comme au précédent, surveiller attentivement la marche de la maladie, pour l'empêcher de passer à l'état chronique : dans ce but, on aura recours aux pommades de précipité rouge, et même, dans quelques cas où les granulations auraient pris un certain développement, à la cautérisation avec le nitrate d'argent (voyez *Granulations*).

Traitement de la conjonctivite granuleuse épidémique et contagieuse. — Les symptômes anatomiques et physiologiques de cette ophthalmie étant absolument les mêmes que ceux de la conjonctivite granuleuse simple, le traitement ne doit point varier. Quelques purgatifs, une forte cautérisation des paupières avec le sulfate de cuivre, suffiront, en même temps qu'un collyre astringent, pour arrêter complétement la maladie dans sa marche. On aura soin d'isoler les malades le plus possible, de les placer seuls, s'il y a moyen, dans des chambres spacieuses, dont l'air sera très souvent renouvelé. Lorsqu'un seul œil sera pris, ce qui est le cas le plus fréquent, on surveillera attentivement l'autre, afin d'arrêter l'ophthalmie à son début. L'observation d'Aubry, qui précède, contient tout ce qu'il convient de faire en pareil cas.

Traitement de la conjonctivite miasmatique, ou ophthalmie des vidangeurs. — Il n'y a rien de particulier à indiquer pour cette variété de conjonctivite catarrhale. Il ne s'agit ici, comme dans toute affection de ce genre, que d'étudier avec soin les symptômes et d'appliquer le traitement qu'ils exigent; les moyens prophylactiques seuls peuvent être de quelque secours. Il faut, selon M. Furnari, séparer les matières fécales, solides ou liquides, et les désinfecter au moyen de poudre de charbon. M. Payen et M. le professeur Dumas ont fait sur ces moyens de désinfection des expériences concluantes.

Traitement de la conjonctivite granuleuse exanthématique. — La première indication consiste, indépendamment d'un traitement général convenable, à éloigner de l'œil une lumière trop vive; l'air de l'appartement du malade doit être convenablement renouvelé. Si les symptômes prenaient un certain caractère d'intensité, on appliquerait quelques sangsues près de l'oreille, et l'on se conduirait d'ailleurs, quant à l'œil, comme nous l'avons indiqué en parlant du traitement de la conjonctivite granuleuse ordinaire.

Quant à la *conjonctivite varioleuse*, bien que pour nous elle ne présente rien de particulier, nous en décrirons le traitement à part. Les paupières seront garanties des pustules si, avant que l'éruption de la face se soit montrée, on les recouvre d'un emplâtre de *Vigo cum mercurio*. On pourra encore, selon M. Rognetta, employer pour cet usage une pommade de camphre incorporé dans du jaune d'œuf, ou bien ces feuilles d'or battu dont se servent les doreurs, et qu'on collerait sur la peau. Un moyen qui nous paraît à nous beaucoup plus sûr que l'emplâtre mercuriel, c'est la cautérisation des boutons varioliques avec le nitrate d'argent, cautérisation faite, autant que possible, avant que le gonflement palpébral se soit montré. Nous ne pensons pas, ainsi que M. Carron du Villards, que ce gonflement doive nécessairement mettre le médecin dans l'impossibilité d'examiner l'œil. Rien n'est plus facile que d'introduire un élévateur sous les paupières, comme on le fait dans l'ophthalmie purulente, et de se servir même de cet instrument pour instiller des collyres, si l'on ne peut arriver autrement sur l'organe. Avec un peu d'adresse et de patience, on parvient ainsi à suivre pas à pas l'inflammation, et à s'en rendre maître. Si des pustules existaient sur la conjonctive, on les ouvrirait et on les cautériserait comme celles des paupières, mais en ayant soin de diriger sur la partie cautérisée une quantité d'eau suffisamment additionnée d'acide chlorhydrique pour décomposer l'excédant du nitrate d'argent.

RÉSUMÉ DU TRAITEMENT. — I. On suppose qu'un adulte est pris d'une *conjonctivite granuleuse aiguë au premier ou au deuxième degré*.

1° Cautérisation légère des conjonctives palpébrales, répétée tous les jours, avec un crayon de sulfate de cuivre; applications d'eau froide sur les yeux, jusqu'à disparition de la douleur occasionnée par le caustique;

2° Une bouteille d'eau de Sedlitz le matin à jeun, et une quantité convenable de bouillon aux herbes;

3° Bains de pieds au sel et aux cendres;

4° Faire bassiner les yeux une fois par heure avec le collyre suivant:

> Eau distillée. . . . . 100 gram.
> Eau de laurier-cerise. . . . . . 20 gram.
> Extrait de ratanhia. . . . . . 25 centig.

5° Tisane de bourrache; recommander de se tenir chaudement et de garder la chambre; nourriture aussi légère que possible.

On insistera quatre ou cinq jours sur ce traitement, et bientôt la maladie se réfugiera dans la conjonctive palpébrale. On l'y poursuivra au moyen des mêmes cautérisations, et plus tard en prescrivant la pommade de précipité rouge.

II. *Si l'ophthalmie est arrivée au troisième degré et ne s'accompagne pas de réaction sur les membranes internes*, le traitement précédent sera encore applicable. Il conviendra pourtant de débuter par une saignée générale et de prescrire un collyre plus énergique. Le suivant conviendra :

> Eau distillée. . . . .   10 gram.
> Nitrate d'argent cristallisé. . . .   20 centig.

En instillation dans l'œil, toutes les heures pendant un jour seulement; prescrire ensuite un collyre astringent faible.

Excision du chémosis phlegmoneux, s'il existe.

Mouchetures sur le chémosis séreux.

Cautérisation vigoureuse de la muqueuse avec le nitrate d'argent, si l'ophthalmie est externe, très forte, et s'accompagne d'un boursouflement considérable des paupières.

III. *Si l'inflammation passe aux membranes internes*, la saignée sera répétée au besoin, et des sangsues seront appliquées près de l'oreille. *Prescrivez :*

1 décigramme de calomel, uni à 2 centigrammes d'opium, trois à quatre fois par jour. Frictions, six fois par jour, sur le front et les tempes, avec gros comme une noisette de la pommade suivante :

> Onguent Napolitain. . . . . .   20 gram.
> Extrait de belladonne. . . . .   20 gram.
> Eau distillée. . . . .   q. s.
>   F. s. a. une pommade homogène.

On n'emploiera qu'un collyre astringent faible.

IV. *Si l'ophthalmie passe à l'état chronique*, attaquer convenablement les granulations (voyez ce mot), et employer des excitants en pommade :

Beurre frais lavé, 3 grammes; précipité rouge, 20 à 40 centigrammes. Matin et soir gros comme une tête d'épingle sur les cils.

Diagnostic différentiel des conjonctivites franches, granuleuses et pustuleuses.

Dans la *conjonctivite franche*, l'inflammation s'étend sur toute la conjonctive, d'ordinaire avec une grande rapidité; l'invasion est brusque, le malade éprouve une sensation de sécheresse très marquée. Les vaisseaux sont très nombreux et d'un rouge vif, la peau des paupières n'est point enflammée; il n'y a aucune sécrétion et en conséquence les cils ne sont point agglutinés. Jamais il n'y a de granulations. Le chémosis

phlegmoneux est plus fréquent que le séreux. L'ophthalmite est souvent
la conséquence de la conjonctivite franche, qui a peu de tendance à
passer à l'état chronique, et attaque d'ordinaire les adultes pléthoriques. Le traitement par les antiphlogistiques peut éteindre complètement cette conjonctivite sans qu'il en reste de traces.

Dans la conjonctivite granuleuse on voit les symptômes suivants :
inflammation commençant par toute la portion palpébrale de la conjonctive, s'étendant selon les degrés de la maladie jusqu'à la périphérie de
la cornée et même plus loin, toujours d'une manière générale à peu
près uniforme; couleur rouge jaunâtre très prononcée des vaisseaux;
rougeur du bord des paupières, particulièrement au grand angle; sensation cuisante et incommode dans l'œil; sécrétion muco-purulente
plus ou moins abondante; agglutination des cils et des paupières le
matin; développement des granulations sans exception; terminaison,
à un degré élevé, par le chémosis séreux, le plus souvent par de larges
infiltrations inter-lamellaires dans la cornée; extrême tendance à l'état
chronique. Cette conjonctivite attaque les individus de tout âge, quels
que soient leur sexe et leur constitution. Le ramollissement de la cornée
est la terminaison qu'on a le plus à craindre. Il faut agir au début par
les astringents forts, et l'on n'aura point à redouter de rien voir survenir de grave; si l'on se borne aux antiphlogistiques l'inflammation
tombe, mais les granulations se développent.

Dans la conjonctivite pustuleuse, au contraire, injection partielle de
la portion scléroticale de la conjonctive, s'arrêtant près de la cornée et
formant un triangle dont le sommet se termine le plus souvent par une
pustule. *Couleur rouge des vaisseaux profonds*, qui sont variqueux;
couleur rosée des superficiels, qui sont fins; point de rougeur au bord
des paupières, point de sécrétion, rarement la sensation d'un corps
étranger, pas de cuisson incommode, pas de granulations; terminaison le plus souvent par la résolution, autrement, par une kératite
vasculaire partielle; jamais de chémosis, ni séreux ni phlegmoneux. Le
traitement la différencie encore mieux des deux autres affections : au
début, si l'on prescrit des collyres astringents forts, on exaspère l'inflammation, tandis qu'on la guérit par des antiphlogistiques légers, par
des purgatifs, des révulsifs et un traitement général. Le meilleur moyen
de faire passer à l'état chronique une conjonctivite granuleuse, serait
de la traiter ainsi. Enfin la conjonctivite pustuleuse n'attaque en général
que les enfants des deux sexes, des sujets faibles ou scrofuleux, tandis
que la granuleuse n'épargne personne. Nous avons dit que la conjonctivite franche est le partage des individus pléthoriques.

ARTICLE IV.

Conjonctivite purulente.

On comprend sous ce nom une inflammation de la conjonctive dont on a fait trois variétés, bien que les symptômes en soient absolument identiques et qu'elles ne se distinguent entre elles par aucun caractère anatomique appréciable. Elles ont reçu les noms d'*ophthalmie des nouveaux-nés*, d'*ophthalmie gonorrhéique*, d'*ophthalmie des adultes* ou d'*Égypte*. Toutes sont contagieuses au plus haut degré. Bien que l'histoire de l'une de ces maladies soit celle des deux autres, à part quelques différences dans la rapidité de la succession des phénomènes, et qu'une seule description puisse s'appliquer à toutes, nous n'en conserverons pas moins les divisions établies par les auteurs pour chacune en particulier. Le caractère principal de cette inflammation, c'est l'écoulement abondant d'une matière muco-purulente, ou franchement purulente de la surface de la conjonctive. Tant que la maladie est à l'état suraigu, le pus est jaunâtre, tandis qu'il est crémeux dans le déclin. Une remarque assez importante à faire, c'est que sous l'influence d'une sécrétion très épaisse et très abondante, il ne survient pas toujours des accidents graves du côté de la cornée, et qu'ils apparaissent quelquefois au moment où la sécrétion redevient séreuse après avoir été purulente. Cet écoulement de pus s'accompagne toujours d'un gonflement ordinairement considérable des paupières : c'est un obstacle sérieux à l'examen du globe ; aussi quel que soit le degré de ce gonflement, doit-on, au moyen des élévateurs, découvrir la cornée pour s'assurer de l'état qu'elle présente. Un fait qui paraît bien extraordinaire, c'est qu'avec ce gonflement considérable des paupières et une suppuration si abondante tant que la cornée n'est point atteinte, les membranes internes restent ordinairement à peu près étrangères à l'inflammation.

L'ophthalmie purulente est-elle de même nature que l'ophthalmie granuleuse ou catarrhale ; les deux ophthalmies sont-elles même chose au degré près ? Nous ne le pensons pas, malgré l'opinion contraire d'hommes très recommandables, et nous les considérons comme deux affections absolument distinctes. Au début, rien n'est plus vrai, il serait très difficile, dans quelques cas, de distinguer l'ophthalmie granuleuse de l'ophthalmie purulente ; mais ce n'est point une raison suffisante à nos yeux pour considérer la seconde comme le degré le plus élevé de la première. Que l'injection soit la même, que la sécrétion soit augmentée dans les deux cas, que les symptômes physiologiques se confondent presque, cela ne suffit pas, à beaucoup près, pour expliquer la nature d'une affection qui, en prenant tant de violence, devient contagieuse à un si haut degré, et est produite, à n'en pas douter, par un principe spécifique.

A. Conjonctivite purulente des nouveaux-nés.

Cette variété de l'ophthalmie purulente frappe ordinairement les enfants quelques jours après la naissance; quelquefois cependant, si l'on en croit quelques auteurs, elle se montre après plusieurs semaines et même plusieurs mois. Peut-on la nommer alors *ophthalmie purulente des nouveaux-nés?* Je ne le pense pas, bien que les caractères en soient absolument les mêmes. Le plus souvent elle atteint isolément les enfants, et quelquefois, au contraire, on l'observe sur un assez grand nombre d'individus à la fois, quoiqu'il n'y ait entre eux aucune espèce de rapport. En d'autres termes, cette ophthalmie apparaît simultanément sur de nombreux sujets à certaines époques indéterminées de l'année, tandis qu'à certaines autres on n'en voit pas un seul cas.

ÉTIOLOGIE. — Les causes de l'ophthalmie sont complétement inconnues. On les a rattachées à trois points principaux : l'inoculation, une constitution atmosphérique particulière, des causes locales. Cela s'applique à toutes les ophthalmies purulentes en général. En ce qui touche l'ophthalmie des nouveaux-nés, Scarpa pense que l'enfant contracte l'ophthalmie purulente lors du passage de sa tête à travers le vagin infecté de gonorrhée ou de leucorrhée : Dupuytren, M. Ricord, MM. Mackenzie et Kennedy sont aussi de cet avis, que ne paraît point partager M. Velpeau, malgré les nombreuses probabilités qui militent en faveur de cette origine, et cela, selon ce professeur, parce que les enfants naissent les yeux fermés. Il est certain, quoi qu'il en soit, que des femmes atteintes de gonorrhée mettent au monde des enfants parfaitement sains du côté des yeux, tandis que d'autres, qui n'ont aucune espèce d'écoulement, ont des enfants atteints d'ophthalmies purulentes. Cette cause particulière ne pourrait pas s'appliquer, au reste, à toutes les ophthalmies des nouveaux-nés. Comment admettre, en effet, que l'ophthalmie pourrait se développer après quelques semaines, et même après quelques mois d'incubation, lorsque, d'après les expériences de M. Piringer (voyez la brochure de M. Stout, de New-York), le pus perd ordinairement ses propriétés contagieuses après quatre jours, et souvent même après 60 heures?

Le *second ordre* de causes est admis par les auteurs les plus recommandables. Lawrence, Mackenzie, Kennedy, regardent cette maladie comme le résultat assez fréquent d'un état particulier de l'atmosphère. Cela expliquerait comment elle règne quelquefois épidémiquement. Ce serait une erreur, ainsi que le fait observer M. Rognetta, d'attribuer la maladie à quelques conditions de localités malsaines, parce qu'elle ne se développe pas toujours lorsque ces conditions existent seules.

Les *causes locales* admises par les auteurs sont nombreuses ; l'exposition des enfants à la lumière, à la chaleur, à un courant d'air froid, l'usage de les baptiser avec de l'eau froide, etc., ont été souvent notés comme causes principales de la maladie. Quel est le rapport entre la cause et l'effet ?

M. Mackenzie penche à croire qu'elle est souvent de nature traumatique, et est produite par le contact, sur les yeux, du savon qui sert à laver l'enfant, ou de l'eau-de-vie avec laquelle on est d'usage en Angleterre de frotter la tête des nouveaux-nés (Ireland). On conçoit que si ces causes peuvent agir sur l'œil, cela n'explique aucunement pourquoi c'est l'ophthalmie purulente, et non une inflammation d'une autre nature qui se développe.

Cette maladie, de même que les autres ophthalmies purulentes, est essentiellement *contagieuse* ; il n'y a sur cette question qu'un seul avis. Dans un cas, j'ai vu un enfant communiquer à sa mère l'ophthalmie purulente après dix jours de durée. La malheureuse femme avait contracté l'ophthalmie en faisant une injection entre les paupières de l'enfant, et elle y perdit un œil. Une autre fois c'est une nourrice qui perdit les deux yeux après avoir contracté l'ophthalmie d'un enfant qu'elle allaitait, etc., etc. Les faits semblables sont excessivement nombreux ; on en trouve des exemples rapportés par les praticiens les plus recommandables, et entre autres par MM. Dequevauvilliers (service du professeur Blandin), Carron du Villards, Mac-Grégor, Mackenzie, etc.

Symptômes anatomiques. — La *première période* de la maladie se fait reconnaître aux caractères suivants : le plus ordinairement, vers le troisième jour après la naissance, on aperçoit adhérentes aux cils quelques petites croûtes légères de matière muqueuse desséchée. La surface de la paupière supérieure, gonflée à peine, offre quelquefois une petite rougeur sous la forme d'une ligne transversale étendue d'un angle à l'autre, et qui, au début au moins, est interrompue dans son milieu. Billard et M. Baron, qui a fait le premier cette observation, diagnostiquent la conjonctivite purulente sur le simple aspect de cette ligne rouge transversale. J'ai eu l'occasion de vérifier bien des fois cette remarque, et toujours je l'ai trouvée juste. Il est à noter pourtant qu'on voit aussi cette ligne rouge sur des adultes de constitution lymphatique, dont les chairs sont pâles et blanches, et en particulier sur les femmes dans d'autres inflammations des yeux. Bientôt le bord libre de la paupière, surtout du côté interne, commence à rougir et à présenter un gonflement qui va toujours croissant. La face interne des paupières, rouge, et couverte de villosités, offre le plus ordinairement l'injection que nous avons signalée dans la description de l'ophthalmie granuleuse. Au moment où l'on écarte les paupières, une goutte d'un fluide blanchâtre, d'abord visqueux, *muqueux*, assez épais, s'écoule au dehors. Dans quelques cas, si la maladie est déjà un peu plus avancée, ou que les parents de l'enfant aient négligé de débarrasser, au moyen de lotions d'eau tiède, les cils unis entre eux, l'écoulement est en telle quantité à la surface de l'œil et des paupières que la cornée ne peut être aperçue, et qu'un flot de ce liquide s'échappe de l'œil et ruisselle sur la joue. L'enfant tient ordinairement ses yeux fermés.

A la *deuxième période* de la maladie le gonflement des paupières est de plus en plus considérable, la supérieure plus particulièrement devient rouge, tendue, luisante, et ne peut plus se mouvoir. Son bord libre, chassé en bas par le gonflement, ne tarde point à passer pardessus la paupière inférieure, et à cacher complétement les cils de celle-ci. La muqueuse présente une injection de plus en plus vive ; les vaisseaux qui, dans la première période, s'étendaient sur sa face palpébrale, s'avancent jusqu'auprès de la cornée. Toute la portion bulbaire de la conjonctive est gonflée ; il semble qu'elle ait pris une consistance moindre, qu'elle se soit ramollie. A ce degré, le tissu cellulaire sous-conjonctival s'infiltre le plus souvent, et de là résulte un chémosis séreux. La sécrétion, de plus en plus abondante, devient moins épaisse, presque *séreuse*, souvent incolore et ruisselle sur la joue, surtout lorsqu'on écarte les paupières. La cornée demeure pendant quelque temps parfaitement transparente, puis éprouve des lésions sur lesquelles nous reviendrons. L'examen de l'œil est alors difficile, et pourtant il est indispensable de s'assurer de l'état des parties ; l'étroitesse de l'ouverture palpébrale, le gonflement énorme des paupières, l'infiltration de la conjonctive, la contraction énergique de l'orbiculaire, augmentent la difficulté de cet examen pendant lequel, en voulant écarter les paupières, on les renverse, si elles ne le sont déjà. Il est souvent nécessaire, après qu'on a examiné l'œil, de réduire l'ectropion qu'on vient ainsi de produire lorsqu'il n'existait pas avant l'examen. Quelquefois ce renversement se produit spontanément par suite de l'épaississement énorme de la conjonctive oculaire ; de là l'*ectropion aigu* qui peut être passager, mais qui d'ordinaire persiste assez longtemps. C'est alors, ainsi que l'a observé Sanson, qu'on voit sur la conjonctive palpébrale des *granulations* se développer en très grand nombre, et prendre souvent un accroissement considérable. Ce fait, commun, d'ailleurs, aux autres ophthalmies purulentes, n'est point admis par M. Velpeau, qui dit positivement (1) « que ce genre de blépharite est ordinairement dépourvu

____

(1) *Dictionnaire de médecine*, tom. **XXII**, pag. 113.

de granulations. » Lorsque cet accident arrive (*l'ectropion aigu*) il n'est pas rare de voir les tissus herniés, étranglés en quelque sorte par la contraction de l'orbiculaire, comme cela s'observe dans le renversement du rectum ; j'ai vu un très grand nombre d'enfants dans cet état. Le renversement s'était fait spontanément, mais d'ordinaire il s'était fait voir pendant qu'on cherchait à instiller des collyres dans les yeux. Le plus souvent lorsque la muqueuse est ainsi renversée, la matière de l'écoulement devient sanieuse et se mélange de sang.

La *troisième période* se caractérise par la présence d'un écoulement muco-purulent, lactescent, charriant des filaments opaques abondants d'un jaune plus foncé ou verdâtre, et qui excorie souvent la peau de la joue. Le gonflement des paupières est porté alors à son plus haut degré, aussi devient-il presque impossible d'examiner le globe si l'on ne se sert point d'élévateur. Très souvent alors un bourrelet chémosique environne la cornée qui semble profondément cachée dans l'orbite, et des granulations apparaissent plus nombreuses sur la muqueuse palpébrale et dans les culs-de-sac conjonctivaux. Jusque là, la maladie peut disparaî-tre sans laisser de traces, mais ordinairement l'inflammation passe alors de la conjonctive à d'autres membranes.

Souvent pendant les sept ou huit premiers jours, mais beaucoup plus souvent pendant les deux premiers seulement, la cornée demeure transparente ; mais bientôt elle se trouble, se ramollit, se recouvre d'abcès suivis bientôt d'ulcérations perforantes, ou tombe mortifiée par étranglement. On voit dans le premier cas un nuage léger répandu uniformément à la surface de la membrane, et qui s'épaissit le plus souvent avec une grande rapidité ; de là une opacité presque générale due à l'infiltration purulente interlamellaire. Dans quelques cas ce ramollissement est partiel. Après quelque temps le pus se fait jour au dehors, et de là un ulcère le plus souvent très large ; il est des cas dans lesquels la cornée semble détruite couche par couche d'avant en ar-rière; alors ne conservant plus la même largeur dans tous ses diamètres, elle tend à devenir conique. D'autres fois, et c'est surtout lorsqu'il y a une compression chémosique, on voit à un millimètre ou deux de la cir-conférence de la cornée un petit épanchement annulaire plus ou moins complet qui circonscrit le centre encore transparent de la membrane, et qui est presque toujours, dans cette ophthalmie, le signe d'une termi-naison fatale. Cet épanchement circulaire, placé très près du pour-tour de la cornée, représente un anneau opaque d'un diamètre plus petit que celui de la cornée ; cette membrane demeure quelque temps transparente en dedans et en dehors de ce cercle blanc jaunâtre, mais ne tarde pas à se troubler dans toute son étendue. Il est certain que cet épanchement particulier auquel succède très souvent, lorsqu'il se fait jour au dehors et qu'il est incomplet, l'ulcère qu'on a nommé en *coup d'ongle*, mortifie la cornée par une sorte de compression sur ses vaisseaux nourriciers qui marchent de la circonférence au centre.

A partir du moment où l'anneau opaque est complet, le trouble de la cornée devient général, avons-nous dit ; elle prend une teinte jaunâtre très marquée, à peu près uniforme, et qui s'étend sur toute la surface comprise dans le cercle opaque dont nous avons parlé. L'infiltration interlamellaire fait des progrès rapides, et bientôt les accidents les plus graves surviennent. La cornée, ramollie dans toute son étendue, présente alors cette saillie conique dont j'ai parlé, et sur laquelle il n'est pas rare de voir des ulcérations plus ou moins profondes qui laissent écouler le pus contenu dans les lamelles. Bientôt une perforation succède à ces ulcères, l'humeur aqueuse s'échappe avec le cristallin, et l'iris vient faire hernie ; dans d'autres cas, toute la partie cornéenne qui est comprise dans le cercle opaque, détachée par l'infiltration annulaire, tombe d'un seul coup, le plus ordinairement au moment où l'on cherche à écarter les paupières pour examiner l'œil en produisant un bruit particulier que quelques auteurs ont signalé. On peut souvent prévoir de loin cette terminaison si grave lorsqu'on a constaté la présence de la tache circulaire. Dans quelques cas, lorsque la perforation n'avait pas lieu rapidement, j'ai vu l'anneau diminuer peu à peu de diamètre et circonscrire au centre de la cornée une tache opaque masquant une fistule de cette membrane et des adhérences avec toute la pupille. Je me hâte d'ajouter cependant qu'il est des cas dans lesquels cette tache annulaire n'est point suivie d'accidents aussi sérieux ; c'est surtout lorsque l'ophthalmie a été enrayée dans sa marche par un traitement convenable.

Remarques sur l'aspect de l'écoulement. — La matière de l'écoulement pendant cette maladie présente divers aspects qu'il est essentiel d'indiquer. Au début, alors qu'il n'y a aucun autre phénomène appréciable, elle est peu abondante, muqueuse, et adhère aux cils qu'elle tient agglutinés le matin, absolument comme dans l'ophthalmie granuleuse légère.

Première période. — Il n'y a rien encore d'appréciable à la surface de la conjonctive, sinon un peu de rougeur ; mais bientôt une sérosité claire et abondante commence à s'échapper de l'ouverture palpébrale et prend une couleur uniforme ordinairement blanc jaunâtre pâle.

Deuxième période. — Cet état de l'écoulement coïncide le plus souvent avec le moment où la cornée est le plus sérieusement menacée. C'est à ce moment, et lorsque les paupières ont été séparées l'une de l'autre au moyen d'un linge humide, que le liquide sort de l'œil par flots à chaque cri que pousse l'enfant. Des parties plus épaisses restent appliquées sur l'œil et sur les paupières et forment un enduit qu'on ne peut détacher qu'au moyen d'un jet d'eau lancé sur l'œil avec assez de force. Mais bientôt cet écoulement change d'aspect ; la matière prend une consistance plus grande, et tend à devenir de plus en plus jaune ou verdâtre.

Troisième période. — A ce moment, d'ordinaire l'ophthalmie demeure stationnaire ou commence à décliner. Le pus diminue alors de consistance et de quantité, et l'écoulement tend à redevenir séreux comme au début. Il arrive assez souvent, chez les nouveaux-nés plus particulièrement, à ce moment où la sérosité est redevenue presque transparente, que la cornée jusque là épargnée tombe en suppuration, et que l'ophthalmie, dont la marche est alors très insidieuse, reprend plusieurs fois, et à des intervalles assez éloignés, un certain degré d'activité dont il est toujours important de se défier.

Symptômes physiologiques. — La douleur, dans la première période de la maladie, est à peu près nulle ; les petits enfants paraissent étrangers au mal qui les a frappés ; ils craignent peu la lumière et ne paraissent point en souffrir, du moins jusqu'au moment où des ulcérations cornéennes sont survenues. Le gonflement des paupières empêche au reste de reconnaître avec exactitude si la photophobie est très grande. Si les enfants poussent des cris aigus lorsqu'on les examine au jour, cela peut tenir tout autant à la pression qu'on exerce sur les paupières pour les écarter qu'à la difficulté de supporter la lumière.

Quelquefois l'ophthalmie ne se borne pas à des symptômes locaux, on observe à sa suite de la fièvre, du dévoiement, des vomissements, quelquefois même, selon Boyer, des tremblements convulsifs, ce que je n'ai jamais vu. D'autres auteurs ont observé, pendant le cours de l'ophthalmie des nouveaux-nés, la méningite ou les symptômes généraux qui accompagnent les plus violentes inflammations. Sanson a vu dans les hôpitaux ces symptômes s'élever si haut que le marasme et la mort en ont été la suite. J'ai observé, en 1838 et 1839, bien des enfants soignés à l'hôpital par M. Paul Dubois, et cependant je n'en ai vu périr aucun dans des circonstances semblables. Depuis, dans ma clientèle qui me permet d'observer souvent l'ophthalmie purulente chez les nouveaux-nés, je n'ai vu cela que rarement.

Pronostic. — Très grave, sauf lorsqu'un traitement convenable arrête la maladie. Presque toujours quand l'inflammation a été très vive il reste quelques taches sur la cornée.

Terminaisons. — De même que toutes les inflammations, cette ophthalmie se termine quelquefois par la *résolution ;* cependant cette terminaison n'est complète qu'après un certain temps. On observe fréquemment la *fonte purulente de la cornée, et ses suites,* telles que la cataracte capsulaire végétante, la sortie du cristallin , celle des humeurs de l'œil , la hernie de l'iris , le staphylome, le leucome , etc. , les *désordres de la conjonctive*, comme les granulations (voyez ces mots).

TRAITEMENT. — Le plus efficace , *surtout au début de la maladie et lorsqu'il n'y a aucune trace de ramollissement de la cornée* , consiste à arrêter brusquement l'inflammation dans sa marche au moyen du nitrate d'argent. Si la maladie est au début, un collyre de ce sel, à la dose d'un décigramme pour dix grammes d'eau, instillé d'heure en heure entre les paupières, suffira ; mais si elle en est déjà à la deuxième ou à la troisième période, il faudra recourir immédiatement à la cautérisation avec le même sel en solution ou en crayon. Si l'on choisit le premier moyen, trois parties environ de nitrate d'argent étant dissoutes dans une partie d'eau, on touche avec un pinceau chargé de ce liquide toute la surface de la muqueuse depuis le bord libre des paupières jusqu'à la cornée exclusivement : on revient à cette cautérisation au bout de sept ou huit heures pendant les deux premiers jours. Après la première, quelquefois seulement après la quatrième cautérisation, le gonflement commence à diminuer ; il n'est plus nécessaire alors de la répéter qu'à vingt-quatre heures d'intervalle pendant quelques jours, jusqu'à ce que la sécrétion et le gonflement aient presque disparu. Dans l'intervalle des premières cautérisations, on applique sur les yeux des compresses mouillées d'eau froide ; en même temps on lave fréquemment la surface de la conjonctive avec un collyre légèrement astringent.

Si l'on préfère la cautérisation avec le crayon, parce que l'application en est plus facile et l'action plus active, on commence par écarter les paupières avec deux élévateurs, puis on touche la muqueuse bulbaire autour de la cornée en prenant la plus grande attention de ne point cautériser cette dernière membrane ; cela fait, et les élévateurs ayant été enlevés, on promène rapidement le crayon sur toute la conjonctive de la paupière supérieure et de la paupière inférieure.

Pour éviter que le caustique, qui demeure toujours en excès sur les parties cautérisées, ne s'étende à la cornée et ne devienne une cause secondaire de ramollissement de cette membrane, je fais lancer sur la muqueuse, chaque fois que le crayon la touche, une assez grande quantité d'eau aiguisée d'acide chlorhydrique (deux cuillerées à café d'acide pour deux verres d'eau) et je transforme à l'instant tout cet excès de nitrate d'argent en un chlorure insoluble qui se détache de la muqueuse sous forme de petits flocons neigeux : ce moyen, expérimenté un nombre considérable de fois, a toujours été suivi des meilleurs résultats.

Je me suis bien trouvé de scarifications nombreuses faites sur la muqueuse palpébrale une demi-heure après chaque cautérisation ; c'est un excellent moyen d'empêcher le gonflement passager qui suit d'ordinaire l'emploi du caustique.

Il est bon en même temps, surtout lorsque l'inflammation paraît très aiguë, d'appliquer au voisinage de l'œil une sangsue qui sera, au besoin, remplacée le lendemain par une autre; en même temps quelques légers purgatifs seront donnés au petit malade.

Je n'ai aucune sorte de confiance dans le traitement de l'ophthalmie qui nous occupe par les antiphlogistiques, les lotions émollientes, et les préparations mercurielles vantées par beaucoup de praticiens dans la première période de la maladie. Les révulsifs ne me semblent avoir aucune sorte d'efficacité. Les collyres doux, loués par la plupart des auteurs, ne réussissent que dans les seuls cas où une conjonctivite granuleuse simple a été prise pour la conjonctivite purulente.

Si la cornée commence à s'ulcérer ou à se ramollir dans une grande étendue, la cautérisation avec le nitrate d'argent est loin d'être toujours efficace; elle fait tomber toujours le gonflement et la sécrétion, mais elle n'arrête nullement l'ulcération dans sa marche, du moins dans beaucoup de cas. C'est alors qu'il faut se défier du collyre de nitrate d'argent concentré, parce qu'il hâte encore les progrès du mal, et que l'on doit recourir aux purgatifs, aux onctions sur le front de belladone unie à partie égale d'onguent napolitain, et aux collyres astringents faibles. Cependant, il ne faut point se le dissimuler, ces moyens, de même que tous les autres, demeurent souvent sans efficacité.

B. Conjonctivite blennorrhagique.

Après la description assez détaillée que nous venons de donner de l'ophthalmie des nouveaux-nés, nous n'entrerons pour cette affection que dans le moins de détails possible. Toujours cette maladie est liée à un écoulement blennorrhagique chez les deux sexes, et quelquefois à des flueurs blanches chez les femmes. Elle frappe encore des individus dont les yeux ont été mis en contact avec la matière qui s'écoule des organes génitaux atteints de gonorrhée. Cette maladie de la conjonctive ressemble en tout point à celle de même nature qui envahit les membranes muqueuses de l'oreille, du nez et de la bouche, à la suite de l'inoculation de la matière gonorrhéique. On sait que l'otite, le coryza et la stomatite blennorrhagiques ont été décrits par M. Desruelles. Cette ophthalmie n'a point de caractère qui la distingue des autres affections purulentes de l'œil; la rapidité de sa marche paraît seulement être plus grande, il est donc très facile de la confondre avec les autres ophthalmies purulentes, circonstance qui, au reste, ne mettrait point le malade dans un plus grand danger puisque le traitement est à peu près le même. Cependant, selon M. Hairion, de Louvain, elle se caractériserait « par l'existence constante d'une petite tumeur arrondie ou ovalaire, sous-cutanée, douloureuse à la pression, située au-devant de l'oreille du côté malade, et due à l'engorgement des ganglions lymphatiques. » Jusqu'ici je n'ai point eu l'occasion de noter ce caractère (1). Lorsque l'ophthalmie purulente se déclare sur un adulte, le premier soin du médecin doit consister à examiner immédiatement les parties génitales, ainsi que le faisait Dupuytren, bien que cette recherche n'éclaire pas toujours la question. En voici trois exemples : un carrier se présente l'année dernière à ma clinique avec une ophthalmie purulente sur-aiguë, il est cautérisé vigoureusement avec le nitrate d'argent, ses parties génitales examinées ne présentent rien de particulier. Il est marié, sa femme l'accompagne, et celle-ci affirme qu'elle n'a aucune maladie des organes génitaux. Le lendemain, les cornées étaient infil-trées, et le surlendemain l'iris faisait procidence des deux côtés ; les cristallins s'étaient échappés au dehors. J'examine la femme qui vient me consulter en particulier, et je trouve un écoulement abondant, bai-gnant les parties sexuelles. Un jeune officier, voyageant la nuit dans une diligence en compagnie d'une jeune femme qu'il ne connaissait pas, porte involontairement la main sur son œil droit, et dès le lendemain une ophthalmie blennorrhagique se déclare sur cet œil dont la cornée devient staphylomateuse. M. Rognetta rapporte qu'une femme, reçue en 1832 à l'Hôtel-Dieu par Dupuytren, perd les yeux le lendemain de son entrée ; ses organes sexuels examinés n'apprennent rien ; Dupuytren fait venir le mari, examine les parties génitales et les trouve atteintes de blennorrhagie. De nombreux faits démontrent que cette maladie peut se développer sur des individus de tout âge ; on l'a observée, en effet, sur des vieillards (Tyrrell, Chaussier), sur des enfants (Kennedy). Toujours elle frappe un seul œil d'abord : c'est une remarque appli-cable à tous les cas où les ophthalmies purulentes reconnaissent pour cause la contagion.

L'homme paraît être plus fréquemment atteint que la femme de l'ophthalmie gonorrhéique ; cependant M. Philippe Boyer, entre autres, pense le contraire. Il soutient son opinion, en disant que chez l'homme il y a deux organes qui peuvent être frappés par métastase, le testicule et l'œil, tandis qu'il n'y en a qu'un chez la femme. Il est inutile de discu-ter la valeur de cette opinion, qui ne nous paraît point fondée.

CAUSES. — On en admet de trois ordres.

1° *Contagion.* — C'est celle qui réunit le plus de partisans ; pourtant quelques médecins nient qu'elle joue un rôle très important. Il suffit néanmoins d'examiner les faits pour se convaincre que ce mode de trans-

____

(1) **Hairion**, *de l'ophthalmie gonorrhéique*, 1846, pag. 5.

mission est plus fréquent que ceux dont nous parlerons bientôt. Beer, Pamard, Boyer fils, n'admettent pas la possibilité de l'inoculation, malgré les expériences si concluantes de M. Piringer et celles de Jæger. Aux faits qui précèdent, il suffirait d'ajouter celui que rapporte M. Mackenzie pour prouver combien cette opinion est peu fondée. Un homme atteint de blennorrhagie urétrale secouant sa verge pour faire tomber le pus qui s'en écoulait, en reçut en plein dans l'œil une goutte au moment où il se tenait baissé ; la blennorrhagie suivit son cours ordinaire, et l'œil, soumis à un traitement convenable par M. Mackenzie, fut guéri. L'autre œil ne fut point atteint. Cette observation et d'autres de même nature prouvent suffisamment les propriétés contagieuses du pus blennorrhagique pendant la période aiguë.

2° *Métastase.* — Saint-Yves, l'un des premiers, a parlé de cette cause, et son opinion, que beaucoup d'auteurs venus après lui ont adoptée, a été combattue par Scarpa ; elle est abandonnée aujourd'hui malgré les efforts de M. Boyer fils. Je n'ai jamais vu la blennorrhagie se supprimer quand l'œil s'est pris ; Chaussier, Tyrrell, M. Ricord, rapportent des cas qui prouvent dans ce sens.

3° *Sympathies.* — Plusieurs auteurs rapportent des observations dans lesquelles on a vu la maladie oculaire alterner avec la blennorrhagie. Sanson admet la sympathie avec une sage réserve. « Toutes les fatigues, toutes les irritations prolongées des voies génitales donnent lieu, dit-il, à un sentiment de cuisson dans les yeux et à un certain affaiblissement de la vue. On conçoit à la rigueur qu'un courant d'air venant à frapper les conjonctives, peut y déterminer une irritation qui, sur un individu sain, aurait été purement catarrhale, et qui, sur un individu affecté de blennorrhagie, prend un caractère plus grave ; et cependant cette explication ne satisfait pas complétement l'esprit. Tout ce qu'on sait donc de positif à ce sujet, c'est que, chez les sujets dont il est question, la conjonctivite peut revêtir des caractères qu'elle n'a pas chez les autres. » (*Dictionnaire en* 15 *vol.*, t. XII, pag. 202.) Swediaur raconte, d'après Mackenzie, qu'il fut consulté pour une ophthalmie par un jeune homme de Londres. Tous les moyens employés demeurèrent sans résultat, et le jeune homme disparut pendant deux mois, après lesquels il revint atteint d'une blennorrhagie qui datait de huit jours. A partir du troisième jour l'état de ses yeux s'était amélioré, et il était guéri lorsqu'il se présenta. Le médecin reconnut en l'interrogeant que, quelque temps avant sa première visite, ce jeune homme avait souffert beaucoup et longtemps d'un écoulement qui avait disparu. Le malade n'en avait pas parlé, parce qu'il n'avait pas supposé qu'il y eût la moindre connexion entre la maladie de l'urètre et celle des yeux, qui était survenue plusieurs semaines après. Fort de ce fait et de quelques autres semblables,

Swediaur introduisait des bougies dans l'urètre pendant deux heures tous les jours sans autre application externe du côté de l'œil. Il est à remarquer, ainsi que le fait observer Mackenzie, que Swediaur donne pour caractères à cette ophthalmie tous ceux qui appartiennent à l'ophthalmie tarséenne.

SYMPTÔMES. — Ils sont les mêmes que ceux de toute autre ophthalmie purulente ; ils ont une ressemblance parfaite avec l'ophthalmie des armées. Il est assez rare que la maladie de l'œil apparaisse dans la période aiguë de la blennorrhagie ; le plus souvent c'est pendant la période chronique, bien qu'il soit reconnu que le pus perd de ses propriétés contagieuses lorsque la blennorrhagie est très ancienne. C'est ordinairement pendant la deuxième semaine après l'apparition de la gonorrhée que l'œil s'enflamme. De même que dans toutes les ophthalmies purulentes, la muqueuse est rouge, gonflée et recouverte d'un écoulement puriforme abondant. Cette rougeur et ce gonflement sont portés au plus haut degré ; l'injection est telle que, de même que Beer et Weller, j'ai vu une hémorrhagie conjonctivale précéder le développement de la maladie. Les paupières sont énormément tuméfiées, dures, rouges, infiltrées de sérosité et de même aspect que si elles étaient atteintes d'un phlegmon. La supérieure, fortement abaissée sur l'inférieure qu'elle recouvre, ne peut être soulevée qu'avec une extrême difficulté ; quelquefois le bord libre en est renversé en dehors, surtout quand la conjonctive présente un gonflement considérable. A travers l'ouverture des paupières, on voit s'écouler une matière jaunâtre, puriforme, abondante, qui s'échappe sur la joue. L'œil ne peut être examiné que lorsqu'il a été convenablement baigné au moyen d'eau tiède. (On se sert ordinairement, à cet effet, d'une petite seringue à injection dont le jet est dirigé entre les paupières ; j'emploie de préférence une éponge assez forte et contenant beaucoup d'eau, depuis que j'ai reçu dans les yeux quelques gouttelettes de liquide purulent lancé par une seringue tenue par un aide, et qu'à la suite de cet accident j'ai été atteint d'une ophthalmie qui a disparu après quinze jours d'un traitement énergique. Middlemore, Vetch, Mac-Grégor, Tyrrel, ont vu des ophthalmies qui ont détruit les yeux et ne reconnaissaient pas une autre cause.) Cet écoulement, dont la quantité est énorme, finit par excorier la joue dans une assez grande étendue. L'aspect de l'œil est le même que dans l'ophthalmie des nouveaux-nés. (Voyez cette description.) La conjonctive oculaire s'infiltre souvent et est soulevée par la sérosité (*Chémosis séreux*) ; quelquefois le tissu cellulaire sous-jacent s'enflamme (*Chémosis phlegmoneux*). La cornée devient opaque et se crève le plus ordinairement.

La *douleur* est ordinairement peu marquée dans le commencement de la maladie ; ce n'est que lorsque le gonflement des parties est devenu considérable qu'elle commence à paraître ; elle s'accompagne ordinairement d'ulcérations de la cornée ou de chémosis phlegmoneux. Elle s'irradie ordinairement au front, à la tempe, quelquefois même aux dents ; souvent alors elle s'accompagne de pulsations très vives. La photophobie, de même que dans les autres ophthalmies purulentes graves, ne se montre qu'un instant et disparaît au moment de l'inflammation profonde des membranes internes.

Le plus souvent, la réaction générale est nulle au début ; elle ne survient que lorsque les membranes internes sont prises ou lorsque le globe tout entier tombe en fonte purulente.

MARCHE. — Ordinairement très rapide. Des exemples très nombreux attestent que les cornées ont été détruites huit à douze heures après l'invasion.

Dans d'autres cas, l'affection paraît rester stationnaire pendant quelques jours dans un état apparent de bénignité ; mais tout-à-coup elle s'avance avec rapidité et détruit les cornées ; aussi le médecin doit-il être toujours attentif et agir vigoureusement, même dans les cas de bénignité apparente.

TERMINAISON. — Elles sont les mêmes que celles de l'ophthalmie des nouveaux-nés. Résolution rare ; fonte purulente de la cornée, sortie du cristallin, et d'une partie du corps vitré. Dans d'autres cas, hernie de l'iris, staphylôme, granulations, etc.

TRAITEMENT. — On le divise en *local* et *général*.

1° *Traitement général.* — En premier lieu, la saignée doit être pratiquée et répétée matin et soir tant que l'état du pouls le permet. Des sangsues en grand nombre sont appliquées dans le voisinage de l'œil atteint le premier. A l'intérieur on administre toutes les trois heures du calomel à la dose de 1 à 2 décigrammes, avec addition de quelques centigrammes seulement d'extrait de belladone. En même temps le malade est tenu couché, à la diète. Les préparations de copahu, de cubèbe, la potion de Chopart, ne paraissent avoir jamais eu aucune influence sur la marche de l'ophthalmie gonorrhéique. D'après des expériences de M. Ricord, le principe actif du copahu, entraîné par les urines, n'agit qu'à la manière d'une injection sur le canal de l'urètre. Il en donne pour exemple le fait suivant : Un homme atteint d'hypospadias contracte une blennorrhagie. La partie du canal de l'urètre située en arrière de la perforation anormale guérit complétement sous l'influence de l'administration du copahu à l'intérieur, tandis que la partie du canal située au-delà de la perforation et s'étendant jusqu'au gland continue de sécréter du pus. La conséquence est rigoureuse ; le principe actif du copahu agit localement à la manière d'une injection et non point par absorption. Si donc on donne le copahu à l'intérieur dans un cas d'ophthalmie gonorrhéique, il ne pourra agir en aucune façon sur la conjonctive. A la prochaine occasion, je ferai dissoudre de la copahile ou de la cubébine, et j'essaierai si, directement appliquées en collyre sur la conjonctive, ces substances agiront de la même manière que sur la muqueuse urétrale. On a essayé, d'après le conseil d'Astley Cooper, mais sans succès, de rappeler l'écoulement supprimé au moyen de bougies introduites dans l'urètre.

2° *Traitement local.* — M. Ricord conseille la cautérisation énergique de toute la surface conjonctivale, en recommandant de la répéter après quelques heures d'intervalle et jusqu'à ce que le gonflement et la purulence aient diminué, ce qui arrive ordinairement vers la fin du deuxième ou du troisième jour. Nous avons répété un grand nombre de fois ces expériences, et le plus souvent la cautérisation a réussi; quelquefois cependant elle a complétement échoué. Nous avons indiqué plus haut (Voyez *Traitement de la conjonctivite purulente des nouveaux-nés*) les précautions à prendre pour pratiquer la cautérisation; nous n'y reviendrons point ici.

C. **Conjonctivite purulente des adultes.** (*Ophthalmie d'Égypte.— Ophthalmo-blennorrhée. — Ophthalmie des Orientaux.*)

Quelques auteurs ont pensé que cette ophthalmie n'est point contagieuse; Assalini entre autres, qui a suivi le prince Eugène en Égypte en qualité de médecin, attribue cette maladie au climat de ce pays; mais cette opinion, on le pense bien, ne peut expliquer pourquoi l'affection fait de si nombreux ravages sur les hommes réunis en masse, tandis qu'elle épargne ceux qui sont isolés, bien qu'ils soient, à part cela, dans les mêmes circonstances. Il est des cas dans lesquels cependant l'ophthalmie paraît perdre ses propriétés contagieuses; de ce nombre est le fait de M. Mackenzy, chirurgien du 62ᵉ régiment anglais, qui a été en Égypte et s'est appliqué des compresses couvertes de pus sur les yeux sans qu'il en résultât d'ophthalmie. Il maintint sur ses yeux pendant plus d'une heure ce linge imprégné de pus, le pressa à différentes reprises contre les paupières, ne ressentit qu'un peu de cuisson, et fit ensuite une longue marche contre un vent qui soulevait la poussière. Le linge purulent fut appliqué de nouveau pendant la nuit, puis après avoir été renouvelé il le fut une fois encore le lendemain matin, sans qu'il en résultât d'inflammation. Il est plus que certain que le pus dont il s'est servi avait perdu ses propriétés contagieuses, comme cela arrive après quelque temps pour celui des blennorrhagies urétrales; ou bien il paraîtrait, ainsi que le démontrent les expériences de M. Piringer sur l'inoculation de l'ophthalmie purulente, que le pus n'avait point pénétré sur la conjonctive tarséenne, et ne s'était trouvé en contact qu'avec la peau. (Voyez le mot *pannus* pour les recherches de M. Piringer.)

Plusieurs pays de la France, de l'Angleterre, de l'Italie, de l'Allemagne, de l'Espagne, de l'Inde, ont tour à tour payé leur tribut à l'ophthalmie purulente épidémique, depuis que les armées de l'empire se sont dispersées de tous côtés. La Belgique dans ces derniers temps en a beaucoup souffert; avant 1815, époque de la bataille de Waterloo, elle y était inconnue. Il semble bien certain que le mal s'y est propagé depuis qu'il y a été communiqué par les troupes des différentes puissances qui s'y sont réunies. S'il était nécessaire de prouver par des faits directs, qui contrebalancent bien celui de M. Mackenzy, combien les propriétés contagieuses de l'ophthalmie des armées sont grandes, nous ajouterions qu'en 1834 M. Cunier inocula du pus sur deux chiens et produisit l'ophthalmie purulente; et que trois ans plus tard à Gœttingue la même expérience fut faite avec succès.

Symptômes anatomiques. — Ils sont les mêmes absolument que ceux de l'ophthalmie blennorrhagique ou de celle des nouveaux-nés. Nous renverrons à ces descriptions pour éviter des redites inutiles. Ils marchent le plus souvent avec une rapidité terrible; quelquefois pourtant ils se succèdent avec une certaine lenteur. Ces différences peuvent s'expliquer par la constitution particulière des malades, par diverses circonstances accidentelles, et aussi quelquefois par le plus ou moins d'acuité de l'affection chez ceux qui l'ont communiquée. Une remarque à faire, c'est que les ophthalmiques peuvent encore, longtemps après que la maladie les a frappés, communiquer l'affection à l'état aigu. Un soldat granuleux est renvoyé dans ses foyers, ses paupières sont à peine collées le matin; pendant un certain nombre de mois il vit au milieu de sa famille sans qu'on puisse soupçonner qu'à cet état chronique la maladie pourra être communiquée. Cependant, sous l'influence d'une inflammation légère des granulations, une sécrétion un peu plus abondante s'établit et tout-à-coup un membre de la famille est atteint d'ophthalmie purulente suraiguë, et avec lui successivement ou simultanément tous ceux qui vivent sous le même toit. La maladie marche chez ces derniers avec la rapidité ordinaire. Il n'est pas nécessaire, pour observer des faits de cette nature, d'aller en Belgique ou ailleurs observer ce qui se passe dans la famille des militaires ophthalmiques congédiés; tous les jours nous voyons des faits semblables à Paris.

Un petit garçon est placé à l'hôpital des Enfants malades (1) pour une

____

(1) L'ophthalmie qui règne dans cet hôpital est un fléau terrrible pour les enfants malades et leurs familles, et une charge pour l'État. Nous possédons un nombre assez grand d'observations semblables à celle que nous rappor-

affection générale dont il guérit. Ses yeux s'enflamment, présentent tous les signes de l'ophthalmie purulente qui existe dans cet hôpital, et il *en sort granulé* après avoir suivi un traitement convenable. Pendant quelque temps la maladie demeure à l'état chronique, mais tout-à-coup les granulations s'injectent et un léger écoulement puro-muqueux s'échappe des paupières. Sa mère contracte à ce moment l'ophthalmie, se fait admettre trop tard à l'hôpital Saint-Antoine, dans le service de M. le professeur Bérard aîné, et perd les yeux sans ressource. La fille aînée, âgée de vingt ans, remplace la mère absente, et contracte elle-même l'ophthalmie; même chose arrive pour la cadette, âgée d'environ douze ans. Plus heureux que M. Bérard, je vis ces deux jeunes filles au *début* de la maladie; l'aînée guérit complétement et la jeune porte sur la cornée gauche une large tache semi-transparente, suite d'une ulcération qui avait longtemps menacé de devenir perforante.

Je possède l'histoire de plusieurs familles qui ont toutes subi le sort de celle dont l'histoire précède, et certes ce serait une sage mesure de faire sortir des salles de chirurgie et de médecine tous les enfants granulés, de n'admettre des malades dans ces salles qu'après avoir examiné leurs paupières, et d'isoler complétement ceux qui portent des granulations.

SYMPTÔMES PHYSIOLOGIQUES. — Ils sont semblables à **ceux de** l'ophthalmie blennorrhagique. Sensations légères de corps étrangers, cuissons, roideur des paupières, difficulté peu marquée d'abord de supporter le jour. Plus tard, si l'inflammation passe aux membranes internes, douleurs vives de l'œil, s'étendant au front, pulsations, etc., réaction générale.

ÉTIOLOGIE. — Les causes de cette maladie sont à peu près ignorées aujourd'hui; cette incertitude a donné lieu à des controverses nombreuses qui jusqu'ici n'ont pas donné de résultats suffisants et qu'il serait inutile d'examiner en détail.

Celles qui paraissent agir sur les grandes réunions d'hommes semblent être l'encombrement et la malpropreté. On a vu des chambrées entières de soldats atteintes de cette maladie dans l'espace d'une nuit, surtout pendant les grandes chaleurs. Dernièrement l'ophthalmie purulente s'est déclarée à Bicêtre, dans une salle peu spacieuse de gâteux paralytiques, dont le nombre était de beaucoup trop élevé, et elle y a fait de grands ravages.

tons ici. Des enfants placés à l'hôpital en sortent très souvent *granulés*, et communiquent, dans les conditions que nous avons indiquées, l'ophthalmie à leurs familles. Nous faisons des vœux pour qu'une voix plus puissante que a nôtre signale en lieu convenable un état de choses aussi malheureux, afin que des mesures soient prises pour détruire ce fléau qui pèse sur la classe indigente de Paris.

Il est beaucoup plus difficile de rattacher à une cause semblable l'ophthalmie purulente qui frappe des individus isolés ; quelquefois cependant on parvient à reconnaître qu'ils se sont trouvés en rapport avec des individus autrefois atteints de la même affection et portant depuis des granulations sous les paupières.

MARCHE. — DURÉE. — La première ordinairement très rapide ; la seconde de vingt-quatre heures à huit jours, et de là à un temps illimité, lorsque l'affection passe à l'état chronique et que des *granulations* se développent.

TERMINAISONS. — Nous les avons nommées plus haut. Les granulations méritent de fixer l'attention. Nous en parlerons à part, et cet article s'appliquera aux granulations palpébrales en général.

TRAITEMENT. — A. *Préservatif*. — Le séjour dans des lieux convenablement abrités ; l'usage de tenir les fenêtres fermées, recommandé aux troupes, la précaution de laver les yeux tous les jours avec des collyres légèrement astringents, paraissent avoir contribué à préserver les soldats de l'ophthalmie. Le casernement dans des chambres étroites placées sous les ardoises à l'ardeur du soleil a paru à M. Gouzée, médecin belge d'un grand mérite, contribuer au développement de la maladie.

B. *Curatif*. — C'est en attaquant vigoureusement le mal à son début, au moyen du nitrate d'argent employé de la manière que nous avons indiquée plus haut, qu'on peut arrêter la maladie dans ses progrès. On enlève avec des ciseaux les bourrelets chémosiques, s'il s'en présente, et on pratique l'excision de la conjonctive de toute autre façon, si le besoin l'exige. A ce traitement local, on joint le traitement général applicable aux cas d'ophthalmie gonorrhéique. Tous les collyres ont tour à tour été vantés contre ce mal. Le plomb, le zinc, le cuivre, l'alumine, le sublimé, le tartre stibié, l'acide sulfurique, etc., etc., ont été employés seuls ou combinés de diverses manières. M. le docteur Clot-Bey se loue beaucoup d'un collyre de sulfate d'alumine, de sulfate de zinc et de sous-acétate de plomb. Ce collyre peut être très bon sans doute lorsqu'on l'emploie en temps opportun ; cependant je me suis généralement mieux trouvé de celui de nitrate d'argent.

RÉSUMÉ DU TRAITEMENT DES CONJONCTIVITES PURULENTES. — I. *Conjonctivite purulente des nouveaux-nés*. — On suppose qu'un nouveau né est atteint d'une *conjonctivite purulente encore peu intense* (1re période). *Léger sillon rouge sur la paupière, sécrétion jaunâtre, peu abondante, collant les cils ; rougeur peu marquée de la conjonctivite. Prescrivez :*

Instiller d'heure en heure dans l'œil malade une goutte du collyre suivant :

Eau distillée. . . . . 10 grammes.
Nitrate d'argent cristallisé . . . . 10 centigrammes.
         F. s. a.

Le lendemain les yeux, sous l'influence du collyre, seront plus rouges, les paupières un peu plus gonflées. — Continuer l'usage du collyre, qu'il sera bon de porter à 20 centigrammes, pourvu qu'on ne l'emploie que pendant 8 ou 10 heures. — Le 3ᵉ jour le gonflement commencera à tomber, il y aura eu pendant tout ce temps une sécrétion muqueuse assez abondante; on pourra revenir alors au collyre à 10 centigrammes, qui sera bien supporté. — A partir de ce moment on aura affaire, non plus à une conjonctivite purulente, mais à une conjonctivite traumatique simple qu'on guérira aisément par des instillations d'un collyre astringent faible. — Les récidives étant à redouter, on surveillera l'état de l'œil pendant quelques jours.

II. On suppose qu'un nouveau-né, d'ailleurs bien portant, est atteint d'une *conjonctivite purulente intense* (2ᵉ période). *Le gonflement des paupières est très fort; la conjonctive bulbaire est boursouflée. — Une sécrétion abondante séreuse, blanc jaunâtre, s'échappe de l'ouverture palpébrale.* Pratiquez une cautérisation superficielle de toute la muqueuse palpébro-scléroticale avec le crayon de nitrate d'argent. — Sur chaque portion de conjonctive touchée, laissez tomber immédiatement, au moyen d'une éponge, une certaine quantité de la préparation suivante qui décomposera à l'instant en chlorure insoluble le nitrate d'argent en excès :

Eau ordinaire. . . . . deux verres.
Acide hydrochlorique fumant,   deux petites cuillerées à café.
         F. s. a.

On en bassinera les yeux du malade pendant quelque temps.

Après une demi-heure, scarifiez les conjonctives palpébrales pour prévenir le gonflement produit par la cautérisation.

Recommencez la cautérisation deux fois par jour au besoin, si la première a été très superficielle, et qu'après la 8ᵉ ou la 10ᵉ heure l'état du malade ne se soit pas amélioré.

En même temps *prescrivez :*

Application d'une sangsue près de chaque oreille. — Laisser saigner les piqûres pendant une heure. — A l'intérieur, une demi-cuillerée à bouche de sirop de chicorée ou d'ipécacuanha une fois par heure pendant deux heures. — Injecter tous les quarts d'heure entre les paupières, au moyen d'une petite seringue, quelques gouttes du collyre suivant dans le but d'enlever le pus qui se trouve en contact avec la cornée :

> Eau distillée. . . . . 100 grammes.
> Sulfate de zinc. . . . . 1 gramme.
>   F. s. a.

Lorsque le gonflement sera tombé, réprimer les *granulations* avec le sulfate de cuivre en crayon.

III. *L'ophthalmie parcourt sa marche et devient grave* (3ᵉ *période*). *Chémosis, gonflement considérable des paupières, taches opaques de la cornée. Ulcération imminente. Abondant écoulement muco-purulent.* Excision, scarifications du chémosis (méthode de Tyrrell), mouchetures sur les conjonctives palpébrales qu'on fera saigner convenablement au moyen de lotions d'eau tiède. Après quelques heures, cautérisation superficielle des parties de conjonctive qui ne pourront se trouver en contact avec les endroits ramollis ou ulcérés de la cornée. — Injection sur les parties cautérisées d'eau aiguisée d'acide chlorhydrique, comme il a été dit plus haut. Eviter de prescrire un collyre de nitrate d'argent fort, parce qu'il attaquerait la cornée, et en hâterait positivement la destruction. — S'en tenir aux applications de sangsues près de l'oreille, aux purgatifs, aux injections astringentes recommandées (voyez II). Revenir souvent aux scarifications.

Si l'ulcération fait des progrès rapides et menace de perforer la cornée, instiller le collyre suivant entre les paupières à chaque instant, et jusqu'à dilatation reconnue ou présumée de la pupille (voyez *Ulcères de la cornée*). On surveillera l'enfant pendant ces instillations qui pourraient le narcotiser :

> Eau distillée. . . . . 10 grammes.
> Extrait de belladone sans fécule. . . 1 gramme.
>   F. s. a.

On ne portera pas toujours un pronostic absolument grave, si l'on constate une opacité générale de la cornée, tant que la membrane ne s'allongera point en cône ou ne présentera pas d'excavation. La tache si opaque qu'elle soit peut disparaître en quelques mois, et la vision s'accomplir encore si l'on a pu préserver l'iris d'une hernie très large.

L'état chronique est étudié au mot *granulations*.

IV. *Conjonctivite purulente blennorrhagique.* — *Conjonctivite purulente des adultes.* — On suppose qu'un homme vigoureux est atteint de l'une ou l'autre de ces maladies.

Le gonflement des paupières et de la muqueuse est considérable ; la cornée saine. Scarification profonde du chémosis. — Cautérisation énergique avec le nitrate d'argent, répétée matin et soir au besoin. — Eau glacée sur l'œil. — Instillations entre les paupières d'un collyre de nitrate d'argent au vingtième après que la douleur de la cautérisation sera tombée.

Saignées générales et locales répétées selon le besoin et selon l'indication du pouls. De trois en trois heures, un décigramme de calomel uni à un ou deux centigrammes d'opium en poudre, ou à deux ou trois centigrammes de belladone en poudre. Suivre pour le reste, en tenant compte des différences d'âge et de constitution, les indications données pour l'ophthalmie des nouveaux-nés.

Traitement particulier pour la blennorrhagie urétrale.

ARTICLE V.

Granulations.

CARACTÈRES PHYSIQUES. — Après les conjonctivites purulentes et les conjonctivites granuleuses ou catarrhales chroniques, on voit se développer à la surface de la conjonctive, et plus particulièrement dans sa portion tarséenne et dans le cul-de-sac muqueux, de petites tumeurs plus ou moins nombreuses, et qui acquièrent un volume variant depuis la grosseur d'un grain de millet jusqu'à celle d'un grain de chènevis et même davantage. Elles présentent des formes différentes; on en voit de petites, coniques, isolées, et d'une dureté remarquable, semblables à celles que représente la figure 12. La paupière est renversée, et sur la conjonctive tarséenne on voit une dizaine de granulations isolées. La couleur des granulations, selon leur degré de vascularisation, varie de la teinte rouge jaunâtre pâle à celle du rouge le plus vif. Lorsqu'elles sont peu nombreuses, on peut observer leur développement, étudier leur forme, reconnaître que leur sommet est libre et leur base attachée à la muqueuse; mais il n'en est plus ainsi lorsqu'elles sont très serrées les unes contre les autres. Leur sommet s'aplatit alors, et il en résulte bientôt un épaississement général de la paupière. Les frottements de cet organe contre le globe contribuent certainement à donner aux granulations cette forme aplatie, car il est facile de voir au-delà du tarse, c'est-à-dire dans les parties de la conjonctive qui ne sont soumises à aucun mouvement et à aucune pression, que ces petites tumeurs ont conservé leur forme conique primitive.

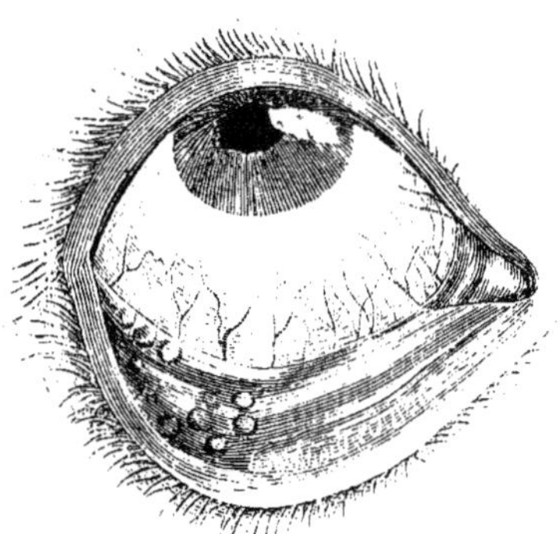

Fig. 12.

Une autre variété plus rare que la première, mais qu'on rencontre cependant encore assez fréquemment, sont les *granulations pédiculées*. Ordinairement peu nombreuses, si on les compare sous ce rapport aux précédentes, elles sont molles, pâles, pendantes, quelquefois très rouges et saignantes. Un paysan qui m'a offert un exemple curieux de cette variété de granulations, en portait une qu'on aurait pu prendre pour un polype, et qui ressemblait parfaitement à la dégénérescence particulière de la conjonctive, que Chélius désigne sous le nom de *fongueuse bénigne*. Attachée à la portion de la conjonctive qui recouvre le tarse supérieur, cette granulation molasse, du volume d'un très gros haricot, pendait au-devant de l'œil, tantôt vers le grand angle, et tantôt vers le petit, et gênait parfois singulièrement la vision lorsqu'elle se plaçait sur la cornée. Il suffit de l'exciser ras de la conjonctive et de cautériser ensuite la petite plaie pour la faire disparaître complétement. Le siége ordinaire de ces granulations est en dehors de la conjonctive bulbaire et en général dans le repli supérieur ou inférieur de cette membrane. De même que M. Velpeau, j'en ai vu sur la conjonctive du globe, mais le plus souvent on les trouve sous la paupière supérieure à l'endroit où la muqueuse se replie sur la sclérotique.

Il existe souvent chez les enfants et chez des adultes d'une constitution lymphatique des granulations d'une mollesse toute particulière et qui siègent en très grand nombre au-delà du tarse ; elles sont aplaties, rosées, comme gélatineuses, soudées les unes aux autres, et forment une sorte de chapelet dans les replis de la conjonctive. Elles sont d'une incroyable ténacité. Les tarses sont en même temps couverts de granulations ; mais celles-ci sont plus petites, plus aplaties, pâles, beaucoup plus dures que les autres. Il est probable que leur aspect n'est différent que par suite des frottements répétés de la paupière contre le globe, et en même temps par la compression exercée immédiatement sur elles par l'orbiculaire.

CARACTÈRES PHYSIOLOGIQUES. — Quelle que soit leur forme, les granulations gênent singulièrement les paupières dans leurs mouvements, qui deviennent un peu moins étendus. Les granulés présentent un aspect tout particulier : leurs paupières supérieures gonflées, descendant souvent jusqu'au milieu de la cornée, leur donnent l'aspect de personnes endormies. Pour voir devant eux, quelques uns sont obligés de renverser la tête en arrière. La surface de la conjonctive est ordinairement recouverte d'une sécrétion puriforme qui adhère aux cils le matin. Assez souvent un larmoiement abondant est le résultat de l'irritation occasionnée par les granulations, qui font l'office de corps étrangers ; le larmoiement augmente surtout lorsqu'il y a un ectropion.

Rarement les granulations chroniques s'accompagnent de photophobie : ce symptôme n'apparaît que lorsque l'inflammation passe de nouveau à l'état aigu.

TERMINAISONS. — Les granulations produisent des désordres très graves du côté de l'organe de la vision, entre autres les abcès, les ulcères de la cornée, le *pannus* et l'*ectropion*; elles deviennent encore la cause des *récidives* les plus aiguës d'ophthalmies granuleuses simples ou purulentes, selon leur origine primitive, et occasionnent ainsi dans beaucoup de cas la perte de la vision. Quelquefois, cependant, elles se terminent par la *résolution* la plus complète.

Le *pannus* se montre le plus ordinairement dans la partie supérieure de la cornée; il ne s'étend à toute la membrane que lorsque l'état chronique dure depuis longtemps, et persiste souvent après que les granulations ont été détruites. Une femme de soixante ans, maigre, chétive, me fut amenée en 1842, complétement aveugle à la suite d'une ophthalmie qui s'était montrée un an et demi auparavant. Des granulations énormes, serrées les unes contre les autres, existaient sur toute la surface de la muqueuse palpébro-bulbaire, on n'y voyait nulle part aucune trace de la sclérotique ni de la cornée. Cette dernière membrane était complétement recouverte de végétations épaisses, rouges, saignantes, en tout point semblables à celles de la muqueuse scléroticale, sauf qu'elles étaient un peu plus petites; la face postérieure des paupières en offrait un si grand nombre, que ces organes étaient renversés, et qu'il y avait quatre ectropions. J'entrepris avec une certaine hésitation, je l'avoue, le traitement de cette pauvre femme; je n'avais jamais vu de granulations pareilles sur la conjonctive bulbaire et surtout sur la cornée. Je pus vérifier alors l'exactitude de l'observation de M. Tyrrell sur les granulations cornéennes, et ce cas servit à me faire reconnaître que les granulations prennent un développement d'autant plus grand qu'elles se trouvent placées sur des tissus moins tendus et moins résistants. Ainsi la muqueuse dans le cul-de-sac présente des granulations le plus souvent énormes, tandis que celles qui reposent sur la conjonctive tarséenne sont infiniment moindres, et ainsi de suite pour la cornée lorsque, ce qui est assez rare, cette membrane en offre des exemples. Au bout d'un an environ, je commençai à apercevoir la cornée droite, et peu à peu cette membrane reprit sa transparence normale. Même chose arriva quatre ou cinq mois après pour la cornée gauche; seulement celle-ci demeura un peu trouble. Les quatre ectropions avaient été réduits par l'enlèvement des bourrelets sarcomateux. L'excision superficielle des granulations et leur cautérisation tantôt avec le nitrate d'argent, tantôt avec le sulfate de cuivre, selon qu'elles étaient plus ou moins vasculaires, m'avaient conduit à ce résultat si inespéré. Aurait-on pu guérir cette malheureuse femme en quelques semaines si l'on avait employé l'inoculation selon la méthode de Jæger et de Piringer (voyez *Pannus*)?

L'*ectropion*, comme terminaison des granulations, est assez fréquent, lorsqu'elles ont pris un développement considérable; tantôt il se montre à l'état aigu, tantôt, et c'est le cas le plus ordinaire, on l'observe à l'état chronique. J'ai parlé ailleurs du renversement des paupières, je dois y renvoyer (voyez *Ectropion*, pag. 65).

Les *récidives* à l'état aigu de la conjonctivite, sous l'influence de laquelle se sont produites les granulations, sont des plus fréquentes. J'en pourrais citer des centaines d'exemples; le suivant prouve à quel degré l'inflammation peut se réveiller furieuse : M. Dubois, graveur d'un grand mérite, attaché à la Monnaie de Paris, auteur de la médaille d'Hippocrate qu'on donne aux lauréats de l'École pratique de médecine, est atteint, il y a quatre mois, d'une conjonctivite granuleuse d'apparence assez bénigne. « Trois de ses jeunes fils avaient eu cette maladie; celui qui l'avait apportée le premier s'était trouvé en contact avec de jeunes enfants atteints de maux d'yeux contagieux. » M. D..... se fit donner des soins par d'habiles praticiens de Paris, puis s'adressa successivement à plusieurs ophthalmologistes, les abandonna et vint à moi. Il avait d'assez fortes granulations aux quatre paupières, et deux ulcérations sub-aiguës des cornées. Un traitement antiphlogistique convenable, des purgatifs, des collyres astringents légers furent prescrits. La maladie sembla demeurer stationnaire; il y avait même une certaine amélioration le 21 août 1846, lorsque je le vis. Le soir du même jour, M. D.... ayant éprouvé une vive contrariété dans sa famille, se mit au lit, eut la fièvre et souffrit beaucoup des yeux. Prévenu le lendemain, je me rendis près de lui dès 7 heures du matin : les paupières étaient énormément tuméfiées, du pus blanchâtre lactescent coulait en abondance sur les joues, les cornées opaques dans toute leur surface étaient saillantes, évidemment ramollies et entourées de chémosis phlegmoneux : huit heures après, les deux iris faisaient hernie à travers les cornées complétement détruites.

L'inflammation produite par la présence des granulations n'est pas toujours, il est vrai, aussi terrible que dans le cas précédent; mais elle n'en est pas moins une cause de désordres plus ou moins graves qui finissent toujours par se montrer dans la cornée.

TRAITEMENT. — Il doit varier selon les caractères que présentent les granulations. Lorsqu'elles sont petites, peu nombreuses, médiocrement rouges, on peut espérer de les faire disparaître par des pommades *résolutives*. Celles de précipité rouge ou blanc conviennent parfaitement dans ce cas. On en introduit sous les paupières, matin et soir, gros comme un grain de blé, et moins au besoin si l'excitation est trop forte. Après quelque temps de l'emploi de ce moyen, il est bon de s'en tenir à l'expectation parce qu'alors la résolution marche avec une plus grande rapidité. Le calomel appliqué localement est quelquefois très avantageux aussi.

Lorsque au contraire les granulations sont très nombreuses, d'un grand volume, saignantes, et qu'elles forment une sorte de couche épaisse sur la muqueuse, on ne peut plus compter sur leur disparition par résolution, et il faut recourir alors à l'excision.

Excision. Voici comment je pratique cette opération : la tête du malade étant maintenue convenablement, je renverse la paupière supérieure et j'introduis au-dessous mon index de la main gauche, l'ongle tourné en avant, pour tendre suffisamment les parties. Au moyen d'une paire de petits ciseaux courbes sur le plat, j'excise aussi superficiellement que possible la surface granuleuse en prenant toutes les précautions nécessaires pour que la muqueuse n'éprouve aucune perte de substance. Un aide tient une éponge et enlève le sang. L'introduction du doigt sous la paupière est beaucoup moins douloureuse pour le malade que celle d'une plaque d'ivoire ou de tout autre instrument. J'y trouve encore l'avantage de n'être point forcé de saisir une à une les granulations au moyen de pinces.

Les *scarifications* des granulations sont quelquefois très utiles, on y revient aussi souvent que l'état des parties l'exige, en prenant garde toutefois de ne les point faire trop profondes. Elles auraient, de même que l'excision maladroite, l'inconvénient de produire à la face postérieure des tarses, des cicatrices qui par leur dureté dépoliraient la cornée à la manière des granulations mêmes.

Lorsque les granulations sont pédiculées, rien n'est plus facile que de les enlever au moyen de ciseaux courbes sur le plat en prenant soin de cautériser ensuite la surface saignante de la plaie avec le crayon de nitrate d'argent.

L'excision présente de plus grandes difficultés lorsque des granulations molasses, pâles, gélatineuses, réunies en chapelet, existent au-delà du tarse dans les replis conjonctivaux. Après avoir soulevé la paupière supérieure sur un élévateur, il faut avec des pinces enlever tout ce boursouflement muqueux en comprenant dans l'excision à la fois les granulations et la conjonctive, et en ménageant le plus possible cette membrane. Malheureusement cette espèce de granulations se reproduit avec la plus grande rapidité, et quoi qu'on fasse; il ne faut donc recourir à l'excision qu'avec la plus extrême réserve, parce que l'adhérence des deux feuillets de la conjonctive en serait l'inévitable conséquence (*symblépharon*). Je me suis bien trouvé quelquefois de ne les exciser ou de ne les scarifier chaque jour qu'en très petit nombre.

La *cautérisation* avec le nitrate d'argent et le sulfate de cuivre est d'une grande utilité, pourvu qu'on sache la pratiquer à temps et d'une manière convenable. Dans tous les cas, elle doit être superficielle, et le crayon, à cet effet, doit être promené rapidement sur la surface dégénérée.

Je me suis fait une série de crayons de force caustique graduée et appropriés à divers degrés d'acuité et de chronicité des granulations. J'ai remarqué que le sulfate de cuivre rend de grands services dans leur traitement lorsqu'elles sont encore assez vasculaires, mais qu'il est le plus souvent impuissant lorsqu'elles deviennent pâles et presque cartilagineuses. D'une autre part, l'usage du nitrate d'argent pur n'est point sans inconvénient ; la réaction qui en suit l'application devient souvent trop forte, et occasionne ainsi des accidents sérieux. Un homme à la suite d'une cautérisation énergique avec le nitrate d'argent pur, faite après une excision par son médecin, fut pris du côté du cerveau d'accidents graves, pour lesquels la saignée répétée coup sur coup devint nécessaire. D'un autre côté, le nitrate d'argent pur, appliqué un trop grand nombre de fois, finit par produire des accidents locaux ; il détruit la muqueuse au lieu de modifier la vitalité de son tissu, et forme de véritables escarres sous lesquelles s'organisent bientôt, à la place des granulations, un tissu inodulaire dur, inégal, dont la présence sous la paupière supérieure produit pour le globe de l'œil une gêne véritable souvent aussi marquée que celle qui est la conséquence des granulations mêmes, et amène à sa suite des inflammations panniformes et souvent incurables de la cornée. Dans le but d'éviter ces deux inconvénients, l'insuffisance du sulfate de cuivre et l'énergie trop grande du nitrate d'argent, j'ai fait préparer, par M. le docteur Cadet Gassicourt et par M. Barral, pharmaciens à Paris, une série de crayons de nitrate de potasse et de nitrate d'argent dans les proportions pour le caustique lunaire, de moitié, un quart et un huitième. Ces crayons sont durs, fermes, lisses, et peu altérables à l'air ; on les porte dans la trousse comme les crayons ordinaires (1). On est armé ainsi d'une manière

(1) *Note sur la préparation des crayons d'azotate d'argent et de potasse,* par M. le docteur Cadet Gassicourt, pharmacien à Paris.

« Mélangez l'azotate d'argent et l'azotate de potasse, faites-les fondre dans un creuset d'argent ou de platine : agitez de temps en temps le mélange avec une baguette de verre ; aussitôt qu'il est en fusion tranquille, on le coule dans une lingotière préalablement chauffée, et qui a été enduite d'un peu de suif pour empêcher que l'azotate n'adhère à ses parois. Quand l'azotate est solidifié, on ouvre la lingotière, on retire les cylindres, on les essuie et on les place dans une boite. »

puissante contre cette affection si rebelle, qui lasse si souvent la patience du médecin et du malade, et finit alors quelquefois par donner au patient, surtout s'il se néglige, un aspect véritablement repoussant, quand ses paupières sont rouges, livides, tuméfiées et renversées par un double ectropion. Il n'est pas rare de voir la maladie, portée à ce degré, priver entièrement les sujets de la vue.

Le crayon de nitrate d'argent ordinaire m'est quelquefois d'un grand secours; seulement j'ai soin de ne l'employer que sur des granulations pâles, très anciennes, et offrant une grande épaisseur; je choisis de préférence celui qui joint une couleur blanche à une grande dureté, parce qu'il n'offre pas l'inconvénient du crayon noir, qui est très friable. On accordera sans peine que le soin mis au choix et à la pureté des caustiques, mérite, quand il s'agit de l'œil, la plus grande attention, si l'on considère la différence énorme qui existe entre l'affection qui nous occupe et une plaie d'un membre, par exemple, dont la surface offrirait des bourgeons charnus ou des fongosités qu'il faudrait réprimer. N'est-il point important, en effet, de ne pas laisser sur les parties malades une plus grande quantité de caustique que celle qui est rigoureusement nécessaire? Or, c'est là ce qui arrive le plus souvent avec le crayon ordinaire. C'est ainsi qu'on voit passer à un état suraigu des granulations légèrement enflammées, qui eussent facilement cédé à l'action d'une cautérisation plus méthodique. Enfin, on ne doit point perdre de vue que le caustique, qui, dans la chirurgie générale, est employé pour réprimer des parties exubérantes reposant le plus souvent sur le derme a uniquement pour but, dans le cas qui nous occupe, de détruire les granulations, mais non pas la muqueuse sur laquelle elles reposent, et que le tissu de cette membrane réclame, à cause de sa délicatesse, les plus grands ménagements. A quoi bon, en effet, enlever les granulations assises sur la conjonctive, si cette membrane, en partie détruite par les cautérisations, doit, ainsi que nous l'avons dit, présenter à la place des productions morbides, des cicatrices assez dures pour dépolir la cornée, par les frottements répétés de la paupière supérieure? Lors donc que nous nous servons des caustiques sur les granulations, nous portons la plus grande attention à l'état inflammatoire des parties voisines, et à la rougeur, au volume, à la densité de ces productions. Lorsqu'elles sont pâles, très dures, presque cartilagineuses, l'excision en est impossible, et la cautérisation avec le sulfate de cuivre sans aucun effet. Rappeler la vie dans ces productions est alors la principale indication à remplir. Une cautérisation avec le crayon de nitrate pur, faite avec soin, atteindra parfaitement ce but, et ne sera pas suivie d'accidents si l'on enlève le caustique en excès au moyen de lotions d'eau aiguisée d'acide chlorhydrique dans les proportions que nous avons indiquées ailleurs (voy. pag. 218). Le lendemain ou deux jours après, si les granulations ne sont point suffisamment rouges, la cautérisation sera répétée. À la chute de l'escarre superficielle qu'on aura produite, les productions n'auront plus le même aspect qu'elles présentaient avant. Elles seront vasculaires, saignantes et plus volumineuses. C'est alors qu'on pourra employer avec avantage, de deux en deux jours, si toutefois la réaction n'est pas trop forte, la cautérisation avec le sulfate de cuivre. Peu à peu la rougeur des granulations disparaîtra, elles tendront à reprendre la coloration jaunâtre pâle qu'elles avaient d'abord. C'est alors que le nitrate double de potasse et d'argent sera d'une grande utilité, si l'on en mesure la force sur le degré de pâleur des granulations. L'expérience indiquera bientôt le crayon qui dans la série dont nous avons parlé devra être préféré. De cette manière, sans jamais avoir à craindre ces réactions qui compromettent si souvent l'organe tout entier et mettent quelquefois la vie même du malade en danger, nous entretenons dans les granulations une activité vasculaire suffisante pour les faire disparaître. Depuis trois ans que nous employons ce moyen sur un nombre considérable de granulés, nous n'avons jamais eu à regretter un seul de ces accidents; des confrères, à notre exemple, l'ont essayé en Belgique, en Angleterre, en Allemagne et en Amérique, et n'ont eu qu'à se louer des résultats qu'ils ont obtenus.

Lorsque l'excision des granulations a dû être faite, on favorise l'écoulement du sang au moyen de lotions tièdes, et l'on engage le malade à se bassiner fréquemment l'œil avec de l'eau froide. On se garde bien de cautériser immédiatement les surfaces saignantes, par ce double motif, que la douleur en serait très vive et que l'inflammation consécutive peut aller au-delà des limites qu'on désire atteindre.

Il est assez rare, même avec les plus grandes précautions prises pour éviter la destruction de la conjonctive, qu'on atteigne ce but d'une manière complète lorsqu'on se sert habituellement du crayon de nitrate d'argent pur; quelques inégalités règnent toujours à la surface tarséenne de la muqueuse et tendent à irriter la cornée. Au moyen de notre crayon, le résultat nous a paru toujours plus satisfaisant et la résorption des granulations a été plus parfaite. La disparition en est d'un haut intérêt, car des récidives d'ophthalmies granuleuses apparaissent très fréquemment sur le même sujet lorsque les granulations ont été incomplétement détruites.

ARTICLE VI.

Pannus.

Le pannus est ce gonflement, cet épaississement produit dans la portion bulbaire de la conjonctive, par le développement anormal des vaisseaux sanguins qui la parcourent ; des épanchements, des organisations consécutives de matière plastique l'accompagnent.

SYMPTÔMES. — On aperçoit sur la conjonctive scléroticale et sur la partie correspondante de la cornée, à la suite de conjonctivites granuleuses ou d'inflammations de l'œil, des vaisseaux variqueux dont le nombre est en rapport avec l'intensité de la maladie. Dans le degré le plus léger de cette affection, un seul pinceau vasculaire, comprenant le tiers plus ou moins de la cornée, constitue tout le mal. C'est une kératite vasculaire superficielle et partielle, rien de plus. Mais lorsque l'affection passe à un degré plus élevé, les vaisseaux se multiplient les uns près des autres, ils s'étendent comme un réseau sur la cornée ; la conjonctive kératique s'épaissit, devient granuleuse et finit par intercepter bientôt la lumière. Il n'est pas rare alors de voir quelques épanchements dans l'épaisseur même des lamelles cornéennes.

Le pannus, surtout celui qui se montre à la suite d'ophthalmies chez les scrofuleux, est loin d'abolir toujours la vision ; le plus ordinairement, au contraire, elle est conservée, à un degré variable. Dans cette espèce de pannus, les vaisseaux sont disposés ordinairement d'une manière à peu près égale sur la cornée, aussi bien sur la partie inférieure que sur la partie supérieure, et ils laissent entre eux des espaces transparents. Souvent, lorsque l'affection est essentiellement chronique, les vaisseaux s'anastomosent en arcade vers le centre de la cornée, tandis que leur base se perd dans le cul-de-sac conjonctival ; la muqueuse palpébrale n'offre point de granulations.

Le pannus qui survient pendant la période de chronicité des conjonctivites granuleuses et purulentes, présente des caractères absolument différents. La moitié supérieure seulement de la cornée se vascularise et se recouvre quelquefois de granulations ; les vaisseaux s'arrêtent tous assez brusquement sur une ligne transversale, qui diviserait à peu près la cornée en deux moitiés ; toute la partie inférieure de cette membrane demeure transparente, et l'on n'y voit d'ordinaire aucun vaisseau. Cette variété de pannus est ordinairement occasionnée par le frottement répété de la partie supérieure de la cornée contre des granulations de la paupière correspondante, qui est épaissie et s'abaisse davantage qu'à l'état normal.

En même temps que les vaisseaux se développent sur la cornée, la lumière devient plus difficile à supporter ; des larmes s'échappent des paupières lorsqu'on cherche à examiner l'œil ; un écoulement muqueux assez abondant adhère le matin aux cils sous forme de croûtes.

PRONOSTIC. — La gravité en varie selon le degré de la maladie, et aussi, ainsi que l'a fait remarquer Tyrrell, selon que le pannus est consécutif de l'ophthalmie granuleuse ou de l'inflammation chronique de la cornée chez les scrofuleux. Dans le premier cas, si l'on parvient à détruire les granulations, le pannus, s'il est récent, ne tardera pas à guérir ; dans le second, au contraire, la disparition en sera très difficile, l'affection étant localisée dans la cornée ; cette membrane se recouvrira souvent d'ulcérations. Il est des cas cependant dans lesquels le pannus qui se montre à la suite de l'ophthalmie chez des scrofuleux, a disparu d'une manière complète, particulièrement lorsqu'il existait chez des enfants. Pour poser un pronostic convenable, on doit tenir compte des lésions de l'œil qui peuvent l'accompagner.

ÉTIOLOGIE. — L'ophthalmie, chez les scrofuleux, est une cause fréquente de pannus. Dans cette maladie, la cornée se recouvre le plus ordinairement de vaisseaux superficiels, qui rampent tous dans la conjonctive kératique. (Voyez *Kératite vasculaire.*) Lorsque l'ophthalmie se développe sur une grande étendue de la membrane et qu'elle passe à l'état chronique, elle prend tous les caractères du pannus commençant. Ce n'est que lorsque les vaisseaux qui les constituent se multiplient les uns contre les autres que la maladie prend le nom de *pannus.*

Les granulations placées à la surface des paupières, et surtout de la supérieure, jouent un rôle très important dans la production d'une des variétés les plus communes du pannus. Les conjonctivites de toute nature, lorsqu'elles se répètent souvent, sont une cause active de vascularisation de la cornée. La présence des cils sur le globe, comme dans le trichiasis et l'entropion, en irritant la cornée, produit l'irritation de la conjonctive à laquelle elle fait bientôt subir la dégénérescence dont nous nous occupons.

Quoique les différentes variétés décrites dans les ouvrages allemands, comme le *pannus vasculaire*, le *pannus membraneux* ou *tenuis*, le *pannus charnu* ou *crassus* et le *pannus sarcomateux*, ne constituent qu'autant de degrés dans le progrès d'une inflammation chronique, il faut cependant admettre que les deux dernières variétés diffèrent essentiellement de la première en ce que, tandis que le pannus vasculaire n'est qu'une kératite chronique sans épanchement considérable, le pannus charnu et le sarcomateux présentent un état d'hypertrophie plus ou moins considérable. La fibrine s'organise, et la nouvelle série de vaisseaux étant douée d'une activité plus grande, résiste à presque tous les moyens de guérison.

Quelques auteurs admettent que la syphilis joue un certain rôle dans la production du pannus ; je ne sache pas qu'aucune raison solide ait pu autoriser l'admission d'un *pannus syphilitique.* Si l'on a entendu par là désigner la vascularisation cornéenne qu'on voit après la conjonctivite blennorrhagique, rien de mieux; cependant il eût été plus simple de ranger cette variété dans le pannus d'origine granuleuse.

TRAITEMENT. — La première indication à remplir dans une maladie aussi rebelle, c'est d'en rechercher la cause. Si le pannus est produit par un trichiasis, par la présence de granulations ou par toute autre affection des paupières ou du globe, on devra s'occuper de cette affection d'abord. En même temps les organes digestifs seront surveillés avec attention, car ce n'est que lorsque le malade sera dans les conditions générales les plus favorables, qu'il sera permis d'employer les moyens convenables contre le pannus, et de compter sur une guérison radicale. Rien ne contribue plus à l'entretien du mal que cet état des voies digestives encore mal décrit et s'accompagnant souvent d'hémorrhoïdes, où, la plupart du temps, par suite de négligence dans le régime et d'habitudes peu conformes aux lois de l'hygiène, les fonctions de la digestion s'exercent avec lenteur et difficulté. Enfin, si l'on a quelque raison de croire que le pannus soit entretenu par le séjour du malade dans une habitation ou un pays malsain, on conseillera le changement d'habitation ou de pays, au moins pendant la durée du traitement.

Le traitement du pannus doit varier nécessairement selon le degré et la nature de la maladie. Ordinairement, au premier abord, l'œil présente un état de surexcitation qu'on doit attribuer au manque de soins nécessaires ou à leur mauvaise application, et non à la nature, au fond chronique de la maladie; c'est pourquoi il est bon de commencer par quelques dérivations sur le canal intestinal, et par l'application de sangsues ou de ventouses à la tempe. Ces précautions prises, nous arrivons au traitement spécial du pannus. Avant de l'attaquer directement par un des moyens dont nous allons nous occuper, il faut s'assurer s'il existe ou non des granulations dans la conjonctive palpébrale.

La disparition de ces granulations doit particulièrement occuper l'attention du chirurgien. Tant qu'elles existeront, le pannus avancera; et il persistera longtemps encore après que la muqueuse palpébrale aura été débarrassée de ces productions morbides.

S'il reconnaît pour cause une inflammation de l'œil passée à l'état chronique chez un sujet scrofuleux, on devra à la fois combattre la cause constitutionnelle et traiter la maladie comme une affection chronique.

Si l'affection est légère, que les vaisseaux soient peu nombreux, on attaquera le pannus comme la kératite vasculaire superficielle et chronique, c'est-à-dire par l'usage de pommades excitantes, telles que celles de nitrate d'argent ou de précipité rouge, appliquées le soir entre les paupières. On surveillera avec soin l'effet de ces moyens, et lorsqu'on reconnaîtra un léger degré d'excitation dans la partie malade, on aura recours à des collyres astringents faibles. Les insufflations de calomel et de tutie préparée, donneront aux vaisseaux cette excitation nécessaire.

Lorsque le pannus est plus développé et qu'il présente une certaine épaisseur, la cautérisation superficielle avec le crayon de nitrate d'argent et de potasse sera très utile, surtout si on l'applique avec ménagement et à des intervalles convenables ; on pourra remplacer ce crayon par une solution concentrée (à parties égales) de caustique lunaire, qu'on portera avec ménagement sur le pannus au moyen d'un pinceau.

Il est rare, si l'on y met la patience convenable, qu'on n'obtienne pas par ces moyens la disparition complète de la maladie, surtout quand elle reconnaît pour cause des granulations qu'on aura préalablement détruites.

Quelques moyens plus énergiques encore ont été recommandés : nous les passerons rapidement en revue :

1° *Cautérisation.* Le professeur Sanson recommandait dans le pannus de pratiquer autour de la cornée une cautérisation annulaire. Il avait imaginé à cet effet un instrument particulier, qu'on n'emploie que rarement aujourd'hui ; on le remplace avec avantage par le crayon ordinaire qu'on promène par sa pointe au-delà de la cornée, sur les vaisseaux de la conjonctive palpébrale. Ce moyen réussit assez souvent à améliorer le pannus, mais provoque aussi quelquefois des rechutes d'ophthalmie aiguë.

2° *Excision des vaisseaux.* Scarpa voulait qu'on soulevât les troncs principaux du pannus au moyen de pinces, et qu'on en excisât une partie en dehors de la cornée avec des ciseaux courbes. Cette opération, douloureuse et d'une exécution assez difficile, n'est pas toujours suivie de bons résultats. Je l'ai exécutée bien des fois, et je n'ai point été plus heureux que ceux à qui je l'ai vu pratiquer. On ne doit compter en général sur une amélioration réelle qu'autant qu'on aura enlevé en dehors de la cornée, et à 4 millimètres au plus de cette membrane, une portion annulaire de la conjonctive, large au moins de 2 à 3 millimètres.

3° *Scarifications.* On les pratique ou sur la conjonctive scléroticale, ou sur la cornée même, pour diviser les vaisseaux qui y rampent. Ce moyen, préconisé de tout temps, aide quelquefois au traitement, mais l'on n'y saurait mettre une grande confiance.

4° *Inoculation.* Nous avons vu plus haut que si, en dehors du traitement chirurgical, on réveille l'inflammation par des moyens convenables, le pannus disparaît. C'est en se basant sur ce fait d'observation pratique, que le professeur Jæger de Vienne, a proposé, en 1812, dans les cas de pannus grave et passé à l'état charnu ou sarcomateux, l'inoculation du virus provenant d'une ophthalmie purulente (1). Cette

(1) M. Rognetta, s'en rapportant probablement à une communication du

méthode, longtemps laissée en oubli, a été expérimentée par M. Piringer, en Allemagne, et en Belgique, par MM. Fallot et Hairion, dont le dernier a promis un travail sur ce sujet (1).

M. Arthur Stout, de New-York, rapporte que toujours l'inflammation excitée par l'inoculation est moins violente dans un œil atteint de pannus que dans un œil sain (2), et qu'elle peut être facilement combattue par les applications froides et les saignées générales. Selon cet auteur, une cinquantaine d'individus traités à Vienne par M. Jæger, et autant à Gratz par M. Piringer, auraient recouvré complétement la vue. Cette inoculation a été répétée depuis avec des résultats différents dans divers pays, et en particulier en Italie, en Belgique et en Angleterre (3). Est-il besoin d'ajouter que l'inoculation d'une maladie aussi terrible que l'ophthalmie purulente ne doit être tentée, même dans les cas les plus désespérés, qu'avec la plus extrême réserve, et alors seulement que tous les autres moyens ont complétement échoué. Pour guérir des pannus charnus recouvrant toute la cornée, il m'a fallu quelquefois plus d'une année; mais je n'ai jamais eu à redouter d'accidents graves du côté du globe par suite de mon traitement (voyez *Granulations*).

Cependant après le témoignage d'oculistes aussi distingués que Jæger et Piringer, témoignage appuyé par les expériences les plus soignées, on ne peut plus nier l'efficacité de cette méthode dans quelques cas, ni lui refuser une place parmi les moyens thérapeutiques. Nous allons ainsi en donner un court résumé en passant tour à tour en revue, d'a-

docteur Hamilton (voy. *Lond. Edinburg Monthly journal*, juillet 1843), attribue à tort cette expérience au docteur Walker de Glascow, en 1810. La phrase qui sert d'appui aux prétentions de ce dernier est celle-ci : « L'emploi de toutes les autres méthodes préconisées ne m'ayant point réussi, j'ai cherché à provoquer dans l'œil atteint de cette dernière variété» (un état vasculaire lent et insidieux de la conjonctive cornéenne) « l'action excitante de ce qu'on appelle une ophthalmie purulente. « Il est évident, par cette dernière ligne, que le docteur Walker, qui ne s'est pas exprimé dans des termes très précis, a employé, pour atteindre le but qu'il se proposait, un excitant chimique quelconque et non pas l'*inoculation d'un virus organique.* S'il avait songé à recourir à ce dernier moyen et que le succès eût couronné son expérience, il n'aurait certainement pas manqué de le dire clairement. Je cite au reste ses expressions textuelles : « Disappointed by every method hitherto recommended I endeavored to make the eye affected with this latter variety (a slow and insidious vascularity of the cornea) assame the inflammed action of what in called purulent ophthalmia. »

(1) *De l'ophthalmie gonorrhéique*, par Frédéric Hairion, 1846, pag. 6.

(2) Voyez le mémoire de M. Stout « The Contagion of ophthalmo blennorrhœa and the treatment of Pannus by inoculation. » New-York, 1842.

(3) Pour les détails d'un beau résultat de ce traitement, voir un cas traité par le docteur Dudgeon, *Annales d'oculistique* de M. Cunier, tome XIII, mai 1845.

près le mémoire du docteur Stout, les indications préalables et principales sur l'application de l'inoculation, la manière de la faire, les diverses phases que parcourt l'inflammation ainsi produite dans l'œil malade, et le traitement à suivre pendant sa durée.

A. *Indications.* — Le pannus doit être ou charnu ou sarcomateux. Il doit, arrivé à son plus haut degré, couvrir entièrement la cornée. Il n'est pas nécessaire d'inoculer les deux yeux, par ce fait remarquable que l'inoculation de l'un, quand les deux sont atteints de pannus, se propage infailliblement à l'autre ; mais cela n'a pas lieu quand cet autre est resté sain, et que des soins particuliers sont pris pour empêcher une inoculation directe et accidentelle.

B. *Manière de faire l'inoculation.* — L'écoulement transparent par lequel une conjonctivite débute, comme celui de la même maladie passée à l'état chronique, est inerte. Bien que toute sécrétion, jaune ou blanche, soit contagieuse, prise pendant l'acuité de l'inflammation, celle de l'ophthalmie gonorrhéique possède cette qualité au plus haut degré, et produit les inoculations les plus violentes. La matière la plus favorable pour l'opération est celle de l'ophthalmie des nouveaux-nés, recueillie pendant l'état aigu et dans un cas où la maladie parcourt ses phases sans présenter de symptômes très violents.

On recueille la sécrétion sur un petit pinceau ou sur une éponge, et on la transporte le plus tôt possible à l'œil qu'on se propose d'inoculer. Appliquée à la peau des paupières, elle reste sans effet ; mais il suffit qu'elle atteigne la muqueuse des bords tarséens pour agir, quoiqu'il vaille mieux l'appliquer à la conjonctive scléroticale pour en obtenir une action spécifique. La sécrétion conserve ses propriétés inoculatrices pendant à peu près soixante heures, si on la prive du contact de l'air ; elle les perd bientôt, au contraire, par le desséchement. M. Piringer ayant laissé bien dessécher un linge trempé dans la matière purulente, l'a fait employer pour frotter les yeux à plusieurs malades, sans qu'aucune inoculation en soit résultée. La même sécrétion, grattée du linge et appliquée directement à l'œil, n'a produit d'effet que quand elle n'avait pas été recueillie plus de trente-six heures auparavant. La matière desséchée et immédiatement ramollie, ou dans l'œil ou dans l'eau, est encore contagieuse, et la sécrétion récente l'est lors même qu'elle serait délayée dans 100 parties d'eau.

C. *Phases que parcourt l'inflammation produite par l'inoculation.* — Elles sont de beaucoup moins aiguës dans un œil atteint de pannus que dans un œil sain. Dans le premier cas, quoique violentes elles n'en sont pas moins souvent très bénignes. L'activité de l'inflammation paraît s'épuiser sur les tissus anormaux. Elle les ramollit d'abord, par conséquent les augmente de volume pendant un court espace de temps.

puis en accélère la résorption. Quand elle dépasse ces bornes, le moment est arrivé de la réprimer par les antiphlogistiques. La première introduction du virus ne produit aucune sensation, ce n'est que de six à trente heures après, que le malade commence à en ressentir les effets par une impression de chaleur et par le commencement d'un écoulement, qui, d'abord aqueux et transparent, est destiné à subir tous les changements qu'il présente dans les cas ordinaires. La douleur, le gonflement, la fièvre avec son cortége de symptômes, s'ensuivent. La suppuration devient abondante à un degré quelquefois à effrayer médecin et malade. Elle continue de trois à cinq jours, et puis se ralentit. L'examen de l'œil montre une diminution graduelle dans l'épaisseur du pannus. On commence à distinguer la cornée en certains endroits; le malade perçoit la lumière, et au bout de quatre à six semaines la guérison est complète. Alors seulement on saura s'il y a eu des cicatrices ou des leucomes, parce qu'ils persisteront ; mais si par malheur le médecin a tenté l'inoculation dans un cas de pannus où une portion de la cornée était demeurée saine, il trouvera dans cet endroit une opacité déterminée par le fait même de l'inoculation. Quelquefois l'inflammation s'arrête à moitié chemin, laissant pour seul résultat une moindre épaisseur du pannus. Il faut alors répéter hardiment l'inoculation, et dans quelques cas ce n'est qu'après l'avoir subie cinq ou six fois, que le malade finit par être complétement débarrassé du pannus.

D. *Traitement de l'inflammation déterminée par l'inoculation.* — Tant que l'inflammation reste bénigne, on se borne aux soins de propreté. Menace-t-elle de devenir trop aiguë, l'application des compresses d'eau froide sur les yeux et quelques verres d'eau de Sedlitz à l'intérieur, suffiront d'abord. Se déclare-t-il des douleurs aiguës, une fièvre intense, des céphalalgies, une suppuration trop abondante, on devra recourir immédiatement à des purgatifs salins et à des saignées répétées jusqu'à ce que l'inflammation se calme et que les douleurs disparaissent. A ces moyens il serait utile d'ajouter l'application de sangsues ou de ventouses aux tempes, et les scarifications répétées des conjonctives palpébrales. Des collyres d'abord émollients, puis astringents, complètent le tableau de la thérapeutique qu'il convient d'appliquer.

Entre le pannus avancé au degré que nous venons de décrire, et la kératite vasculaire chronique, il y a un état intermédiaire, qui, résistant souvent à tous les traitements que peut imaginer le médecin, ne lui laisse enfin, pour seuls remèdes, que les cautérisations de sulfate de cuivre et de nitrate d'argent, qu'il persiste à employer pendant des mois entiers, et même des années, faute de meilleur moyen. Dans ces conditions, Gendron a recouru (1770) à l'eau mercurielle, et V. Ammon a réussi quelquefois par l'administration à l'intérieur du tartre stibié à petites doses. Nous nous sommes bien trouvé, à notre clinique, de l'emploi d'un moyen proposé par M. Stout : la cautérisation avec le nitrate acide de mercure uni à partie égale d'eau. L'application n'en est pas plus douloureuse que celle des autres caustiques, pourvu que l'endroit cautérisé à l'aide d'une petite baguette de verre soit promptement lavé à grande eau.

La réaction est beaucoup moins forte qu'après l'emploi du nitrate d'argent, et la maladie disparaît rapidement. Pour accélérer la résorption des épanchements anciens et organisés que le nitrate acide a ramollis en diminuant l'activité des vaisseaux, M. Stout nous a conseillé d'ajouter à l'emploi de ce caustique l'administration à l'intérieur du tartre stibié à petites doses. Il se base sur cette observation, que souvent dans des cas de maladies aiguës traités ainsi, des épanchements anciens ou des hypertrophies ont disparu en même temps que l'affection principale. On obtiendrait cet effet du tartre stibié, sans craindre de produire le vomissement ou la nausée, en le prescrivant à 15 ou 20 centigrammes pour 250 grammes d'eau distillée, et en en faisant prendre trois ou quatre cuillerées à café par jour. Après un ou deux jours il pourrait agir comme un laxatif léger, ce qui faciliterait la guérison.

ARTICLE VII.

Ptérygion (1).

Le *ptérygion* ou *onglet celluleux*, *pinna*, *sagitta*, *polypus oculi*, est une sorte de végétation sarcomateuse, membraneuse ou graisseuse, qui frappe isolément ou simultanément la conjonctive bulbaire, le tissu cellulaire sous-muqueux et l'aponévrose des muscles droits. M. Cunier (2), M. Pétrequin (3), et d'autres auteurs recommandables admettent quatre variétés de ptérygion : 1° le *celluleux*, dans lequel le tissu cellulaire sous-conjonctival est plus ou moins épaissi ; 2° le *vasculaire*, qui se distingue par le développement de vaisseaux de la base au sommet du ptérygion ; 3° le *charnu*, qui présente une vascularisation encore plus prononcée et une consistance sarcomateuse ; 4° le *graisseux*, qui n'apparaît assez souvent qu'après une longue existence du ptérygion charnu, et qui, lorsqu'il est borné à la conjonctive bulbaire, n'est qu'une sorte de pinguécula, ainsi que l'a fait remarquer Chélius. Quoi qu'il en soit de ces divisions, le ptérygion, de quelque nature qu'il soit,

---

(1) Πτερύξ (gén., πτερυγος), *aile, aigrette.*

(2) Cunier, sur la nature du *ptérygion* (*Bull. méd. belge*, page 103.)

(3) Pétrequin, *Recherches d'anatomie pathol.* sur la nature du *ptérygion; Annales de la Société de méd. de Gand*, 1838, et *Annales d'oculistique de* M. Cunier, tome I, page 467; et tom. XII, page 225.

affecte presque toujours la forme triangulaire lorsqu'il a envahi la cornée. Le triangle, dans presque tous les cas, est bien dessiné ; cependant les côtés et le sommet manquent quelquefois de régularité. Weller a observé un ptérygion qui offrait une bifurcation remarquable à son sommet. Un vieillard qui vient en ce moment à ma clinique en porte du côté interne un qui s'avance sur la cornée, et présente sur cette membrane autant de largeur que sur la conjonctive scléroticale. La moitié interne de la cornée en est recouverte complétement.

En général le ptérygion est unique ; cependant j'en ai observé assez souvent deux sur le même œil, et, très exceptionnellement, trois ; on en a vu même jusqu'à quatre. Wardrop a rencontré cette dernière variété sur un nouveau-né, et M. Cunier, sur un adulte qu'il a opéré avec succès. (*Bulletin médical belge*, p. 296, t. I.) Dans ce cas, les ptérygions prennent par leur disposition la forme d'une croix de Malte. M. Velpeau (1) cite un cas où cinq ptérygions existaient sur le même bulbe ; il est probable que l'un d'eux était bifurqué, comme celui qu'a observé Weller. Presque toujours le ptérygion est en dedans et correspond par sa base à la caroncule ; lorsqu'il y en a deux, le second se montre du côté externe. Les recherches de Ribéri et de Middlemore déterminent parfaitement le lieu que choisit de préférence le ptérygion ; sur cent cinq cas opérés par le premier de ces auteurs, cent étaient en dedans, un, en haut, et quatre en dehors (*Blefaroftalmo-terapia operativa*, pag. 110). (Voyez Rognetta.) L'auteur anglais fixe ainsi qu'il suit l'ordre de présentation de l'onglet : 1° un ptérygion à un œil, angle interne ; 2° un ptérygion à chaque œil, angle interne ; 3° deux ptérygions sur un seul œil, un en dedans, l'autre en dehors ; 4° un ptérygion à un œil, à l'angle interne, un autre ptérygion en haut ou en bas (*vol.* I, pag. 366).

Nous admettrons trois variétés principales de ptérygion, le *sarcomateux* ou *charnu*, le *membraneux*, le *graisseux*.

CARACTÈRES : — 1° *Ptérygion sarcomateux ou charnu.* — On aperçoit sur la conjonctive bulbaire, du côté de la caroncule (nous supposons le cas de ptérygion interne), une élévation rouge, triangulaire, à base plus ou moins large tournée vers le grand angle, et dont le sommet s'avance vers la cornée. Un grand nombre de vaisseaux sinueux, mobiles, dirigés comme dans les conjonctivites, sillonnent cette élévation dans sa longueur. Le même ptérygion présente souvent des différences notables : tantôt, il est volumineux, excessivement vasculaire, d'un rouge très vif, et occasionne une certaine sensation de gêne ; tantôt, et c'est le cas le plus ordinaire, il est aplati, de couleur assez pâle, et n'est

____

(1) Velpeau, tome III, page 380.

la cause d'aucune sensation désagréable. Lorsqu'il ner epose encore que
sur la conjonctive du globe, il a rarement une base très large, elle
prend un développement d'autant plus grand que la maladie s'est avancée davantage sur la cornée. Le ptérygion que les auteurs appellent
vasculaire, n'est que le degré le moins élevé de cette maladie.

Le *ptérygion membraneux* consiste dans l'épaississement du tissu
cellulaire sous-muqueux et dans la vascularisation et le développement
morbide de l'expansion aponévrotique de l'un des muscles droits. Selon
M. Rognetta, cette cause serait une des plus fréquentes du ptérygion. Ce
serait à tort, si l'on raisonnait dans le sens de cet auteur, qu'on admet
le ptérygion parmi les affections de la muqueuse oculaire. Il est certain
que dans beaucoup de cas, l'onglet tient à cette double cause, la dégénérescence sarcomateuse de l'aponévrose et l'hypertrophie du tissu cellulaire sous-conjonctival; mais il n'en est pas moins vrai que le ptérygion charnu est le plus souvent la conséquence de l'épaississement morbide de la conjonctive, et qu'il ne ressemble en rien au pannus dont il
est facile de le distinguer par une foule de caractères, et surtout par
ceux du sommet du ptérygion en général, sur lesquels nous reviendrons plus loin. Cette variété de ptérygion se distingue parfaitement de
la première par sa couleur qui est plus pâle, par le nombre des vaisseaux qui est infiniment moindre, et qui, dans quelques cas, est réduit
à trois ou quatre seulement, et aussi par le moins de largeur de l'élévation de la tumeur triangulaire. De la base au sommet de la tumeur,
on reconnaît, au lieu de vaisseaux, des filaments aponévrotiques blanchâtres, ressemblant assez à de petites bandelettes fibreuses, aplaties
et luisantes dans leur ensemble, entre lesquelles on voit assez souvent
de nombreuses nodosités blanc jaunâtre, qu'il ne faut point confondre
avec le pinguécula. Lorsqu'on essaie de donner quelques mouvements
à ce ptérygion, par l'intermédiaire de la paupière inférieure, on reconnaît qu'il est beaucoup moins mobile que le précédent, qu'on peut
déplacer dans une grande étendue.

Le *ptérygion graisseux* n'est autre chose que le précédent, avec cette
différence qu'aux altérations que nous avons signalées il faut ajouter
l'accumulation, sous les vaisseaux et sur les fibres nacrées dont nous venons de parler, d'une masse d'apparence graisseuse, formant des granulations jaunâtre sale, éparses çà et là de la base au sommet du ptérygion membraneux. J'ai vu une fois, sur un vieillard, un ptérygion de
cette nature qui avait envahi toute la moitié externe de la conjonctive
bulbaire, et qui s'étendait sur la cornée au point de gêner la vue.
La dégénérescence graisseuse s'était avancée jusque sur cette dernière
membrane ; on n'y voyait aucun vaisseau. Chélius pense que le degré le
moins élevé de cette variété constitue le pinguécula.

Ces deux dernières variétés de ptérygion ne prennent jamais la forme aiguë comme la première, à moins que la conjonctive ne participe plus tard à la maladie.

Le *sommet* du ptérygion, considéré en général, présente des caractères particuliers qui distinguent parfaitement cette affection de toute autre. En l'observant de près, on reconnaît qu'il est généralement en forme de lance, aponévrotique, de couleur blanc-nacré, et d'une longueur tout au plus de 1 à 2 millimètres. Que le ptérygion soit vasculaire ou fibreux, le sommet présente toujours cette forme particulière qui ne manque de régularité que dans quelques cas exceptionnels; c'est un moyen excellent de distinguer le ptérygion de toute autre maladie, et en particulier du pannus. (Voyez *Diagnostic différentiel du pannus et du ptérygion*).

MARCHE. — Le ptérygion marche d'ordinaire avec une extrême lenteur, surtout lorsqu'il est membraneux ou graisseux. Le sarcomateux se développe au contraire avec une certaine rapidité dans quelques cas particuliers, surtout lorsque les yeux du malade sont exposés à l'action de corps irritants. Un homme portant, depuis une année environ, un ptérygion membraneux qui n'avait, pendant tout ce temps, fait aucun progrès, reçoit sur la paupière une goutte d'acide nitrique, qui brûle profondément cet organe et produit un trichiasis léger avec un coloboma. A partir de ce moment, le ptérygion a pris une activité nouvelle, il pointe à présent sur la cornée, et il ne tardera pas, très probablement, à forcer le malade à subir l'opération de trichiasis devant laquelle il recule. Chaque fois que les cils déviés sont un peu longs, le ptérygion s'enflamme et présente tous les caractères du ptérygion sarcomateux; le malade accuse alors une certaine sensation de gêne, qui pourrait aussi bien être attribuée aux cils qui frottent le globe qu'au développement des vaisseaux; et après l'extraction de ces poils, il ne reste plus que quelques rares vascularités pâles et tous les caractères du ptérygion membraneux. Lorsque le ptérygion est encore sur la conjonctive, et qu'il est membraneux, il peut rester stationnaire pendant un très grand nombre d'années, et l'œil malade ne se trouve soumis à aucune cause d'irritation; il en est autrement si ce ptérygion est charnu et que le malade se trouve dans de mauvaises conditions. Alors le sommet s'avance jusqu'au centre de la cornée, et la vision est compromise.

PRONOSTIC. — Pendant tout le temps que le ptérygion demeure sur la conjonctive, il n'offre rien de sérieux; il n'en est pas de même quand il s'est avancé sur le centre de la cornée. La vision, dans ce cas, est plus ou moins empêchée, et il est rare, même après une opération bien faite, que la membrane reprenne son intégrité. L'opération est loin, dans ce cas, d'être parfaite dans ses résultats, une couche superficielle de la cornée devant être emportée avec le mal, et une tache plus ou moins opaque en étant assez fréquemment la conséquence. Lorsque la base du ptérygion est très grande et qu'elle s'est largement développée au-dessus et au-dessous de la membrane semi-lunaire, le pronostic est en général mauvais. J'ai vu des cas semblables de ptérygion bien opérés récidiver plusieurs fois, et une bride très forte, organisée à la place de l'onglet, produire un empêchement sérieux au libre exercice des muscles de l'œil et une diplopie fort gênante. Deux fois ce résultat s'est présenté dans ma pratique.

ÉTIOLOGIE. — Elle est à peu près inconnue. Tous les auteurs admettent que les irritations et les inflammations chroniques de la conjonctive oculaire prédisposent au ptérygion. Beer, par exemple, croit que les ouvriers exposés à recevoir du sable dans les yeux, comme les maçons, les terrassiers, etc., y sont plus exposés que d'autres ; mais rien ne paraît justifier cette opinion. Il est impossible sans doute de nier ce fait d'une manière absolue ; cependant on ne peut s'empêcher de se demander pourquoi c'est le ptérygion et non le pannus qui est la conséquence de ces inflammations que la présence répétée des corps étrangers provoque. Les climats chauds semblent prédisposer au développement de cette maladie ; Lawrence l'a très souvent rencontrée dans l'Inde ; elle est très fréquente en Espagne et surtout en Italie. Les hommes y sont plus sujets que les femmes, les vieillards plus que les jeunes gens ; les nouveaux-nés cependant n'en sont point exempts, si l'on en juge d'après l'observation de Wardrop.

TRAITEMENT. — On le divise en *médical* et en *chirurgical*.

1° *Traitement médical*. Les astringents et les résolutifs, d'une force graduellement augmentée, réussissent quelquefois à arrêter le ptérygion dans sa marche, et même à le faire complétement disparaître. C'est surtout dans les cas de ptérygions peu vasculaires et non encore parvenus sur la cornée, qu'on est en droit d'espérer ce résultat. Maître Jean, Scarpa, Boyer, Velpeau, Beer, Rosas, Chélius, comptent quelques succès par l'emploi de ces moyens, parmi lesquels le laudanum, les sulfates de zinc et de cuivre, les pommades de précipité rouge et blanc doivent être comptés en première ligne. Mackenzie vante surtout le nitrate d'argent. « J'ai trouvé, dit-il, la solution de nitrate d'argent utile dans le ptérygion, lors même que la maladie approchait de la condition que l'on désigne par le mot *crassum*, et surtout lorsqu'il était accompagné d'une conjonctivite catarrhale. Dans plusieurs cas j'ai vu

ce moyen effectuer la guérison. Il en est de même du vin d'opium (1). »
Cependant il ne faut point se faire illusion et compter trop sur ces
moyens, surtout lorsque le ptérygion commence à envahir la cornée. Il
n'est pas rare alors que les collyres et les pommades favorisent le développement de la maladie. Les scarifications, les excisions partielles ne
sont pas plus avantageuses par suite de l'irritation qu'elles provoquent.
La cautérisation directe avec le nitrate d'argent ne m'a jamais paru être
d'aucun secours, pour les mêmes motifs, qu'on l'applique à la base perpendiculairement aux vaisseaux ou directement sur le sommet. Ce dernier moyen réussit bien dans le pannus, mais ne présente aucun avantage dans le ptérygion. Il est préférable alors de recourir à l'opération.

2º *Traitement chirurgical.* — Il constitue seul le traitement essentiellement curatif du ptérygion, et consiste dans l'excision de toutes
les parties malades. Quelques auteurs pensent qu'il est indispensable
d'enlever la dégénérescence du sommet à la base (Scarpa, C. Bell.,
Chélius, Samuel Cooper, Jæger); d'autres, au contraire, pensent qu'on
doit toujours, sous peine de la voir se reproduire, procéder de la base
au sommet (Beer, Flarer, Riberi, Rosas, Stœber, Carron du Villards).

A. *Extirpation par le sommet.* — Le malade est assis, un aide placé
derrière lui maintient la tête contre sa poitrine, d'une main relève la
paupière supérieure et de l'autre abaisse l'inférieure; le malade dirige
son globe de l'œil du côté de la base de la tumeur afin de la mettre dans
un aussi grand relâchement que possible. Lorsque l'œil est très mobile,
on peut le fixer avec une paire de pinces ou une érigne double,
comme dans l'opération du strabisme ; mais alors un second aide est
nécessaire. Le chirurgien saisit au moyen d'une pince le ptérygion par
le sommet placé sur la cornée, l'attire à lui brusquement jusqu'à ce
qu'il entende un léger craquement, puis dissèque peu à peu avec un
bistouri convexe toute la portion scléroticale adhérente, jusqu'à la base
qu'on sépare ensuite au moyen de ciseaux ordinaires. Scarpa opérait
ainsi, sauf que, pour prévenir une cicatrice trop étendue, il n'enlevait
avec le bistouri que la portion kératique du ptérygion et divisait la
base par une incision semi-circulaire parallèle au bord de la cornée. Le
procédé que nous avons décrit est celui que préfère Jæger (Deval); il
est d'une exécution assez difficile : il arrive souvent que les pinces ne
saisissent qu'incomplétement la tumeur, qui se déchire sous la pression.
On comprend en outre toute la peine que doit éprouver le chirurgien à
placer la pince d'une manière convenable sur l'extrémité souvent filiforme de la dégénérescence, surtout lorsque l'œil n'est pas convenablement fixé.

(1) Mackenzie, *loco citato*, page 188.

B. *Extirpation par la base.* — Le malade et les aides étant placés comme il a été dit plus haut et les paupières étant maintenues écartées, le chirurgien saisit, au moyen d'une pince à agrafe, la base du ptérygion vers laquelle l'œil est dirigé ; toute la portion comprise entre les mors de l'instrument est divisée d'un coup de ciseaux portant jusque sur la sclérotique, puis l'opérateur détache les côtés du triangle jusque sur la limite du ptérygion à la cornée ; la portion kératique est disséquée ensuite avec lenteur, on se sert pour cela d'un couteau à cataracte ordinaire, ou d'un petit bistouri convexe bien tranchant. Si quelques portions morbides restent dans la plaie, on doit les saisir et les retrancher avec soin. Je trouve plus commode d'opérer le malade au lit.

Pansement. — L'opéré doit être couché immédiatement ; des fomentations d'eau froide sur l'œil sont prescrites pour empêcher la réaction, et continuées pendant au moins vingt-quatre heures : on s'en abstiendrait dans le cas où elles provoqueraient l'apparition de douleurs rhumatismales. Si une inflammation se développait, on aurait recours à la saignée générale et locale, aux frictions d'onguent napolitain et de belladone, au calomel à l'intérieur, etc. Lorsque les choses se sont passées convenablement, vers le deuxième ou le troisième jour une suppuration légère commence à la surface de la plaie, dont le fond prend une couleur blanc jaunâtre ; on prescrit alors quelques collyres légèrement astringents, dans le but d'empêcher cette suppuration d'aller trop loin. Les émollients doivent être soigneusement éloignés ici de même que dans toutes les suppurations de la cornée. L'eau blanche, les collyres saturnins seront exceptés aussi, parce qu'ils gênent la cicatrisation et contribuent à former dans la cornée une tache nacrée indélébile. Lorsque des végétations s'élèvent de la surface dénudée, on les réprime par des cautérisations légères faites avec le nitrate d'argent. Quand une tache de la cornée succède à l'opération, ce qui est le cas le plus commun, on la traite par la série de moyens recommandés contre ces affections (voyez *Taches de la cornée*).

Le ptérygion, bien qu'opéré avec le plus grand soin, se reproduit chez quelques malades ; j'ai vu plusieurs fois ce cas. Un malade de M. Carron du Villards, opéré du ptérygion, m'a offert un exemple de récidive. On peut alors, à l'exemple de M. Szokalski, détruire l'hypertrophie de la conjonctive au moyen de ligatures appliquées sur le ptérygion et laissées en place pendant quelques jours. Après trois ou quatre jours, les vaisseaux de la muqueuse étant oblitérés, on dissèque le ptérygion de nouveau et l'on excise toute la partie comprise entre les ligatures (1) ; ce moyen, cependant, échoue parfois, de sorte qu'il reste encore quel-

_____
(1) *Annal. d'oculistique* de M. Cunier, page 149. 3e vol. supplémentaire.

que chose à faire pour le traitement de cette affection, véritablement rebelle dans quelques cas.

Les anciens soulevaient le ptérygion avec un crochet et engageaient une anse de fil à sa base pour l'exciser plus facilement ensuite. Le même moyen était employé pour le traitement chirurgical de l'ectropion sarcomateux. Quelques chirurgiens préfèrent encore aujourd'hui ce procédé qui appartient à Celse; il est d'une exécution très facile.

Le ptérygion peut être confondu quelquefois avec le pannus, bien qu'il s'en distingue par des caractères parfaitement bien tranchés. Nous allons établir en quelques mots le diagnostic différentiel de ces deux maladies.

DIAGNOSTIC DIFFÉRENTIEL DU PTÉRYGION ET DU PANNUS. — Ces deux maladies sont assez fréquemment prises l'une pour l'autre, bien que des caractères tranchés les différencient.

Le *pannus* est toujours mal limité; rarement il prend la forme triangulaire; les vaisseaux s'éparpillent sur la cornée par leurs extrémités sous forme de réseau.

Le *ptérygion* se détache parfaitement, il est toujours triangulaire, et a son sommet en forme de lance, limité par une bandelette fibreuse nacrée.

Le *pannus* est toujours consécutif d'ophthalmies chroniques, il occasionne de la gêne, et s'accompagne de larmoiement.

Le *ptérygion* n'est ordinairement précédé d'aucune affection de l'œil et ne produit aucune sensation désagréable. Toujours il est exempt de photophobie.

Le *pannus* augmente d'ordinaire à ce point, qu'il finit bientôt par recouvrir la cornée en entier ou en très grande partie.

Le *ptérygion* au contraire marche avec la plus extrême lenteur et ne recouvre qu'une partie toujours petite de la membrane transparente.

Le *pannus* se montre le plus ordinairement sur la partie supérieure de la cornée, ou s'étend d'une manière à peu près uniforme sur toute cette membrane.

Le *ptérygion* occupe presque constamment l'angle interne de l'œil, et se prolonge sous la forme d'une flèche jusqu'au centre même de la cornée, dont toutes les autres parties demeurent parfaitement transparentes.

Le *pannus* est le plus souvent amélioré par les excitants; il ne peut être exactement enlevé par la dissection.

Le *ptérygion* au contraire peut être empiré par une excitation fréquemment répétée; il est d'une dissection facile.

Le *pannus*, guéri une fois, se reproduit très souvent.

Le *ptérygion* ne récidive que rarement.

ARTICLE VIII.

Pinguecula.

C'est ainsi qu'on nomme une petite tumeur d'un blanc jaunâtre, assez bien circonscrite, qui ne s'enflamme jamais, ne nuit point à la vision, et dont le volume ne s'élève guère au-delà de la moitié d'un grain de chènevis. Cette tumeur, adhérente à la sclérotique, est placée ordinairement dans le diamètre transversal de l'œil, près de la cornée, du côté du bord interne de cette membrane, et immédiatement au-dessous de la conjonctive. On l'a appelée quelquefois *pterygium pingue*, lorsqu'elle était développée plus que de coutume, ou qu'elle était compliquée de ptérygion. On ne voit le pinguecula qu'exceptionnelle-ment chez les jeunes gens ; il est très commun chez les adultes et chez les vieillards. Quelquefois on l'observe au côté externe de l'œil, en même temps qu'au côté interne. Le pinguecula une fois formé ne dis-paraît plus, et conserve le plus souvent le volume que nous avons in-diqué.

Il a reçu son nom à cause de son apparence graisseuse ; cependant Weller, qui en a analysé un, assure qu'il ne présente pas la moindre trace de graisse. (Weller, *loc. cit.*, pag. 238, t. I.)

Le pinguecula ne peut être considéré comme une maladie ; il nuit seulement à la beauté de l'œil, sur lequel il forme une tache jaune sale. Aussi quelques jeunes femmes portant cette petite tumeur sont-elles venues me prier d'en faire l'ablation, ce que j'ai constamment refusé.

Lorsque le pinguecula existe sur un œil atteint de conjonctivite, la tumeur dépourvue de vaisseaux se détache en blanc sur le fond rouge de la muqueuse enflammée, et ressemble à une pustule en voie de ré-sorption.

Si, exceptionnellement, le pinguecula occasionnait quelque gêne, on pourrait l'enlever avec un bistouri, en le saisissant préalablement avec une petite pince à agrafe.

ARTICLE IX.

Chémosis séreux, ou Œdème de la conjonctive.

Le boursouflement séreux de la conjonctive est une affection très fréquente, et qui ne présente par elle-même aucune gravité dans la plupart des cas. Il est produit par une accumulation de sérosité dans le tissu cellulaire sous-conjonctival.

ÉTIOLOGIE. — L'érysipèle des paupières, les conjonctivites granu-

leuses, les abcès des paupières, les plaies, les corps étrangers, la cautérisation de la conjonctive, les applications de sangsues dans le voisinage de l'œil, etc., etc., produisent souvent cette maladie. Parmi les causes générales, une constitution molle ou lymphatique, l'exposition journalière à certains gaz, y prédisposent singulièrement; les nouvelles accouchées y sont particulièrement sujettes; on le voit aussi chez quelques vieillards et chez des personnes affaiblies. « Quelquefois, dit Mac-
» kenzie (1), la conjonctive devient œdémateuse d'une manière plus
» diffuse chez des sujets âgés, à constitution relâchée. Dans un cas, l'œ-
» dème de la conjonctive survint chez une vieille femme après qu'elle
» eut pris une quantité énorme de punch au rhum, et il subsista pen-
» dant plusieurs mois. J'ai vu souvent cet œdème accompagné par une
» saillie anormale des globes oculaires, comme si la tuméfaction du
» tissu cellulaire orbitaire les poussait au dehors. Je l'ai vu aussi coïn-
» cider avec l'hémicrânie et la névralgie circum-oculaire. » Il est rare que
le chémosis séreux ne se montre pas en même temps que quelques tumeurs inflammatoires des paupières; il est alors symptomatique, comme
par exemple l'œdème des paupières dans le furoncle qui occupe la région des sourcils, ou comme l'œdème de la glotte dans la laryngite ou
dans la pharyngite. L'œdème dont nous parlons se montre encore très
fréquemment dans le cas où une tumeur de l'orbite oblitère par compression les veines de l'œil. Bien des fois, tandis que l'œil, plus ou
moins saillant dans le cas de tumeur, était immobile dans l'orbite, j'ai
vu la conjonctive bulbaire soulevée par un œdème. Du jour au lendemain, la quantité de sérosité variait; certains jours la muqueuse restait comme affaissée, d'autres fois elle était si soulevée que des mouchetures devenaient nécessaires. Les chutes sur la tête provoquent
quelquefois encore l'œdème symptomatique. De même que l'ecchymose
sous-palpébrale, il indique alors des désordres très graves du côté du
cerveau. M. Vidal (de Cassis) (2) rapporte qu'un homme qui se trouvait dans ce cas mourut, et qu'à l'autopsie il constata « des abcès sur
et sous le crâne », dans le cerveau, dans le foie, dans les sinus veineux
et les veines qui correspondaient à la fente sphénoïdale gauche. L'œil
du même côté était le siége d'un chémosis séreux très prononcé. « La
» tumeur était demi-transparente et jaunâtre; le liquide qui la compo-
» sait avait cette teinte, qui, d'ailleurs, était répandue partout, car le
» foie était malade. » Le chémosis séreux se montre encore dans les
cas où des caillots sanguins se seraient formés dans la veine ophthalmique. A. Laënnec rapporte l'exemple curieux d'une femme déjà atteinte de *phlegmasia alba dolens* aux deux membres abdominaux, qui

<hr>

(1) Mackenzie, *loco citato*, pag. 181.
(2) Vidal (de Cassis), *loco citato*, pag. 320.

fut tout-à-coup prise de cécité et de vives douleurs dans l'œil. « *Il y avait chémosis séreux opalin considérable;* » l'auteur rapporte ce phénomène à la formation de caillots sanguins dans la veine ophthalmique. Un autre cas, dans lequel l'autopsie est venue confirmer les idées de Laënnec, a été rapporté par M. Rostan, dans une de ses leçons cliniques à l'Hôtel-Dieu (voyez *Gazette des Hôpitaux*, 3 mai 1845); un soldat qui présentait un chémosis séreux, mourut après avoir éprouvé des accidents cérébraux, et M. Masselot, chirurgien aide-major distingué de l'hôpital militaire de Versailles, trouva à l'autopsie une inflammation de la veine ophthalmique et de quelques sinus.

SYMPTÔMES. — Le chémosis séreux se présente sous la forme d'une tumeur blanc jaunâtre, de couleur gélatiniforme plus ou moins prononcée selon le degré de l'affection. La tumeur conjonctivale est partielle ou générale. Dans le premier cas, elle est peu élevée et occupe la portion de muqueuse en rapport avec la paupière inférieure ; tandis que dans le second, elle prend quelquefois un volume très considérable, et envahit toute la membrane qui se trouve éloignée de la sclérotique. Alors la muqueuse est soulevée autour de la cornée sous la forme d'un bourrelet blanc jaunâtre, si épais qu'il fait saillie quelquefois entre les paupières. De même que Deshais-Gendron (1), j'ai vu la tumeur œdémateuse dépasser le volume d'un œuf de poule. Dans ce cas il n'est plus possible d'apercevoir la cornée, qui demeure cachée profondément sous les plis chémosiques. Les paupières sont ou tendues, ou, ce qui est le plus fréquent, complétement renversées. Quelquefois le chémosis séreux se forme avec une extrême rapidité : ainsi, sous l'influence d'une cautérisation très superficielle pratiquée avec le sulfate de cuivre, j'ai vu se développer une infiltration considérable qui produisit bientôt des symptômes de compression tels, que je fus obligé, séance tenante, d'enlever plusieurs plis de la muqueuse.

MARCHE. — DURÉE. — Le chémosis séreux, ainsi que nous venons de le voir, se montre quelquefois avec une grande rapidité; dans d'autres cas, au contraire, il n'apparaît qu'avec la plus extrême lenteur, et passe même à l'état chronique. Une jeune femme anémique à qui j'ai donné des soins, se trouvait dans ce cas; la persévérance que je mis dans l'emploi des préparations ferrugineuses fit disparaître ce chémosis en même temps que le bruit de souffle qui existait dans les grosses artères.

PRONOSTIC. — Il est rarement grave, ce n'est que mécaniquement que le chémosis séreux pourrait exercer une influence fâcheuse sur la

____

(1) Deshais-Gendron, *loco citato*, t. II, pag. 38.

nutrition de la cornée. Il est des cas dans lesquels il a produit de graves désordres ; mais alors il existait une autre affection de l'œil.

TERMINAISONS. — La résolution dans presque tous les cas ; rarement l'état chronique.

TRAITEMENT. — Si l'infiltration est légère, quelques astringents suffisent le plus ordinairement pour le faire disparaître. Mais si la sérosité s'accumule en si grande quantité, que la muqueuse se soulève sous forme de larges bourrelets, il convient alors d'agir plus vigoureusement. Rien, au reste, n'est plus simple. Quelques mouchetures à la surface de la tumeur suffisent le plus souvent pour en provoquer l'affaissement complet. On les pratique avec les petits ciseaux courbes ordinaires. Mais lorsque le chémosis est porté à son plus haut degré, qu'il exerce une compression dangereuse sur la cornée, les scarifications et les mouchetures deviennent insuffisantes ; on se hâte alors d'enlever de la muqueuse, au moyen de ciseaux et d'une paire de pinces, un lambeau aussi large que possible. La perte de substance, qui doit toujours être faite dans le sens transversal, ne gênera en rien les mouvements des paupières, l'infiltration séreuse distendant la conjonctive dont l'élasticité est considérable. On favorise l'écoulement de la sérosité par une compression légère faite avec le doigt ; il est inutile de se servir de bandes comme le recommandent quelques praticiens.

Lorsque le *chémosis* est affaissé, on doit s'occuper de la cause qui l'a produit, qu'elle soit locale ou générale. C'est pourquoi il importe, ainsi que le fait remarquer M. Rognetta (1), « de distinguer dans la pra-
» tique l'œdème symptomatique de maladie locale inflammatoire (phlo-
» gose sous-muqueuse), ou autre, et c'est le cas le plus ordinaire, de
» l'œdème symptomatique de maladies éloignées. Celui-ci peut récla-
» mer une médication générale qui n'est pas ordinairement nécessaire
» dans le premier. »

<h2 style="text-align:center">ARTICLE X.</h2>

Chémosis phlegmoneux.

On désigne sous ce nom l'inflammation phlegmoneuse de la conjonctive au pourtour de la cornée, et celle du tissu cellulaire sous-jacent. Le chémosis phlegmoneux se caractérise par une tumeur circulaire rouge foncé, environnant la cornée et s'accompagnant de battements et de douleurs pulsatiles des plus intenses. Il se montre d'ordinaire dans les ophthalmies purulentes suraiguës, dans les inflammations des

____

(1) M. Rognetta, *loco citato*, pag. 336.

membranes internes, et à la suite d'opérations pratiquées sur le globe. En étudiant les terminaisons de la conjonctivite franche (pag. 170), nous avons déjà décrit cette maladie, et le traitement chirurgical qui y est applicable (pag. 173).

ARTICLE XI.

Corps étrangers de la conjonctive.

Les ophthalmies sont assez souvent occasionnées ou entretenues par la présence, sous les paupières, de corps étrangers dont la nature et la forme varient à l'infini; les uns sont solubles; les autres, au contraire, ne se dissolvent pas. Parmi les corps solubles, il en est quelques uns de nature caustique, qui compromettent quelquefois gravement l'œil. Les corps étrangers qu'on rencontre le plus souvent dans la conjonctive sont des rognures d'ongle ou de plume; des grains de poussière; des parcelles de fer ou de tout autre métal, des fragments d'insectes, de graine de millet, de paille; des grains de poudre à canon, etc.

Les corps étrangers sont mobiles ou fixes; les premiers, aussitôt qu'ils touchent au globe, sont immédiatement entraînés par la paupière supérieure dans les replis de la conjonctive, ou sur la face supérieure de l'un des tarses, surtout du supérieur. Une sensation de gêne, quelquefois une douleur très vive, se montrent brusquement; dans beaucoup de cas, le malade, après avoir inutilement frotté l'œil pendant un temps très long, finit par se débarrasser tout-à-coup. D'autres fois, au contraire, le corps étranger placé derrière la paupière supérieure, bien que mobile, reste fixé dans un endroit de la muqueuse et irrite le globe par les frottements répétés qu'il exerce à sa surface pendant les mouvements d'abaissement et d'élévation de la paupière. Le malade est alors condamné à tenir l'œil constamment fermé, sous peine de sentir se renouveler la douleur dont l'intensité va croissant. J'ai vu un grand nombre d'individus qui, par suite de l'introduction dans l'œil d'un corps étranger caché sous la paupière supérieure, étaient dans un état incroyable d'excitation. Il arrive assez souvent qu'après avoir occupé un point de la conjonctive tarséenne, le corps étranger se déplace et va se fixer dans un autre endroit, où, pour quelques instants, il ne provoque aucune sensation désagréable; mais tout-à-coup, entraîné par les larmes ou par toute autre cause, il revient se placer sous la paupière et ramène tous les accidents.

Les corps étrangers fixes sont en général plus faciles à trouver: rien n'est si simple que de les reconnaître et d'en débarrasser le malade quand ils sont superficiels; mais s'ils ont passé sous un des plis de la muqueuse, ou s'ils ont traversé en partie ou en entier cette membrane, il devient moins aisé de les apercevoir. La douleur qu'accuse le malade dans ce cas est fixe; autour du point blessé l'injection est plus forte, et l'on y voit le plus souvent une petite ecchymose.

Lorsqu'ils sont solubles et inertes, ils disparaissent peu à peu en même temps que l'irritation qu'ils ont causée; lorsque au contraire ils contiennent un corps irritant, comme le poivre, le tabac, ils deviennent souvent la cause d'une violente inflammation de la muqueuse. Mais si c'est un caustique qui a pénétré dans l'œil, l'irritation est plus forte encore, et la muqueuse est désorganisée dans quelques cas.

Un corps étranger que j'ai extrait bien des fois, c'est une coque de millet divisée par moitié, et qui avait pénétré dans l'œil au moment où le malade soufflait dans la cage d'un oiseau pour la nettoyer. Je n'en parle en particulier ici que parce qu'il est facile de prendre ce corps pour une de ces pustules qui apparaissent si souvent sur la conjonctive bulbaire. Il va sans dire que pour que cette erreur soit possible, il faut que la coque de millet se soit approchée très près de la cornée. Des vaisseaux réunis en faisceau triangulaire, dont le sommet est limité par le corps étranger, sont les seuls symptômes qu'on reconnaisse. La coque de millet, dont la face convexe est tournée en avant et la face concave vers la conjonctive, est maintenue en place par cette membrane même légèrement gonflée à l'entour. Il n'est pas rare que les mouvements des paupières portent peu à peu la graine vers les limites de la cornée, et même assez souvent jusque sur cette membrane. Un jeune homme m'a offert l'occasion de constater ce fait à ma clinique. Tous les médecins qui le virent crurent à l'existence d'une pustule, et conseillèrent un traitement dans ce sens. La coque de millet était blanc jaunâtre, très mince, ridée à sa surface, ramollie par les larmes, et elle présentait tous les caractères d'une pustule affaissée; dans ses contours elle offrait seulement quelques légères angularités qui décelaient la nature de ce corps étranger.

Lorsqu'un ulcère siège dans la partie supérieure de la cornée, et qu'il présente des bords inégaux déchiquetés, comme s'ils étaient égratignés avec un instrument aigu, il y a lieu de croire à la présence d'un corps étranger sous la paupière supérieure. Une femme de cinquante ans, qui portait une moitié de graine de millet sous la paupière, m'a fourni l'occasion de vérifier encore une fois la nécessité de faire attention à la forme des ulcères de la cornée, et au lieu qu'ils occupent. Rien ne pouvait faire croire à la présence d'un corps étranger que cette forme de l'ulcération; la conjonctive de la paupière supérieure examinée, j'y trouvai la cause du mal.

Lorsque le corps étranger siège sous la paupière supérieure et qu'il est mobile, la conjonctive s'injecte dans toute son étendue en même temps que la sclérotique, qui prend une teinte rouge pâle, violacée près de la cornée. L'iris, de même que cette dernière membrane, demeure sain, du moins pendant les premiers temps, mais la pupille est resserrée et souvent immobile. Des larmes abondantes s'échappent de l'œil. Le malade tient la paupière abaissée et redoute quelquefois à un haut degré le plus petit mouvement de cet organe.

Au contraire, lorsque le corps étranger est fixe, la rougeur est limitée aux parties voisines de celles qu'il occupe. S'il survient une réaction assez forte, la conjonctive et la sclérotique s'injectent d'une manière générale. Il est cependant facile de reconnaître le corps étranger au centre de l'endroit le plus injecté.

Une observation que je trouve dans les *Annales d'oculistique*, t. **XV**, p. 133, et qui a été faite par M. Armand Bouilhet, indique une singulière espèce de corps étranger sous les paupières. Voici ce qu'il raconte :

« Le 24 juin, je fus consulté par une jeune femme de la campagne, qui se plaignait d'une vive inflammation de l'œil droit. Cet organe était en effet très rouge, tuméfié et larmoyant. Ce désordre datait du 22 ; le 23 elle avait consulté son chirurgien, qui pratiqua une saignée qui ne produisit aucun effet. Une seconde évacuation sanguine fut proposée ; mais la malade ne voulut pas s'y soumettre et vint me trouver. Sur la demande que je lui fis, si aucun coup n'avait pu déterminer le mal, elle me dit que le 22, vers neuf heures du matin, étant occupée à couper du seigle, elle avait ressenti un coup, assez léger, à la vérité, dans l'œil, et qu'aussitôt elle avait commencé à en souffrir. Je crus avoir affaire à un corps étranger et je me mis en devoir de m'en assurer. Après avoir écarté les paupières, j'aperçus un point blanchâtre ; je l'enlevai et le mis sur l'ongle pour le faire voir à la malade. En le lui faisant remarquer, quel fut mon étonnement de voir ce corps en mouvement ! Je l'examinai avec attention, et je reconnus que c'était un petit ver. Me rappelant alors que certaines espèces de mouches déposent leurs larves sur diverses parties des animaux, je pensai que ce petit insecte n'était peut-être pas le seul ; je fis couler trois gouttes d'huile d'olive sur le globe de l'œil, et je pus bientôt retirer dix vers successivement.

» Ces petits animaux se mouvaient avec une vitesse incroyable ; ils étaient ronds, assez allongés, et plus petits que ceux qui sont déposés par la grosse mouche sur les viandes ; il y en avait dont la tête paraissait avoir un point noir : ceux-ci semblaient plus vigoureux que les autres.

» Vers la fin du même mois de l'année 1845, une femme conduisit chez moi son fils, âgé de dix à onze ans, et qui se plaignait d'une vive

démangeaison à un œil depuis la veille. Cette démangeaison était survenue tout-à-coup après le contact d'une mouche, qui à peine marqua un
temps d'arrêt sur l'organe. Cette fois-ci le malade était sûr que c'était
un insecte qui l'avait touché. J'examinai attentivement, et je découvris
de petits vers tout-à-fait au fond de la paupière supérieure; j'employai
le même procédé que la première fois, et je retirai six vers. Je crus
avoir fini; l'enfant s'en alla sans souffrir. Comme on parla de cela
comme de quelque chose d'extraordinaire, un médecin eut l'occasion
de voir l'enfant, et, examinant son œil, il aperçut d'autres vers; il me
le renvoya aussitôt, et j'enlevai encore deux vers. Depuis lors l'enfant
est bien guéri et n'a plus rien ressenti à l'œil. »

TRAITEMENT. — Il est en général fort simple : il ne s'agit que d'extraire le corps étranger, au moyen le plus souvent d'une aiguille ou
d'un pinceau; ou s'il est caustique, au moyen d'injections faites immédiatement dans l'œil. Reconnaître le corps étranger constitue la première indication. Après avoir attentivement visité la cornée, la muqueuse bulbaire, la caroncule, le cul-de-sac conjonctival inférieur,
la face postérieure de la paupière inférieure, il ne reste plus à examiner
que la paupière supérieure. A cet effet, on ordonne au malade de renverser fortement la tête en arrière, et de regarder le plus bas possible;
alors on saisit la paupière par les cils et on l'éloigne du globe autant que
l'étendue des parties le permet; de cette manière il est facile d'explo-
rer toute la surface de la muqueuse. Le plus souvent on trouve le corps
étranger fixé derrière la paupière supérieure; aussi je me garde de renverser cette paupière tout d'abord, avant d'avoir reconnu la présence
du corps étranger par ce double motif, qu'en renversant la paupière on
pourrait faire disparaître la cause de la maladie sans l'avoir aperçue, et
qu'en outre si le corps étranger était placé au-dessus du tarse on ne
le verrait point. Dans l'un comme dans l'autre cas, on appliquerait un
traitement irrationnel. Si le corps est mobile, on l'enlève avec le doigt,
une curette ou un stylet; s'il est fixe, la pointe d'un bistouri ou une
paire de pinces suffiront. Dans le cas où le corps étranger serait engagé entre la conjonctive et la sclérotique, préalablement à l'extraction,
on inciserait la muqueuse dans une étendue convenable.

Il arrive quelquefois, mais ceci s'applique plus particulièrement aux
corps étrangers de la cornée, que des malades nerveux, ne pouvant
supporter le jour un instant, se refusent opiniâtrement à l'examen de
l'œil; il faut bien alors, avant d'enlever la cause du mal, en combattre
les effets. Des sangsues appliquées en assez grand nombre près de l'o-
reille, ou, ce qui est préférable, une saignée générale et quelques gouttes

de laudanum de Rousseau à l'intérieur, avec des frictions de belladone autour de l'orbite, ne tarderont pas à faire tomber cet état spasmodique. Il est rare pourtant qu'avec un peu de persévérance, et en
le plaçant dans un jour modéré, on n'obtienne pas du patient l'immobilité nécessaire pour la recherche et pour l'extraction du corps
étranger.

Lorsqu'on a réussi à l'en débarrasser, il arrive d'ordinaire que le
malade ressent encore pendant quelque temps la sensation que lui faisait éprouver ce corps étranger. Dans d'autres cas, au contraire, le
soulagement est immédiat. Si la rougeur est très vive, la douleur très
forte, et que quelques accidents se soient développés du côté de l'œil
et en particulier de l'iris, on se conduira alors comme dans le cas
d'une inflammation simple de cette membrane. Le plus souvent il suffira
de recommander au malade le repos et des applications d'eau glacée
sur l'œil. J'ajoute souvent à ces prescriptions un purgatif léger, moins
dans le but d'agir contre l'inflammation que pour forcer le malade à
tenir la chambre. La résolution de l'inflammation ne tarde pas à devenir
complète.

Si le corps étranger est caustique, on en enlève d'abord tout ce qu'on
peut, on lave ensuite l'œil à grande eau au moyen d'une seringue,
puis pendant longtemps encore on applique de l'eau froide sur l'organe
enflammé. Il est indispensable de recommander au malade de tirailler,
un aussi grand nombre de fois par jour que possible, la paupière dont
la muqueuse a été brûlée, afin d'empêcher l'adhérence des deux
feuillets conjonctivaux ensemble (*Symblépharon*).

ARTICLE XII.

Ecchymoses sous-conjonctivales.

De même que celles des paupières, les ecchymoses qui apparaissent
sous la conjonctive peuvent reconnaître pour cause des lésions directes ou indirectes; elles se montrent spontanément ou pendant la durée
de quelques ophthalmies. La contusion des paupières, les coups sur
l'œil ou sur le front produisent ces ecchymoses, en même temps que
celles qu'on observe sous la paupière. Le sang épanché soulève la conjonctive, et forme une tumeur assez considérable quelquefois pour
gêner le globe dans ses mouvements.

Dans d'autres circonstances l'ecchymose sous-conjonctivale est symptomatique de la fracture de l'orbite, lorsqu'un coup violent a été
porté sur la voûte du crâne; mais alors les paupières mêmes présentent l'infiltration sanguine. Nous en avons parlé plus au long en traitant des ecchymoses des paupières (pag. 129).

Il est rare que les ecchymoses sous-conjonctivales n'apparaissent point pendant la période aiguë de la conjonctivite granuleuse ; l'épanchement sanguin masque assez souvent dans ce cas la vascularisation de la muqueuse ; il disparaît d'ordinaire un peu plus tôt que l'ophthalmie.

J'ai vu souvent encore l'ecchymose sous-conjonctivale se produire à la suite de violents accès de toux, d'éternuments et après des vomissements répétés. M. Luër, habile fabricant d'instruments de chirurgie, ayant pris de l'émétique et ayant beaucoup vomi, m'en a offert un exemple. Une autre fois j'ai observé un de ces épanchements de sang sous l'influence d'une émotion très vive. Voici le fait : M. L.... descendait un escalier et se trouvait précédé de sa femme, très âgée et infirme ; son pied s'arrête à un obstacle qu'il n'avait pas aperçu, il craint en tombant de renverser sa femme, s'accroche à la rampe et parvient à se maintenir debout ; mais il ressent aussitôt une assez grande chaleur à l'œil, dont le volume lui semble augmenté. Lorsque je le vis, il y avait un caillot très volumineux sous la conjonctive bulbaire et sous les paupières. Souvent l'extravasation du sang sous la muqueuse se montre sans aucune cause connue.

Caractères. — La muqueuse, légèrement soulevée lorsque l'ecchymose est peu considérable, offre une teinte rouge partout la même, sauf vers les extrémités de l'épanchement où la couleur tire sur le jaune. Toute la conjonctive bulbaire, dans quelques cas particuliers, présente cette rougeur ; dans d'autres, et c'est là ce qui arrive le plus souvent, l'infiltration est partielle. Bientôt la couleur pâlit, prend une teinte jaunâtre, puis disparaît.

Traitement. — Il est très facile. Une compression légère sur l'œil, quelques astringents légers, l'expectation, suffisent pour faire disparaître la rougeur.

Si l'ecchymose est symptomatique d'une fracture de l'orbite ou d'une autre blessure grave, un traitement général convenable sera conseillé.

ARTICLE XIII.

Dacryolithes de la conjonctive.

C'est chose fort rare de trouver à la surface de la conjonctive des pierres formées par les larmes et par les autres sécrétions de l'œil. Cependant les observations en sont assez nombreuses pour que cette maladie prenne rang dans les affections de l'œil. (Voyez mon mémoire sur les *Dacryolithes* et les *Rhinolithes* dans les *Annales d'oculistique* de M. Fl. Cunier, tomes VII, VIII, IX, 1842-1843.) Les auteurs dont les noms suivent ont trouvé des calculs libres à la surface de la conjonctive : Félix Plater (1656), Lachmund (1669), Garmannus (1670), Ch. Drelincourt (1672), d'Émery (1679), Hasselt (1688), Schaper (1704), Plot (1705), Schulze (1741), Schurigius (1744), Haller (1769), de Walther (1820), Guillié (1820), Weller (traduction française, 1828). De ces observations, les plus curieuses sont les suivantes.

« OBSERVATION recueillie par Lachmund— *de Fossil.* Sect. 3, ch. 22, p. 72, 1669. Hilpesheim. — *Pierres magiques.* —Ici il convient de rapporter l'histoire de petites pierres qui furent produites par fascination dans un œil gauche. Dans l'année 1661, la jeune Marguerite, âgée de treize ans, fille du boulanger Conrad Brandis de Banteln, fut atteinte d'une tumeur dans la partie gauche des tempes, qui lui causa de grandes douleurs et de laquelle dans la suite, en même temps que de l'angle de l'œil, sortirent quelques petites pierres ordinaires ; la tumeur s'affaissa aussitôt après, jusqu'au moment où d'autres petites pierres semblables aux premières, qui avaient été conservées honnêtement (*probe*) dans une boîte, furent rendues par des prestiges ; cela se renouvela plusieurs fois dans le même jour, et, si je ne me trompe, il s'en produisit ainsi pendant trois semaines tant que dura cet enchantement (*incantatione magica*). Enfin elle fut guérie, dit-on, par le secours de pères Capucins. »

La jeune fille dont il est ici question a été guérie par un médecin nommé le docteur Turberville de Sarum (Plot, *Natural history*, 1705, chap. 8, p. 200).

« OBSERVATION recueillie par d'Émery, médecin de Bordeaux, 1679, 1er mai, pages 66, 67 et 68 du *Journal des savants.—Extraite de deux lettres écrites à M. le premier médecin du roi, par M. d'Émery, médecin de Bordeaux, les 2 et 24 décembre, touchant un fait fort surprenant et peut-être inouï.* — Dans le duché d'Alb r et, une petite fille de village, âgée de dix ans, se jouant l'été passé avec deux de ses compagnes, receut dans les yeux une poignée de sable qu'une d'elles luy jetta. Elle s'en trouva fort incommodée pendant les premiers jours, et trois mois après elle ressentit encore une plus forte douleur au grand angle de l'œil gauche, ce qui l'obligea d'y porter la main et de presser même les endroits de cette partie. Cette compression en fit sortir deux ou trois pierres dures et de la grosseur d'un pois. Ceux qui furent témoins de la chose crurent sans beaucoup de réflexion que ces pierres devoient être quelques grains de sable qu'on luy avoit jettés ; mais comme on luy en vit jetter de cette sorte durant plusieurs jours, ce prodige commença à faire du bruit.

» Une dame de qualité chez qui cette petite fille demeuroit, l'ayant fait enfermer dans une chambre pendant quelque temps, après l'avoir observée en toutes choses, tira elle-même de l'œil gauche de cette enfant quatre de ces larmes pétrifiées dont il y en eut une qui se trouva de la grosseur d'une fève, dure comme un caillou, triangulaire, blanche et ayant quelque chose de transparent. M. Émery a usé des mêmes précautions pendant deux mois qu'il l'a tenue chez luy, et MM. Scorbiac et Van-Elmont, fameux médecins, ont esté comme luy témoins oculaires de ce fait prodigieux.

» L'œil de cette fille rend quelquefois jusqu'à quatre pierres dans un jour. Ces déjections se font lorsqu'elle y pense le moins, sans qu'elle ait beaucoup de temps à s'y préparer ; mais elle se plaint un peu auparavant d'une douleur piquante, qui fait qu'après la sortie de la pierre l'œil demeure enflé, rouge et pleurant. Il est vrai que depuis le commencement des grands froids que nous avons eus cet hyver, ce prodige a cessé, et que cette fille n'a plus jetté ces sortes de pierres.

» Ceux qui doutent de la vérité de ce fait disent : 1° qu'il n'est pas croyable qu'un caillou pût se faire jour au travers des membranes sans qu'il en sortît du sang, et sans qu'il s'ensuivît une suppuration, quand même la pierre sortiroit par une fistule lacrymale dont l'ouverture est toujours très petite, ce qui ne se trouve point en cette fille ;

» 2° Qu'il ne peut pas tomber dans l'imagination qu'une liqueur pût s'épaissir et durcir comme un caillou en vingt-quatre heures entre l'œil et la paupière ;

» 3° Que ce qui croist dans les parties sans pourriture ni fermentation, étant presque toujours indolent comme une balle de plomb qui tombe entre les chairs, et cette pierre, au contraire, dans l'endroit d'où elle sort, faisant même de la douleur et laissant de l'inflammation à l'œil et à la paupière comme il a esté dit, cela fait croire qu'elle y a esté introduite.

» Ceux, au contraire, qui en soutiennent la possibilité, soutiennent :

» 1° Que tous les mixtes étant composés des mêmes éléments, la différence de leur forme ne vient que de la diverse disposition de leurs parties, et il y en a qui n'ont point de matières particulièrement destinées à leur génération ;

» 2° Que les pierres sont de cette nature et que l'expérience nous apprend qu'elles se peuvent former dans les corps des animaux comme dans les entrailles de la terre ;

» 3° Qu'on sçait même qu'elles sont différemment modifiées selon la quantité et l'arrangement de leurs principes, et qu'il s'en est trouvé assez souvent dans toutes les principales parties du corps pour croire qu'il s'en peut engendrer sous les membranes des yeux.

» En effet, Hippocrate en a veu jetter par le col de la matrice, et

quelques autres par le siége en toussant ou crachant. On en a trouvé
dans la substance du cœur, dans l'article du genouïl, sous la langue,
dans la teste, dans le mésentère et dans les articles, si on en croit
Jacques Houillier, A. Paré et Loüis Guyon : et pour ajouster à tous ces
exemples quelque chose de nouveau qui appuye même en particulier le
fait dont il est question, c'est qu'après la mort de mademoiselle de la
Loupe, sœur aînée de madame la comtesse d'Olonne et de madame la
mareschale de la Ferté, on trouva en faisant l'ouverture de son corps
une pierre de la grosseur d'une faveolle à l'origine et dans la substance
des nerfs optiques. C'est de quoi MM. Vieillard de Dreux et Hubert de
Nogent, fameux médecins, ont été les témoins oculaires. »

L'observation de Lachmund que nous avons donnée, et qui, sous le
rapport scientifique, présente infiniment moins d'intérêt que celle d'É-
mery, à cause du peu de détails qu'elle renferme, n'a pas soulevé
comme cette dernière la plupart des écrivains du temps contre son auteur. En France, en Allemagne, en Italie, partout, les médecins s'armè-
rent contre le pauvre d'Émery et le taxèrent de fraude et d'imposture.
Schurigius (*Lithologia*, p. 72), après avoir rapporté l'observation qu'il
a lue dans le *Zodiacus medico-gallicus*, anno 1, mart. obs, 8, p. m.
63 seq., et à laquelle il renvoie, dit qu'on voit dans cet ouvrage la figure de ces larmes et d'autres choses, et qu'il y a aussi d'autres men-
songes (*fraudibus*) sur ces concrétions dans les *cahiers d'avril*, p. 79,
et *juin*, p. 97. A. Valisneri, *de corp. marini*, etc., Venezia, 1728, in-4,
2ᵉ édit., p. 173, s'exprime comme on va voir à propos de ces concrétions : « Une Françoise montroit par un jeu de sa main rusée et trom-
» peuse des larmes sortant pétrifiées de ses yeux, imposture que les
» savants découvrirent finalement, comme on peut voir dans la pre-
» mière année du *Zodiacus medico-gallicus*. » Valisneri, ainsi qu'on
en peut juger, ne considérait pas d'Émery comme un imposteur, mais
comme un niais qui s'était laissé prendre pour dupe par une jeune fille
astucieuse. Christ. Francis. Paullin (*Obs. med. physic. cent.* 1, obs. 14,
p. 19), dont je n'ai pu me procurer l'ouvrage, dit, selon Schurigius
(*loco citato*), que le bruit venant de France qui avait été répandu autrefois à propos de larmes pétrifiées n'était qu'une fraude et une imposture ; puis il raconte un fait qui semble lui être propre d'un jeune paysan
qui rendait de très petites pierres en même temps que des larmes.
Nous ne concevons pas que Paullin nie un fait appartenant à un autre
auteur, tandis qu'il en observe un tout-à-fait semblable. Il est probable qu'il y a eu là quelque erreur de traduction. Hasselt, Schurigius,
Paullin, Valisneri, etc., pensent que l'observation d'Émery n'est qu'une
fraude et un mensonge.

Pour nous, nous croyons que l'observation que nous venons de rapporter possède aujourd'hui toute l'authenticité désirable, surtout depuis que M. de Walther a publié celle que nous allons rapporter en entier. Toutefois il est possible que la jeune fille dont parle d'Émery, réellement malade d'abord, mais trouvant amusant de se rendre intéressante alors même qu'elle était guérie, introduisait des pierres dans les replis des conjonctives, et que sa supercherie reconnue détruisit l'authenticité d'un fait qui avait existé en réalité.

« OBSERVATION recueillie par M. de Walther. (*Journal für Chirurgie. Augenheilkunde*, janvier 1820, pag. 164 et suiv.) — On a trouvé des concrétions pierreuses ou plutôt plâtreuses dans toutes les parties du cerveau, dans le méat auditif externe, dans les organes salivaires, dans les yeux, dans le cœur, dans l'estomac et le canal intestinal, dans le foie, dans la vésicule et le pancréas, dans les voies urinaires, dans l'utérus et les articulations.

» Elles sont très rares dans l'œil. Morgagni, Haller, ont rencontré des lames osseuses entre la choroïde et la rétine. J'ai vu, dans des cataractes osseuses, le cristallin devenir dur comme une pierre. Un semblable cristallin, soumis à l'analyse chimique, produisit une petite quantité d'albumine combinée avec du phosphate et du carbonate de chaux.

» Le corps vitré a été trouvé plusieurs fois transformé en une masse pierreuse. Rudolphi cependant se refuse à croire à la possibilité de cette transformation ; il croit que les concrétions osseuses que l'on trouve dans les bulbes flaccidifiés et aplatis de l'œil ne se forment pas par l'ossification d'un point particulier de l'œil, mais par une sécrétion morbide des vaisseaux de la choroïde. Je possède un corps vitré ossifié qui, au moment où je l'ôtai du bulbe, était encore enveloppé de la rétine. Cette concrétion a exactement la grandeur et la forme du corps vitré dont elle occupait la place. Elle sonnait lorsqu'on la frappait avec un stylet de métal, et actuellement, après un séjour de plusieurs années dans l'alcool, elle conserve très bien sa forme originale.

» Schmucker et Sandifort assurent avoir trouvé, dans la substance de la caroncule, des pierres lacrymales comme celles que Blégny avait précédemment découvertes dans les canaux lacrymaux.

» Il est remarquable qu'on ne voie jamais ces sortes de pierres dans le sac lacrymal, lorsqu'il y a fistule lacrymale ni même lorsqu'il y a oblitération parfaite du canal nasal membraneux ; mais que des concrétions pierreuses puissent se former en grande quantité dans l'humeur lacrymale et en fort peu de temps, rien n'est plus certain, comme vont le prouver les observations suivantes dont on ne trouve aucune trace dans les écrits des auteurs qui m'ont précédé. » (Il est bien évident qu'ici M. de Walther s'est trompé, ainsi que le prouvent les observations de Lachmund et d'Émery, que nous avons rapportées.)

« J'avais ôté, en 1811, de l'œil gauche d'une demoiselle nommée Anna Lichterwaller, fille d'un marchand de poissons à Landshut, jeune, florissante de santé, très saine et bien réglée, un morceau de carbonate de chaux qui semblait être descendu du plancher supérieur de l'orbite sans avoir occasionné aucun dommage à l'œil.

» En février 1813, elle éprouva une odontalgie violente. On crut parvenir à calmer la douleur par l'extraction de plusieurs dents molaires cariées, mais elle en ressentit très peu de soulagement.

» Quelques mois après, elle eut de violentes coliques accompagnées d'une constipation opiniâtre qui ne céda qu'à l'emploi longtemps continué de fomentations, de lavements et d'onctions huileuses sur l'abdomen.

» Vers la fin de juillet de la même année, elle se plaignit d'ardeurs et de picotements dans le globe gauche qui étaient exaspérés par le moindre mouvement des paupières et de l'œil et par l'excitation de la lumière solaire vive. En examinant cet œil attentivement, on put voir dans le repli de la conjonctive, entre le globe et la paupière inférieure, vers l'angle externe, une petite pierre blanche anguleuse, de la grosseur d'un pois, et qui, après son extraction, fut aisément écrasée entre les doigts en laissant un résidu graisseux et sablonneux.

» Quoique la malade assurât qu'aucun corps étranger n'était entré dans son œil, je crus d'abord que cette pierre n'était autre chose qu'un morceau de chaux qui y avait été introduit accidentellement; mais quel fut mon étonnement lorsque, trois jours après, la malade revint de nouveau ! Une petite pierre, semblable à la première, se montra à la même place; l'œil alors était déjà considérablement enflammé, la douleur ne se bornait pas au globe seulement, mais s'étendait à la région frontale dans la direction sus-orbiculaire. La photophobie et le larmoiement étaient proportionnés aux autres symptômes de cette maladie de l'œil. L'ophthalmie était survenue la veille au soir avec un violent accès de fièvre précédé de frisson auquel avait succédé de la chaleur. Bien que la petite pierre nouvellement formée fût extraite avec facilité, néanmoins le lendemain, après une nuit passée sans repos avec beaucoup de douleur, l'intensité de l'inflammation augmenta singulièrement, et, au repli de la conjonctive palpébrale inférieure, il se montra de nouveau un concrément blanc et friable qui, le deuxième jour, avait atteint le volume du premier. La paupière supérieure était rouge, et son bord supérieur tuméfié. Tous ces accidents qui allaient croissant indiquèrent la nécessité d'une saignée de 250 grammes et l'usage du régime antiphlogistique dans toute son étendue. La malade éprouva un soulagement passager, mais, quatre jours après, la nouvelle intensité de l'ophthalmie obligea de recourir une seconde fois aux émissions sanguines.

» Cependant le développement des pierres continuait toujours dans l'endroit indiqué, et avec une plus grande rapidité ; des concrétions nouvelles, d'un volume beaucoup plus fort, se montrèrent dans des périodes plus rapprochées, elles avaient toujours la même nature ; on ôtait d'abord tous les jours deux fois, puis trois fois, de l'intérieur de l'œil, de ces petites pierres.

» Comme je ne connais aucun remède plus efficace, pour s'opposer à la formation des noyaux calculeux d'acide urique dans les reins des sujets qui sont disposés à la gravelle, que la solution du sel de tartre dépuré (et non comme le dit M. Guillié, p. 139 de la *Bibliothèque ophthalmologique*, du tartrite acidule de potasse), dissous dans l'eau de cannelle, j'essayai sur cette malade ce remède qui est analogue à celui conseillé par Steefens dans les mêmes cas, et que l'on administre à la dose de quatre demi-cuillerées à bouche chaque jour, en faisant boire simultanément une grande quantité de fleurs de pensée sauvage.

Pr. : Kali. carbonic. . . . . ℈j ß.
Solve in Aquæ cinnamomi simpl. . . . . . ℥ iv.
Adde Syrupi diacod. . . . . ℥ ß.

» Après six jours de l'usage de ce remède, pendant lesquels l'urine était trouble, chargée d'un sédiment abondant et fétide, la génération des pierres de l'œil gauche a singulièrement diminué, et, pendant vingt-quatre heures, il ne s'est formé qu'une seule pierre plus petite et seulement une poudre blanchâtre et friable, qui ne s'agglomérait plus en une masse solide, et qu'il suffisait d'enlever une fois en quarante-huit heures. Mais pendant que la maladie décroissait et disparaissait à l'œil gauche, elle débutait sur l'œil droit au même endroit du repli conjonctival, entre le globe et la conjonctive oculaire, en suivant la même marche ; les petites pierres se formaient d'abord plus rarement et plus lentement, ensuite plus fréquemment et plus rapidement. Avec cela une ophthalmie légère dans le principe, plus intense ensuite, obligea de pratiquer deux saignées.

» La maladie ne fut pas aussi violente sur l'œil droit qu'elle l'avait été sur le gauche. Sa durée fut moins longue ; elle décrut insensiblement comme elle avait augmenté. Les concrétions se montrèrent plus rares, plus petites, et finirent par ne plus reparaître du tout.

» Le cours de cette maladie fut presque de onze semaines. Comme pendant ce traitement la poitrine de la jeune malade s'était affectée par la répétition des saignées, par le changement de régime, et peut-être aussi par l'usage assidu des remèdes alcalins ; comme il était survenu une toux incommode avec expectoration suspecte, le matin surtout, et avec détérioration de l'habitude du corps, je lui conseillai d'user d'une nourriture plus substantielle et de prendre une infusion de lichen d'Islande. Trois semaines suffirent pour lui rendre son embonpoint et sa santé.

» Mais quelques années après, elle fut reprise par cette même maladie : des concrétions pierreuses semblables aux précédentes pour la couleur, la grosseur et la nature, parurent de nouveau dans l'œil gauche.

» Dans le principe, elles se montrèrent entre la paupière inférieure et le bulbe ; dans la suite, il y en avait aussi entre la paupière supérieure et le globe. Quelques jours après, des concrétions semblables se formèrent dans l'œil droit ; mais cette fois les yeux étaient beaucoup moins enflammés, et la maladie fut plus courte parce que je lui opposai dès le principe la solution de potasse ; le nombre des pierres qui se formaient tous les jours diminua bientôt en effet, et tout le travail morbide cessa en peu de temps.

» Je possède un grand nombre de ces concrétions, auxquelles je crois devoir donner le nom de *dacryolithes*. »

ARTICLE XV.

Xérophtbalmie. — (Xérome de la conjonctive, Xérosis, etc.).

Cette maladie est encore peu connue aujourd'hui, les exemples qui en ont été rapportés ne paraissent point remonter avant l'année 1803. M. le docteur d'Ammon en a donné une description très complète ; Mackenzie, Jæger, Travers, Velpeau, Stœber, l'ont aussi observée. La maladie se caractérise par un état particulier de sécheresse de la conjonctive, aussi bien sur la cornée que partout ailleurs ; l'épithélium s'épaissit, la membrane devient insensible, et se cutise en quelque sorte sous l'influence de la diminution de sécrétion de la glande lacrymale et des glandes de Méibomius ; l'œil prend un aspect terne, terreux, cadavéreux. Cette transformation de la conjonctive est portée dans quelques cas à un si haut degré, que les sinus palpébraux disparaissent et que les paupières se fixent contre l'œil. Schmidt, et la plupart des auteurs que nous venons de nommer, d'Ammon et Chélius en particulier, considèrent cette affection comme la suite de l'inflammation chronique de la muqueuse : ils croient qu'elle dépend surtout de l'oblitération des conduits lacrymaux; cependant je les ai injectés sur une dame atteinte de cette maladie, et j'ai reconnu que l'eau pénétrait aisément dans les narines. Des observations semblables à la mienne ont été publiées par M. Rau, de Berne (1). On ne peut néanmoins guère affirmer que l'inflammation chronique de la conjonctive soit l'unique cause de cette maladie, devant les cas d'extraction complète de la glande lacrymale, extraction pratiquée par un assez grand nombre de chirurgiens parmi lesquels on compte Guérin, Tood, O'Beirn et d'autres, et qui n'a point été suivie de l'épaississement de la muqueuse. Cette cause serait-elle dans une affection particulière des nerfs de la cinquième paire? cela ne paraît pas probable. La cornée, dans ce cas, d'après les expériences de M. Magendie, se ramollit, se perfore ou tombe toute d'une pièce, mais la conjonctive conserve son aspect ordinaire; j'ai observé ce résultat dans une blessure, et le fait a été publié par un de mes élèves. Il serait peut-être mieux, ainsi que le remarque M. Duprez (2) dans sa thèse sur la maladie qui nous occupe, de rapporter la cutisation de la conjonctive aux frottements des paupières sur le globe, pendant une inflammation chronique de cette membrane, qui produirait à la longue l'oblitération des conduits excréteurs de la glande lacrymale, des follicules de Méibomius et celle des corps papillaires.

La cutisation de la muqueuse oculaire s'observe dans quelques cas de blépharite glandulaire avec renversement de la muqueuse au dehors et dans quelques ectropions, surtout dans ceux qui sont très complets. Dans la xérophthalmie, la muqueuse a pris un aspect semblable, avec cette différence que l'affection s'est étendue à toute la surface de la conjonctive.

Si la maladie se bornait à la muqueuse palpébro-oculaire et que la cornée demeurât saine, la vision ne serait pas compromise; malheureusement il n'en est point ainsi. Cette membrane se dessèche à sa surface externe, prend un aspect terne, poudreux, et finit par se recouvrir de taches blanches crétacées assez semblables à de la poussière de plâtre; tel était au moins le cas d'une vieille femme que j'ai longtemps observée. Lorsque je la vis pour la première fois, elle avait perdu un œil; le moignon qui en restait était gros à peine comme l'extrémité du petit doigt. La muqueuse était sèche comme du parchemin, et racornie dans toute son étendue. L'œil conservé était dans l'état suivant : la conjonctive pâle, mate, comme poudreuse, était épaissie dans toute sa surface; elle formait des plis transversaux dans le cul-de-sac et pendant les mouvements de l'œil des plis circulaires et blafards autour de la cornée. Cette dernière membrane était opaque dans toute sa moitié inférieure;

<hr>

(1) Cunier, *Annales d'oculist.*, 1er vol. suppl., pag. 103.
(2) Duprez, *Thèse sur la xérophthalmie*. Paris. 1836.

une perforation s'était faite, et le bord de l'iris correspondant était engagé dans l'ulcération. La moitié supérieure de la pupille était conservée. Tout le reste de la cornée était trouble et comme dépoli ; la
malade se faisait conduire, cependant elle reconnaissait plusieurs objets
même assez petits, lorsqu'elle avait pris la précaution préalable de lu-
brifier sa cornée au moyen d'un peu de salive qu'elle prenait sur l'extrémité du doigt. Au toucher la conjonctive et la cornée donnaient la
sensation d'une feuille de papier un peu rugueuse. J'ai perdu de vue
cette pauvre femme après l'avoir observée pendant plus de deux années ;
pendant tout ce temps l'affection n'a fait que des progrès presque
insensibles. Depuis, j'ai fait une observation de xérosis sur la dame dont
j'ai parlé plus haut, et chez laquelle l'injection des conduits lacrymaux
a réussi ; seulement dans ce dernier cas de nombreuses adhérences s'é-
taient établies entre les paupières, la conjonctive bulbaire et la cornée
(*Symblépharon*). L'affection de l'œil était en rapport évident avec une
maladie de la peau très opiniâtre.

TRAITEMENT. — Il est demeuré impuissant jusqu'ici. On a excisé,
cautérisé, tourmenté la muqueuse de toutes les manières, sans obtenir
aucun résultat satisfaisant. On a essayé, par l'instrument tranchant
plongé dans la direction de la glande lacrymale, de rétablir le cours des
larmes, mais sans avantage, on le pense bien. « Pour commettre une
pareille action chirurgicale, » dit le spirituel chirurgien de l'hôpital des
vénériens (1), qui considère cette maladie comme une lésion de l'innerva-
tion, « il faut une conviction bien entière de l'incurabilité du mal, ou
une foi bien robuste en chirurgie, ou une grande idée des inspirations
qu'on peut avoir, ou peut-être un grand mépris pour la science et
l'humanité. »

Le fait suivant, publié dans la *Gazette médicale* par M. Cade, et dont
le sujet a été observé par M. Vidal (de Cassis), étant beaucoup plus
complet que ceux que j'ai cités, donnera une idée plus exacte de cette
singulière maladie :

« OBSERVATION. — Le nommé Jacques Claude, âgé de vingt-trois ans,
vigneron, est doué d'une constitution robuste sur laquelle se dessinent
néanmoins quelques traits de diathèse scrofuleuse : il ne se serait jamais
exposé à recevoir les fâcheuses atteintes de la syphilis. Il y a un an,
sans cause appréciable, il fut pris à l'œil droit d'une ophthalmie aiguë.
Quelques jours après, il survient au niveau de l'échancrure sus-orbitaire une tumeur inflammatoire, du volume d'une noisette, qui, soulevant la paupière supérieure, ne tarda pas à donner spontanément

____

(1) Vidal (de Cassis, *loco citato*, pag. 325.

issue, par sa surface oculaire, à une suppuration abondante. A cet écoulement purulent succédèrent des douleurs sourdes, occupant le voisinage de l'apophyse orbitaire externe, une diminution graduelle de la vue et de la sécrétion des larmes, et enfin une sécheresse complète de la face antérieure du globe oculaire. Pendant tout le temps de sa maladie, Claude a été soumis, sans aucune apparence de succès, à l'usage des antiphlogistiques, des révulsifs et de quelques collyres dont nous ignorons la composition. Entré à l'hôpital de la Charité, le 31 mars 1836, il nous a présenté les phénomènes suivants :

» OEil droit. Quoique les paupières jouissent d'une certaine mobilité, la supérieure n'est pas susceptible d'un mouvement d'élévation aussi étendu que celle du côté gauche, d'où résulte une légère blépharoptose. Tant que l'œil reste ouvert, les cils conservent leur direction normale ; mais aussitôt que les paupières tendent à se rapprocher, il s'opère sur le milieu du bord palpébral inférieur un entropion ou introversion, qui détermine nécessairement un trichiasis partiel. Ce renversement interne de la paupière inférieure et des cils paraît dépendre ici d'une légère rétraction du cartilage tarse, augmentée pendant le rapprochement des bords palpébraux, par la contraction du muscle orbiculaire. Les orifices des glandes de Méibomius et le point lacrymal inférieur sont complétement oblitérés. La caroncule lacrymale, d'un rose mat, moins volumineuse et plus granulée que celle du côté gauche, est logée dans une espèce de sinus triangulaire, formé par un vaste pli de la conjonctive. Celle-ci, légèrement injectée, d'un blanc terne et entièrement sèche, offre à chaque commissure des brides verticales, qui semblent saillir et se multiplier en raison des efforts que fait le malade pour imprimer aux paupières le plus grand écartement possible : et lorsque le globe oculaire est fortement porté en dedans, le segment interne de la paupière se trouve recouvert d'un de ces plis comme d'une membrane clignotante. Le phénomène inverse s'observe lorsque l'œil tend à se cacher sous l'angle externe des paupières. La cornée transparente, de forme ovalaire dans le sens de son diamètre transversal, est recouverte comme d'une pellicule pulvérulente sèche, inégalement opaque, à travers laquelle on distingue néanmoins, comme à travers un nuage, l'iris et la pupille, qui n'offrent d'anormal qu'un peu moins de contractilité sous l'influence des rayons lumineux. Cette cornée est plus sèche, plus nébuleuse dans ses trois quarts supérieurs que dans son quart inférieur, dont le plus d'humidité et de transparence dépend de ce que, constamment recouvert par la paupière supérieure, il est ainsi mis à l'abri de l'impression de l'air et d'autres agents extérieurs. En un mot, vous croiriez voir, de prime abord, l'œil sec, terne et flétri d'un cadavre exposé depuis deux jours à l'action de l'air atmosphérique, avec cette différence que la cornée, affaiblie, déprimée chez l'homme qui a cessé de vivre, conserve chez notre malade tout le plein de la sphéricité. La vision et la sensibilité ont considérablement perdu de leur énergie primitive ; les objets ne sont aperçus qu'à travers l'épaisseur d'un brouillard, et ce n'est qu'en humectant l'œil avec un liquide quelconque, que le malade voit leur forme se dessiner d'une manière moins confuse. La cornée peut supporter sans douleur et presque sans incommodité le contact du doigt promené sur sa surface ; et l'instillation d'une solution de cinq grains de nitrate d'argent dans une once d'eau n'a pu déterminer que la sensation presque imperceptible d'un picotement, d'une démangeaison. Toute sécrétion liquide a cessé pour cet œil, qui ne s'humecte pas même sous l'impression irritante des pellicules d'oignon introduites entre les paupières. Les sens correspondants de l'odorat, de l'ouïe et du goût, remplissent régulièrement leurs fonctions.

» OEil gauche. De prime abord, il paraît parfaitement sain et étranger à toute influence sympathique de l'œil malade ; cependant, lorsqu'on l'examine de près et avec attention, on aperçoit à quelques taches noirâtres dont est parsemée la surface de l'iris, que la membrane a dû être autrefois le siége d'une phlegmasie plus ou moins intense. Aussi le malade nous a-t-il avoué que, dans la période la plus aiguë de son ophthalmie, il avait ressenti par contre-coup du côté gauche, de la photophobie, du larmoiement et quelques douleurs gravatives dans le globe de l'œil et la région frontale externe. Aujourd'hui, l'œil et les diverses parties qui en dépendent jouissent de la régularité de leurs fonctions. A l'exception de l'appareil sécréteur qui a perdu un peu de son activité première au rapport du malade, la sensibilité est intacte, et le contact du doigt sur la cornée détermine une augmentation de larmes et une espèce de blépharospasme toujours douloureux. »

CHAPITRE II.

MALADIES DE LA CORNÉE.

Les altérations de cette membrane sont d'autant plus intéressantes à étudier, qu'elles sont très nombreuses, et compromettent bien souvent la vision. Des relevés statistiques, faits avec exactitude, en prouvent la fréquence. Saunders, sur 1942 affections de l'œil, a compté 659 maladies de la cornée ; et M. Velpeau en a observé 125 sur 250 sujets atteints de maux d'yeux. Quant à nous, sur un total de 1634 malades, 636 fois nous avons eu affaire à des affections de la cornée. Ces chiffres prouvent mieux que toute autre raison l'importance de l'étude de ces maladies ; aussi, doit-on s'étonner que la *kératite*, dont elles sont la suite la plus ordinaire, n'ait été sérieusement étudiée que depuis le commencement de ce siècle. On trouve bien, dans quelques auteurs, des indications de cette affection ; Morgagni, maître Jean, Boerrhaave, Janin, d'autres encore paraissent l'avoir entrevue ; mais c'est Vetch, Wardrop, Hauffbauer, Mirault d'Angers, qui les premiers en ont donné de bonnes descriptions.

Les maladies de la cornée sont très nombreuses ; l'inflammation de cette membrane, ou la kératite proprement dite, demande à être étudiée avec soin sous toutes ses formes, parmi lesquelles la kératite aiguë et la kératite chronique, la kératite vasculaire ou secondaire, et la kératite non vasculaire ou primitive, doivent être surtout notées ; puis viennent les abcès ou épanchements de la cornée, les ulcères, les perforations, les taches, les tumeurs, les blessures, etc., etc.

L'*absence congéniale* de la cornée a été observée par quelques auteurs : j'ai vu, sur de jeunes enfants, cette membrane à l'état rudimentaire s'accompagnant d'un arrêt du développement de l'œil (microphthalmos).

L'*opacité congéniale* a été rencontrée quelquefois. J'ai vu à ma clinique un enfant né depuis deux jours, dont les cornées étaient opaques, saillantes, staphylomateuses, dans toute leur étendue.

L'*atrophie* a été notée à la suite de profondes ulcérations. Dans la phthisie de l'œil, sans perdre toujours sa transparence, la cornée diminue dans tous ses diamètres et se trouve réduite dans quelques cas à des proportions excessivement petites.

L'*hypertrophie* se remarque d'autres fois ; alors la cornée prend une étendue considérable, et s'étend dans tous les sens ; on voit ce phénomène survenir dans l'*hydrophthalmie*.

La *reproduction* de la cornée, du moins dans quelques unes de ses parties, paraît avoir été observée. On en a d'assez fréquents exemples dans les ulcérations ou les plaies superficielles. Dans mes expériences sur la kératoplastie (voir ma lettre à l'Académie des sciences en date du 16 octobre 1843), j'ai fait de nombreuses remarques à ce sujet, et j'ai l'espoir que des recherches nouvelles m'apprendront s'il s'agissait dans ces cas d'une véritable reproduction ou d'un simple allongement.

L'*ossification* de la cornée est loin d'être rare : Richter, Beer, de Walther, Wardrop, Anderson, en ont observé des exemples.

Kératites.

L'inflammation de la cornée présente des variétés nombreuses ; sous le rapport du siége, elle est *superficielle, interstitielle* ou *profonde, partielle* ou *générale*. Selon qu'elle frappe d'emblée cette membrane ou qu'elle s'y propage par continuité de tissu, elle est *primitive* ou *secondaire*; dans ce premier cas, la membrane transparente se dépolit en partie, sans que la conjonctive, l'iris, la membrane de l'humeur aqueuse et la sclérotique aient été préalablement malades; dans le second, au contraire, une de ces dernières membranes s'est enflammée, et la phlogose a gagné la cornée.

Les *kératites primitives*, exemptes de photophobie marquée, n'amènent pas d'ordinaire l'inflammation de la conjonctive, du moins au début; mais elles se compliquent très fréquemment d'une ophthalmie interne, à marche très lente, dans laquelle les séreuses oculaires sont particulièrement atteintes, et qui finit à la longue par produire des adhérences entre l'iris et la capsule (*synéchies postérieures*), et des dépôts fibro-albumineux sur cette dernière membrane. Cette inflammation interne de l'œil, masquée par les opacités de la cornée, est parfois si insaisissable et toujours si insidieuse, qu'on n'en reconnaît l'existence, le plus souvent du moins, que par ses résultats, c'est-à-dire par les désordres qu'elle a produits dans la chambre postérieure, et en particulier dans la capsule et dans l'iris.

Les *kératites secondaires*, qui sont vasculaires pour la plupart, s'accompagnent souvent, pour ne pas dire toujours, dès leur début, de tous les signes d'une vive congestion de l'iris, de la sclérotique et de la rétine, avec grande photophobie; symptômes qui peuvent être suivis quelquefois d'une ophthalmie interne très franche, surtout si l'inflammation naissante n'a pas été arrêtée par des moyens convenables.

Très rarement la kératite existe seule : le plus souvent elle se lie à la conjonctivite, à l'inflammation de la membrane de l'humeur aqueuse, ou à l'iritis.

ARTICLE PREMIER.

Kératites primitives.

Comme nous venons de le dire, les *kératites primitives* débutent sans avoir été précédées par l'inflammation de la conjonctive et sont beaucoup moins communes que les *kératites secondaires*.

Deux variétés principales se présentent ici :

1º La *kératite disséminée*;

2º La *kératite pointillée ou ponctuée*.

A. Kératite disséminée.

SYMPTÔMES ANATOMIQUES. — La cornée présente ordinairement dans son centre un trouble léger, difficile à reconnaître au commencement, mais s'étendant bientôt à toute la membrane qui, considérée dans son ensemble, offre une teinte mate, terne, toute particulière, que M. Wardrop a désignée sous le nom de *teinte de pierre à fusil.* L'ensemble de la cornée ressemble parfaitement à un verre dépoli et usé par des frottements; la surface en est trouble et inégale comme celle d'une glace sur laquelle on aurait soufflé de près pendant quelques instants. Plus tard, il se forme entre les lamelles des épanchements d'un blanc jaunâtre sale, paraissant, dans quelques cas chroniques, contenir des vaisseaux qu'on peut assez bien apercevoir à l'œil nu. Bientôt les taches se confondent les unes dans les autres, et forment alors des épanchements d'un assez grand volume, qui masquent toujours le centre de la membrane.

Quelquefois on reconnaît, entre les épanchements, une multitude de points opaques et jaunâtres qui, en se réunissant, finissent par former des plaques d'un assez grand diamètre. Superficiels d'abord, ces épanchements ne tardent pas à devenir plus profonds : à ce moment on voit souvent dans la cornée, placés entre les lamelles, de nombreuses vascularités et même des épanchements sanguins, qui occupent quelquefois plus de la moitié de la cornée. Dans un cas j'ai vu, sur une jeune femme, une tache rouge, placée entre les lamelles, dans laquelle, on pouvait, au moyen d'une loupe, suivre des myriades de vaisseaux. L'autre œil, quelque temps après, se prit de la même manière. Depuis j'ai revu bien des fois cette kératite, mais à un degré moins élevé; la teinte rouge disparaît peu à peu, et est remplacée par une tache d'un jaune rougeâtre qui va toujours pâlissant, et n'est très certainement qu'un caillot de sang qui tend à s'organiser. Il est rare que cette variété de kératite ne porte point un trouble très grave dans la vision.

Souvent cette kératite ne s'accompagne pendant longtemps d'aucune réaction sur les autres membranes oculaires; la sclérotique cependant présente toujours vers le pourtour de la cornée, dans une étendue assez petite, une teinte bleuâtre bien visible; le reste de cette membrane est à peine rose. La conjonctive palpébrale est parfaitement saine; la muqueuse bulbaire est exempte d'injection partout, sauf vers le pourtour de la cornée. Mais l'inflammation ne reste pas toujours aussi bénigne, elle devient plus aiguë dans quelques cas; l'injection alors se prononce davantage dans toutes les membranes que nous avons nommées, et l'iris, sain jusque là, se prend d'inflammation en même temps que la capsule. Il est assez souvent difficile de voir ce qui se passe du côté de ces membranes, à moins qu'un endroit demeuré transparent dans la cornée n'en permette l'examen.

C'est alors que cette dernière, ramollie dans une assez grande étendue, sinon dans son ensemble, s'avance en cône plus ou moins saillant. Il est rare que dans cette variété de kératite, il se forme des ulcérations ; cependant cet accident fâcheux arrive quelquefois. La matière sécrétée semble s'organiser en même temps qu'elle s'épanche, circonstance qui expliquerait jusqu'à un certain point la rareté des perforations.

Lorsque l'affection est passée à un haut degré de chronicité, ces épanchements se résorbent à leur circonférence et deviennent d'un blanc de craie à leur centre ; la cornée est partout sablée de ces taches un peu saillantes, crétacées et si multipliées à sa surface, que le tissu de la membrane ne peut être reconnu qu'avec peine. La vision s'accomplit encore quelquefois à travers cette multitude de taches indélébiles que M. Bérard a comparées avec beaucoup de bonheur au ciel pommelé (*Lhommeau*, *thèse* 1844, p. 33).

SYMPTÔMES PHYSIOLOGIQUES. — Dans cette variété de kératite, l'aversion de la lumière est en général très peu prononcée ; la plupart des malades perdent progressivement la vue, presque comme dans la cataracte. Ils se plaignent d'abord d'un brouillard excessivement fin qui va peu à peu s'épaississant et s'accompagne souvent de si peu de douleur, qu'ils n'en accusent d'aucune sorte. Chez quelques sujets, la lumière est un peu gênante, elle provoque un léger écoulement de larmes accompagné d'une injection plus vive ; le symptôme se prononce davantage pendant les exacerbations de la maladie, et quelquefois on remarque en même temps du côté de la rétine une réaction prononcée qui peut exceptionnellement aller jusqu'à l'amaurose.

Le plus souvent les fonctions digestives sont profondément troublées ; les malades, scrofuleux d'ordinaire, sont pâles, chétifs et maigres ; la peau est sèche, décolorée. Je n'ai point vu comme M. Mackenzie, qui décrit cette variété de kératite sous le nom de *cornéite strumeuse*, que cette ophthalmie s'accompagnât de surdité, mais j'ai noté comme cet auteur la raucité de la voix et l'engorgement des glandes lymphatiques sous-maxillaires chez les femmes.

MARCHE. — DURÉE. — En général, la marche de cette maladie est lente ; ce n'est que dans quelques cas exceptionnels qu'elle devient rapide. La durée en est indéterminée, et ordinairement elle est excessivement longue.

PRONOSTIC. — Il est grave dans la plupart des cas, surtout lorsque des infiltrations sanguines très étendues se sont formées dans la cornée, ou lorsque cette membrane a pris un large développement conique. Il est des cas nombreux pourtant, où les taches bien que couvrant presque toute la membrane, se résorbent d'une manière inespérée ; tel est celui, par exemple, dont j'ai parlé plus haut.

Lorsque la cornée s'est recouverte à sa surface de ces plaques crayeuses et disséminées que j'ai signalées au dernier paragraphe des symptômes anatomiques, il est impossible d'obtenir une guérison complète ni même une amélioration. C'est à ces plaques crayeuses que s'appliquent ces paroles de M. Velpeau (*Dict. de méd. en 30 vol.*, t. IX, p. 87) : « La kératite » chronique est peut-être la maladie de l'œil qui offre le moins de prise » aux moyens thérapeutiques. Ancienne et générale, elle ne guérit en » quelque sorte que par miracle ; j'ai vu tout échouer contre elle. »

TERMINAISON. — 1° *Résolution.* — Elle est lente et difficile, et cependant encore assez fréquente, même dans les cas graves.

2° *Taches.* — Elles sont la suite la plus ordinaire de cette kératite ; la matière épanchée s'organise entre les lamelles, et devient, selon l'expression du professeur Ribéri, *un produit froid.*

3° *Staphylôme.* — Il est assez rare à l'état complet.

4° *Amaurose.* — Elle est souvent la conséquence de cette maladie, surtout lorsque l'inflammation s'est propagée à la rétine par l'intermédiaire des séreuses de Descemet et de Jacob.

5° *Adhérences entre l'iris et la capsule.* — Elles sont très fréquentes, l'iris participant assez ordinairement à l'inflammation.

TRAITEMENT. — 1° *Traitement local.* — *Excitants.* — On ne peut les employer que lorsque l'affection marche avec une extrême lenteur, et ne s'accompagne d'aucune réaction sur la rétine. M. Mackenzie pense que le vin d'opium offre beaucoup d'avantages. M. Lawrence juge au contraire l'efficacité de l'opium assez douteuse ; il conseille de préférence au laudanum la liqueur de Batteley, composée de 2 à 4 grammes d'opium dissous dans 30 grammes d'eau de rose ; préparation qu'on introduit chaude et par gouttes entre les paupières, deux à trois fois par jour.

Les pommades excitantes, telles que celle de précipité rouge, les insufflations de calomel, les solutions de nitrate d'argent ou de sulfate de zinc, ont tour à tour été vantées et blâmées. Je n'ai eu que bien rarement à me louer de ces moyens.

Belladone. — On l'emploie, sous forme d'extrait, en frictions autour de l'orbite et sur la paupière supérieure, ou, ce qui est bien préférable, en instillations dans l'œil, pour maintenir la pupille dilatée, et empêcher ainsi des adhérences de s'établir entre l'iris et la capsule. Ce topique ne peut réussir à prévenir l'atrésie pupillaire, qu'autant qu'il aura été conseillé dès le début de la maladie, et continué tout le temps de sa durée, dût-elle être de plusieurs mois. Le praticien n'oubliera pas que l'opacité de la cornée est telle, dans la majorité des cas, qu'il ne pourra point s'assurer si la pupille est ou non menacée, et qu'il devra, quand même, employer les préparations mydriatiques.

Vésicatoires. — *Cautères.* — Ils ne m'ont jamais paru d'un véritable secours dans cette maladie, qu'on les applique aux oreilles ou à la nuque ; les pommades vésicantes, comme celle d'ammoniaque ; d'autres plus fortes encore, comme celle de tartre stibié, ne m'ont point semblé plus utiles, du moins tant que dure l'inflammation ; prescrits au moment où elle commence à tomber, ces moyens peuvent rendre de bons services.

Fomentations chaudes. — Elles sont fortement recommandées par Mackenzie et par Lawrence. Le meilleur topique, selon ce dernier auteur, est une forte décoction de fleurs de camomille et de têtes de pavots, qu'on applique directement sur l'œil au moyen d'un morceau de laine. Mackenzie préfère exposer les yeux à la vapeur de l'eau chaude laudanisée.

2° *Traitement général.* — Il est rare, dans cette maladie, qu'on doive avoir recours aux émissions sanguines générales ; mais il n'en est point de même des émissions locales, lorsque cette affection s'accompagne d'une rougeur assez vive dans la sclérotique et d'une réaction du côté de la rétine. Au début de la maladie, quand des épanchements encore très limités apparaissent sur la cornée, les dérivatifs sur le canal intestinal sont d'un grand secours, si on les donne d'une manière régulière et autant que possible tous les jours.

Les *purgatifs salins* me semblent devoir être préférés à tous les autres. Les vomitifs seront absolument mis de côté dans cette maladie comme dans beaucoup d'autres affections oculaires, parce qu'ils deviennent la cause d'une congestion cérébrale, qui, bien que passagère, n'en est pas moins dangereuse.

Le *mercure* sera employé avec avantage, si on l'administre jusqu'à la salivation et qu'on l'unisse à la belladone. Mackenzie recommande de le mêler à l'opium, et espère, en le prescrivant, empêcher la pupille de contracter des adhérences morbides ; mais il conseille de n'y recourir qu'après que les symptômes aigus auront été dissipés par les sangsues et par le tartre stibié. Lawrence préfère combiner le calomel avec la poudre de James et de Dower.

Le *sulfate de quinine* réussit aussi bien, selon Mackenzie, dans cette première variété de la kératite qui frappe si souvent les scrofuleux, que dans la vasculaire superficielle, qu'il nomme *phlycténulaire.* Les cas graves ne paraissent pas céder sans qu'on ait préalablement prescrit les émissions sanguines et le calomel. J'ai expérimenté ce moyen dans le cas qui nous occupe, et j'en ai obtenu les meilleurs résultats.

RÉSUMÉ DU TRAITEMENT. — 1. *Kératite disséminée sans réaction sur les membranes internes et marchant avec une grande lenteur. Prescrivez :*

Instiller matin et soir entre les paupières une goutte du collyre suivant :

Eau distillée. . . . . } ā̄ 2 grammes.
Laudanum de Sydenham. . . . . . }
    M. s. a.

Après deux ou trois jours, si le collyre qui précède est bien supporté, on emploiera le vin d'opium pur, de la même manière.

Tout autre excitant peut être conseillé (précipité rouge ou blanc, nitrate d'argent en pommade, etc.) ; mais il est indispensable de surveiller l'effet de ce moyen, dans la crainte que l'excitation n'aille jusqu'à l'inflammation.

Traitement général tonique. — Le quinquina, le sulfate de quinine ; dans quelques cas, un excellent régime, et l'air de la campagne, s'il se peut, concourront essentiellement à arrêter la maladie dans ses progrès. Ce régime seul est souvent le meilleur moyen de faire disparaître la kératite. Le lactate de fer est encore très utile.

11. *La kératite prend une forme aiguë, la cornée se couvre d'opacités et de vaisseaux très fins ; la sclérotique et la conjonctive sont injectées. — Photophobie.*

Saignée générale très exceptionnelle, saignées locales (sangsues près de l'oreille en nombre proportionné à la force du malade) répétées à quelques jours d'intervalle ; scarification de la pituitaire ; ausculter le cœur, les carotides et les sous-clavières pour reconnaître avant tout s'il n'y aurait point anémie, l'affection oculaire étant très souvent liée à cet état général. Si cette complication d'anémie n'existe pas (sujet de quinze ans), prescrivez :

Prendre matin, midi et soir, un des paquets de poudre ci-après :

Calomel. . . . . 30 centigrammes.
Opium brut en poudre. . . . . . 6 centigrammes.
    F. s. a. trois paquets égaux.

En même temps, faire trois fois par jour sur le front et les tempes une onction avec la pommade suivante :

Onguent napolitain. . . . . 20 grammes.
Extrait de belladone sans fécule. . . . . 10 grammes.
Eau distillée. . . . . q. suff.
    F. f. a.

Collyre de belladone instillé entre les paupières jusqu'à dilatation de la pupille, qui contracterait des adhérences sans cette précaution indispensable. (Belladone 1 gramme. Eau distillée 10 grammes).

Faire cesser les frictions et les poudres, aussitôt que les prodromes de ptyalisme se montreront ; arrêter la salivation, autant que possible, dès que l'inflammation sera moindre. Faire continuer la belladone en collyre.

III. *Lorsque cette inflammation commencera à tomber*, prescrire des vésicatoires volants, de la largeur d'un franc, autour de l'orbite. On les appliquera un à un tous les trois jours.

En même temps, conseiller un collyre légèrement astringent (borax 20 centigrammes, eau distillée 100 grammes, tiède au bain-marie).

A l'intérieur, à partir du déclin de l'inflammation, le fer, s'il y a lieu, et un bon régime. Des purgatifs salins très souvent.

B. Kératite ponctuée ou pointillée.

Cette maladie est extrêmement difficile à reconnaître ; le plus souvent on la confond avec l'amblyopie congestive commençante, parce qu'elle ne s'accompagne pas de rougeur et que le caractère principal qui la distingue, les petits points opaques siégeant sur la cornée, ne peuvent être aperçus par beaucoup de personnes déjà exercées au diagnostic des maladies des yeux, qu'à l'aide d'une forte loupe ; tandis que d'autres naturellement plus ou moins presbytes, ne peuvent même point les voir du tout, de quelque façon qu'elles s'y prennent.

Symptômes anatomiques. — Tout au commencement de la maladie, on voit au centre de la cornée, lorsqu'on l'examine avec beaucoup d'attention, quelques petits points ou petites plaques grisâtres ou bleuâtres, de la grandeur d'une pointe d'aiguille, et qui ne présentent ni saillie ni enfoncement. La cornée, dans l'endroit où ils se trouvent, semble avoir été piquée ; la transparence de cette membrane est conservée partout, même entre les petits points opaques, dont le siége paraît varier le plus souvent : tantôt on peut croire qu'ils sont placés à la surface externe de la cornée, tantôt on reconnaît qu'ils le sont beaucoup plus profondément. Les observations nombreuses que j'ai faites de cette maladie m'ont amené à penser que ces petits points n'apparaissent jamais qu'à l'une ou l'autre surface de la cornée, sous les séreuses qui doublent cette membrane. Le plus souvent c'est sous la membrane de l'humeur aqueuse, et l'on reconnaît aisément dans ce cas, en regardant la cornée de côté, que les lamelles externes ont conservé leur transparence normale. Ce serait donc, dans mon opinion, une maladie commençant par les séreuses de la cornée, envahissant peu après le tissu propre de cette membrane, ainsi que nous le verrons bientôt, et se propageant par la membrane de Descemet, aux autres séreuses de l'œil.

Les petits points peu nombreux placés au centre de la cornée augmentent lentement, et se rapprochent ainsi les uns des autres, en se colorant d'une teinte grisâtre ou bleuâtre plus foncée, qui pourrait les faire prendre, dans quelques circonstances, pour de petits épanchements de sang, opinion qui me paraît bien peu probable. Il est plus facile de reconnaître s'ils sont superficiels ou profonds, lorsqu'ils se sont ainsi multipliés; et presque toujours alors c'est la face concave de la cornée qu'ils occupent. Cette variété de kératite pourrait donc, d'après ce qui précède, être divisée en superficielle et en profonde.

Kératite pointillée superficielle. — Celle-ci, toutes choses égales d'ailleurs, est toujours moins grave que la seconde; les points, moins nombreux, moins profonds et placés sous la conjonctive cornéenne, en face de la pupille, comme dans l'autre cas, demeurent plus de temps en nombre limité; assez souvent ils disparaissent sous l'influence d'un traitement convenable. Abandonnée à elle-même, la maladie fait des progrès : les points deviennent plus larges, plus nombreux, atteignent successivement les lamelles de la cornée, s'étendent vers la circonférence de cette membrane, et finissent, en se confondant les uns dans les autres, par former de très petits épanchements interstitiels, de plus en plus profonds. Dans le principe, ces épanchements n'ont tout au plus que le double du diamètre qu'avaient les points.

Assez souvent, à ce degré de la maladie, les petits points paraissent échelonnés dans l'épaisseur des lamelles cornéennes, de sorte que les profonds servent à faire reconnaître qu'il existe une certaine distance d'avant en arrière entre eux et les superficiels, et réciproquement. Il m'a paru, lorsque cet état de choses a pu être constaté, que la tache, après avoir marché un certain temps vers la chambre antérieure, s'était résorbée du côté externe, qui est lisse dans tous les cas, même quand on regarde la cornée obliquement.

Lorsque la maladie tend à envahir toute l'épaisseur de la cornée, les points se multiplient dans l'épaisseur des lamelles, se confondent les uns dans les autres, et forment alors des épanchements interlamellaires, d'un blanc jaunâtre et de largeur variable, mais toujours assez grands pour compromettre la vision; c'est là le degré que les auteurs ont décrit sous le nom de kératite profonde. Arrivée à ce point, la kératite superficielle se confond avec le degré le plus élevé de la kératite ponctuée profonde dont nous allons parler.

Kératite pointillée profonde. — Elle offre, à part les points, tous les symptômes attribués à l'*inflammation de la membrane de l'humeur aqueuse (aquo-capsulitis).* Les points, plus nombreux que dans la variété précédente, et aussi plus bleuâtres, sans doute à cause de l'inflammation du tissu propre de la cornée, ne disparaissent que bien rarement par

résolution. La cornée, examinée de côté, est lisse comme dans la kératite ponctuée superficielle, mais ne présente point d'opacité à sa surface externe comme dans celle-ci ; c'est vers la face concave que la
transparence a diminué. Les petits points se multiplient souvent et
forment par leur agglomération une sorte de nuage gris bleuâtre très
léger. A l'aide de la loupe, on reconnaît qu'il y a entre ces points des
parties transparentes, cela se voit même facilement à l'œil nu ; le reste
de la cornée, bien que transparent, prend, dans le voisinage des points
surtout, une légère teinte verdâtre comme dans les inflammations
générales de cette membrane; l'iris paraît un peu décoloré et sale. Les
points augmentent, deviennent de plus en plus apparents, semblent
s'avancer peu à peu vers les lamelles antérieures, et la matière qui les
forme laisse des taches assez larges, difficiles à faire disparaître. Les
points opaques de la kératite profonde apparaissent très souvent dans
l'iritis, surtout lorsque cette affection est liée à la présence de la syphilis. Jamais je n'ai observé les flocons que Wardrop a vus nager dans
l'humeur aqueuse. La maladie, dans chacune de ses variétés, ne se
borne point à la cornée et aux séreuses qui la doublent en avant et en
arrière; d'autres membranes oculaires participent plus ou moins à
l'affection.

Conjonctive. — Elle ne présente rien d'anormal dans toute sa portion palpébrale ; la portion bulbaire, près de la cornée, offre, lorsque
l'affection tend à devenir plus grave, une légère teinte rose pâle qui
s'accentue davantage à mesure que l'inflammation fait des progrès.

Sclérotique. — Elle est saine partout ailleurs qu'au pourtour de la
cornée, où elle présente une injection plus ou moins marquée. Lorsque
ce symptôme se montre, l'iris commence à être malade.

Iris. — Pendant la première période de la maladie, il doit être attentivement surveillé. Son tissu prend une teinte rouge pâle, verdâtre,
sale, en tout point semblable à celle qu'on rencontre dans la variété
d'iritis qu'on a nommée iritis séreux. Les fibres concentriques de cette
membrane sont mieux dessinées que de coutume. L'inflammation qui
a débuté dans la séreuse recouvrant la face postérieure de la cornée
s'est étendue, par continuité de tissu, à la face antérieure de l'iris ;
c'est encore à ce point de vue que la maladie qui nous occupe mérite
la plus grande attention. On reconnaît facilement cet état particulier du
diaphragme de l'œil, en l'examinant par les parties de la cornée demeurées transparentes. Assez rarement la kératite ponctuée commence par
l'inflammation de l'iris.

Pupille. — Elle est presque toujours très peu mobile, par ce double
motif, que d'abord les rayons lumineux, à cause du commencement
d'opacité de la cornée, pénètrent en moindre quantité jusqu'à la ré-

tine, et ensuite que l'iris, offrant un certain degré de turgescence vasculaire, la pupille contracte presque toujours des adhérences avec la capsule. Ces synéchies postérieures, lorsque la maladie dure longtemps et devient grave, se multiplient tellement que, dans certains cas, toute la marge iridienne devient adhérente en arrière, et qu'il s'ensuit quelquefois une oblitération complète de la pupille, et conséquemment la perte de la vision.

Membrane de l'humeur aqueuse. — Elle est très évidemment frappée d'inflammation, ce qu'on peut reconnaître aisément au trouble particulier qu'on remarque à la fois à la face postérieure de la cornée et à la face antérieure de l'iris qui est décolorée. Toute la chambre antérieure semble être vaguement trouble ; l'opacité est insaisissable et ressemble assez à une sorte de fumée répandue sur l'iris, sur la cornée et dans les deux chambres de l'œil.

Capsule. — Elle reste longtemps étrangère à l'inflammation des autres séreuses ; mais, ainsi qu'on vient de le voir pour l'iris, elle finit par en être atteinte et se recouvre à sa surface, de même que la lamelle postérieure de la cornée, d'exsudations plastiques blanchâtres qui la soudent à l'iris.

Membrane de Jacob. — Cette séreuse, moins fréquemment que les autres, participe à la maladie. J'ai pourtant observé quelques cas de kératite ponctuée où la rétine plissée, jaunâtre, poussée dans le corps vitré et soulevée par une collection liquide siégeant sous la choroïde, tremblottait dans le fond de l'œil. (*Hydropisie sous-rétinienne.*)

Rétine. — Elle présente tous les signes physiologiques de l'inflammation qui peut produire l'amblyopie et même l'amaurose ; nous venons de voir qu'il arrive quelquefois que cette membrane est éloignée de la choroïde par une collection de liquide.

Les autres membranes ne m'ont offert rien de particulier à noter.

Si nous résumons les symptômes anatomiques de cette maladie, nous trouvons que les séreuses de l'œil sont plus particulièrement atteintes. Le mal commence sous forme de points: de petits épanchements, placés tantôt sous la séreuse cornéenne antérieure, tantôt et plus souvent sous la postérieure, c'est-à-dire dans la membrane de l'humeur aqueuse. Les opacités, dans le premier cas, progressent, quant à la cornée, d'avant en arrière ; dans le second, en sens inverse, et l'inflammation se propage bientôt à toutes les séreuses de l'œil.

Après les séreuses de la cornée, celle qui recouvre la face antérieure de l'iris s'enflamme aussi, tandis que, dans le même temps, presque toujours la capsule du cristallin présente des désordres ; enfin la membrane de Jacob se prend à son tour, et l'inflammation de cette membrane, de même que celle de la plèvre, s'accompagne d'épanchements liquides considérables. La vision se trouve ainsi compromise par différentes causes. (Taches de la cornée , dépôts de fibro-albumine sur la capsule, oblitération de la pupille, désorganisation de la rétine, etc.)

SYMPTÔMES PHYSIOLOGIQUES. — Lorsque la maladie débute et que les symptômes anatomiques se bornent à la présence de quelques points légers, peu nombreux, le malade se plaint d'un trouble de la vue qu'il compare le plus ordinairement à un brouillard transparent; il n'éprouve point de douleur ni la sensation d'aucun corps étranger sous les paupières. Quelquefois il accuse la présence de mouches volantes transparentes, et alors l'affection est souvent prise pour une amblyopie sans complication du côté de la cornée; il n'y a, à ce degré, ni photophobie ni larmoiement. Mais lorsque les petits points opaques se multiplient, le trouble de la vision augmente. Peu à peu le malade devient plus myope, et la vue s'abaisse quelquefois au point qu'il ne lui est plus possible de se conduire. Lorsque l'iris commence à s'enflammer, la lumière est supportée plus difficilement; sous l'influence de ce fluide, l'œil rougit dans toutes les parties que nous avons indiquées, et quelques larmes s'échappent des paupières. Le malade recherche alors une demi-obscurité, afin de soustraire l'œil à une cause de douleur légère, et aussi pour que la pupille se trouve à son plus grand degré de développement; on n'a point oublié que c'est au centre de la cornée que siège principalement l'opacité.

MARCHE. — DURÉE. — Cette maladie marche avec une excessive lenteur; dans la majorité des cas cependant, elle peut disparaître après quelques semaines de durée. Le plus souvent les points ou plaques, malgré leur petit diamètre, ne s'effacent pas complétement. En général, cette maladie est extrêmement insidieuse; pendant quelque temps, tous ses symptômes se bornent à ces quelques points opaques, puis viennent tous les désordres que j'ai signalés du côté des membranes internes. Lorsque la conjonctive cornéenne seule est prise, l'affection marche en général avec plus de rapidité vers la résolution; mais lorsqu'elle débute par la membrane de l'humeur aqueuse ou s'y propage, elle met un temps excessivement long à s'éteindre. Depuis trois ans, je tiens à jour une observation de kératite ponctuée, que rien jusqu'ici n'a pu enrayer dans sa marche. L'œil gauche du malade s'est complétement perdu par suite de l'obstruction de la pupille. La cornée présente encore aujourd'hui une trentaine de petits points opaques, et conserve partout, sauf dans sa partie inférieure, toute sa transparence normale. De larges adhérences, entre l'iris et la capsule, existent dans l'œil droit; la rétine a singulièrement souffert. Si je n'avais maintenu cette pupille dilatée par la belladone, elle serait oblitérée aujourd'hui. Rien n'a pu faire disparaître cette maladie rebelle : saignées , sangsues, purgatifs , mercuriaux à l'intérieur et à l'extérieur, vésicatoires autour des orbites, moxas superficiels, séton à la nuque, etc., tout a échoué.

ÉTIOLOGIE. — Les causes de cette maladie sont nombreuses. Certaines constitutions semblent y être plus exposées que d'autres ; on la voit, par exemple, frapper de préférence des individus scrofuleux, ou d'une mauvaise santé habituelle. Il est rare qu'elle ne survienne pas pendant le cours de l'iritis chez les sujets infectés de syphilis. Souvent elle se montre après l'opération de la cataracte par abaissement , lorsque le cristallin jouant le rôle de corps étranger devient la cause d'une ophthalmie interne chronique.

PRONOSTIC. — Il est en général assez grave , si l'on en juge par cette tendance singulière des séreuses à l'inflammation ; au début il doit être extrêmement réservé.

TRAITEMENT. — 1º *Local*. — Les *excitants* locaux, lorsque la maladie marche avec lenteur, et pendant qu'elle est bornée à la surface externe de la cornée, réussissent quelquefois très bien. Le laudanum, les pommades de précipité parfaitement porphyrisé, et quelques collyres astringents, comme ceux de zinc, de cuivre, d'argent, font assez bon effet , si l'on se borne à les instiller dans l'œil pendant quelques heures seulement, pour les abandonner aussitôt qu'on a obtenu une excitation suffisante.

Les *vésicatoires* volants , placés autour de l'orbite, rendront les plus grands services , si on les renouvelle tous les deux jours avec persévérance : je n'ai reconnu aucune sorte d'avantage à les placer sur les paupières. Lorsque la maladie envahit la séreuse de l'iris avec lenteur, sans qu'aucune réaction existe, les moxas superficiels, appliqués sur le front tous les deux ou trois jours , seront très utiles.

La *belladone* sera employée de bonne heure, en instillation dans l'œil, et l'usage en sera continué avec persévérance tout le temps que la liberté de la pupille sera menacée ; on évitera ainsi l'oblitération de cette ouverture. On se servira encore de la belladone , unie à l'onguent napolitain , en friction autour de l'orbite ; si l'œil s'injecte, et si la lumière est mal supportée , pendant cette réaction on prescrira à l'intérieur du calomel à dose altérante.

Le *séton* à la nuque m'a paru utile dans quelques cas graves ; les pommades stibiées ou vésicantes ont toujours été suivies d'une amélioration notable lorsqu'elles ont été employées au moment opportun, c'est-à-dire quand il ne paraissait presque plus aucun signe d'inflammation.

Les *sangsues*, appliquées près de la tempe pendant la période aiguë, sont utiles ; mais il ne faut point abuser de ce moyen. L'affection qui nous occupe a une durée si longue, l'injection de l'œil, quoique faible, reparaît si fréquemment, que la constitution souvent mauvaise des malades ne résisterait pas à de semblables remèdes ; car il ne faut point oublier que, le plus ordinairement, la kératite primitive attaque des individus étiolés, mal nourris, depuis longtemps en proie à de violents chagrins, des scrofuleux, etc. Et l'on peut rapprocher de ce fait d'observation les belles expériences de M. Magendie, dans lesquelles la cornée de chiens nourris exclusivement avec du sucre purifié ne tarda point à devenir malade et à se perforer.

2° *Traitement général.* — La saignée du bras ne m'a jamais paru d'aucune utilité ; je la crois même dangereuse dans cette maladie, qui ne frappe guère, ainsi que je viens de le dire, que des individus chétifs et affaiblis. Aussitôt que, sous l'influence de quelques purgatifs salins, d'applications modérées de sangsues près de l'œil, de frictions mercurielles belladonées, on a fait tomber la sub-inflammation des membranes internes, on se hâte, après qu'on a dilaté la pupille par la belladone, de prescrire un traitement tonique général. J'ai été conduit à ce résultat par l'observation que voici, que j'ai répétée bien d'autres fois, particulièrement sur de jeunes enfants. Une ophthalmie aiguë ayant amené chez une petite fille l'apparition d'un hypopion considérable dans la chambre antérieure, des sangsues avaient été appliquées en aussi grand nombre et aussi souvent que possible, soit à l'anus, soit dans le voisinage de l'œil pour faire disparaître la collection purulente ; des purgatifs, des altérants avaient été prescrits dans le même but, et cependant le pus ne diminuait point, quelquefois même il augmentait. La petite malade pâlissait, le pouls se déprimait d'une manière notable. Il eût été dangereux de pousser plus loin ces moyens. C'est dans ces circonstances que, ne voulant point sacrifier la constitution au profit de l'œil, et comptant d'ailleurs beaucoup sur cette médication, je prescrivis des toniques, parmi lesquels le quinquina, le polygala de Virginie, le fer en petite proportion, des jus de viande et un peu de vin généreux, tenaient la première place. Il ne s'était pas passé quatre jours que l'hypopion commençait déjà à diminuer, et en peu de temps il avait complétement disparu. On ne devra donc pas négliger, dans la variété de kératite qui nous occupe, cette observation, qui est pour nous d'un très grand intérêt. Les toniques seront prescrits avec mesure, et le malade sera mis dans les meilleures conditions hygiéniques possibles. Chez les femmes surtout, l'anémie accompagne la kératite ponctuée ; les carotides, les sous-clavières, auscultées, feront connaître cet état général morbide qui se lie le plus souvent à l'altéra-

tion des fonctions utérines, et réclame l'administration prompte et en
tendue des toniques ferrugineux.

ARTICLE II.

Kératites secondaires.

Elles sont toujours la suite d'une ophthalmie externe et se compliquent rarement d'une ophthalmie interne, caractère qui les distingue
des kératites primitives. Elles se présentent sous deux formes différentes,
mais qui se combinent dans quelques cas l'une avec l'autre. Ainsi pendant la durée d'une conjonctivite aiguë avec irritation des membranes
internes, il arrive, soit que des vaisseaux en plus ou moins grand nombre apparaissent sur la cornée, ce qui constitue les *kératites vasculaires*, soit qu'un ou plusieurs épanchements de lymphe plastique ou
de pus se forment entre les lamelles de cette membrane, ce qui constitue les *kératites suppuratives*. Nous étudierons la première variété sous
le nom de *kératite vasculaire* proprement dite, et la seconde sous celui de *kératite suppurative* ou d'*abcès* de la cornée. On comprendra
sans peine que la *kératite vasculaire* puisse se terminer par un épanchement interlamellaire, et qu'un *abcès* qui se serait formé pendant le cours
d'une ophthalmie externe peut présenter quelques vaisseaux dont les
extrémités se rendraient vers sa circonférence. Il en sera de même pour
les *kératites ulcéreuses*. Nous diviserons les *kératites* secondaires de
la manière suivante :

Kératites secondaires.

1° Vasculaires	Superficielles	partielles et générales	aiguës et chroniques.
	Profondes	partielles et générales	chroniques.
2° Non vasculaires ou suppuratives et ulcé-reuses.	Superficielles		
	Interstitielles	partielles et générales	aiguës et chroniques.
	Profondes		

A. Kératite vasculaire superficielle.

Elle est quelquefois la suite de la conjonctivite pustuleuse, que nous
avons étudiée (pag. 178. Assez fréquemment la conjonctive cornéenne
est si promptement envahie, qu'on pourrait croire que le mal a débuté
par là.

SYMPTÔMES ANATOMIQUES. — *Premier degré, ou kératite partielle.
— État aigu.* — Sur l'un des bords de la cornée et se dirigeant de la

circonférence vers le centre, apparaît un faisceau de vaisseaux plus ou moins nombreux, dont la base se continue ordinairement avec les vaisseaux de la conjonctive enflammée.

Ce faisceau, isolé dans quelques cas, se confond dans d'autres avec un ou plusieurs faisceaux semblables, se dirigeant de la même manière. Il n'est pas rare qu'un seul vaisseau soit aperçu sur la cornée. A droite et à gauche de ce vaisseau, depuis sa naissance sur la circonférence de la cornée jusqu'à son extrémité, placée au centre de cette membrane, on constate souvent une traînée blanc jaunâtre qui n'est autre chose qu'un épanchement d'une matière fibro-albumineuse entre la conjonctive cornéenne et les lamelles. Au sommet du vaisseau ou des vaisseaux, surtout chez les enfants, on reconnaît souvent une *petite pustule* ou une *phlyctène* d'étendue variable. (*Kératite pustuleuse.* — *Kératite scrofuleuse des Allemands*).

Tel est l'état le plus simple de la maladie, quant à la cornée. La fig. 13 donne une idée exacte de la *kératite pustuleuse. a, a, a*, représentent deux pustules ; l'une est placée sur la cornée, l'autre sur la conjonctive bulbaire. B, B, sont des vaisseaux placés dans le tissu de la conjonctive, et se dirigeant les uns vers la pustule scléroticale, les autres vers la pustule cornéenne.

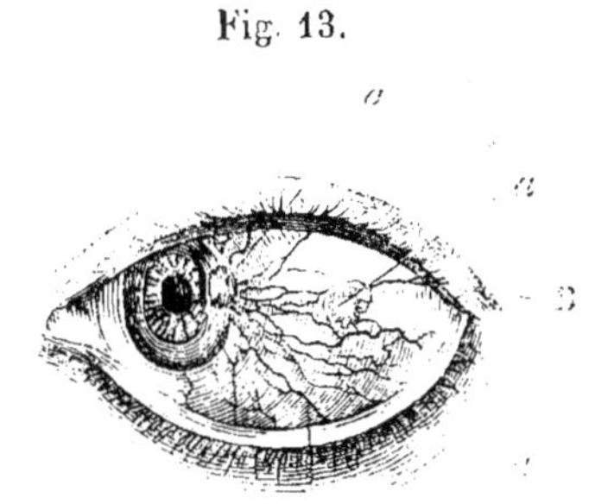

Fig. 13.

En même temps d'autres symptômes se développent dans la sclérotique. On voit en effet dans cette membrane une rougeur d'autant plus prononcée qu'on se rapproche davantage du côté où les vaisseaux conjonctivaux ont passé sur la membrane transparente. Cette rougeur qui entoure la cornée présente assez souvent une légère teinte violacée. Les vaisseaux qui la composent, placés profondément, fixes, droits, d'une à deux lignes de trajet au plus, présentent une base tournée du côté de la rainure cornéenne, et un sommet en sens inverse. Ils se croisent avec ceux de la conjonctive ; considérés dans leur ensemble, ils forment autour de la cornée une sorte d'anneau qu'on a comparé au disque d'une fleur radiée.

Lorsque la kératite tend à devenir plus grave, de nouveaux faisceaux vasculaires apparaissent à côté du premier, ou souvent même dans un sens diamétralement opposé; tous les vaisseaux ont le caractère que nous avons décrit. Quelques uns forment assez souvent sur la surface de la cornée, et dans une étendue variable, un lacis vasculaire, d'un rouge vif, dans lequel les subdivisions des vaisseaux sont si nombreuses, que l'ensemble offre presque l'aspect d'une petite tache de sang. A l'état aigu, ils sont bientôt entourés d'un épanchement de lymphe opaque.

Si l'individu se trouve dans les conditions d'âge et de constitution dont nous avons parlé, les pustules apparaissent d'autant plus nombreuses que les faisceaux sont plus rapprochés et en plus grande quantité. La matière qu'elles contiennent disparaît, ainsi que cela se passe lorsqu'elles siègent sur la conjonctive, de deux manières différentes : en se résorbant, ce qui est le cas le plus avantageux, ou bien en se faisant route au dehors. La pustule se transforme alors en une ulcération superficielle, qui devient la cause d'une photophobie très forte. Nous ne concevons pas qu'on ait pu dire que la kérato-conjonctivite se présente presque toujours à l'état chronique, et ne s'accompagne ni de photophobie ni de douleur. Quoi qu'il en soit, l'ulcération se comporte différemment, selon qu'elle tend à se cicatriser ou à marcher d'avant en arrière en creusant la cornée (voyez *Ulcération de la cornée*). Les épanchements se comportent aussi de deux manières, selon que la matière qu'ils contiennent se résorbe, ou se fraie une route au dehors. Il est facile de reconnaître après la rupture que cette matière, qui s'était produite d'abord sous la conjonctive, s'est étendue quelquefois très loin entre les lamelles de la membrane transparente.

Second degré, ou kératite vasculaire générale.— État aigu.— Les vaisseaux, bornés jusque là à une partie de la cornée, s'étendent à toute cette membrane. En général ils sont assez éloignés les uns des autres, et laissent entre eux des espaces transparents. Cette kératite superficielle générale est plus rare que la partielle, néanmoins on l'observe encore assez souvent. Les vaisseaux, qui se dirigent tous vers le centre de la cornée, s'y terminent le plus ordinairement par un épanchement interlamellaire ou par une pustule. Ils ne s'anastomosent point ensemble vers le milieu de la cornée, mais on remarque ce phénomène lorsque l'affection devient chronique. La kératite superficielle générale, aiguë ou chronique, est désignée sous le nom de panniforme par quelques auteurs, dénomination qui ne me paraît point devoir être conservée parce que dans le pannus les vaisseaux sont si rapprochés les uns des autres, qu'ils troublent la transparence de la membrane et forment une sorte de couche qui en augmente l'épaisseur.

Kératite vasculaire, partielle ou générale. — État chronique.— Les vaisseaux, plus pâles, plus fins, moins nombreux, sillonnent la cornée de la même manière que dans l'état aigu. Lorsqu'une partie seulement de la cornée est malade, ils s'arrêtent le plus ordinairement dans un épanchement encore non résorbé ou mal organisé. Si la kératite est générale, les vaisseaux s'anastomosent au centre par leurs sommets, en formant de petites arcades, comme dans la fig. 14. La kératite vasculaire est ici très chronique et produite par l'état granuleux avancé des conjonctives palpébrales. *a*, *a*, *a*, *a*, sont de gros vaisseaux qui se rendent de la conjonctive bulbaire sur la cornée, et s'anastomosent au centre de cette membrane indiqué par D. La lettre c montre la bifurcation d'un des principaux vaisseaux; B, fait voir d'assez fortes granulations sur la conjonctive de la paupière inférieure, qu'on a renversée.

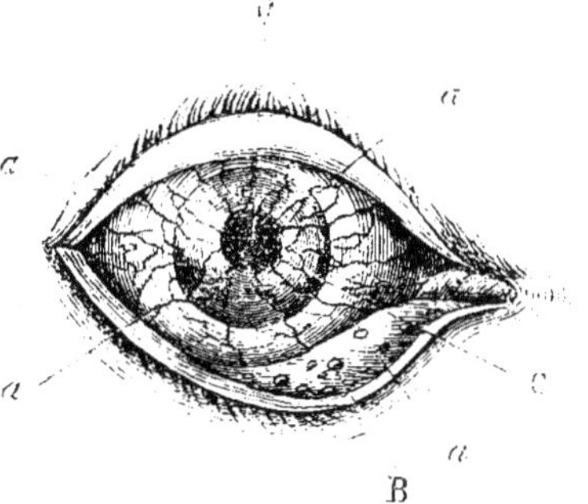

Fig. 14.

SYMPTÔMES PHYSIOLOGIQUES. — *État aigu.* — La photophobie est ordinairement portée à un haut degré, lorsque des vaisseaux se sont montrés sur la cornée. Les malades se cachent les yeux, pour les soustraire à l'action de la lumière; ils se couchent la face tournée contre les oreillers; et si ce sont des enfants qu'on porte encore, ils s'appuient la face sur l'épaule de leur mère. Lorsqu'on essaie d'examiner leurs yeux, ils cherchent par tous les moyens possibles à s'y opposer. Ils contractent énergiquement les orbiculaires et secouent la tête dans tous les sens. Au moment où l'on parvient par la force à écarter les paupières, un flot de larmes s'en échappe, ruisselle sur la joue, et l'on constate alors les symptômes anatomiques que nous avons décrits. Ce spasme, qui porte à la fois sur les muscles des paupières et de l'œil, dure le plus ordinairement pendant un temps très long. La *douleur* est d'autant plus vive que la photophobie est plus grande. Le malade ne souffre point lorsqu'il se tient dans une obscurité complète. Il n'éprouve qu'une sensation de chaleur incommode.

État chronique. — La photophobie n'existe qu'à un degré très faible, quelquefois même elle a complétement disparu. Le malade, lorsque l'état chronique est franc, ne paraît éprouver d'autre gêne que le trouble apporté dans la vision par la présence des vaisseaux. L'état chronique passe fréquemment à l'état sub-aigu et se termine assez souvent par le pannus.

Il est une variété de kératite vasculaire partielle et chronique qui occupe la partie supérieure de la cornée, et toujours est le résultat du frottement de cette membrane par des granulations placées sous la paupière supérieure. Les vaisseaux, peu nombreux au début, se dirigent de haut en bas et s'avancent d'une manière à peu près uniforme et lente vers le centre de cette membrane, où ils se terminent dans un nuage très léger de matière épanchée. Bientôt ils se multiplient, finissent par couvrir la moitié supérieure de la membrane et s'arrêtent tous sur une ligne transversale partageant la cornée en deux moitiés. Cette ligne de démarcation entre les parties saines et les parties malades est limitée assez ordinairement, lorsque le malade tient l'œil ouvert, par le bord libre de la paupière supérieure, et cette circonstance, mieux que tout raisonnement, prouve que les vascularités cornéennes sont produites par les frottements répétés des granulations sur le globe pendant l'état de veille. Si les vaisseaux apparaissent plus nombreux encore, formant une saillie rouge, opaque, ce n'est plus à la kératite, mais au pannus partiel qu'on a affaire. Nous avons parlé de cette maladie et de son traitement au mot *pannus* (voy. p. 227) et au mot *granulations* (pag. 220). On comprend que la kératite vasculaire, dans ce cas, n'est que la conséquence d'une des terminaisons de l'ophthalmie granuleuse.

MARCHE. — DURÉE. — La kératite vasculaire dont nous nous occupons n'a rien de fixe dans sa marche ; pendant quelque temps à l'état aigu, elle passe très fréquemment ensuite à l'état chronique. Alors la photophobie tombe plus ou moins, et l'on ne voit plus sur la cornée que des taches vers lesquelles se rendent des vaisseaux. Lorsque ceux-ci sont très nombreux, il en résulte une sorte de pannus qui trouble la vision et l'empêche même dans quelques cas. Le plus ordinairement ces vascularités de la cornée ramènent l'état aigu, et en même temps l'aversion de la lumière, et toutes les conséquences de la kératite. La durée de cette maladie ne peut donc être limitée ; elle disparaît complétement parfois, dans l'espace de peu de jours, pour se montrer de nouveau plus intense quelque temps après. Chez quelques individus, elle ne cède complétement que lorsque la constitution s'est modifiée sous l'influence d'un traitement tonique convenable et d'une bonne hygiène. On sait que, chez quelques enfants scrofuleux, lorsque la photophobie dure pendant des années, on a constaté une déviation permanente de la tête du côté de l'œil malade (*Scarpa*).

PRONOSTIC. — Il est en général favorable ; cependant il devient grave dans quelques cas, surtout lorsqu'il se forme de larges ulcérations sur la cornée ou que la maladie existe depuis longtemps.

TERMINAISONS. — La kératite vasculaire compte plusieurs terminaisons différentes : 1° *La résolution.* — On l'obtient assez fréquemment par un traitement bien dirigé. 2° *L'état chronique.* — La cornée se vascularise et demeure plus ou moins couverte de vaisseaux qui, par leur réunion, forment un pannus, comme nous l'avons dit aux symptômes de l'état chronique. 3° *Les ulcérations de la cornée* avec leurs conséquences. (Voyez *Ulcères*, pag. 294.)

TRAITEMENT. — 1° *De la kératite aiguë.* — Deux moyens se présentent comme dans presque toutes les ophthalmies externes : les *anti-phlogistiques* et les *abortifs*.

A. *Antiphlogistiques.* — On applique à la tempe un nombre de sangsues proportionné à l'âge et à la force du malade. Après l'administration d'un purgatif, on prescrit à faible dose le calomel uni à la belladone sous forme pilulaire. On recommande de faire sur le front et autour de l'orbite des frictions avec une pommade contenant parties égales d'onguent napolitain et d'extrait de belladone. Le malade est tenu à la diète, on lui prescrit l'usage de boissons aqueuses. La chambre qu'il doit garder est médiocrement éclairée. Après deux ou trois jours, si l'inflammation est aussi forte, on répétera les émissions sanguines locales et l'on prescrira à l'intérieur les préparations dont nous venons de parler, en observant de se tenir toujours dans des limites convenables, dans le double but d'éviter la salivation, d'une part, et de l'autre, le narcotisme.

Assez ordinairement la photophobie tombe après quelque temps, mais lorsqu'il n'en est point ainsi, on a recours aux instillations de nitrate d'argent répétées un grand nombre de fois par jour, et plus tard, ce que les malades supportent très bien, à l'introduction matin et soir entre les paupières d'un peu de pommade de précipité rouge parfaitement bien porphyrisé.

Depuis dix-huit mois que j'emploie cette pommade dans un grand nombre de maladies de cette nature, j'en ai obtenu les meilleurs résultats. Des enfants de dix à douze ans, photophobes depuis un temps très long, qui ne s'élevait pas à moins de cinq ou six mois, ont été guéris par ce moyen dans l'espace de quelques jours. Il est indispensable, je le répète, que cette pommade soit parfaitement porphyrisée et faite avec de la graisse ou du beurre très frais et bien lavé.

B. *Abortifs.* — Aussitôt que la kératite se déclare, on peut faire immédiatement avorter l'inflammation sous l'emploi du nitrate d'argent en collyre. On ne réussira toutefois à obtenir ce résultat qu'à plusieurs conditions.

Le collyre contiendra au moins un vingtième de sel.

Les instillations seront répétées toutes les demi-heures pendant au moins un jour.

Lorsque les instillations auront été commencées, elles ne seront plus interrompues avant que la photophobie ait disparu.

Ces conditions essentielles, la fréquence des instillations surtout, sont difficiles à obtenir de certains malades excitables. Le collyre instillé dans l'œil est comparé par ces malades quant à la douleur qu'il y occasionne, à l'introduction du feu. Cette douleur, très vive aux premières instillations, devient insupportable pour eux après .quelque temps. Quelques uns luttent avec énergie contre leur propre excitabilité, mais sont alors pris d'accès convulsifs qui les obligent dès les six ou huit premières instillations à abandonner complétement ce moyen. On doit donc se garder de recourir au collyre de nitrate d'argent lorsqu'on a affaire à des individus aussi nerveux. Mais lorsqu'on l'aura prescrit, et que le malade l'aura supporté, on en éloignera les instillations après le premier jour, et elles ne seront plus faites qu'une seule fois par heure ou environ, puis réduites encore à quatre ou cinq fois dans les vingt-quatre heures. On remarque qu'après quelque temps de l'emploi du nitrate la conjonctive présente une sorte de relâchement tout particulier et très difficile à faire disparaître par des excitants.

2° *Traitement de la kératite chronique.* — Les excitants doivent être prescrits dans une sage mesure pour donner à la cornée un degré d'inflammation convenable. Le précipité rouge me semble devoir être choisi de préférence. On l'emploie matin et soir ou toutes les vingt-quatre heures en l'introduisant entre les paupières (5 à 10 centigrammes de sel pour 2 grammes de beurre). Après deux, trois ou quatre jours, plus ou moins, ce moyen sera mis de côté si l'œil est modérément rouge. Alors on conseillera un collyre très légèrement astringent, comme celui de tannin ou de ratanhia, on donnera quelques purgatifs, et le malade sera tenu autant que possible à la chambre, qui sera peu éclairée pour éviter que la lumière ne provoque une injection de l'œil trop forte. Lorsque les vaisseaux commenceront à pâlir, ma pommade de borax (15 à 30 centigrammes pour 2 grammes d'axonge) employée comme la précédente, sera d'un grand secours pour les faire disparaître complétement.

Si la vascularisation de la cornée est très ancienne et les vaisseaux très nombreux, la maladie résistera à ces moyens : c'est alors qu'un collyre de nitrate d'argent contenant une partie de ce sel pour 14 ou 19 parties d'eau pourra donner à l'œil une excitation suffisante. Il est superflu de dire qu'on ne continuera pas les instillations lorsque le degré d'inflammation nécessaire aura été obtenu. On reviendra alors au collyre astringent faible dont nous avons parlé.

Lorsque la vascularisation de la cornée dans sa *moitié supérieure* se liera à la présence des granulations, c'est à cette dernière maladie que le traitement devra s'adresser (voyez *Granulations*, pag. 220, et *Pannus*, pag. 227).

RÉSUMÉ DU TRAITEMENT. — I. *Un sujet de quinze ans est atteint d'une kératite vasculaire à l'état aigu, partielle, avec ou sans épanchement superficiel très petit, ulcéré ou non. Une ou plusieurs pustules existent sur la cornée, la sclérotique et la conjonctive sont injectées. Photophobie. Le sujet est excitable; il ne pourra pas supporter le collyre de nitrate d'argent. Prescrivez :*

a. 10 sangsues près de la tempe.

b. Le lendemain, 60 grammes de manne.

c. Matin et soir, à partir du lendemain du purgatif, prendre une pilule :

> Calomel. . . . . 40 centigrammes.
> Extrait de belladone. . . . . . . 20 centigrammes.
> Sirop simple. . . . . q. suff.
> F. s. a. 8 pilules.

d. 5 à 6 fois le jour faire une friction sur le front et sur les tempes avec gros comme une noisette de la pommade suivante :

> Onguent napolitain. . . . . 10 grammes.
> Extrait de belladone sans fécule. . . . . 20 grammes.
> Eau distillée. . . . . q. suff.
> F. s. a. une pommade molle et homogène.

e. Garder la chambre, repos de l'œil malade, des potages pour toute nourriture.

On touchera l'ulcération avec le crayon de nitrate d'argent, si elle fait des progrès, et si elle intéresse les lamelles médianes de la cornée (voyez *Ulcères de la cornée* pour plus de renseignements).

Même diagnostic. — Sujet peu excitable.

Instiller dans l'œil malade toutes les demi-heures pendant quelques heures, puis d'heure en heure seulement une goutte, du collyre suivant :

> Eau distillée. . . . . 10 grammes.
> Nitrate d'argent cristallisé. . . . de 40 à 60 centigrammes.
> F. s. a. un collyre.

On débute par 40 centigrammes, et le lendemain, si le malade ne peut pas encore ouvrir les yeux en tournant le dos à la fenêtre, on porte la dose du collyre à 60 centigrammes, plus ou moins, *selon le degré de tolérance.* Les instillations sont éloignées d'heure en heure. On ne cesse l'usage du moyen que lorsque la photophobie a disparu, et elle disparaîtra certainement si l'on n'a point fait une erreur de diagnostic. On n'oubliera pas que le lendemain des premières instillations, les paupières seront rouges et gonflées, et que l'œil sera douloureux ; mais la lumière sera mieux supportée, c'est le signe le plus certain qu'au lieu de s'arrêter, on doit continuer avec persévérance.

II. *La photophobie diminue ; on cesse l'usage du collyre de nitrate d'argent ; la rougeur n'est cependant pas encore assez tombée pour que les excitants puissent être conseillés sans danger de réveiller l'inflammation.* Prescrivez :

1° Bassiner l'œil malade sept à huit fois le jour avec le collyre :

> Eau distillée. . . . . 120 grammes.
> Eau de laurier-cerise. . . . . 15 grammes.
> Borate de soude. . . . . 50 centigr. à 1 gramme progressi-
> F. s. a.   vement.

2° Appliquer un vésicatoire volant derrière l'oreille ;

3° 60 grammes de manne ou 10 à 20 grammes d'huile de ricin ;

4° Une pilule de 5 centigrammes d'aloès matin et soir, pour obtenir une dérivation légèrement sur le canal digestif.

III. *La kératite est chronique ; il n'y a pas de photophobie.* Prescrivez :

Introduire entre les paupières, matin et soir (ou une seule fois par jour si le sujet est excitable), gros comme un grain de blé de la pommade suivante :

> Beurre lavé et très frais. . . . . . . 2 grammes.
> Camphre. . . . . 5 centigrammes.
> Précipité rouge parfaitement porphyrisé 10 à 20 centigrammes.
> F. s. a. une pommade un peu molle.

Cesser l'usage de cette pommade aussitôt que l'excitation sera suffisante, pour passer au collyre de borax faible dont la formule est plus haut.

IV. *La kératite est très chronique.* Prescrire de suite le nitrate d'argent en collyre (une partie sur 20 d'eau) pour obtenir l'excitation convenable.

Si la kératite vasculaire occupe la moitié supérieure de la cornée, renverser la paupière supérieure qui sera couverte de granulations ; traiter celles-ci comme il a été recommandé (Voyez *Granulations*, pag. 220) sans s'occuper d'abord de la maladie de la cornée.

B. Kératite vasculaire profonde.

Cette variété de kératite est toujours la suite d'une ophthalmie chronique et n'attaque que des individus d'un certain âge.

SYMPTÔMES ANATOMIQUES. — Les vaisseaux, dilatés, tortueux, d'ordinaire de couleur rouge brun ou violacée, rampent dans les lamelles profondes de la cornée, convergent par leurs sommets vers le centre de cette membrane et forment souvent à cet endroit des épanchements de lymphe plastique plus ou moins larges et opaques. Si l'on se place de côté, il est facile de voir que ces vaisseaux occupent un plan postérieur par rapport aux lames antérieures de la cornée qui ont conservé leur transparence. On reconnaît encore qu'il en est ainsi à ce que leur base vers la circonférence de la cornée disparaît pour se montrer plus loin dans le tissu cellulaire sous-conjonctival même, ou dans la sclérotique, tandis que les vaisseaux des kératites superficielles se continuent sans interruption de la conjonctive sur la cornée. Rarement cette kératite est partielle, presque toujours elle est générale.

Dans toutes les kératites profondes, des désordres graves sont constatés ordinairement dans la plupart des membranes. Les vaisseaux de la cornée ne constituent point seuls les symptômes. L'ensemble de la membrane offre une couleur verdâtre plus ou moins foncée ; elle paraît être ramollie, du moins à un certain degré. Souvent, dans les cas graves et anciens, elle forme une saillie plus prononcée que de coutume ; quelquefois même elle présente un commencement de staphylôme sphérique au sommet duquel on peut reconnaître des épanchements interlamellaires ou des ulcérations. Au pourtour de la cornée, la *sclérotique* présente une coloration rouge brun qui siège à la fois dans son tissu et sous la conjonctive. De gros vaisseaux variqueux de couleur rouge violacé foncé et dont la base est tournée vers le pourtour du globe rampent dans la *sclérotique* et dans le *tissu cellulaire sous-conjonctival*, et viennent se perdre au milieu de l'injection diffuse dont nous avons parlé pour reparaître un peu plus loin dans la cornée. La *conjonctive* est également parcourue de vaisseaux bruns plus ou moins nombreux. Souvent la kératite vasculaire profonde accompagne les staphylômes de la sclérotique, consécutifs de l'inflammation chronique de la *choroïde*.

La *chambre antérieure*, lorsqu'on peut encore l'apercevoir, est plus grande qu'à l'état normal ; l'*humeur aqueuse* paraît trouble, mais cela peut tenir à la coloration morbide de la cornée. L'*iris*, probablement pour la même cause, paraît aussi décoloré et de couleur verdâtre ; la *pupille* irrégulière, immobile, est ouverte plus largement que de coutume ; le *fond de l'œil* paraît trouble comme tout le reste.

Symptômes physiologiques. — La kératite profonde étant le résultat d'une sorte de désorganisation de la plupart des membranes de l'œil, doit s'accompagner nécessairement des symptômes physiologiques applicables à la maladie de chacune considérée à l'état chronique. Quelquefois le malade n'accuse qu'une sensation de gêne, de plénitude dans les mouvements du globe ; d'autres fois il est tourmenté de névralgies intermittentes comme dans la choroïdite. La vision est diminuée ou abolie comme dans l'amaurose commençante ou incomplète.

MARCHE. — DURÉE. —Cette maladie ne se montrant qu'à la suite d'affections graves de quelques unes des membranes du globe et ne débutant que très rarement par la cornée elle-même, marche avec une excessive lenteur.

PRONOSTIC. — Il est très grave; la cécité, complète dans un temps plus ou moins éloigné, est toujours la suite de la kératite vasculaire profonde.

CAUSES. — Toutes celles de la choroïdite. Les ophthalmies répétées, les fréquentes congestions cérébro-oculaires, etc., etc., précèdent ordinairement la kératite vasculaire profonde.

TERMINAISONS. —Ulcération de la cornée, perforation, staphylôme d'abord sans adhérence avec l'iris, puis avec synéchie antérieure; amaurose, dégénérescence du globe, atrophie.

TRAITEMENT. — Il ne peut être que général; les collyres sont absolument contre-indiqués. Le crayon de nitrate d'argent devra surtout être éloigné, par ce double motif qu'il n'atteindrait point les vaisseaux à travers les tissus interposés, et que la réaction qu'il produirait pourrait être très fâcheuse en réveillant l'inflammation des autres membranes de l'œil. L'excision plus ou moins étendue de la muqueuse ne réussira pas mieux, parce que les vaisseaux principaux sont situés plus loin que le tissu cellulaire sous-conjonctival. C'est à une médication antiphlogistique sage, appropriée à la constitution du sujet, aux applications de sangsues, aux purgatifs et plus tard aux révulsifs cutanés plus ou moins énergiques (vésicatoires, sétons, moxas), qu'on devra avoir recours.

C. Kératite suppurative (1), ou abcès de la cornée.

Les abcès de la cornée sont un des résultats les plus fréquents de la kératite; ils constituent seuls très souvent le symptôme principal de cette maladie. Ils varient de siége, non seulement quant au point qu'ils occupent dans la surface de la membrane, mais encore quant à la profondeur à laquelle ils parviennent vers la chambre antérieure.

De là les épanchements ou abcès *superficiels*, *moyens* ou *profonds;* trois divisions principales qui correspondent parfaitement aux kératites superficielles, interstitielles ou profondes que nous avons conservées.

Les abcès ont encore été divisés en *primitifs* et en *secondaires*,

____

(1) La dénomination de *kératite suppurative* donnant une idée exacte de ce que nous avons voulu décrire, nous conserverons ce mot faute d'une meilleure expression.

selon qu'ils se sont montrés dans la cornée à la suite d'une inflammation propre de cette membrane, ou, au contraire, après une ophthlamie qui aurait débuté par la conjonctive ou par toute autre partie de l'œil. On reconnaît aussi des abcès *aigus* ou *chroniques*, *chauds* ou *froids*.

Les abcès de la cornée ont une couleur et des formes toutes particulières ; vers leur circonférence, ils sont en général d'un blanc tirant légèrement sur le bleu, et deviennent d'autant plus opaques qu'on se rapproche davantage de leur centre. Leur pourtour est nuageux et se fond en quelque sorte d'une manière insensible avec la coloration normale de la cornée. Quelques uns, surtout ceux qui contiennent beaucoup de pus, prennent une couleur jaune, en tout point semblable à celle du pus dans les autres parties du corps.

Ils présentent en général très peu de variété dans leur forme, qui se rapproche presque toujours de la circulaire. Les uns, en effet, ont la forme d'un cercle entier ; les autres, celle d'un demi-cercle ou d'un quart de cercle. Les premiers, ceux qui sont complétement circulaires, sont d'ordinaire très petits en surface, et toujours entourés d'une portion transparente. Les seconds sont assis sur la circonférence de la cornée, de telle sorte que si l'on essayait de compléter par la pensée le cercle dont ils ne représentent qu'un segment, le centre en serait placé presque toujours assez loin sur la conjonctive scléroticale.

Quelques uns prennent, comme dans l'ophthalmie purulente, la forme d'un grand anneau opaque, dont le diamètre serait dans tous les sens de 2 à 3 millimètres moins grand que celui de la membrane. En dehors et en dedans de cet anneau opaque, la cornée demeure transparente et saine, pendant un temps, en général, fort court, après lequel elle tombe mortifiée dans une très grande étendue, et quelquefois même dans toute la surface comprise entre l'épanchement annulaire. Il n'est pas très rare qu'à la suite d'un épanchement de cette nature la cornée éclate, et, au moment ou le médecin entr'ouvre les paupières pour examiner l'œil, soit lancée à quelque distance avec un certain bruit. Cette forme d'abcès n'est point, au reste, la seule qu'on observe dans l'ophthalmie purulente.

La division des abcès en *superficiels*, en *moyens* et en *profonds*, satisfaisant, quoique arbitraire, à certaines exigences importantes sous le point de vue du pronostic et du traitement, nous croyons devoir la conserver.

Abcès superficiels. — Ils se présentent comme les autres pendant la durée d'une ophthalmie aiguë ou chronique, et s'accompagnent d'une photophobie plus ou moins vive. Ils sont d'un blanc bleuâtre qui devient nuageux vers leur pourtour. Ils succèdent le plus ordinairement à une conjonctivite granuleuse, à une kératite vasculaire ou aux pustules qu'on voit apparaître si souvent sur la cornée, pendant la durée de certaines ophthalmies. L'abcès superficiel consécutif de l'ophthalmie granuleuse se montre vers la circonférence de la cornée; l'épanchement est placé d'ordinaire au centre, dans la kératite vasculaire qui atteint si souvent les sujets scrofuleux. Celui qui succède aux pustules apparaît le plus souvent vers la circonférence, mais il se distingue de l'abcès de l'ophthalmie granuleuse par son étendue, qui est infiniment moins grande. Dans tout abcès superficiel, lorsqu'on examine la cornée obliquement, on reconnaît que les lamelles profondes et les médianes de cette membrane ont conservé toute leur transparence. On constate en même temps que la cornée présente une saillie externe légère, dans l'endroit correspondant à l'opacité.

Nous reviendrons plus loin sur l'état des autres membranes de l'œil, et sur celui de la vision.

Abcès moyens. — Ceux-ci apparaissent le plus souvent d'emblée pendant la durée de la kératite primitive; cependant il n'est pas rare de les observer dans la kératite secondaire. Le plus communément les abcès moyens sont multiples, assez larges, franchement dessinés à leur circonférence, et d'un grisâtre tirant sur le jaune; pendant quelque temps isolés, ils ne tardent point à se réunir deux à deux ou en plus grand nombre. Si les lamelles de la cornée, en avant et en arrière de l'épanchement, ont conservé une résistance suffisante, le tissu cellulaire qui les unit s'infiltre de pus, et la matière épanchée, comprimée, s'étend largement en surface, le plus ordinairement de haut en bas. Dans ce cas le centre de l'abcès descend peu à peu, jusqu'au moment où celui-ci, réuni à la partie inférieure de la cornée, ne présente plus qu'un segment de cercle. C'est là la variété d'abcès qui constitue l'*onyx*, bien que plusieurs chirurgiens donnent ce nom à tout abcès placé sur la circonférence de la cornée, quel qu'en soit le siége, pourvu qu'il ait la forme que nous venons d'indiquer. Lorsque l'abcès descend ainsi et se fixe à la partie inférieure de la cornée, cette membrane s'éclaircit de plus en plus dans l'endroit correspondant au centre de l'opacité primitive. Lorsqu'on regarde la cornée obliquement, on reconnaît que sa surface externe et sa surface interne ont conservé leur forme normale. Il serait presque inutile d'ajouter ici que si la cornée présentait une résistance moins grande en avant ou en arrière de l'abcès, la matière épanchée se ferait jour au dehors ou dans la chambre antérieure, après avoir peu à peu détruit les deux lamelles cornéennes dans l'une ou l'autre de ces deux directions.

Abcès profonds. — Ils se distinguent très bien des deux variétés qui précèdent, et la plus légère attention suffit pour les faire reconnaître immédiatement. Beaucoup plus volumineux que les autres, ils occupent presque constamment la partie centrale inférieure de la cornée, qui, examinée obliquement, présente une saillie plus ou moins marquée dans sa surface concave. La matière contenue semble être d'une densité très grande ; elle a au centre de la tache une couleur jaune très prononcée. Ces abcès, de même que les moyens, se terminent assez rarement par un épanchement dans la chambre antérieure, et se font le plus ordinairement route au dehors; cela tient sans doute à cette circonstance, que la cornée présente d'arrière en avant une résistance beaucoup moins grande qu'en sens contraire, probablement parce qu'elle est soutenue en arrière par les milieux de l'œil et l'action des muscles, et surtout par sa disposition en forme de voûte.

COMPLICATIONS. — Dans ces trois variétés d'abcès il peut exister, comme symptôme concomitant, une photophobie très aiguë. La maladie ne se borne pas le plus souvent à l'apparition du pus dans les lamelles : dans la majorité des cas, on voit en même temps des vaisseaux se rendre vers l'opacité : la conjonctive est vivement injectée, la sclérotique offre près de la cornée un anneau vasculaire rouge vif; l'iris a conservé sa couleur ; mais la pupille est contractée, et des larmes brûlantes s'échappent des paupières, qui sont gonflées. C'est ordinairement le cortége de symptômes qui accompagne l'abcès même superficiel dans toutes les kératites.

La photophobie est moins vive dans les ophthalmies granuleuses, mais la collection purulente est beaucoup plus considérable. Cette observation s'applique encore bien mieux aux abcès qui se montrent pendant la conjonctivite purulente. L'étendue de l'abcès n'est donc que bien rarement en rapport avec la difficulté de supporter la lumière.

Lorsque, surtout chez les scrofuleux, la kératite affecte la forme primitive, l'abcès, presque toujours moyen, ne s'accompagne d'aucune réaction, du moins pendant longtemps. C'est une sorte d'abcès froid, dont les matériaux ne sont sécrétés qu'avec lenteur et ne se résorbent presque jamais complétement. Le contraire a souvent lieu dans les abcès aigus.

TERMINAISONS. — Les abcès se terminent de différentes manières :
La matière qu'ils contiennent disparaît par voie de résolution.
Elle se fait route en dehors ou en dedans.
Elle s'organise dans le lieu même où elle s'est formée.
Dans le premier cas, il ne reste aucune trace d'abcès; la maladie est guérie.

Dans le second, il y a un ulcère ou un hypopion.

Dans le troisième, une opacité.

La tache de la cornée et l'ulcère devant être étudiés à part, nous ne nous en occuperons point ici ; nous nous bornerons seulement à quelques mots sur la terminaison des abcès profonds.

Ainsi que nous l'avons dit plus haut, ces abcès le plus ordinairement se font route au dehors, au travers des lamelles médianes et des superficielles ; cependant on constate quelquefois que la rupture s'est faite en dedans. Alors la matière purulente passe peu à peu de l'abcès dans la chambre antérieure, et vient y former hypopion (*hypopion faux*). L'abcès pourtant ne disparaît point en entier, surtout lorsque la rupture s'est faite à sa partie supérieure ou au moins à son milieu ; ce n'est que peu à peu, et d'ordinaire très lentement, que le pus est entraîné par la résorption, à moins qu'on ne l'oblige à sortir en faisant coucher le malade de manière à donner à la tête une position déclive. Comment se fait-il que la rupture en dedans des lamelles internes et médianes ne soit jamais suivie d'une cicatrisation avec opacité, tandis que le contraire a lieu lorsque le pus se fait route au dehors ? Serait-ce par suite de l'action incessante de l'humeur aqueuse sur la matière épanchée et sur l'ulcération même ? La réunion se ferait-elle donc sans opacité, comme dans certaines plaies ou dans certains ulcères superficiels de la cornée ? En soumettant les épanchements ulcérés en dehors à l'action souvent répétée du jet très fin d'une seringue d'Anel, au moment où une matière très opaque et très abondante baigne toute leur surface, ne pourrait-on pas obtenir une cicatrisation plus transparente ? C'est un point de thérapeutique oculaire très intéressant et encore mal étudié. Dans plusieurs cas de cette espèce où nous avons employé les injections au moment même de la formation de la cicatrice, ce moyen a été suivi de très heureux résultats, et un des malades traités ainsi voit aujourd'hui assez bien pour distinguer les aiguilles d'une montre à la distance d'environ quatre pouces. Ce moyen a été conseillé, il y a quelques années, par M. le professeur Récamier.

TRAITEMENT. — Il est en général le même que celui des ophthalmies qui ont produit les abcès, du moins tant qu'ils ne sont point encore ulcérés. Arrêter l'inflammation à son début par une médication antiphlogistique énergique ; combattre la photophobie par des frictions belladonées, répétées autour de l'orbite plusieurs fois par jour ; prescrire quelques révulsifs sur le canal intestinal, tels sont les moyens auxquels on doit songer d'abord ; tel est aussi le traitement que nous avons toujours mis en pratique avec succès. Une autre voie est encore ouverte au médecin dans le début d'abcès superficiels aigus ; nous voulons parler de la méthode abortive ou ectrotique au moyen de l'azotate d'argent. Sans aucun doute ce moyen peut rendre des services signalés, surtout si on l'emploie hardiment et dans les cas qui le réclament. Il faut pourtant ne pas oublier que les instillations d'une forte solution du caustique lunaire dans l'œil enflammé, produisent, chez certains sujets nerveux, des douleurs véritablement intolérables et des accidents sérieux du côté de l'organe malade. Dans ces cas, il n'est pas rare que le moyen, bon en principe, ne devienne en réalité mauvais par suite de circonstances entièrement individuelles.

Que de fois ne voit-on pas des patients revenir avec une inflammation beaucoup plus forte qu'avant l'instillation du collyre, et se refuser absolument à y recourir de nouveau ! Hâtons-nous donc de le redire, l'azotate d'argent n'est point, chez tous les individus indistinctement, un topique applicable au traitement de la même maladie; nous pourrions en citer de très nombreux exemples, et entre autres celui d'une jeune femme chez laquelle, indépendamment d'accidents nerveux assez graves, l'azotate d'argent, au bout de trois instillations, a produit un commencement de chémosis, bien qu'il n'existât d'abord qu'une simple kératite partielle datant de deux à trois jours, avec un petit épanchement large tout au plus de 2 millimètres. Le chémosis aurait cédé sans nul doute à des instillations régulières et longtemps continuées, ce qui ne put avoir lieu à cause de la vive douleur et des accidents nerveux que le médicament occasionnait; ce collyre était au 24ᵉ.

Ces deux méthodes, applicables seulement aux épanchements accompagnés d'un état aigu, doivent faire place à une médication révulsive dans le cas d'abcès à l'état chronique. Les saignées locales et générales ne sont plus nécessaires ici, du moins dans beaucoup de cas; les purgatifs, les préparations mercurielles à dose altérante, les vésicatoires volants derrière les oreilles et autour des orbites, forment alors la base du traitement. Quelques collyres ou quelques pommades excitantes peuvent être conseillées aussi.

En pratiquant autour de l'orbite des frictions mercurielles, soit pendant l'état aigu, soit pendant l'état chronique, pourra-t-on diminuer la plasticité du sang et empêcher ainsi l'organisation de la matière épanchée? C'est un point encore fort obscur, du moins à notre avis; il n'est, au reste, pas toujours sans danger d'employer l'onguent napolitain chez certains sujets, et en particulier chez les enfants lymphatiques. Nous en avons vu un assez grand nombre, à la suite d'un traitement long et dans lequel ce moyen figurait en première ligne, pâlir, devenir languissants, tomber dans un état cachectique, et ne se relever souvent qu'après bien du temps sous l'influence d'une médication tonique persévérante et bien dirigée.

Lorsque les épanchements, au lieu de s'arrêter et de disparaître, acquièrent un volume de plus en plus grand, et proéminent soit dans la chambre antérieure, soit au dehors, convient-il, malgré le traitement employé, de les ouvrir avec la lancette? Pour notre compte, nous n'avons jamais vu ce moyen réussir ni à nos malades, ni à ceux d'autres praticiens. Dans un cas, nous avons ouvert la cornée chez une vieille femme atteinte d'un abcès profond, et le pus ne s'est point écoulé au dehors parce que la densité de ce liquide était devenue trop grande. L'inflammation n'en a suivi une marche que plus rapide et plus fâcheuse, la plaie est restée béante, et la lamelle profonde a été détruite plus tard par une ulcération.

D. Kératite ulcéreuse, ou ulcères de la cornée.

Les ulcères de la cornée, terminaison la plus ordinaire des abcès ou des phlyctènes de cette membrane, méritent d'être étudiés avec le plus grand soin. De même que les abcès, on les divise en *superficiels*, en *moyens* et en *profonds;* comme ces premiers, selon la cause qui les a produits, ils varient quant à la place qu'ils occupent, quant à leur forme et à leur disposition. Ainsi dans certaines ophthalmies ils sont très superficiels au début, et deviennent lentement de plus en plus profonds ; dans d'autres, aussitôt qu'ils se montrent, ils ont presque envahi toutes les lamelles de la cornée ; ici ils sont de forme régulière et d'étendue très bornée, là ils n'ont pas de forme bien arrêtée, et ils sont très grands.

Ulcères superficiels aigus. — *Première espèce.* — Très souvent de la grandeur d'un grain de millet, ils sont circulaires, complétement isolés, et plus larges d'ouverture que de fond. Ces ulcères occupent presque constamment le centre de la cornée ; ils sont entourés conséquemment de parties saines en apparence ; au fur et à mesure qu'ils marchent d'avant en arrière, ils deviennent infundibuliformes. Au fond de l'ulcération, on voit une lamelle transparente, saine, brillante et sans aucune sorte d'opacité. *Pendant tout le temps que cette lamelle demeure brillante*, on remarque que le malade est atteint d'une violente photophobie, et que l'ulcération gagne en profondeur. Au contraire, lorsque le centre de l'ulcération se couvre d'un léger nuage blanchâtre, la difficulté de supporter le jour diminue, et les autres membranes tendent à reprendre leur coloration normale. L'ulcération marche alors vers la cicatrisation.

Ces ulcères se montrent presque toujours chez des sujets scrofuleux.

Seconde espèce. — Toujours la conséquence de la rupture au dehors d'un abcès superficiel de la cornée, les ulcères de cette seconde classe sont placés sur la circonférence de la cornée, et ils ont la forme d'un quart de cercle ou d'un demi-cercle, dont le diamètre varierait de 2 à 8 millimètres. Très superficiels, et aussi larges à leur fond qu'à leur surface externe, ils laissent voir à leur partie la plus profonde des parties irrégulières de lamelles détruites. Ces ulcérations sont ordinairement plus larges que les précédentes ; elles sont plus transparentes à leur centre qu'à leur circonférence, et s'accompagnent d'une photophobie en rapport avec cette transparence.

C'est surtout pendant l'ophthalmie granuleuse qu'on observe cette variété.

Ulcères moyens aigus. — Ils intéressent non seulement les lamelles externes, mais encore les lamelles moyennes de la cornée ; le plus ordinairement ils sont la conséquence de la rupture au dehors des abcès moyens, ou la suite d'un ulcère superficiel qui tend à devenir plus profond. Il est assez commun d'observer que l'œil atteint d'un abcès dont la rupture est imminente, demeure dans un état de calme plus ou moins grand jusqu'au moment où la matière contenue se fait route au dehors ; alors les lamelles placées en arrière de celles qui ont été détruites se trouvant en contact direct avec les larmes et avec l'air atmosphérique, une photophobie, qui n'est que la conséquence de l'irritation causée par cet état de choses, se déclare et persiste jusqu'à ce que la lamelle qui forme le fond de l'ulcère se recouvre d'une exsudation plastique. Malheureusement l'ulcère moyen de la cornée n'en demeure pas toujours à cette terminaison ; il gagne peu à peu la partie profonde qui se ramollit, puis se transforme enfin en ulcération profonde.

Ulcères profonds aigus. — Ils sont le résultat le plus ordinaire de la destruction des lamelles superficielles et moyennes à la suite d'un abcès, ou la conséquence d'un ulcère moyen qui aurait gagné en profondeur. Ils varient de largeur de même que les précédents ; les uns n'ont que 3 à 4 millimètres à leur ouverture externe, tandis que d'autres peuvent comprendre dans leur base une très grande partie de la cornée. Cette base, bien qu'arrivant à une égale profondeur dans les deux cas, présente cependant de notables différences comme elle offre plus de résistance dans les ulcères étroits que dans les ulcères étendus. Les lamelles profondes se comportent autrement. En effet, s'il est assez rare qu'au fond de l'ulcère étroit on remarque une saillie convexe plus ou moins opaque, il est au contraire très commun d'en constater bientôt l'existence dans les ulcérations fort larges. Cette saillie, convexe en avant, peut être formée par une hernie de la membrane de l'humeur aqueuse, ou par les lamelles profondes de la cornée ; elle a reçu le nom de *kératocèle*. La hernie de la membrane de l'humeur aqueuse se présente sous la forme d'une petite vésicule transparente, au fond de laquelle on reconnaît souvent une fistule de la cornée communiquant avec la chambre antérieure ; la hernie des lamelles profondes de la cornée, au contraire, est une tumeur plus large que la précédente, d'un blanc jaunâtre, plus saillante au centre de l'ulcération qu'ailleurs, et présentant un volume en rapport, quant au diamètre, avec le fond de l'ulcération. Cette tumeur, formée, ainsi que nous l'avons dit, aux dépens des lamelles profondes de la cornée et remplie d'humeur aqueuse, demeure quelquefois cachée dans l'ulcération ; mais assez fréquemment elle s'élève au-delà du niveau normal de la cornée, phénomène qui est le résultat tout à la fois du ramollissement inflammatoire de la membrane, et de l'action simultanée des muscles sur l'ensemble de l'organe. C'est ainsi que se forment si souvent les *kératocèles* après l'abrasion de la cornée, dans les taches opaques de cette membrane.

Nous ne pensons pas, malgré l'opinion contraire de M. Malgaigne, que l'amincissement de la cornée, soit au moyen de l'instrument tranchant, soit à la suite d'une ulcération, ne puisse aucunement prédisposer au kératocèle. Comparant cette tumeur à l'anévrisme des artères, il avance qu'en amincissant un de ces vaisseaux par dehors, on ne produira pas d'anévrisme. Rien n'est plus vrai que ce fait, si l'on se rapproche du moment de l'opération ; mais il n'en est plus de même lorsqu'on s'en éloigne, parce que le fond de la plaie, formé d'abord par des parties saines, ne tarde point à offrir des conditions toutes différentes, celle-ci étant soumise bientôt, du moins en ce qui touche la cornée, à une inflammation produite à la fois par les larmes et par l'air atmosphérique. Quoi qu'il en soit, il est du plus haut intérêt pratique de constater la présence d'un kératocèle au fond d'un ulcère, parce que la perforation étant imminente, le praticien doit songer avant tout à protéger l'iris contre une procidence. Il arrive assez souvent que pendant la durée d'un kératocèle une abondante exsudation plastique paraît à la surface de la lamelle profonde, et qu'en marchant la cicatrisation réduit la tumeur. C'est une terminaison qu'on constate assez souvent dans les ulcérations étroites. Hâtons-nous de le dire cependant, la perforation complète est de beaucoup plus fréquente, lorsque le kératocèle s'est une fois montré.

L'ulcération en dedans des lamelles profondes de la cornée provoque rarement une autre variété de kératocèle, signalée par M. Jüngken, qui se forme aux dépens de la lamelle externe de cette membrane (*Stœber*, page 266). Nous y reviendrons lorsque nous parlerons du kératocèle proprement dit.

Ulcères par abrasion. — On les observe le plus souvent dans l'ophthalmie purulente. Ils marchent avec une rapidité telle, que souvent en quelques heures la cornée est dépouillée de ses lamelles superficielles dans une grande étendue. Bientôt les lamelles médianes sont atteintes par la suppuration, et disparaissent immédiatement comme les premières. La cornée, ainsi amincie successivement, demeure claire pendant quelque temps; ce n'est que lorsque la dernière lamelle commence à s'enflammer qu'elle revêt une teinte opale un peu rougeâtre, en prenant la forme conique. Elle diminue alors dans tous ses diamètres, puis se perfore. On conçoit que si de tels ulcères sont d'abord superficiels, ils deviennent bientôt moyens et profonds. Ware, qui a parfaitement bien décrit cette variété d'ulcération, lui a donné le nom d'*ulcère par abrasion*, que nous lui conservons.

Ulcères annulaires. — Ils se présentent sous la forme d'une excavation annulaire, circonscrivant le plus ordinairement toute la cornée. Placés à 2 millimètres au plus de la circonférence de la membrane, ils succèdent toujours à un abcès de même forme. Ils se présentent, de même que l'épanchement qui les précède, à la suite des ophthalmies purulentes ou du chémosis phlegmoneux qui accompagne si souvent les ophthalmies suraiguës. Lorsque de superficiels ils deviennent profonds, ils marchent de telle sorte, qu'ainsi que nous l'avons dit à propos des abcès, la cornée, détachée circulairement par les progrès du mal, peut être largement ouverte ou même lancée à quelque distance, au moment où l'on examine l'œil. Cette membrane est ainsi détruite par une sorte de gangrène par étranglement.

Cette variété d'ulcères s'accompagne d'une très grande photophobie.

Ulcères en coup d'ongle. — Ce nom a été donné par M. Velpeau à un ulcère à forme un peu circulaire, siégeant près de la sclérotique comme le précédent. Rarement il existe vers le centre de la cornée. Les adultes, surtout les hommes, y sont plus exposés que les enfants. Cet ulcère, taillé à pic aux dépens des lamelles externes, est cinq ou six fois plus long que large; son diamètre dans ce dernier sens, ne dépasse point deux millimètres. Une fois développé, c'est d'avant en arrière qu'il avance, dans le sens de sa longueur; de même que des ulcérations d'une autre espèce (*Ulcères annulaires*), il ne varie pas de largeur, et l'on voit se rendre vers ses bords quelques vaisseaux isolés les uns des autres et très déliés. Il marche avec une grande rapidité et laisse à sa suite un large kératocèle. La photophobie et le larmoiement sont extrêmes tant que le fond de l'ulcère demeure transparent.

Ulcères chroniques. — Tous les ulcères que nous venons de passer en revue, après avoir avancé avec une certaine activité, s'arrêtent quelquefois tout-à-coup dans leur marche; la photophobie qui les accompagne tombe, l'injection des membranes voisines disparaît; mais si l'on examine la cornée, on reconnaît que l'ulcération existe toujours, et qu'elle se présente sous la forme d'une facette taillée aux dépens de l'épaisseur de la cornée, et par cela même plus ou moins profonde, ou même d'une excavation.

Le calme qui résulte du passage de l'ulcère à l'état chronique dure jusqu'au moment où l'ulcération se réveille et passe de nouveau à l'état aigu, c'est-à-dire pendant un temps toujours indéterminé, et qui peut être fort long. Parfois ces ulcérations servent de point de départ à des ophthalmies qui se répètent avec une fréquence désespérante, jusqu'à ce que l'excavation soit remplie d'une matière opaque, qui rétablit complétement le niveau de la cornée. Il est assez commun, surtout chez les scrofuleux, de voir sur la même cornée plusieurs facettes ulcéreuses.

Marche des ulcères en général. — Les ulcères se comportent de différentes manières, selon qu'ils sont à l'état aigu ou chronique, et selon les autres caractères particuliers qui les distinguent. En général dans le premier cas la réaction est beaucoup plus vive que dans le second, toutes choses égales d'ailleurs, et elle est caractérisée par la photophobie produite par cette circonstance, qu'en marchant d'avant en arrière l'ulcère met successivement à nu, dans une étendue variable, les lamelles de la cornée; les uns emploient un temps très court à parcourir leurs périodes; d'autres, au contraire, marchent avec une extrême lenteur.

Terminaisons. — Les ulcères se terminent de deux manières : par *cicatrisation* et par *perforation* de la cornée.

La *cicatrisation* doit être considérée sous deux aspects différents, selon qu'elle se forme avec ou sans opacité, ce qui dépend le plus souvent de la profondeur à laquelle l'ulcération est parvenue.

Nous avons dit plus haut que les ulcères de la cornée s'accompagnent d'une photophobie d'autant plus grande qu'ils ont un fond plus transparent; nous avons ajouté que cette photophobie tombe au fur et à mesure de la formation d'une tache dans leur partie profonde.

Cette observation mérite d'être notée, parce qu'elle est utile au point de vue du traitement. Il n'est pas sans intérêt, en effet, de reconnaître par les signes objectifs si l'ulcération tend ou non à faire des progrès. Aussitôt qu'un ulcère est près de s'arrêter dans sa marche, on voit sur la lamelle profonde et sur les bords déchirés des lamelles antérieures les phénomènes suivants : de petits points opaques presque microscopiques, et d'abord très écartés les uns des autres, entre lesquels se présente un léger nuage uniforme d'un blanc bleuâtre, parsèment le fond de la cavité. Ces petits points augmentent progressivement en volume et en nombre, l'opacité intermédiaire devient plus apparente et d'une teinte blanchâtre plus prononcée. Les bords de l'ulcération ou, ce qui est plus exact, les bords des lamelles détruites, sécrètent une matière jaunâtre qui couvre le fond de l'ulcère, comme la suppuration masque dans les plaies cutanées le travail d'organisation des cicatrices. Peu à peu les petits points coniques se multiplient encore, et finissent bientôt par se toucher à leur base, de même que les bourgeons charnus qu'on observe ailleurs; l'opacité augmente par le fait même de cette multiplication, et le fond de la plaie s'élève graduellement jusqu'au niveau de la circonférence de la cornée, et même plus loin dans quelques cas, lorsque les matériaux de cicatrisation trop abondants s'organisent à la surface de la plaie, et que le médecin peu attentif ne sait point les éloigner à temps, ce dont on vient pourtant assurément à bout en suivant le conseil du professeur Récamier, qui consiste à diriger sur la cicatrisation récente un jet d'eau tiède.

En même temps que les ulcères de la cornée se cicatrisent, que le fond s'en élève, que la cavité disparaît, un autre phénomène mérite d'être remarqué : c'est la diminution de leur surface dans tous les sens. Cette dernière partie du travail de cicatrisation est ordinairement très lente, et exige le plus souvent des mois entiers. On concevra sans peine d'après ce fait, comment il se peut que des taches de la cornée disparaissent sous l'influence de quelques médicaments, ou, ce qui est plus vrai peut-être, sous l'influence du temps, de la résorption et de la contraction de cette espèce de tissu inodulaire; tandis que d'autres taches, plus anciennes sans doute, résistent à toute sorte de moyens.

La *perforation* est la terminaison la plus funeste. Elle est assez fréquente, et voit sa gravité s'accroître quand l'ulcère qui l'amène à sa suite est très large, et qu'il est placé dans le centre de la cornée. Les accidents consécutifs de la perforation seraient au contraire fort simples dans beaucoup de cas, si l'ulcération était petite et placée vers la circonférence. Cette distinction est très importante au point de vue thérapeutique. En effet, la pupille tout entière peut traverser une perforation centrale, circonstance qui amène une cécité immédiate; tandis que la perforation vers la circonférence n'a entraîné qu'une hernie partielle du corps de l'iris, avec une déformation variable de la pupille. Toute adhérence entre l'iris et la cornée gênera d'autant plus la vision, que la synéchie aura lieu dans un point plus rapproché du bord inférieur de la pupille. (Voyez *Perforation de la cornée*, pag. 302.)

TRAITEMENT. — *Ulcères aigus.* — Le traitement est presque toujours le même que celui de la kératite aiguë; cependant il y a quelques distinctions à établir. La médication antiphlogistique est très fréquemment insuffisante pour arrêter dans sa marche une ulcération active, et des topiques deviennent presque toujours indispensables.

L'ulcération *superficielle* d'un petit diamètre se guérira au moyen d'un traitement antiphlogistique, au moyen de saignées au voisinage de l'orbite, de purgatifs, de bains de pieds, de frictions belladonées répétées sept à huit fois par jour sur le front et sur les tempes, etc. ; et quand la période suraiguë sera tombée, quelques collyres légèrement astringents, tels que ceux de ratanhia, de tannin, de sulfate d'alumine, etc., pourront être prescrits avec grand avantage. On évitera avec soin les préparations de plomb qui produisent quelquefois des opacités blanches, nacrées, d'un mat tout particulier et indélébiles. Le collyre d'azotate d'argent, s'il est convenablement chargé, rend dans beaucoup de cas de très bons services. Souvent il suffira de toucher l'ulcère avec un crayon de sulfate de cuivre pour faire disparaître tous les accidents : c'est un moyen que je ne saurais trop recommander.

Les *ulcères moyens* étroits seront traités de la même manière que les précédents. Il arrivera dans quelques cas que malgré le traitement employé, l'ulcère gagnera en largeur et en profondeur; alors il faudra se hâter de modifier l'inflammation par les moyens suivants : si la sensibilité de l'œil le permet, et que le malade ait suffisamment de volonté, on essaiera de toucher le pourtour de l'ulcère avec un crayon de nitrate d'argent convenablement taillé; mais on se gardera bien de toucher trop fortement le fond de l'excavation, lequel, dans beaucoup de cas, commence à être plus ou moins ramolli. Si, au contraire, la sensibilité de l'œil est telle, qu'il se cache avec rapidité sous la paupière supérieure au moment où l'on veut l'examiner, et qu'au même instant s'échappent une grande quantité de larmes, on ne devra plus songer au crayon. Nous touchons alors la surface ulcérée au moyen d'un pinceau chargé d'une solution à poids égal d'azotate d'argent cristallisé et d'eau distillée, après avoir préalablement placé le patient dans un lieu un peu obscur. La douleur, très vive d'ordinaire, qu'occasionne cette application, s'exaspère souvent pendant une heure, puis tombe peu à peu pour faire place à un état de calme assez satisfaisant.

Hâtons-nous de le dire cependant, chez certains sujets nerveux ce moyen même peut provoquer des accidents qu'il faut combattre par quelques antiphlogistiques. Il n'est pas rare que, le lendemain de la cautérisation par le pinceau, la photophobie reparaisse, et que l'ulcération reprenne une nouvelle activité. On devra alors, sans plus tarder, avec le crayon de sulfate de cuivre, ou avec le pinceau chargé d'une solution concentrée de ce sel, pratiquer une seconde cautérisation qui ne tardera pas à amener des modifications convenables dans la vitalité de l'ulcère. Très souvent, ainsi que je l'ai déjà dit, le crayon de sulfate de cuivre seul, appliqué sur les ulcérations de la cornée, m'a réussi à obtenir une très prompte cicatrisation sans qu'il ait été nécessaire de recourir à aucun autre moyen.

Dans les *ulcères profonds* étroits, on peut se borner encore à toucher le pourtour de l'excavation avec un pinceau chargé de nitrate d'argent. Il faudra bien éviter de former une escarre à leur fond, dans la crainte de hâter l'apparition du kératocèle. Si cette tumeur existe, ou qu'il y ait lieu d'ailleurs de craindre une perforation, on devra aussitôt s'assurer de l'état des parties malades, car la pupille pourrait disparaître en traversant la perforation, si l'on ne dilatait immédiatement cette ouverture au moyen d'instillations et même de fomentations de belladone. L'iris sera ainsi maintenu retiré vers le corps ciliaire, jusqu'au moment où une cicatrisation solidement organisée le préservera d'une procidence. On devrait, au contraire, le laisser faire hernie, si l'ulcération était placée vers la circonférence de la cornée : la cicatrisation marcherait beaucoup plus vite, et il n'en résulterait en définitive qu'une déformation de la pupille, gênante autant seulement qu'elle serait placée en bas et en dedans, ou se trouverait être très considérable.

Les *ulcères par abrasion* résistent presque toujours aux moyens les plus énergiques ; il faut avoir vu un grand nombre de malades atteints de cette affection, les avoir traités par tous les moyens recommandés, et en avoir reconnu l'insuffisance, pour bien comprendre toute la ténacité et tous les dangers de cette variété de la maladie qui nous occupe. Lorsque l'ulcère est superficiel, une forte solution de nitrate d'argent, dont on touchera toute la surface dénudée, pourra, dans quelques cas rares, enrayer le mal ; en même temps on combattra par des moyens appropriés l'ophthalmie purulente (voyez ce mot), si l'affection de la cornée n'en est que la conséquence. On ne négligera point non plus d'employer un traitement antiphlogistique énergique et proportionné à la constitution du malade. Toutes choses égales d'ailleurs, la cautérisation de l'ulcère par abrasion sera suivie de meilleurs résultats si la maladie n'est pas la suite de l'ophthalmie purulente

Les *ulcères annulaires* aigus , comme ceux de l'ophthalmie purulente, doivent être attaqués aussi par un traitement antiphlogistique très énergique , et par la cautérisation : ce dernier moyen n'est applicable qu'à ceux qui sont encore superficiels. S'ils sont le résultat d'un chémosis, c'est cette affection qui devra être traitée d'abord.

Les *ulcères en coup d'ongle* , selon M. Velpeau , résistent à la cautérisation avec le nitrate d'argent , et sont améliorés par les frictions mercurielles autour de l'orbite. Nous ne partageons pas cet avis. La cautérisation n'est pas possible avec le crayon , toujours trop gros pour pénétrer dans une excavation si étroite; mais elle est très avantageuse lorsqu'on la pratique au moyen du pinceau. Le professeur de la Charité se loue beaucoup de l'application des vésicatoires sur les paupières , pour enrayer la suppuration de la cornée qui survient à la suite de l'ulcère en coup d'ongle. Je n'ai point employé ce moyen dans ce cas.

Lorsque la *cicatrisation* de l'ulcère de la cornée commence, il est d'un haut intérêt de ne la point troubler dans sa marche par des cautérisations intempestives , ou par d'inutiles applications de topiques. Nous avons dit plus haut à quels signes on reconnaît le travail d'organisation. Lorsqu'il n'est point assez actif, que les petites plaques opaques ne se multiplient pas avec assez de rapidité , et que le fond de l'ulcération ne s'élève pas vers la surface de la cornée, une cautérisation très légère sera d'un fort grand secours ; mais, nous devons le dire aussi, la répétition trop fréquente de ce moyen pourrait, comme nous l'avons vu plusieurs fois, réveiller l'ulcère et devenir ainsi une cause de perforation. On n'oubliera pas que la cautérisation sur le fond de l'ulcération , lorsqu'il est constitué par les lamelles postérieures, est absolument contre-indiquée et qu'elle déterminerait les accidents mêmes qu'on aurait en vue de prévenir.

ARTICLE III.

Perforations de la cornée.

Les ouvrages d'ophthalmologie parlent beaucoup de l'emploi de la belladone en topique dans certaines affections oculaires; mais il nous semble, malgré les détails qu'ils renferment, que les indications qu'ils donnent sont insuffisantes, en ce qui touche et les perforations imminentes ou accomplies de la cornée, et les procidences de l'iris accompagnant ces dernières : nous ne parlons pas des plaies qu'on peut assimiler à ces affections, sous le rapport de la hernie de l'iris. Il y a bien çà et là , il est vrai, quelques règles générales; mais on ne descend pas assez dans les détails, qui pourtant sont toujours de la dernière et de la plus urgente nécessité pour le praticien. C'est pour obvier à ces inconvénients que nous allons essayer, aussi brièvement que possible, d'esquisser les plus importantes de ces indications.

Tout le monde connaît les excellents résultats qu'on retire tous les jours de la belladone, dans la photophobie qui accompagne la plupart des affections aiguës de l'œil ; il n'est pas un praticien qui ignore quel est l'effet de ce remède sur l'iris, et chacun sait qu'on l'emploie pour dilater la pupille avant de pratiquer les opérations de cataracte par abaissement. Mais si dans ce cas l'utilité de la belladone est réelle, elle le devient bien plus encore lorsqu'à la suite d'une ophthalmie, des ulcérations menacent de détruire la cornée, dans une étendue plus ou moins grande. Ces ulcérations perforantes doivent, sous le point de vue de l'emploi de la belladone, être divisées en deux groupes principaux :

1° Ulcérations perforantes du centre de la cornée ;

2° Ulcérations perforantes de la circonférence de cette membrane.

Il suit de là que les hernies iridiennes qui suivront ces ulcérations devront être divisées de la même manière, en 1° Hernies du centre de la cornée, et 2° Hernies de la circonférence.

Nous allons examiner chacune de ces diverses conditions de l'œil.

Ulcérations perforantes du centre de la cornée. — Nous nommons ainsi les ulcérations qui d'ordinaire, chez les scrofuleux, succèdent à l'ophthalmie, ou qui frappent la cornée dès le début de cette affection. On n'ignore pas que ces ulcérations choisissent malheureusement le centre de la membrane ; elles se présentent tantôt sous la forme de cupules rondes, transparentes, d'un diamètre assez petit ; tantôt, au contraire, sous celle de petites excavations plus ou moins ovalaires, et d'autant plus larges qu'on se rapproche davantage de la surface externe de la cornée, de sorte qu'à leur fond elles ne présenteraient quelquefois qu'à grand'peine une place suffisante pour loger l'extrémité d'un stylet fin. Ces dernières marchent avec une rapidité telle, le plus souvent, que du jour au lendemain la cornée est perforée, l'iris hernié, et la pupille détruite.

On recommande, pour les enrayer dans leur marche, ou des applications de nitrate d'argent, ou un traitement antiphlogistique très énergique, en même temps qu'on conseille des instillations dans l'œil de quelques gouttes de belladone pour dilater la pupille. Mais si l'on réfléchit sur ce fait, que ces ulcérations s'accompagnent d'une vive hypérémie oculaire, que l'iris est fortement injecté et la pupille presque immobile, on comprendra que ces instillations de belladone, abandonnées à des mains sans expérience, c'est-à-dire au hasard, devront être d'un effet nul, et que, la perforation survenant, l'œil sera gravement compromis. On conçoit que lorsque l'œil est dans des conditions normales, l'iris puisse être facilement narcotisé par une instillation de belladone, répétée de temps en temps ou même à d'assez longs intervalles; mais lorsqu'une des membranes, la cornée surtout, est enflammée, il n'en est plus ainsi, parce que la vitalité de l'iris est singulièrement augmentée. C'est pour vaincre cet excès anormal d'activité que nous avons coutume d'employer la belladone sous une forme particulière, et que nous aidons à son action par celle de la glace appliquée sur l'œil en permanence, pendant tout le temps que la pupille reste contractée. Dans les cas de perforation imminente de la cornée, nous recommandons les précautions suivantes, qui peuvent s'appliquer également à d'autres cas particuliers, sur lesquels nous reviendrons.

Faire coucher le malade sur le dos, autant que possible dans l'immobilité, et la tête basse. Appliquer sur l'œil malade des compresses légères, trempées dans le liquide suivant, et avoir soin de les changer de cinq en cinq minutes, en profitant de ce moment pour instiller une goutte du même liquide entre les paupières, avec les plus grandes précautions pour n'exercer aucune pression sur le globe :

<pre>
          R. Eau distillée. . . . .   1 litre.
             Herbe de belladone. . . . . . .   50 grammes.
             —   de jusquiame . . . . . .   50 grammes.
faites infuser ; délayez :
             Extrait de belladone sans fécule. . .   20 grammes.
</pre>

filtrez ; puis entourez de glace.

Ces moyens employés, si la perforation de la cornée survient, l'humeur aqueuse s'écoule au dehors; mais l'iris, retiré vers le corps ciliaire, ne suit pas le mouvement d'expulsion imprimé par les contractions musculaires; la cornée s'affaisse pour quelques instants, et il en résulte pour l'ensemble du globe une détente salutaire; les lèvres de l'ulcération se rapprochent, et la lymphe plastique dont elles sont chargées commence à s'organiser sur la surface externe de la membrane de l'humeur aqueuse, qui, immédiatement après la sortie des liquides, a glissé au-devant de l'ouverture de la cornée. C'est ainsi que cette membrane vient servir de base à la cicatrice qui se forme bientôt.

Pendant ces applications et ces instillations de belladone à haute dose, je n'ai point *vu* de phénomène de narcotisme.

Ulcérations perforantes de la circonférence de la cornée. — A la suite des ophthalmies catarrhales, purulentes et blennorrhagiques, etc., on voit survenir vers le pourtour de la cornée des épanchements interlamellaires, très larges le plus souvent, et qui s'ulcèrent en dehors dans un grand nombre de cas. Souvent aussi l'ulcération fait des progrès d'avant en arrière, et dévore peu à peu les lames profondes de la cornée, de telle sorte que là aussi on a à craindre la hernie iridienne.

La question qu'il faut d'abord que le praticien se pose est celle-ci : La pupille doit-elle ou non être dilatée? Oui, si l'ulcère est si large qu'on puisse redouter la procidence de toute la marge iridienne ; non, dans tous les cas où l'ulcération, limitée sur la cornée à un millimètre environ du bord correspondant de la pupille, ne menace que la partie sous-jacente de l'iris. Dans le premier cas, si l'on parvient à dilater la pupille, il est évident qu'on sauvera toute la portion de cette ouverture située dans l'extrémité opposée à l'ulcération ; tandis qu'au contraire, dans le second, la portion herniée même de l'iris servira à oblitérer l'ouverture, sans risque aucun pour la vision.

Bien souvent, dans les cas de larges ulcérations de la moitié de la cornée à la suite d'ophthalmies blennorrhagiques, j'ai pu sauver l'iris d'une hernie inévitable ; mais j'ai été forcé, pour obtenir ce résultat, de maintenir la pupille dilatée pendant longtemps : l'ulcération était si large chez un jeune homme de dix-neuf ans que j'ai soigné en 1841, que trois fois en un mois l'humeur aqueuse s'est écoulée au dehors, par suite de la rupture d'un large kératocèle, et trois fois l'iris a été préservé par la précaution que j'avais prise.

Perforation du centre de la cornée avec hernie récente de l'iris. — Il arrive très fréquemment qu'à la suite d'une ulcération perforante de la cornée, une procidence de la marge de l'iris, partielle ou générale, vient tout-à-coup compromettre ou détruire la vision.

Nous avons vu dans le paragraphe précédent qu'on peut, quand on est appelé assez à temps, prévenir ce funeste état de choses ; mais lorsque la hernie est produite, faut-il désespérer de la réduire? Non, car au contraire l'observation m'a démontré qu'on peut, dans beaucoup de cas, opérer non seulement la réduction d'une partie de l'iris, mais encore le rétablissement complet de la pupille, sans aucun dommage ultérieur pour la vision.

Il suffit pour cela d'avoir recours assez à temps, c'est-à-dire avant que l'iris ne soit gangrené par la compression, à l'emploi du moyen que nous avons indiqué plus haut, et surtout d'insister longtemps, deux ou trois jours s'il le faut, sur son usage. C'est ainsi que j'ai réduit l'iris, complétement hernié, chez un jeune homme dont j'ai publié l'histoire dans la *Gazette médicale* du 5 mars 1842, n° 10.

L'explication de ce qui se passe est alors facile : le froid appliqué sur l'œil répercute le sang des capillaires dans l'ensemble de l'organe et s'oppose à la gangrène de la partie herniée en en empêchant le gonflement inflammatoire; tandis que, d'un autre côté, la belladone instillée dans l'œil, en même temps qu'elle diminue l'hypérémie iridienne, tend incessamment, par son action particulière sur l'iris, à le dégager de la voie étroite que lui a offerte l'ulcération pendant l'écoulement de l'humeur aqueuse. C'est ainsi que j'ai pu rétablir complétement la pupille d'une jeune enfant lymphatique, qui s'est présentée à ma clinique atteinte d'une kératite, avec un large épanchement et un hypopion s'élevant jusqu'à la hauteur du milieu du diamètre vertical de la chambre antérieure : je prescrivis, indépendamment d'un traitement antiphlogistique énergique, l'emploi de la belladone; mais les parents ayant mal compris mes instructions, une procidence partielle eut lieu par la rupture des lamelles antérieures de la cornée et par l'évacuation de l'humeur aqueuse. J'ordonnai alors l'emploi de la belladone en instillations et en fomentations glacées, pendant trois jours entiers, après quoi je fus assez heureux pour constater, avec les médecins qui suivent ma clinique, le rétablissement complet de la pupille, qui a repris aujourd'hui toute sa mobilité normale. Je pourrais encore donner pour exemple une jeune fille de Passy, qui m'a été envoyée avec une procidence de l'iris telle, que les cinq sixièmes internes de la pupille avaient disparu, et que la vision était nulle. La belladone, aidée du froid, est parvenue à réduire en grande partie la hernie, et une petite portion de l'iris seulement est restée adhérente à la cornée. La vision, dans ce cas, est aussi parfaite.

Si les seules instillations et les fomentations glacées de belladone ne réussissent pas à réduire l'iris engagé dans une ulcération, il conviendra alors de recourir à la *cautérisation de la conjonctive bulbaire*, selon le procédé indiqué à l'article *Hernies de l'iris*. (Voyez ce mot.)

Il est presque inutile de dire que dans les hernies anciennes de l'iris, affection qui constitue la *synéchie* antérieure, le moyen, quel qu'il soit, ne pourrait être suivi d'aucun résultat avantageux, parce que, d'une part, la portion herniée tombe en gangrène, et que, d'une autre part, des adhérences sont établies entre la portion gangrenée et la cornée. Nous pourrions ajouter que, dans les cas de procidence récente ou ancienne, toutes les tentatives que nous avons faites pour refouler l'iris avec des stylets ou d'autres instruments analogues ont été de nul effet, et que l'inflammation de l'œil, malgré les ménagements que nous y avions mis, a semblé toujours en devenir plus grande.

Pour compléter, autant que faire se peut, ce que nous avons à dire sur l'emploi de la belladone dans les cas, soit d'ulcération menaçant de devenir perforante, soit de hernie récente de l'iris, il nous suffira d'ajouter que lorsque la pupille est dilatée, ou l'iris réduit par suite des fomentations et des instillations de belladone, les premières deviennent inutiles, et qu'une goutte du mélange, instillée huit ou dix fois par jour entre les paupières, maintient le diaphragme de l'œil sous l'influence du narcotisme nécessaire jusqu'à la cicatrisation complète de l'ulcération.

Perforation de la circonférence de la cornée avec hernie récente de l'iris. —Lorsque l'ulcération de la circonférence de la cornée est très large, elle rentre entièrement dans les ulcérations du centre en ce qui touche l'emploi de la belladone, parce que toute la marge pupillaire peut traverser la perforation : il est donc du plus haut intérêt de tenter dans ce cas la réduction, comme nous l'avons fait plusieurs fois, par le moyen indiqué plus haut.

Mais lorsque l'ulcération de la circonférence est placée de telle sorte qu'on n'a à craindre que la procidence d'une portion très limitée de l'iris vers ses attaches ciliaires, il faut bien se garder de dilater la pupille ; car, en agissant ainsi, on courrait au-devant du danger à éviter : je veux dire qu'on porterait dans l'ulcération même une partie de la marge pupillaire. Dans ces cas, on doit donc se borner à un traitement antiphlogistique, et mettre de côté les instillations de belladone. Cependant, lorsque la procidence est accomplie, si l'on voit qu'une portion de plus en plus grande de l'iris s'engage dans l'ulcération et menace la pupille, on doit s'empresser de dilater celle-ci et d'exercer une compression méthodique sur la tumeur. Nous remplissons cette dernière indication en appliquant une assez forte boulette de charpie sur la paupière supérieure fermée, et en plaçant une petite pièce de monnaie sur la portion de charpie qui recouvre la partie la plus saillante de la tumeur. L'appareil est maintenu par un bandage convenable, et on le lève matin et soir, pour faire en quantité suffisante les instillations de belladone nécessaires, instillations dont l'effet est encore aidé par l'application de la même substance, en extrait, sur le bord libre des paupières.

Kératites. — Remarques additionnelles.

Nous avons vu dans les chapitres précédents que la kératite présente des différences notables dans ses formes, dans sa marche, dans son pronostic et dans son traitement. Existe-t-il un rapport entre ces différences et certains états pathologiques généraux? en d'autres termes, la cornée offre-t-elle des lésions qu'on pourra à coup sûr rapporter à une dyscrasie particulière? Telle est la question que nous croyons devoir poser ici. Et d'abord, hâtons-nous de le dire, on est allé trop loin d'un côté, en admettant qu'il existe des signes certains, auxquels on peut reconnaître que la maladie oculaire est l'expression d'une cause constitutionnelle ; d'une autre part, quelques auteurs voulant réformer cette erreur, sont tombés dans une exagération aussi sérieuse, en rejetant d'une manière absolue ces idées, et en ne voyant dans la cornée qu'une inflammation, qu'un abcès, un ulcère, etc. Nous n'insisterons pas davantage sur les dangers de ces différentes opinions. Dans la première, on verrait un scrofuleux, un rhumatisant, par ce seul motif que tels symptômes, sur lesquels nous reviendrons, se seraient montrés dans la cornée pendant la durée d'une ophthalmie ; dans la seconde, on ne verra jamais que ces symptômes mêmes, sans tenir compte de la constitution, ou sans admettre qu'ils se lient à une constitution particulière. Cependant, si l'on étudie avec soin les formes, la marche, les terminaisons de ces lésions, on reconnaîtra sans peine qu'elles affectent, en général, une même classe d'individus. Les limites de cet ouvrage ne nous permettant pas, malheureusement, d'aller au fond de cette question tant débattue, nous nous bornerons à mettre en relief les principales différences de la forme de la kératite, dans chacune des variétés de cette inflammation que nous avons étudiées. Nous profiterons de cette circonstance pour signaler quelques erreurs dans lesquelles sont tombés plusieurs auteurs, dont les idées nous paraissent peut-être un peu trop exclusives.

Kératite dans l'inflammation granuleuse. — Quoique nous ne considérions pas cette ophthalmie comme l'expression d'une maladie générale, mais bien comme une affection purement locale, nous devons nous en occuper ici. Nous n'ignorons pas que quelquefois l'inflammation granuleuse ou catarrhale de l'œil s'accompagne d'une inflammation de même nature des autres muqueuses, mais cela est exceptionnel. Quoi qu'il en soit, la cornée offre dans cette maladie de l'œil des caractères particuliers. Lorsque l'inflammation de la conjonctive est portée à un haut degré, la cornée ne tarde pas à s'enflammer vers son pourtour; des vaisseaux très courts l'enveloppent comme un anneau, sans s'étendre au delà d'un à deux millimètres au plus. En même temps il y a un commencement de chémosis séreux, et même de chémosis phlegmoneux. Aussitôt un épanchement interlamellaire, semi-circulaire, se montre sur le pourtour de la membrane, et forme une tache élevée toujours très large, d'un blanc jaunâtre, et dont la marche est en rapport avec l'intensité du mal ; le reste de la cornée demeure transparent. Cet abcès se distingue de celui qu'on retrouve chez les sujets scrofuleux, par sa forme très large et par ses terminaisons. Il se montre le plus souvent dès que la conjonctivite granuleuse devient aiguë. A cet abcès succèdent des ulcères ordinairement très larges et peu actifs, qui s'accompagnent de peu de photophobie. Si la cornée est perforée, la procidence de l'iris est large, mais occupe la circonférence de la membrane. Telle est la maladie à l'état aigu. Lorsqu'elle est devenue chronique, la moitié supérieure de la cornée se vascularise, et il se forme là un véritable *pannus*, par suite du frottement des *granulations* qui existent sur la paupière.

Kératite dans l'inflammation pustuleuse (ophthalmie scrofuleuse des auteurs). —Il est impossible de nier que chez des sujets jeunes et lymphatiques, l'inflammation de la cornée ne se montre sous une forme particulière, bien que très souvent ces individus puissent être atteints d'autres inflammations des yeux, sans présenter pendant longtemps aucun des caractères de l'affection qui nous occupe.

La forme la plus ordinaire de l'inflammation de la cornée chez ces individus est la *kératite vasculaire partielle* que nous avons décrite. Les vaisseaux sont réunis en un pinceau triangulaire, s'avançant presque au centre de la cornée, et se terminant là par une ou plusieurs petites pustules, qui ne tardent pas à être remplacées par autant de petits épanchements circulaires, lesquels se résorbent ou s'ulcèrent. L'excavation ulcéreuse, très petite quant au diamètre, et isolée au milieu de parties saines, marche d'avant en arrière, en s'accompagnant d'une excessive photophobie, et elle se transforme assez souvent en un kératocèle ou en une perforation étroite. D'autres petites ulcérations semblables se montrent quelquefois à sa suite et sont toujours rapprochées de la première. Si la perforation survient, la procidence de l'iris est petite et très souvent centrale; que ces accidents arrivent ou non, la maladie récidive un grand nombre de fois, et finit par passer à l'état chronique. Alors la cornée se vascularise d'une manière générale : les vaisseaux sont distants les uns des autres et laissent voir facilement l'iris ; ils n'existent pas en plus grand nombre dans la partie supérieure de la cornée qu'ailleurs. (Voyez *Pannus* et *Kératite chronique*).

Une autre forme de *kératite*, que nous avons décrite sous le nom de *primitive*, a été donnée comme le type de l'ophthalmie scrofuleuse par plusieurs auteurs, et entre autres par M. Mackenzie.

On en rencontre, en effet, des exemples assez nombreux chez les individus scrofuleux ; d'après notre expérience, cependant, on la voit plus souvent chez des sujets non scrofuleux, mais dont la santé est délabrée et la constitution mauvaise. Nous avons dit, à propos de cette affection, qu'elle est assez rare, surtout si on la compare à la forme vasculaire dont nous venons de nous occuper. Dans la kératite primitive, la cornée s'enflamme dans son ensemble ; elle prend une couleur verdâtre, et est parsemée à son centre de petits points, de plaques opaques, qui s'étendent de là à sa circonférence et se réunissent pour former ensemble des opacités très limitées. On n'aperçoit de vaisseaux sur la membrane que lorsque la maladie est arrivée à un haut degré de chronicité ; les ulcérations sont excessivement rares ; les épanchements de sang entre les lamelles se remarquent quelquefois. La marche de la maladie est très lente. Des opacités, des taches crétacées, des dépôts fibro-albumineux dans la pupille et une conicité plus ou moins grande en sont presque toujours le résultat.

Kératite dans l'ophthalmie franche. — La cornée, surtout lorsque l'inflammation est intense, est bientôt entourée par la conjonctive enflammée (*chémosis phlegmoneux*); des épanchements nombreux et très larges se forment dans son tissu; quelquefois elle est étranglée par la compression, et tombe mortifiée; des douleurs excessives, limitées d'abord à l'œil, puis s'étendant bientôt à la tête, tourmentent incessamment le malade et s'accompagnent de réaction générale. La résolution ne peut être espérée que lorsque la maladie demeure dans des limites restreintes; mais il n'en est point ainsi lorsque surviennent les accidents dont nous venons de parler, et la suppuration partielle ou totale du globe est alors la conséquence de cette inflammation phlegmoneuse, qui a débuté par la destruction de la cornée.

Kératite dans l'ophthalmie purulente. — L'inflammation se comporte ici d'une manière toute particulière. A la partie inférieure de la cornée on voit d'abord une tache muqueuse, peu étendue, faisant des progrès extrêmement rapides; vingt-quatre heures après qu'elle s'est montrée, il n'est pas rare qu'elle ait envahi toute la cornée, qui devient bientôt un peu saillante, particulièrement à son centre, et dont toute la surface est opaque, d'un blanc jaunâtre. Bientôt la lamelle externe se ramollit, s'ulcère et donne issue à une partie du pus contenu entre les lames; l'excavation, toujours très large, demeure quelquefois superficielle, mais d'ordinaire s'étend en profondeur.

Assez souvent, ainsi que nous l'avons vu en parlant des ulcères par abrasion, les lames de la cornée sont détruites couche par couche, au point que la plus profonde fait seule équilibre, pendant quelque temps, à l'action musculaire. La cornée s'allonge alors sous la forme d'une tumeur blanchâtre, quelque peu rosée, et elle finit par se perforer. On remarque aisément, avant que cet accident arrive, que la membrane a perdu en étendue dans tous ses diamètres.

D'autres fois le ramollissement cornéen est précédé par l'apparition d'un anneau opaque, placé tout près de la circonférence de la membrane. Cet anneau s'ulcère dans une grande étendue, et la cornée mortifiée ne tarde pas à être détruite. D'autres fois la cornée demeure exempte d'inflammation.

Kératite dans l'ophthalmie rhumatismale. — On admettait autrefois assez généralement, en Allemagne, que dans l'ophthalmie rhumatismale (voyez *Sclérotite*), la cornée se recouvre de phlyctènes ou vésicules, et perd alors sa transparence. Ces vésicules font place, selon Weller, à des ulcères ressemblant à de petits lambeaux arrachés de la surface de la cornée, et ne laissant après eux aucune trace, bien qu'ils s'accompagnent d'une grande photophobie et de douleurs qui s'étendent à la tête et à la mâchoire. On retrouve, selon Mauchart, des ulcères semblables à la face interne de la cornée, et alors l'humeur aqueuse paraît trouble. D'autres auteurs, allant encore plus loin, admettent des caractères anatomiques plus tranchés, tels que des inégalités ressemblant à des grains de sable, de petits points très fins qui se transforment en exsudations fibro-albumineuses interlamellaires, ayant l'apparence de plaques opaques, blanches ou bleuâtres.

Il n'est pas difficile de démontrer le peu de valeur de toutes ces distinctions. Les phlyctènes s'observent le plus souvent chez des individus jeunes et lymphatiques ; on les retrouve exceptionnellement sur des adultes, en apparence de bonne constitution. Ni les uns ni les autres n'ont jamais été atteints de rhumatisme. Weller (1) avait fait la remarque que les jeunes sujets y sont plus exposés, quand il a dit que l'ophthalmie rhumatique est assez souvent compliquée de scrofules. Quant aux petits points, aux petites taches, aux petits épanchements, ce ne sont là que les symptômes d'une variété de la kératite *primitive* ou *non vasculaire*.

Au reste, nous verrons que le rhumatisme ne se dessine dans l'œil par aucun caractère anatomique appréciable, et que s'il joue un rôle, soit dans la production des kératites, soit dans celle d'autres affections oculaires, il ne se trahit au dehors par aucun signe objectif. Une ophthalmie, selon nous, peut être produite ou entretenue par le rhumatisme ; mais la marche de la maladie et le commémoratif peuvent mettre seuls sur la voie de cette complication.

Kératite dans les ophthalmies abdominales, veineuses, scorbutiques, varioleuses, érysipélateuses, etc. —Toutes ces prétendues ophthalmies spécifiques n'étant plus admises par personne aujourd'hui, nous nous garderons bien de décrire les lésions que la cornée peut offrir dans chacune de ces variétés, qui ne sont en réalité que des maladies de la choroïde, se rattachant le plus souvent à des causes générales ; ou des affections externes de l'œil, survenues pour la plupart à la suite des maladies de la peau. Les prétendus caractères distinctifs de ces affections se retrouvant en dehors de toute complication générale et sur des individus de tout âge, cela ne suffit-il pas pour faire comprendre l'inutilité de toutes ces divisions ?

(1) *Loco citato,* tome II, page 139.

ARTICLE IV.

Coupures de la cornée.

De même que les piqûres, les coupures de la cornée ne présentent pas toujours une gravité très grande. Bien des fois, j'ai vu de larges coupures de la cornée se réunir sans accidents. Guérin, Tulpius, F. de Hilden, MM. Mackenzie et Guépin, rapportent des faits semblables. Mais très souvent les accidents les plus sérieux en sont la conséquence. L'évacuation de l'humeur aqueuse et l'aplatissement immédiat de l'œil ne présentent rien de grave par eux-mêmes ; c'est la hernie de l'iris, la division de cette membrane, celle de la capsule, la blessure ou l'expulsion du cristallin, celle du corps vitré, la suppuration de la cornée, qui constituent la gravité du genre de lésions dont nous nous occupons. Les trois faits suivants serviront d'exemple.

Un bombeur de verres reçoit sur l'œil ouvert un fragment de cristal lancé avec force ; la cornée est divisée par son centre, à peu près transversalement, et dans l'étendue de la moitié de son diamètre. L'humeur aqueuse s'échappe aussitôt ; mais bientôt les lèvres de la plaie se réunissent, et le repos, l'application sur l'œil de compresses glacées, l'occlusion des paupières au moyen de bandelettes de taffetas d'Angleterre, amènent une guérison complète : la vision n'est en aucune façon altérée.

Le fils de M. de La H…, âgé d'environ douze ans, que j'ai soigné concurremment avec un habile praticien de Paris, M. le docteur Duchenne, était au collège d'Amiens, placé derrière une fenêtre donnant sur un escalier, lorsqu'il reçut dans l'œil droit l'éclat d'une vitre contre laquelle il s'était appuyé. Un de ses camarades, dans l'intention de l'effrayer, avait maladroitement frappé la vitre d'un coup de pied. La cornée avait été divisée transversalement dans sa moitié externe ; l'humeur aqueuse s'était échappée, l'iris était venu s'engager dans la plaie, et la pupille avait presque entièrement disparu. Des applications d'eau glacée dans laquelle j'avais fait délayer de l'extrait de belladone, et des instillations dans l'œil avec cette solution mydriatique, réduisirent en très grande partie la hernie, mais elles durent être continuées pendant plusieurs semaines. La saignée générale fut pratiquée plusieurs fois, pour faire tomber l'inflammation qui était assez forte, et la vision demeura intacte, malgré la déformation de la pupille.

Le garçon de laboratoire de M. Cure, pharmacien, en bouchant des bouteilles d'eau de Seltz, reçut dans l'œil gauche un large éclat de verre, qui fendit la moitié externe de la cornée, et trois à quatre lignes au moins de la sclérotique. Le cristallin et une assez grande partie du corps vitré s'étaient échappés, et le malade les avait reçus dans sa main. L'œil conserva son volume normal, mais la procidence de l'iris fut si grande, que la pupille demeura oblitérée. Les lèvres de la plaie de la cornée se ramollirent dans une grande étendue, après avoir présenté un épaississement considérable. La membrane devint opaque ; elle finit par recouvrer peu à peu sa transparence dans toute sa moitié interne, mais l'externe demeura recouverte d'une large tache leucomateuse. Le traitement énergique que j'employai, les instillations de belladone qui furent faites, ne purent empêcher ce triste résultat ; j'ai même craint un instant que cette suppuration de la plaie n'amenât la fonte purulente de l'œil, comme cela arrive si souvent après l'opération de cataracte par extraction.

TRAITEMENT. — Le traitement des coupures de la cornée varie selon l'étendue de la plaie et les complications qu'elle présente. Lorsque la coupure est simple, de quelque étendue qu'elle soit d'ailleurs, on doit d'abord faire coucher le malade sur le dos, la tête basse, comme après l'opération de cataracte par extraction. Après s'être assuré que la réunion de la plaie est bien faite, on applique sur les paupières fermées des bandelettes de taffetas d'Angleterre, puis l'on soumet l'œil à une température basse, au moyen de compresses glacées qu'on renouvelle à chaque instant.

Si l'iris a été blessé et que du sang se soit épanché dans la chambre antérieure, on devra, la position occupée par la blessure le permettant, donner issue à ce liquide, et si cette manœuvre n'est pas possible, l'abandonner à la résorption, mais saigner convenablement le malade, pour empêcher la réaction de survenir. Lorsque l'iris s'est pris dans la plaie, on essaiera de le dégager en appuyant doucement avec le dos d'une curette sur l'une des lèvres de l'incision. Quelques auteurs, Mackenzie entre autres, recommandent de le repousser avec cet instrument. C'est une pratique pour le moins hasardeuse, et qui ne m'a jamais été utile, à moins que je n'aie préalablement employé la belladone. Presque toujours, quelque précaution qu'on prenne, la curette déchire la membrane herniée et ne la réduit point. C'est encore aux instillations et aux fomentations de belladone, aussi bien qu'à la cautérisation de la conjonctive bulbaire, qu'il faudra de bonne heure avoir recours (voyez *Perforations de la cornée* et *Hernies de l'iris*). Dans un cas où la coupure de la cornée était large, l'instillation de belladone avait été faite pendant deux heures sans résultats ; la chambre antérieure s'était remplie. Au moment où l'iris devait être narcotisé, je pensai que la procidence pourrait être réduite si l'on ouvrait de nouveau la plaie ; j'en écartai les lèvres avec la curette, et un léger attouchement sur l'iris avec cet instrument le fit rentrer aussitôt dans la chambre antérieure. C'est là un résultat exceptionnel, que jamais je n'ai pu obtenir depuis.

La réduction de l'iris peut encore être essayée, selon Mackenzie, au moyen de frictions répétées sur la tumeur, par l'intermédiaire de la paupière. C'est un moyen qui ne m'a jamais été d'aucune utilité, quelque patience, quelque temps que j'y aie mis.

Si l'iris ne peut être réduit, il sera avantageux, malgré l'opinion contraire de Scarpa, d'enlever d'un coup de ciseaux courbes sur le plat la tumeur qu'il forme, comme on le fait après l'opération de la pupille artificielle par décollement. On évite ainsi une inflammation fort longue, déterminée par une sorte de corps étranger, qui ne peut plus disparaître que par suppuration.

Si une fistule était la conséquence d'une plaie de la cornée, on se comporterait comme nous l'avons recommandé ailleurs (voyez *Fistules de la cornée*).

ARTICLE V.

Corps étrangers de la cornée.

La cornée est exposée à l'action de corps étrangers de toute sorte. Quelques uns s'implantent dans son tissu, d'autres roulent à sa surface. Nous avons décrit ces derniers, en parlant des corps étrangers de la conjonctive. J'ai trouvé dans la cornée des fragments d'insectes et d'écorces, des graines, des pointes de marrons d'Inde, des parcelles de caillou et de charbon, des grains de poudre à canon, et surtout de petits morceaux de fer, d'acier, de verre et d'autres substances dures. Quelques uns de ces corps agissent chimiquement, et nous nous en occuperons au chapitre *Brûlures*. Tout corps étranger implanté dans la cornée détermine une vive irritation, qui va croissant pendant quelque temps dans certains cas, et tombe promptement dans quelques autres. La recherche de ces corps est loin d'être toujours facile, surtout pour le médecin qui serait presbyte. Ils se présentent le plus communément sous la forme d'un point placé à la surface de la cornée, et de couleur noirâtre quand le corps est de métal, de charbon, etc. Quelquefois cette petite tache est entourée d'un cercle blanc; nous indiquerons tout à l'heure ce que signifie ce symptôme. S'il arrive que l'observateur rencontre le point noir en face de la pupille, il lui sera impossible de l'apercevoir : aussi est-il indispensable d'examiner la cornée un peu obliquement, et de telle sorte que toujours le point examiné tombe sur la surface de l'iris. Si cette membrane est malheureusement de couleur foncée, la recherche se trouve plus difficile. Quand le corps étranger est entouré de ce cercle blanchâtre dont nous venons de parler, on peut être assuré qu'il est là depuis quelque temps, et qu'un commencement de suppuration des parties qui l'entourent ne tardera point à l'éliminer. L'extraction en est dans ce cas beaucoup plus facile, à cause du ramollissement des tissus dans lesquels il est implanté. C'est là une circonstance qu'il est bon de connaître, lorsqu'on doit procéder à cette opération. La tache noire peut persister longtemps après que le corps métallique est tombé de lui-même; cela tient à ce que de l'oxide s'est infiltré dans les lamelles cornéennes où se trouvait la parcelle métallique. Cet oxide se détache à son tour sous la forme d'un petit anneau noir.

L'effet des corps étrangers sur l'œil varie selon une foule de circonstances se rapportant à leur nature, à leur volume, à la profondeur à laquelle ils sont enfoncés dans le tissu de la cornée, ou à la saillie qu'ils forment à sa surface. Dans ce dernier cas, à chaque mouvement de la paupière supérieure, le malade éprouve une douleur excessive, qui jette certains individus dans un état de telle surexcitation, qu'ils se condamnent à tenir l'œil fermé. J'ai vu des hommes courageux, surpris par cette douleur presque toujours inattendue, pousser un cri au moment où la paupière venait à passer sur le corps étranger. Dans le cas où ce corps est enfoncé dans les lamelles, les mouvements des paupières sont libres et n'occasionnent point de douleur. Il y a seulement de la gêne et une sensation de gravier sous la paupière, sensation qui, subitement apparue, n'a point cessé depuis qu'elle s'est montrée.

Au moment où un corps étranger frappe l'œil, la conjonctive et la sclérotique s'injectent vivement dans toute leur étendue, le globe devient brillant, des larmes s'en échappent en grande abondance, la lumière est insupportable, et le malade cherche à se cacher l'œil. Si le corps étranger n'est pas bientôt extrait, ou qu'il ait pénétré un peu profondément dans les lamelles, après un temps plus ou moins court il ne tarde pas à s'environner d'une zone saillante, grisâtre ou jaunâtre, qui n'est autre chose que le commencement d'un travail d'élimination. Les autres membranes oculaires s'enflamment fortement alors; la conjonctive présente une injection très vive, surtout dans sa portion bulbaire, et la sclérotique offre, dans le voisinage de la cornée, cette injection semblable à une fleur radiée, dont les auteurs allemands ont fait le signe distinctif de l'ophthalmie rhumatismale. On voit en même temps se déclarer des symptômes de réaction du côté de l'iris. Cette membrane se décolore et prend une teinte d'un rouge verdâtre; la pupille se resserre, il apparaît du pus dans la chambre antérieure, et des douleurs se font sentir dans le trajet du frontal. Ces symptômes n'accompagnent pas toujours nécessairement la présence d'un corps étranger : des parcelles métalliques, des débris d'insectes ont traversé la conjonctive bulbaire dans sa partie supérieure, sont venus peu à peu s'implanter sur la cornée jusqu'au centre de la pupille (Demours), et ont pu séjourner là pendant deux années, sans occasionner d'autre gêne que celle du trouble de la vision. J'ai rapporté, en parlant des corps étrangers de la conjonctive, le fait d'un jeune homme qui avait reçu dans l'œil la moitié d'une coque de millet, laquelle était venue peu à peu adhérer à la cornée, à 4 millimètres de la circonférence de la sclérotique. Des vaisseaux, en assez grand nombre, se montrent dans ces cas sur la cornée, et se dirigent sous forme triangulaire vers le corps étranger.

TRAITEMENT. — 1° *Chirurgical*. — L'extraction du corps étranger, cause de tous les désordres, doit d'abord être faite. Le malade est placé debout dans l'angle d'une fenêtre; on maintient les paupières écartées au moyen de deux doigts de la main gauche (l'index pour la supérieure, le pouce pour l'inférieure). De la main droite le chirurgien fait l'extraction du corps étranger, en se servant d'une petite aiguille solide, bien tranchante de l'un de ses bords, et légèrement recourbée comme celle à cataracte. Lorsque la direction du corps étranger est oblique et profonde, et que l'implantation date de quelques heures seulement, on doit s'attendre à une certaine difficulté, qui consiste surtout dans l'extrême mobilité de l'œil, occasionnée par la peur, par l'action de la lumière et par le contact de l'instrument. Une légère pression des doigts sur le globe, m'a toujours suffi pour le tenir suffisamment immobile, et je ne me sers jamais des ophthalmostats qu'on a imaginés dans ce but. Par des mouvements de va-et-vient on ébranle le corps étranger et l'on finit bientôt par l'entraîner. Lorsque les lamelles le compriment trop énergiquement, on est quelquefois forcé de les inciser dans le sens même de son implantation. Quelques instants suffisent pour débarrasser le malade. La petite plaie faite à la cornée se cicatrise rapidement et n'est que très rarement suivie d'opacité.

Lorsque le corps étranger, métallique ou non, fait saillie à la surface de la cornée, on l'extrait au moyen de petites pinces.

Nous avons vu que s'il est métallique, il laisse souvent dans la cavité qu'il occupait une petite tache noire, qui est le produit de l'oxide. On essaie, au moyen de l'aiguille, de l'enlever de la même manière que le corps, ce qui est toujours facile lorsqu'on le charge hardiment, mais pourtant en prenant toutes les précautions convenables.

2° *Traitement médical*. — Il est en rapport avec l'intensité des symptômes. Si le corps étranger est implanté dans la cornée depuis peu de temps, s'il n'y a ni suppuration commençante de cette membrane ni iritis, si enfin la conjonctive et la sclérotique seules sont injectées, il suffit, après l'extraction du corps étranger, de recommander au patient le repos, et l'application sur l'œil, pendant plusieurs heures, de compresses imbibées d'eau froide. Rarement il est nécessaire de recourir aux purgatifs, et si je le fais quelquefois, c'est dans le but de contraindre des malades indociles à garder quelques heures la chambre.

Mais si l'accident est arrivé depuis plusieurs jours déjà, si la cornée est enflammée et l'iris malade, si surtout il y a un hypopion dans la chambre antérieure, on doit, dès que la cause du mal aura été enlevée, chercher à en faire disparaître les effets. La saignée générale, si la constitution du sujet le permet, les applications de sangsues près de la tempe, les purgatifs, le calomel à dose altérante, les frictions autour de l'orbite avec l'onguent napolitain uni à la belladone, les bains de pieds, le repos dans un lieu obscur, devront être immédiatement recommandés. On se conduira enfin comme dans un cas d'iritis ordinaire (voyez ce mot), et l'on ne négligera pas, si la pupille est menacée dans la période de déclin de l'inflammation, d'employer aussitôt et avec persévérance la belladone en instillation, pour éviter qu'il se forme des adhérences entre l'iris et la capsule du cristallin.

ARTICLE VI.

Piqûres de la cornée.

Ces blessures ne sont pas toutes également dangereuses; tous les jours on voit des enfants se piquer la cornée avec la pointe d'un canif, d'une fourchette, d'une aiguille, d'un couteau, sans qu'il en arrive le moindre résultat fâcheux. Mais il n'en est pas toujours ainsi. Lorsque l'instrument blesse l'œil perpendiculairement, il traverse la chambre antérieure, l'iris, le cristallin et la capsule; de là du sang dans la chambre antérieure, et bientôt après une cataracte. Quelquefois l'instrument pénètre si loin, que le globe tout entier est compromis. Un enfant de six ans m'en a fourni un exemple. L'accident arriva au moment où il essayait de couper une ficelle avec un couteau-poignard, oublié sur une table. Bien des fois cet enfant s'était amusé à couper des cordes avec des couteaux assez mauvais, sans qu'il en fût résulté aucun accident. L'effort qu'il fit cette fois pour diviser la corde, n'étant plus en proportion avec la faible résistance qu'elle pouvait opposer à une lame tranchante, le couteau alla s'implanter dans l'œil en traversant la cornée. L'instrument était de forme triangulaire, circonstance qui me permit de juger par la largeur de la piqûre reportée sur le couteau, qu'elle était très profonde, et que le globe avait été traversé de part en part. Un instant même je craignis pour le cerveau, car l'enfant fut pris d'accidents assez graves, que je fis tomber cependant par de nombreuses sangsues, et par des applications de glace sur la tête et sur l'œil blessé. La réunion de la plaie fut immédiate; mais le cristallin avait été divisé, quelques débris opaques s'étaient échappés de la capsule, l'iris même avait été atteint près du bord inférieur de la pupille, et du sang s'était épanché en petite quantité dans la chambre antérieure. Après huit jours l'œil redevint blanc dans toute son étendue; seulement il larmoyait, et était un peu plus mou que de coutume; je soupçonnai un instant une fistule de la cornée, mais après un examen attentif, je dus abandonner cette idée : c'était un commencement d'atrophie qui fit des progrès tels, qu'après trois mois l'œil était réduit à la moitié de son volume.

J'ai vu bien souvent la piqûre de la cornée faite par une aiguille, chez les petites filles qui apprennent à coudre, et même chez des femmes adultes. Dans quelques cas, ainsi que je l'ai dit plus haut, cette piqûre n'a été suivie d'aucun accident; mais d'autres fois, en atteignant le cristallin, elle a produit une cataracte, qui, le plus ordinairement, est demeurée très limitée. Quelquefois la cataracte devient complète, puis disparaît après quelque temps, par suite de la résorption du cristallin. Dans d'autres cas, c'est la variété de cataracte capsulaire désignée sous le nom d'*aride siliqueuse*, qui succède à la cataracte lenticulaire traumatique. Lorsque ce dernier résultat est la conséquence de la piqûre, on doit admettre, ainsi que Wardrop, Travers, Demours l'ont fait remarquer, que l'ouverture de la capsule est restée béante, et que le cristallin s'est résorbé en partie ou en totalité. Dans quelques cas, la pointe qui a blessé l'œil reste fixée dans la cornée; cela arrive surtout pour les piquants du marron d'Inde. Guérin en cite deux cas; pour ma part, j'ai enlevé cinq ou six de ces piquants sur les yeux d'un paysan; j'ai extrait aussi très aisément la pointe d'une aiguille, qui avait pénétré obliquement dans la chambre antérieure, et dont une extrémité faisait saillie au dehors.

Un accident qui complique souvent les piqûres, de même que les autres plaies pénétrantes de la cornée, c'est la procidence de l'iris. Heureusement elle n'a lieu d'ordinaire que dans les blessures qui occupent la circonférence de la membrane, de sorte que la pupille est déformée et non pas détruite, surtout si l'on sait avec persévérance la maintenir ouverte.

TRAITEMENT. — Il varie nécessairement selon la gravité de la blessure. Dans tel cas où la piqûre ne s'étendrait pas au-delà de la cornée, le repos et les applications d'eau froide sur l'œil suffiront pour faire disparaître le mal. Dans tel autre, où l'instrument, au contraire, aura pénétré très loin, on devra recourir à un énergique traitement anti-

phlogistique : la saignée générale, les sangsues, le calomel à l'intérieur, etc., seront recommandés ; on n'omettra pas de maintenir l'œil
sous l'influence d'une température très basse. Si des vomissements survenaient, circonstance qui indiquerait une blessure des nerfs ciliaires,
la potion de Rivière pourrait être utile. Des instillations de belladone
seront prescrites, si l'iris s'est engagé dans la plaie de la cornée.

ARTICLE VII.

Contusions et ruptures de la cornée.

Les contusions simples de la cornée, du moins les contusions immé-
diates, sont assez rares ; des corps étrangers de petit volume produisent quelquefois cette lésion et occasionnent des inflammations traumatiques, qui se terminent souvent par des suppurations plus ou moins
graves. Dans d'autres cas, un corps lancé avec force sur la cornée
produit sur cette membrane une très petite plaie superficielle, mais
devient la cause d'une cécité immédiate ; je connais un tailleur qui a
perdu la vue d'un œil, après avoir reçu sur la cornée la tête d'un clou
assez gros, qu'il enfonçait dans le mur à grands coups de marteau. On
comprend aisément que la blessure de la cornée n'est point l'affection principale, et que la rétine surtout présente de graves désordres,
consécutifs de sa commotion. Le plus fréquemment, les contusions de la
cornée ont lieu à la suite de coups de poing portés directement sur les
yeux ; souvent alors la cornée se rompt, et c'est à une plaie contuse
qu'on a affaire. Guérin rapporte un cas de ce genre ; j'en ai traité plusieurs, et j'ai été moins heureux que lui ; car chez un malade l'a-
maurose est devenue complète, et une tache leucomateuse a presque
détruit la vision chez un autre. Un troisième avait reçu une fusée enflammée sur l'œil, et la vue s'était complétement perdue. Quelquefois la contusion de la cornée produit un *mydriasis*. Un jeune homme,
que j'ai soigné en 1845, s'est trouvé dans ces conditions ; il avait reçu un
marron sur l'œil, en jouant avec des camarades. M. le docteur Boniver,
de Langres, a recueilli l'observation de ce cas. J'ai vu bien souvent la
contusion de la cornée, et plus souvent encore la perforation de cette
membrane, à la suite d'explosions de capsules dans ces mauvais petits
fusils qu'on donne aux enfants : souvent dans ce cas les débris de la
capsule, après avoir pénétré dans la chambre postérieure, détermi-
naient par leur présence une violente ophthalmie, et bientôt la fonte
purulente du globe. Cette dernière observation s'applique plus exactement aux blessures de la cornée qu'aux contusions de cette membrane.

Après la contusion de la cornée, l'œil rougit immédiatement, la conjonctive et la sclérotique s'injectent, la pupille se contracte, la photopho-

bie survient, et si l'on ne fait promptement tomber ces symptômes, la vision peut être gravement compromise.

TRAITEMENT. — La saignée générale est le moyen par excellence à employer d'abord ; les sangsues dans le voisinage de l'orbite seront appliquées ensuite, autant de fois et en aussi grande quantité que la réaction le nécessitera. Une potion fortement laudanisée, qu'on administrera au moment le plus rapproché de l'accident, agira d'une manière puissante en modérant la circulation. En même temps, des compresses d'eau glacée seront appliquées sur l'œil, et assez fréquemment renouvelées pour maintenir l'organe sous l'influence d'une température égale et très basse. Des purgatifs concourront à éloigner l'inflammation. On veillera avec soin à extraire le corps étranger qui aura produit la contusion, s'il est engagé dans la cornée ou sous les paupières. Si la chambre antérieure est ouverte, on réunira la plaie, et l'on se comportera pour le reste comme dans les blessures de la cornée.

ARTICLE VIII.

Brûlures de la cornée.

Les corps incandescents ou en ignition, comme la poudre à canon, des parcelles de métal, diverses substances chimiques, l'eau bouillante, etc., peuvent désorganiser à divers degrés la cornée ; mais ces accidents sont assez rares, à cause de la protection exercée par les paupières. J'en ai cependant observé plusieurs cas. Un homme occupé à préparer de la poudre pour faire sauter une mine, l'enflamme maladroitement. Des grains de poudre, lancés entre les paupières, s'attachent à la cornée, qui en est toute parsemée, et une escarre assez large est immédiatement produite dans la partie inférieure de cette membrane ; heureusement la brûlure était superficielle, et la tache qui en fut la suite n'apporta aucun obstacle à la vision. Une jeune fille nerveuse tombe en syncope ; sa femme de chambre lui jette au visage une grande quantité de vinaigre, qui pénètre entre les paupières de l'œil gauche ; la cornée devient opaque au moment même ; une violente ophthalmie se déclare ; la tache diminue un peu, mais la vision n'en reste pas moins très confuse. La jeune fille est sujette depuis cette époque à de fréquentes rechutes d'ophthalmies. Deux hommes reçoivent dans un feu d'artifice une fusée en ignition ; la cornée et la sclérotique sont ouvertes et brûlées ; chez l'un, le cristallin est déchatonné ; chez l'autre il y a seulement des traces de contusion aux paupières et de brûlure sur la cornée ; chez tous les deux la vue est perdue. Je ne parle point ici des étincelles, des petites parcelles métalliques en ignition qui pénètrent entre les paupières et qui, à part une brûlure de la cornée toujours légère, se comportent comme des corps étrangers.

Quoique la brûlure soit rare, les auteurs en citent d'assez nombreux exemples. Mackenzie en a observé plusieurs; Guthrie a vu la cornée transformée en escarre par de l'essence de térébenthine enflammée; M. Carron du Villards cite le cas d'une femme dont la cornée fut détruite par l'application inattentive de beurre d'antimoine sur la paupière. J'ai vu la même chose tout récemment (août 1846) sur un malade qui m'a été présenté par M. le docteur Ferrand, de la Villette près de Paris; la cornée avait été complétement détruite par une goutte de fonte en fusion, et la paupière supérieure était sérieusement atteinte.

Les brûlures de la cornée se présentent sous la forme de taches blanchâtres de teintes plus ou moins mates; une vive réaction les accompagne. Le malade éprouve dans l'œil une sensation de cuisson insupportable, qui l'oblige à tenir les paupières fermées. L'aversion pour la lumière est très prononcée, des larmes ruissellent sur la joue lorsqu'on veut examiner le mal.

TRAITEMENT. — C'est le même que celui des brûlures en général; la saignée, si la réaction est très forte, fera tomber les symptômes inflammatoires; l'opium uni au calomel, à petites doses répétées de deux en deux heures, diminuera la sensibilité de l'organe lésé. En même temps, et après s'être assuré qu'aucun corps étranger n'est demeuré ni dans l'épaisseur de la cornée ni entre les paupières, on recommande au malade d'appliquer sur l'œil des linges glacés jusqu'à disparition complète de la douleur. Au bout de quelque temps l'escarre se détache, la cornée suppure plus ou moins, et la tache disparaît lorsque la brûlure est superficielle et ne s'étend qu'à une très petite partie de la membrane. On se comporte alors comme si l'on avait affaire à une ulcération de la cornée (Voyez *Ulcères*, page 294); mais si la brûlure est très large et très profonde, quoi qu'on fasse, la hernie complète de l'iris suit de près, le plus souvent, la fonte purulente de la membrane, et l'œil est perdu.

ARTICLE IX.

Fistules de la cornée.

A la suite d'ulcérations de la cornée ou de plaies obliques faites à cette membrane avec des instruments piquants, elle présente quelquefois une perforation très petite, qui tarde longtemps à se cicatriser. L'humeur aqueuse traverse cette ouverture en quantité excessivement faible, au fur et à mesure de sa production. L'œil est mou dans son ensemble ; les quatre muscles droits forment de légers sillons sur la sclérotique ; la cornée est plissée, comme chagrinée, et l'iris exactement appliqué contre sa face postérieure. De temps en temps, et surtout lorsqu'une pression a vidé la chambre antérieure, il arrive que les bords de l'ulcération se trouvent en contact, et adhèrent momentanément ensemble. Alors la chambre antérieure reparaît en partie, et la cornée présente une convexité presque normale. Mais si la cicatrice n'est point assez résistante, ce qui arrive très souvent, la fistule se reproduit et laisse de nouveau échapper l'humeur aqueuse. Je soupçonne fortement que le malade de M. Mirault et ceux de M. Rosas (Stœber, pag. 267), chez lesquels l'œil était si mou, que la forme en était à chaque instant changée par les contractions musculaires, n'étaient atteints d'autre chose que d'une fistule de la cornée méconnue.

Cette supposition présente d'autant plus de probabilités que cette membrane était plus ou moins conique, en grande partie opaque et transparente au centre ; que les malades avaient été primitivement atteints d'ophthalmie purulente, qu'ils avaient fait abus de cataplasmes sur les yeux, et que la maladie s'était présentée après des efforts musculaires violents. La fistule peut durer plusieurs jours, plusieurs mois et même davantage. L'observation suivante en est une preuve.

Le jeune X..., âgé aujourd'hui de treize ans, se blesse l'œil droit d'un coup de canif, il y a dix-huit mois, et m'est amené quelques semaines après l'accident. L'œil est partout dans l'état normal, la vision est aussi bonne que de l'autre côté ; il n'y a nulle part de rougeur morbide. A la partie inférieure et un peu externe, je reconnais une petite ouverture, placée au centre d'une plaie mal réunie, de 4 millimètres d'étendue, qui repose par moitié sur la sclérotique et sur la cornée. Une petite partie de l'iris s'est engagée dans l'extrémité sclérolicale de la plaie et y a contracté des adhérences, qu'on n'aperçoit qu'en recommandant au jeune malade de diriger l'œil en bas et en dehors. La chambre antérieure existe ; mais elle est moins grande que de l'autre côté. Si l'on tient l'œil quelque temps en observation, il s'injecte, et l'on voit alors manifestement suinter de l'ouverture capillaire un liquide incolore, qui vient se joindre aux larmes, et n'est autre chose que l'humeur aqueuse. Au même moment la chambre antérieure diminue progressivement ; l'iris se rapproche de la cornée ; l'œil alors devient mou, et la cornée se plisse bientôt dans tous les sens, sous la seule influence de la contraction d'un des muscles droits. Si l'on fait coucher le petit malade pendant un quart d'heure environ, la chambre antérieure se rétablit, et la vision reprend la netteté qu'elle avait perdue après la sortie de ce liquide.

L'examen de la plaie fait reconnaître un phénomène assez singulier,

que j'ai eu l'occasion de constater quelquefois dans des cas analogues.
Autour des bords de la solution de continuité, mais seulement dans sa
portion scléroticale, on voit sous la muqueuse bulbaire une exsudation
fibro-albumineuse d'une forme aplatie, dont l'étendue dans tous les
sens peut être évaluée à 4 millimètres, et l'épaisseur à 2. Très évidemment, ce dépôt, sécrété par les lèvres de la plaie pour leur réunion,
a été entraîné en bas par l'humeur aqueuse sortant incessamment de
l'ouverture cornéenne, et s'est ainsi organisé sous la conjonctive, où il
forme la tumeur dont je viens de parler. J'ai excisé plusieurs fois cette
tumeur au moyen d'une pince et d'un couteau à cataracte, mais elle
s'est toujours reproduite, du moins tant que la fistule est demeurée
ouverte. Pour m'assurer qu'elle n'était constituée que par de l'albumine, je l'ai remise, en juin 1845, à M. le docteur Pappenheim, qui a
bien voulu l'examiner sous le microscope, et n'y a trouvé aucun autre
caractère particulier.

Dès que je vis le jeune X...., et que j'eus reconnu la fistule de la cornée, je songeai à le débarrasser de cette maladie en cautérisant la petite
ouverture avec le nitrate d'argent ; mais, ainsi que je l'avais prévu, j'é-
prouvai la plus grande difficulté à obtenir la réunion. Je ne m'occupai
point alors de la collection fibro-albumineuse qui existait déjà, bien que
le malade n'eût suivi aucun traitement. La cautérisation fut répétée de
temps en temps ; les lèvres de la plaie semblaient quelquefois réunies ;
pourtant il n'en était rien, car l'enfant venait après quelques jours
me dire de lui-même que *son œil s'était encore crevé*, et l'examen
me faisait reconnaître en effet que la fistule s'était rétablie. Il y avait ici
quelque chose de comparable à ce qu'on observe dans les kératocèles,
affection dans laquelle la partie amincie de la cornée s'ouvre, donne
issue à l'humeur aqueuse et se transforme quelquefois en fistule cornéenne. Après avoir répété sans résultat les cautérisations pendant un
temps fort long, j'enlevai le dépôt fibro-albumineux, placé loin de la
plaie sous la conjonctive bulbaire, en recommençant l'excision chaque
fois qu'il se reproduisait, et cela sans jamais pouvoir obtenir qu'il s'or-
ganisât dans la fistule. Depuis longtemps je songeais à agrandir l'ouverture, lorsque le petit malade cessa de venir à ma clinique, et d'ailleurs
j'avais à craindre non seulement que cette opération ne fût inutile ; mais
encore qu'elle ne fût nuisible, en ce sens qu'il y avait grand danger de
léser la capsule du cristallin et la lentille même. J'avais perdu de vue cet
enfant depuis trois mois environ, époque à laquelle j'avais pratiqué une
dernière excision du tissu fibro-albumineux et quelques scarifications
dans le voisinage de la plaie fistuleuse, lorsqu'il y a quelques jours il est
revenu me voir, guéri en apparence. La plaie semble cicatrisée, et la collection albumineuse n'est pas plus élevée qu'au moment où je l'ai enlevée

pour la dernière fois. Cette guérison est-elle définitive? C'est ce que le temps seul pourra nous dire. Il paraîtrait au reste, si l'on peut en croire le petit malade qui est fort intelligent, que depuis ces trois derniers mois l'œil ne s'est plus ouvert.

Le traitement de la fistule de la cornée n'est pas toujours facile, ainsi que le prouve l'observation qui précède; en général, il est le même que celui du kératocèle produit par la procidence de la membrane de l'humeur aqueuse. Le repos dans la position horizontale, les collyres astringents, l'occlusion des paupières par des bandelettes de taffetas d'Angleterre pendant plusieurs jours et plusieurs nuits, lorsque les premiers moyens échouent, suffisent d'ordinaire pour guérir complétement la maladie; cependant tout cela a été inutile pour le cas dont l'histoire précède. Quand les lèvres de la fistule, ne sécrétant point, n'adhèrent pas bientôt ensemble, la cautérisation superficielle de la perforation au moyen d'un crayon de nitrate d'argent, peut être utile, si l'on prend soin de ne pas laisser pénétrer la moindre parcelle de caustique dans la chambre antérieure. Lorsque la fistule est rapprochée du centre de la cornée, il n'y a aucun danger de léser la capsule et le cristallin : on peut alors transformer le trajet fistuleux en une plaie simple, en l'ouvrant à droite et à gauche au moyen d'un couteau à cataracte ou du couteau lancéolaire de Beer. J'ai guéri de cette manière quelques kératocèles. On fomente ensuite l'œil blessé avec de l'eau froide, et on le maintient fermé sous des bandelettes de taffetas d'Angleterre pendant tout le temps nécessaire à la réunion.

ARTICLE X.

Ramollissement de la cornée.

C'est ordinairement à la suite des ophthalmies purulentes ou des brûlures très étendues, que la cornée se ramollit en masse. On voit aussi ce phénomène après les kératites primitives dont nous avons parlé. C'est même là une de leurs terminaisons les plus fréquentes. Lorsque nous avons observé cette maladie, nous avons toujours remarqué qu'elle frappe des individus dont la constitution est depuis longtemps délabrée. Les sujets que nous en avons vus atteints étaient ou des scrofuleux ou des individus soumis depuis longtemps à un traitement mercuriel, pour des infections syphilitiques constitutionnelles. Le ramollissement peut être partiel ou général; c'est sous cette dernière forme qu'on l'observe le plus souvent. La cornée s'allonge peu à peu, la chambre antérieure s'agrandit, de petites taches troublent la transparence de la membrane, ou bien une sorte de fumée verdâtre se répand à sa surface. J'ai vu quelquefois la cornée diminuer d'étendue dans tous les diamètres, en s'allongeant en avant. Ce phénomène se remarque surtout dans le ramollissement consécutif de l'ophthalmie purulente (voyez *Ophthalmie purulente*, pag. 201). Quelquefois on observe le ramollissement chez des femmes affaiblies à la suite de leurs couches; M. Velpeau en cite plusieurs exemples.

Il est une espèce de ramollissement de la cornée qui a été signalée par M. Mirault et le professeur Rosas, et à laquelle on a donné le nom de *kératomalacie*. La cornée est saillante, opaque, blanchâtre, et se rompt avec facilité. Dans d'autres cas, l'œil est si mou que la forme du globe varie sous l'influence des contractions musculaires, qui la changent à chaque instant. Nous avons dit, en parlant des fistules de la cornée, quelle est notre opinion au sujet de ce ramollissement, qui n'est pour nous que la suite de l'évacuation méconnue de l'humeur aqueuse au dehors. (Voyez *Fistules de la cornée*.)

Le traitement du ramollissement de la cornée ne doit point être indiqué ici ; c'est aux articles *Ophthalmies purulentes*, *Kératites primitives*, *Épanchements*, *Brûlures*, *Fistules*, *Abcès de la cornée*, que nous avons dû le placer.

ARTICLE XI.

Gangrène de la cornée.

Cette affection n'est peut-être pas aussi rare qu'on pourrait le croire. Elle semble produite par trois causes essentiellement différentes. Nous les nommerons par ordre de fréquence.

Gangrène par étranglement ou par arrêt de circulation. — A la suite de violentes inflammations de la conjonctive, un chémosis phlegmoneux environne très souvent de toutes parts la cornée, et s'élève sous la forme d'un anneau rouge-brun autour de cette membrane. Bientôt la compression arrête la circulation dans la cornée, un cercle opaque se forme à sa circonférence, et peu après elle est détruite par une sorte de suppuration. Quelquefois, avant que le ramollissement survienne, la membrane, circulairement détachée, tombe d'une pièce entre les paupières; terminaison rare, mais qui depuis longtemps a été signalée. Certains ulcères qu'on voit apparaître pendant quelques ophthalmies purulentes, contournent la circonférence de la cornée, et produisent de la même manière la mortification de cette membrane. J'en ai parlé à l'article *Ulcérations de la cornée*, je ne puis y revenir ici.

Gangrène par dissolution organique. — Après des affections générales très graves, comme le choléra ou la fièvre typhoïde, on a vu la cornée se dessécher, se flétrir, puis tomber entraînée par une suppuration lente, appréciable seulement vers le pourtour de l'escarre. Une vieille femme qui est venue me trouver portait à l'œil gauche une affection de cette espèce, survenue à la suite d'une grave maladie générale dont je n'ai pu apprendre la nature, mais qui n'avait pas duré moins de deux mois. La cornée était gercée et comme chagrinée dans toute sa moitié inférieure; la moitié supérieure était saine et parfaitement transparente. Une ligne de franche démarcation semblait établie transversalement au milieu de l'œil; l'iris était mobile comme à l'état normal; la conjonctive et la sclérotique ne présentaient aucune injection; il n'y avait point de photophobie, et la vision pouvait s'accomplir de bas en haut. Peu à peu la cornée se flétrit davantage, elle devint opaque, toujours dans sa moitié inférieure, qui finit par se détacher et par donner issue à l'iris. La vision fut complétement perdue, mais la moitié supérieure de la cornée resta transparente. Middlemore a observé des faits semblables chez les vieillards à la suite d'une légère inflammation. Le même auteur note des gangrènes spontanées de la cornée.

Gangrène par excès d'inflammation. — Saunders, Travers, Mirault, M. Velpeau, en citent plusieurs exemples; Sanson rapporte le cas suivant (*Dictionnaire en 15 volumes*, tome X, page 610): « Dans le cas que j'ai observé, dit ce professeur, onze heures ont suffi pour amener » ce résultat chez une vieille femme affectée d'érysipèle à la face, et dont » les yeux étaient sains la veille au soir. Le lendemain, à la visite du » matin, les paupières étaient rouges, gonflées; la conjonctive formait » un chémosis des plus marqués; la cornée des deux yeux était opaque, » d'un gris sale, noirâtre, mollasse et fétide: la malade succomba » dans la journée. A l'autopsie nous la trouvâmes sans consistance et se » laissant déchirer avec la plus grande facilité. »

TRAITEMENT. — Il varie nécessairement selon la cause qui a amené la maladie. Dans la variété de gangrène produite par étranglement chémosique, le bourrelet phlegmoneux, aussitôt qu'il commencera à se montrer, sera divisé selon la méthode que nous avons indiquée (voyez *Chémosis*, pag. 246). On prescrira en même temps le traitement de la conjonctivite aiguë. Dès que l'inflammation de la muqueuse sera tombée, on se hâtera d'appliquer quelques excitants sur la cornée. Lorsque la gangrène de la cornée sera produite par une sorte de dissolution organique, avant que la suppuration éliminatrice se montre, les toniques seront employés à l'intérieur et à l'extérieur, ainsi que Middlemore, Wardrop et Travers le recommandent. S'il arrivait que l'escarre ne fût que superficielle, et qu'il fût reconnu avantageux d'en retarder la chute, on la toucherait avec de l'eau chlorurée, selon le conseil qu'en a donné Dupuytren; elle deviendrait plus dure, et une cicatrisation des lamelles profondes, s'organisant en arrière, s'opposerait à la procidence de l'iris.

ARTICLE XII.

Taches de la cornée.

« Il n'existe point de taches de la cornée sans kératite : » telle est l'opinion de M. de Walther ; elles sont toujours, en effet, un des résultats des abcès et des ulcères de la membrane qui les porte. Dans l'abcès (*kératite suppurative*), la matière épanchée s'organise quelquefois, et prend une densité considérable, par suite de la résorption de ses parties liquides. Dans l'ulcère *kératite ulcéreuse*), une partie de cette même matière se combine avec une exsudation fibro-albumineuse, qui vient remplir l'excavation. La tache de la cornée, dans les deux cas, intercepte un nombre de rayons lumineux en rapport avec sa surface et avec son épaisseur.

Les taches, de même que les abcès et les ulcères, sont divisées en *superficielles*, en *moyennes* et en *profondes*. Au point de vue de leur marche, on reconnaît deux variétés principales d'abcès et d'ulcères : ceux qui sont à l'état aigu, et ceux qui sont chroniques. Dans les taches cette division n'est pas rigoureusement admissible, puisqu'elles sont toujours le résultat d'une inflammation plus ou moins aiguë, et une sorte de cicatrice. Cependant il est impossible de ne point accepter une classification qui se rapproche jusqu'à un certain point de celle-ci. Quelques mots pour nous faire comprendre : toutes les taches sont loin de se ressembler ; les unes, anciennes, datant de très loin, ne sont parcourues d'aucun vaisseau sanguin, et constituent, comme le dit le professeur Riberi, *un produit froid ;* les autres, de formation plus ou moins récente, sont quelquefois vascularisées, et présentent un travail à la fois de sécrétion et de résorption, ou bien elles ne laissent voir aucun vaisseau dans leur tissu, et l'on reconnaît qu'elles offrent, à n'en pas douter, un diamètre de moins en moins grand dans tous les sens, et qu'elles tendent incessamment à une résorption complète. Il est donc indispensable d'admettre deux grandes divisions en dehors de celles de l'épaisseur, savoir : l'une qui comprendra les taches dans lesquelles un travail de résorption très actif se fait encore, qu'il s'accompagne ou non de la formation d'une matière opaque toujours nouvelle ; l'autre qui renfermera cette classe de taches constituées par des matières définitivement organisées, qui ne sont plus susceptibles d'être reprises par les vaisseaux résorbants. C'est cette dernière variété de taches que M. le professeur Ph. Fr. de Walther, de Munich, considère comme une sorte *d'induration* de la cornée (1). Revenons à la division selon l'épaisseur.

(1) Ph. Fr. de Walther, *Mémoire sur les taches de la cornée. — Ann. d'oculist.* de M. Fl. Cunier. tom. XV, pag. 69 et suiv.

A. Taches superficielles (*Néphélion*, *Nubécule*).

Elles se présentent en général sous la forme d'une opacité d'un blanc bleuâtre ou grisâtre, ordinairement uniforme, sauf vers la circonférence, où la teinte morbide se fond insensiblement avec la couleur normale de la cornée ; quelquefois le centre de ces taches est un peu plus opaque que le reste de leur étendue. Elles sont d'un diamètre assez petit, et qui n'excède pas ordinairement 3 à 4 millimètres. Il en est pourtant, et le fait est loin d'être rare, qui recouvrent une très grande partie de la cornée. Lorsqu'elles sont situées dans le champ pupillaire, elles gênent la vision, particulièrement pour les objets éloignés. Le malade voit à travers une sorte de gaze d'une épaisseur variable ; toujours il est plus ou moins myope. Lorsque la tache s'est montrée de manière à ne recouvrir qu'une partie de la pupille, il n'est pas rare, surtout chez les enfants, que l'œil se dévie du côté même où elle est située : cette dernière observation s'applique surtout aux taches plus larges et plus profondes.

B. Taches moyennes (*Albugo*).

Elles peuvent occuper simplement les couches moyennes de la cornée ou occuper à la fois les couches moyennes et les couches superficielles. Dans le premier cas, qui est le plus rare, la lamelle externe de la cornée conserve toute sa transparence et demeure lisse et polie : c'est le résultat ordinaire des abcès dont la matière s'est organisée. Au contraire, dans le second, qui est le plus fréquent, l'opacité siège à la place d'une excavation ulcéreuse ; elle est ordinairement crayeuse, inégale à sa surface, et fait quelquefois saillie au-delà de la surface normale de la cornée. C'est cette variété que Beer et Schmidt considèrent comme une cicatrice. A moins que l'albugo ne soit très petit, il est à peu près impossible de reconnaître si les lamelles profondes ont été ou non intéressées. L'albugo ne peut être traversé par les rayons lumineux : s'il est large et placé au-devant de la pupille, il produit la cécité ; si, de même que le nuage et le leucôme, il ne masque qu'une partie de cette ouverture, il s'accompagne souvent de strabisme.

C. Taches profondes (*Leucôme*).

De toutes les taches de la cornée, ce sont les plus épaisses. L'opacité, dans le leucôme, a envahi à une étendue variable toute l'épaisseur de la membrane, dont la surface, à l'endroit de la tache, est rugueuse, dure au toucher, et élevée au-dessus de son niveau ordinaire. Il n'est pas toujours facile de reconnaître, sur le vivant, si l'on a affaire à l'albugo ou au leucôme, surtout quand la tache est de peu d'étendue, et qu'il n'y a point d'adhérence entre l'iris et la cornée ; la dissection seule peut souvent éclairer le médecin sur ce fait ; mais on comprend combien peu d'intérêt mérite ici cette recherche. Les anciens oculistes admettaient plusieurs variétés de leucômes, pour différencier le degré de l'opacité ; la première variété était nommée *obscuratio leucomatosa ;* la seconde, *leucoma cretaceum ;* la troisième, *macula margaretacea.* Ces divisions, peu intéressantes au point de vue pratique, n'ont point été conservées.

Le *leucôme* est le plus souvent la suite d'abcès de la cornée ou d'ulcérations profondes de cette membrane ; il est simple ou compliqué de synéchie antérieure. Dans le premier cas, si la tache est peu étendue, on reconnaît par la portion de cornée encore transparente que la pupille est restée libre ; dans le second, au contraire, cette ouverture s'est déformée et a complétement disparu. Il n'est pas rare de voir alors le leucôme présenter çà et là quelques éminences plus ou moins élevées ; c'est la trace évidente d'une perforation multiple recouverte par de fausses membranes plus ou moins épaisses, qui permettent le plus souvent de reconnaître à sa couleur noire l'iris, qu'elles masquent et qu'elles retiennent.

La cornée offre encore d'autres taches que celles dont nous venons de parler ; ce sont les taches métalliques, les taches osseuses, et l'opacité particulière qui a reçu le nom de *cercle sénile.*

D. Taches métalliques.

Elles sont formées, le plus souvent, par l'application intempestive de collyres contenant un sel métallique avec du laudanum. Cette combinaison, efficace dans certaines inflammations de la conjonctive, devient dangereuse dans les ulcérations de la cornée, en ce sens qu'un sel insoluble vient se fixer dans l'excavation, où il se recouvre bientôt d'une fausse membrane qui en empêche l'expulsion. Les collyres de sous-acétate de plomb seul, sans addition de préparations opiacées, produisent souvent aussi ce fâcheux résultat : c'est un fait signalé depuis longtemps par Weller et par M. Stœber. M. Cunier a enlevé de nombreuses taches de plomb, de zinc, etc. ; il a imaginé à cet effet un instrument fort simple et très commode. Nous-même nous en avons extrait un assez grand nombre, dont M. Bouchardat a bien voulu faire l'analyse. Les taches métalliques anciennes se présentent ordinairement sous la forme d'une opacité irrégulière, anguleuse, d'une teinte jaunâtre quand les corps étrangers ont déterminé une suppuration abondante, et qu'ils se sont recouverts d'une fausse membrane épaisse ; et d'un blanc brillant tout particulier, quand les taches sont récentes et que l'inflammation a été modérée. Les premières font saillie au-dessus du niveau de la cornée ; les secondes tapissent une excavation de profondeur variable, et s'élèvent peu à peu, à mesure que le malade fait usage du collyre qui a produit l'opacité, jusqu'à ce qu'elles soient complétement enveloppées d'une exsudation plastique. Les taches métalliques nouvelles s'accompagnent d'ophthalmies photophobiques, qui apparaissent à des intervalles rapprochés. En général les taches anciennes laissent l'œil en repos ; pourtant elles sont parfois encore le point de départ de kératites, que d'ordinaire on prend pour des abcès cornéens sans complication de corps étrangers. Ces ophthalmies aiguës amènent assez fréquemment une inflammation active des parties sur lesquelles s'est formé le corps métallique, qui alors entraîné par une suppuration abondante, est remplacé par une cicatrice solide.

E. Taches osseuses.

Elles sont très rares, aussi n'en parlons-nous ici que pour les mentionner. Wardrop et de Walther en ont cité des exemples authentiques. On rencontre le plus souvent cette variété de taches après les atrophies complètes de l'œil. Dans le musée de M. de Walther, à Berlin, on conserve une cornée ossifiée qui a 7 millimètres de long sur 5 de large, et qui pèse 10 centigrammes (2 grains).

F. Arc ou cercle sénile (*gérontoxon*).

De même que les taches métalliques et osseuses, cette tache ne présente aucun rapport avec les opacités proprement dites de la cornée. L'arc sénile n'est point une maladie, car il ne trouble en rien les fonctions de l'organe de la vision. C'est une espèce d'atrophie, de marasme sénile, qui amène à la fois l'opacité et l'adhérence des lamelles de la cornée. M. de Walther, qui a exposé cette opinion pour différencier du gérontoxon les taches de la cornée, résultat ordinaire de la kératite, ajoute : « La disparition de la séparation interlamellaire et la cessation de toute sécrétion en cet endroit sont les causes de cette altération. On ne doit pas la considérer comme un produit morbide, mais comme une métamorphose nécessaire et ultime que la circonférence de la cornée éprouve naturellement ; c'est un état ordinaire, régulier, partant uniforme, et qui s'annonce toujours de la même manière. » (Mémoire cité, pag. 72 du tome XV des *Annales d'oculistique*.) L'arc se présente sous la forme d'un anneau opaque placé à 2 millimètres environ de la circonférence de la cornée, qui reste parfaitement transparente en-deçà et au-delà de la portion de cercle qu'il mesure ; il commence d'ordinaire à la partie supérieure ou inférieure de la cornée, assez souvent à ces deux endroits à la fois. Ces deux demi-cercles finissent ainsi par se réunir et former un anneau entier. On attribue en général la formation de cette tache particulière, d'après MM Schon et d'Ammon, à l'altération des vaisseaux sanguins; aussi l'arc sénile s'observe-t-il le plus communément sur les vieillards ; cependant on l'a vu sur des jeunes gens et même, au dire de Mohrenheim, sur un nouveau-né. Lorsque l'arc sénile existe sur la cornée, on le retrouve le plus ordinairement sur la capsule postérieure, toujours selon MM. Schon, d'Ammon et Hœring ; mais M. de Walther n'admet pas ce fait (Mémoire cité, page 72).

TRAITEMENT. — Lorsque l'opacité est *superficielle* et encore récente, on est en droit d'espérer qu'on en obtiendra la disparition par les résolutifs. Aussitôt que l'ophthalmie qui aura produit la tache sera éteinte, on pourra, avec précaution, employer les pommades de Régent ; de Desault, de Lyon ; ou celle qui est connue à Paris sous le nom de pommade de madame la duchesse de Montebello, etc. Les pommades composées avec le borax, le sous-acétate de plomb, le zinc, réussiront souvent dans cette circonstance. On emploiera encore certains collyres, outre celui de laudanum dont l'usage est devenu si commun. On pourra prescrire les sulfates de zinc, de cuivre, ou mieux encore celui de cadmium, beaucoup vanté par Rosenbaum et par Graefe ; une pommade composée avec ce même sulfate rendra peut-être aussi quelques services. On a beaucoup préconisé dans ces derniers temps, et pour ces mêmes cas, l'iodure de potassium ; nous l'avons employé à la dose d'un 20ᵉ à un 10ᵉ, et nous en avons obtenu d'assez bons résultats ; cependant ce sel ne nous a point paru l'emporter sur les autres moyens analogues. Nous devons citer encore l'huile de foie de morue, qui peut être très utile. Nous n'avons point reconnu plus d'avantage à employer contre ces opacités l'acide cyanhydrique affaibli, que conseille le docteur Turnbull, de Londres ; et, moins heureux que notre confrère M. Cunier, ceci soit dit en passant, nous n'avons pas réussi même contre la photophobie avec cette préparation. Les collyres secs, tels que le calomel vanté par Boerhaave et par Dupuytren, la tutie préparée et d'autres corps insolubles analogues, nous ont toujours paru d'une utilité au moins contestable, en ce sens qu'ils agissent plutôt mécaniquement que de toute autre façon. Les corps insufflés dans l'œil donnent plus de vitalité à l'organe, jusqu'à leur expulsion complète de la surface de la membrane muqueuse, et ce n'est qu'en augmentant l'action des vaisseaux résorbants qu'ils sont utiles dans les taches superficielles de la cornée. Il est à peu près prouvé pour nous que toute cette quantité de prétendus spécifiques, y compris même les pommades et les collyres dont nous avons parlé plus haut, n'agissent pas d'une autre manière, et que l'excitation journalière de l'œil au moyen des barbes d'une plume promenées sur la conjonctive, peut produire de tout aussi bons effets. Nous avons d'ailleurs fait préparer une pommade d'axonge et de pierre ponce porphyrisée, et les résultats en ont été exactement ceux de tous les autres topiques.

Le *traitement des taches moyennes* étroites est absolument le même que celui des taches superficielles ; on pourra seulement y ajouter, à quelques jours de distance, selon la tolérance de l'œil, la cautérisation avec le nitrate d'argent même, quoi qu'en ait dit Weller, dans le cas où il existerait un dépôt opaque sous les lamelles externes demeurées saines dans la cornée. Si l'on reconnaît que l'épanchement est entretenu autour de l'albugo par un faisceau vasculaire, on pourra, au moyen de ciseaux, couper ces vaisseaux ou les oblitérer par la cautérisation avec le nitrate d'argent en crayon. Lorsque l'albugo est très étendu, le traitement médical seul est insuffisant, surtout si la tache recouvre complétement la cornée, circonstance qui empêche de pratiquer l'opération de la pupille artificielle. Il est rare alors que l'albugo ne se complique pas de leucôme ; aussi allons-nous étudier en même temps le traitement employé contre ces deux espèces d'opacités. Il comprend une multitude de moyens ; de ce nombre sont :

1° Les *Scarifications*. — Elles ont été recommandées par Weller et par Demours, et dernièrement encore M. Holscher publiait en Hollande l'observation de plusieurs cas dans lesquels il avait obtenu ainsi une transparence de la cornée assez large vers sa circonférence pour pratiquer plus tard une pupille artificielle. Nous avons vu bon nombre d'opacités dans lesquelles des ponctions et des incisions que nous avons faites au centre de la tache ont amené une transparence notable du pourtour de la cornée. C'est un moyen à plus forte raison applicable aux taches leucomateuses centrales entourées d'épanchements interlamellaires de formation récente, et l'on devra compter plus encore sur son efficacité si chaque ponction ou incision est suivie d'un écoulement de sang, phénomène qui indique de la manière la plus certaine que la tache n'est point un produit inerte, et qu'ainsi elle est jusqu'à un certain point susceptible de résorption.

2° Le *séton*, que recommandent Pellier et Delarue, et qu'on passe au travers de la tache au moyen de petites aiguilles à suture, paraît avoir produit de bons résultats entre les mains de ces médecins. On l'a abandonné complétement aujourd'hui, parce que l'application en est assez difficile pour le chirurgien, douloureuse pour le malade, et surtout qu'elle peut entraîner la fonte purulente de la cornée.

3° *L'excision de la partie opaque et ensuite la réunion par suture*, est un moyen conseillé par M. Dieffenbach, qui a osé le mettre en pratique sur un enfant de deux ans. Le succès qui a suivi cette opération, que le cas ne nécessitait aucunement, parce qu'on pouvait pratiquer une pupille artificielle, n'a engagé jusqu'ici aucun praticien à imiter la conduite un peu plus que hardie peut-être, du célèbre chirurgien de Berlin. Nous n'en parlons donc ici que pour mémoire.

4° *L'abrasion*, opération autrefois très répandue, a été de nouveau tentée, il y a quelques années à peine, en Allemagne, et essayée dans ces derniers temps par M. Malgaigne, en France. Blâmée par Saint-Yves, par Scarpa, par Demours, et par bien d'autres encore, elle paraît avoir réussi dans quelques cas très rares. M. Gulz, chef de clinique du professeur Rosas, de Vienne, l'a pratiquée avec succès sur un homme complétement aveugle, et M. Malgaigne sur une jeune fille dont l'autre œil était sain. L'œil opéré par le chirurgien de l'hôpital Saint-Louis présentait autour de la tache une très large portion de cornée parfaitement transparente, circonstance qui eût suffi pour nous empêcher de risquer une opération aussi périlleuse. L'abrasion ne doit être tentée, après que tous les autres moyens ont échoué, que sur des yeux complétement aveugles, pour lesquels on ne peut recourir à la pupille artificielle. C'est là, du moins, le résultat auquel nous sommes arrivé, à la suite de nombreuses expériences que nous avons publiées (*Mémoire sur la kératectomie ou abrasion de la cornée, Annales d'oculistique*, t. X, p. 5).

5° *Enfin, la kératoplastie* a été conseillée et pratiquée sur l'homme. Cette opération, qui consiste à remplacer la cornée opaque par une cornée saine prise sur un animal, n'a point encore réussi, du moins d'une manière certaine. Seul, le professeur Wutzer, de Bone, est parvenu à souder sur l'homme la cornée d'une brebis vivante ; mais cette cornée malheureusement est devenue opaque. Si donc l'opération est intéressante au point de vue physiologique, en ce sens qu'elle montre un exemple très curieux de greffe animale, elle est loin jusqu'ici d'offrir le même intérêt au point de vue pratique, non seulement parce que le lambeau devient opaque, mais encore parce qu'en perdant sa transparence, il se résorbe le plus ordinairement dans toute son étendue. Les expériences que j'ai faites à ce sujet m'ont prouvé que la kératoplastie ne peut être en réalité qu'une opération exceptionnelle, applicable seulement aux cas désespérés. Elles m'ont conduit à reconnaître un fait très curieux, qu'on observe assez souvent aussi après l'amputation du staphylôme opaque de la cornée, je veux dire l'allongement du lambeau épargné vers la circonférence de la cornée, ou peut-être même la reproduction partielle de cette membrane. (Voyez ma lettre à l'Académie des sciences, insérée dans la *Gazette des hôpitaux* du 19 octobre 1843, et dans les *Annales d'oculistique*, t. X, pag. 183.)

De tous ces moyens, *l'abrasion* seule est applicable aux taches métalliques. Lorsque l'œil a été convenablement fixé par des pinces ou par des érignes implantées dans la sclérotique, on se sert d'une sorte de grattoir assez semblable au grattoir de bureau, mais plus petit et beaucoup plus tranchant. Au moyen de cet instrument, et par des mouvements prudents, on dégage peu à peu le corps étranger de la fausse membrane qui l'enveloppe, puis on recommande au malade de faire des fomentations froides sur l'œil, jusqu'à ce que la rougeur et la douleur aient disparu. Quant aux taches osseuses et à l'arc sénile, ils sont au-dessus de toutes les ressources de l'art.

A part les taches métalliques ou osseuses et l'arc sénile, le chirurgien prudent ne se hâtera pas, pour les cas les plus désespérés de taches survenues à la suite d'abcès et d'ulcères, de recourir aux moyens extrêmes dont nous venons de parler, spécialement à l'abrasion et à la kératoplastie. Il n'oubliera pas que la résorption des taches de la cornée se fait avec une excessive lenteur, et qu'il ne suffit pas de jours ni même de mois pour obtenir un résultat favorable; il se rappellera toujours ce que Fabini a dit avec tant de raison : « *Notandum tamen, in optatissimo quoque casu, pelluciditatem corneæ lente et fere insensibiliter tantum restitui, ita ut quandoque non per menses, sed per annos, curatio duret.* »

<h2 align="center">ARTICLE XIII.</h2>

<h3 align="center">Ossification de la cornée.</h3>

Cette maladie est fort rare, et jamais la dégénérescence ne s'étend à toute la membrane. Quelques auteurs pensent que la transformation osseuse est ici une *simple lithiase*. Lorsque la maladie siège dans les lames superficielles, l'opacité le plus souvent est due à des dépôts formés par des collyres et recouverts de fausses membranes. Quelquefois la cornée et la sclérotique sont ossifiées ensemble; tel est le cas rapporté par Anderson, dans lequel une tache semblable à un corps étranger faisait saillie dans la chambre antérieure, et s'étendait de la partie supérieure de la cornée à la face postérieure et interne de la sclérotique. Cette plaque osseuse fut extraite au moyen d'une pince, après qu'un lambeau eut été taillé sur la cornée. M. Mackenzie rapporte ce fait dans son ouvrage. Il pense avec raison qu'il s'agissait plutôt d'une luxation du cristallin et de la capsule, qui se serait partiellement ossifiée. Une double circonstance justifie cette opinion : l'œil malade était moins gros que l'autre, et la maladie datait d'une chute faite quinze ans auparavant, et dans laquelle une lésion directe de l'organe avait eu lieu. Middlemore (*Thèse médico-chirurgicale, Revue,* octobre 1837) rapporte le fait, qui ne semble laisser aucun doute, d'une plaque osseuse siégeant entre les lamelles de la cornée. Elle en fut extraite au moyen de l'incision, et l'œil, qui était enflammé depuis longtemps par ce corps étranger, guérit complétement. M. Darcet a publié aussi un cas d'ossification de la cornée (*Journal hebdomadaire*, t. IV, 1re série) ; il décrit la pièce pathologique dans les termes suivants : « La cornée dans le centre présentait une ossification d'un blanc de lait, très dure, cassante, du volume d'une lentille, occupant la totalité de l'épaisseur de la cornée, et faisant une légère saillie sur le cristallin. Cette ossification était placée au centre du cercle entièrement opaque et correspondant tout-à-fait à la pupille ; le reste de la cornée présentait aussi de l'opacité, mais elle était beaucoup moins prononcée ; les autres parties de l'œil paraissaient très saines. »

ARTICLE XIV.

Staphylôme opaque de la cornée.

On appelle de ce nom l'adhérence avec saillie de la cornée et de l'iris. L'adhérence est partielle ou générale, et la saillie opaque, conique ou sphérique et d'une étendue plus ou moins considérable, s'accompagne souvent d'une cécité absolue ou d'un abaissement plus ou moins notable de la vision.

SYMPTOMES. — Le *staphylôme général* de la cornée se présente sous la forme d'une tumeur blanchâtre, parsemée quelquefois de plaques plus ou moins noires, tantôt saillantes, tantôt concaves. Il offre le plus souvent à sa surface des inégalités d'un blanc crayeux, et qui sont comme superposées ; quelquefois cependant elle est lisse et d'un blanc mat rosé, à peu près uniforme. Lorsque la tumeur est de forme *conique*, ce qui est le cas le plus ordinaire, elle se termine assez souvent à son sommet par une petite plaque transparente, quelquefois concave, plus souvent convexe, qui n'est autre chose qu'un kératocèle (voyez ce mot, p. 348). La saillie formée par le staphylôme est parfois si considérable, que les paupières sont singulièrement gênées dans leur jeu, et que dans quelques cas même elles ne peuvent plus se rapprocher. Il est très commun alors de reconnaître à la surface du staphylôme l'existence de vaisseaux plus ou moins nombreux, anastomosés ensemble de plusieurs manières, et qui viennent de divers côtés de la conjonctive bulbaire. Irritée sans cesse par le mouvement de la paupière supérieure, la tumeur s'enflamme quelquefois brusquement, et plus tard s'ulcère dans sa partie la plus saillante. Le ramollissement qui survient dans la partie ulcérée amène une perforation bientôt suivie de l'évacuation de l'humeur aqueuse et de l'affaissement de la tumeur, accident d'où résultent les conditions les plus propres à une cicatrisation de l'ulcération. Les lèvres de celle-ci, mises en contact par l'effet même de l'affaissement, et bientôt soudées par une matière plastique, sécrétée par leurs bords, ne tardent pas à se réunir. La membrane de l'humeur aqueuse joue un rôle important dans cette cicatrisation : par une sorte de déplacement elle glisse en arrière de la perforation, et fournit ainsi un point d'appui à l'exsudation plastique. La cicatrisation marche alors de plus en plus, et ne tarde pas dans beaucoup de cas à devenir complète; mais comme elle remet la tumeur dans les conditions où celle-ci était avant la perforation, le staphylôme se retrouve soumis aux mêmes causes d'inflammation, parmi lesquelles les frottements répétés de la paupière jouent le principal rôle. C'est alors que cette tumeur peut se terminer par la fonte purulente du globe ou par la dégénérescence cancéreuse.

Quelquefois le *staphylôme général* est *sphérique;* il est volumineux, d'une couleur rosée remarquable et parcouru de vaisseaux nombreux, souvent alors il se complique d'entropion inférieur.

Le *staphylôme partiel*, moins considérable que le staphylôme général, consiste dans la soudure d'une plus ou moins grande partie de l'iris avec la cornée, accompagnée d'une saillie plus ou moins étendue de cette dernière membrane et d'une disparition partielle de la pupille, qui se trouve tiraillée vers la partie opaque de la cornée. Ce qui le distingue surtout du staphylôme général, c'est, à part l'élévation souvent moins grande de la tumeur, la conservation d'une partie de la cornée, au-dessous de laquelle on aperçoit une portion de l'iris demeurée également saine.

Le staphylôme partiel devient le plus souvent général, si l'on n'y porte remède ; il est indispensable, pour pouvoir employer les moyens les plus convenables, de comprendre ce qui se passe à la base de la tumeur. L'iris, longtemps encore après qu'une cicatrice semble être définitivement formée, joue le rôle d'un corps étranger dans l'ulcération qu'il a traversée. Les bords de cette ulcération, enflammés, ramollis, cèdent peu à peu, et de proche en proche une plus grande portion de l'iris s'engage, et une plus grande partie de la cornée devient saillante. C'est ainsi que de jour en jour le staphylôme partiel prend un accroissement plus considérable, et que la cornée et l'iris se soudent enfin définitivement ensemble par de fausses membranes solides. Il est facile de comprendre que si l'on pouvait protéger la cicatrice contre l'action musculaire qui comprime incessamment les milieux de l'œil, elle finirait par devenir résistante, et s'opposerait à la saillie toujours croissante de la cornée et à l'oblitération de la pupille. Nous reviendrons là-dessus lorsque nous nous occuperons du traitement.

ÉTIOLOGIE. — Dans les causes formatrices du staphylôme, les ulcérations de la cornée tiennent en général la première place, particulière-

ment celles qui frappent des sujets scrofuleux ou qui accompagnent si
souvent l'ophthalmie purulente des nouveaux-nés. Dans ces deux cas
et dans les ophthalmies blennorrhagiques, la cornée, ramollie dans une
étendue plus ou moins large, proémine plus ou moins en avant. L'inflammation traumatique de l'iris, la hernie de cette membrane, l'inflammation et par suite le ramollissement de la cornée, doivent aussi
être notés en première ligne. Si la lymphe plastique épanchée s'est fait
jour au dehors en détruisant la lamelle superficielle, c'est la lamelle profonde, doublée de la membrane de l'humeur aqueuse, qui fait saillie ;
tandis que c'est le contraire lorsque l'épanchement s'est fait jour en
dedans. Dans le premier cas, bientôt la lamelle profonde de la cornée,
amincie, incapable de résister à la pression exercée sur l'œil par l'action
des muscles, se perfore, et l'humeur aqueuse, en s'écoulant au dehors,
entraîne avec elle une portion de l'iris, qui vient ainsi contracter bientôt des adhérences solides avec les lèvres de l'ulcération cornéenne. Si
l'ulcération n'est pas très large, et que la cornée ne soit pas enflammée
dans une grande étendue, tout se borne à une adhérence partielle de
l'iris avec la cornée (*synéchie antérieure incomplète*), tandis que si le
contraire arrive, l'iris tout entier vient faire procidence par son bord
pupillaire. C'est alors que, la phlegmasie devenant de plus en plus intense par suite de la mortification de l'iris, des exsudations fibro-albumineuses filtrent entre les deux membranes et les soudent à jamais. Par
degré le pourtour de la procidence de l'iris s'enflamme dans une étendue plus ou moins grande, et ces parties enflammées et ramollies,
ne pouvant plus opposer une résistance suffisante à la pression musculaire, finissent par céder peu à peu en faisant saillie en avant. Toute la
cornée, ainsi enflammée de proche en proche, se recouvre des exsudations blanchâtres dont nous avons parlé, et de kératocèles qui se crè-
vent, puis se cicatrisent, pour se perforer de nouveau.

Le staphylôme est beaucoup moins souvent consécutif d'une ophthalmie interne. Il est vrai de dire pourtant que des désordres existent fréquemment dans les yeux staphylomateux, du côté du cristallin et de la
capsule ; mais il ne faut pas s'y tromper, ce n'est pas par là que la maladie a débuté. Il est encore assez commun que le cristallin soit résorbé ;
on ne le rencontre plus alors, ou on n'en rencontre que des débris, circonstance qui est due sans doute à la pression des muscles de l'œil.
Nous ferons ici abstraction des cas dans lesquels ce corps a traversé
l'ulcération de la cornée.

Pourquoi le plus souvent le staphylôme est-il *conique?* Pourquoi
dans quelques cas est-il. au contraire, *sphérique?* C'est là une circonstance encore assez mal expliquée par les auteurs, et qui au reste est
peu importante. Nous nous bornerons à citer l'opinion de Sanson sur ce

sujet. « Quand l'adhérence est totale, l'humeur aqueuse continuant de s'accumuler dans la chambre postérieure seulement, c'est-à-dire dans un lieu où l'on pense que l'absorption est très peu active, pousse en avant l'iris et la cornée, en pesant également sur tous les points, et il se forme un staphylôme général sphérique. C'est cette espèce de staphylôme qui se forme ordinairement lorsque l'affection a débuté par la cornée.

» Quand, au contraire, le staphylôme est la suite d'une ophthalmie interne, d'une iritis, par exemple, à l'adhérence de la totalité de la face antérieure de l'iris à la cornée, se joint celle de la face postérieure de cette membrane ou de l'uvée à la capsule du cristallin; alors les deux chambres sont effacées, et la sécrétion de l'humeur aqueuse détruite; le cristallin, poussé par l'action simultanée des muscles de l'œil, se porte en avant; la pression qu'il exerce se fait surtout sentir au niveau du centre de la cornée, et le staphylôme prend une *forme conique*. »

MARCHE. - DURÉE. — TERMINAISONS. — La marche du staphylôme opaque est d'autant plus rapide d'ordinaire que l'ulcération est plus large. Nous venons de voir, à propos de l'étiologie, que l'inflammation des bords de la perforation joue un rôle important dans son degré de gravité et dans son volume progressif; nous n'y reviendrons point ici. Le staphylôme, quand il est partiel et peu volumineux, peut, nous l'avons dit, rester stationnaire pendant un temps quelquefois très long, à moins qu'une inflammation de la cornée ne vienne lui donner un nouveau degré d'activité. Lorsqu'au contraire il est général, il ne tarde pas à prendre un volume énorme, et à gêner ou même à empêcher le mouvement des paupières. Les frottements de celles-ci l'entretiennent dans un état continuel de plus ou moins vive inflammation qui finit à la longue par se propager aux membranes internes, et quelquefois à tout le globe; c'est alors que survient ou la fonte purulente ou la dégénérescence cancéreuse.

TRAITEMENT. — Le traitement du staphylôme opaque doit nécessairement varier selon son degré de gravité; il peut être simplement *prophylactique* ou *radical*. C'est donc sous ces deux points de vue différents qu'il doit être étudié.

Traitement prophylactique. — Il est hors de doute que c'est à l'inflammation souvent très lente de la cornée, soit avant, soit après son ulcération, qu'on doit surtout rattacher la formation du staphylôme; il ne faut donc pas, à l'exemple de Beer (*loco citato*, p. 43) et de Chélius (*Traité d'ophthalmologie*, tom. II, p. 362), qui se fondent pour cela sur des idées purement spéculatives, chercher à augmenter cette inflammation, mais au contraire s'efforcer de la faire disparaître. S'il ne s'agit que d'une kératite primitive, on devra donc appliquer le traitement que nous avons indiqué ailleurs, c'est-à-dire recourir surtout à une sage médication antiphlogistique pendant la période inflammatoire, à une alimentation convenable, à des collyres légèrement astringents, et dans quelques cas particuliers dans lesquels la cornée semble devenir plus proéminente qu'à l'état normal, à une compression ménagée, méthodiquement pratiquée et capable de faire équilibre à l'action musculaire et à l'hypersécrétion de l'humeur aqueuse, s'il est vrai toutefois, ce qui n'est pas prouvé, que cette hypersécrétion existe à l'état actif. Il est évident qu'on ne doit pas prendre pour telle une plus grande quantité de liquide dans la chambre antérieure, agrandie par le staphylôme.

S'il s'agit au contraire d'une ulcération de la cornée qui menace de devenir perforante, on devra, pour préserver l'iris d'une procidence, prescrire l'emploi de la belladone, en même temps qu'on aura recours à des topiques astringents pour enrayer le ramollissement de la cornée. On ne devra pas oublier qu'il est important, aussitôt que la mydriase aura été obtenue, d'éloigner ou de cesser tout-à-fait les instillations de belladone, qui auraient pour effet d'augmenter le ramollissement cornéen si elles étaient poussées trop loin.

De cette manière, en préservant l'iris d'une hernie, on se mettra dans les meilleures conditions pour éviter la formation du staphylôme partiel, qui conduit trop souvent au staphylôme général.

Si, malgré tous les efforts qu'on aura faits pour la prévenir, la hernie de l'iris survient, après avoir inutilement essayé de la réduire (Voyez *Hernies de l'iris*), on se hâtera de l'aplatir sur la cornée, au moyen de cautérisations avec le nitrate d'argent. On dilatera en outre la pupille si l'on s'aperçoit qu'une saillie commence à se montrer, et l'on comprimera l'œil pour empêcher une hernie plus grande, la diminution ou même l'oblitération de la pupille, et la formation d'un staphylôme.

Traitement radical. — Il s'agit d'abord d'aplatir la tumeur dans le but de faire disparaître en même temps la difformité et les douleurs qu'elle occasionne; ceci est applicable tout aussi bien au staphylôme partiel qu'au staphylôme général. On a proposé pour cela une foule de moyens sur lesquels nous passerons rapidement pour ne nous arrêter qu'aux principaux. Celse et Aetius proposent de faire la ligature du staphylôme en le traversant d'abord à sa base avec des aiguilles. Le dernier de ces auteurs coupait la tumeur au-devant du fil. Celse le premier et plus tard Scarpa conseillaient d'enlever une petite partie lenticulaire du sommet du staphylôme, et plusieurs auteurs, parmi lesquels nous nous bornerons à citer Richerand et Langenbeck, les ont imités. Cette méthode a, plus tard, été régularisée par d'autres praticiens, et c'est celle que nous aurons soin de décrire. On a encore recommandé la cautérisation, la compression méthodique, le séton, les astringents, seuls ou combinés à la compression, et enfin une ponction répétée (Richter, Wardrop, M. Baudens), ou de nombreuses petites incisions.

De tous ces moyens, quelques uns peuvent réussir dans certaines circonstances données. Lorsque le staphylôme partiel est peu élevé, et qu'une portion de la pupille étant conservée, la vision a peu ou point perdu, il y a lieu de recourir à la cautérisation répétée de la tumeur; on se servira d'un crayon aplati de nitrate d'argent, et l'on prendra soin de laver l'œil immédiatement pour éviter un excès d'inflammation. Lorsque la douleur sera éteinte, on pratiquera une compression convenablement ménagée mais continue. On se gardera bien d'employer à cet usage des corps durs, dont l'effet serait analogue à celui du godet en corne ou en métal que recommandait Woolhouse dans ces sortes de maladies, et qu'il maintenait au moyen d'emplâtres et de bandages. Cette compression et la cautérisation devront être longtemps et patiemment continuées. *On aura soin, si l'on s'aperçoit que la pupille diminue peu à peu, d'enduire tous les jours les paupières d'extrait de belladone, pour prévenir la disparition progressive de cette ouverture.* Si ce moyen échoue, et que surtout la vision soit perdue, l'excision seule doit être pratiquée. Dans ce but, plusieurs moyens ont été imaginés, parmi lesquels le couteau à guillotine de Demours mérite d'être cité, ainsi que celui de Siebold (Chiron., B. D., III), dont le tranchant double coupe circulairement la cornée, sans qu'il soit besoin de ciseaux. Nous nous sommes depuis longtemps arrêté à l'un des deux procédés suivants.

Premier procédé. — Il a été conseillé par Scarpa (1), qui le décrit ainsi : « Le malade est assis, la tête fixée par un aide; l'opérateur prend un petit couteau, semblable à celui dont on se sert pour l'extraction du cristallin; il l'enfonce dans la tumeur, qu'il transperce de dehors en dedans, à 3 ou 5 millimètres de son sommet; puis, poussant l'instrument dans la même direction, il taille, aux dépens de la tumeur, un lambeau demi-circulaire très analogue à celui qu'on pratique sur la cornée dans l'opération de la cataracte; il soulève ensuite le lambeau avec une pince, et l'excise au niveau de la base en portant en haut le tranchant de l'instrument. Le diamètre du segment qu'on emporte à l'aide de cette double section, toujours relatif aux dimensions de la tumeur, peut varier depuis 5 jusqu'à 10 millimètres. Le plus souvent on enlève avec le sommet de la tumeur une petite portion de l'iris qui, dès le principe du mal, contracte avec la cornée des adhérences plus ou moins étendues; mais la lésion de cette membrane est moins un inconvénient qu'un avantage, puisqu'elle facilite la sortie du cristallin et celle d'une partie de l'humeur vitrée. Après cette évacuation partielle,

(1) Scarpa, *loco citato*, pag. 148, tom. II.

le bulbe de l'œil s'affaisse et se cache derrière les paupières sur lesquelles on applique un plumasseau de charpie sèche, maintenu par une simple bande. »

La seule modification que nous apportions à ce procédé consiste à fixer l'œil au moyen d'une petite érigne très forte et très acérée, que nous implantons dans une des parties les plus résistantes du staphylôme.

Second procédé. — La contraction dans laquelle entrent les muscles pendant l'implantation de l'érigne et la marche du couteau à cataracte, nous a donné l'idée de pratiquer cette opération d'une manière toute différente. L'œil est maintenu de la même manière. Une aiguille à cataracte ordinaire, à lance fine ; une forte pince à mors, dont les branches se touchent dans une grande étendue par la pression, et une paire de ciseaux droits, sont les seuls instruments nécessaires. Au moyen de l'aiguille on pratique, à une des parties les plus déclives du staphylôme, une petite ponction, à travers laquelle s'écoule bientôt l'humeur aqueuse. La tumeur affaissée se plisse dans tous les sens ; elle est immédiatement saisie entre les branches de la pince, tenue verticalement de la main gauche, les mors en haut ; et on l'enlève, d'un seul coup des ciseaux dont les pointes sont dirigées en bas. On a soin de n'exercer aucun tiraillement sur le globe, pour ne point provoquer de contractions musculaires. Ce procédé, applicable surtout aux staphylômes complets, sphériques ou coniques, est moins douloureux que les autres, et, par suite, les accidents auxquels la douleur peut donner lieu, comme les lipothymies et les convulsions, sont moins à craindre.

Une question très importante pour l'avenir du malade ne doit point ici être négligée. Il est des positions qui réclament impérieusement que la difformité résultant du fait même de l'opération, soit masquée sous un œil artificiel, et le chirurgien, avant de pratiquer l'opération du staphylôme complet, doit s'informer si le malade désire ou non jouir du bénéfice de la prothèse oculaire. Dans le premier cas, l'opération subira à cet effet une modification toute particulière : l'extraction du cristallin, s'il n'est pas détruit, et souvent même celle d'une petite partie du corps vitré. Hâtons-nous de dire que cette modification n'est applicable qu'aux cas où l'œil artificiel sera nécessaire au malade. Il faut bien se garder de donner issue à une trop grande portion des milieux de l'œil, et ne pas se laisser aller trop tôt à la conviction qu'il est nécessaire de recourir à une seconde opération, erreur dans laquelle semble être tombé Scarpa (*loco citato*, tom. II, pag. 150), en conseillant d'introduire dans l'œil une tente de linge, pour en provoquer la suppuration. Il est probable que l'illustre chirurgien de Pavie n'avait pas assez compté, lorsqu'il donna ce conseil, sur la contraction de la cicatrice de la cornée, et sur un certain degré d'atrophie de l'ensemble de l'organe

Dans un seul cas, je crus devoir recourir à l'emploi de ce moyen, et j'eus le regret de voir l'œil s'atrophier au-delà des limites nécessaires, circonstance qui enleva tout mouvement à l'œil d'émail, qui dut être infiniment plus grand qu'il n'eût été sans l'introduction de la mèche. (Voyez § *Hydrophthalmie et œil artificiel.*)

Terminons ce que nous avons à dire sur l'opération du staphylôme, en ajoutant qu'il faut avant tout s'abstenir de comprendre dans l'incision aucune portion (de forme circulaire ou autre) de la sclérotique, la portion fût-elle même très petite. Woolhouse avait conseillé ce moyen autant pour avoir un moignon régulier dans la forme, que pour éviter les accidents, tels que les vomissements et l'hémorrhagie. Le staphylôme opaque partiel peut être aussi emporté très aisément, soit par le procédé que nous avons décrit tout-à-l'heure, soit tout simplement au moyen du couteau à cataracte. La tumeur est remplacée par une cicatrice opaque, résistante, qui ne fait point saillie, et qui permet de rendre la vue au malade par une pupille artificielle. Mais on ne doit recourir à ce moyen extrême qu'autant qu'on n'aura pas réussi à aplatir la tumeur par la cautérisation, et l'on ne songera point à pratiquer la pupille artificielle, si l'autre œil n'est pas perdu sans ressource.

ACCIDENTS QUI ACCOMPAGNENT OU SUIVENT L'OPÉRATION. — *Agitation de l'œil.* — De même que dans toutes les opérations à faire sur l'œil, on a d'abord à craindre une mobilité excessive de cet organe. Si l'on opère par le premier procédé, il n'est pas rare, après la première incision faite au moyen du couteau, de voir le cristallin s'échapper de la plaie, en entraînant avec lui une portion quelquefois très grande du corps vitré, et même d'autres fois ce corps tout entier. Le malade ne peut plus jouir alors que très incomplétement du bénéfice de l'œil d'émail. Si le corps vitré fait procidence, on se hâte de renverser en arrière la tête du malade pour placer le fond de l'œil dans la position la plus déclive, position qui serait bien préférable pour pratiquer l'opération; on essaie aussitôt, en relevant la paupière supérieure avec ménagement, de réduire une partie de l'hyaloïde; ou l'on excise, au moyen de ciseaux, tout ce qui ne peut pas rentrer. On procède ensuite au pansement.

Les mouvements de l'œil sont souvent la cause de l'irrégularité du lambeau emporté; mais ce n'est là qu'un inconvénient bien peu grave, en ce sens que la cicatrisation fournit des matériaux suffisants pour combler les angularités.

Hémorrhagie. — Elle peut être immédiate, ou n'apparaître que quelque temps après l'opération. Dans le premier cas, le sang provient des lèvres mêmes de la plaie, dont les vaisseaux se sont dilatés.

Cet accident cède aisément d'ordinaire à des fomentations froides, et souvent il disparaît spontanément. Dans le second cas, le sang provient des vaisseaux de la choroïde même ; un caillot se forme alors dans la coque oculaire, et quelquefois encore entre la choroïde et la sclérotique, qui se trouvent ainsi décollées. Le sang s'accumule peu à peu sous la paupière supérieure, et forme un caillot volumineux, qui la soulève jusqu'aux limites de son extensibilité; de sorte que l'œil, vu d'un peu loin, semble être frappé d'un phlegmon. La paupière supérieure est quelquefois tellement distendue que, menacée de tomber en gangrène, elle prend à sa surface une couleur livide, et se recouvre de nombreuses phlyctènes. Avant que l'extension soit poussée aussi loin, on peut, au moyen d'un bistouri et d'une paire de pinces, enlever la surface externe du caillot, mais il faudra se bien garder de l'enlever tout entier, dans la crainte de faire reparaître l'hémorrhagie. Cette précaution d'extraire le caillot, doit dans quelques cas être plusieurs fois répétée. Nous n'avons point vu le sang s'accumuler entre la sclérotique et la choroïde, sous la forme d'une vésicule arrondie, ainsi que le rapporte Chélius (vol. II, pag. 367, *loco citato*). Le moyen le plus sûr, selon cet auteur, d'arrêter l'hémorrhagie, consiste à enlever cette sorte de tumeur tout près de la cornée, et d'appliquer sur l'œil des fomentations d'eau froide. Si, malgré toutes les précautions qu'on aura pu prendre, il reste un caillot volumineux sous la paupière, il est éliminé peu à peu par la suppuration, qu'on favorise au moyen de cataplasmes émollients. Quelquefois dans ces circonstances l'œil est frappé de phlegmon et plus tard d'atrophie. C'est une observation que nous avons faite plusieurs fois, et entre autres sur un ancien soldat, dont l'œil gauche avait été atteint en 1812 d'une balle, qui avait produit une amaurose et une cataracte que nous trouvâmes pierreuse. (Voy. *Cataracte pierreuse.*)

Douleurs violentes. — On évitera facilement ces douleurs pendant l'opération, en ayant soin d'affaisser l'œil par une sorte de paracentèse semblable à celle que nous avons indiquée dans le second procédé, et de choisir pour opérer le moment où l'œil n'est point enflammé. C'est certainement à la négligence de cette dernière précaution que sont dus les violentes douleurs, les convulsions, les lipothymies, les vomissements notés par les auteurs.

Pansement. — Il est des plus simples, et consiste en une application de bandelettes semblables à celles qu'on met d'ordinaire après l'extraction de la cataracte. L'œil sain est également tenu fermé pendant au moins deux jours, pour éviter les mouvements des paupières ; des compresses glacées, renouvelées de minute en minute, sont appliquées pendant les premières heures sur l'œil opéré, qu'on a soin de refermer chaque fois qu'on l'examine. Il est rare que des soins généraux deviennent nécessaires ; cependant s'il survenait des vomissements, de la fièvre, de la céphalalgie, on prescrirait la potion antivomitive de Rivière, une potion laudanisée, des sangsues, la saignée même, etc., etc.

Résultats de l'opération. — Dès le troisième jour, lorsqu'aucun accident ne s'est montré, et lorsque la cicatrisation marche régulièrement, on aperçoit sur le corps vitré, entre les lèvres de la plaie, de petits points blanchâtres, isolés les uns des autres et plus nombreux au centre qu'ailleurs. Ils augmentent peu à peu en nombre et en largeur, et finissent bientôt par se confondre, en s'étendant progressivement sur toute la surface qui sépare les lèvres de l'incision. Celles-ci, qui d'abord s'étaient gonflées et redressées, diminuent peu à peu, s'affaissent, puis bientôt se rapprochent d'une manière insensible, attirées l'une vers l'autre par la contraction du tissu inodulaire, qui apparaît sous la forme des petits points blanchâtres et circulaires dont nous venons de parler. Le moignon oculaire diminue de volume, au fur et à mesure des progrès de la cicatrisation, et il prend une forme sphérique parfaitement bien disposée pour recevoir la coque artificielle, qui, au reste, ne doit être appliquée qu'après la complète cicatrisation, c'est-à-dire tout au plus vers la fin du second mois. Ajoutons qu'une application prématurée de l'œil artificiel aurait pour effet certain d'amener l'atrophie du moignon, en entretenant l'inflammation traumatique encore mal éteinte.

Si, au contraire, la cicatrisation marche irrégulièrement ou que l'œil opéré ne soit pas tenu dans une immobilité convenable, le staphylôme opaque se reproduit et l'opération doit être recommencée.

ARTICLE XV.

Staphylôme conique transparent, ou conicité pellucide de la cornée.

Cette affection singulière de la cornée est assez rare pour que Himly (1), qui la nomme *hyperkératosis*, n'en ait jamais observé un seul cas. Elle se caractérise par une saillie conique et transparente de la membrane, en tout point semblable, quant à la forme, à ces clous dorés dont se servent les tapissiers pour certains meubles. Le staphylôme transparent se distingue du staphylôme opaque que nous venons de décrire, par la transparence parfaite de toute la cornée, et même par sa conicité, qui est toujours moins grande que dans l'opaque.

ÉTIOLOGIE. — Cette maladie a été surtout très bien étudiée en Angleterre, où elle paraît assez fréquente : Wardrop, Travers, Adams, Mackenzie, Brewster, en ont publié de nombreuses observations. En Allemagne elle a été aussi très souvent décrite : Jæger, Schmidt, d'Am-

(1) Himly's Augenheilkunde, Band II, pag. 74.

mon, Bénédict, Chélius, etc., se remarquent parmi les auteurs qui l'ont le mieux observée. Voici, selon M. Mackenzie, les causes les plus probables de la conicité cornéenne pellucide, causes qu'il n'admet d'ailleurs qu'avec une sage réserve : nous citons textuellement. « Il n'est pas » vraisemblable, dit-il, que cette maladie dépende d'une pression exer- » cée par l'humeur aqueuse. Il est plus probable qu'elle est un effet de » quelque action anormale des vaisseaux nourriciers de la cornée. Je » soupçonne qu'elle a quelquefois son point de départ dans *l'amincis-* » *sement que produit une cicatrice transparente ou facette de la cornée.* » Chez une jeune dame pour laquelle j'ai été consulté, elle succéda » à un état trouble de la cornée et à une ou deux petites dépressions, » comme celles qui restent après l'absorption des phlycténules (1). » C'est en adoptant exclusivement cette opinion de M. Mackenzie que quelques praticiens ont avancé que toujours la distension cornéenne est due à un amincissement produit par une ulcération dont le centre correspond au sommet de la tumeur diaphane, et que ce sommet pré- sente *toujours, et sans exception aucune,* une petite tache qui indi- querait une perte de substance en cet endroit. Je ne puis partager cette opinion. Quelquefois j'ai constaté la présence de la tache, mais d'autres fois aussi j'ai reconnu manifestement que la tumeur n'en por- tait pas trace. D'ailleurs, j'ai vu la tache *suivre* et jamais *précéder* l'apparition du staphylôme pellucide, et, certes, rien n'est plus facile à expliquer. La cornée est saillante, elle se termine en pointe conique ; la paupière supérieure, dont les mouvements sont continuels, enflamme peu à peu par ses frottements la pointe du staphylôme, et détermine la formation d'une tache, dont la surface augmente ensuite dans la plu- part des cas. Ces mêmes frottements de la paupière sur les staphylômes opaques n'en déterminent-ils pas l'inflammation, et cette inflammation ne va-t-elle pas souvent jusqu'au phlegmon de l'œil ? Qu'importe, au reste, la présence de cette opacité ? La cornée est saillante, cela ne prouve-t-il pas, comme un instant de réflexion le fait reconnaître, qu'elle n'a plus sa force de résistance normale et ne peut plus, dans les conditions de nutrition où elle se trouve, faire équilibre à l'action des muscles qui compriment le globe en arrière ? Sans doute, une ulcération profonde de la cornée, qu'elle soit ou non accompagnée de kératocèle, peut dans quelques circonstances encore inconnues produire le staphy- lôme pellucide ; mais toutes les ulcérations, tous les kératocèles ne sont pas suivis de cette maladie, et j'ai observé un cas entre autres dans lequel il n'y avait jamais eu d'affection oculaire. Si la cornée s'était ulcé- rée, une ophthalmie aurait appelé sur ce point l'attention du malade, qui appartient à une classe élevée de la société ; mais il n'en fut rien.

(1) Mackenzie, *loco citato*, pag. 472.

et la conicité se développa d'une manière progressive, sans aucune douleur. Que la cornée soit ramollie, cela ne fait aucun doute, mais pourquoi? Beaucoup de médecins, croyant trouver cette cause dans un symptôme, se sont perdus dans des hypothèses, ont échafaudé des théories qui s'écroulent devant le premier fait qu'on rencontre, et qui ne concorde pas avec celui sur lequel elles reposent.

On a vu aussi le staphylôme conique se montrer à la suite de violentes contractions musculaires, déterminées par la présence d'un corps très éclairé; les efforts de vomissements, de toux, des accès convulsifs paraissent encore l'avoir porté rapidement à un développement considérable. Bergmann (Haller, *Disput. chir.*, t. I.) assure que chez un criminel exécuté par la corde, les cornées s'étaient tellement allongées, qu'elles pendaient sur la joue en forme de longues cornes. Dira-t-on de ce fait qu'il peut trouver son explication dans l'existence antérieure d'une cicatrice peu ferme ou d'un kératocèle?

En résumé, l'étiologie du staphylôme pellucide est inconnue; cela est plus simple à dire et plus vrai; sur ce point tout reste donc à faire.

Symptômes anatomiques. — La cornée a perdu sa convexité normale; elle prend une forme exactement conique. La base du cône est mesurée quelquefois par la circonférence de la membrane; mais je l'ai observée plus souvent dans des dimensions moindres; le sommet en est aigu et transparent comme le reste; il réfléchit la lumière avec une grande intensité, à la manière de ces boutons dorés dont je parlais plus haut. Le soir, dans un appartement bien éclairé, la saillie conique renvoie la lumière comme un diamant brillant. Rarement la saillie est considérable; quelquefois pourtant, d'après le rapport de Lawrence, elle peut traverser le point de réunion des paupières, et la cornée se trouve alors dans les conditions les plus fâcheuses. Le sommet du staphylôme offre parfois, comme nous l'avons déjà vu, un petit nuage qu'il est assez difficile de reconnaître à l'œil nu, et dont on ne peut constater l'existence qu'au moyen de la loupe. Cette opacité, toujours très petite, est produite moins par une inflammation antérieure à la formation du staphylôme, que par la distension progressive de la cornée, et surtout par les frottements répétés de la paupière supérieure sur le sommet aigu de la tumeur, qui s'enflamme un peu. C'est là une explication fort simple de la présence de la tache accidentelle placée au sommet du cône, tache qui dépend en partie de la forme plus ou moins saillante et plus ou moins aiguë de l'extrémité antérieure de la tumeur. Cette tache s'épaissit quelquefois au point de former un albugo ou même un leucome. La cornée est lisse dans toute son étendue; on ne voit nulle part, sur le cône qu'elle forme, aucune facette ni aucune saillie; pourtant, d'après Brewster, il paraîtrait qu'examinée au microscope, elle offre des inégalités nombreuses; sa structure semble être normale.

Toutes les autres membranes sont parfaitement saines ; il arrive quelquefois que l'iris présente des oscillations comme dans l'hydrophthalmie, mais c'est là une exception. La chambre antérieure a pris la forme de la cornée, celle d'un entonnoir dont le bec serait tourné en avant (1).

SYMPTÔMES PHYSIOLOGIQUES. — Le malade, lorsque l'affection est encore peu développée, est très myope, et souvent strabique. Il est aveugle lorsque la conicité est fort considérable ; mais lors même que ce cas ne se présente pas, la vision ne peut jamais s'accomplir que par un des côtés de la cornée et non par le centre. Des objets assez gros sont quelquefois vus doubles ou triples.

MARCHE. — Il est rare que la saillie formée par la cornée soit égale dans les deux yeux. Il est plus rare encore, bien que je l'aie observé, de la trouver bornée à un seul œil. Cette dernière circonstance vient encore détruire l'opinion qui consiste à admettre pour cause unique du staphylôme pellucide, une ulcération de la cornée, suivie d'une petite cicatrice opaque ; car il est difficile de concevoir comment deux ulcères ou deux kératocèles, l'un siégeant à droite, l'autre à gauche, pourraient se comporter assez exactement de la même manière pour donner sur le même individu deux exemples d'une affection aussi rare que le staphylôme transparent. La maladie marche avec une grande lenteur ; le plus souvent, une fois qu'elle s'est développée, elle demeure stationnaire pour tout le reste de la vie. Il est des cas dans lesquels pourtant la tumeur s'est avancée assez rapidement pour empêcher l'occlusion des paupières, puis s'est ulcérée et a déterminé des accidents graves du côté de l'œil (Lawrence). Je n'ai jamais rencontré cette terminaison fâcheuse dans le staphylôme pellucide, mais je l'ai souvent observée dans le staphylôme opaque ; elle ne peut être rapportée qu'aux frottements répétés de la paupière supérieure sur le sommet du cône formé par la tumeur.

PRONOSTIC. — Il est d'autant plus grave que la saillie cornéenne est plus prononcée. Si la maladie a frappé les deux yeux à la fois, la vision est singulièrement gênée, et elle peut être bientôt compromise, si le développement de la tumeur est rapide.

TRAITEMENT. — On a employé successivement tous les moyens généraux ou locaux imaginables, pour arrêter cette maladie dans sa marche.

(1) Il est une variété de staphylôme transparent dans lequel la cornée s'allonge sous forme sphérique. On lui a donné le nom de *staphylôme sphérique pellucide.* Il est plus rare que le conique ; je n'en ai observé qu'un seul cas. Cette maladie ressemble, sous beaucoup de rapports, à une légère hydrophthalmie ; le malade est myope.

Les *astringents*, le sulfate de zinc, de cuivre, le nitrate d'argent , l'alun (Gibson), dissous dans une décoction d'écorce de chêne, ont tour à tour été vantés sans aucun résultat. Les *irritants*, l'infusion concentrée de feuilles de tabac, le laudanum de Sydenham (Ware), les pommades de précipité rouge (Bénédict), n'ont pas obtenu plus de succès. On a essayé la ponction de la cornée pour évacuer l'humeur aqueuse (Chélius, Rau). Si l'on y avait joint une compression méthodique immédiate et longtemps continuée, comme nous le faisons journellement dans le staphylôme opaque, et comme nous l'avons pratiqué avec grand avantage dans deux cas de staphylôme transparent, ce moyen eût été peut-être suivi de meilleurs résultats. *La compression*, que quelques médecins pensent être un moyen inefficace et dangereux, depuis longtemps jugé, nous a été, de même qu'à Demours, de la plus grande utilité dans des cas nombreux. J'ai lieu de supposer que ceux qui la blâment ne l'ont jamais essayée , ou que s'ils y ont eu recours quelquefois , elle n'a été faite alors ni avec persévérance ni avec méthode. Je traite depuis dix-huit mois une petite fille de huit ans, dont l'œil droit s'est perdu à la suite d'une ophthalmie purulente, et dont l'œil gauche offre dans la moitié interne de la cornée un staphylôme opaque. La cicatrice se consolide tous les jours, et la pupille, maintenue ouverte par la belladone, est conservée dans sa moitié externe. (Voyez cette observation dans la *Clinique des hôpitaux des enfants*). La petite malade voit aujourd'hui très bien, même pour lire. La *ponction* de la cornée, suivie d'une compression immédiate, nous semble être le meilleur des moyens actuellement connus contre cette maladie. Mais cette compression doit être légère, exactement faite, et, je le répète, longtemps continuée. De temps en temps le centre de la tumeur sera cautérisé avec le nitrate d'argent, et l'on instillera du laudanum dans l'œil. Ce ne sera que par exception , qu'à l'exemple de Vetch, de M. Lawrence et de M. Textor, on devra broyer le cristallin, ou pratiquer la pupille artificielle, comme M. Walker. Quant au procédé de M. Fario, qui consiste à enlever une portion de la base de la cornée, il me semble trop hasardeux pour devoir être risqué.

Si la maladie est peu développée, des lunettes concaves seront très utiles pour diminuer la réfraction des rayons lumineux sur la cornée; l'usage n'en sera donc point négligé.

ARTICLE XVI.

Kératocèle.

On appelle ainsi une tumeur qui se forme au fond d'une ulcération de la cornée. On reconnaît des kératocèles de trois sortes : le *premier*, qui est aussi le plus fréquent, est formé aux dépens de la lamelle profonde de la cornée; le *deuxième*, qui succède le plus souvent à celui-ci, l'est par la membrane de l'humeur aqueuse; le *troisième* enfin, par la lamelle antérieure de la cornée, à la suite d'une ulcération profonde qui se serait ouverte en dedans.

CARACTÈRES. — *Kératocèle postérieur.* (*Première variété.*) Au fond d'une ulcération plus ou moins large, on aperçoit une petite saillie convexe dont le diamètre, près de sa base, est en rapport avec le fond de l'ulcère. Cette tumeur est tantôt de la grosseur d'une tête d'épingle, tantôt d'un volume beaucoup plus considérable; elle est d'une couleur verdâtre sale et se recouvre quelquefois d'une sécrétion puriforme. Elle est simple ou multiple; ce dernier cas arrive lorsque les lamelles superficielles et moyennes, détruites à une grande étendue, ont laissé les lamelles profondes à nu dans un large espace. La plus superficielle de ces dernières, trouée en plusieurs endroits par l'ulcération, laisse passer en avant la lamelle postérieure, qui vient faire autant de petites saillies convexes qu'il y a d'ouvertures. On remarque le kératocèle multiple surtout chez les enfants scrofuleux; le *simple* est beaucoup plus fréquent.

Le mécanisme par lequel se forme ce kératocèle est facile à comprendre. La cornée, affaiblie dans un endroit où une ulcération a détruit les lamelles superficielles, n'offre plus là une résistance suffisante à la pression qu'exercent dans leurs contractions les muscles sur le globe. La partie amincie de cette membrane résiste pendant quelque temps; mais, exposée sans cesse à l'air, à l'action des larmes, elle ne tarde pas à s'enflammer, à se ramollir, et cédant bientôt à l'effort qui la pousse d'arrière en avant, elle se distend et ne tarde pas à prendre alors la forme que nous venons de décrire.

La tumeur résiste pendant un temps plus ou moins long, selon le degré de ramollissement des lames herniées, leur épaisseur, l'activité de l'ulcération, la largeur du fond de la plaie, etc., etc.; lorsque l'amincissement augmente, la saillie de la tumeur devient plus forte, et il se fait alors ou une large rupture, ou un kératocèle formé aux dépens de la membrane de l'humeur aqueuse, c'est-à-dire un kératocèle de la deuxième variété.

Kératocèle de la membrane de Descemet. (*Deuxième variété.*) Il ne succède pas toujours au kératocèle de la première variété, et se montre aussi d'emblée. On en voit de fréquents exemples dans les staphylômes opaques de la cornée. Ce kératocèle est toujours d'un volume beaucoup plus petit que le précédent; on ne le voit guère qu'à la suite d'ulcérations perforantes étroites et chroniques, ou sur des staphylômes opaques; il a la forme d'une petite vésicule transparente, contenant un liquide incolore qui n'est autre que de l'humeur aqueuse, et présentant un collet dont la largeur est mesurée par celle du fond de l'ulcération. La transparence de la tumeur est quelquefois si grande, qu'on peut apercevoir à son fond un petit point circulaire parfaitement noir: c'est l'ouverture à travers laquelle la membrane de Demours a fait hernie. Ce point fistuleux communique avec la chambre antérieure; c'est surtout au sommet des staphylômes opaques qu'on rencontre ce phénomène. Après les ulcérations encore actives, le fond du kératocèle dont nous nous occupons est presque égal au plus grand diamètre de la tumeur, dont la durée, dans ce cas, est ordinairement fort courte, une perforation ne tardant pas à survenir.

Kératocèle antérieur. (Troisième variété.) C'est le plus rare; cependant il ne l'est pas au point de ne se montrer pour ainsi dire qu'exceptionnellement. M. Jungken en a donné le premier une excellente description, et je m'étonne qu'un observateur comme M. Velpeau n'en ait rencontré aucun exemple (Jeanselme, n° 249). C'est à la suite des larges collections purulentes de la cornée qu'apparaît le kératocèle antérieur. Après avoir déchiré les lamelles profondes à une grande étendue, le pus s'échappe dans la chambre antérieure et est bientôt remplacé par l'humeur aqueuse, dont la densité est moins grande. La lamelle externe de la cornée se trouve ainsi dans des conditions analogues à celles de la lamelle profonde dans la première variété de kératocèle ; je veux dire que seule elle doit contre-balancer l'action musculaire, et faire équilibre à cette sorte de compression. Mais bientôt ramollie elle-même par l'inflammation, qu'atteste sa teinte semi-opaque ou quelquefois verdâtre, elle commence, dans une étendue variable, à faire saillie au dehors, et finit le plus ordinairement par se rompre. Si elle oppose quelque résistance, ce qui a lieu surtout lorsque l'abcès était peu large, il peut arriver que le staphylôme pellucide conique succède au kératocèle antérieur. Hâtons-nous de le dire cependant, la perforation est une terminaison beaucoup plus commune.

MARCHE. — TERMINAISONS. — Ces trois variétés de kératocèle, considérées en général, sont sous l'influence de la même cause : l'ulcération de la cornée; toutes trois suivent la même marche. La tumeur s'avance jusqu'à ce que le tissu qui la forme soit à son maximum d'extensibilité ; alors survient la perforation avec ses conséquences, c'est-à-dire la hernie de l'iris en même temps que l'évacuation de l'humeur aqueuse, la synéchie antérieure plus ou moins grande, le staphylôme opaque, la fistule de la cornée, etc. Nous avons dit que si la rupture n'a point immédiatement lieu dans la troisième variété, il pouvait survenir un staphylôme pellucide.

TRAITEMENT. — Le traitement des deux premières variétés est absolument le même que celui des ulcérations profondes de la cornée, auquel nous devons renvoyer. On n'oubliera pas que le danger le plus grand, l'unique même qui accompagne cette maladie, c'est celui de la perforation, circonstance qui exige qu'on tienne constamment la pupille dilatée. Une médication générale ou indirecte serait, selon M. Velpeau, la seule applicable à la troisième variété, qu'il n'a pas observée, et considère comme une maladie plus grave que les deux premières, dont il a donné une seule et même description (1). Nous ne pensons pas qu'il en soit toujours ainsi. La dilatation de la pupille étant préalablement obtenue, l'œil sera fermé par deux bandelettes de taffetas d'Angleterre placées en croix, et une compression légère, faite au moyen d'ouate et d'un tour de bande, sera suffisante pour empêcher la perforation, et pour favoriser la formation d'une cicatrice passablement solide. On lèvera l'appareil tous les jours, pour examiner l'état des parties et pour continuer les instillations mydriatiques ; en même temps le malade sera soumis à une médication convenable.

Lorsque le kératocèle se forme au fond d'une ulcération étroite et qu'il est de la seconde variété, on pourra, s'il existe depuis longtemps ou s'il s'est déjà produit plusieurs fois, l'attaquer directement par la cautérisation avec le nitrate d'argent, ou, ce qui est préférable, par la ponction pratiquée au moyen d'une aiguille à cataracte. On transforme ainsi une ouverture fistuleuse en une plaie simple, qui ne tarde pas à se cicatriser, si l'on prend la précaution de tenir l'œil fermé et sous l'influence d'une compression méthodique et légère. Dans tous les cas, qu'on cautérise ou qu'on ponctionne, la pupille doit être préalablement dilatée, sans quoi on risquerait de voir se former immédiatement une synéchie antérieure.

ARTICLE XVII.

Végétations de la cornée.

1° *Végétations charnues.* — La cornée présente assez rarement ces excroissances. Il y en a de plusieurs sortes ; les unes ressemblent à des granulations d'une épaisseur variable, les autres à des polypes.

Lorsque des granulations épaisses siègent sur la conjonctive palpébrale, la conjonctive bulbaire dégénère et prend l'aspect sarcomateux ; en même temps la cornée se vascularise et se recouvre d'un pannus dont l'épaisseur va toujours croissant. Plus tard encore, des modifications surviennent dans ces tissus de nouvelle formation. Ils se lobulent, couvrent la cornée dans toute son étendue, et la recouvrent à ce point, qu'il est impossible de l'apercevoir en aucun endroit. Tel était le cas d'une femme âgée, dont j'ai parlé à l'article *Granulations*.

(1) Velpeau. *Dictionnaire en 30 vol.*, t, IX, p. 105.

Dans d'autres cas beaucoup plus rares, la cornée présente sur un point de sa surface un tubercule charnu plus ou moins large, pédiculé et de couleur rosée. Guérin en rapporte un exemple (1) : « Un jeune homme » de Mâcon, dit cet auteur, avait au centre de la cornée un tubercule » charnu gros comme un pois; cette tumeur l'incommodait beaucoup, » elle l'empêchait de fermer les paupières : avec un coup de ciseau j'en- » levai cette excroissance, qui était à pied droit; je détruisis le peu qui » resta à la cornée par l'application d'un mélange d'écailles d'huîtres » calcinées et d'alun de roche. » Il y a des auteurs, et Wardrop est du nombre (page 32, planche IV), qui pensent qu'on peut comparer quelques unes de ces excroissances au *nævus*. Entre autres cas, ce dernier en cite un assez singulier; la tumeur était rougeâtre, placée par moitié sur la cornée et sur la sclérotique, et trois longs poils y pre- nant naissance, sortaient entre les paupières; Gazelles (*Journal de médecine*, tome XXIV) a vu aussi ce phénomène. M. Boulley, pro- fesseur de clinique à Alfort, a observé le même fait sur un chien; nous en avons déjà parlé; les deux cornées présentaient à leur centre un pinceau de poils très vigoureux et très longs, qui sortaient entre l'ou- verture palpébrale; l'animal voyait assez pour se conduire. M. Boulley m'avait offert d'examiner anatomiquement les yeux de ce chien, mais il a été malheureusement abattu contre son ordre.

Je passe sous silence d'autres végétations de la cornée qu'on a com- parées aux fongus, et qui ne me semblent être en somme que des gra- nulations ordinaires. Wardrop, Beer, Maître-Jean (2), en citent des exemples. Le fongus dont parle ce dernier auteur sortait d'un ancien ulcère de la cornée, et paraissait venir de la chambre antérieure. C'était probablement une procidence de l'iris devenue sarcomateuse, comme celle que nous avons vue un jour dans le service de M. Bérard, et que ce professeur avait prise d'abord pour une dégénérescence cancéreuse. On a observé encore des tumeurs de nature maligne et divers kystes à la surface de la cornée.

2° *Végétations cornées* (*plaques cornées*). Une production cor- née paraît avoir été découverte par M. Mirault d'Angers (*Lettres*, page 20), sur la cornée d'un individu atteint depuis son enfance d'un trichiasis; cette plaque était blanche, un peu sale et comme écailleuse. D'après M. Velpeau (*Dict.*, pag. 106), des plaques semblables ont été observées sur les cornées d'individus atteints d'ichtyose. Ne serait-ce point tout simplement de leucômes qu'il s'agirait ici? Une plaque blanc opaque, sale, écailleuse! ne voit-on pas semblable chose tous les jours?

(1) Guérin, *Traité des maladies des yeux*, p. 210.
2 *Loco citato*, pag. 411 et 412.

CHAPITRE III.

MALADIES DE LA SCLÉROTIQUE.

ARTICLE PREMIER.

Taches noires pigmenteuses de la sclérotique.

On voit quelquefois sur la sclérotique des taches noir mat ou plus ordinairement brun foncé, d'étendue variable, et que les enfants apportent en naissant. J'ai observé plusieurs sujets qui présentaient ce phénomène ; chez un d'eux, la fibreuse avait pris dans toute sa moitié externe cette couleur noir mat dont je viens de parler ; près de la cornée, la tache avait une teinte café au lait. Dans un autre cas, toute la sclérotique droite était noire à divers degrés, tandis que la fibreuse du côté opposé était de couleur normale. Le jeune homme qui présentait ce singulier phénomène, n'avait jamais souffert des yeux, et c'était pour un autre motif qu'il était venu me voir. Ses iris étaient d'une couleur très foncée ; ses cils, ses sourcils, sa barbe, ses cheveux, très noirs ; sa peau était très brune.

Les taches de la sclérotique ne présentent aucune élévation, ce qui les distingue du staphylôme commençant de cette membrane ; elles me paraissent dues à une anomalie de sécrétion du pigmentum choroïdien.

ARTICLE II.

Amincissement de la sclérotique.

Les congestions chroniques de l'œil, et en particulier celles de la choroïde, exercent assez ordinairement une grande influence sur l'épaisseur de la sclérotique. Cette membrane, peu à peu distendue par la congestion vasculaire, s'amincit avec une extrême lenteur, et présente dans l'endroit où elle est le plus faible, une tache bleuâtre qui devient bientôt saillante, et est remplacée enfin par un staphylôme.

Lorsque la sclérotique résiste longtemps et ne se laisse point distendre, la congestion réagit davantage sur les milieux de l'œil ; l'iris est poussé en avant par le cristallin, la rétine est comprimée par le corps vitré, et les malades accusent, indépendamment d'une sensation de tension dans le globe, tous les symptômes d'une amblyopie. Survienne alors un amincissement partiel de la sclérotique, tous ces phénomènes disparaîtront, et seront remplacés par un ou plusieurs staphylômes de la fibreuse, qui se montreront de préférence dans les espaces intermusculaires. Dans tel cas de congestion chronique de l'œil, la sclérotique s'amincira promptement, tandis que dans tel autre elle ne cédera pas. J'ai cru reconnaître la cause de cette différence dans l'examen comparatif que j'ai fait de la sclérotique, sur un grand nombre de sujets du même âge. Chez les uns cette membrane était très mince, tandis que chez les autres elle présentait une très forte épaisseur relative. Je ne doute pas que l'observation de ce fait ne puisse conduire à l'explication de beaucoup de phénomènes, qu'on remarque dans les congestions internes de l'œil.

L'hydrophthalmie partielle ou générale produit aussi l'amincissement de la sclérotique, qui présente alors dans son ensemble une teinte bleuâtre, parsemée çà et là de taches plus foncées.

ARTICLE III.

Staphylôme de la sclérotique.

Cette affection intéresse à la fois deux membranes, la sclérotique et la choroïde. C'est une tumeur circonscrite, molle, bleuâtre, ou tout-à-fait noire, assez souvent indolente, et de volume variable, qui, lorsqu'elle est placée dans l'hémisphère antérieur du globe, siège sur la sclérotique au-dessous de la conjonctive bulbaire.

Le staphylôme est quelquefois unique; plus fréquemment il est multiple; s'il est considérable, il peut être pris pour une dégénérescence mélanique. On le divise en staphylôme *antérieur*, *latéral* et *postérieur*, selon le lieu qu'il occupe. Il est, avons-nous dit, d'un volume variable : tantôt c'est une élévation bleuâtre, à peine visible, siégeant sous la muqueuse bulbaire; tantôt, au contraire, c'est une tumeur qui peut acquérir la grosseur d'un pois, d'une noisette ou même de la moitié d'une noix. Alors elle soulève fortement la paupière correspondante. Lorsque le staphylôme est placé en arrière, il est plus difficile de porter un diagnostic; Scarpa, Monteggia, Jacobson, ont rapporté plusieurs exemples de ce cas. J'en ai observé un : le staphylôme était placé en arrière entre le muscle droit externe et le muscle droit inférieur; les mouvements du globe étaient impossibles au dehors; d'autres staphylômes plus petits se remarquaient sur la sclérotique.

Les staphylômes postérieurs ne prennent pas seuls un volume considérable; j'ai vu des staphylômes antérieurs en acquérir un tel, que l'occlusion des paupières en était empêchée.

SYMPTÔMES ANATOMIQUES. — Sous la conjonctive scléroticale, à un endroit plus ou moins éloigné de la cornée, mais toujours de 2 à 3 millimètres au-delà de cette membrane (en-deçà on aurait affaire à un staphylôme du corps ciliaire), on aperçoit une ou plusieurs élévations bleuâtres, circonscrites et d'un volume variable, dont le sommet est d'une couleur plus foncée que le pourtour, qui est presque toujours blanc jaunâtre ; le centre tire sur le bleu d'acier ou sur le noir.

Cette tumeur varie quant au volume, depuis la grosseur d'une tête d'épingle jusqu'à celle d'un gros grain de raisin ou d'une forte noisette, et même davantage ; mais quel qu'en soit le volume, on reconnaît toujours qu'elle est formée de petits lobules, ou mieux, de bourrelets réunis par leur base. La sclérotique paraît saine dans tous les endroits autres que celui du siége de la tumeur, à moins qu'elle ne soit amincie dans son ensemble, ce qu'on voit assez souvent après les choroïdites de longue durée, ou lorsque la tumeur a pris un volume très considérable.

Les autres membranes de l'œil présentent des symptômes qui varient, selon le degré d'ancienneté ou de gravité de la tumeur scléroticale. On conçoit que si le staphylôme est consécutif d'un amincissement très limité de la sclérotique, sans affection préalable des membranes internes, la vision sera conservée dans toute son intégrité. J'ai vu bien des staphylômes, encore assez volumineux, guérir complétement, sans qu'aucune atteinte eût été portée à la vision. Le professeur Ribéri a observé des faits semblables ; malheureusement il n'en est pas toujours ainsi : des désordres graves existent souvent du côté de la pupille, qui est déformée par des exsudations, ou bien oblitérée en partie ou en entier. On reconnaît alors que le fond de l'œil est trouble, et comme rempli de fumée ; à moins, ce qui arrive souvent, que le cristallin ne soit complétement opaque. L'iris a changé de couleur comme dans son inflammation chronique ; ordinairement il est sale, verdâtre. La cornée est aussi devenue staphylomateuse dans quelques cas ; fréquemment elle présente des opacités vasculaires assez larges, et quelquefois même un pannus ; la chambre antérieure est déformée. Le plus ordinairement de gros vaisseaux variqueux, rouge brun, sillonnent la sclérotique et le tissu cellulaire sous-conjonctival, comme après les choroïdites chroniques graves. Dans ces cas, la vision est fort compromise, et même en général complétement perdue. L'œil est très souvent amaurotique.

Lorsque le staphylôme est postérieur, il est impossible de le reconnaître à ses caractères externes. Les mouvements du globe sont empêchés dans le sens qu'il occupe, c'est-à-dire le plus ordinairement en dehors ; l'œil est maintenu fixe, la cornée dirigée en bas et en dedans. On pourrait croire à la présence d'une tumeur placée contre la paroi externe et profonde de l'orbite, si les autres symptômes anatomiques ne mettaient sur la voie. Mais rarement dans une tumeur de l'orbite aussi petite et ne pouvant être reconnue au dehors par le toucher, la vision serait abolie, tandis que le contraire a lieu dans le staphylôme postérieur. Des vaisseaux sillonnent, en outre, la fibreuse et le tissu cellulaire sous-conjonctival; d'autres staphylômes ou au moins des plaques bleues, preuve de l'amincissement de cette membrane, existent sur la surface de la sclérotique. En même temps les membranes internes présentent tous ou presque tous les symptômes, que nous avons signalés comme accompagnant les cas graves de staphylôme antérieur.

SYMPTÔMES PHYSIOLOGIQUES. — Ils varient selon la gravité des symptômes anatomiques. Dans tel cas léger, où la hernie de la choroïde est récente, on observe quelques symptômes de réaction; le malade est photophobe à un plus ou moins haut degré, et il accuse des douleurs assez vives. Dans d'autres cas où la dégénérescence est arrivée à un haut point, la douleur est nulle, et le malade n'accuse même aucune gêne, bien que la paupière qui correspond à la tumeur soit largement écartée du bulbe. D'autres fois c'est un tiraillement douloureux produit par les phénomènes de distension, ou bien, lorsque le staphylôme s'enflamme, une douleur pulsative, revenant par accès et s'étendant, comme dans l'iritis, au front et souvent même à toute la tête. Il n'est pas rare alors que des symptômes généraux, et en premier lieu la fièvre, viennent se joindre à ces symptômes locaux. J'ai vu quelquefois des vomissements, ce qui s'explique jusqu'à un certain point par le tiraillement des nerfs ciliaires; mais ce dernier symptôme est plus fréquent, d'après mes observations, dans l'inflammation du staphylôme opaque de la cornée.

MARCHE. — DURÉE. — Il est des staphylômes de la sclérotique qui demeurent stationnaires pendant un espace de temps illimité; ce sont ceux qui sont consécutifs de plaies ou d'une inflammation partielle et éteinte de la choroïde. Ordinairement ils ont leur surface externe recouverte d'une fausse membrane, qui fait équilibre à l'action des muscles. Ce serait une grave erreur de croire qu'un staphylôme de cette nature doive infailliblement s'accompagner de la diminution de la vision. Cela s'observe sans doute; mais il s'en faut que ce soit d'une manière générale, ainsi que le pensent Chélius (1) et surtout M. Rognetta (2). Souvent des staphylômes se forment avec une grande rapidité sur plusieurs points de la surface de la sclérotique; puis ils prennent peu à peu des dimensions considérables, qu'ils n'atteignent quelquefois qu'au bout de plusieurs années, et provoquent ainsi graduellement l'abolition de la vision.

TERMINAISONS. — Lorsque le staphylôme est petit, il peut se terminer

(1) Chélius, *loco citato*, page 371.
(2) Rognetta, *loco citato*, pag. 492.

par la guérison, c'est-à-dire par son aplatissement complet, surtout si le traitement est bien dirigé ; mais le plus ordinairement il prend progressivement un volume considérable et est bientôt suivi de l'apparition d'autres tumeurs semblables. Le volume du globe augmente tous les jours, le sommet des staphylômes s'amincit, et quelquefois l'humeur aqueuse s'écoule au dehors. La rupture peut avoir lieu pendant une inflammation aiguë ; elle s'accompagne alors de douleurs très vives, et la coque oculaire se remplit de sang. Dans quelques cas l'œil s'atrophie immédiatement après cet accident. D'autres fois ce staphylôme dégénère et prend l'aspect d'une tumeur de mauvaise nature ; cependant, il faut se bien garder, comme Chélius le fait remarquer, de croire, avec Rosenmüller, que la mélanose du globe de l'œil ne soit que le degré le plus élevé du staphylôme, et que la suite d'une inflammation chronique, passive et veineuse, et d'une sécrétion surabondante de pigmentum noir.

ÉTIOLOGIE. — Toutes les maladies qui modifient le tissu de la sclérotique et l'affaiblissent dans une certaine étendue, peuvent produire le staphylôme de cette membrane. Les inflammations fréquentes de l'œil, si elles sont de longue durée, particulièrement chez les sujets scrofuleux ; les plaies, les ulcères, comme on en voit dans quelques cas rares, à la suite d'affections graves, et surtout la choroïdite, l'occasionnent souvent. Lorsque cette dernière maladie a duré quelque temps, le tissu fibreux de la sclérotique est tellement aminci dans toute son étendue, qu'il laisse facilement apercevoir la couleur bleue de la choroïde. Dans les parties les plus faibles, la tache est plus prononcée et un peu élevée, et elle prend progressivement un développement de plus en plus grand, à moins d'une exsudation suffisante de fausses membranes. Il est hors de doute que dans les cas de cette nature la sclérotique était primitivement très mince (1), et qu'elle a cédé à la pression exercée par la choroïde. Des adhérences intimes s'établissent peu à peu dans tous les endroits où se sont montrées les plaques bleues ou les tumeurs, et il devient difficile, si l'on examine l'œil sur le cadavre, de séparer la sclérotique de la choroïde, et de retrouver la rétine.

TRAITEMENT. — Il diffère selon la cause de la maladie et les progrès

(1) La sclérotique, examinée sur le cadavre, présente des différences très notables quant à son épaisseur, et cela explique pourquoi, dans quelques cas, elle s'amincit et se distend avec une si grande facilité. Lorsqu'elle est assez solide pour faire équilibre à la pression exercée de dedans en dehors par la choroïde malade, des phénomènes de compression ne tardent pas à paraître du côté de la rétine, et peu à peu la chambre antérieure diminue, puis disparait tout-à-fait, l'iris venant alors s'appliquer presque contre la cornée. Lorsqu'elle cède, l'amblyopie ne se montre que plus tard, et les chambres conservent leur diamètre.

qu'elle a faits. Si la tumeur est petite et consécutive d'un amincissement partiel dont la cause n'existe plus, on pourra espérer une guérison
complète en touchant le staphylôme, régulièrement une fois ou deux la
semaine, avec le crayon de nitrate d'argent. Si la cautérisation est insuffisante, les ponctions souvent répétées de la petite tumeur seront très
utiles, surtout si l'on a soin, immédiatement après qu'elles auront été
faites, d'exercer sur l'œil pendant quelques heures une compression légère et méthodique, à laquelle on reviendra de temps en temps ; cette
compression doit être ménagée de telle sorte que le malade n'en éprouve
aucune gêne dans l'œil. On recommence la ponction du staphylôme
tous les huit ou dix jours au besoin.

Lorsque la maladie est liée à une affection générale ou à des causes
de congestion habituelle au cerveau, c'est à ces affections qu'il faudra
songer d'abord. On essaiera par des applications de sangsues, par des
préparations aloétiques et par un régime convenable, de rétablir la
menstruation ou le flux hémorrhoïdal, si l'un ou l'autre a disparu. Le
cœur sera examiné avec soin, car les congestions de l'œil se rattachent
très souvent à quelque maladie de cet organe. Des purgatifs seront
prescrits, et l'on n'aura recours qu'avec ménagement aux révulsifs, dont
l'effet m'a paru être au moins nul.

Si la tumeur a pris un développement considérable, et gêne le mouvement des paupières, on pratiquera la paracentèse de l'œil autant de
fois que cela paraîtra nécessaire. Elle suffit souvent pour faire disparaître
tout-à-fait et pour longtemps une inflammation suraiguë, avec douleur
très vive ; mais lorsque ces moyens ont été inutiles, les tumeurs doivent
être enlevées complétement, avec l'hémisphère antérieur de l'œil. Cette
opération se pratique comme celle que nous avons indiquée pour l'enlèvement du staphylôme opaque de la cornée. Mais l'hémorrhagie étant
plus à craindre, le malade sera surveillé, après l'opération, pendant
quelque temps.

Le staphylôme postérieur de la sclérotique ne pouvant être que difficilement reconnu, et étant d'ailleurs au-dessus des ressources de l'art,
nous ne nous occuperons point de son traitement, qui rentre dans celui
de la choroïdite.

ARTICLE IV.

Sclérotite (Ophthalmie rhumatismale des auteurs).

On a fait de cette inflammation le type de l'*ophthalmie rhumatismale*.
Nous verrons plus bas, en nous occupant de son étiologie, combien cela
est peu fondé. Il n'y a point de conjonctivite aiguë, de kératite, d'iritis, de choroïdite, de rétinite, sans complication de sclérotite ; et cela se

conçoit, si l'on n'oublie pas la solidarité de vascularisation qui existe entre toutes les membranes de l'œil, et en particulier entre la cornée, la sclérotique et l'iris. Mais cette rougeur de la membrane albuginée de l'œil, qu'on observe dans presque toutes les ophthalmies, est-elle une inflammation de cette membrane ou tout simplement un phénomène d'injection par continuité? Peut-on penser avec M. Velpeau que la sclérotite, telle que l'ont décrite les auteurs, ne soit qu'une sorte de symptôme de la kératite ou de l'iritis? Ne doit-on pas admettre, au contraire, que l'inflammation peut débuter et se localiser dans la fibreuse? Il est certain, et l'observation le prouve tous les jours, que la rougeur scléroticale est loin d'avoir toujours l'aspect d'une inflammation, qu'elle n'en a point non plus la marche ni les terminaisons ; que presque toujours elle est secondaire à une inflammation plus grave, qui doit nécessairement fixer l'attention du médecin. Dans la kératite, par exemple, dans la kératite aiguë surtout, la sclérotique et la conjonctive s'injectent, et certes ce n'est pas la rougeur symptomatique de ces deux membranes qui offre le plus de danger. L'inflammation réelle et simple de la sclérotique est très rare, nous appuyons cette assertion sur les observations qui précèdent et sur cette remarque-ci, que les tissus analogues s'enflamment difficilement ; cependant elle existe très certainement, et nous l'avons quelquefois observée.

La sclérotite est partielle ou générale, aiguë ou chronique, très rarement primitive ; elle est presque toujours liée à l'inflammation de quelqu'une des membranes les plus importantes de l'œil.

Il est une variété de sclérotite qui est certainement moins rare que la sclérotite primitive, c'est celle qui accompagne la choroïdite chronique, et que M. Mackenzie a décrite sous le nom de *sclérotico-choroïdite*; j'y reviendrai en parlant de la choroïdite, sa description me semblant ne pas devoir trouver place ici.

SYMPTÔMES ANATOMIQUES. — *Sclérotite aiguë.* — La *rougeur*, dans la sclérotite, affecte une forme particulière qu'il faut avant tout connaître, celle d'un cercle de largeur variable (2 à 5 millimètres), qui encadre la cornée en la touchant. Lorsque le cercle est complet, la sclérotite est *générale;* elle est *partielle* s'il est incomplet. Au-delà de ce cercle, la sclérotique est à peine rose; le plus souvent même elle est absolument blanche, circonstance seule qui semble prouver que la plupart des sclérotites ne sont que le résultat d'un phénomène très simple de la vascularisation produite par l'inflammation d'une autre membrane. C'est donc en avant seulement qu'il faut chercher les caractères de l'injection. Les vaisseaux qui la composent sont très fins, parallèles entre eux, plus gros à leur bout cornéen qu'à l'extrémité opposée, et

longs de 1 à 4 ou 5 millimètres au plus, selon le degré d'acuité de l'inflammation. La couleur générale de cette injection varie du rose pâle
au carmin le plus vif. Le gros bout des vaisseaux, reposant presque sur
la cornée, se termine brusquement en cet endroit; l'extrémité opposée
semble se perdre dans la sclérotique après le court trajet que nous avons
indiqué. Ces vaisseaux ne s'anastomosent point entre eux et ont été
comparés, dans leur ensemble et pour leur disposition, au disque d'une
fleur radiée.

Ils ne peuvent être confondus avec les vaisseaux de la conjonctive,
lorsqu'on connaît la direction et la forme de ceux-ci qui, sinueux,
très longs, anastomosés ensemble, tournés à leur base vers les replis de
la conjonctive, et en sens inverse à leur sommet, croisent la direction
des vaisseaux de la membrane albuginée. Ceux de la sclérotique, au
contraire, fixes, profonds par rapport aux premiers, courts, droits, nul-

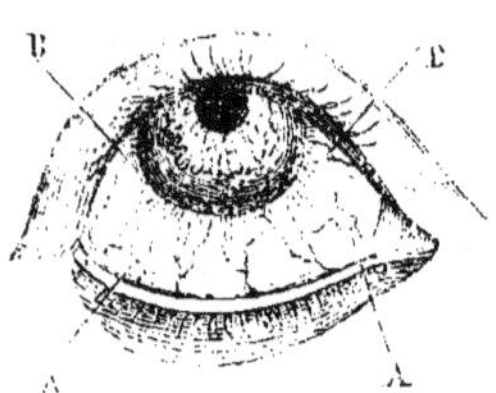

Fig. 15.

lement anastomosés ensemble, nous l'avons
vu, et à base tournée vers la cornée, se perdent après un très court trajet. Lorsque, par
l'intermédiaire de la paupière inférieure, on
imprime un mouvement à l'ensemble de la
conjonctive bulbaire, on reconnaît que les
vaisseaux longs, sinueux, superficiels qui la
couvrent, se déplacent avec la membrane;
tandis que les vaisseaux sclérotidiens demeurent toujours immobiles. La figure 15
fera encore mieux comprendre la direction des vaisseaux de la scléro-
que. B B représentent les vaisseaux droits, courts, fixes et profonds de
la sclérotique. A A indiquent les vaisseaux tortueux, longs, mobiles
et superficiels de la conjonctive. Loin de la cornée, il n'y a aucune
injection.

Dans le temps même que ces symptômes existent, on en constate d'autres, le plus souvent, dans une autre membrane de l'œil, telle que l'iris,
la choroïde, la capsule, la cornée, etc. Ainsi que nous l'avons dit plus
haut, la sclérotite n'est alors qu'une sorte d'épiphénomène qui se montre
forcément à la suite des maladies de ces membranes. Il est des cas rares
cependant, nous l'avons vu aussi, dans lesquels les symptômes que
nous venons de décrire paraissent être le résultat d'une inflammation
dont le siége principal serait dans la fibreuse; mais c'est là une exception.

Symptômes physiologiques. — Le plus saillant de ces symptômes
est la *photophobie*. Selon Auguste Bérard, qui a adopté les idées du docteur Cade, le blépharospasme et le larmoiement seraient dus à ce qu'il

nomme une *cyclite*, c'est-à-dire à une inflammation du corps ciliaire.

Dans cette hypothèse la pupille, en se contractant, tiraillerait de toutes parts le corps ciliaire, et produirait les douleurs insupportables qu'accusent les malades. Il est certain que si cette théorie était fondée, les mydriatiques seraient exempts de photophobie; mais cela n'est pas. Un jeune homme atteint depuis longtemps de mydriase, à la suite d'un coup porté sur l'œil, voyant bien d'ailleurs, est pris plus tard d'une kératite aiguë : je constate que la pupille demeure immobile ; cependant la photophobie est portée au plus haut point.

Quoi qu'il en soit, chaque fois que la sclérotique s'injecte, la photophobie survient, et très certainement cela n'est point dû à une autre cause qu'à l'irritation concomitante de la rétine. L'aversion de la lumière est d'autant plus prononcée que les vaisseaux de la sclérotique sont plus nombreux.

La *douleur* est le plus ordinairement très forte, et se montre graduellement avec l'injection. Les mouvements du globe deviennent difficiles ; il semble au malade qu'il ait augmenté de volume. Des douleurs, partant du fond de l'orbite, vont souvent s'irradier vers le front, vers la tempe, et dans toute la moitié de la face correspondante. Très souvent ces phénomènes se rattachent à une inflammation de l'iris. Cependant ils existent aussi parfois isolés. On peut supposer, dans ce dernier cas, comme Middlemore, que les douleurs sont le résultat de la difficulté que la fibreuse éprouve à se distendre, bien que cette explication ne soit pas la seule qu'on puisse en donner. Elles augmentent souvent le soir et la nuit, et reparaissent quelquefois lorsque le temps devient humide. La compression des nerfs ciliaires ne serait-elle pas l'unique cause de ces douleurs?

La *vision* s'exerce d'autant plus aisément que le malade est placé dans une plus grande obscurité. En général elle est altérée; mais assez souvent elle ne peut avoir lieu du tout, à cause de l'insurmontable difficulté que le malade éprouve à ouvrir même un instant les yeux. C'est surtout chez les enfants et chez les jeunes gens scrofuleux que cette difficulté est plus grande; on la rencontre encore, mais très exceptionnellement, sur les sujets habituellement atteints de rhumatisme.

Sclérotite chronique. — Les symptômes que nous avons indiqués plus haut existent ici à un moindre degré. La cornée est entourée d'un cercle rouge, mais il a pris une teinte brun foncé très remarquable. Les vaisseaux de la sclérotique sont moins distincts qu'à l'état aigu, et paraissent se confondre les uns avec les autres. Il semblerait qu'un grand nombre de petits vaisseaux surnuméraires se seraient montrés; mais dans tous les cas la direction en serait très difficile à indiquer; car c'est une sorte d'épanchement diffus dans le tissu cellulaire sous-conjonctival.

C'est cet anneau rouge brun , nommé par les Allemands cercle dyscrasique ou cercle veineux , qu'on voit *toujours* dans les maladies chroniques , et dont le bord opposé à la cornée est d'un bleu violacé. Les symptômes physiologiques sont en rapport avec l'état de chronicité de l'affection principale : la photophobie et la douleur sont moindres qu'à l'état aigu , mais ont d'assez fréquents retours.

TERMINAISONS. — Le plus ordinairement la sclérotite se termine par la résolution , quelquefois pourtant par l'état chronique. Lorsqu'elle a duré longtemps à l'état aigu , il n'est pas rare que des symptômes plus ou moins graves se montrent du côté de la rétine , et qu'une amblyopie en soit le résultat. Je ne parle pas de cette amblyopie qui suit la sclérotite accompagnant une inflammation chronique de la choroïde , et qui aboutit à l'amincissement de la membrane albuginée et au staphylôme. (Voyez *Staphylôme de la sclérotique* , *Staphylôme de la choroïde* et *Choroïdite.*)

ÉTIOLOGIE. — Nous avons dit plus haut que toutes les inflammations aiguës de l'œil s'accompagnent de sclérotite ou , ce qui est plus vrai, d'injection de la sclérotique. Point d'iritis , de capsulite , de kératite ou de conjonctivite aiguë sans cette injection. Chez les scrofuleux, la sclérotique demeure beaucoup plus de temps enflammée que chez les autres sujets , et les récidives sont très fréquentes. Chez les rhumatisants, cette même membrane paraît devenir aussi le siége d'une inflammation quelquefois très tenace. C'est là une circonstance qui a engagé certains praticiens à admettre une *sclérotite* ou *ophthalmie rhumatismale* , facile à distinguer, selon eux , de l'inflammation essentielle , mais qui en réalité ne présente *aucun caractère anatomique distinctif.*

Nous avons vu , en parlant de la *kératite* dite *rhumatismale* , que les phlyctènes qu'on remarque sur la cornée n'ont aucune sorte de valeur ; il en est de même de l'arrangement des vaisseaux dans la sclérotite, du moins quant au rhumatisme. Il n'y a rien de spécifique dans tout ceci. La conjonctive s'enflamme sous l'influence d'un refroidissement ; la sclérotique est soumise aux mêmes lois. Je ne comprends pas pourquoi on aurait affaire , dans le second cas , à un principe particulier qui n'existerait pas dans le premier. M. Mackenzie , qui a décrit la sclérotite sous le nom d'*ophthalmie rhumatismale* , a si bien senti tout ce qu'avait de vicieux cette dénomination, qu'il dit (*loc. cit.* , pag. 350): « Si l'on me
» demandait ce que j'entends par ophthalmie rhumatismale, je répon-
» drais : 1° J'entends exprimer simplement l'inflammation de la mem-
» brane fibreuse de l'œil, la sclérotique, et des parties de structure sem-
» blable , reconnaissant pour cause l'influence du froid. 2° Je ne crois
» point que cette ophthalmie soit une inflammation différente en *nature*

» de l'inflammation commune, ayant sa source dans ce qu'on a appelé
» la constitution ou la diathèse rhumatismale.... 3° L'ophthalmie rhu-
» matismale se montre fréquemment chez des individus qui n'ont jamais
» eu de rhumatisme dans d'autres parties du corps.... 4° J'ai adopté
» l'expression d'*ophthalmie rhumatismale*, mais peut-être eût-il été
» plus exact de dire *sclérotite idiopathique*. »

On le voit par ce passage, l'ophthalmie rhumatismale des auteurs
n'est tout simplement qu'une inflammation ordinaire de la sclérotique.
Nous avons dit combien cette inflammation est rare, il est inutile d'y
revenir. Il était d'autant plus important de s'entendre là-dessus, que
des praticiens de beaucoup de mérite, d'ailleurs, ne peuvent voir une
injection de la sclérotique, même chez des nouveaux-nés, sans songer
aussitôt à une complication rhumatismale. Lorsque nous parlerons de
l'iritis et de l'inflammation des séreuses de l'œil, nous verrons que les
mêmes idées préconçues ont ouvert une fausse route à ceux qui les
ont adoptées, et qu'ils sont ainsi tombés dans des redites au moins
inutiles.

Les ophthalmies aiguës, le froid, la constitution scrofuleuse, les
rhumatismes ne sont point les seules causes reconnues de la sclérotite.
Il faut y ajouter encore l'implantation dans la conjonctive, dans la cornée
ou dans la fibreuse même, de corps étrangers, dont la présence amène
dès plus fréquemment l'inflammation qui nous occupe. Les plaies par
instrument piquant ou tranchant ne développent qu'une injection
à peine visible dans la membrane albuginée, et certes ce n'est pas là
une circonstance qui manque d'intérêt. Une plaie d'un centimètre et
plus ouvre largement la sclérotique, et c'est à peine si à sa surface on
reconnaît une teinte uniforme légèrement rose; tandis qu'on remarquera une vascularisation annulaire très prononcée près de la cornée,
si celle-ci, l'iris ou la capsule s'enflamme. N'est-ce pas la preuve que
la rougeur péri-cornéenne de la sclérotique n'est que le signe d'une
phlogose siégeant ailleurs?

PRONOSTIC. — Il varie selon la cause qui a produit la maladie, et
selon qu'elle est compliquée de symptômes plus ou moins graves. On
devrait se défier en général de la sclérotite si les récidives en étaient fréquentes, mais elles sont heureusement fort rares. On n'oubliera pas que
la cause de la rougeur est ordinairement ailleurs que dans la fibreuse.

TRAITEMENT. — *État aigu.* — Il est essentiellement antiphlogistique.
Chez les adultes la saignée du bras sera le premier moyen à appliquer.
Si l'on a quelque raison de supposer que le rhumatisme joue un certain
rôle dans la production de la sclérotite, elle sera surtout indiquée. On
devra la répéter, si, comme cela arrive d'ordinaire, les malades n'en

éprouvent d'abord que peu de soulagement, et ne pas suivre le conseil de Wardrop, qui pense que les rhumatisants ne supportent pas bien des pertes de sang abondantes. Si la saignée ne suffit pas, on appliquera auprès de l'oreille une vingtaine de sangsues, qu'on laissera saigner pendant 3 ou 4 heures; en même temps on recommandera de faire, de 2 en 2 heures, des frictions mercurielles belladonées, autour de l'orbite. Lorsque les douleurs seront fortes, on administrera à l'intérieur le calomel uni à l'opium. Si les frictions dont nous venons de parler ne réussissaient pas, on pourrait, d'après le conseil de M. Mackenzie, les remplacer par d'autres qu'on ferait avec du laudanum chaud, ou avec une infusion d'extrait de belladone dans du laudanum. Cette préparation est surtout employée par l'auteur anglais, une heure avant l'instant où doit débuter le paroxysme nocturne. Je me suis très bien trouvé dans cette maladie de prescrire sur les yeux des applications de compresses trempées dans une infusion d'herbes de belladone et de jusquiame. Le sulfate de quinine, à dose convenable, m'a paru toujours d'un effet très certain lorsque la douleur offre les caractères d'une névralgie intermittente, ce qui est loin d'être rare.

Mackenzie recommande encore de tenir constamment l'œil sous l'influence de la belladone, dans la crainte de l'adhérence de l'iris et de la capsule ; cette précaution est bonne, sans doute, mais seulement lorsqu'on remarque que la sclérotite s'accompagne d'une inflammation de l'iris ou de la séreuse du cristallin.

Tous les auteurs qui ont considéré l'inflammation de la fibreuse de l'œil comme le signe certain d'une ophthalmie rhumatismale, s'accordent à préconiser des préparations qu'ils nomment *antirhumatiques*, et parmi lesquelles figurent les antimoniaux, l'acétate d'ammoniaque, le camphre, la poudre de Dower, le gaïac, les infusions chaudes de fleurs de sureau, de bourrache, et surtout la teinture de semence de colchique d'automne. Toutes ces préparations employées avec mesure, peuvent rendre, dans quelques cas, de véritables services; mais on conçoit ce qu'il y aurait de peu raisonnable à les considérer comme des moyens spécifiques.

L'usage des collyres, dans la sclérotite, est loin d'être suivi d'accidents, ainsi que le craignent ces mêmes auteurs, qui conseillent de n'en prescrire jamais dans cette affection. Nous ne saurions partager ces craintes. Lorsque l'inflammation de la sclérotique se lie à un commencement d'ophthalmie interne, à un iritis, à une capsulite, à une choroïdite, tous les collyres sont, sans doute, contre-indiqués, celui de belladone excepté. Mais lorsque l'inflammation est externe, ils abattent souvent en très peu de temps tous les symptômes inflammatoires. Le nitrate d'argent surtout, à haute dose et en instillations fréquemment répétées, est d'un très grand secours.

Lorsque l'inflammation commence à tomber, des collyres légèrement astringents, comme ceux de ratanhia et de tannin, sont utiles, surtout si, en hiver, on les prescrit en fomentations légèrement tièdes; le nitrate de potasse, employé de la même manière, rendra de bons services.

Des vésicatoires volants très larges, appliqués à la nuque ou derrière les oreilles, concourront également à la guérison, lorsque l'inflammation ne sera plus très aiguë.

Chez les sujets jeunes, lymphatiques ou scrofuleux, l'inflammation de la sclérotique est presque toujours liée, ainsi que nous l'avons dit, à l'inflammation d'une autre membrane oculaire, qui devra nécessairement attirer l'attention du praticien, et dont le traitement, il est presque superflu de l'ajouter, devra être en rapport avec la gravité du mal et la constitution du sujet.

Traitement de la sclérotite chronique. — C'est le même que celui de toutes les ophthalmies chroniques. Les pommades excitantes, employées avec mesure, m'ont paru très utiles, lorsqu'on y a substitué à temps quelques astringents légers. Quand une excitation suffisante ne peut être obtenue par les pommades de précipité rouge, quelques instillations de nitrate d'argent suffisent pour ramener les vaisseaux à un état convenable. On prescrit en même temps un traitement général approprié.

CHAPITRE IV.

MALADIES DE LA CHAMBRE ANTÉRIEURE.

ARTICLE PREMIER.

Hypopion.

C'est le nom qu'on donne à un épanchement de pus dans la chambre antérieure. On en distingue deux variétés principales : *l'hypopion vrai* et *l'hypopion faux*.

Première variété. — *Hypopion vrai.* — La collection de pus est sécrétée le plus ordinairement par l'iris, et quelquefois en même temps par la capsule ou par la membrane de l'humeur aqueuse. Lorsque le malade se tient droit, le pus se dépose dans la partie inférieure de la chambre antérieure, sous la forme d'une masse jaunâtre, limitée en bas par la circonférence de la cornée, et en haut par une ligne horizontale, placée plus ou moins loin de la pupille, selon la quantité de la matière exsudée. Au début, il est quelquefois assez malaisé de reconnaître l'hypopion, et il est besoin, pour y arriver, de beaucoup d'habitude dans le diagnostic des maladies des yeux ; la matière purulente, en effet, se cache en grande partie dans l'espace compris entre les attaches de la cornée et celles de l'iris ; de sorte qu'il est très difficile d'en constater l'existence. Mais si la collection devient plus considérable, rien n'est plus aisé que de la distinguer ; elle se montre sous la forme, déjà indiquée, de cette masse jaune, qui, lorsque le malade incline la tête, subit d'ordinaire un déplacement, excepté quand le pus est devenu très épais ou qu'il commence à se couvrir d'une fausse membrane. Dans quelques cas heureusement exceptionnels, le pus remplit progressivement la chambre antérieure, passe dans la postérieure et vient se frayer un passage à travers la cornée ; d'autres fois, il s'organise dans ces cavités, se recouvre de fausses membranes que sillonnent de nombreux vaisseaux, et la vue est à jamais perdue. J'ai vu plusieurs cas d'iritis chronique se terminer de cette manière ; mais, je le répète, ce sont là des cas exceptionnels.

L'apparition du pus dans la chambre antérieure se rattache d'ordinaire à un iritis, avons-nous dit plus haut ; on constate alors tous les phénomènes physiologiques et anatomiques de cette affection, à laquelle je crois devoir renvoyer. La collection purulente, après s'être élevée progressivement dans la chambre antérieure, demeure quelque temps stationnaire, et se résorbe le plus souvent en totalité. Je rappellerai cependant qu'il n'est pas rare de trouver à la partie la plus déclive de cette chambre, une certaine quantité de pus qui s'y est organisée depuis longtemps, et n'est pas toujours un obstacle à l'accomplissement de la vision. Quelquefois j'ai observé des débris de cristallin et un hypopion, qui, entourés de fausses membranes, présentaient le même aspect depuis plusieurs années.

Les *symptômes physiologiques* de l'hypopion varient, de même que ceux des affections qui le produisent. Par exemple, dans l'iritis aigu le malade éprouve des battements, des élancements dans l'œil, de l'agitation, de la fièvre, etc.; tandis que dans certaines inflammations, comme celle, par exemple, de la membrane de l'humeur aqueuse, la collection purulente se forme presque à son insu.

De ce qui précède, il résulte que l'hypopion vrai est un épanchement plus ou moins considérable de pus dans la chambre antérieure ; qu'il est aigu ou chronique, et se termine le plus ordinairement par la résolution, mais quelquefois par la suppuration de l'œil. Je pourrais ajouter, à l'exemple de Scarpa, que l'hypopion chronique est parfois intermittent ; j'en ai publié un cas très remarquable dans *l'Examinateur médical*. L'individu qui m'a donné lieu de l'observer avait été opéré de la cataracte par abaissement, et pendant quatorze mois un hypopion a reparu tous les quinze à vingt jours, avec des douleurs intolérables. Un énergique traitement antiphlogistique, composé de saignées générales et locales, de purgatifs, de mercuriaux à l'intérieur et à l'extérieur, avait été inutile ; les antipériodiques, les révulsifs, etc., ne réussirent pas mieux ; tout échoua complétement, et je fus forcé, lorsque je vis chanceler fortement la santé de ce pauvre malade, d'enlever la cornée et de faire suppurer l'œil, opération qui le débarrassa pour toujours des douleurs horribles qu'il avait si longtemps supportées.

Seconde variété. — *Hypopion faux.* — Dans cette variété de l'hypopion, le pus est produit par un abcès de la cornée, qui s'est ouvert du côté de la chambre antérieure. La matière qui forme l'épanchement, ordinairement d'un jaune très pâle, est en tout point semblable à celle dont on peut constater la présence entre les lamelles postérieures de la cornée, quand elles se sont perforées. L'iris, jusqu'au moment où le pus s'est répandu dans la chambre antérieure, est demeuré étranger à l'inflammation ; mais il n'est pas rare alors de l'y voir participer : toutefois il serait exceptionnel que l'iritis survenant alors fût très aigu, et que le malade éprouvât des douleurs violentes ; cela n'arrive que dans les cas où une hernie de l'iris se ferait jour à travers la cornée ulcérée. Lorsque cet accident n'a pas lieu, l'évacuation du pus dans la chambre antérieure est le signe ordinaire de la résolution de l'ophthalmie ; la matière épanchée se résorbe peu à peu, sous l'influence d'un traitement convenable, et la cornée reprend sa transparence primitive.

TRAITEMENT. — Lorsqu'une ophthalmie se complique d'hypopion aigu de la première variété, le traitement antiphlogistique le plus énergique est indiqué. La saignée locale ou générale, et le calomel à dose altérante, sont les moyens auxquels on doit d'abord recourir ; les boissons délayantes, les fomentations froides, et plus tard les vésicatoires volants, enlèvent d'ordinaire jusqu'aux dernières traces de l'épanchement purulent. Je n'ai jamais reconnu la nécessité d'employer les collyres contre l'hypopion, à moins que, comme dans la seconde variété de la maladie, la cornée ne soit malade : on pourrait tout au plus se servir de ces moyens lorsque la résolution serait déjà très avancée.

L'ouverture de la cornée est recommandée par plusieurs praticiens, et en particulier par quelques médecins anglais, parmi lesquels je dois citer MM. Montheath, Tyrrel et Mackenzie. Cette opération est à la fois inutile et dangereuse : inutile, parce que le pus se résorbe spontanément dans la grande majorité des cas ; dangereuse, parce que la plaie de la cornée peut provoquer la suppuration complète de cette membrane, et même celle de l'organe tout entier. Je ne pense pas que quelques succès puissent justifier l'emploi d'un semblable moyen.

ARTICLE II.

Hyphêma (Hypohêma).

On donne le nom d'*hyphêma* à un épanchement de sang plus ou moins considérable dans la chambre antérieure.

Ce liquide, de même que le pus, se dépose à la partie la plus déclive de la cavité, et s'en déplace selon les mouvements et l'inclinaison plus ou moins prolongée de la tête. On voit fréquemment dans un iritis l'hyphêma accompagner l'hypopion; le sang est alors toujours placé au-dessus du pus, auquel il ne se mêle en aucune façon. On le voit survenir encore après des éternumenls violents ou des accès de toux; d'autres fois, il apparaît sans causes appréciables. J'ai vu deux fois l'hyphêma symptomatique d'une véritable apoplexie oculaire : l'organe est alors complétement rempli de sang. Les tumeurs intra-oculaires, et en particulier l'encéphaloïde, provoquent aussi très fréquemment cet épanchement. Je l'ai noté dans plusieurs cas de staphylôme considérable de la choroïde. Les lésions traumatiques le produisent fort souvent; j'en ai observé à ma clinique un cas assez remarquable pour être rapporté ici. Un petit garçon d'environ quatorze ans reçoit d'un charretier un violent coup de fouet, qui lui sillonne l'œil obliquement, de haut en bas et de dedans en dehors, en lui laissant sur le front, à la tête du sourcil, sur les paupières et sur la peau de la pommette droite, une longue traînée sanglante. On me l'amène aussitôt : les paupières sont rouges, gonflées et écorchées dans la direction que je viens d'indiquer; la cornée est saine partout, sauf en bas et un peu en dehors, où elle est légèrement excoriée; la chambre antérieure, dans plus de ses trois quarts inférieurs, est remplie de sang. Ce liquide présente deux couches distinctes : l'inférieure, d'un noir brun, est évidemment formée par un caillot; la supérieure, d'une teinte plus claire, est entièrement liquide et se déplace à volonté. Au moyen d'un couteau lancéolaire coudé, dont la pointe est introduite obliquement sur la limite de la sclérotique, je fais aussitôt une large ponction, pénétrant jusque dans le bas de la chambre antérieure. Ainsi que je l'avais prévu, il ne s'écoule pas d'abord une seule goutte de sang; c'est pourquoi je saisis le caillot au moyen de pinces courbes, et je l'extrais en entier. Aussitôt tout le liquide contenu dans la chambre antérieure s'écoule avec facilité, et la pupille devenant nette, la vision est rendue assez bonne. Un quart d'heure après le sang ayant reparu, sans qu'il m'eût été possible de reconnaître l'endroit d'où il sortait, je lui donnai issue par la même voie, et je fermai les paupières avec des bandelettes agglutinatives, en ordonnant des applications d'eau glacée sur l'œil. Huit jours après, cet enfant était complétement guéri.

L'hyphéma est encore fréquemment observé après les opérations de pupille artificielle par excision, et surtout après le décollement ; dans ces cas, on est quelquefois forcé de donner issue au sang par une ponction faite à la cornée, petite opération qui d'ordinaire est sans aucun inconvénient.

ARTICLE III.

Inflammation de la membrane de l'humeur aqueuse.

(*Descemétite.* — *Aquo-capsulitis.*)

Cette maladie, dont les descriptions sont encore assez rares aujourd'hui, a reçu les noms les plus dissemblables. On l'a appelée tour à tour *inflammation de la membrane de l'humeur aqueuse*, de la *membrane de Descemet*, de la *membrane de Démours. Descemétite ; hydro-meningitis ; inflammatio membranæ serosæ ; kerato-iritis, iritis serosa iritis sub-acuta, chronica, hypercératose*, etc., etc.

Ces noms divers, ainsi qu'on peut en juger au premier coup d'œil, semblent ne pas pouvoir se rapporter à la description de la même maladie ; mais ce qui pour l'un est l'inflammation simultanée de la cornée et de l'iris, sera pour l'autre celle du feuillet cornéen et du feuillet iridien de la membrane de l'humeur aqueuse ; de sorte que si les noms varient dans les auteurs, ils n'en expriment pas moins une seule et même chose. Une réflexion fort simple, cependant, explique l'origine de tous ces noms donnés à une même maladie : l'inflammation qui frappe la membrane de l'humeur aqueuse demeurera-t-elle si bien isolée que les symptômes en pourront être toujours parfaitement tranchés ? Comment admettre que cette membrane si ténue (dont l'existence est niée encore aujourd'hui par quelques anatomistes), s'enflammant dans sa portion cornéenne, ne prendra pas les caractères de la kératite profonde ; et n'aura pas tous les signes de l'iritis au premier degré, si c'est par sa partie iridienne que la maladie commence ? Il conviendrait donc, pour donner une description complète de la descemétite ou inflammation de la membrane de l'humeur aqueuse, de renvoyer aux articles *Kératite ponctuée profonde*, et *Iritis premier degré*, où elle a été décrite en très grande partie. Pourtant, comme dans la kératite et l'iritis, nous avons cherché à mettre surtout en relief les symptômes qui distinguent plus particulièrement ces deux affections, et que les caractères de l'inflammation de la membrane de l'humeur aqueuse ne se sont trouvés là qu'en seconde ligne, nous allons les présenter à part dans la courte description qui suit.

24

SYMPTÔMES ANATOMIQUES. — **A.** *État chronique.* — La forme chronique étant la plus fréquente, c'est par celle-ci que nous commencerons cette fois notre description, en indiquant les caractères de la maladie dans chacune des membranes en particulier.

Portion cornéenne de la membrane de l'humeur aqueuse. — Cornée. — Il est presque impossible de reconnaître à l'œil, ni même à l'aide d'une loupe, si l'inflammation se borne exactement à la membrane de l'humeur aqueuse ; cependant, il est aisé d'apercevoir un certain trouble, qui semble placé plus profondément que la cornée, dont les lamelles postérieures ne paraissent d'abord pas atteintes. Ce trouble, que M. Bedfort(1), à l'exemple de Wardrop, considère non comme le dépôt d'un produit morbide, mais comme le résultat d'une simple turgescence vasculaire, est au début si léger, que c'est à grand'peine qu'on peut distinguer une différence entre l'œil sain et l'œil malade ; uniformément répandu, dans quelques cas, derrière une partie de la cornée, au-delà de laquelle tout est brillant comme de coutume, il s'étend peu à peu dans plusieurs directions, et ressemble assez alors à une fumée, à un brouillard léger qu'on apercevrait à travers un verre poli. A l'endroit où siège l'opacité, la surface externe de la cornée a toute sa netteté accoutumée, comme on peut s'en assurer en la regardant obliquement ; cette membrane ressemble tout-à-fait alors, pour la transparence, au verre d'une montre, à la surface concave duquel on aurait soufflé un instant et de manière à n'en troubler que la moitié. Quelquefois cette espèce de brouillard encore transparent se fixe à la fois sur plusieurs endroits de la face cornéenne concave, de sorte qu'on peut parfaitement distinguer en arrière la chambre antérieure, l'iris et la pupille, à travers les parties demeurées saines. C'est à ce moment, si ce n'a pas été dès le début de l'aquo-capsulitis, qu'on voit souvent apparaître au centre de la cornée, le caractère distinctif de la kératite que nous avons décrite sous le nom de *kératite ponctuée* (page 271). Je veux parler de petites plaques ou petits points grisâtres ou bleuâtres, quelquefois noirs, placés derrière la face cornéenne concave ; ces points sont ordinairement de la grandeur d'une pointe d'aiguille ; mais, selon Himly, dans un cas avancé de la maladie Prael les a vus de la grandeur d'un grain de millet, sur le cadavre d'une chlorotique morte pendant le déclin de l'inflammation. Ils ne présentent ni saillie ni enfoncement, et ne peuvent être aperçus qu'à l'aide d'une excellente vue ou au moyen d'une forte loupe. Ils sont le plus souvent groupés, au nombre de quarante à cinquante, à l'endroit de la face concave de la cornée qui correspond au

(1) *Bedfort, Guy's hospital Reports,* octobre 1842 ; et *Annales d'oculistique* de M. Fl. Cunier, 3ᵉ vol. suppl., page 147.

centre de la pupille, et s'étendent assez ordinairement de haut en bas lorsqu'ils se multiplient. Ces points ne caractérisent cependant pas toujours l'inflammation de la membrane de l'humeur aqueuse, et je diffère en cela d'opinion avec Himly (1), parce que de nombreuses observations m'ont démontré qu'on les voit apparaître aussi à la surface externe de la cornée, et que lorsqu'ils se montrent en avant ou en arrière de cette membrane, il y a bientôt complication de kératite. Évidemment ces petits points, ces petites plaques qui prennent quelquefois, mais dans des cas avancés, une couleur jaunâtre, et sont entourés alors d'un disque plus pâle que leur centre, sont formés par de l'albumine extravasée, phénomène facile à constater lorsque des taches plus larges ont remplacé les points, et que la transparence de la cornée est sérieusement compromise. Selon Wardrop, qui l'a décrit avec beaucoup d'exactitude, ce disque pâle, entourant un point opaque, serait produit par une suffusion siégeant dans la membrane de l'humeur aqueuse, tandis que l'opacité centrale aurait son siége dans la cornée. Je ne puis partager cette opinion, la même différence de coloration se remarquant tous les jours dans les kératites les plus superficielles. Quoi qu'il en soit, c'est au moment où les taches se multiplient que la cornée, tout en restant transparente, lisse, brillante et saine à sa surface externe, présente un aspect marbré remarquable : ce n'est plus évidemment à un aquo-capsulitis isolé qu'on a affaire, mais bien à cette maladie avec complication de la kératite profonde et opiniâtre que nous avons déjà décrite (page 265) sous le nom de *kératite disséminée*. Les petites taches s'agrandissent en effet vers leur circonférence, et se confondent les unes dans les autres, presque toujours de manière à laisser voir une opacité plus prononcée et plus mate à l'endroit même où les points avaient primitivement été signalés; de sorte que si la maladie a une longue durée, le centre des taches prend une teinte de craie remarquable, tandis que la circonférence conserve longtemps une couleur bleuâtre ou laiteuse. Pendant un temps heureusement fort long, la surface externe de la cornée demeure parfaitement transparente; ce n'est même que dans des cas exceptionnels qu'elle finit par se troubler. On n'oubliera pas qu'ici nous parlons toujours de la forme chronique de la maladie qui nous occupe.

En même temps que des points, des plaques opaques, des taches mêmes, se développent dans la cornée, cette membrane subit d'une manière très lente tous les signes d'un ramollissement qui l'envahit en entier. On reconnaît, en effet, surtout lorsqu'on la regarde de côté, qu'elle tend à devenir plus saillante à son centre, et prend un certain

(1) Himly's augenheilkunde. Band. II, p. 181. Berlin, 1843.

degré de conicité. Si quelque partie de sa surface est demeurée transparente, on s'aperçoit que la chambre antérieure est agrandie, par le fait de la propulsion de la cornée en avant, et l'iris semble placé plus profondément que de coutume. Cette conicité, au reste, dans la majorité des cas, n'est pas dangereuse; presque toujours je l'ai vue disparaître.

Lorsque les plaques se multiplient, et que la cornée commence à se ramollir, et quelquefois même avant ce dernier phénomène, des vaisseaux se montrent vers la circonférence, et, après un court trajet, se perdent dans les épanchements interlamellaires plus profonds. J'en ai observé aussi, et même assez fréquemment, dans ces épanchements interlamellaires lorsqu'ils s'organisent.

Portion iridienne de la membrane de l'humeur aqueuse. — Iris. — Pupille. — Lorsque l'inflammation se localise dans cette portion de la membrane de Descemet, la maladie prend tous les caractères de l'affection décrite par les auteurs sous les noms d'iritis séreux, d'iritis subaigu, d'iritis chronique, etc. Pour qu'on puisse bien juger de l'état de la séreuse qui recouvre l'iris, la portion cornéenne de la membrane de l'humeur aqueuse, comme le reste de la cornée, doit être parfaitement saine; autrement si l'on regarde à travers une cornée déjà malade, la chambre antérieure et l'iris seront vus à travers une sorte de brouillard, qui donnera une teinte sale au diaphragme, et fera croire l'humeur aqueuse troublée.

Le principal symptôme est fourni par la couleur que présente l'iris; il est nécessaire, pour éviter l'erreur, de comparer l'œil sain avec l'œil malade, et, si les deux yeux sont pris, de tenir compte de leur couleur naturelle. La teinte morbide varie, en effet, selon que les yeux sont bleu clair, bleu gris ou verdâtres, brun clair, brun foncé ou noirs. Pour les iris clairs, comme les bleus, lorsque la séreuse de Descemet s'enflamme, la couleur naturelle est d'abord très peu altérée; un brouillard léger et bleuâtre s'étend sur une partie de la membrane (*iritis séreux partiel*), ou sur la membrane tout entière (*iritis séreux général*). La teinte bleu clair, manifestement moins brillante, est alors un peu plus foncée; ce brouillard enfin produit pour l'iris l'effet que nous avons décrit pour la cornée. Les fibres iridiennes sont moins distinctes, et les petits enfoncements intermédiaires moins bien dessinés. Les iris bleu gris offrent une teinte sale plus prononcée, probablement parce que la couleur primitive en est moins franche. Les iris verdâtres présentent, surtout vers le petit cercle, une coloration manifestement rougeâtre, de teinte mate et plus foncée que leur couleur primitive. Les iris brun clair prennent une teinte mate, terne, et, comme les autres iris, semblent avoir été salis. Quant aux iris brun foncé et noirs, la couleur qu'ils ont à l'état normal pâlit ; c'est une teinte gris clair, une sorte de *glacis* grisâtre qu'on aurait étendu à leur surface. Comme dans tous les autres iris, les fibres convergentes sont moins saillantes , et les interstices qu'elles laissent entre elles moins profonds.

Ces teintes diverses deviennent plus marquées lorsque l'inflammation s'élève. Si le parenchyme iridien se prend , ce qui le plus ordinairement a lieu , le diaphragme subit toutes les modifications de couleur que nous avons indiquées en nous occupant de l'iritis.

Lorsque l'inflammation commence et qu'elle est peu élevée , l'étendue et la vitesse des mouvements de l'iris sont assez souvent augmentées par une sorte d'exaltation de la sensibilité nerveuse ; mais cet état dure ordinairement fort peu, ce qui explique comment tous les auteurs qui ont décrit l'iritis au premier degré (iritis séreux) , ont indiqué, au contraire, une certaine paresse dans les mouvements du diaphragme. En effet, ce moment d'exaltation une fois passé, l'iris, gonflé de sang , devient moins mobile, et la pupille, sans perdre entièrement son jeu, ne s'étend plus avec la même rapidité. Quelquefois alors on aperçoit sur l'iris de petits vaisseaux , se dirigeant des attaches ciliaires vers la marge libre. C'est à ce même temps qu'on voit la pupille prendre une forme plus ou moins anormale sur quelques points de sa circonférence, et des angularités se dessiner sur son contour. Quand l'inflammation s'est élevée à ce point du côté de l'iris, on pourrait, à l'exemple de Weller et de Bénédict, donner à la maladie le nom d'*iritis subaigu* , ou avec d'Ammon, celui d'*iritis séreux* antérieur et postérieur, si , comme cela a lieu bien souvent, la capsule offrait quelques phénomènes morbides ; ou bien encore celui de kérato-iritis, comme Rosas, lorsque la cornée se serait prise d'inflammation et qu'elle offrirait quelques uns des phénomènes décrits plus haut. Peu importe, au reste, le nom sous lequel on la désigne alors, si les symptômes sont tous parfaitement reconnus, car les indications thérapeutiques demeureront exactement les mêmes.

Arrivée là, la maladie se complique le plus souvent de tous les signes de la capsulite, ce que quelques anatomistes expliquent par la présence d'un feuillet de la membrane de l'humeur aqueuse , qui se trouverait placé au devant de la cristalloïde (Middlemore) , tandis que d'autres pensent que l'inflammation s'est tout simplement communiquée à cette membrane par contiguïté de tissu. Quoi qu'il en soit de ces opinions, lorsque l'iris a perdu ses mouvements en totalité ou en partie, et que la pupille est devenue anguleuse, cette ouverture présente un certain degré d'opacité, une sorte de nuage bleuâtre ou de brouillard assez semblable à une légère fumée, qui , dans quelques cas, disparaît peu à peu avec la maladie, mais, chez certains individus moins heureux, devient de plus en plus visible, et se transforme en une véritable tache sur la capsule. C'est alors que les mouvements de l'iris peuvent être compromis pour toujours. En effet, des exsudations plastiques se développant et s'organisant entre la capsule et l'iris enflammés, ces deux membranes se trouvent unies d'une manière définitive. C'est là sans doute un sérieux inconvénient pour la vision, mais il peut malheureusement devenir plus grave encore, si la pupille disparaît tout-à-fait et se trouve frappée d'atrésie par de fausses membranes, souvent recouvertes de pigmentum, et parcourues quelquefois de vaisseaux de nouvelle formation. D'ordinaire, cependant, quelques points seulement de la pupille demeurent attachés à la cristalloïde par des filaments fibro-albumineux, cachés sous des lambeaux d'uvée arrachés à la face postérieure de l'iris; et le malade, si les opacités ne sont point survenues dans la cornée, ne perd pas entièrement la vue. Parfois, les angularités pupillaires peuvent être très profondes; pourtant, quelque grandes qu'elles soient, on ne peut croire que l'iris disparaisse en partie. Prael assure qu'il a vu le tiers de cette membrane manquer complétement après deux ans de durée de la maladie : mais tant qu'il n'y a pas eu de dis-section pratiquée, on peut supposer avec Himly, qui rapporte ce fait, que l'iris s'était tout simplement incliné en arrière, et avait contracté là de fortes adhérences.

Chambre antérieure. — On ne peut voir les désordres qu'elle présente en arrière qu'autant que la cornée est demeurée saine dans une assez grande étendue. Elle est déformée ou agrandie par le renversement de l'iris du côté de la capsule, c'est-à-dire par des synéchies postérieures; elle est alors bi-convexe au lieu d'être plano-convexe comme à l'état normal. Lorsque la cornée s'est ramollie et a subi un allongement conique en avant, la chambre antérieure s'agrandit aussi dans ce sens, en proportion de la conicité cornéenne. Il peut se faire qu'elle soit soumise à la fois à cette double cause d'agrandissement; c'est lorsque la membrane de l'humeur aqueuse s'étant enflammée dans toute son étendue, la maladie s'est propagée aux tissus qui la recouvrent. On a noté quelques cas dans lesquels, à la suite d'une procidence de l'iris, la chambre antérieure aurait disparu tout entière à travers une large ulcération cornéenne; je n'ai jamais observé cette fâcheuse terminaison dans la descemétite.

Presque tous les auteurs qui ont écrit l'histoire de cette maladie, ont noté un trouble plus ou moins grand de *l'humeur aqueuse;* les uns, comme Wardrop, y ont vu nager des filaments de lymphe coagulable; d'autres y ont observé de véritables flocons albumineux. Je regrette de n'avoir jamais pu, malgré toute l'attention que j'ai mise à les rechercher, apercevoir ces corps opaques flottant dans l'humeur aqueuse. Il y a plus, dans quelques cas où, vu à travers la cornée, ce liquide paraissait évidemment trouble, j'ai pratiqué la paracentèse, pour m'éclairer à ce sujet en même temps que pour soulager le malade, et toujours j'ai trouvé l'humeur aqueuse transparente. Je douterai donc, pour mon propre compte, qu'elle perde sa netteté, jusqu'au moment où, plus heureux, j'aurai vu positivement le contraire. Je nie ici le fait, non l'apparence ; car, de même que la plupart des observateurs, j'ai noté, pendant la maladie qui nous occupe, le dépôt de lymphe et même de pus (*hypopion*) dans la chambre antérieure ; mais j'ai toujours vu ces matières opaques se déposer à la partie la plus déclive, et le reste de la chambre demeurer parfaitement transparent, abstraction faite, bien entendu, de la décoloration de l'iris, qu'on constate toujours dans les cas où cet examen est rigoureusement possible. Lorsque la cornée est devenue en grande partie opaque, peut-on juger de l'état de l'humeur aqueuse, avancer qu'elle est trouble, et remplie de flocons de lymphe coagulée ? dira-t-on que le cadran d'une montre soit sale lorsque le verre en est dépoli ? Je le répète encore, je ne puis admettre que l'humeur aqueuse perde sa transparence et charrie des flocons albumineux opaques, se déplaçant dans tous les sens par les seuls mouvements de l'œil.

Capsule. — Lorsque le feuillet iridien de la membrane de l'humeur aqueuse est enflammé à un assez haut degré, la capsule devient trouble et offre toutes les altérations de la *capsulite* (voy. ce mot).

Membrane de Jacob. — Elle participe quelquefois à la maladie; la rétine se soulève alors et se présente sous la forme de plis jaunâtres et brillants, tremblotant au fond de l'œil. Cette complication, que Himly paraît avoir observée, est rare, du reste; c'est l'*hydropisie sous-rétinienne.*

Sclérotique. — Il n'y a dans cette membrane aucun signe caractéristique pouvant faire positivement reconnaître la maladie qui nous occupe. Au début, la fibreuse est à peine rose dans le voisinage de la cornée; le plus souvent même elle ne présente cette couleur, ou une injection très faible, que sous l'influence d'un examen prolongé à la lumière. Peu à peu les vaisseaux se dessinent mieux et deviennent plus gros, à mesure que l'affection tend à l'état chronique, ou prend un plus haut degré de développement ; on voit alors paraître les caractères distinctifs de l'injection scléroticale péri-cornéenne. Lorsque la membrane de Descemet est enflammée plus particulièrement dans sa portion iridienne que dans le reste de sa surface, l'injection, en général, est moins vive que lorsque la portion cornéenne est malade. Si la cornée elle-même participe à l'inflammation, le cercle péri-cornéen est plus prononcé et plus rouge ; quand la maladie devient très chronique, ce même cercle, comme dans la sclérotite chronique, passe au rouge brun. Il prend alors tous les caractères attribués au cercle dyscrasique ou veineux par les anciens auteurs allemands, de l'école de Beer. Je n'ai pas observé d'autres désordres dans la sclérotique; jamais je n'y ai vu de staphylôme. Au-delà du cercle la fibreuse demeure ordinairement blanche, et n'offre guère que quelques gros vaisseaux violacés et variqueux.

Conjonctive. — Elle est saine dans toute son étendue et ne présente pas de rougeur, à moins que l'inflammation ne s'élève à un haut degré dans la cornée, encore l'injection n'est-elle alors qu'un simple résultat de solidarité vasculaire.

B. *État aigu.* — La forme aiguë est beaucoup plus rare que la précédente; jamais je ne l'ai vue marcher avec une grande rapidité. La description en sera faite, si nous disons simplement que les symptômes que nous venons de décrire, se montrent ici en moins de temps, et s'accompagnent de phénomènes physiologiques plus actifs; ce n'est donc, à proprement parler, qu'une différence portant principalement sur la durée du mal, et sur les douleurs qu'il occasionne.

SYMPTÔMES PHYSIOLOGIQUES. — A. *État chronique.* — Lorsque l'affection est peu avancée, le malade se plaint d'y voir un peu moins que de coutume; les objets, comme dans l'amblyopie ou la cataracte commençante, lui semblent recouverts d'un léger brouillard, ou d'une fumée bleuâtre transparente. En même temps il se plaint d'éprouver une sensation de distension du globe, une sorte de pression, gênante plutôt que douloureuse. Un peu plus tard, et lorsque la maladie s'élève à un certain degré, la vue se trouble de plus en plus; elle disparaît même tout-à-fait dans beaucoup de cas, puis revient et quelquefois s'améliore pour disparaître de nouveau, selon les recrudescences du mal. Lorsque l'inflammation porte particulièrement sur la cornée, que des points nombreux, des plaques, des taches même, se sont développés sur cette membrane, la vision diminue en proportion des opacités. Si les points seuls existent, le malade est plus ou moins myope; il est aveugle, lorsqu'au contraire de larges épanchements de lymphe se sont montrés entre les lamelles cornéennes postérieures.

Si la maladie est franchement chronique, la lumière est ordinairement bien supportée; pourtant l'œil rougit un peu lorsqu'on l'y expose pendant quelques instants; mais il s'injecte et des larmes s'échappent des paupières si l'inflammation passe à un degré plus élevé.

La douleur est nulle le plus souvent; elle se réduit à la sensation de gêne dont j'ai parlé plus haut, et que les malades expriment en disant, les uns, que « leur œil est trop petit pour ce qu'il contient », les autres

« que leur œil est tourmenté d'une chaleur inaccoutumée , et que les mouvements en sont roides et douloureux. »

Si la maladie débute par la portion iridienne de la membrane de l'humeur aqueuse, la vue est moins complétement abolie d'abord , mais la sensation de gêne est plus grande; il y a même parfois de légères douleurs dans le globe , quelques petits élancements rares s'irradiant vers le sourcil.

La vue, après avoir notablement baissé, peut demeurer mauvaise , par suite de lésions siégeant ailleurs que dans la membrane de l'humeur aqueuse, et dans les membranes qu'elle recouvre ; c'est une fâcheuse terminaison , facile à prévoir si l'on a pu constater pendant la maladie quelque affection de la rétine comme l'hydropisie. Himly a remarqué l'affaiblissement permanent de la vue à la suite de varicosités de la rétine et de la choroïde, dans un cas très chronique de descemétite (1).

B. *État aigu.* — La vue est ici promptement troublée , et le malade, surtout lorsque l'affection a commencé par le feuillet iridien de la membrane de l'humeur aqueuse , se plaint d'une vive douleur dans le globe, et la compare à une pression du doigt exercée fortement sur l'organe. Quelquefois cette douleur est pulsative et s'étend au sourcil , mais alors il y a complication évidente d'iritis parenchymateux.

La photophobie, dans cette forme de la maladie, est plus ou moins aiguë , et des larmes abondantes s'échappent des paupières chaque fois que le patient dirige l'œil vers la lumière. Ce symptôme est surtout marqué lorsque la cornée est envahie par l'inflammation.

PRONOSTIC. — En général cette maladie ne détruit pas la vue , mais elle l'altère le plus souvent. Les points laissent toujours sur la cornée un certain degré d'opacité ; les plaques et les larges exsudations plastiques en s'organisant compromettent gravement la vision, du moins pour quelque temps ; heureusement, elles disparaissent en grande partie par résorption. Quant aux adhérences établies entre l'iris et la capsule , elles persistent toujours de même que les autres exsudations pupillaires, aussi l'abaissement de la vue est-il en proportion de leur nombre et de leur étendue. Si l'affection a duré très longtemps et que la rétine soit devenue malade , le pronostic est en général fort grave, et l'amaurose alors fort imminente.

MARCHE. — DURÉE. — TERMINAISONS. — La maladie a une marche ordinairement très lente, et une forme presque toujours chronique. Après avoir avancé quelque temps avec la plus extrême lenteur, l'in-

(1) Himly, *loco citato.*

flammation se réveille pour plusieurs jours, pour plusieurs semaines, puis reprend ensuite son allure chronique. Elle est toujours de fort longue durée, à moins qu'un traitement convenable n'ait enrayé la maladie dès son début. Les terminaisons sont nombreuses; je ne ferai que nommer les taches de la cornée, la conicité plus ou moins grande de cette membrane, les ulcérations, les synéchies postérieures, les fausses membranes sur la capsule, l'hydropisie sous-rétinienne, les varicosités de la choroïde et de la rétine, l'amblyopie, l'amaurose : la terminaison la plus fréquente est la résolution.

Étiologie. — Les causes de cette maladie sont fort peu connues : on note en particulier les dérangements du canal alimentaire, l'humidité, les refroidissements subits, le tempérament scrofuleux. Quelquefois je l'ai observée, longtemps après l'abaissement de la cataracte, chez des vieillards affaiblis. Himly pense que les lésions traumatiques occasionnées par les corps étrangers de la cornée, la produisent le plus souvent; il l'a vue surtout après l'opération de la cataracte par kératonyxis. De son côté, d'Ammon croit qu'une blessure ne peut produire l'aquocapsulitis (qui n'est pour lui qu'un iritis ou une uvéite) qu'autant qu'il y a cachexie scrofuleuse, psorique ou rhumatismale.

Traitement. — Il n'y a rien de particulier à dire ici : c'est exactement le même traitement que celui que nous avons indiqué en parlant de la kératite primitive disséminée ou ponctuée, et de l'iritis au premier degré. Notons seulement que la paracentèse de l'œil, indiquée par Wardrop, est très utile dans l'état aigu, et qu'on peut sans danger la pratiquer lorsque la cornée est malade, même dans une grande étendue. Je n'ai pas vu, comme M. Middlemore, que la ponction de la cornée fût suivie d'une inflammation plus forte; toujours, au contraire, les malades ont été immédiatement soulagés; cependant on ne devra pas compter sur ce seul moyen au point de vue de la cure radicale (1).

(1) Middlemore, *loco citato*, tome I, page 583.

CHAPITRE V.

MALADIES DE L'IRIS.

ARTICLE PREMIER.

Coloboma.

M. de Walther (1), de Munich, a donné ce nom à un vice de conformation de l'iris, déjà observé par Albinus (*Acad. annot.*, pag. 49), et assez semblable pour l'origine et la forme au bec-de-lièvre. Dans cette maladie, l'iris manque ordinairement vers sa partie inférieure et semble avoir été excisé verticalement dans cet endroit ; cependant M. d'Ammon, qui a vu aussi le plus souvent le coloboma vertical en bas, en a observé quelques cas plus ou moins obliques, en dedans ou en dehors, et d'autres horizontalement placés dans l'une ou l'autre de ces deux dernières directions (2). Le coloboma de l'iris, dont je ne puis étudier ici l'origine assez obscure, recherchée par d'Ammon, Seiler, Arnold, Heifelder, Wagner, Gescheidt, est une perte de substance congéniale, de forme à peu près triangulaire, dont la base est tournée dans la pupille avec laquelle elle se confond, et dont le sommet se perd dans le ligament ciliaire. Quelques auteurs rapportent que le sommet de la division s'arrête quelquefois dans le corps même de l'iris, ce que je n'ai pas observé. L'angle est plus ou moins ouvert ; quelquefois la perte de substance est considérable. Je connais à Paris plusieurs cas de coloboma de l'iris, un entre autres sur l'œil d'un jeune garçon de dix ans, et un autre sur une femme de quarante-cinq ans environ. Une fois, dans un cas de microphthalmos, j'ai vu le coloboma de l'iris accompagné d'une division, qui paraissait porter non seulement sur la choroïde et la rétine, mais encore sur la sclérotique. Cette dernière membrane présentait vers sa partie inférieure une sorte de ligne profonde, s'élargissant près de la cornée en un sillon triangulaire ; la cornée remplissait ce sillon. En avant, les membranes internes offraient une confusion très remarquable ; elles étaient toutes à moitié opaques dans leur partie inférieure, et parais-

(1) *Græfe und Walther's journal*, tome II, p. 601.

(2) Ammon, *Démonstrations cliniques des maladies congéniales et acquises de l'œil humain et de ses annexes*, traduction de l'allemand par le docteur V.-F. Szokalski, 1846 ; 1 vol. in-8° et atlas in-folio de 55 planches contenant 965 dessins coloriés, page 120.

saient attachées au même sillon qu'on remarquait au dehors. M. d'Ammon a constaté par la dissection des anomalies semblables (*loc. cit.*).

Le docteur Mess (1), de Leyde (Hollande), rapporte un cas de coloboma très curieux chez une jeune fille de dix-huit ans, lymphatique, mais d'ailleurs bien conformée. Ses parents avaient remarqué dès sa naissance la difformité de ses yeux ; cependant ils n'avaient point consulté de médecin, parce que la vision était bonne. A l'âge de douze ans elle s'était aperçue que l'œil droit était plus faible, et la vue baissa graduellement, au point que bientôt les objets ne furent plus perçus. Lorsque le docteur Mess la vit, les globes étaient atteints d'un balancement latéral (*nystagmus*) que la volonté ne pouvait réprimer. Les iris, de couleur différente, étaient fendus en V, dans la partie inférieure ; la pupille était immobile dans l'œil droit, tandis qu'à gauche elle avait conservé toute sa mobilité. Cette observation démontre que le coloboma est quelquefois double. Le plus souvent il est simple. La vision n'est pas toujours altérée dans le coloboma congénial de l'iris ; quelquefois même les malades ne s'aperçoivent point que l'œil qui présente cette particularité soit plus faible que l'autre ; dans quelques cas, ils sont seulement un peu gênés par la lumière ; mais, il est inutile de le dire, si l'arrêt de développement porte sur les membranes internes, la vision n'existe plus.

M. d'Ammon a observé une fois sur l'homme, une autre fois sur le taureau, un vice de conformation opposé au coloboma et qu'il a nommé *koresténoma* (2). C'est un prolongement de la marge iridienne, qui peut recouvrir en totalité ou en partie la pupille. Sur le taureau, dont l'œil a été disséqué, cette ouverture était masquée au point qu'elle ne présentait de libre que deux petites fenêtres latérales, et que l'animal était aveugle lorsqu'il était en pleine lumière.

Le coloboma de l'iris est quelquefois consécutif de la kératotomie inférieure ; lorsque la réunion de la plaie cornéenne est convenablement faite, la vision n'en est point troublée.

Les plaies avec perte de substance produisent quelquefois le coloboma accidentel.

Il n'y a lieu d'appliquer aucun traitement à cette maladie.

ARTICLE II.

Perforation multiple de l'iris. (Pupille multiple.)

Les perforations multiples de l'iris existent le plus ordinairement à l'état congénial. Wardrop en a vu plusieurs cas. Carron du Villards cite un jeune homme qui portait trois pupilles distinctes, et chez lequel la

(1) *Annales d'oculistique*, t. VII, p. 179 et suivantes.
(2) **D'Ammon**, traduction française par Szokalski.

vision avait toute son intégrité. On m'a apporté un enfant qui présentait deux pupilles sur un œil; l'une, très petite et placée dans la partie supérieure de l'iris, était presque recouverte par la paupière supérieure, et ne paraissait point troubler la vision; l'autre occupait le centre de la membrane; toutes les deux étaient mobiles.

M. d'Ammon (1), dans son remarquable ouvrage que vient de traduire en français M. Szokalski, donne deux exemples de perforation multiple de l'iris; dans l'un, la pupille est double : on voit une ouverture triangulaire placée au-dessous de la pupille centrale qui est naturelle; dans l'autre, il y en a trois, toutes placées très près du centre de l'iris : les deux supérieures ressemblent à deux petites fentes étroites; l'inférieure, placée au-dessous, est du double plus grande et à peu près ronde. M. d'Ammon pense que ces pupilles se sont probablement formées par la réunion de trois languettes d'iris, qui ayant pris naissance au bord pupillaire, se sont ensuite réunies.

Les pupilles multiples congéniales sont ordinairement de forme irrégulière, rarement elles occupent le centre de l'iris; on les voit souvent, d'après d'Ammon et Gescheidt, dans la microphthalmie et dans d'autres cas d'arrêt de développement du globe, avec complication d'un état morbide.

Les plaies par instrument tranchant peuvent produire la perforation multiple de l'iris; on en voit de nombreux exemples chez les opérés de cataracte par extraction, lorsqu'on a négligé, ce qui est quelquefois très fâcheux, d'exciser la portion du diaphragme séparant l'ouverture naturelle de l'accidentelle. M. Velpeau a observé à la Charité, en 1836, un semblable opéré, qui portait trois pupilles.

La perforation multiple, congéniale ou accidentelle, ne trouble pas toujours d'une manière sensible la vision, comme le prouvent les exemples cités. Lorsque la vue baisse, il est probable que l'œil a subi d'autres modifications plus importantes. Le malade de M. Velpeau voyait très bien, de même que celui de M. Carron du Villards.

On ne devra pas confondre certaines taches de rouille congéniales avec les perforations de l'iris. Un jeune médecin de nos élèves, le docteur X..., croyait avoir une perforation semblable, et ce n'était en réalité qu'une tache de couleur très sombre.

Il n'y a aucun traitement à appliquer à la perforation multiple de l'iris. Nous avons dit quelle conduite on doit tenir lorsque la division iridienne a lieu pendant l'opération de cataracte par extraction ou à la suite de blessures. (Voyez *Cataracte.*)

(1) D'Ammon, traduction française par Szokalski, p. 118, pl. IX, 3e partie.

ARTICLE III.

Décollement accidentel ou spontané de l'iris.

A la suite de plaies, de coups portés sur l'œil, il arrive que l'iris se détache du corps ciliaire, dans une étendue plus ou moins grande.

On voit cet accident survenir pendant une opération mal faite de cataracte par abaissement, lorsque l'iris est adhérent à la capsule.

C'est ordinairement dans sa partie supérieure que le diaphragme se détache, et il tombe alors soit dans la chambre antérieure, soit dans la postérieure; l'ouverture qui en résulte est triangulaire, comme dans la pupille artificielle par décollement.

L'iris se détache quelquefois sans que l'œil ait été blessé. La pupille étant fermée par une fausse membrane, celle-ci en se contractant attire vers son centre la marge pupillaire, et tend vers ce point les fibres iri-diennes avec tant de force, que les attaches ciliaires normales se rompent et que l'iris tombe, comme s'il avait été arraché par un instrument.

Dans d'autres cas il cède d'une autre manière : deux de ses fibres verticales s'écartent l'une de l'autre au point de former dans la membrane une ouverture oblongue, qui permet l'entrée des rayons lumineux dans l'œil. Cela s'observe dans les cas d'oblitération de la pupille, lorsque l'iris est recouvert à sa face postérieure d'une fausse membrane qui s'est déchirée dans un endroit où elle était plus faible, ou lorsque toute la surface de l'iris, sauf dans une partie étroite, est doublée d'exsudations qui vont toujours se contractant en sens inverse.

ARTICLE IV.

Absence de l'iris. (Iridorémie.)

L'absence congéniale et complète de l'iris a été plusieurs fois observée; alors les deux chambres de l'œil n'en font qu'une. M. Gescheidt, qui a probablement pris l'anneau fœtal pour une bandelette très étroite de l'iris, avance dans son traité des défauts congéniaux de cette membrane, qu'elle ne disparaît jamais complétement, et qu'on peut toujours en reconnaître quelque trace. Cependant Beer, MM. Hentzchel, Stœber, Pœnitz, Velpeau, Carron du Villards, Giraldès, ont publié des cas dans lesquels le diaphragme manquait tout-à-fait. M. d'Ammon, surtout, en a rapporté de curieux exemples dans le bel ouvrage que nous avons déjà cité (1).

Cette difformité frappe quelquefois les individus d'une même famille;

____

(1) D'Ammon, *loco cit.*, 3ᵉ partie, pl. XII, traduction par Szokalski.

les exemples cités par Heutzchel et d'Ammon sont de cette nature. L'absence des deux iris est fort rare ; d'ordinaire l'un des yeux seulement en est dépourvu. Malgré cette privation, presque toujours la vue est assez bonne, quelquefois cependant les malades sont myopes et ont la vue faible, et d'autres fois l'œil est larmoyant et très sensible à la lumière ; alors la vision ne s'accomplit sans douleur que le soir.

L'absence de l'iris est quelquefois le résultat de plaies, à la suite desquelles le diaphragme de l'œil a été arraché en totalité ; c'est un accident consécutif de l'opération de la pupille artificielle par décollement, lorsqu'elle a été faite sans méthode, et que l'endroit de la ponction a été mal choisi.

Voici l'opinion de M. Velpeau sur l'absence congéniale de l'iris : « Tout » indique, dit-il, que c'est une monstruosité par défaut de développe- » ment. L'étude de l'œil chez le fœtus m'a permis de constater en ef- » fet que l'iris apparaît d'abord, vers le troisième mois, sous l'aspect » d'une petite crête circulaire, d'une espèce de bordure du cercle ci- » liaire, et qu'il s'élargit ensuite, de la circonférence au centre, jus- » qu'à la naissance. Si donc cet anneau cesse de croître à partir du » milieu de la grossesse, par exemple, l'œil du sujet devra nécessaire- » ment paraître dépourvu d'iris si l'on vient à l'examiner au bout de » quelques années. »

Il n'y a aucun traitement à appliquer à cette maladie. Dans les cas seulement où l'œil serait très sensible à la lumière, on prescrirait, ainsi que l'a conseillé Wardrop, l'usage des *lunettes* dites à *mydriasis*, c'est-à-dire disposées de telle sorte que la lumière ne pénètre que par le centre du verre, dont le pourtour est entièrement opaque (Voyez *Lunettes*). Mais si l'iris avait été arraché à la suite d'une plaie, on devrait s'occuper des accidents inflammatoires.

ARTICLE V.

Taches de rouille congéniales de l'iris. Colorations diverses et accidentelles.

L'iris présente très souvent, à une partie de sa surface, une coloration anomale qui mérite, à plus d'un titre, d'être connue. Quelquefois l'un des iris l'offre seulement, et si alors elle s'étend à toute la membrane, les yeux paraissent de couleur différente (*yeux vairons*). Hâtons-nous de dire cependant que cette cause n'est pas la seule des différences de couleur entre les deux iris. Ces taches sont à l'iris ce que les opacités pigmenteuses sont à la sclérotique ; c'est donc à la plus ou moins grande quantité de pigmentum qu'elles paraissent dues (d'Ammon). Elles se présentent ordinairement sous forme de plaques brun rougeâtre,

couleur de rouille, et sont quelquefois si foncées qu'on pourrait croire
d'abord à une perforation congéniale de l'iris. Nous avons déjà cité
l'exemple du docteur X....., un de nos élèves, qui se trouvait dans ce
cas, et croyait avoir une double pupille, tandis qu'en réalité il ne portait
qu'une tache de rouille circulaire. Mais le plus souvent elles sont claires
et faciles à reconnaître. Elles ne doivent point être confondues avec
d'autres taches de l'iris plus pâles, et consécutives de l'inflammation de
cette membrane. On tiendra compte des colorations congéniales dans
l'iritis, surtout lorsqu'elles seront très étendues, pour juger du degré de
la phlegmasie.

Ces taches sont d'autant plus choquantes à voir, que l'iris est d'une
couleur plus claire ; et, lorsqu'elles sont très larges surtout, elles deviennent quelquefois une cause de difformité. Il arrive que l'iris est
moitié blanc, moitié bleu. A la suite de maladies il peut être décoloré
complétement, devenir d'un gris bleuâtre blafard, et conserver néanmoins une tache de rouille d'une couleur aussi vive qu'avant la maladie. Dans quelques cas, chez les albinos par exemple, il a une teinte
rose sale, très probablement due à l'absence du pigmentum uvéen.
On sait que l'iris prend une couleur particulière quand il s'enflamme;
nous en parlerons au mot *Iritis.*

ARTICLE VI.

Vaisseaux anomaux de l'iris,

Pendant une inflammation aiguë de l'iris, on voit assez souvent des
vaisseaux, en nombre plus ou moins grand, se développer sur cette
membrane, et persister pendant la période chronique de la maladie.
J'en ai observé qui existaient encore longtemps après que toute trace
d'inflammation avait disparu. Ces vaisseaux, quelquefois discrets, s'é-
tendent des attaches ciliaires de l'iris à la pupille, et forment le plus fréquemment des anastomoses nombreuses et en arcades, comme les vaisseaux normaux de la membrane. C'est lorsque l'inflammation a détruit
la surface tomenteuse de l'iris, qu'ils se voient le plus facilement et en
plus grand nombre.

Chez une jeune fille de douze ans, de fausses membranes avaient
rempli la chambre antérieure, et des vaisseaux de nouvelle formation les sillonnaient dans tous les sens : les plus nombreux siégeaient
manifestement dans l'iris. La cornée était saine dans toute son étendue,
mais la choroïde se montrait par plaques bleuâtres à travers le tissu considérablement aminci de la sclérotique, et de gros vaisseaux variqueux
en arcades rampaient dans le tissu cellulaire sous-conjonctival. La vision était depuis longtemps perdue.

ARTICLE VII.

Tremblement ou oscillations de l'iris.

A l'état normal, l'iris éprouve des mouvements de la circonférence au centre; dans certains cas morbides, il se déplace d'avant en arrière, et subit une espèce de fluctuation.

SYMPTÔMES. — Lorsqu'on examine l'œil avec attention, on reconnaît que l'iris, dans quelques uns des mouvements que les contractions musculaires impriment au globe, éprouve d'avant en arrière une sorte de petite secousse, qui semble être d'autant plus étendue qu'on observe la membrane plus près de son bord inférieur. Lorsqu'on recommande au malade de diriger son œil successivement dans divers sens, la fluctuation iridienne se reproduit à chaque mouvement, et toujours d'avant en arrière, à la manière d'une toile souple plongée dans un liquide, et à laquelle on imprimerait en la touchant de légères ondulations. Le plus ordinairement, à part ces mouvements particuliers, l'iris n'offre, du reste, aucune anomalie; quelquefois cependant on reconnaît une saillie anguleuse à sa partie inférieure, comme si le cristallin luxé et couché à plat la pressait par son bord, ce qui, en réalité, est exact. La pupille a souvent perdu de sa mobilité, mais je l'ai vue aussi contractée parfois comme à l'état normal; dans d'autres cas, elle était tout-à-fait immobile, tantôt étroite, tantôt fort large. La cornée est le plus ordinairement saine, la chambre antérieure a sa capacité ordinaire. Quelquefois, comme dans l'hydrophthalmie antérieure, la chambre cornéenne est agrandie; les oscillations sont alors beaucoup plus étendues, l'iris même paraît plus développé qu'à l'état normal. Le cristallin est rarement opaque, parfois il est déchatonné.

La vision, en de certains cas conservée dans son intégrité, est d'autres fois notablement diminuée, ou complétement perdue; souvent les malades voient aussi bien que si les iris ne présentaient point de fluctuation; quelques uns, en petit nombre, sont à peu près aveugles. Mais, dans tous les cas, le seul fait de l'oscillation ne doit pas faire croire à une amaurose imminente, car ce n'est point là un signe qui puisse toujours la faire prévoir.

CAUSES. —Elles sont très nombreuses; cependant on en reconnaît deux principales : en premier lieu le *ramollissement* de l'humeur vitrée (*synchisis*), qu'il soit primitif ou consécutif d'une opération de cataracte, puis l'*hypersécrétion* de l'humeur aqueuse, comme dans l'hydrophthalmie. C'est à la suite de l'opération de la cataracte par déplacement que l'oscillation iridienne s'observe d'ordinaire, surtout lorsque la lentille n'a pas contracté d'adhérences solides dans la chambre postérieure.

J'ai vu, chez un opéré, le cristallin, libre de toute adhérence, flotter plus d'une année dans la chambre postérieure, en imprimant à l'iris des mouvements étendus, et en provoquant bientôt des signes d'une amaurose qui diminua lorsque la résorption de la lentille fut complète. On observe aussi le tremblement de l'iris après l'extraction de la cataracte ; il a lieu encore lorsque le corps vitré est devenu très fluide, ou qu'une partie s'en est résorbée. Quelquefois à chaque mouvement des muscles, l'iris, poussé par les ondulations imprimées au cristallin, vient toucher la cornée. La vision est parfois singulièrement modifiée par cet état de choses, ou elle n'en éprouve aucun changement. Attaché à la partie antérieure du corps vitré, le cristallin peut avoir deux sortes de mouvements : l'un, selon l'axe antéro-postérieur, et c'est le plus commun ; l'autre, à la fois dans ce sens et de haut en bas, de telle sorte qu'il abaisse au-dessous de la pupille son bord supérieur incliné, en tournant sa face antérieure en bas. Dans le premier cas, la vision ne souffre pas d'une manière notable, s'il n'y a point de complication du côté de la rétine ; dans le second, au contraire, le malade est dans les conditions d'un opéré de cataracte. En effet, lorsqu'il regarde devant lui, les rayons lumineux ne traversant plus le cristallin, il ne voit qu'au moyen de verres bi-convexes très forts ; tandis qu'en abaissant la tête ou en la renversant complétement en arrière, il pourra lire à la distance ordinaire, parce que le cristallin se replace alors en face de la pupille. L'oscillation de la lentille est quelquefois si étendue, qu'on a vu des hommes pouvoir à volonté faire passer le cristallin dans la chambre antérieure, par une simple secousse de la tête.

Lorsque la cataracte est très molle, et est enveloppée d'une grande quantité de liquide, comme dans la cataracte morgagnienne, la capsule se distend et vient pousser l'iris vers la cornée. Si la pupille a conservé son diamètre normal, c'est-à-dire si l'iris ne s'est point retiré vers ses attaches ciliaires, comme cela se voit dans quelques cas de cataracte volumineuse, il éprouve des mouvements de fluctuation assez étendus. Ce phénomène est lié à cette circonstance-ci que, devenu trop petit, le noyau du cristallin, libre au milieu d'une grande quantité de liquide, flotte dans l'humeur morgagnienne, en imprimant des mouvements à la capsule, chaque fois qu'une contraction musculaire change la direction de l'organe. J'ai opéré un vieillard qui se trouvait dans ce cas, et dont j'ai rapporté l'histoire dans la *Gazette des hôpitaux* (1841). Il avait en même temps un ramollissement du corps vitré. L'opération, pratiquée par abaissement, réussit très bien.

Les oscillations de l'iris sont très étendues dans l'hydrophthalmie, surtout chez les enfants ; j'ai vu un nouveau-né qui présentait à un degré élevé cette double maladie.

Nous avons dit plus haut que le phénomène qui nous occupe est le plus souvent produit par la liquéfaction du corps vitré (*synchisis*). Cette dernière affection est d'autant plus importante à reconnaître, que si le tremblement iridien était compliqué de cataracte, on devrait se garder d'opérer autrement que par abaissement, l'ouverture de la cornée dans l'extraction pouvant donner lieu à la sortie des humeurs ; il serait aussi à craindre qu'à cause de sa densité plus grande la lentille ne restât seule dans l'œil, si l'on commettait cette faute.

Enfin, le tremblement de l'iris s'observe encore dans un grand nombre de cas d'atrophie de l'œil ; on l'a rattaché aussi à un affaiblissement de ses fibres musculaires, mais rien ne prouve que cette hypothèse soit fondée.

PRONOSTIC. — En général, le pronostic est grave : c'est toujours une maladie ou le symptôme d'une maladie sérieuse ; nous ne pensons pas cependant qu'il présage inévitablement la perte de la vue, ainsi que le croit M. Velpeau (1).

Si une cataracte est compliquée de tremblement iridien, l'opération dans son exécution sera plus délicate, en ce sens que le plus léger mouvement de l'instrument ou du globe risque de faire passer le cristallin dans la chambre antérieure. Cet accident peut survenir même quelque temps après l'opération ; tel a été le cas du vieillard dont j'ai parlé plus haut. Il est inutile d'ajouter qu'indépendamment de cette circonstance, l'opération offrira moins de chances de succès que sans la complication, et devra toujours être pratiquée par abaissement.

MARCHE. — DURÉE. — La marche de la maladie est en rapport avec ses causes ; tantôt l'affection survient brusquement (cataracte par abaissement, coups, blessures, plaies, etc.) ; tantôt très lentement (hydrophthalmie, synchisis, cataracte morgagnienne, etc.) : la durée en est illimitée.

TRAITEMENT. — Il est encore à faire en entier. Le synchisis étant souvent le résultat d'une altération profonde de la nutrition du corps vitré, on comprend tout ce que les indications thérapeutiques doivent présenter d'incertain. Des liniments fortifiants autour de l'orbite, des excitants de toutes sortes, des toniques à l'intérieur, ont été employés sans résultat. On prescrit le traitement de l'amaurose, si les symptômes de cette maladie prédominent, en tenant compte pour le pronostic, et comme complication fâcheuse, de l'oscillation iridienne.

(1) *Dictionnaire*, tome **XVII**, page 138.

ARTICLE VIII.

Piqûres de l'iris.

Elles sont toujours compliquées de la blessure d'une ou de plusieurs autres membranes. J'ai vu plusieurs cas de piqûres de cette espèce à la suite de coups d'aiguille, de pointes de ciseaux ou d'autres instruments plus ou moins volumineux, qui avaient traversé la cornée. Dans un cas, l'iris avait été atteint profondément par un piquant de châtaigne, qui s'était implanté dans la cornée.

L'iris est piqué le plus souvent dans les opérations de cataracte par kératonyxis et scléronyxis ; c'est un accident de ces opérations, et il en compromet le résultat. Lorsque la paracentèse de l'œil est faite sans méthode, il peut aussi avoir lieu ; rarement alors la piqûre est bornée à l'iris ; la capsule et le cristallin sont ordinairement atteints, et une cataracte peut en être la conséquence, comme cela arrive le plus souvent à la suite des piqûres d'aiguilles, de ciseaux, ou d'autres instruments de ce genre.

Aussitôt que l'iris est piqué, la pupille se resserre, se déforme dans une étendue variable, et du sang en quantité indéterminée s'écoule de la blessure dans la chambre antérieure (*hyphèma*). Si c'est pendant une opération de cataracte par abaissement ou broiement, cette contraction de la pupille gêne beaucoup les mouvements de l'aiguille. Du côté de la blessure, il y a dans la pupille un angle rentrant, qui persiste longtemps après que tous les accidents inflammatoires ont disparu ; souvent même cette ouverture reste à jamais déformée. Si la cataracte n'a point été abaissée en entier, les débris qui en restent se soudent fortement à l'iris, et forment une cataracte secondaire très difficile à éloigner. Il n'est pas rare que l'endroit blessé de l'iris forme immédiatement une petite saillie.

TRAITEMENT. — Il se résume en deux indications : 1° abattre l'inflammation par un traitement antiphlogistique qui facilite la résorption du sang épanché, et s'oppose aux accidents ultérieurs pouvant se développer du côté de la membrane blessée, ou souvent aussi du côté de la capsule et du cristallin lorsqu'ils ont été intéressés ; 2° tenir la pupille largement ouverte, pour en empêcher l'oblitération ou tout au moins une déformation gênante.

Pour remplir la première indication, on aura recours aux applications d'eau froide sur l'œil, à la saignée générale et à la saignée locale : les dérivatifs sur le canal intestinal seront prescrits. Le calomel uni à la belladone sera encore très utile.

Pour satisfaire à la seconde indication, on instillera dans l'œil, immédiatement après l'accident, si faire se peut, et à intervalles rapprochés, une solution de belladone concentrée. La pupille se dilatera d'autant plus facilement que cette préparation aura été employée plus tôt après l'accident. Dès qu'elle sera dilatée, une goutte toutes les deux ou trois heures suffira. La préparation dont nous nous servons est au 10ᵉ : 1 gramme d'extrait pour 10 grammes d'eau.

ARTICLE IX.

Coupures de l'iris.

De même que les piqûres, elles peuvent être le résultat d'accidents produits par diverses causes, telles que des éclats de verre, des coups portés avec des couteaux, des ciseaux, etc. La blessure de l'iris n'est alors que peu de chose, si on la compare aux autres désordres produits dans l'œil. Pour arriver jusqu'à l'iris et le diviser, le corps vulnérant a dû nécessairement traverser la cornée ou la sclérotique, souvent ces deux membranes à la fois, et produire de graves lésions. D'ordinaire la capsule et le cristallin sont divisés ou au moins blessés, et la lentille fait quelquefois hernie entre les lèvres de la plaie, ou même s'échappe entièrement de l'œil avec une partie plus ou moins grande du corps vitré. Tel a été le cas, déjà cité par nous, de ce garçon de laboratoire qui reçut dans l'œil un éclat de verre, en bouchant des bouteilles d'eau de Seltz. La cornée, la sclérotique, l'iris, la capsule, avaient été largement divisés, et le malheureux jeune homme reçut dans sa main le cristallin et un tiers au moins du corps vitré : la vision fut perdue.

Les coupures de l'iris sont fréquentes dans l'opération de la cataracte par extraction ; nous en avons déjà dit quelques mots en parlant de la perforation multiple de cette membrane.

Lorsque dans l'extraction de la cataracte la ponction de la cornée est faite trop perpendiculairement à l'iris, et qu'ainsi l'opérateur est obligé d'abaisser le manche de l'instrument vers la tempe du malade, les lèvres de la plaie sont écartées par la lame, l'humeur aqueuse s'écoule aussitôt, et l'iris, s'appliquant contre la cornée, se trouve de cette façon placé sur la pointe du couteau, qui le divise dans une étendue de largeur variable. Il peut y avoir alors une simple division de la membrane, ou une plaie à lambeau, ou enfin une plaie avec perte de substance. Du sang s'écoule dans la chambre antérieure, et une pupille supplémentaire est le résultat de cet accident. La coupure peut porter ainsi sur plusieurs endroits de l'iris, et former plusieurs ouvertures.

On a vu, nous l'avons dit, des opérés de cataracte par extraction présenter trois pupilles, sans que la vision en fût aucunement gênée. Il n'est pas hors de propos de faire remarquer que, seules, les plaies avec perte de substance ne se referment pas ordinairement.

TRAITEMENT. — Lorsque la coupure de l'iris est le résultat d'accidents en dehors d'une opération de cataracte, on doit s'assurer d'abord, autant que faire se peut, s'il n'y aurait point de débris de corps étrangers engorgés dans l'épaisseur de cette membrane ou dans l'une des chambres, pour en faire l'extraction, si toutefois elle est possible. Lorsque la plaie se trouve vers le bord inférieur de la cornée, et que du sang s'est déposé dans la partie correspondante de la chambre antérieure, on essaie de l'enlever au moyen d'une curette, qu'on engage doucement dans la solution de continuité. Pour peu que cette manœuvre soit difficile, il vaut mieux s'en abstenir, parce qu'alors on pourrait contribuer ainsi à augmenter l'inflammation. Quand l'iris fait procidence dans la plaie, quelques tentatives devront être faites pour sa réduction, si toutefois la portion engagée dans la cornée compromet la pupille. Autrement on se borne à exciser ce qui est compris dans les lèvres de la coupure, comme on le fait dans l'opération de la pupille artificielle par excision, en ayant soin de faire communiquer l'ouverture accidentelle avec la pupille, qui se trouve ainsi agrandie. On ne pourra pratiquer cette dernière opération qu'autant que la blessure de la cornée serait large. Si le cristallin déchatonné fait hernie dans l'ouverture, il est extrait. La plaie est ensuite traitée comme s'il s'agissait d'une opération de cataracte par extraction, et l'œil est fermé au moyen de bandelettes, après qu'on s'est assuré de la coaptation des bords de l'ouverture accidentelle. Les fomentations glacées, l'immobilité, sont alors recommandées ; et s'il survient des accidents inflammatoires, on a recours à la saignée générale et à la saignée locale. Il serait prudent en pareil cas, avant de faire mettre le malade au lit, de lui tirer trois ou quatre palettes de sang, si toutefois sa constitution le permet.

ARTICLE X.

Déchirures de l'iris.

Plus rares que les deux lésions précédentes, elles sont moins fréquemment le résultat d'accidents que celui d'opérations faites sur l'œil. Les contusions, lorsqu'elles sont violentes, s'accompagnent quelquefois de la déchirure de l'iris. Dans un cas que j'ai vu, un coup de poing appliqué sur l'œil avait détaché cette membrane dans sa moitié supérieure, et elle était tombée comme un rideau dans la seconde chambre ; du sang s'était épanché en grande quantité à la suite de cet accident, comme cela arrive après l'opération de la pupille artificielle par décollement. Dans un autre cas, deux hommes se promenant dans un bois, celui qui marchait devant entraîne une branche, qui vient frapper l'œil de celui qui était derrière. L'organe examiné présentait une plaie contuse de la cornée, une cataracte et une déchirure de l'iris, qui était en partie détaché.

La déchirure de l'iris est fréquente, surtout pendant les opérations de cataracte par abaissement ou par extraction. Dans l'abaissement, si des adhérences soudent l'iris à la capsule, elles sont entraînées en arrière et en bas, et alors l'iris est tiré fortement dans le même sens, au point que si l'opérateur n'y prend garde, les attaches du diaphragme de l'œil sont rompues. Dans l'extraction, quand la pupille est atteinte de rigidité ou embarrassée de fausses membranes, le cristallin ne peut la traverser que par un effort, et alors la pression des muscles et celle que le chirurgien exerce sur le globe avec le doigt poussent le cristallin contre l'iris, et la lentille, sortant brusquement, déchire la pupille et entraîne souvent une partie du corps vitré.

Nous ne parlerons point ici de la déchirure de l'iris dans la pupille artificielle, cette déchirure étant le but même de l'opération (voyez *Pupille artificielle*).

Le *traitement* des déchirures de l'iris est purement antiphlogistique, et doit être en rapport avec la gravité des accidents inflammatoires.

ARTICLE XI.

Contusions de l'iris.

Elles se présentent aussi le plus souvent à la suite des opérations pratiquées sur l'œil. Dans la cataracte par abaissement, par exemple, si l'aiguille n'est point habilement dirigée, elle froisse l'iris sans le diviser, et le prédispose ainsi à l'inflammation. Si dans les procidences iridiennes à travers la cornée, on essaie d'opérer la réduction au moyen d'une curette, d'un stylet mousse, ou de tout autre instrument, la contusion est fréquente. Il est rare dans ces deux cas que la contusion ne soit point compliquée de piqûre ou de déchirure.

ARTICLE XII.

Corps étrangers de l'iris.

Les corps étrangers ne peuvent pénétrer jusqu'à l'iris qu'après avoir traversé la cornée ou la sclérotique; c'est le plus souvent par la première de ces membranes qu'ils arrivent sur le diaphragme de l'œil. Tantôt la plaie est encore béante, tantôt, au contraire, elle est depuis longtemps fermée. Les corps étrangers qui pénètrent dans l'iris sont de diverse nature : ce sont des éclats de verre, de pierre, de fer, des grains de poudre ou de plomb ; j'ai été à même d'observer tous ces corps engagés dans l'iris ; la plupart l'étaient depuis longtemps. Chez un homme occupé à casser des pierres sur une route, un fragment de caillou lancé fortement avait traversé la cornée et s'était implanté dans l'iris. Le corps étranger enveloppé dans une fausse membrane, ne produisait ni gêne ni inflammation depuis longtemps. La vision était bonne. C'était pour une ophthalmie granuleuse de l'autre œil que le malade s'était adressé à moi. Chez un autre, un éclat de verre s'était implanté dans l'iris, en divisant la cornée et la sclérotique. J'enlevai le corps étranger à travers la plaie béante, mais il y eut une cataracte capsulo-lenticulaire. Ce fait est assez semblable à celui qu'a publié M. d'Ammon (1), et dans lequel un homme avait reçu dans l'œil, à travers la cornée, un fragment de minerai. Le malade tomba en syncope pendant l'extraction ; cependant la vision se rétablit, la capsule et le cristallin n'ayant point été atteints. On trouve dans le *Bulletin de la Société médico-pratique*, 1836, p. 97, l'histoire d'un sujet qui portait un grain de plomb dans l'iris. J'ai observé un cas semblable, mais dans lequel l'œil avait perdu la faculté de voir, et était un peu atrophié. M. Stœber (2) rapporte que chez un jeune homme auquel il donna des soins, un grain de plomb resta caché une année derrière l'iris, après avoir traversé la cornée et cette membrane, et qu'au bout de ce temps il se fit jour à travers la sclérotique, et vint se placer sous la conjonctive. L'auteur ne dit point si la vision fut conservée. Dans plusieurs cas, chez des mineurs surpris par une explosion, j'ai vu des grains de poudre engagés dans l'iris. Lorsque l'accident était récent, la réaction était violente (il ne faut point oublier que la cornée avait dû être maltraitée) ; mais lorsque la blessure datait de loin, dans d'autres cas que j'ai observés, la présence des corps étrangers ne déterminait plus aucune inflammation.

Le *traitement* consiste à enlever le corps étranger, s'il provoque une inflammation ou une gêne quelconque. Quand il s'est introduit depuis peu de temps, et que la cornée est ouverte dans une assez grande étendue, on le charge au moyen d'une pince ou d'une curette, en maintenant les paupières écartées. Dans le cas contraire, je veux dire celui où la blessure de la cornée ne permettrait pas l'extraction du corps étranger, on agrandirait l'ouverture au moyen du couteau à cataracte ordinaire, ou du couteau lancéolaire de Beer. Il en serait de même si le corps étranger, enfermé depuis longtemps, venait à occasionner par sa présence des accidents sérieux. On doit s'attendre dans presque tous les cas à une manœuvre pénible et à une réaction assez forte ; c'est pour-

---

(1) *Archives générales de médecine*, t. **XXIII**, p. 429.
(2) Stœber, *Loco citato*, p. 445.

quoi le traitement antiphlogistique , mesuré sur la constitution du malade, est de première nécessité. L'œil est fermé par des bandelettes quand l'ouverture cornéenne a été très large ; des compresses d'eau glacée sont appliquées en permanence ; le malade garde le lit , et la saignée générale est faite aussitôt que la réaction menace de prendre une certaine intensité. Si, après l'extraction du corps étranger, l'iris s'enflamme malgré le traitement antiphlogistique , il peut arriver qu'il contracte des adhérences avec la pupille ; alors les préparations de belladone sont indiquées (V. *traitement de l'iritis*).

ARTICLE XIII.

Hernie de l'iris à travers la cornée. — (Nouveau procédé de réduction.)

C'est à la suite d'ulcérations perforantes de la cornée qu'on voit le plus souvent cette maladie. On l'observe encore après les plaies par instrument tranchant qui ont intéressé la membrane transparente, ou l'extrême bord de la sclérotique , près de l'insertion de la cornée , ou enfin ces deux membranes à la fois. Elle est aussi fréquemment la conséquence de l'opération de la cataracte par extraction , et l'on sait que c'est là un accident qui ne manque pas de gravité.

Mais quelle que soit la cause qui ait produit la perforation de la cornée , à l'instant même où cette perforation a lieu l'humeur aqueuse s'écoule au dehors, et l'iris la suit dans ce mouvement d'avant en arrière, de sorte qu'il vient s'appliquer contre la membrane transparente , et que si l'ouverture cornéenne est assez grande , il ne tarde pas à s'y engager, dans une proportion en rapport avec la largeur de la perforation. Lorsque la hernie de l'iris est consécutive d'ulcérations marchant avec une certaine lenteur, elle est toujours précédée d'un *kératocèle*, formé aux dépens de la lamelle profonde de la cornée ou même de la membrane de l'humeur aqueuse. Nous avons fait remarquer, quand nous avons parlé du kératocèle (V. pag. 348) , et surtout des perforations de la cornée (V. pag. 302), tout l'intérêt pratique de ce symptôme qui met le médecin en demeure de prévoir l'accident, et d'y porter remède par la prompte dilatation de la pupille.

Aussitôt que la hernie de l'iris est accomplie, le malade éprouve dans le globe une douleur soudaine qui s'irradie vers le front et le sourcil , et très souvent est assez vive pour lui arracher un cri. C'est un très fort élancement, comparable à celui qu'éprouvent les opérés de pupille artificielle pendant le décollement. Si cette douleur est survenue sur un malade atteint d'une ulcération , on peut être certain, avant d'écarter les paupières, qu'il s'est fait une hernie iridienne. Quelquefois pourtant la perforation s'opère sans que l'iris vienne s'engager dans l'ouver-

ture ; il s'applique simplement derrière ; mais cela n'a lieu qu'exceptionnellement, et, le plus souvent, dans les cas où l'ulcération ou la plaie
est étroite.

Selon que la hernie de l'iris est petite, large, simple ou multiple,
elle a reçu autrefois divers noms qui ne sont plus guère conservés aujourd'hui. Lorsqu'elle n'avait que le volume d'un grain de millet, on
l'appelait *myocéphalon*, à cause de sa ressemblance avec la tête d'une
mouche ordinaire. Lorsqu'elle était large et aplatie, on lui donnait le
nom de *hylon* ou *clou*. Lorsqu'elle était multiple, comme cela s'observe
après certains kératocèles consécutifs de larges ulcérations de la cornée,
elle prenait celui de *raisinière*, parce qu'alors elle ressemble à une sorte
de grappe formée de petits grains noirs.

Après les ophthalmies purulentes qui ont détruit toute la cornée, ou
après la fonte purulente de cette membrane, l'iris fait procidence dans
tout son ensemble ; c'est dans ce cas seulement qu'on voit survenir
après la procidence le staphylôme de l'iris proprement dit.

SYMPTÔMES ANATOMIQUES. —La cornée, amincie par une ulcération,
se perfore, avons-nous dit, donne issue à l'humeur aqueuse, et l'iris
vient s'engager dans l'ouverture. Il s'y présente sous la forme d'une
petite tumeur noire qui est comme lobulée à sa surface, et est entourée d'un cercle blanc jaunâtre siégeant dans la cornée. Nous venons
de voir que cette tumeur peut être simple ou multiple, étroite ou large ;
nous n'y reviendrons pas.

Pour assurer le diagnostic de la procidence iridienne, il est nécessaire d'examiner avec attention la chambre antérieure, l'iris, la pupille et la cornée. La *chambre antérieure* est déformée, et n'existe plus
dans l'endroit correspondant à la procidence ; elle est comme divisée en
deux portions triangulaires, souvent inégales, dont les sommets seraient à la hernie, et les bases en sens inverse. L'*iris* n'est plus tendu
verticalement entre les deux chambres ; une portion de son corps ou de
sa marge, s'étant engagée dans la cornée, fait saillie en avant. De là la
déformation des deux chambres : l'agrandissement de la postérieure,
et la diminution de l'antérieure. La *pupille*, déformée aussi en plus ou
moins grande partie, est rétrécie, oblitérée ou agrandie : rétrécie, si
une partie de sa marge est herniée dans la cornée ; oblitérée, si
toute la marge a traversé la perforation ; agrandie, au contraire, si une
très petite partie seulement du corps de l'iris s'est engagée près de ses
attaches dans une perforation de la circonférence cornéenne. La *cornée*,
indépendamment de la petite tumeur noire iridienne, simple ou multiple et entourée d'un cercle blanc jaunâtre qu'elle présente, offre
quelquefois une dépression, un aplatissement remarquable ; cela a lieu

surtout lorsque la procidence est récente, que l'iris n'oblitère pas complétement l'ouverture, que l'humeur aqueuse s'écoule incessamment au dehors, enfin quand il y a *fistule* de la cornée. L'œil est mou dans son ensemble ; la pupille, l'iris, sont appliqués immédiatement contre la cornée, et il n'est pas rare que les muscles dans leurs contractions impriment un sillon sur la sclérotique, et qu'ainsi la forme de la cornée dépende en quelque sorte des mouvements de l'œil.

Outre ces caractères anatomiques, il en est d'autres qui varient selon la gravité du mal, et aussi selon le temps depuis lequel la procidence s'est faite. La réaction peut être très vive ou nulle, selon que la procidence est récente ou ancienne. Si elle est récente, la cornée est ramollie dans une étendue plus ou moins grande ; la conjonctive et la sclérotique sont enflammées, et présentent une rougeur très prononcée, en rapport ordinairement avec la largeur de la procidence iridienne. Si, au contraire, elle est ancienne, toutes les membranes de l'œil sont exemptes d'inflammation : la hernie prend alors le nom de *synéchie antérieure*.

SYMPTÔMES PHYSIOLOGIQUES. — Au moment de la procidence de l'iris, ainsi que nous l'avons dit plus haut, le malade éprouve une douleur fort aiguë, qui s'irradie du globe vers le front. La photophobie, jusque là peu prononcée, devient très vive, des larmes s'écoulent en abondance, et le malade recherche l'obscurité. D'autres fois, au contraire, les douleurs produites par l'ulcération disparaissent aussitôt que la hernie s'est faite, mais alors la chambre antérieure est ouverte.

MARCHE. — TERMINAISONS. — Une fois formée, la procidence de l'iris, assez ordinairement, tend aussitôt à augmenter. Scarpa pense que le gonflement vasculaire de l'iris est l'unique cause de cette augmentation de volume ; selon Chélius, elle serait toujours occasionnée par la distension que produit l'humeur aqueuse sur la portion iridienne qui a traversé l'ouverture de la cornée, et si ce liquide est en grande quantité, l'enveloppe séreuse de l'iris formerait seule la saillie par suite de la compression de ses vaisseaux. Ces deux opinions, admises d'une manière exclusive, sont, à n'en pas douter, en dehors de l'observation rigoureuse des faits. Si l'on assiste, pour ainsi dire, à la formation de la hernie iridienne, on se convaincra facilement de la justesse de l'observation du célèbre chirurgien de Pavie. Pour s'assurer que c'est bien en effet au gonflement vasculaire qu'est due, dans la majorité des cas, l'augmentation de la hernie, on n'aura, quand elle est très récente, qu'à la toucher avec un crayon de nitrate d'argent, et l'on reconnaîtra qu'en moins d'une seconde elle aura doublé une ou deux fois de volume. Le gonflement vasculaire doit donc très certainement contribuer à l'agrandissement de la tumeur. Dans quelques cas exceptionnels, l'humeur aqueuse s'accumule sous la séreuse iridienne procidée, et, ainsi que le dit Chélius, forme une vésicule transparente qu'une simple ponction fait disparaître ; mais ce fait ne détruit point l'observation de Scarpa, comme l'a cru le professeur de Heidelberg (1).

Après avoir pris un volume plus ou moins grand, la hernie de l'iris s'affaisse d'une manière progressive, non point, comme le pense Chélius, parce que l'humeur aqueuse ne peut plus distendre la partie prolabée de l'iris, mais parce que cette partie, sphacélée par la compression, l'étranglement de ses vaisseaux, tombe en suppuration. Par cet affaissement le niveau de la cornée est rétabli. C'est la terminaison la plus favorable de la procidence iridienne, lorsqu'elle n'a pu être réduite complétement. Quand la hernie est très grande et ne subit qu'un étranglement incomplet, elle joue le rôle d'un corps étranger implanté dans la membrane transparente, et détermine une inflammation de la cornée avec un ramollissement qui peut s'étendre fort loin ; c'est alors que peu à peu la cornée prend la forme conique et devient staphylomateuse. Mais si cette membrane a été détruite en grande partie, c'est l'iris qui, presque complétement procidé, fait saillie à travers l'ouverture, et forme cette tumeur considérable qui a reçu le nom de *staphylôme de l'iris*. Quelquefois une tumeur de mauvaise nature succède à la hernie iridienne.

PRONOSTIC. — Il est toujours grave : la vision est quelquefois perdue et altérée ou compromise dans tous les cas. On en exceptera, toutefois, ceux dans lesquels une adhérence étroite se sera produite près de la circonférence de la cornée. La synéchie antérieure est très souvent une cause de strabisme lorsqu'elle est incomplète, et placée en dedans ou en bas.

TRAITEMENT. — Nous l'avons tracé en grande partie en étudiant les perforations imminentes de la cornée (V. pag. 302). Lorsque les hernies sont récentes, les instillations de belladone, aidées, selon la méthode indiquée au chapitre que nous rappelons, de fomentations glacées, pourront les réduire assez fréquemment. C'est un excellent moyen si on l'emploie avec persévérance pendant plusieurs jours, comme nous le faisons en pareil cas : aussi est-ce bien à regret que dans un écrit de M. Velpeau (2), nous voyons ce passage-ci, où il désapprouve l'emploi de la belladone : « On aurait tort d'accorder une grande valeur à de pareils moyens : après les premières heures, la réduction mécanique des hernies de l'iris est à peu près impossible, à cause du travail phleg-

(1) Chélius, *loco citato*, p. 163, 164.
(2) *Loco citato*, p. 142.

masique qui s'établit bientôt. » Ce travail, qu'il est facile d'arrêter ainsi que nous le verrons plus loin, diminue, il est vrai, l'action particulière de la belladone sur l'iris; mais de leur côté les fomentations glacées sur l'œil et les instillations mydriatiques entre les paupières, contribuent puissamment à diminuer cette phlegmasie, et souvent même l'abattent complétement si on les aide d'un traitement antiphlogistique convenable. C'est surtout dans les procidences un peu larges qu'on peut espérer une plus facile réduction. On n'oubliera pas que la cornée se ramollit autour de la hernie récente, et que l'adhérence ne peut être solide qu'après un temps assez long, double circonstance qui donne plus de prise à l'action de la belladone. Après trois ou quatre jours d'instillations persévérantes, si l'on n'a pas réussi à rendre la liberté à la pupille, on aura recours à la cautérisation faite comme nous allons l'indiquer.

Nouveau procédé pour la réduction de l'iris hernié. — Il consiste en une simple cautérisation avec le nitrate d'argent, sur un endroit autre que celui de la hernie, et est basé sur les données suivantes :

a. L'iris hernié à travers la cornée n'*est désorganisé qu'après plusieurs jours.*

b. La hernie iridienne, irritée par le contact des larmes, par l'air, par les frottements de la paupière supérieure et par les bords mêmes de l'ulcère cornéen dans lequel elle est emprisonnée, tend pendant quelques jours à augmenter de volume. Cette irritation et ce gonflement incessant de la partie engagée empêchent la mortification de l'iris et *arrêtent le travail de la cicatrisation.* L'engagement progressif de l'iris dans l'ulcère de la cornée est prouvé par ces faits d'observation pratique, que, si l'on touche la hernie récente avec un corps irritant, elle triple de volume à l'instant même; et que si l'on suit les progrès de cicatrisation de l'ulcère de la cornée, la hernie n'ayant pas été réduite, la pupille diminue peu à peu et même disparaît souvent.

c. Des adhérences s'établissent entre la cornée et l'iris avant que la partie herniée soit désorganisée. Dans le principe, c'est-à-dire pendant quelques jours, elles sont très faibles et peuvent être détruites tout-à-fait, si *l'on augmente l'activité vasculaire des parties qui les fournissent,* ou si une inflammation nouvelle se développe sur un autre point de l'œil.

d. Les matériaux nécessaires à la formation des adhérences qui s'établissent entre l'iris et la cornée, sont d'abord fournis par cette dernière membrane, déjà malade dans l'endroit où la première, saine jusque là, est venue s'engager.

e. Ces matériaux sont apportés par l'extrémité des vaisseaux divisés par l'ulcère. La base de ces mêmes vaisseaux se trouve à la circonférence de la cornée.

f. Irriter les parties dans lesquelles rampe la base de ces vaisseaux, c'est *augmenter la sécrétion* des bords de l'ulcération ; c'est aussi apporter autour de la hernie une sécrétion liquide qui détruira quelques adhérences encore mal établies ; c'est enfin rendre à l'iris les moyens de glisser dans l'ulcération, agrandie par le fait même de la sécrétion.

g. Si, avant de produire mécaniquement cette *irritation*, on a soumis l'iris à l'action de la belladone, on aura en arrière de la cornée une force qui, agissant d'avant en arrière, devra réduire la hernie.

Passons maintenant à la description des moyens de produire cette irritation.

Une ulcération de la cornée ayant donné passage à une partie de l'iris, la hernie étant reconnue, et des instillations de belladone ayant été faites sans résultat pendant quelques jours, je m'assure que l'iris est encore sous l'influence mydriatique de ce médicament, c'est-à-dire que la pupille est aussi large que possible.

La figure 16 donne une idée très exacte de la forme des parties :

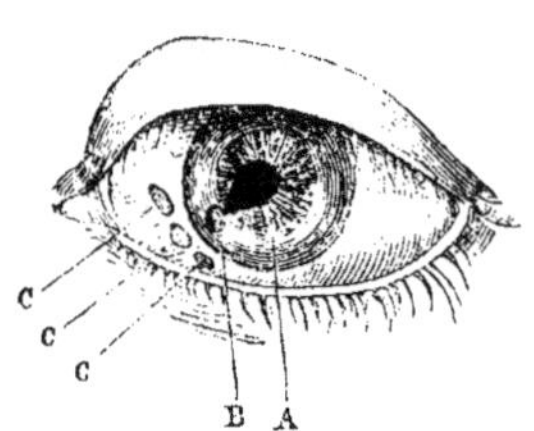

Fig. 16.

A représente la pupille agrandie par la belladone, mais déformée et se terminant par une pointe en bas et en dedans ; B est la tumeur formée sur la cornée par l'iris, dont une petite partie a traversé une ulcération cachée sous la tumeur iridienne.

Ces précautions prises, la paupière supérieure étant maintenue par un aide, l'inférieure étant abaissée au moyen de l'index de la main gauche, je porte de la main droite un crayon de nitrate d'argent sur la conjonctive bulbaire, tout près de la cornée, et je cautérise les trois ou quatre points, c, c, c, le plus énergiquement possible, sans toutefois atteindre trop profondément la muqueuse. De cette manière, je provoque une irritation très active des vaisseaux qui se rendent dans l'ulcération cornéenne, et la sécrétion liquide nécessaire au dégagement de l'iris est produite. Quelquefois, au lieu de quelques points de cautérisation, je fais une traînée de caustique sur le pourtour de la cornée, dans le voisinage de la hernie, ou même, dans quelques cas, où une première cautérisation a échoué, j'en pratique, à deux ou trois jours d'intervalle, une deuxième, une troisième, une quatrième sur la cornée même, mais en ayant grand soin que le caustique ne s'étende pas sur l'iris, car autrement la hernie deviendrait plus volumineuse à l'instant même. (Voy. plus haut *b.*)

A partir du moment où une cautérisation vient d'être faite, le malade doit se baigner l'œil avec de l'eau froide et continuer avec persévérance les instillations de belladone. Après deux jours, si la hernie n'est pas réduite, je cautérise de nouveau, toujours en me rapprochant de la tumeur, et quelquefois même je l'entoure, sans la toucher, d'une cautérisation annulaire portant tout entière sur la cornée.

L'aspect de la cornée et de la conjonctive pourrait avoir quelque chose d'inquiétant pour qui n'aurait encore fait cette cautérisation : de larges plaques blanchâtres, élevées, se développent, mais elles disparaissent bientôt et ne laissent jamais de traces. J'ai appliqué jusqu'à sept fois le caustique, pour ne réussir qu'à la huitième ; ordinairement, cependant, la réduction s'est faite après la première, la deuxième ou la troisième cautérisation. Depuis deux ans, j'ai réuni un nombre tel d'observations, que je ne prends plus la peine de les compter : aussi ne saurais-je trop recommander ce moyen.

Lorsque la hernie persiste (c'est-à-dire lorsqu'on a reconnu que les adhérences qui retiennent l'iris ne peuvent être détruites), on doit s'occuper à faire disparaître aussi promptement que possible la tumeur qu'elle forme : *la cautérisation directe* atteindra aisément ce but ; elle ne serait douloureuse qu'autant qu'on toucherait les parties voisines. Pendant tout le temps que la cornée sera encore ramollie au pourtour de la procidence, on tiendra la pupille dilatée ; autrement l'iris s'engagerait de plus en plus dans l'ulcération, circonstance qui diminue d'autant la pupille. Ce sera en outre un moyen de plus d'empêcher la dégénérescence staphylomateuse, parce que l'iris, dont les fibres sont tendues vers le corps ciliaire, retient ainsi, au moins dans de certaines limites, la cornée en arrière. Il sera bon, dans quelques cas, de joindre la compression modérée à ces moyens. On revient à la cautérisation tous les deux ou trois jours, si l'état de l'œil le permet. Rien n'est plus facile que cette petite opération ; la paupière supérieure est relevée par un aide, l'inférieure est abaissée par le chirurgien, qui fixe le globe comme pour opérer la cataracte par extraction au moyen du médius placé dans l'angle interne. Le malade doit regarder un point fixe. Lorsque c'est un enfant, on peut au besoin maintenir le globe dans l'immobilité, au moyen de pinces placées sur la conjonctive ; mais cela augmente singulièrement les difficultés. On a soin de choisir un crayon taillé en pointe, pour ne toucher que les surfaces malades ; l'œil est ensuite baigné dans de l'eau froide jusqu'à ce que la douleur soit éteinte.

Lorsque tout espoir de réduction de l'iris est perdu, il peut être utile de recourir à l'excision de la hernie, si elle est volumineuse. C'est une opération au reste qui ne sera jamais indispensable, à moins que la procidence ne dégénère en une tumeur de nature polypeuse, ou qu'elle ne prenne un grand volume. (Voyez *Tumeurs de l'iris.*)

ARTICLE XIV.

Adhérences ou synéchies de l'iris.

Le déplacement de l'iris avec adhérence se fait tantôt en avant avec la cornée (*synéchie antérieure*), tantôt en arrière avec la capsule du cristallin ou avec une fausse membrane qui remplacerait celle-ci (*synéchie postérieure*).

Il y a *synéchie antérieure* lorsque après les perforations de la cornée, à la suite de plaies ou d'ulcérations, l'iris devient adhérent à cette membrane au moyen d'exsudations plastiques. C'est ce qui arrive dans tous les cas où la hernie de l'iris s'est aplatie. L'adhérence est totale ou partielle; dans le premier cas, la pupille a complétement disparu; dans le second, elle est déformée en plus ou moins grande partie, et tiraillée en avant; c'est dire que la vision est ou perdue, ou au moins, dans la majorité des cas, diminuée. Cependant lorsque la synéchie occupe le côté externe et qu'elle est étroite, la vue n'éprouve que peu ou point de gêne, les axes oculaires n'étant point dérangés dans leurs rapports. Tel est le cas du jeune collégien dont j'ai parlé à l'article *Coupures de la cornée* (Voyez pag. 312). Il en est de même assez souvent lorsque l'adhérence n'a compromis que le bord supérieur de la pupille; pourtant la vision est un peu gênée en haut. Si l'adhérence antérieure occupe le côté interne ou inférieur de la pupille, l'œil ne peut plus servir à la vision en même temps que son congénère; presque toujours alors il en résulte un strabisme. La déviation du globe survient, le plus ordinairement, de même que dans les amauroses, dans les cataractes, dans les taches de la cornée, etc., lorsque l'œil ne peut plus servir à la vision; pourtant on la voit exceptionnellement apparaître, dans quelques cas heureux, du côté de l'obstacle; les axes oculaires se trouvent ainsi rétablis. Nous nous sommes occupés de cette question à l'article *Strabisme*.

Une fois établie, la synéchie antérieure ne peut être guérie. Si elle est très étroite et placée du côté interne, on peut recourir à une opération fort simple qui consiste à introduire dans la chambre antérieure un petit instrument en forme de canif pour diviser l'adhérence et rétablir la pupille du côté interne. La ponction est faite avec un couteau à cataracte; le petit instrument en forme de canif qu'on introduit par l'ouverture est boutonné à sa pointe et doit être très mousse sur le dos; au moyen de cette précaution, on ne blesse point inutilement la cornée à la face interne.

Il y a *synéchie postérieure* lorsque l'iris est adhérent à la capsule; elle est très grave ou fort légère, de même que l'adhérence à la cornée. Dans tel cas, la pupille sera complétement oblitérée par une fausse membrane; dans tel autre, au contraire, elle sera à peine déformée. Cette adhérence ne peut avoir lieu qu'après les seuls cas d'iritis et de capsulite ; des exsudations qui se forment à la surface postérieure de l'iris ou à l'antérieure de la capsule, réunissent ces deux membranes dans un ou plusieurs points et empêchent les oscillations pupillaires, du moins dans l'endroit où l'adhérence s'est formée. La pupille prend alors des formes très irrégulières ; tantôt c'est un angle rentrant, tantôt c'est la forme inverse qu'elle présente sur un ou plusieurs endroits de sa marge. Les adhérences entre l'iris et la capsule, lorsqu'elles sont peu nombreuses, ressemblent à de petits filaments brun noirâtre, attachés par leurs extrémités à l'une et à l'autre de ces membranes. Quelques unes sont réunies, dans certains cas, par une bandelette fibro-albumineuse de même couleur. Si toute la marge iridienne est devenue immobile, on voit, en dedans du cercle uvéen bordant la marge pupillaire, une traînée noirâtre et circulaire qui masque la pupille dans une étendue variable, et est formée par du pigmentum déposé sur la fausse membrane ; quelquefois la pupille, absolument oblitérée par la tache noire, est immobile, et il est assez difficile, pour un œil peu exercé, de reconnaître si la tache est formée par le fond de l'œil, ou si, au contraire, elle siège sur la capsule. Nous nous sommes occupés tout particulièrement de cette tache à l'article *Cataracte pigmenteuse*.

Le *traitement* de l'adhérence postérieure de l'iris est plutôt préventif que curatif. Il consiste, pendant la durée d'un iritis ou d'une capsulite, à éloigner l'iris du centre de la cristalloïde au moyen de préparations de belladone. Lorsque les adhérences sont encore récentes, elles peuvent être rompues quelquefois par ce moyen, mais alors une tache brune demeure sur la capsule et gêne la vision plus ou moins, en raison de sa largeur. Les préparations mercurielles à l'intérieur, et en frictions autour de l'orbite, ont été recommandées comme antiplastiques ; je doute que pendant la durée d'un iritis elles puissent être constamment efficaces sous ce point de vue. Néanmoins, comme elles produisent une dérivation énergique sur le canal digestif ou sur les gencives, il est bon de ne pas les négliger. Lorsque les adhérences sont très nombreuses, on pourra améliorer la vision en prescrivant chaque jour des instillations de belladone.

ARTICLE XV.

Oblitération ou atrésie de la pupille.

L'oblitération complète ou incomplète de la pupille est consécutive d'une *synéchie antérieure* ou d'une *synéchie postérieure* ; dans le premier cas, elle est la conséquence d'une ulcération ou d'une plaie de la cornée ; dans le second, d'une inflammation de l'iris ou de la capsule, qui s'est terminée par l'exsudation de fausses membranes. Celles-ci sont tantôt d'une couleur blanche assez franche, tantôt jaunâtres, quelquefois tout-à-fait noires ; dans ce dernier cas, du pigmentum uvéen a été arraché de la face postérieure de l'iris par la contraction incessante de la fibro-albumine. L'iritis et l'ulcération de la cornée ne sont pas les seules causes de l'atrésie pupillaire ; elle est quelquefois produite par l'organisation d'épanchements de sang, traumatiques ou non, dans les chambres de l'œil. C'est alors une sorte de cataracte qu'on a nommée *sanguinolente* (*Cataracta cruenta*). Elle est encore très souvent occasionnée par les diverses opérations qu'on pratique sur l'œil.

L'occlusion de la pupille est fort rarement congéniale ; Wrisberg et Rœmer en ont cependant vu des exemples. Dans ce cas, selon d'Ammon (1), « elle reconnaît pour cause une anomalie dans la métamorphose organique de l'œil et non une inflammation et une exsudation plastique, comme cela a été admis par plusieurs auteurs.» Dans quelques cas, elle paraît tenir à la persistance partielle ou totale de la membrane pupillaire après la naissance ; dans d'autres, beaucoup plus fréquents, elle est le résultat d'inflammations qui se sont développées pendant la vie intrà-utérine.

L'occlusion de la pupille, non compliquée d'amaurose, permet au malade de distinguer le jour de la nuit. Si elle est la suite d'une procidence complète de l'iris dans sa marge, l'opération de la pupille artificielle peut seule rendre la vue au malade ; il en est de même lorsque de fausses membranes épaisses se sont développées dans l'ouverture pupillaire. On pourrait à la rigueur, dans quelques cas de cette nature, déchirer les fausses membranes au moyen de l'aiguille introduite par la sclérotique ; mais presque toujours alors l'iritis se reproduit, et il se développe de fausses membranes nouvelles. J'ai vu plusieurs fois l'œil se fondre complétement, à la suite d'opérations de cataractes par abaissement pratiquées dans ces circonstances.

Si l'occlusion tient à la persistance de la membrane pupillaire, ce qui est excessivement rare, cette membrane se déchire ordinairement, selon d'Ammon et Stœber (2), au bout de quelques jours ou de quelques semaines. Quand elle est le résultat d'une inflammation de l'œil qui s'est développée pendant la vie fœtale, la pupille artificielle est la seule ressource.

Avant de se décider à pratiquer une opération de cette nature, on doit rechercher si l'iris est ou non malade, si des altérations graves exis-

(1) D'Ammon, traduit par Szokaslki, p. 135.
(2) Stœber, *loco citato*, page 282.

tent dans les autres tissus de l'œil, si le cristallin et sa capsule sont transparents ou troubles, s'ils n'ont pas été enlevés par l'extraction ou par accident; on examinera de plus si la cornée est saine, si la sclérotique n'est point parcourue de vaisseaux variqueux ou de plaques bleuâtres comme dans la choroïdite; on s'assurera que la rétine n'est pas malade; le globe sera enfin étudié dans son ensemble; on verra s'il a ou non augmenté de volume, comme dans l'hydrophthalmie; s'il ne serait pas plus petit et mou, comme dans l'atrophie, etc.; circonstances qui toutes devront nécessairement fixer le médecin sur l'utilité de l'opération et sur ses résultats probables.

ARTICLE XVI.

Staphylôme de l'iris. (Hernie complète de l'iris à travers la cornée détruite.)

On désigne sous ce nom une tumeur sphérique volumineuse, noirâtre, parcourue de vaisseaux, et formée par l'iris à travers une ulcération qui a détruit la cornée dans presque toute son étendue. Nous avons étudié sous le nom de *Procidences* les hernies très limitées de l'iris à travers des ulcérations étroites de la cornée. (Voy. pag. 294.) La plupart des auteurs confondent le staphylôme de l'iris avec celui de la cornée, quoique ces deux affections présentent des différences essentielles.

Le staphylôme de la cornée, lisse à sa surface, toujours d'un blanc bleuâtre, et recouvert de taches blanches et bleues transparentes, forme entre les paupières une tumeur saillante, conique ou quelquefois sphérique; celui de l'iris, sphérique et d'un noir bleuâtre violacé, offre des inégalités très remarquables, dans lesquelles on reconnaît aisément à leur direction les fibres convergentes hypertrophiées de cette membrane. Le plus souvent à la surface de cette dernière tumeur, on voit dans des enfoncements en forme de sillon, des plaques bleu blanchâtre, ou plutôt des bandelettes, qui ne sont autre chose que de fausses membranes recouvrant des débris de cornée laissés par l'ulcération. La tumeur est toujours moins volumineuse lorsque ces brides existent. Il arrive quelquefois que, poussées au-delà de leur extensibilité, les bandelettes se rompent, après s'être amincies peu à peu sous l'influence de la compression exercée par la tumeur; celle-ci acquiert alors un volume de plus en plus considérable, fait saillie entre les paupières et peut être prise facilement, si l'on n'y fait attention, pour une dégénérescence mélanique. Lors même qu'elle est arrivée à son plus haut degré de développement, la tumeur offre toujours çà et là quelques plaques bleuâtres, vestiges de fausses membranes mal organisées. Nous avons dit que des vaisseaux rouge brun, quelquefois assez nombreux, la sillonnent et se ramifient à sa surface. Le staphylôme de l'iris ne peut se former que lorsque la cornée a été détruite presque jusqu'à sa circonférence; on le produit très aisément sur les animaux, en enlevant la cornée dans la plus grande partie de son étendue. Dans le staphylôme de la cornée, cette membrane existe, sauf dans quelques points étroits; elle est ou amincie ou fortement épaissie, toujours largement allongée; le staphylôme iridien est à peine recouvert d'une couche fibro-albumineuse légère et transparente qui n'a rien de semblable à la cornée. L'iris est aminci, et le plus souvent difficile à trouver dans le staphylôme de la cornée, contre laquelle il est soudé en arrière. Il est au contraire énormément tuméfié lorsque la cornée n'existant plus, il a fait procidence, et est devenu staphylomateux.

Le staphylôme de l'iris entraîne toujours la perte complète et incurable de la vision.

Une fois que cette maladie s'est développée, on ne peut espérer de la guérir que par l'ablation complète des parties malades, opération en tout point semblable à celles du staphylôme de la cornée. Il est bon cependant d'être prévenu que les parties saignent et se déchirent avec la plus grande facilité, circonstance qui rend l'opération assez difficile. L'érigne doit être remplacée par une érigne recourbée, maintenue sur un manche, et à plusieurs dents, en forme de fourchette. Lorsque ces quatre ou cinq dents sont engagées dans la tumeur, on enlève celle-ci au moyen du couteau à staphylôme ordinaire (Voyez *Staphylôme de la cornée*, p. 335). Le malade peut ensuite porter l'œil artificiel.

ARTICLE XVII.

Mydriasis.

C'est une maladie dans laquelle la pupille demeure immobile et largement dilatée, que le malade dirige son œil sur la lumière ou sur un objet rapproché. M. C. Canstatt, d'Ansbach, en admet quatre variétés : 1° *la mydriase idiopathique* du muscle oculo-moteur; 2° *la mydriase sympathique* par névrose du nerf trijumeau; 3° *la mydriase sympathique* du nerf optique ou amaurotique; 4° *la mydriase abdominale* ou mydriase du grand sympathique. D'autres auteurs n'en admettent que deux variétés : l'*idiopathique* et la *symptomatique* : c'est la division que nous adopterons. Nous ne faisons que noter la seconde forme ; la description qui suit s'applique tout entière à la première, c'est-à-dire à la mydriase idiopathique.

Étiologie. — La mydriase est congéniale ou accidentelle : la mydriase congéniale n'est pas très rare, on en trouve de nombreux cas dans les

auteurs (Jæger, Guépin, d'Ammon, Plater, Linz, Melchior de Copenhague, Fallot de Namur). La mydriase congéniale n'est le plus souvent
qu'une difformité qui, selon Schon, est quelquefois héréditaire; elle gêne
rarement la vision; elle disparaît quelquefois pour revenir bientôt, et
cela sans aucune cause appréciable. « Je connais, dit M. Melchior, un
» homme de trente-quatre ans, nommé A. I....., qui a ordinairement
» la mydriase de l'œil gauche, mais dont la pupille devient quelquefois
» aussi petite que la droite, sans qu'on en puisse découvrir la raison ;
» la vue des deux yeux est toujours égale. »

La mydriase *accidentelle* est beaucoup plus fréquente. Parmi les
causes qui la produisent le plus souvent, on doit noter les coups, les
blessures ou les commotions violentes du cerveau. Un coup léger porté
sur la cornée ou sur la sclérotique suffit quelquefois pour occasionner ce
phénomène, probablement par suite de l'action traumatique sur les
nerfs ciliaires. On sait que la mydriase accompagne certaines affections
du cerveau ou de ses enveloppes ; elle vient à la suite d'empoisonne-
ments, et peut aussi être amenée par l'action de quelques médicaments
particuliers, comme la belladone. On la voit presque toujours suivre
la paralysie de la troisième paire de nerfs. L'habitude de travailler sur
des objets petits et de couleur sombre, dans un lieu mal éclairé, paraît l'avoir produite quelquefois. Dans un seul cas, j'ai vu la mydriase
survenir pendant une inflammation aiguë de l'iris. Elle a disparu complétement sous l'influence d'un traitement énergique. Cette maladie se
montre comme symptôme de l'amaurose, du glaucome et d'autres affections graves de l'œil. La cause prochaine en est encore assez obscure, on
la place généralement dans les nerfs ciliaires ou dans le ganglion ophthalmique d'où ils viennent. Quelques auteurs pensent que la mydriase est
due à l'engorgement des vaisseaux de l'iris. Cette opinion ne peut être
admise que dans des cas très exceptionnels, comme dans celui que je
viens de rapporter, l'engorgement sanguin de l'iris produisant naturellement la constriction pupillaire. Deshais-Gendron (1) le regarde pourtant comme la cause la plus fréquente de cette affection, que M. Rognetta (2) rapporte à un état hyposthénique des nombreuses artères de
la substance iridienne.

SYMPTÔMES ANATOMIQUES. — La pupille du côté malade est plus ou
moins largement dilatée, et demeure immobile, quel que soit le degré
de lumière qu'on fasse pénétrer subitement jusqu'à la rétine. Les mouvements de l'iris sain ne sont nullement répétés par l'iris malade, qui, le
plus souvent, se retire uniformément vers le corps ciliaire, de sorte

(1) Deshais-Gendron, *loco citato*, t. II. page 281.
(2) Rognetta, *loco citato*. p. 555.

que la pupille conserve sa forme circulaire ; dans d'autres cas, cette ouverture est plus ou moins allongée en un sens ; quelquefois elle est dentelée sur ses bords. Ce serait une grave erreur de croire, comme le font quelques auteurs, que les inégalités de la pupille indiquent nécessairement une amaurose.

Le fond de l'œil est parfaitement noir, à moins qu'une cause directe et récente n'ait produit la maladie. Demours (1) a remarqué parfois un léger brouillard ou nuage, placé plus profondément que le cristallin, changeant de place selon les mouvements de l'œil, et qui dépendrait de la réflexion de quelques rayons lumineux. Cette particularité se voit surtout sur les individus âgés, chez qui les milieux réfringents prennent une teinte un peu ambrée.

SYMPTÔMES PHYSIOLOGIQUES. — Lorsque la mydriase est récente, les malades sont éblouis à la lumière ordinaire ; plus tard, ils s'habituent très bien à l'action du jour. Une femme que j'ai soignée pour un mydriasis double, datant de deux jours, et survenu après un coup porté sur le front, pouvait à peine se conduire, bien qu'elle pût lire à travers une carte percée d'un petit trou ; huit jours après, cette sorte de photophobie avait disparu, et elle distinguait très bien tous les objets.

Si l'on place devant l'œil mydriatique une carte noircie et percée avec une épingle, les malades supportent fort bien la lumière et lisent aisément à une distance rapprochée : par ce moyen bien simple on diminue le nombre des rayons lumineux qui pénètrent dans l'œil. En général, les mydriatiques voient mieux à une lumière modérée. Il est des cas pourtant dans lesquels l'introduction d'un grand nombre de rayons lumineux ne produit aucune gêne. Un jeune homme de dix-huit ans, passant dans le jardin des Tuileries, reçoit un marron sur l'œil droit ; la pupille se dilate immédiatement, mais la vision n'est nullement troublée. La seule crainte que cet accident n'entraînât quelque conséquence fâcheuse l'avait conduit vers moi, car il n'éprouvait aucune gêne.

TERMINAISONS. — Le mydriasis se guérit ou persiste. Rarement il est suivi de l'amaurose ; si cela arrive, il n'est que le résultat d'une affection grave de l'œil, et en quelque sorte un symptôme.

PRONOSTIC. — Il est favorable dans la mydriase accidentelle, lorsque les autres membranes de l'œil n'ont pas souffert ; il est grave si cette complication existe. La mydriase congéniale est incurable ; mais les malades dont les yeux sont d'ailleurs bien conformés conservent une vue assez bonne.

(1) Demours, *loco citato*, t. I, p. 437.

TRAITEMENT. — Les médications les plus variées ont été employées sans succès contre la mydriase idiopathique. Les saignées, les mercuriaux, les purgatifs à haute dose, ont échoué le plus souvent dans mes mains.

Un fait récent, que j'ai observé à ma clinique, semblerait cependant indiquer que les dérivations sur le canal intestinal doivent être utiles dans quelques cas. Une femme de cinquante ans environ tombe de 5 ou 6 mètres de haut; sa tête ne porte point, et elle ne reçoit que quelques contusions sur le dos. Ses jambes sont affaiblies; elle éprouve des fourmillements dans les pieds et dans les mains; elle souffre de la tête. Ses deux pupilles sont légèrement dilatées; elle est éblouie et ne peut se conduire seule. Elle ne voit pas à l'œil nu les lettres d'un livre à la distance de 2 à 3 pieds; elle lit facilement à 15 pouces avec les lunettes à mydriasis, ou à travers un petit trou percé dans une carte. Je prescris des sangsues à l'anus et des purgatifs. Trois jours après, elle revient guérie du mydriasis et des autres accidents qu'avait produits sa chute; elle n'a rien fait pourtant de ce que je lui ai ordonné, ayant été prise en rentrant chez elle d'un malaise général, bientôt suivi de selles si nombreuses, qu'elle en a compté dix-sept en quelques heures. Je ne pus connaître la cause de cette diarrhée, que la malade rapportait à l'émotion qu'elle avait éprouvée lorsqu'elle s'était trouvée à ma clinique devant plusieurs médecins.

On a vanté la cautérisation de la conjonctive, de la cornée ou du front, selon la méthode de M. Serres et de Sanson; je ne l'ai jamais vue suivie d'un résultat satisfaisant; au moment de l'apparition directe du caustique sur la cornée, la pupille se resserre, mais elle ne tarde pas à reprendre son diamètre ordinaire. Les lotions vinaigrées, et l'infusion de tabac sur l'œil (Demours), le seigle ergoté (Kochanowski, *Annales d'oculistique*, t. I, col. 58), etc., ne réussissent pas mieux que les moyens dont nous avons parlé plus haut. Il en est de même de l'électricité.

Lorsque la mydriase est récente et qu'elle semble être le résultat direct ou indirect d'une commotion de l'œil, on a recours à la saignée générale ou locale et aux purgatifs, moins dans le but de faire disparaître la maladie de l'iris, que pour prévenir des accidents plus graves du côté de la vision. Le malade est tenu dans une obscurité modérée, si la lumière lui est incommode; mais on a soin de l'y habituer progressivement. S'il est indispensable qu'immédiatement il lise ou écrive seulement un instant, on se servira de lunettes sur lesquelles on aura collé un rond de papier noir, percé au centre d'un petit trou, correspondant au milieu de la pupille. On éloignera de l'œil tous les irritants, tout ce qui pourrait le faire rougir, parce que le plus souvent le mydriasis idiopathique se guérit par ces seules précautions, et que d'un autre côté il résiste à tous les moyens qu'on emploie. On n'oubliera pas que peu à peu l'œil s'habitue à la dilatation de la pupille, et qu'elle finit par n'occasionner qu'une gêne très supportable. Une actrice célèbre du Théâtre-Français est dans ce cas depuis plusieurs années.

ARTICLE XVIII.

Myosis, ou rétrécissement de la pupille.

Le resserrement de la pupille est un phénomène qu'on observe très fréquemment. Dans toutes les inflammations des membranes oculaires, et plus particulièrement dans la kératite et l'iritis, on voit par moments l'iris s'étendre, et la pupille diminuer promptement d'étendue, et devenir immobile. On croit que le myosis est dû quelquefois à l'habitude de regarder de petits objets fortement éclairés. On le voit accompagner certaines affections du cerveau. Il disparaît parfois pendant quelques instants pour se montrer après de nouveau : cela s'observe plus particulièrement chez quelques sujets nerveux ou hypochondriaques, et chez les femmes hystériques. C'est là une sorte de myosis actif, qui cède à l'influence du temps et d'un traitement bien dirigé contre l'affection dont il n'est que le symptôme.

Le myosis proprement dit se montre sous une forme toute passive ; il est presque toujours le signe précurseur d'une amaurose incurable, et on le rapporte dans ce cas à une paralysie de l'iris. Il se présente alors à divers degrés, c'est-à-dire que la pupille immobile peut seulement être un peu moins ouverte qu'à l'état normal, ou si étroite qu'on n'y ferait pas passer une aiguille très fine. L'iris est partout de couleur normale ; assez souvent son petit cercle est un peu élevé en avant, et forme un anneau complet. Ordinairement la vision a perdu de sa netteté en proportion du resserrement pupillaire ; dans d'autres cas elle est encore parfaite, et ce n'est que lorsque plus tard des symptômes amaurotiques très graves surviennent, que les malades voient trembloter les objets, qui leur apparaissent souvent couverts d'un voile sombre, etc.

Le *traitement* du myosis actif est celui de la maladie qui le produit ; nous y renvoyons ; quant à celui du myosis passif, il est au-dessus des ressources de l'art (V. *Amaurose*). La dilatation par la belladone n'est d'aucun secours.

ARTICLE XIX.

Tumeurs de l'iris.

I. ABCÈS. — Ces abcès sont assez rares : ils apparaissent pendant la durée de l'iritis, sous la forme de très petites tumeurs de couleur jaune, et se terminent par la résolution ou par la suppuration dans la chambre antérieure , c'est-à-dire par l'hypopion.

II. CONDYLÔMES. —Quelques uns des abcès qui accompagnent l'iritis ont reçu le nom de *condylômes ;* ils siègent de préférence sur le petit cercle de l'iris, quelquefois sur le grand , et sont d'un volume assez limité d'ordinaire, mais qui cependant peut aller jusqu'à remplir la chambre antérieure. C'est surtout chez les individus atteints de syphilis constitutionnelle qu'on observe ces tumeurs. Bornées le plus souvent à la grosseur d'une tête d'épingle, et d'une couleur jaune rougeâtre, elles disparaissent assez fréquemment par résolution sous l'influence d'un traitement mercuriel énergique. D'autres fois , au contraire , elles prennent, quoi qu'on fasse, un accroissement tel, qu'elles remplissent bientôt toute la chambre antérieure, et finissent par faire saillie dans le corps ciliaire, qu'elles soulèvent, en traversant même quelquefois la sclérotique. J'ai vu plusieurs cas de cette nature , et j'en ai observé un très remarquable dans le service de M. Ricord. Lorsque le staphylôme se développe à un si haut degré , on ne tarde pas à remarquer à sa surface des arborisations vasculaires, le plus souvent très considérables. Arrivé à ce point, il ne disparaît plus. Il faut bien se garder de croire que cette tumeur n'apparaisse absolument que chez des individus autrefois atteints d'affections vénériennes : j'en ai vu bon nombre chez des sujets sur lesquels il a été impossible de trouver aucune trace de maladie syphilitique. Chez les uns , le condylôme après avoir pris un volume très considérable , est demeuré stationnaire : il remplissait toute la chambre antérieure , et des bosselures se remarquaient à la surface de la sclérotique, au pourtour de la cornée. Chez d'autres , cette dernière membrane s'est rompue et l'œil a suppuré.

III. TUMEURS VASCULAIRES. — On trouve sur l'iris une tumeur vasculaire qui a reçu le nom d'*hématique ;* tantôt elle se forme dans la chambre antérieure, la cornée étant saine, tantôt, et c'est le cas le plus souvent remarqué, elle se développe sur la cornée, lorsque à la suite d'une ulcération l'iris a fait hernie au dehors.

Maître-Jan (1) rapporte un cas curieux de cette dernière variété de

(1) Maître-Jan, *loco citato*, p. 411.

tumeur, qu'il décrit ainsi: « La plus grande excroissance de chair que
» j'aie vue suivre un ulcère qui était, partie dans la cornée opaque, et
» partie dans la cornée transparente, en la partie inférieure de l'iris, fut
» en un nommé Nicolas Noël, dit la Seine, qui servait dans les troupes
» en qualité de cavalier, il y a 18 ou 20 ans. Elle était si considérable,
» qu'elle s'avançait hors les paupières, comme un champignon qui cou-
» vrait tout l'œil, et était horrible à voir. On l'avait déjà extirpée plu-
» sieurs fois par ligature et avec des ciseaux sans aucun résultat. Mais
» trois semaines ou un mois après, elle repullulait si fort, qu'elle était
» dans le même état. Je me déterminai à la consommer avec les cathé-
» rétiques; je fis une poudre avec une partie de sublimé corrosif, et
» quatre parties de croûtes de pain bien desséchées. J'en saupoudrais
» un peu, avec les doigts, toute la superficie de l'excroissance; et sitôt
» que je voyais les chairs blanchir, je lui lavais l'œil avec des eaux
» ophthalmiques un peu tièdes pour empêcher le sublimé, dissous dans
» les humidités de l'excroissance, d'agir sur les parties voisines, et en-
» suite j'y appliquais des compresses trempées dans le collyre fait avec
» le blanc d'œuf et l'eau de rose, etc. » Après sept applications la tumeur fut détruite jusqu'au niveau de la cornée, le cristallin et le corps
vitré sortirent par l'ouverture, et le malade guérit.

Les végétations de l'iris à travers la cornée ne sont pas toujours aussi
actives; plusieurs prennent une teinte blafarde et croissent très lentement. Dans le service d'Auguste Bérard, à la Pitié, j'en ai vu un
exemple très curieux, sur une petite fille autrefois atteinte d'ophthalmie
purulente; Wenzel (1) en cite un cas remarquable.

Lorsque la tumeur vasculaire est renfermée dans la chambre antérieure, elle ressemble à une petite framboise mobile. Stationnaires souvent pendant un temps considérable, ces végétations prennent quelquefois un volume assez grand. Middlemore (2), qui paraît les avoir observées, en donne une description. De temps en temps elles provoquent des
douleurs assez vives, et deviennent la cause d'un épanchement de sang
dans l'humeur aqueuse.

TRAITEMENT DES TUMEURS DE L'IRIS. —Le traitement des diverses tumeurs de l'iris est fort différent. Lorsqu'il ne s'agit que d'abcès se montrant pendant la durée d'un iritis, c'est cette dernière maladie qui doit
être combattue par des antiphlogistiques. Lorsqu'on a quelque raison
de croire que la tumeur est le résultat d'une affection syphilitique, on
prescrit un traitement convenable dont le mercure fait la base. D'a-

(1) Wenzel, *Manuel de l'oculiste*, 1808, tome II, page 137.
(2) Milddlemore, tome I, page 721.

bondantes onctions d'onguent napolitain autour de l'orbite m'ont toujours paru très utiles dans ce cas.

Quand la maladie se présente sous la forme d'une tumeur vasculaire, et demeure renfermée dans la chambre antérieure, aucun traitement ne doit être mis en usage, surtout si la vision est bonne. Lorsque au contraire la végétation traverse la cornée, elle sera réprimée au moyen de caustiques; et si cela ne suffit point, on enlèvera avec le couteau à staphylôme toute la partie antérieure du globe.

ARTICLE XX.

Iritis.

Cette inflammation, de même que celle de la cornée, n'a été l'objet d'une étude spéciale qu'au commencement de notre siècle : Beer, le premier, l'a décrite en 1799. Avant lui, les descriptions des affections de l'œil ne donnent rien de précis sur cette maladie. Deux ans après, en 1801, Schmidt publia sur l'iritis un travail remarquable, qui fut bientôt suivi de ceux de Ware, Saunders, Wardrop, Travers, etc., etc. Dans la même année, le *Journal universel des sciences médicales* en donnait un de M. Gimelle, et peu après de bonnes descriptions furent faites par M. Guillié, M. Muller et d'autres.

Une question importante à examiner avant d'entrer dans la description de l'iritis, c'est de savoir si cette affection existe sans que les membranes voisines soient enflammées. Beaucoup d'auteurs ont soutenu ce fait; pour nous, nous n'avons jamais observé d'iritis aigu absolument isolé; il en est autrement de l'iritis chronique. Tantôt l'iritis aigu est associé à la kératite, tantôt, et c'est le cas le plus fréquent, il est accompagné de capsulite; toujours il est uni à une inflammation plus ou moins grande de la sclérotique et de la choroïde. Comment croire, en effet, que pendant la phlogose du diaphragme, tant de membranes, dont les unes sont en contact avec l'iris, dont les autres reçoivent des vaisseaux qui viennent de la même source, puissent demeurer absolument exemptes d'inflammation ?

Il n'est pas d'iritis un peu aigu sans que la rétine elle-même participe à la maladie. Les symptômes physiologiques éclaireraient cette question, si l'anatomie pathologique ne l'avait point déjà résolue. Nous verrons, en étudiant les terminaisons de l'iritis, quels désordres cette maladie peut apporter dans un grand nombre de membranes de l'œil.

DIVISIONS ADMISES PAR LES AUTEURS. — L'iritis est *primitif* ou *secondaire*, *aigu* ou *chronique;* il est aussi *partiel* ou *général :* l'inflammation peut être bornée à la surface externe de l'iris (*iritis sé-*

reux , *inflammation particlle de la membrane de l'humeur aqueuse*),
à sa face postérieure (*uvéitis*, *uvéite*), ou bien s'étendre, tout de suite
ou plus tard , au parenchyme même du diaphragme (*iritis parenchymateux*).

On l'a aussi classé selon ses causes; aussi trouve-t-on dans les auteurs des descriptions particulières pour l'*iritis simple* ou *essentiel* ,
l'*iritis rhumatismal*, le *goutteux*, le *scrofuleux*, le *scorbutique*, le
syphilitique, le *pseudo-syphilitique*, le *mercuriel*, le *traumatique*, etc.
Nous verrons plus loin que ces divisions ne doivent point être conservées. Enfin on a encore admis un *iritis intermittent*.

I. Iritis aigu.

L'iritis, pour être étudié d'une manière générale , doit être considéré selon les divers degrés de l'inflammation. Cette division nous permettra de réunir dans un ensemble exact tous les caractères de cette
maladie.

SYMPTÔMES ANATOMIQUES. — *Premier degré*. — *Iritis séreux des
auteurs*. — C'est l'inflammation du feuillet iridien de la membrane
de l'humeur aqueuse que nous avons décrite. (*Comparez le premier
degré de l'iritis avec l'inflammation de la membrane de l'humeur
aqueuse* (V. pag. 369.) Au début, l'*iris* présente les symptômes suivants : A sa surface on voit répandue d'une manière, tantôt générale ,
tantôt partielle, selon que l'inflammation s'est ou non limitée, une teinte
mate , terne, grisâtre, assez facile à distinguer, surtout si on la compare avec la couleur de l'iris sain ; les fibres de l'iris et sa surface veloutée paraissent moins dessinées, et le petit cercle ne se distingue plus
aussi nettement du grand : phénomènes qui tiennent tous au gonflement vasculaire de la séreuse de Descemet. Celle-ci se couvre quelquefois de petits vaisseaux très fins qui se replient vers la cornée , lorsque
la maladie s'étend à la séreuse qui en double la face concave. Il n'est pas
toujours nécessaire de se servir d'une loupe pour les apercevoir.

La *pupille*, légèrement trouble et remplie d'une sorte de fumée vague
presque insaisissable, laisse voir, comme à travers une gaze très légère,
le fond de l'œil qui n'est plus noir, et semble avoir pris une teinte grisâtre. Selon tous les auteurs, elle n'a plus que des mouvements limités, ou
lents, et est ordinairement contractée ; cependant si l'on étudie le *premier degré* de l'iritis au début de l'inflammation , il n'est pas rare de
reconnaître que les contractions de la pupille sont au contraire plus rapides et plus étendues qu'à l'état normal, circonstance facile à expliquer par l'excitation nerveuse que produit l'inflammation commençante
et encore légère. Mais bientôt ces mouvements diminuent de plus en

plus, et ils finissent par disparaître. Rarement la pupille présente une déformation manifeste à ce degré de la maladie; pourtant elle offre quelques angularités peu marquées.

La *cornée*, saine le plus souvent, paraît brillante tout au commencement de l'affection, mais ne tarde pas dans beaucoup de cas à prendre une teinte grisâtre plus ou moins étendue, surtout lorsque l'inflammation de la membrane de Descemet s'étend en avant; alors on peut suivre quelques vaisseaux à sa face concave. Ce caractère manque assez fréquemment.

La *sclérotique* est rosée dans toute son étendue, sans qu'on puisse y reconnaître une vascularisation pathologique. A la partie antérieure elle offre un *cercle rouge* ordinairement peu marqué, qui est composé de très petits vaisseaux situés, selon d'Ammon, dans l'anneau de la conjonctive, et communiquant avec les vaisseaux distendus du ligament ciliaire, lequel est enflammé en même temps que la membrane séreuse de la chambre antérieure (1). Cet anneau rouge qui se montre dans toutes les ophthalmies internes, est décrit avec plus de détail au deuxième degré de la maladie qui nous occupe.

La *conjonctive* n'offre le plus souvent aucune trace d'inflammation; parfois elle présente une faible injection.

Le *cul-de-sac conjonctival* est quelquefois plus rempli de larmes, ce qui donne à l'œil, considéré de loin, un aspect brillant tout particulier.

Deuxième degré. — C'est l'iritis *parenchymateux* de quelques auteurs. Ce degré débute très souvent d'emblée par les symptômes que nous allons décrire; parfois il est consécutif du premier degré, ou, si l'on aime mieux, de l'inflammation de la séreuse qui recouvre la membrane en avant. Mais une chose digne de remarque, c'est que le premier degré ayant existé pendant quelque temps, passe plus fréquemment à l'état chronique qu'au second degré.

Couleur de l'iris. — La teinte pathologique que prend cette membrane varie nécessairement selon la couleur primitive des iris. On pourrait dire, en général, qu'une certaine proportion de rouge sale s'est mêlée à la couleur normale de la membrane; tantôt cette teinte est limitée à une portion du diaphragme (*iritis partiel*); tantôt au contraire elle est générale (*iritis général*); jamais elle n'est uniforme. Le petit cercle de l'iris est toujours plus coloré que le grand qui le renferme. C'est par le petit, d'ordinaire, que commence la coloration morbide. Dans les yeux brun clair, l'iris prend une teinte brun rou-

---

(1) D'Ammon, *de l'Iritis séreux et de ses différentes espèces* (*Annales de la chirurgie française et étrangère*, avril 1844, page 411).

geâtre, qui, au troisième degré de la maladie, devient, par places, orangée. Lorsque l'iris est naturellement très foncé, la teinte rouge sale prédomine. Dans l'iris bleu, le petit cercle en prend une verdâtre, dans laquelle, avec un peu d'attention, on reconnaît encore une légère nuance de rouge. Au reste, quelle que soit la couleur primitive de l'iris, dès lors qu'un changement y survient pendant le cours d'une inflammation interne de l'œil, c'est toujours le petit cercle qui présente les modifications de couleur les plus importantes.

Gonflement de l'iris. — En même temps qu'on constate la décoloration que nous venons de signaler, on peut reconnaître que l'iris est moins lisse à sa surface, dont les stries convergentes sont plus difficiles à saisir, et semblent recouvertes d'une sorte d'exsudation. C'est surtout à la réunion du grand cercle avec le petit qu'on trouve cette altération. L'iris entier paraît se gonfler et s'épaissir; parfois il présente çà et là quelques plaques grisâtres, qu'on dirait placées sous la séreuse enflammée. D'autres fois ce sont des saillies jaunâtres, qui s'élèvent un peu au-dessus de la surface de la membrane, et ne sont autre chose que des abcès renfermant du pus.

Injection de l'iris. — Elle se borne assez fréquemment à un ou deux vaisseaux, d'une ténuité extrême, qui sillonnent la membrane de la circonférence au centre. Arrivés au petit cercle de l'iris, ces vaisseaux, qu'on ne peut voir quelquefois sans l'aide d'une loupe, présentent une courbure, de laquelle s'échappent des ramifications vasculaires très fines, qui vont se perdre vers le bord pupillaire. On n'oubliera pas que ce sont des vaisseaux iridiens, invisibles à l'état normal, qui se sont développés sous l'influence de l'inflammation, comme cela arrive si souvent pour la conjonctive bulbaire. Il faut bien se garder de croire, comme plusieurs auteurs l'ont avancé, qu'au degré d'inflammation qui nous occupe, l'injection de l'iris soit nettement marquée dans tous les cas; loin de là, ce n'est que par exception, pour ainsi dire, qu'on peut la reconnaître. Lorsque les vaisseaux deviennent apparents, on voit qu'ils sont onduleux, et qu'ils forment çà et là sur l'iris de très fines plaques de sang, produites le plus souvent par un lacis vasculaire d'une ténuité extrême. Quelquefois il y a une véritable exhalation sanguine à l'extrémité ou le plus souvent sur le trajet de ces vaisseaux.

Pupille. — Elle perd ses mouvements à cette période de la maladie, et devient étroite, inégale, frangée; assez souvent elle présente un angle rentrant profond, auquel on a voulu donner une valeur qu'il n'a certes pas. Lorsque l'inflammation de l'iris porte plus particulièrement sur un point de sa surface, les fibres de la membrane, gonflées, privées de mouvement, se retirent plus ou moins vers l'endroit enflammé; les épanchements de sang même très limités, et les petits abcès qui se forment alors dans l'épaisseur de la membrane, contribuent aussi nécessairement à la déformation pupillaire. Si, sur l'œil d'un animal, on irrite dans un point donné le diaphragme, on ne tarde pas à voir la pupille présenter un angle rentrant, dont le sommet se rapproche incessamment du siége de l'inflammation. Ces faits expliquent trop bien la cause de la déformation pupillaire, pour qu'on attache quelque valeur à l'observation des auteurs, qui ont cru que l'allongement de la pupille dans tel ou tel sens signifiait que l'iritis était de telle ou telle nature. Pour ne citer qu'un exemple, Middlemore croit que, dans l'iritis qu'il nomme *rhumatismal*, la pupille est allongée en dedans et en haut : tandis qu'elle serait tiraillée en haut, en dehors ou horizontalement dans l'iritis syphilitique. La direction de cette déformation varie suivant chaque auteur, qui a voulu la rapporter à une affection spéciale ; aussi ne devons-nous point nous en occuper plus longtemps.

La déformation de la pupille tient assez souvent à des exsudations qui s'établissent entre l'iris et la capsule ; c'est là un fait que le praticien ne doit pas perdre de vue dans le traitement de l'iritis, parce que ces produits amènent souvent l'atrésie pupillaire (voyez *Capsulite*).

Au second degré de l'iritis, la pupille est trouble ; cette espèce de nuage que nous avons signalé au premier degré, a singulièrement épaissi ; le fond de l'œil paraît rempli d'un brouillard, qui prend quelquefois une teinte verdâtre.

Cornée. — Ce n'est que lorsque l'inflammation de la séreuse a gagné la face postérieure de la cornée que cette membrane semble perdre sa transparence ; souvent, à son centre, on aperçoit de petits points bruns, dont le nombre augmente en même temps que l'inflammation iridienne : c'est une complication de *kératite ponctuée* (voyez ce mot, page 271). Considérée de côté, la cornée offre une teinte un peu verdâtre, dans la période aiguë de l'iritis.

Chambre antérieure. — Elle diminue de capacité sous l'influence du gonflement de l'iris ; quelquefois elle est agrandie aux dépens de la postérieure, lorsque des adhérences sont établies entre l'iris et la capsule. Très souvent du pus s'accumule en quantité variable à la partie la plus déclive (*hypopion*). On y voit aussi quelquefois une certaine quantité de sang (*hyphéma*). L'*humeur aqueuse* paraît perdre sa transparence lorsque la cornée est malade ; elle demeure au contraire très claire lorsque l'iris seul est enflammé.

Capsule. — Elle est souvent trouble par suite de l'inflammation dont elle-même est frappée. Parfois on voit à sa surface des flocons blanchâtres, souvent sous forme de bandelettes semi-annulaires, qui la fixent à l'iris (*uvéitis de d'Ammon*). Ces flocons, plus ou moins nombreux, se recouvrent fréquemment de pigmentum uvéen et forment des synéchies postérieures, d'étendue variable et de forme triangulaire, qui naissent du cercle ciliaire de l'iris par une base large, et dirigent leur sommet vers le centre de la capsule ; d'Ammon les désigne sous le nom de *Ptérygions de l'iris* (1). Les dépôts sur la capsule sont quelquefois si considérables, que l'oblitération complète de la pupille en est la conséquence.

Sclérotique. — Elle offre l'injection que nous avons décrite au mot *Sclérotite.* Les vaisseaux, groupés circulairement autour de la cornée en forme d'anneau, touchent quelquefois à cette membrane dans le bord de laquelle ils se perdent ; tandis que d'autres fois, surtout lorsque l'inflammation est moins forte, ils en sont éloignés de 1 millimètre environ. C'est dans cet espace sain qu'on voit un étroit cercle bleuâtre qu'on a nommé, je ne sais pourquoi, *cercle arthritique.* Au-delà de l'anneau vasculaire sclérotical, qui peut avoir de 5 à 6 millimètres, la fibreuse est rosée et n'est point sensiblement injectée.

Conjonctive. — Elle est rarement enflammée dans l'iritis, seulement elle offre assez souvent une injection passive peu prononcée.

Paupières. — Elles présentent une tuméfaction et une rougeur légères ; la supérieure est un peu abaissée.

Troisième degré. — Tous les symptômes des deux degrés précédents augmentent d'intensité. La *couleur de l'iris* s'altère plus profondément, surtout dans le petit cercle. Le *gonflement* est de plus en plus marqué, et la surface de la membrane se recouvre de petites bosselures plus apparentes. Les plaques grisâtres sont plus larges, et les saillies jaunes que nous avons décrites s'élèvent quelquefois au-dessus du niveau de l'iris, en formant de petits abcès, qui s'ouvrent dans la chambre antérieure ou disparaissent plus tard par résorption.

L'*injection* de l'iris est plus vive ; les vaisseaux sont plus nombreux, plus apparents ; et les arcades qu'ils forment, plus marquées. On voit des ramifications vasculaires plus développées vers le bord de la pupille, dans lequel elles se perdent.

La *pupille* est entièrement immobile ; elle est plus étroite, plus irrégulière encore que dans le deuxième degré. Trop souvent, quand l'inflammation diminue, elle s'oblitère tout-à-fait en se recouvrant d'exsudations plastiques. Quand elle présente des angles, ils sont plus profonds, plus accentués : des brides, des filaments sous forme de frange, attachent définitivement l'iris à la capsule. Si la pupille est encore ouverte, le fond de l'œil ne peut plus être distingué que d'une manière très imparfaite ; un brouillard épais le dérobe à l'observateur.

La *cornée* est plus trouble lorsque les petits points bruns qu'elle pré-

(1) D'Ammon, *De l'Uvéitis* (*Annales de la chirurgie française et étrangère,* juin 1844, page 242).

sente quelquefois à sa surface, se sont augmentés. Des épanchements assez larges s'y montrent parfois; pourtant cette complication est rare.

La *chambre antérieure*, plus trouble aussi, est encore plus déformée que dans le deuxième degré; l'humeur aqueuse paraît moins transparente. Quelquefois un hypopion siège à la partie la plus déclive de la cavité; d'autres fois c'est un épanchement de sang (*hyphéma*). Ces deux symptômes, déjà signalés au deuxième degré, deviennent plus sensibles; assez souvent on trouve du pus et du sang superposés. La capsule a le plus ordinairement perdu toute sa transparence; elle offre, à sa surface, des exsudations épaisses, qui interceptent la lumière et s'étendent aux bords de la pupille.

L'*injection de la sclérotique et celle de la conjonctive* sont encore plus apparentes; les paupières offrent un gonflement plus marqué.

Symptômes physiologiques. — *Premier degré.* — Les malades n'éprouvent ordinairement aucune douleur; quelquefois cependant ils se plaignent d'une sensation de tension, incommode plutôt que douloureuse; la lumière est rarement mal supportée, mais elle excite parfois la sécrétion de quelques larmes lorsque le malade la reçoit directement. Ce symptôme indique assez que l'irritation s'est propagée à la rétine : c'est surtout au début de l'affection qu'il est facile de le constater. Très souvent il disparaît lorsque la maladie est depuis quelque temps établie, et ne fait pas de progrès.

La vision est légèrement trouble, surtout lorsque la membrane de l'humeur aqueuse est enflammée dans sa portion cornéenne.

Deuxième degré. — *Douleur.* — La pression et la tension gênantes que nous avons signalées dans le premier degré, ont augmenté et provoquent dans le fond de l'orbite une douleur, qui se fait ressentir assez souvent sous la forme pulsative et quelquefois aussi sous celle d'élancements aigus et rares. Ordinairement elle affecte un siége tout particulier; elle occupe le front et les tempes, s'irradie souvent à tout un côté de la face, et paraît avoir toujours son point de départ dans le nerf frontal et dans ses ramifications. Assez souvent j'ai observé que la peau recouvrant les branches nerveuses était rouge et gonflée. Cette douleur aiguë, qui devient parfois très violente, est moins intense dans le jour, s'exaspère dans la soirée ou dans la nuit et provoque des souffrances telles, que le malade s'échappe de son lit pour se promener à grands pas dans la chambre; quelquefois elle disparaît complétement pour revenir à des heures fixes. Il ne faut pas oublier qu'au début de l'affection cette douleur est très légère, et que ce n'est que plus tard qu'elle prend une aussi grande intensité.

Photophobie. — Elle existe toujours à un degré variable, selon que l'inflammation réagit davantage sur la cornée et sur la rétine, et que le trouble des membranes et des humeurs permet à une plus ou moins grande quantité de rayons lumineux d'arriver au fond du globe. En général, elle est moins grande que dans les kératites secondaires aiguës, à leur début. On pourrait tout aussi bien expliquer cette circonstance par le peu de rayons lumineux qui arrivent à la rétine, que par l'immobilité de l'iris et la prétendue absence de traction sur le corps ciliaire. On sait que c'est à cette hypothèse, proposée par M. Cade et admise par Bérard, que serait due la diminution de la photophobie. Dans l'iritis, indépendamment du rétrécissement pupillaire, la cornée, la membrane de l'humeur aqueuse, la capsule ayant perdu de leur transparence, empêchent les rayons de pénétrer au fond de l'œil, ainsi que l'atteste d'ailleurs l'abaissement considérable de la vision. N'est-ce point assez pour expliquer la diminution de la photophobie?

Regardez le soleil à travers un épais brouillard, et vous pourrez le fixer sans aucune difficulté, les rayons lumineux qu'il envoie étant absorbés en très grande quantité par l'opacité de l'air; pourquoi n'en serait-il pas de même pour cette sorte de brouillard interne, produit de l'inflammation qui nous occupe? Les auteurs sont peu d'accord sur l'existence de la photophobie dans l'iritis. MM. Mackenzie et Juengken, entre autres, avancent que ce symptôme est porté à un très haut degré, tandis que d'autres ne l'admettent qu'exceptionnellement. Cela tient, sans nul doute, à ce que, d'une part, ces praticiens ont observé la maladie à des degrés différents, et surtout à ce que, d'une autre, ceux qui n'admettent la photophobie que comme un caractère exceptionnel, n'ont pas tenu compte du trouble des milieux de l'œil, qui absorbent les rayons lumineux en si grande quantité.

Lorsque la rétine s'enflamme fortement pendant la durée de l'iritis, on ne tarde pas à reconnaître les symptômes physiologiques de la rétinite. Le malade a la vision tourmentée par des éclairs, des phantasmes lumineux, des étoiles de feu, bleues, rouges et d'autres couleurs brillantes, qui lui semblent augmenter sa douleur; alors il se cache la tête dans ses couvertures et recherche l'obscurité la plus profonde, mais sans pouvoir la trouver nulle part.

Accidents généraux. — Ils existent souvent à un haut degré, quelquefois on n'en trouve point de trace. Chez tel malade on constate une fièvre plus ou moins intense, chez tel autre il n'y en a pas. Assez fréquemment l'iritis s'accompagne d'un trouble marqué dans les fonctions digestives; la langue est blanche ou rouge, il y a de l'inappétence, de la soif, de l'insomnie; d'autres fois on ne remarque absolument rien de semblable.

Troisième degré. — Les symptômes physiologiques n'ont pas tous

suivi, à ce degré, la même loi de progression que les symptômes anatomiques ; la *douleur* du sourcil est plus vive, l'insomnie complète ; les
pulsations sont plus fortes encore, la pression et la tension plus marquées : le malade croit se sentir l'œil chassé de l'orbite. Mais la photophobie est moins forte à cause du trouble plus grand des humeurs et des
membranes placées en avant de la rétine. Cependant, très souvent, lorsque l'inflammation a envahi énergiquement cette dernière, les phantasmes lumineux sont plus gênants encore que dans le deuxième degré.

Les *accidents généraux* sont plus graves.

TERMINAISONS. — 1° *Résolution.* — Cette heureuse terminaison est
assez fréquente, surtout après le premier degré de l'iritis. Après le
deuxième et le troisième degré, elle se voit encore, mais il est rare que
la maladie n'ait point laissé quelques traces de son passage du côté de la
pupille. Lorsque la résolution a lieu, la douleur et la chaleur de l'œil
diminuent, ainsi que les autres symptômes physiologiques. La couleur
de l'iris, accidentellement changée pendant l'inflammation, reparaît
aussi brillante que dans l'œil sain ; il serait donc inexact de dire, avec
M. Rognetta (1), que la décoloration morbide « persiste ordinairement
pour le reste de la vie, » car cela n'a lieu que dans les cas où l'iritis a
passé à l'état chronique. M. Velpeau (2) croit aussi « que l'iris ne retrouve presque jamais ses couleurs primitives. » Cela se remarque
quelquefois, lorsque la résolution n'a point été franche, et que le tissu
de l'iris a suppuré, ou que de fausses membranes se sont développées à
ses surfaces. Mais, dans ce cas, je le répète, ce n'est point une résolution franche. En même temps que l'iris reprend sa couleur, la pupille
reprend peu à peu son jeu ; elle devient plus nette, et le fond de l'œil
recommence à paraître noir. La cornée, la chambre antérieure, se nettoient ; l'humeur aqueuse recouvre sa transparence, et la rougeur de la
sclérotique et de la conjonctive disparaît.

2° *État chronique.* — C'est souvent une autre terminaison de cette
inflammation. Mais nous avons consacré un chapitre spécial à l'iritis
chronique (Voy. plus bas, p. 424).

3° *Déformation de la pupille.* — Ce résultat est un des plus fréquents
de l'iritis. Dans quelques cas heureux, la matière épanchée se résorbe
en si grande quantité, que des brides, à peine visibles il est vrai, et peu
nombreuses, attachent l'iris à la capsule, sans cependant gêner d'une
manière sensible les mouvements du diaphragme de l'œil. Souvent, en
effet, ces filaments prennent leur point d'attache sur l'iris en arrière,
et à une assez grande distance de sa marge pour permettre à celle-ci

(1) Rognetta, *loco citato*, p. 528.
(2) M. Velpeau, *loco citato.* p. 155.

des oscillations passablement étendues; mais il n'en est pas toujours ainsi. La pupille, fixée par un de ses bords sur la capsule ou sur une fausse membrane épaisse, est immobile sur ce point. Quand toute la marge iridienne adhère à la capsule, l'immobilité pupillaire est complète, et la vision singulièrement gênée. Si les exsudations ont été considérables, la vue peut être complétement perdue. Dans ce cas, la pupille présente, indépendamment de sa déformation, une tache blanc mat, sur laquelle on voit très souvent des points, des traînées noires de pigmentum enlevé à la face postérieure de l'iris. Ces taches pigmenteuses recouvrent quelquefois une très grande partie de la fausse membrane placée dans la pupille (*Cataracte pigmenteuse*), ou la cachent en entier.

4° *Changements survenus dans l'iris.* — Lorsque l'inflammation ne s'est point terminée par une résolution franche, et que l'iris a suppuré, il n'a plus sa couleur naturelle. A sa surface, on voit des enfoncements grisâtres, comme s'il y avait eu là une perte de substance aux dépens de l'épaisseur de la membrane. Dans d'autres cas, au lieu d'un enfoncement, c'est une saillie d'un gris blanchâtre sale. Les fibres de l'iris perdent le plus souvent leur aspect normal; la membrane entière ressemble à une étoffe usée, dont on verrait la trame. Très souvent et lors même qu'il n'y a pas de synéchie postérieure, elle n'est plus tendue entre les chambres, comme elle doit l'être : elle s'incline en avant ou en arrière. Lorsque l'inflammation a été très vive, que des exsudations épaisses se sont attachées à la face postérieure de la membrane, l'iris décoloré est poussé en avant, au point de toucher la cornée, et ses fibres convergentes limitent des sillons profonds, entre lesquels le tissu iridien présente une saillie considérable.

Quand la pupille est oblitérée par un dépôt plastique, il arrive parfois que l'attraction concentrique de la marge de l'iris est si forte, que les attaches ciliaires de la membrane se rompent dans une certaine étendue, et qu'il se forme ainsi une pupille remplaçant l'ouverture naturelle. Dans d'autres cas, de fausses membranes s'étant attachées en arrière dans toute l'étendue de l'iris, ne laissent de libre qu'un petit espace qui, ne pouvant résister aux tiraillements exercés par la contraction de la fibro-albumine, se déchire entre deux fibres convergentes, et donne lieu ici encore à une ouverture accidentelle, permettant l'exercice de la vision.

5° *Changements survenus dans les autres membranes.* — L'inflammation de l'iris se propage très souvent à la cornée, à la capsule, à la rétine, à la choroïde, et parfois à toutes ces membranes en même temps. C'est dire que l'iritis peut se terminer par les résultats des inflammations particulières de chacune de ces membranes, par des taches dans la cornée, dans le cristalloïde; par l'amaurose, le staphylôme de la choroïde, l'ophthalmite, etc., etc. La chambre antérieure présente aussi assez fréquemment le phénomène d'une collection purulente enveloppée de fausses membranes.

MARCHE DE L'IRITIS AIGU. — *Premier degré.* — La maladie se développe peu à peu et arrive insensiblement, en un temps d'ordinaire très long, aux limites que nous avons tracées. Rarement elle va plus loin, je veux dire qu'il n'est pas très commun de voir l'iritis passer du premier au deuxième degré, ou, si l'on veut, l'iritis séreux se transformer en iritis parenchymateux. Le plus souvent cette période de la maladie est lente ; les symptômes inflammatoires, peu aigus au début, diminuent encore d'intensité après la première ou la seconde semaine, et la maladie passe peu à peu à l'état chronique. L'inflammation disparaît vers le vingtième ou le trentième jour, si elle est bien limitée à l'iris, ce qui est fort rare ; mais, dans la plupart des cas, la capsule s'enflamme, soit primitivement, soit secondairement ; et il se développe alors une phlegmasie qui porte plus particulièrement sur la face postérieure de l'iris : c'est cette variété que les auteurs ont décrite sous le nom d'*uvéite*. Quelques médecins allemands, et M. le professeur d'Ammon, de Dresde, entre autres, admettent cette division, que nous sommes loin de blâmer, mais que nous ne conservons pas, parce que nous ne perdons pas de vue que nous écrivons ici pour des praticiens et non pour des ophthalmologistes. Lorsque cette complication a lieu, la marche de la maladie est plus lente encore, et la phlegmasie demeure longtemps à l'état subaigu. Des adhérences nombreuses se forment entre l'iris et la capsule, et des taches pigmenteuses plus ou moins larges restent attachées à la surface de cette membrane. Nous nous sommes tout particulièrement occupé de ces taches en parlant de la cataracte pigmenteuse. Le plus souvent l'inflammation, après avoir sommeillé un peu de temps, se réveille pour quelques jours, et s'étend au feuillet cornéen de l'humeur aqueuse et même aux lamelles profondes de la cornée. J'ai vu bien des fois des accidents survenir du côté de la rétine, et les malades se plaindre d'avoir la vue troublée par des éclairs et des phantasmes lumineux ; cependant l'œil était à peine rouge. Dans d'autres cas, j'ai pu constater en même temps une accumulation de liquide sous la membrane de Jacob. C'est surtout sur les séreuses de l'œil que porte la phlegmasie, et toutes sont malades alors : j'ai observé plusieurs fois cette complication.

L'iritis au premier degré ne se montre que sur un œil dans la plupart des cas ; ce n'est qu'exceptionnellement qu'il se développe à la fois des deux côtés ; je l'ai vu passer assez souvent de l'un à l'autre, à des distances de temps assez éloignées.

Deuxième et troisième degré. — La marche de l'iritis est plus franche qu'au premier degré, et surtout plus rapide; au deuxième degré appartient plus particulièrement la forme aiguë; on voit assez souvent la forme suraiguë s'adjoindre au troisième. Arrivée là, la maladie de l'iris passe fréquemment à l'état chronique, après avoir produit des désordres très graves.

Dans tous les cas, on devra toujours tenir compte des symptômes qui auront précédé l'affection, et surtout chercher à reconnaître si la phlegmasie s'est étendue d'une autre membrane à l'iris, ou si c'est par le diaphragme de l'œil que le mal a débuté.

CAUSES DE L'IRITIS. — Elles sont en grand nombre, et les mêmes que celles des inflammations en général. L'iritis se développe souvent après les opérations de cataractes, et surtout après celles par abaissement. Les piqûres, les déchirures, toutes les lésions directes peuvent le produire; mais, hâtons-nous de le dire, il se montre d'ordinaire tout-à-coup, sans cause appréciable. Dans des cas assez nombreux, l'iritis est secondaire à une inflammation qui s'est développée dans une autre membrane, mais alors il est en général moins dangereux; souvent on le voit après quelques kératites ulcéreuses, après la capsulite, la choroïdite, etc. Dans cette dernière maladie l'iritis prend la forme qu'on a nommée arthritique, je ne sais pourquoi.

Les causes spécifiques joueraient un grand rôle, selon beaucoup d'auteurs, dans la production de l'iritis. De là des variétés à l'infini, variétés toujours insaisissables à leurs caractères physiques, quoi qu'en aient dit Beer et ses disciples; personne en France n'admet plus aujourd'hui ces doctrines surannées. Qui peut croire que dans l'ophthalmie qu'on a appelée rhumatismale, la pupille soit perpendiculairement ovalaire, qu'elle soit transversalement ou perpendiculairement ovalaire dans la prétendue ophthalmie goutteuse, qu'elle soit oblique de bas en haut et de dehors en dedans, dans l'ophthalmie syphilitique, lorsque les auteurs qui adoptent ces divisions admettent eux-mêmes que l'inflammation peut porter plutôt sur tel point de l'iris que sur tel autre? Personne ne niera qu'une affection générale, de quelque nature qu'elle soit, ne puisse dans sa marche modifier une ophthalmie, mais tout le monde se refusera à croire qu'elle se dessine infailliblement dans l'œil par des caractères physiques appréciables. Il est une variété d'iritis pourtant qui semblerait faire exception, c'est l'*iritis syphilitique*. Nous verrons plus bas quelle somme de certitude peuvent en offrir les caractères anatomiques.

VARIÉTÉS. — Indépendamment des iritis mercuriels, scrofuleux, rhumatiques, arthritiques, etc., etc., on admet assez généralement l'iritis syphilitique, qui offrirait, dit-on, des caractères anatomiques fort

tranchés. On note encore un *iritis intermittent*, mais celui-là n'est remarquable que par sa marche. Il reparaît à des époques plus ou moins
fixes et rapprochées ; ce n'est tout simplement qu'un iritis chronique
qui fait récidive. J'en ai publié un cas très curieux dans *l'Examinateur médical*. Le sulfate de quinine, les anti-périodiques sont impuissants contre cette maladie.

Iritis syphilitique. — Les symptômes de cette maladie sont en général les mêmes que ceux que nous avons décrits plus haut. Il est pourtant, au dire de la plupart des auteurs, des différences anatomiques
qui caractérisent nettement l'iritis syphilitique. Nul doute, très certainement, que l'affection vénérienne ne frappe l'iris ; reste à savoir si elle
se dessinera toujours dans cette membrane par des caractères si tranchés, qu'on puisse immédiatement la reconnaître. L'iris, disent ces auteurs, offre dans son petit cercle un gonflement marqué, et une teinte
cuivrée, semblable à celle des syphilides du derme. Le petit cercle
forme une sorte d'anneau élevé au-dessus du niveau de la membrane,
et l'on y remarque des flocons tomenteux, jaune rougeâtre, qui s'é-
tendent quelquefois à toute la surface du diaphragme, dont l'épaisseur est augmentée aux dépens de la chambre antérieure. Des filaments de matière plastique rougeâtre sont sécrétés dans la pupille. Cette
ouverture est irrégulière, elle a la forme d'un ovale oblique de bas en
haut et de dehors en dedans. A un degré plus avancé de la maladie,
l'iris présente, le plus souvent sur son petit cercle, des tumeurs de
couleur orangée, qui varient pour la grosseur depuis celle d'une graine
de chènevis jusqu'à celle d'un pois et davantage. Nous avons décrit ces
tumeurs sous le nom de *condylômes* (voyez ce mot page 409). Les autres
membranes offrent les lésions que nous avons déjà indiquées ; nous n'y
reviendrons pas. Nous ajouterons seulement que la cornée est souvent
parsemée dans son centre d'une quantité de petits points opaques qui en
troublent la transparence.

Les *symptômes physiologiques* sont les mêmes que ceux de l'iritis
simple aigu. Les douleurs violentes que le malade éprouve dans la région
du front et de l'orbite, deviennent plus aiguës, plus insupportables la
nuit : on a cru y reconnaître quelque analogie avec les douleurs ostéocopes. La photophobie et le larmoiement, de même que dans l'iritis
simple, existent à un haut degré au début de la maladie, et disparaissent
quand la cornée, l'humeur aqueuse et la capsule ont perdu de leur
transparence.

Tous ces caractères, sans aucune exception, se retrouvent dans l'iritis
simple et sur des individus qui n'ont jamais présenté le moindre symptôme de la syphilis. La coloration du petit cercle en rouge cuivré a été
donnée comme le signe distinctif le meilleur de l'iritis spécial, et certes

si ce signe était aussi tranché qu'on veut bien le dire, il serait d'une grande utilité dans le diagnostic de cette affection. Outre qu'il n'en est point ainsi, cette coloration rougeâtre du petit anneau iridien se voit très souvent aussi dans l'iritis dépourvu de complication spéciale. La forme de la pupille, qui sert encore, dit-on, à reconnaître la maladie, est un caractère si mauvais, qu'il est inutile d'insister de nouveau sur les causes qui la produisent. Restent les tumeurs jaune orangé, qu'on a comparées aux condylômes; à la vérité, il est rare de les voir dans l'iritis simple, mais on les y voit, et cela suffit encore pour achever de détruire la valeur des symptômes anatomiques donnés par les auteurs comme caractéristiques de l'iritis syphilitique. Quant aux douleurs qui s'exaspèrent la nuit, et que des esprits faciles ont comparées aux douleurs ostéocopes, elles sont exactement les mêmes que celles de l'iritis simple, et je ne comprends pas qu'on ait pu établir de différence.

En *résumé*, si l'on me demandait ce que je pense des caractères de l'iritis syphilitique, je déclarerais qu'isolés, ils ne me paraissent avoir aucune valeur; que réunis, je parle surtout ici de la décoloration du petit cercle de l'iris, et des tumeurs qu'on a nommées *condylômes* et qui ne semblent être que de petits abcès, que réunis, dis-je, ils peuvent mettre parfois le médecin sur la voie d'une syphilis secondaire ou tertiaire; mais que le commémoratif, l'examen attentif du malade, l'existence de chancres indurés, de syphilides, etc., pourront seuls former la conviction du praticien à cet égard. On devra sans doute tenir compte des symptômes fournis par l'œil, mais ils ne pourront avoir qu'une valeur de second ordre tout au plus.

Il en est de même de toutes les autres variétés spéciales d'iritis, avec cette différence que les caractères anatomiques qui en ont été donnés comme pathognomoniques, étant moins tranchés encore que ceux de l'iritis syphilitique, ont nécessairement une valeur moins grande, et que l'examen général du malade est encore plus indispensable peut-être. Cette observation s'applique plus particulièrement aux prétendus iritis rhumatiques, arthritiques et scrofuleux.

II. Iritis chronique.

On confond le plus ordinairement l'iritis chronique avec l'iritis aigu. Très souvent lorsque les caractères principaux de l'iritis aigu manquent, l'iritis chronique passe inaperçu ou est confondu avec la maladie d'autres membranes oculaires : lorsque l'inflammation reparaît à un certain degré, il est pris pour une conjonctivite chronique ou pour une kératite. L'inflammation chronique de l'iris n'est reconnue comme telle, le plus souvent, que lorsqu'elle succède à l'état aigu. Cette maladie est très commune, et je ne crois rien avancer d'exagéré en disant que de toutes les affections de l'œil, c'est peut-être celle qui est le moins souvent constatée. Que d'*amblyopies*, de *kératites* ont été diagnostiquées, alors qu'il n'y avait qu'un iritis chronique!

SYMPTÔMES ANATOMIQUES. — L'iris a perdu sa couleur brillante; il est grisâtre ou verdâtre dans une étendue plus ou moins grande de sa surface, qui en outre offre assez souvent par places une perte de substance, quant à son épaisseur. Si l'on compare l'iris au velours, on dirait un velours dont les poils auraient été tondus ras et dont on verrait la trame. Ces plaques creuses, qu'on aperçoit dans beaucoup de cas, laissent voir dans leur fond les fibres verticales décolorées. Parfois, lorsque l'état aigu a été très prononcé, la membrane est bombée en avant, surtout dans son petit cercle.

La *pupille* peut être libre ou en partie oblitérée; cela dépend des désordres apportés par l'inflammation. Dans quelques cas elle reste un peu mobile, dans d'autres elle ne l'est plus; jamais elle ne se dilate complétement. On peut s'en assurer en examinant les malades d'abord au grand jour, puis à quelque distance de la fenêtre. Les taches que présente l'iris sont loin d'être toujours creuses; quelques unes sont au niveau de la membrane, d'autres sont un peu élevées; dans leurs intervalles, l'iris est décoloré et comme chagriné. Des angularités plus ou moins profondes siègent sur le bord pupillaire; des brides, des filaments le fixent à la capsule, qui paraît plus ou moins opaque, et n'est parfois recouverte que d'une sorte de fumée ou d'une fausse membrane extrêmement claire.

La *cornée* est ordinairement saine; quelquefois elle se couvre d'un nuage léger, surtout lorsque la maladie passe de l'état chronique à l'état sub-aigu.

La *conjonctive* et la *sclérotique* ne présentent point d'injection lorsque l'œil est en repos; mais si on l'examine quelque temps à la lumière, la fibreuse s'injecte plus particulièrement. Les vaisseaux prennent la forme d'un anneau autour de la cornée; nous en avons décrit la forme au mot *sclérotite* (voyez page 358).

SYMPTÔMES PHYSIOLOGIQUES. — La douleur n'existe pas; il y a seulement, de même que dans toutes les congestions internes de l'œil, une sensation de gêne, de tiraillement dans l'œil et de roideur dans ses mouvements. C'est au fond de l'orbite que les malades rapportent la présence de ces symptômes. Il n'y a pas de photophobie; cependant la lumière amène la rougeur de l'œil, et en même temps provoque l'écoulement de quelques larmes. La vision est plus ou moins troublée, selon les désordres produits par le mal; quelquefois elle est presque entièrement abolie. D'ordinaire le malade se plaint de voir des mouches diversement colorées, des filaments, des flammes, phénomènes qui tiennent à une inflammation de la rétine.

MARCHE. — DURÉE. — L'iritis chronique demeure stationnaire pendant un temps très long, et c'est une exception rare qu'un malade s'en soit débarrassé complétement. Presque toujours l'inflammation fait de temps en temps de petites exaspérations, pendant lesquelles la vision est encore plus gênée, et après lesquelles elle se trouve avoir notablement perdu. La durée de la maladie est tout-à-fait illimitée. Assez souvent l'iritis chronique passe de nouveau à l'état aigu.

PRONOSTIC. — Il est ordinairement très grave. Quand la vue est abolie depuis longtemps, la maladie est incurable. Si au contraire la vision s'est conservée, si l'inflammation n'a point produit de graves désordres, et que l'iritis chronique ne soit pas très ancien, on peut espérer qu'un traitement convenable le fera disparaître. Lorsqu'il se rattache à une affection syphilitique encore récente, le pronostic est beaucoup moins grave.

TRAITEMENT DE L'IRITIS AIGU. — Il se divise en local et en général. On établit des distinctions dans l'application des moyens, selon qu'il s'agit du premier ou des autres degrés de l'affection, et selon qu'il y a ou non une complication générale.

Premier degré. — L'inflammation étant modérée, et la pupille ayant encore conservé une partie de ses mouvements, on devra combattre l'inflammation par des émissions sanguines, donner des purgatifs, prescrire une hygiène bien entendue et des frictions mercurielles et belladonées autour de l'orbite, etc. La pupille sera dilatée par la belladone, et aussitôt que l'inflammation sera tombée, on emploiera les révulsifs autour de l'orbite.

Moyens généraux. — 1° Les *émissions sanguines* seront en proportion à la fois avec le degré de l'inflammation et avec l'âge et la constitution du malade : c'est surtout au moyen des sangsues qu'on obtiendra une prompte amélioration. On les appliquera plusieurs jours de suite, s'il en est besoin, à la tempe ou derrière l'oreille, du côté malade. Dans quelques cas, j'en ai fait placer dans les narines, et une hémorrhagie abondante a soulagé singulièrement les malades. La saignée générale ne m'a jamais paru d'aucun secours à ce degré de l'iritis ; je crois qu'elle n'a ici que peu d'action, et que l'affaiblissement qui en est la conséquence, est au moins inutile. Il ne faut pas oublier que l'iritis au premier degré se montre le plus souvent sur des individus faibles, sur des enfants, sur des femmes lymphatiques, et la saignée ne peut souvent être pratiquée sans quelque danger dans ces cas-là.

2° *Purgatifs.* — Les purgatifs sont assez utiles ; il ne faudrait point cependant y trop compter. Quelques grains de calomel réussissent très bien à provoquer une dérivation salutaire. Le colchique, vanté par M. Carron du Villards et d'autres, est excellent lorsqu'il est récemment préparé ; mais malheureusement en vieillissant il perd ses propriétés.

Moyens locaux. — *Dilatation de la pupille.* — Aussitôt que l'iritis au premier degré est reconnu, et que quelques antiphlogistiques ont été prescrits, on doit songer à préserver la pupille des adhérences qu'elle pourrait contracter avec la capsule. La belladone instillée par gouttes entre les paupières, à de courts intervalles de cinq à dix minutes, pendant plusieurs heures, ne tardera pas à vaincre la contraction pupillaire commençante. Si l'on tarde trop, et que l'iritis passe au deuxième degré, la dilatation est plus difficilement obtenue. Une fois ouverte, la pupille est maintenue sous l'influence de la belladone pendant toute la durée du traitement.

La *belladone*, unie alors à partie égale d'onguent napolitain, sera encore employée, avons-nous dit, en frictions autour de l'orbite. Très souvent les douleurs qui commencent à se montrer disparaissent sous l'influence de ce moyen. La tendance à la sécrétion de fausses membranes est notablement diminuée. On répète les frictions de deux en deux heures pendant le jour, et l'on surveille avec soin l'action du mercure sur les gencives, parce qu'il n'est point nécessaire à ce degré d'iritis de provoquer la salivation. Si l'on a quelques raisons de craindre que cet accident ne survienne, l'extrait de belladone est employé pur, ou l'on n'y joint qu'une faible partie d'onguent mercuriel.

Révulsifs. — Lorsque l'inflammation aura diminué sous l'influence des émissions sanguines, des purgatifs et des autres moyens dont nous avons parlé, les vésicatoires volants, promenés autour de l'orbite, ne tarderont point à en enlever jusqu'aux dernières traces ; ils seront renouvelés tous les deux ou trois jours.

Hygiène. — Le malade gardera la chambre, dont la chaleur sera maintenue, si la saison le permet, à une température modérée ; la lumière n'y pénétrera qu'avec ménagement. Si le malade est absolument forcé de sortir, il portera au-devant de l'œil un linge noir flottant ; il évitera de porter des bandeaux épais. Sa nourriture, pendant la première période de l'inflammation, se composera plus particulièrement de potages maigres, et plus tard de viandes blanches et de végétaux ; il ne prendra point de vin pur, ni d'excitants ; il se privera de lecture ou d'autres travaux qui pourraient fatiguer l'œil. Il sera soumis à l'usage de boissons aqueuses.

Topiques. — Ils ne sont point à prescrire à ce degré de la maladie.

Les astringents m'ont toujours paru produire de mauvais résultats et enrayer les progrès de la guérison. Des fomentations, faites avec une infusion d'herbe de belladone et de jusquiame (aa 50 gram. par litres), m'ont seules paru utiles.

Deuxième et troisième degré. — Le traitement doit être extrêmement énergique. Au début de la maladie, la *saignée générale* est de rigueur; chez les individus fortement constitués, elle sera, selon la formule de M. Bouillaud, large et répétée coup sur coup au besoin, c'est-à-dire matin et soir pendant les deux ou trois premiers jours. En même temps on ne doit pas négliger la *saignée locale ;* des sangsues seront, à de courts intervalles, appliquées à la tempe et derrière l'oreille, autant de fois qu'on le jugera nécessaire.

Si la maladie n'est plus à sa première période, la saignée générale ne doit être pratiquée qu'avec réserve ; les sangsues m'ont paru alors beaucoup plus utiles. On en pose ordinairement quinze à vingt près de la tempe, sur un individu de force moyenne ; ou bien, si l'on veut, on peut en appliquer tous les jours trois ou quatre, ou même davantage, sur la muqueuse de la paupière inférieure, mais il en résulte souvent des ecchymoses très larges dans le tissu cellulaire sous-muqueux ; les malades ne se soumettent pour la plupart qu'avec répugnance à l'emploi de ce moyen, auquel je ne recours que le plus rarement possible. On peut les appliquer encore dans la narine ou les remplacer par des scarifications fréquemment répétées sur la pituitaire. Je pratique ordinairement cette petite opération avec un scarificateur, dont j'ai donné le modèle à M. Charrière, et que je place dans la trousse ordinaire.

Les *purgatifs* ne seront pas négligés; on y aura recours en même temps qu'aux saignées. Les purgatifs mercuriels devront être choisis de préférence; le *calomel* surtout sera donné de manière à provoquer le commencement d'une salivation salutaire. J'en prescris ordinairement aux adultes, d'abord un gramme comme purgatif, puis cinq centigrammes cinq à six fois par jour à deux heures d'intervalle, et je fais ajouter à ces poudres quelques centigrammes d'opium. Deux à trois jours suffisent ordinairement pour que les gencives commencent à se prendre, et pour que l'haleine caractéristique soit reconnue. Aussitôt qu'on a constaté ces effets du mercure, un gargarisme d'acide hydrochlorique est prescrit, en même temps que des purgatifs salins ordinaires. Je n'ai jamais vu qu'il fût nécessaire d'établir une salivation abondante. On peut ensuite administrer le colchique sous forme de teinture à la dose de vingt à vingt-cinq gouttes, matin et soir, dans une tasse d'eau de gomme.

Les *frictions mercurielles et belladonées* sont répétées autour de l'orbite toutes les deux heures. On a soin de faire nettoyer le front un quart d'heure ou une demi-heure après chaque onction, l'absorption du mercure pouvant être trop grande, et produire une salivation trop forte. Les instillations de belladone dans l'œil sont continuées avec persévérance, à partir du moment où l'inflammation commence à tomber, jusqu'à ce que la pupille se dilate. Assez souvent ce n'est que vers le quatrième ou le cinquième jour qu'on obtient ce résultat. Lorsque les douleurs reviennent à des heures fixes, on les fait souvent disparaître en donnant, deux ou trois heures avant leur retour, de fortes doses de sulfate de quinine.

Les *révulsifs* ne seront employés qu'au déclin de la maladie. Les *vésicatoires volants* autour de l'orbite m'ont paru très utiles; il importe seulement de ne point les appliquer trop tôt; le *séton*, les *cautères* à la nuque sont de nul effet, et l'on n'y doit recourir qu'en désespoir de cause, lorsque la maladie a résisté au traitement le plus énergique. Les bains de pieds salés seront prescrits, mais on ne devra se fier que médiocrement à ce moyen.

Les *topiques* astringents ne m'ont point semblé toujours d'un concours efficace ; cependant comme des compresses d'eau froide ou d'eau végéto-minérale, appliquées sur l'œil, diminuent souvent les douleurs, je ne vois aucun danger à les employer ; ce qui m'a réussi le mieux jusqu'ici, c'est l'infusion d'herbe de belladone et de jusquiame dont j'ai parlé plus haut.

TRAITEMENT DE L'IRITIS CHRONIQUE.—Nous avons vu dans la symptomatologie de cette maladie, que quelquefois l'inflammation est assez difficile à reconnaître, que d'autres fois, au contraire, elle a des recrudescences assez marquées. Dans le premier cas, les révulsifs sur le canal intestinal (purgatifs), sur les membres inférieurs (pédiluves irritants), sur le front, derrière les oreilles et à la nuque (vésicatoires, séton), devront être recommandés. Dans le second, les applications fréquemment répétées de sangsues, à la tempe, derrière les oreilles, dans les narines, seront prescrites tour à tour et à des intervalles plus éloignés, selon le degré d'inflammation. Les instillations de belladone ne seront pas non plus négligées. On recherchera avec soin s'il n'y aurait point une cause générale, afin de donner au traitement, s'il y avait lieu, une direction spéciale.

Traitement de l'iritis syphilitique. — Lorsque l'examen du malade a fait reconnaître que la syphilis joue un certain rôle dans la production de l'iritis, que le commémoratif ou les symptômes d'infection encore existants sont venus donner au diagnostic la certitude dont il manque toujours sans cela, indépendamment du traitement ordinaire de l'iritis qu'il devra prescrire, le praticien s'occupera de la maladie constitutionnelle. Les émissions sanguines, les purgatifs, le calomel uni à l'opium ou à la belladone, les frictions mercurielles autour du front, etc., ayant été prescrits, et l'inflammation de l'œil étant tombée, on aura immédiatement recours au traitement spécifique. C'est alors que le protoiodure de mercure, à la dose de 3 à 5 centigrammes matin et soir, et une tisane de salsepareille, trouveront leur emploi. Plus tard on y substituera l'iodure de potassium, à la dose d'un gramme par jour, dans une tisane de saponaire. En même temps le malade se tiendra dans une température élevée, en évitant des refroidissements subits.

RÉSUMÉ DU TRAITEMENT. — I. On suppose qu'un sujet de quinze ans, de force moyenne, est atteint d'un *iritis aigu au premier degré*, *datant de quelques jours seulement. Mobilité de la pupille exagérée ou diminuée ; teinte grisâtre de l'iris, partielle ou générale ; trouble vague répandu dans la chambre antérieure, paraissant s'étendre ou s'étendant en effet à la cornée. Photophobie peu aiguë, vision trouble. Prescrivez :*

Appliquer 12 ou 15 sangsues à la tempe du côté de l'œil malade, laisser saigner les piqûres pendant deux à trois heures. Le lendemain, se purger avec une bouteille d'eau de Sedlitz, si les intestins le permettent. Après l'application des sangsues, laisser tomber dans l'œil, de cinq en cinq minutes sans interruption, jusqu'à dilatation de la pupille, une goutte du collyre suivant :

Eau distillée. . . . . 10 gram.
Extrait de belladone sans fécule. . 1 gram.
    F. s. a.

Si la dilatation de la pupille se fait attendre, remplacer les instillations entre les paupières par une onction sur leur bord libre, avec gros comme un pois d'extrait de belladone pur. Ce moyen ne doit être employé que pendant la nuit, pour permettre au malade de dormir.

Le lendemain du purgatif et le jour suivant, prendre matin et soir un décigramme de calomel, uni à quantité égale de magnésie calcinée.

Faire des frictions autour de l'orbite avec une pommade composée de parties égales d'onguent napolitain et d'extrait de belladone.

Garder la chambre. Linge noir flottant au-devant de l'œil. Potage maigre, tisane de chiendent nitrée. Abstinence de toutes choses excitantes.

L'inflammation continuant, faire une ou plusieurs autres applications de sangsues au même endroit, en poser quelques unes au besoin dans la narine. Remplacer le calomel par 15 à 20 gouttes de teinture alcoolique de semences de colchique d'automne, à prendre matin et soir dans une tasse d'eau de gomme, ou par des pilules légèrement purgatives.

Suspendre les frictions mercurielles pour se servir de l'extrait de belladone pur. Maintenir la *pupille toujours dilatée*, au moyen de quelques instillations du collyre dans la journée.

II. *L'iritis au premier degré est à sa période de déclin, les mouvements de la pupille reparaissent, les membranes oculaires et l'iris en particulier, tendent à reprendre leur couleur normale, la photophobie n'existe plus.*

Appliquer autour de l'orbite une série de vésicatoires volants; en promener jusque derrière l'oreille, et jusqu'à la nuque, y revenir au besoin, lorsque l'épiderme se sera reproduit. Continuer avec mesure les dérivatifs sur le canal intestinal. Repos absolu de l'organe tant qu'il restera des traces d'inflammation.

III. *Iritis aigu. — Deuxième degré. — Sujet de vingt-cinq ans, de bonne constitution. Iris très décoloré; couleur rougeâtre ou verdâtre du petit cercle; gonflement de l'ensemble de la membrane. Pupille immobile, étroite, inégale, offrant souvent un ou plusieurs angles. Exsudation liant la marge pupillaire à la capsule. Fond de l'œil trouble, verdâtre. Cornée le plus souvent brillante, quelquefois trouble, parsemée de points noirâtres ou grisâtres à son centre. Chambre antérieure diminuée ou agrandie; humeur aqueuse trouble en apparence. Capsule recouverte d'une fumée; exsudations à sa surface. Sclérotique injectée près de la cornée. Légère rougeur de la conjonctive et des paupières. Sensation de tension, battements dans l'œil, douleur vive s'exaspérant le soir, revenant par accès et s'étendant du sourcil à toute la moitié de la face. Photophobie peu marquée. Fièvre et accidents généraux éventuels. Prescrivez :*

Saignée générale de 350 à 400 grammes, répétée matin et soir, et au besoin 20 à 30 sangsues à la tempe. Un gramme de calomel en une fois le matin; puis trois fois par jour un décigramme avec addition de 5 à 10 centigrammes d'opium en poudre (calomel 30 centigrammes, opium pulvérisé, 10 centigrammes en trois paquets). Frictions mercurielles belladonées, recommencées toutes les heures sur le front et les tempes. Après deux jours, si la salivation ne paraît pas imminente, matin et soir une pilule, contenant un centigramme de sublimé. Les préparations mercurielles sont mises de côté et remplacées par des purgatifs et des gargarismes d'alun ou d'acide hydrochlorique aussitôt que les gencives commencent à se prendre.

La belladone est employée avec persévérance en instillation ; elle agit médiocrement, quelquefois point du tout pendant la période suraiguë. Ce n'est que vers le quatrième ou le cinquième jour que la pupille se dilate ; elle est maintenue ouverte au moyen d'instillations répétées sept ou huit fois dans la journée.

IV. *Mêmes symptômes anatomiques.* — *Les douleurs reparaissent à des heures fixes.* Donner trois heures avant leur retour un demi-gramme ou plus de sulfate de quinine en potion ou en pilules. *Elles sont continues.* Application sur l'œil de compresses mouillées d'eau froide ou imbibées de la préparation suivante :

Eau ordinaire bouillante.. . . . . . . 1 litre.
Herbe de belladone. . . . . ⎱ ᾱᾱ 50 grammes.
Id. de jusquiame. . . . . ⎰

faites infuser, passez et laissez refroidir.

Revenir aux applications de sangsues près de la tempe tous les jours ou tous les deux jours, si l'inflammation ne tombe pas, et si d'une autre part les forces du malade le permettent.

V. *L'inflammation diminue : la rougeur de l'œil, la décoloration de l'iris, la contraction de la pupille, sont moindres.* Après avoir quelque temps encore employé le traitement antiphlogistique, passer aux révulsifs cutanés (vésicatoires autour de l'orbite) ; maintenir toujours la pupille dilatée.

Hygiène ; la même que celle qui a été prescrite au premier degré, mais plus sévère.

VI. *Iritis aigu.* — *Troisième degré.* — Même traitement, sauf qu'il sera plus énergique encore.

On s'occupera des complications spéciales après que les symptômes inflammatoires auront été abattus par les antiphlogistiques.

ARTICLE XXI.

Opération de la pupille artificielle.

Cette opération, qui a pour but d'ouvrir aux rayons lumineux un passage jusqu'à la rétine quand le passage naturel a été fermé par diverses conditions pathologiques, a été tentée pour la première fois par Chéselden en 1728. Elle est connue en Allemagne sous le nom de *corémorphose* (χορη, pupille, μορφωσις, formation).

Elle peut être pratiquée selon cinq méthodes différentes, dont les quatre premières ont été modifiées de mille manières. De là un nombre considérable de procédés et d'instruments, qu'il ne conviendrait point de rappeler dans un livre de simple utilité pratique. Je ne parlerai donc pas des essais infructueux qu'on a faits pour établir la pupille artificielle en faisant une perte de substance sur la sclérotique.

Voici en quoi consistent ces cinq méthodes :

1° Dans la *première*, à laquelle se rattache le nom de Chéselden, on pratique dans l'iris une ou plusieurs incisions ; c'est la méthode dite par *incision* (*corétomie*, *iridotomie*).

2° Dans la *deuxième*, créée par Scarpa, on détache une partie de l'iris du ligament ciliaire ; c'est la méthode dite par *décollement* (*coré-dialyse*, *iridodialyse*).

3° Dans la *troisième*, on excise une portion de l'iris ; Wenzel le premier l'a pratiquée ; c'est la méthode par *excision* (*corectomie*, *iridectomie*).

4° Dans la *quatrième*, inventée à la fois par Adams et Himly, et modifiée notablement par M. Guépin, on cherche à entraîner et à fixer dans une plaie de la circonférence de la cornée, ou du bord de la sclérotique, une partie de la marge pupillaire demeurée libre ; c'est la méthode par *enclavement* ou *distension* permanente de la pupille (*corencléisis*, *co-rectopie*).

5° Dans la *cinquième*, que nous avons imaginée, on saisit l'iris par les adhérences anomales qu'il a contractées, et après l'avoir déchiré par arrachement, on l'entraîne au dehors à travers la cornée, et on l'excise ; c'est la méthode que nous nommerons par *déchirement*.

Méthodes et procédés opératoires.

—

Première méthode. — *Incision* ou *Iridotomie* (1).

C'est la plus ancienne des méthodes ; Chéselden en est l'inventeur. Il la pratiqua, quelque temps avant 1728, sur un enfant de quatorze ans, aveugle de naissance. Cette opération eut un grand succès dans le monde entier. Woolhouse (2), un peu avant Chéselden, avait proposé un procédé pour enlever les fausses membranes placées dans la pupille, mais il ne l'avait point mis à exécution.

L'incision est simple ou multiple : on ne fait en quelques cas qu'une seule incision à l'iris, dans le sens transversal ou vertical ; dans d'autres cas, l'iris est incisé en forme de V ou de croix.

Procédé de Chéselden. — *Incision simple et transversale*. — Armé d'un petit bistouri, tranchant d'un seul côté, Chéselden pratiqua une ponction dans la sclérotique à une demi-ligne environ de la cornée, comme on le fait avec l'aiguille pour l'opération de la cataracte par abaissement. L'instrument arrivé derrière l'iris, dans la chambre pos-

—

(1) La méthode par *incision* étant généralement abandonnée aujourd'hui, nous nous abstiendrons de donner des figures représentant les procédés.

(2) *Dissertatio medic.-chirurg. de pupilla phthisi et synizesi*, par Christ. Fraas ; *præs. Mauchart in disput. chirurg.*, de Haller. tom. I.

térieure, fut tourné la pointe en avant, de manière à la faire pénétrer dans la chambre antérieure, à travers l'iris. Soit en tirant, soit en poussant le petit bistouri, il incisa ensuite transversalement cett e membrane. L'ouverture faite avait deux ou trois lignes, était elliptique, et, selon Morand qui vit opérer Chéselden, semblable à la pupille des chats, sauf qu'elle était placée en sens opposé.

Plusieurs auteurs ont essayé cette opération, et, la plaie de l'iris s'étant réunie, n'ont point toujours obtenu de bons résultats, ce qui les a nécessairement conduits aux modifications qui ont été apportées depuis au procédé primitif. C'est ainsi que Sharp, élève de Chéselden, Mauchart, Heuermann de Copenhague, Reichenbach, Henkel, Richter, Janin, Guérin, Pellier de Quengsy, Beer, Langenbeck, Weller, Maunoir, M. Velpeau, ont pensé qu'il vaut mieux pénétrer par la cornée que par la sclérotique. Chacun de ces auteurs, ou à peu près, inventa son instrument particulier et fit l'incision à sa manière. Je me bornera à quelques mots sur les principaux procédés.

Procédé de Janin. — *Incision simple et verticale.* — Les insuccès qu'il avait remarqués après la section de l'iris selon le procédé de Chéselden, lui firent penser que *l'incision verticale* ne se refermerait pas, parce qu'ainsi les fibres rayonnées de l'iris seraient divisées et non pas simplement écartées. « J'ouvre, dit-il (1), les deux tiers de la cor » née avec le bistouri de M. Wenzel, et je relève ensuite la calotte de » la cornée avec une curette que je tiens de la main gauche, tandis » que la droite est munie de ciseaux courbes dont la branche inférieure » est terminée en pointe; l'ayant plongée dans l'œil à environ une ligne » de son limbe inférieur, et un peu du côté du grand angle, je dirige » la pointe de cet instrument de bas en haut, et, m'éloignant d'une » demi-ligne de l'ancienne prunelle, je fais ma section d'un seul coup; » cette plaie forme une pupille en forme de croissant, la partie con- » vexe faisant face au petit angle de l'œil. »

Ce procédé ne réussit pas mieux que celui de Chéselden : la plaie de l'iris se referme par de fausses membranes; aussi ne l'emploie-t-on plus guère aujourd'hui.

Procédé de Guérin (2). — *Incision cruciale.* — Ce procédé est fondé sur la combinaison de ceux de Chéselden et de Janin. L'opérateur pratiquait sur l'iris une incision cruciale, au lieu de se borner à une simple fente transversale ou verticale. Son but était, en divisant tout à la fois les fibres radiées et les fibres circulaires de l'iris, de s'opposer à la réunion des lèvres de la plaie. Il pénétrait jusqu'à l'iris par une

(1) Janin, *Mémoires et observations sur l'œil*, 1772, pag. 190.
(2) Guérin, *Traité sur les maladies des yeux*, pag. 235.

incision demi-circulaire de la cornée. Les pupilles artificielles que Guérin faisait de cette manière, avaient presque toujours une forme assez ronde. En introduisant l'instrument par la cornée, il pensait qu'il pourrait plus sûrement que par le procédé de Chéselden éviter la lésion de l'appareil cristallinien ; cependant si l'on agit comme il le recommandait, il est presque impossible de diviser l'iris sans altérer la capsule. Les chances de la réunion des lambeaux étaient moins grandes, il est vrai, que dans l'incision simple ; cependant on remarqua bientôt que la pupille, à peu près ronde immédiatement après l'opération, ne tardait pas à se refermer.

Ce procédé, comme le précédent, a été abandonné.

Procédé de Maunoir (1). — *Incision simple de l'iris, et exceptionnellement incision en V.* — Presque tous les chirurgiens qui ont rapporté ce procédé ont pensé que l'habile chirurgien de Genève pratiquait toujours l'incision en V, tandis qu'il ne l'appliquait qu'à des cas exceptionnels. Ce procédé a pour but principal la division perpendiculaire des fibres radiées, que l'auteur nomme *le muscle dilatateur* de l'iris. Il dit, en effet, page 31 : « La troisième indication, et la plus importante, c'est de faire l'incision de l'iris, autant qu'il sera possible, dans une direction perpendiculaire à celle des fibres à couper ; alors seulement on pourra espérer que la plaie faite à l'iris ne se réunira pas et qu'une simple fente se changera en une ouverture plus ou moins elliptique. » Maunoir pratique l'opération de la manière suivante :

« Je commence, dit-il, par faire à la cornée, au côté externe, autant que faire se peut, qu'il y ait opacité à cette place ou non, une incision longue de 6 millimètres environ, et à 2 millimètres de distance de la sclérotique. Cette incision doit avoir une courbure parallèle à la circonférence de la cornée, et, en général, elle ne doit différer de celle qu'il faut faire pour l'opération de la cataracte, qu'en ce qu'elle doit être beaucoup plus petite. » L'ouverture de la cornée est faite à l'aide du kératotôme ordinaire ; le chirurgien achève ensuite l'opération avec des ciseaux coudés près de leur talon, et dont la branche qui doit rester dans la chambre antérieure est boutonnée, tandis que l'autre branche, destinée à pénétrer derrière l'iris, se termine en une pointe très fine. L'auteur indique dans les termes suivants la manière de se servir des ciseaux : « On introduit ces ciseaux de plat par l'ouverture de la cornée ; lorsque la pointe est parvenue vers l'endroit de l'iris où l'incision de l'iris doit commencer, on les retourne de manière que le plat devienne perpendiculaire à la cornée et à l'iris ; on les ouvre légère-

____

(1) Maunoir, *Mémoire sur l'organisation de l'iris et l'opération de la pupille artificielle.*

ment, et en même temps on pousse assez pour que la lame pointue qui touche l'iris pénètre dans cette membrane de toute la longueur que doit avoir l'incision ; alors on ferme rapidement les ciseaux, et l'iris se trouve coupé. » Dans quelques cas exceptionnels, nous l'avons dit, le chirurgien de Genève, au lieu de terminer là l'opération, fait une seconde incision sur l'iris, de manière à dessiner un V dont la base regarde la circonférence de la membrane, et dont le sommet se trouve au point même où les ciseaux ont pénétré d'abord dans la chambre postérieure.

Ce procédé peut avoir quelques avantages quand il y a oblitération de la pupille par adhérence de l'iris à la cornée (synéchie antérieure), mais il n'est pas applicable lorsque la pupille est fermée par de fausses membranes siégeant sur la capsule (synéchie postérieure). Dans le premier cas, en effet, la branche terminée en pointe peut glisser dans la chambre postérieure agrandie, sans toucher la cristalloïde ; mais cela me paraît à peu près impossible dans le second. Il peut encore arriver, par suite de la crainte que doit avoir le chirurgien de produire une cataracte, que les ciseaux ne pénètrent point assez profondément et ne divisent l'iris que dans une partie de son épaisseur, ou que toute la portion d'iris comprise entre les lames, échappe à l'action de l'instrument, double accident qui est arrivé à M. Maunoir lui-même. Cependant, malgré ces inconvénients, je me hâte de dire que ce procédé est incontestablement préférable à tous ceux qui ont pour but *l'incision* de l'iris.

Procédé de Juengken (1). — Il est applicable seulement aux cas rares de persistance de la *membrane pupillaire*. La description en a été bien faite par M. Van Roosbroeck ; je la trouve reproduite dans la thèse de M. Gaubric de la manière suivante (*Thèses.* Paris, 1844) : « Quelques heures avant de commencer l'opération, on a soin d'instiller dans l'œil quelques gouttes d'une solution d'extrait de belladone ou de jusquiame, à l'effet de tendre fortement l'iris, qui présente dès lors une plus grande résistance à l'instrument. Le malade étant placé comme pour l'opération de la cataracte, l'aide soulève la paupière supérieure ; l'opérateur, de son côté, abaisse la paupière inférieure de la main droite s'il a affaire à l'œil gauche, et réciproquement de la main gauche s'il doit opérer l'œil droit. Saisissant alors l'instrument » (l'aiguille à dépression de Scarpa) « avec les trois premiers doigts de l'autre main, comme on ferait une plume à écrire, il appuie les deux derniers sur la pommette, et tient l'aiguille horizontalement placée, de telle sorte qu'une de ses faces regarde en haut et l'autre en bas. Dès que le moment est favorable, il dirige la pointe

____

(1) Juengken, *Das corconcion*, page 21, 1817.

perpendiculairement sur la cornée, et l'enfonce à une demi-ligne au-dessous du centre. Lorsque l'instrument a pénétré dans la chambre antérieure, le chirurgien le porte sur la membrane pupillaire, qu'il cherche à diviser par une incision cruciale, en ayant soin de ne pas blesser le bord pupillaire de l'iris. Pour cela, on enfonce l'aiguille, près du bord pupillaire supérieur, dans la membrane pupillaire, et on la divise par une incision verticale jusqu'au bord inférieur. On fait ensuite deux incisions transversales qui partent du bord de la membrane pupillaire et vont rejoindre l'incision verticale, de manière que cette membrane se trouve partagée en quatre lambeaux. Ces incisions doivent être pratiquées par la pointe seulement, pour ne pas blesser le cristallin ou la capsule. Avant de retirer l'aiguille, on s'assure que la division de la membrane pupillaire est complète; s'il restait une partie non divisée, on chercherait de nouveau à l'inciser. Après cela on retire l'instrument selon la direction qu'il a suivie pour pénétrer à travers la cornée; les quatre lambeaux restants sont absorbés peu à peu, laissant une pupille presque en tout semblable à la pupille naturelle, mais un peu anguleuse.

» L'opération ainsi terminée, on tient les paupières fermées au moyen de deux petites bandelettes de taffetas gommé passant verticalement du front à la joue ou s'entre-croisant sur les paupières, et l'on suspend devant l'œil une petite compresse en toile. »

Je n'ajouterai que quelques mots à cette description, c'est que le manuel n'en est pas aussi facile que semble le croire l'auteur. Les mouvements de l'œil, même lorsqu'il est maintenu, et la sortie de l'humeur aqueuse par la ponction, doivent nécessairement mettre l'appareil cristallinien en danger, en le rapprochant trop de la cornée et en ne laissant pas de place pour le jeu des instruments; d'un autre côté, comment espérer de diviser un tissu aussi mou que la membrane pupillaire, s'il ne trouve pas un point d'appui en arrière? La pression devra donc porter sur l'appareil cristallinien, mais la plus petite égratignure de la capsule produira une cataracte inévitable. Ce procédé exige en outre un traitement énergique; il convient de saigner le malade et d'appliquer sur l'œil des compresses d'eau glacée.

APPRÉCIATION. — L'incision de l'iris se referme presque toujours sur elle-même, qu'elle soit simple ou multiple. Quelques auteurs ont si bien senti cet inconvénient, qu'ils ont recommandé de détruire toujours le cristallin, et qu'un d'eux, Adams, est allé jusqu'à proposer d'en placer les débris entre les lèvres de la plaie iridienne, pour en empêcher la réunion! De plus elle expose souvent à ouvrir la capsule et à produire une cataracte qu'il faut opérer séance tenante ou quelque temps après, et cela dans des cas où l'appareil cristallinien était sain et devait être conservé intact.

Le procédé de Maunoir, tant vanté par Scarpa, peut seul, dans quelques cas d'oblitération complète, trouver son utile application ; pourtant il vaudrait mieux exciser la base du lambeau et l'entraîner au dehors , c'est-à-dire pratiquer l'excision ordinaire, que de se borner à l'incision simple ou à celle en V. Dans quelques cas où la pupille aurait disparu après l'extraction ou l'abaissement du cristallin, l'incision pourrait être à la rigueur pratiquée, si l'iris présentait un degré de tension convenable ; néanmoins l'excision me semble l'emporter , même dans ce cas, sur l'incision. Cette dernière opération paraît devoir être réservée à la destruction de la membrane pupillaire , ou à celle de fausses membranes peu épaisses, qui se seraient développées dans la pupille à la suite d'un iritis survenu pendant la vie intra-utérine.

Deuxième méthode. — *Décollement de l'iris*, ou *Irido-dialyse*.

Le décollement de l'iris de ses attaches ciliaires , dans le but de la formation d'une pupille artificielle , a été imaginé par Scarpa et presque en même temps par A. Schmidt , au commencement de ce siècle. Assalini prétend l'avoir exécuté dès 1787; mais malgré les témoins du fait qu'il nomme, et bien qu'il avance qu'en 1788 Buzzi fit après lui cette opération , les auteurs que nous avons nommés sont considérés comme les créateurs de la méthode. Scarpa et Schmidt furent amenés à leur découverte par l'observation qu'ils avaient faite de la facilité avec laquelle l'iris se détache du corps ciliaire à la suite de coups ou de blessures, ou pendant certaines opérations pratiquées sur l'œil. L'ouvertre accidentelle du diaphragme avait , dans ces cas, permis à la vision de s'accomplir, et c'est là ce qui conduisit à la création de la méthode. Sharp, Guérin, Janin , Chaussier, Wenzel , avaient fait cette même remarque, mais aucun d'eux n'avait songé à en tirer parti pour rétablir la vision.

Le décollement de l'iris se pratique par la cornée ou par la sclérotique ; nous étudierons plus loin les procédés des auteurs. Voici celui que nous employons et que nous remplaçons souvent avec avantage par le *déchirement* (*cinquième méthode*), dont nous parlerons plus loin.

Instruments. — Un couteau lancéolaire (fig. 18), un petit crochet (fig. 19), et des ciseaux courbes (fig. 20), sont les trois instruments indispensables. Il est bon d'avoir en outre une petite spatule large de 2 millimètres, longue de 15 à 20 , très flexible et montée sur le manche d'une aiguille ordinaire. Lorsque l'œil à opérer est fort enfoncé, fort mobile , que les paupières sont étroites, on doit se munir de deux élévateurs pleins pour les paupières, et d'une pince fermant à ressort pour fixer le globe, en saisissant la conjonctive près de la cornée. On tiendra encore près de soi une pince courbe très fine, des éponges et de l'eau.

Position du chirurgien et de l'aide. — Elle est la même que dans l'opération de la cataracte, où nous l'avons décrite avec détail, en y joignant une figure (Voy. *Cataracte*). Toutefois, nous ferons remarquer qu'il est avantageux, dans beaucoup de cas, de faire coucher le malade sur un lit étroit, près d'une fenêtre, et, comme nous venons de le dire, de fixer l'œil à opérer avec une pince appliquée sur la conjonctive près de la cornée. Dans la description qui suit, nous supposerons que le malade est assis.

Premier temps. — *Ponction de la cornée.* — L'aide relève la paupière supérieure de la main gauche, si l'on opère l'œil droit, abaisse la paupière inférieure de l'autre main, et maintient la tête dans l'immobilité en l'appuyant contre sa poitrine. Le chirurgien saisit le couteau lancéolaire, et pratique une ponction dans le point le plus rapproché possible du centre de la cornée. Cette ponction, large de 4 à 5 millimètres, doit être régulière, aussi large à la surface postérieure de la cornée qu'à la surface antérieure, et placée de telle sorte que la direction en soit parallèle à la base de la pupille artificielle qui doit être pratiquée, comme cela est représenté dans la fig. 17. Les triangles noirs A, B, C, sont des pupilles artificielles qu'on se propose d'établir : les bases de ces pupilles, placées vers la circonférence de l'iris, sont parallèles à une ligne noire qu'on voit à leur sommet, et qui indique la largeur et la direction de la ponction. En pratiquant cette ponction, le chirurgien incline le couteau aussitôt

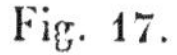
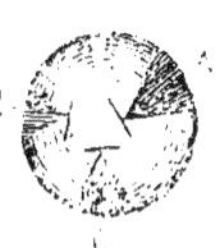

Fig. 17.

qu'il sent que la cornée est traversée, et approche le manche de l'instrument du côté de la membrane opposé à la base de la pupille à pratiquer. Par ce mouvement le couteau se trouve couché presque horizontalement entre l'iris et la cornée, ce qui permet au chirurgien de faire entrer la lame plus profondément dans la chambre antérieure sans blesser le diaphragme. La fig. 18 représente ce temps de l'opération : le couteau 1 est incliné presque parallèlement à l'iris, la pointe a pénétré dans la chambre antérieure, et se trouve rapprochée de la base de la pupille à établir; la ponction *b* a une étendue de 4 à 5 millimètres; *a* est une tache blanche de la cornée dans laquelle la pupille naturelle a disparu par suite d'une ulcération (*synéchie antérieure*). À l'endroit de la ponction la membrane est saine, ce qui permet de voir l'iris, dont la couleur est foncée.

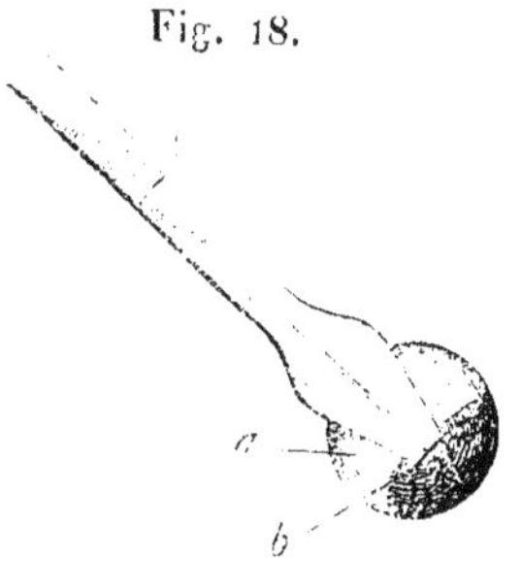

Fig. 18.

Le chirurgien retire le couteau dès que la ponction est pratiquée; il a soin, s'il n'a pu la faire assez large en poussant l'instrument (ce qui arrive quand l'humeur aqueuse s'échappe trop tôt), de l'agrandir vers l'extrémité la plus déclive lorsqu'il ramène à lui la lame. Ce premier temps exécuté, l'aide abandonne les paupières, et l'on donne au malade un instant de repos, pendant lequel le chirurgien essuie les paupières mouillées et rendues glissantes par l'humeur aqueuse et par les larmes qui se sont échappées de l'œil.

Deuxième temps. — Introduction du crochet. — Les paupières étant éloignées de nouveau, le petit crochet représenté sur la fig. 19, est tenu comme une plume à écrire; le chirurgien en dirige la convexité en haut, et le fait pénétrer dans la chambre antérieure, en pressant un peu sur la lèvre externe de la plaie si le décollement se fait sur la partie interne de l'iris. La direction que doit suivre cet instrument est exactement celle qu'on a donnée au couteau lorsque la ponction a été faite. Aussitôt que la portion recourbée a pénétré tout entière dans la chambre antérieure, ou, pour parler plus exactement, entre l'iris et la cornée qui se touchent par suite de la sortie de l'humeur aqueuse, le manche est fortement incliné, de manière qu'il y ait un parallélisme exact entre la surface de l'iris et l'axe du crochet. L'instrument se trouve

Fig. 19.

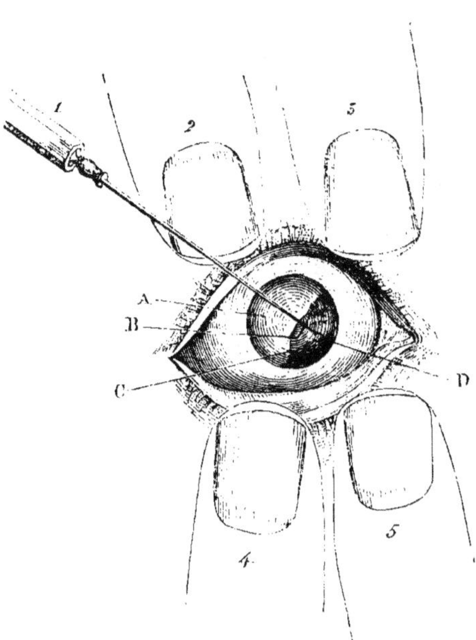

placé alors dans une direction telle, qu'il a sa pointe en bas et sa convexité en haut; le chirurgien le fait glisser avec précaution entre les deux membranes, et le conduit jusque vers l'insertion de l'iris au corps ciliaire. Arrivé là, le crochet est caché presque tout entier derrière la très petite portion de sclérotique comprise entre les attaches de l'iris et celles de la cornée.

Troisième temps. — Décollement de l'iris. — C'est au moment où le crochet vient de disparaître derrière la sclérotique, entre les attaches de l'iris et celles de la cornée, que le chirurgien tenant toujours l'instrument comme il a été dit, et sentant une certaine résistance lorsqu'il essaie de le faire pénétrer plus loin, fait faire au manche un quart de tour sur son axe de haut en bas, en le roulant dans cette direction entre le pouce et les deux premiers doigts, harponne l'iris par un petit coup sec d'avant en arrière, et le maintient fixé dans la courbure de l'instrument. Le diaphragme n'oppose le plus souvent qu'une très faible résistance, et se laisse entraîner du côté de la plaie.

L'opération arrivée à ce point, est exactement représentée dans la fig. 19 (voyez page précédente) : 1, *manche* du crochet; 2, 3, *doigts* de l'aide relevant la paupière supérieure; 4, 5, *doigts* de l'aide abaissant la paupière inférieure; A, *tache leucomateuse* de la cornée dans laquelle la pupille a disparu (*synéchie antérieure*); B, *incision* pratiquée près de la tache leucomateuse, dans la portion de membrane demeurée saine; C, *iris* vu à travers la cornée transparente en cet endroit; D, *fond de l'œil* vu à travers une partie de la pupille artificielle non achevée. Le décollement de l'iris est encore incomplet; le crochet entraîne cette membrane vers l'incision de la cornée.

Quatrième temps. — *Sortie de l'iris.* — Lorsque le chirurgien a harponné l'iris, il a eu soin de diriger tout aussitôt la pointe du crochet un peu en bas et en arrière, tandis que la courbure en est tournée en haut et en avant. Ce mouvement, qui a pour but d'éviter la déchirure de la capsule, est représenté fidèlement dans la figure précédente.

L'opérateur continue alors d'entraîner l'iris. Il convient, pour arriver à ce but, de tenir la courbure du crochet exactement appliquée contre la face concave de la cornée, et de ne point craindre la pression qui peut en résulter. C'est un excellent conseil donné par le professeur Jœger, et que M. le docteur Vallez, de Bruxelles, un de ses élèves, m'a transmis. On évite ainsi plus sûrement la capsule : la portion d'iris saisie est mieux maintenue, et sort plus facilement par le fait même de la pression qu'on exerce avec le dos du crochet, sur la partie postérieure de celle des deux lèvres de la plaie qui regarde la nouvelle pupille.

Cinquième temps. — *Excision de la portion d'iris décollée.* — L'iris, entraîné par le crochet hors de la chambre antérieure, et maintenu sur l'instrument comme dans la fig. 19, est excisé au ras de la cornée avec une paire de ciseaux courbes sur le plat, ou abandonné dans la plaie, si l'on se propose (ce qui est toujours mauvais) d'effectuer l'enclavement. La fig. 19 représente l'excision de l'iris lorsque la pupille artificielle vient d'être pratiquée par décollement : 1, *crochet* implanté dans l'iris entraîné hors de la chambre antérieure; 2, *ciseaux* courbes sur le plat dont une branche est engagée derrière l'iris. Ces ciseaux prêts à faire la section de l'iris ont été dessinés ouverts; une vis placée sur les branches n'en permet que l'écartement nécessaire. 3,

4, *doigts* de la main gauche de l'aide; 5, 6, *doigts* de sa main droite;
a, *tache leucomateuse* de la cornée masquant complétement la pupille

Fig. 20.

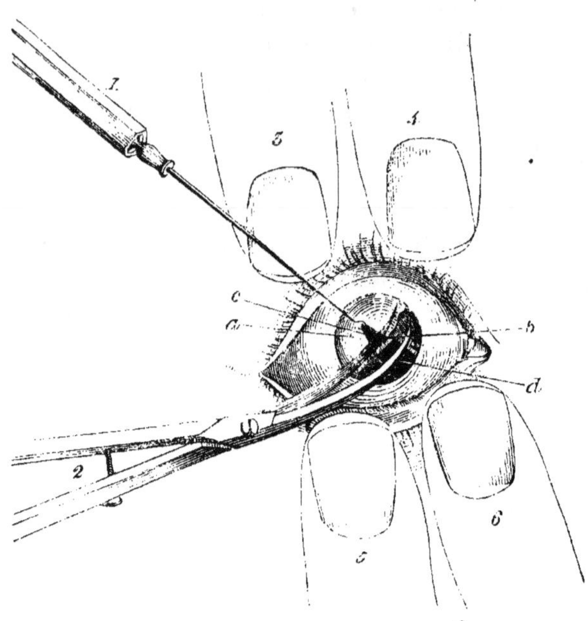

naturelle qui y est adhérente (*synéchie antérieure*); *b*, *plaie* faite à la
cornée avec le couteau lancéolaire dans le premier temps de l'opération; *c*, *iris* entraîné par le crochet hors de la chambre antérieure;
d, pupille artificielle pratiquée par le décollement de l'iris.

REMARQUES SUR LES ACCIDENTS QUI PEUVENT ARRIVER PENDANT
L'OPÉRATION PAR DÉCOLLEMENT. — L'opération que nous venons de
décrire s'applique à un cas dépourvu de toute espèce de complication,
et dans lequel le manuel opératoire a été suivi avec précision. La manœuvre, cependant, est loin d'être toujours aussi régulière, tantôt par
le fait même de l'opérateur, tantôt par la disposition des parties, quelquefois par suite des modifications apportées dans les membranes par
l'inflammation qui les a frappées. Nous allons passer rapidement en
revue toutes les principales causes des accidents qui compliquent et font
souvent échouer l'opération de la pupille artificielle par décollement.

Premier temps. — *Ponction de la cornée.* — Cette manœuvre qui
est assez ordinairement facile, à moins que la cornée et l'iris ne se
trouvent en contact presque immédiat, peut occasionner, lorsque le
chirurgien n'attaque pas convenablement la cornée, une foule d'ac-

cidents qui non seulement compromettront l'opération dans ses résultats, mais encore en empêcheront l'exécution complète dans beaucoup de cas. Il faut que la ponction ne soit ni trop petite ni trop grande; qu'elle ne soit par rapport à l'iris ni trop perpendiculaire ni trop oblique ; qu'elle ne soit ni trop rapprochée ni trop éloignée de la circonférence de la cornée. Il est indispensable encore qu'elle soit aussi large à la surface interne qu'à la surface externe de la membrane, et exactement parallèle à la base de la pupille nouvelle. Enfin le chirurgien doit enfoncer le couteau avec précision et pas trop profondément. Prouver qu'il n'y a aucune exagération dans cette énumération est chose facile.

A. *Ponction trop petite*. — Elle rend l'introduction du crochet plus difficile; l'opérateur, obligé de presser sur la cornée pour faire pénétrer l'instrument, occasionne des douleurs, et l'œil devenu très mobile et très rouge, se cache rapidement sous la paupière supérieure. Si l'on parvient à faire passer le crochet dans la chambre antérieure, là d'autres difficultés attendent le chirurgien : les principales sont l'impossibilité de faire sortir au dehors la portion d'iris décollée, le tiraillement des lèvres de la plaie cornéenne, et souvent la blessure de ces parties, dans lesquelles la pointe du crochet vient, quoi qu'on fasse, s'implanter le plus souvent. De là aussi des douleurs très vives pour le patient, et pour le médecin le regret de reconnaître que l'incision qui a permis au crochet de passer dans la chambre antérieure, ne peut plus l'en laisser sortir avec la portion d'iris décollée. Après quelques efforts infructueux, le crochet finit par s'échapper seul, et l'iris, forcément abandonné derrière la cornée, vient souvent masquer en totalité ou en partie la pupille nouvelle. Dans quelques cas, il est vrai, on pourrait agrandir l'incision après coup, et aller reprendre avec le crochet ou avec une pince cette portion d'iris qu'on aurait dû entraîner au dehors; mais la chambre antérieure est remplie de sang, on ne distingue plus suffisamment bien la route que les instruments doivent suivre, et d'ailleurs le malade, fatigué par ces hésitations et par la douleur qu'elles occasionnent, n'est plus en état de permettre cette recherche, d'ailleurs dangereuse, si l'on doit ménager la capsule demeurée transparente.

B. *Ponction trop grande*. — C'est un inconvénient beaucoup moins sérieux que le précédent; la manœuvre, du moins en ce qui touche la sortie de l'iris, est plus facile ; mais en revanche l'incision trop grande expose la cornée à perdre de sa transparence, alors que cette condition est indispensable au succès. Dans une opération de cette nature, la moindre altération de la cornée est fort grave : les plaies trop larges, devenant souvent la cause de taches leucomateuses, doivent donc être évitées avec le plus grand soin. Cependant il faut convenir que la pupille artificielle est plutôt compromise par une incision trop petite que par une incision trop grande de la cornée.

C. *Ponction de la cornée trop perpendiculaire à l'iris.* — Lorsque le couteau est placé exactement dans une direction perpendiculaire à l'iris et que cette membrane, par le fait d'une adhérence (*synéchie antérieure*), se trouve très rapprochée de la cornée, il arrive fort souvent que la pointe de l'instrument blesse le diaphragme. Cet accident, peu dangereux dans quelques cas, occasionne d'autres fois un épanchement de sang qui vient troubler l'humeur aqueuse, et empêche le chirurgien de continuer l'opération avec la précision convenable. Quelquefois aussi la piqûre de l'iris est suivie d'une inflammation traumatique, dont les conséquences peuvent être funestes pour l'œil opéré. Dans les cas de fausse cataracte où la pupille a disparu par suite d'adhérences à la capsule (*synéchie postérieure*), la ponction faite trop perpendiculairement à l'iris amène plus rarement la lésion de cette membrane; mais si l'accident a lieu, il se complique alors d'ordinaire de la blessure de l'appareil cristallinien, c'est-à-dire d'une cataracte traumatique capsulaire ou capsulo-lenticulaire, qu'il faudra opérer plus tard.

La ponction trop perpendiculaire de la cornée a, en outre, un inconvénient pour l'exécution facile du temps de sortie de l'iris, surtout si elle est en même temps trop étroite, parce que les lèvres de la plaie kératique, taillées à angle droit, s'écartent moins facilement l'une de l'autre, arrêtent le crochet et provoquent souvent la chute, derrière la cornée, de la portion d'iris qu'on a saisie.

D. *Ponction de la cornée trop oblique par rapport à l'iris.* — La ponction de la cornée doit être faite de telle sorte, que le point d'entrée du couteau à la surface externe de cette membrane, soit un peu plus éloigné de la base de la pupille à pratiquer que le point où il pénètre dans la chambre antérieure. Mais quand le chirurgien, inclinant trop le manche du couteau, donne à cet instrument une direction trop parallèle à celle de l'iris, la lance, labourant la cornée, pénètre entre les lamelles kératiques et n'arrive dans la chambre antérieure qu'après un trajet plus ou moins long. On comprend toutes les difficultés qui devront résulter de cette ponction mal faite : comment, en effet, introduire le crochet au travers de cette route si étroite? comment surtout le faire sortir de la chambre antérieure avec l'iris, membrane molle, roulée sur elle-même, et qui devra infailliblement se déchirer lorsqu'on essaiera de la faire passer à travers les lamelles cornéennes, résistantes par elles-mêmes, et appliquées fortement les unes contre les autres ? De la ponction trop oblique résulte encore un autre inconvénient, dont nous étudierons plus bas les conséquences : c'est que l'ouverture de la cornée, très large au dehors, est au contraire trop étroite du côté de la chambre antérieure.

E. *Ponction de la cornée trop rapprochée ou trop éloignée de la base de la pupille.*—La ponction de la cornée doit, autant que possible, être faite dans le centre ou au moins dans l'endroit le plus rapproché possible du centre de la membrane, par ce double motif que, d'une part, le point de traction sur l'iris étant limité en cet endroit, sur lequel la portion iridienne entraînée roule comme sur une poulie, le décollement se fera dans une étendue convenable, et que d'une autre part, si la plaie occasionne une tache, la pupille artificielle n'en souffrira pas. Mais s'il arrive que le chirurgien fasse la ponction trop près de la base de la nouvelle pupille, cette ouverture sera infailliblement trop petite ; et pour peu d'opacité que la plaie cornéenne produise, le résultat de l'opération se trouvera gravement compromis.

Au contraire, si le chirurgien ponctionne la cornée trop loin de la base de la pupille, le décollement de l'iris se fait dans une trop grande étendue, inconvénient qui serait en réalité peu de chose s'il n'en résultait qu'une pupille trop grande, mais qui devient très sérieux parce que le décollement de l'iris en totalité ou en très grande partie est ordinairement suivi, soit d'une inflammation traumatique très vive et d'exsudations membraneuses dans le globe, soit d'accidents de tout autre nature comme l'amblyopie ou même l'amaurose.

F. *Ponction de la cornée plus large à la surface externe qu'à la surface interne.* — Lorsque le chirurgien incline trop le couteau lancéolaire, cet instrument glisse entre les lamelles kératiques et pénètre à peine dans la chambre antérieure, tandis que déjà la cornée est largement divisée à sa surface externe. La plaie de la cornée représente alors un canal triangulaire exactement semblable pour la forme à la lame du couteau lancéolaire. Ce triangle, obliquement placé entre les lamelles, et dont la base est passablement large, se termine dans la chambre antérieure par un sommet tronqué assez étroit pour ne pas permettre la sortie de l'iris et du crochet, qui restent forcément dans la chambre postérieure.

Le même inconvénient de faire une ponction de la cornée plus large à la surface externe qu'à la surface interne arrive encore lorsque le couteau, dirigé convenablement, n'est point enfoncé à une profondeur suffisante, et surtout quand le chirurgien oublie d'agrandir l'ouverture en retirant l'instrument.

G. *Ponction non parallèle à la base de la pupille.* — Lorsque le chirurgien pratique une ponction présentant ce défaut à un haut degré, il se trouve singulièrement gêné pour conduire le crochet vers le point des insertions ciliaires de l'iris qu'il a choisi. En outre, la difficulté de faire sortir le crochet de la chambre antérieure est infiniment plus grande.

H. *Sortie prématurée de l'humeur aqueuse.* — L'humeur aqueuse s'échappe facilement de la chambre antérieure quand le chirurgien n'enfonce point avec précision le couteau lancéolaire dans la cornée, et que l'une des lèvres de la petite plaie se trouve éloignée de l'instrument, soit par une pression intempestive exercée par l'opérateur sur la lèvre opposée, comme cela peut arriver lorsqu'on juge convenable d'incliner le couteau pour agrandir l'ouverture, soit, ce qui est encore assez fréquent, par la fuite rapide de l'œil, qui, n'étant point fixé par une pince, tend à se cacher sous la paupière supérieure. La sortie prématurée de l'humeur aqueuse n'est point par elle-même un inconvénient; mais comme alors la chambre antérieure disparaît, le chirurgien fait une ouverture trop petite à la cornée s'il retire promptement le couteau, ou blesse l'iris s'il veut faire une ponction d'une largeur convenable. Il est plus prudent, quand l'humeur aqueuse s'échappe trop tôt, de ramener vivement à soi l'instrument, sauf à agrandir après coup l'ouverture avec le petit instrument en forme de canif et à pointe mousse, dont nous avons donné le dessin à l'article *Pupille artificielle par excision.*

I. *Blessure de l'iris.* — La pointe du couteau blesse l'iris lorsque l'instrument est enfoncé brusquement à une trop grande profondeur; ou que le chirurgien l'a fait pénétrer dans une direction perpendiculaire à celle du diaphragme. Ce même accident se montre encore quand l'humeur aqueuse sortant prématurément par les causes que nous venons d'indiquer, la chambre antérieure disparaît par le fait du rapprochement immédiat de l'iris et de la cornée. La blessure de l'iris occasionne ordinairement, ainsi que nous l'avons déjà dit, un écoulement de sang entre l'iris et la cornée; et pour peu qu'il soit abondant, les parties sur lesquelles doivent agir les instruments étant masquées, l'opérateur ne peut plus manœuvrer avec la précision si nécessaire dans cette opération. La blessure de l'iris peut être en outre la cause d'une ophthalmie interne plus ou moins grave, mais toujours capable de compromettre le succès de la pupille artificielle que le chirurgien est parvenu à pratiquer.

Deuxième temps. — *Introduction du crochet.* — Les accidents de ce deuxième temps sont beaucoup moins sérieux que ceux du premier. Voici les principaux : l'hésitation dans l'introduction du crochet; le glissement de cet instrument entre les lamelles de la cornée; la difficulté de faire pénétrer le crochet entre l'iris et la cornée par le fait d'une adhérence légère entre ces membranes; la lésion de l'iris ou celle de la cornée par la pointe du crochet lorsqu'elle est tournée en arrière ou en avant, et la déchirure de la capsule.

A. *Hésitation dans l'introduction du crochet.* — Elle peut tenir à une connaissance peu exacte de la manœuvre, et surtout à l'oubli de la précaution qu'on doit avoir, d'introduire le crochet dans la même direction où l'a été le couteau lancéolaire. Cette hésitation est fâcheuse sous plus d'un rapport : l'attouchement, même léger, de la cornée fait rougir l'œil, occasionne de la douleur, inquiète le malade, qui commence à s'agiter dans un moment où la plus grande immobilité est nécessaire. Presque toujours il arrive que les autres temps de l'opération sont exécutés avec moins de précision lorsque ce tâtonnement fâcheux a eu lieu. Si l'on n'a pu pénétrer du premier coup, il est prudent de saisir la conjonctive bulbaire près de la cornée, avec une pince fermant par pression que l'on confie à un aide, à moins qu'il ne soit possible à l'opérateur de la tenir lui-même, ce qui est toujours préférable.

B. *Glissement du crochet entre les lamelles de la cornée.* — Il peut arriver que le chirurgien pousse le crochet entre les lamelles de la cornée, lorsque l'incision a été pratiquée trop obliquement ou même quand elle a été parfaitement bien faite. Dans ce dernier cas, cela tient à ce que le crochet n'a point été conduit dans un sens parallèle à l'incision, ou bien à cette circonstance que les lèvres de la plaie ont perdu leurs rapports naturels après l'évacuation de l'humeur aqueuse qui suit inévitablement la ponction. Lorsque cet accident arrive, on sent une résistance inaccoutumée, et l'on voit que le crochet, en avançant, imprime dans la cornée une ligne blanchâtre toute particulière et presque semblable à une déchirure. En même temps le malade se plaint d'une douleur assez vive, et le globe, lorsqu'il n'est pas tenu immobile par la pince, tend à fuir rapidement sous la paupière, et s'y cacherait certainement si le crochet fourvoyé dans les lamelles kératiques ne le retenait. C'est à ce moment que le chirurgien, reconnaissant la fausse route de l'instrument, cherche à le dégager ; mais il rencontre alors un obstacle fort difficile à surmonter, et qui consiste en ce que la pointe qui a labouré les lamelles s'y est solidement implantée, et ne peut plus en sortir. Le moyen conseillé par quelques auteurs pour rendre à l'instrument sa liberté, c'est de faire exécuter au manche quelques petits mouvements de traction et de rotation combinés, mais cela est très douloureux pour le malade, et l'on n'arrive au but qu'en déchirant les lamelles dans une certaine étendue. Le plus court parti à prendre, et c'est aussi celui qui fait le moins souffrir le patient, consiste, tout en maintenant l'œil fixé sur le crochet, à tenir cet instrument de telle sorte qu'il ait sa pointe tournée en bas et sa convexité en haut, puis à abaisser le manche, d'abord parallèle à l'iris, jusqu'à ce que la pointe qui, par suite de ce mouvement, exécute un quart de cercle de bas en haut (si l'on fait la pupille dans l'angle interne), se dégage brusquement des brides qui la retiennent. Je ne sache pas qu'il y ait un moyen plus rapide, plus sûr et moins douloureux de faire sortir le crochet ainsi engagé.

C. *Difficulté de faire avancer le crochet entre la cornée et l'iris.* — Elle ne se présente, en général, que dans les cas où, une synéchie antérieure fort large existant, l'iris serait malade, et légèrement adhérent à la cornée dans l'endroit même où il conviendrait d'établir la pupille artificielle. On reconnaît alors, en poussant le crochet entre les deux membranes, qu'il imprime un sillon à l'iris, et, s'il se fait une place, qu'il est pressé de toutes parts par le diaphragme qui n'est plus libre, et dont le décollement serait fort douteux. Retirer le crochet de l'œil est dans ce cas la conduite la plus prudente; on le remplace aussitôt par une petite spatule mousse, très flexible, très plate et au moyen de laquelle on sépare l'iris de la cornée dans une étendue convenable, c'est-à-dire égale au moins à la surface probable de la pupille artificielle qu'on se propose de pratiquer. L'introduction du crochet devient facile alors, et le décollement s'exécute régulièrement, à moins pourtant, ce qui arrive souvent en pareil cas, que l'iris ne soit tellement ramolli qu'il se déchire, et n'offre plus une résistance qui permette de l'entraîner au dehors.

D. *Lésion de la cornée ou de l'iris par la pointe du crochet.* — *Blessure de la capsule.* — Ces accidents ne peuvent arriver que par l'inobservation de la règle établie que le crochet, après avoir pénétré dans la chambre antérieure, doit être dirigé à plat (le dos en haut, la pointe en bas) jusqu'au corps ciliaire, dans une direction parallèle à celle de ces membranes.

Troisième temps. — *Décollement de l'iris.* — Les accidents qui se montrent pendant ce temps de l'opération sont peu nombreux; voici les principaux : l'accrochement de l'iris ailleurs que dans ses attaches ciliaires, la déchirure de cette membrane par mollesse de son parenchyme, l'échappement du crochet, et l'impossibilité de décoller l'iris fixé par de fausses membranes placées à sa surface postérieure.

A. *Accrochement de l'iris ailleurs que dans ses attaches ciliaires.* — Les fibres rayonnées de l'iris convergent vers la pupille, et par conséquent sont rapprochées les unes des autres près de cette ouverture, tandis qu'elles sont notablement écartées vers les attaches ciliaires du diaphragme. C'est par suite de cette disposition anatomique, que les pupilles artificielles par décollement ont la forme d'un triangle, dont la base est à la circonférence de l'iris, et dont le sommet, toujours tronqué, se perd ou dans la pupille naturelle oblitérée par de fausses membranes, ou dans une synéchie antérieure. Il est inutile de dire que les côtés du triangle que dessine la pupille artificielle faite par décollement, sont formés par deux de ces fibres rayonnées le long desquelles le parenchyme iridien s'est déchiré, lors de la traction exercée par le crochet de l'opérateur. Cette disposition particulière de l'iris devait être rappelée ici; en effet, si l'on implante le crochet ailleurs que sur les attaches ciliaires, ou sur l'étroite bandelette de parenchyme iridien qui sépare les fibres rayonnées, on ne peut obtenir un décollement régulier, et l'on ne fait que déchirer l'iris dans l'espace compris entre les fibres dont nous venons de parler. L'ouverture presque linéaire saigne, trouble l'humeur aqueuse et se referme bientôt. Quand cela arrive, l'opération, dans la plupart des cas, est manquée.

B. *Déchirure de l'iris par mollesse de son parenchyme.* — Lorsque le diaphragme s'est enflammé et que la phlogose est passée à l'état chronique, le tissu iridien n'a plus son aspect ni sa consistance ordinaire. Sa couleur primitive est ternie, et n'offre plus ces teintes brillantes si remarquables qui distinguent l'iris sain. Les fibres rayonnées ne sont plus si faciles à apercevoir; à la place de la surface veloutée, on voit la trame de l'iris assez semblable, pour l'aspect, à celle d'une étoffe usée. Il est plus que probable que dans de telles conditions le décollement ne se fera qu'incomplétement, ou même qu'il sera impossible, à cause du ramollissement de l'iris. En effet, le crochet, conduit jusqu'aux attaches ciliaires, s'engage dans le tissu iridien, le laboure entre deux fibres rayonnées sans pouvoir en saisir la moindre partie, et, au lieu d'une pupille artificielle, on a pratiqué dans l'iris un simple sillon, incapable de permettre à la lumière de pénétrer dans l'œil. A part la cause qui est différente, l'inconvénient est le même que celui qui accompagne l'implantation du crochet dans le corps même du diaphragme.

Si l'on s'est servi du crochet simple et que l'iris ait été labouré sans résultat, une seconde et immédiate introduction de cet instrument jusqu'aux attaches ciliaires, sur un autre point que celui qu'on a d'abord attaqué, est inutile et même nuisible, parce que les déchirures qui en résultent s'accompagnent d'une hémorrhagie d'autant plus abondante que l'iris est plus malade, et que la transparence de l'humeur aqueuse étant troublée par le sang, l'opérateur ne voit plus ce qu'il fait. Une première tentative avec le crochet ayant donc échoué, il convient alors de remplacer cet instrument par une pince représentant une double érigne, et, après avoir débarrassé la chambre antérieure du sang qu'elle contient, de harponner l'iris sur deux points différents à la fois. La pince dont je me sers, et dont j'ai fourni le modèle à MM. Charrière et Luër, atteint parfaitement le but. J'en ai donné plus loin une description détaillée (voyez *Procédé de Langenbeck*). On l'introduit fermée, comme le recommande Reisinger, qui a imaginé une pince analogue, et on la dirige, comme un crochet simple, jusqu'aux attaches ciliaires de l'iris. Arrivée là, elle est ouverte, et les deux érignes, accrochant la membrane à l'endroit d'élection, sont immédiatement rapprochées sitôt qu'on reconnaît qu'il y a un léger décollement. De cette manière l'iris est saisi à la fois par les deux crochets et par les mors de l'instrument, et on l'entraîne facilement, à moins, ce qui arrive bien quelquefois, que son tissu ne soit si ramolli qu'il n'offre aucune sorte de résistance.

C. *Échappement de l'iris du crochet.* — Lorsque le crochet dont on se sert ne présente pas une courbure suffisante, ou que l'opérateur, en attirant la portion décollée vers l'ouverture de la cornée, ne prend pas un point d'appui contre la face concave de cette membrane, ou bien que le manche de l'instrument est tenu dans une direction trop parallèle à celle du diaphragme, ou enfin que la traction exercée s'est trouvée interrompue par un ou plusieurs temps d'arrêt, l'iris s'échappe de l'instrument et tombe derrière la cornée. Quelquefois on peut espérer le reprendre avec le crochet introduit de nouveau, et l'attirer ainsi au dehors; mais souvent il se déchire, saigne et ne peut traverser l'ouverture de la cornée. Il faut alors le charger promptement avec une pince dont les branches ne soient pas trop fines, lui faire franchir l'incision kératique et l'exciser. Je dois dire, cependant, que dans quelques cas où l'iris s'est échappé du crochet, on est obligé, après quelques tentatives infructueuses, de le laisser derrière la cornée.

D. *Décollement empêché par de fausses membranes placées derrière l'iris.* — Lorsque l'œil a longtemps souffert d'inflammations internes, il arrive souvent que de fausses membranes plus ou moins épaisses s'organisent derrière l'iris, et forment dans cet endroit un épais rideau, qui enlève presque complétement au malade la sensation de la lumière, bien que la rétine n'ait pas souffert. Parfois ces fausses membranes n'adhèrent que faiblement à l'iris; dans d'autres cas plus fréquents, elles y sont intimement unies et font corps avec lui; de là deux chances différentes pour le décollement. En effet, quand les adhérences sont faibles, le crochet parvient à entraîner l'iris, tandis que si l'union est trop forte, le décollement ne peut être exécuté. Dans l'un comme dans l'autre cas, la lumière ne pouvant pénétrer jusqu'au fond de l'œil, il est nécessaire d'opérer; mais on s'y prend d'une autre manière, et l'on divise la fausse membrane seule dans le premier cas, la fausse membrane et l'iris dans le second. Il est rare toutefois, je me hâte de le dire, que cette opération (la division de la fausse membrane après que l'iris s'est laissé décoller) puisse se pratiquer dans une seule séance, parce que le malade a beaucoup souffert des tentatives qu'on a faites, et aussi parce que la chambre antérieure ayant disparu et du sang s'étant répandu derrière la cornée, il devient fort difficile de voir ce qu'on fait. Cependant si la fausse membrane ou l'iris peut être aperçu, il n'y a point d'inconvénient à agrandir la plaie de la cornée et à essayer, au moyen de ciseaux fins très courbes sur le plat, de faire une perte de substance ovalaire. La manœuvre ne présente rien de très difficile (nous supposons que la pupille artificielle est faite du côté externe) ; l'œil est fixé avec une pince : l'opérateur, armé de ciseaux, les fait pénétrer fermés, à plat, et la concavité en avant, dans la chambre antérieure. Lorsqu'ils sont arrivés à 2 millimètres derrière la cornée, ils sont ouverts de manière à tourner leur concavité en haut ; l'une des branches est dirigée aussitôt derrière la fausse membrane qu'elle traverse, c'est-à-dire dans la chambre postérieure, tandis que l'autre demeure dans l'antérieure. Le chirurgien rapproche alors les deux branches et divise l'obstacle d'un seul coup. Cette première incision doit mesurer la partie inférieure de la nouvelle pupille ; elle présente une légère concavité en haut. Pour pratiquer la seconde incision, les ciseaux sont ramenés tout près de la plaie de la cornée et tournés la concavité en bas ; la branche qui était restée dans la chambre antérieure passe à son tour dans la postérieure, et la fausse membrane est divisée sur un autre point, et de telle sorte que la concavité de cette seconde incision regarde celle de la première. La perte de substance présente alors à peu près cette forme, ⌒, c'est-à-dire celle de deux parenthèses renversées et très rapprochées. Cette double incision faite, la petite perte de substance est enlevée avec des pinces fines. Si la rétine n'a point été désorganisée par l'inflammation qui a produit ces fausses membranes, la vision peut être rendue ; malheureusement cette complication fâcheuse est loin d'être rare. Dans tous les cas de l'espèce, il convient d'enlever, séance tenante, si faire se peut, le cristallin ou au moins la portion de cristallin en regard de la pupille, parce que ce corps est toujours opaque. On se sert pour cette opération du petit crochet à décollement ou d'une aiguille à abaissement, et d'une paire de pinces fines.

Quatrième temps. — Sortie de l'iris. — La sortie de l'iris à travers la plaie cornéenne peut être empêchée par bon nombre de causes que nous avons déjà étudiées, et parmi lesquelles je rappellerai la ponction trop petite, la ponction trop perpendiculaire à l'iris, la ponction plus étroite en arrière qu'en avant, etc., etc. Une seule cause nous reste à étudier ici, c'est la suivante :

Mauvaise direction donnée au crochet. — L'iris, entraîné par le crochet, doit traverser aisément la plaie de la cornée ; autrement il se dégage et reste dans la chambre antérieure. Cet accident est produit le plus souvent par la mauvaise direction que le chirurgien donne à l'instrument, dont la pointe s'implante alors dans les lamelles cornéennes ;

rien n'est plus facile que de l'éviter. Pour sortir librement, nous l'avons déjà dit, le dos du crochet doit, selon la recommandation excellente du professeur Jæger, s'appuyer fortement contre la face concave de la cornée, jusqu'au moment où il est sur le point de s'engager dans l'incision kératique. Arrivé près de cette ouverture, il se dirige exactement dans le sens de la plaie par un mouvement de redressement du manche vers la cornée, et il est alors placé de telle sorte que sa convexité regarde en haut et sa pointe en bas. Si l'on a pressé convenablement derrière la cornée avec le dos du crochet au moment où le manche se relève, les lèvres de la plaie se trouvent un moment écartées, et l'iris est entraîné très facilement au dehors.

Cinquième temps. — Excision ou enclavement de l'iris. — Le seul accident possible lorsqu'on pratique l'*excision*, ce serait d'emporter avec l'iris une petite portion de l'une des lèvres de la cornée : il ne faut qu'un peu d'attention pour l'éviter. Quant à l'*enclavement* de cette membrane dans la plaie, il n'occasionne d'ordinaire point d'accidents, si ce n'est pourtant la rentrée de l'iris dans la chambre antérieure lorsque la plaie de la cornée est trop large. Si l'on a choisi cette manière de faire, que tout le monde, à juste titre, juge mauvaise, on doit alors pratiquer à la cornée une incision beaucoup plus petite. Nous avons dit plus haut, à propos de la chute de l'iris dans la chambre antérieure pendant le décollement, comment on doit aller le saisir avec des pinces ; nous n'y reviendrons point ici.

Passons maintenant à la description des principaux procédés indiqués par les auteurs pour le décollement de l'iris ; les uns introduisent les instruments par la sclérotique, la plupart préfèrent les faire passer par la cornée.

1° Décollement par la sclérotique.

Procédé de Scarpa. — Cet auteur fit connaître la méthode de décollement en 1804. On la trouve décrite au long dans son ouvrage (1). Il se proposait par son procédé de remédier au défaut que présente l'*incision* exécutée par Chéselden, et modifiée par tant d'autres. Le malade est placé comme dans l'opération de la cataracte ; une aiguille droite pénètre dans l'œil à travers la sclérotique, et à deux lignes de son insertion avec la cornée ; la pointe en est dirigée sur le bord supérieure interne de l'iris, vers le point qui regarde le nez ; le diaphragme est traversé, et aussitôt qu'on voit la pointe de l'aiguille dans la chambre antérieure, on presse de haut en bas, de dedans en dehors

____

(1) Scarpa, *loco cit.*, t. II, pag. 101 et suivantes.

sur la membrane, pour la détacher du ligament ciliaire, et l'on obtient ainsi une pupille artificielle.

Le *procédé de Schmidt* (1) est absolument semblable à celui que nous venons d'indiquer.

L'opération proposée par Scarpa présente de sérieuses difficultés. L'instrument étant masqué par l'iris, la membrane ne saurait être attaquée avec précision. La pupille artificielle ne peut être faite qu'en haut, ou à la partie interne supérieure ; en dehors et en bas, elle est impossible. L'appareil cristallinien est constamment intéressé, le plus souvent détruit ; la cornée, dans l'endroit correspondant à la pupille artificielle, est presque inévitablement blessée, etc. Toutes ces difficultés d'exécution ont donné naissance à des modifications nombreuses, dont les principales seulement seront étudiées ici.

Procédé de Himly. — Une aiguille à lance courbe pénètre par la sclérotique dans la chambre postérieure, traverse l'iris d'avant en arrière, dans sa partie moyenne, arrive à la jonction de cette membrane avec le ligament ciliaire, et revient de nouveau en arrière du diaphragme. Le décollement est fait ensuite au moyen de quelques tractions légères, pratiquées avec le plat de l'instrument. Ce procédé, qui ressemble assez à celui qu'emploie M. Velpeau pour l'incision de l'iris à travers la cornée, est tout aussi difficile, quant à l'exécution, et tout aussi infidèle dans les résultats que celui de Scarpa.

2° *Décollement à travers la sclérotique ou la cornée.*

Procédé de Donegana (2). — Il consiste à associer l'*incision* au *décollement*, et a reçu le nom d'*iridotomedialysis*. L'opérateur, muni d'une aiguille falciforme, mousse sur sa convexité, tranchante par son bord concave, et assez semblable à un très petit canif, fait pénétrer cet instrument dans l'œil par la sclérotique, ou par la cornée, puis, après avoir traversé l'iris, le détache du corps ciliaire, et incise parallèlement aux fibres rayonnées de la membrane la partie décollée. La pupille artificielle est triangulaire, et appuie sa base sur la marge ciliaire.

Procédé de M. Huguier (3). — Ce chirurgien a apporté des modifications au procédé qui vient d'être décrit, et dont l'exécution est très difficile, parce que l'iris est trop mou pour se laisser couper ; je le laisse parler : « Avec l'aiguille de Donegana, tenue comme une plume à écrire, et portée vers un des points de la grande circonférence de l'iris, à travers la sclérotique ou la cornée, suivant le cas, mais de

----

(1. *Biblioth. ophthal.* de Himly et Schmidt, 1802, t. II, Ier cahier, pag. 41.

(2) Donegana, *Della pupilla artificiale*, 1809.

(3) Huguier, *Des opérations de pupille artificielle*. 1841, pag. 54.

préférence à travers cette dernière, je commence par inciser l'iris dans toute sa largeur, depuis sa circonférence jusqu'à son centre ; cette incision faite, je reporte la pointe de l'aiguille, le bord convexe dirigé en avant, à l'extrémité excentrique de l'une des lèvres de l'incision ; j'enfonce cette pointe une seconde fois dans l'épaisseur de l'iris, que je décolle dans une étendue de 3 millimètres environ, par un mouvement tout à la fois de bascule et de rotation de l'instrument, de manière que la convexité presse sur le point d'union de l'iris au ligament ciliaire ; la petite portion saisie est ainsi tirée en deux sens différents, et tend à s'enrouler autour de l'extrémité de l'aiguille. Ce premier décollement d'une des lèvres obtenu, j'en fais autant sur l'autre. »

3° *Décollement à travers la cornée.*

Procédé d'Assalini. — Une incision est pratiquée à la cornée au moyen d'un kératotome ordinaire ; le côté externe de cette membrane est choisi de préférence. Des pinces fines, recourbées et se mouvant à bascule, sont introduites fermées dans la plaie, et ouvertes lorsque leur convexité touche l'iris, qui, saisi près du bord ciliaire, est tiré jusqu'à l'incision de la cornée, entraîné au dehors, et excisé avec des ciseaux courbes sur le plat. Beer, Bonzel de Rotterdam, Ponitz, Frattini, ont diversement modifié ce procédé.

Procédé de Langenbeck. — C'est à Reil, selon Jæger (voy. Deval, pag. 235), qu'est due la première idée de l'enclavement de l'iris entre les lèvres d'une plaie faite à la cornée ; cependant c'est Langenbeck qui en a fait la première application sur l'homme. Cette variété de la méthode par décollement a reçu le nom d'*iridoencleisis.* Par ce procédé, l'iris décollé ne peut plus reprendre sa place naturelle, et l'ouverture artificielle est conservée.

Pour pratiquer cette opération, une ouverture de 2 à 3 millimètres est faite à la cornée dans le sens vertical, si la pupille doit avoir sa base à l'une des extrémités du diamètre transversal. Un crochet fin, ou un *coréoncion,* est introduit à travers la plaie, entre l'iris et la cornée, jusqu'aux attaches ciliaires, et au milieu de la base du triangle que devra former la pupille. L'instrument de Langenbeck est une érigne très fine, renfermée dans une gaîne métallique, dont une pression la fait sortir à volonté. Lorsque l'iris est saisi au moyen de l'érigne, le crochet rentre dans la gaîne, et le lambeau est entraîné au dehors et laissé à demeure entre les lèvres de la plaie. On remplace avantageusement par une érigne simple, cet instrument composé ; celle de Bonzel convient parfaitement.

Reisinger, au lieu d'un crochet, se sert d'une pince particulière, qui

----

(1) Himly, **U. Schmidt,** *Ophthal. bibl.*, 2 b. d., 1 st. pag. 42.

ouverte, représente deux crochets écartés l'un de l'autre. L'incision de la cornée faite, l'instrument est introduit fermé; l'iris, saisi entre les crochets, est décollé et entraîné au dehors, puis excisé. J'ai fait modifier cette pince, et je m'en suis servi avec assez d'avantage, surtout lorsque l'iris est ramolli. Les deux petites érignes par lesquelles se terminent les branches sont très fines; l'une des branches présente près des crochets une petite pointe, qui s'engage dans une ouverture ménagée sur la branche opposée. Lorsque les crochets écartés pour le décollement de l'iris se rapprochent, une portion du diaphragme est entraînée par la pointe dans l'ouverture, et fixée solidement sur l'instrument.

Le procédé de Langenbeck a été diversement modifié par un grand nombre de praticiens, parmi lesquels nous citerons Juengken, Græfe, Wagner, Dzondi, et surtout Baratta et Luzardi, qui ont imaginé un crochet-aiguille auquel on a donné le nom du second de ces auteurs.

Appréciation et application de la méthode. — Le *décollement de l'iris*, avec enclavement ou excision du lambeau entraîné au dehors, est bien préférable à l'incision, mais il ne peut être pratiqué que lorsque l'iris est sain et non ramolli; autrement, ainsi que nous l'avons dit dans les *remarques* qui précèdent, cette membrane serait inutilement labourée par le crochet. Le décollement occasionne au malade une douleur que presque tous comparent à celle que produit l'avulsion d'une dent. Quelques uns jettent des cris aigus, et échappent aux aides à l'instant où l'iris se sépare du corps ciliaire. Du sang vient troubler l'humeur aqueuse, se résorbe avec lenteur et s'oppose souvent au rétablissement de la vue.

Le *décollement de l'iris* est fréquemment suivi d'une réaction assez forte; quelquefois pourtant il n'occasionne aucune sorte d'accidents.

Il est indiqué : 1° après l'opération de la cataracte suivie d'une oblitération complète de la pupille; 2° lorsqu'une cataracte est entièrement adhérente à la face postérieure de l'iris; 3° dans les cas de synéchie antérieure *complète* avec opacité très étendue de la cornée; 4° lorsque la cornée est opaque en très grande partie, et que l'excision est impossible. Dans tous les cas où la cornée est saine dans une étendue suffisante, nous trouvons préférable notre procédé par *déchirement et excision*.

Troisième méthode. — *De l'excision*, ou *Iridectomie*.

De toutes les méthodes, celle-ci est la plus avantageuse. C'est Wenzel qui le premier en a posé les règles. Guérin, de Lyon, et Reichenbach paraissent, ainsi que Janin, avoir entrevu la possibilité d'exciser l'iris pour rétablir la vision; mais les deux premiers ont laissé leur idée à l'état de projet, et Janin, qui a réellement pratiqué cette opération, n'en a point apprécié les immenses avantages. L'excision, de même que le décollement, a subi depuis Wenzel quelques modifications, dont nous rappellerons les principales. Nous pratiquons l'excision d'après le manuel opératoire dont la description suit; il est indispensable, pour l'exécution de ce procédé, qui n'est qu'une modification de celui de Beer que nous décrirons plus bas, qu'une partie de la marge pupillaire soit libre, ne fût-ce que dans une étendue suffisante pour faire pénétrer l'aiguille la plus fine.

Instruments. — Si l'on opère sur le côté externe de l'œil, le couteau lancéolaire droit, une pince droite, une paire de ciseaux légèrement recourbés, suffisent, à la rigueur, pour l'opération. Les mêmes instruments seront très courbes sur le plat (voyez les fig. 22, 23, 24, 25), pour que la manœuvre puisse s'exécuter par-dessus le nez du malade, si l'on doit opérer du côté interne de l'œil. Les instruments courbes sont encore d'un utile usage dans tous les cas où l'œil est enfoncé dans l'orbite et dans ceux où l'ouverture palpébrale est étroite; ils peuvent d'ailleurs toujours remplacer parfaitement les droits.

Fig. 21.

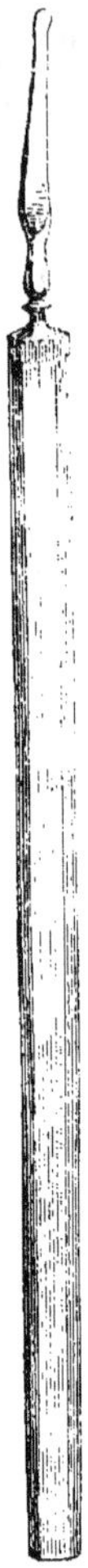

Il est cependant convenable, dans beaucoup de circonstances, de se munir d'autres instruments, dont voici la liste et l'emploi :

1° Deux élévateurs des paupières, *pleins* et suffisamment larges : ceux qui sont faits avec un simple fil de fer recourbé, laissant passer la conjonctive palpébrale dans leur ouverture. Ces instruments sont destinés à écarter les paupières l'une de l'autre, et à mettre le globe complétement à découvert.

2° Une pince à mors et fermant par une simple pression. Elle sert à fixer l'œil pendant tous les temps de l'opération. On l'implante à 4 ou 5 millimètres de la cornée sur la conjonctive bulbaire, et l'on essaie, par une pression convenable, de saisir, en même temps que la conjonctive, le tissu fibreux sous-jacent, pour éviter la déchirure de la muqueuse. L'aide chargé de cette pince ramène l'œil au centre de l'orbite pendant le temps de la ponction, tandis qu'il l'entraîne du côté opposé à la pupille artificielle, lorsque le chirurgien ayant saisi l'iris attire cette membrane au dehors.

3° Un couteau très mousse et très étroit, destiné à l'agrandissement de la plaie de la cornée. Celui dont je me sers est dessiné exactement dans la fig. 21.

4° Une érigne montée sur un manche, pour aller saisir l'iris dans la chambre antérieure s'il échappe aux pinces. Le crochet qu'on emploie pour le décollement remplit parfaitement le but.

On a encore près de soi de petites éponges humides, mais ne contenant pas d'eau, pour enlever quelques gouttes de sang qui pourraient troubler la transparence de la cornée, et des linges fins pour essuyer les paupières.

Position du chirurgien, du malade et des aides. — Elle peut à la rigueur être exactement celle que nous décrirons à l'article *Cataracte*; c'est-à-dire que le chirurgien et le patient seront assis, tandis que l'aide chargé de soutenir la tête et de relever la paupière supérieure, se tiendra debout derrière le malade. Mais comme dans cette opération une immobilité parfaite de l'œil et du corps est indispensable, et qu'il est plus facile de l'obtenir lorsque le malade est couché, c'est dans cette position que je préfère pratiquer la pupille artificielle. La tête du malade est convenablement élevée sur des coussins un peu durs ; un aide la fixe en la maintenant au moyen des mains appliquées sur les tempes. L'opérateur, après s'être assuré que la lumière est convenable, soulève la paupière supérieure avec l'élévateur plein, implante la pince à ressort sur la conjonctive bulbaire du côté opposé à celui où la pupille doit être pratiquée, et confie ces deux instruments à un autre aide. Tout étant ainsi disposé, l'opération peut être facilement exécutée de la manière suivante :

Premier temps. — *Ponction.* — Le chirurgien abaissant d'une main la paupière inférieure, s'il opère dans le bas de la cornée, et tenant le couteau lancéolaire de l'autre main, enfonce cet instrument dans la chambre antérieure et pratique sur la cornée une ouverture d'environ 5 à 6 millimètres. Pour exécuter ce premier temps, le couteau lancéolaire est approché doucement de la cornée, à 1 millimètre environ de l'insertion de cette membrane sur la sclérotique, et dans un endroit qui doit correspondre parfaitement au centre de la portion conservée de la pupille naturelle, comme cela est représenté dans la fig. 22. Placé d'abord, pendant qu'il s'enfonce dans le tissu de la cornée, dans une direction se rapprochant de la perpendiculaire par rapport à cette membrane, le couteau, dont le manche est abaissé

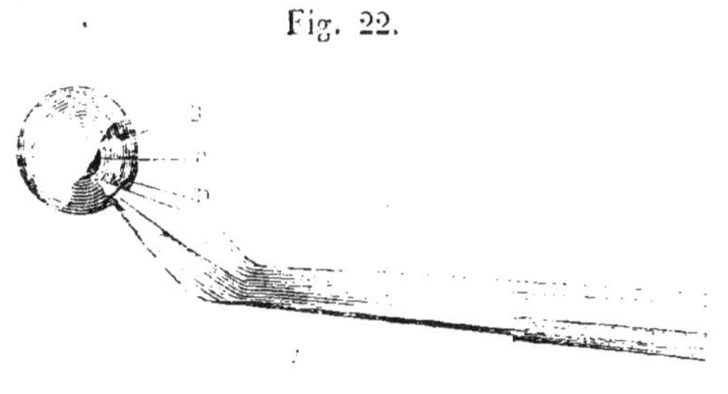

Fig. 22.

aussitôt que la pointe a pénétré dans la chambre antérieure, se trouve alors parallèle au plan de l'iris, et s'avance jusqu'à ce que l'ouverture ait 3 millimètres ou au plus 4 millimètres d'étendue. Cela fait, le chirurgien ramène à lui l'instrument en suivant la même route, mais en appuyant sur l'un des angles de l'incision, de manière à l'agrandir de 2 à 3 millimètres encore. La fig. 22 représente le moment où le couteau vient d'être introduit dans la chambre antérieure; l'incision sera agrandie dans le mouvement que le chirurgien fera exécuter à cet instrument pour le faire sortir de la chambre antérieure. 1, couteau lancéolaire courbe; A, tache leucomateuse couvrant un peu plus de la moitié de la pupille; B, iris sain, vu à travers la cornée demeurée transparente; C, partie de la pupille naturelle; D, petite plaie faite par le couteau sur la cornée, tout près de la sclérotique.

La ponction de la cornée étant presque toujours suivie d'une opacité qui empiète sur la pupille artificielle, déjà, en général, étroite par elle-même, je pratique souvent la ponction sur la sclérotique, à 1 millimètre et demi ou 2 millimètres de la cornée, comme cela est représenté dans la

Fig. 23.

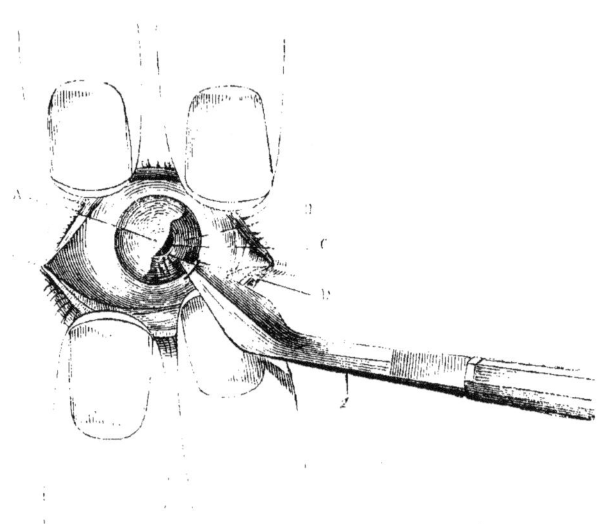

fig. 23. Je suis en cela le conseil de Bénédict et surtout celui de M. Guépin, de Nantes. Lorsqu'on fait ainsi la ponction, le couteau est dirigé de telle sorte que la sclérotique est attaquée obliquement selon son épaisseur, c'est-à-dire coupée en biseau. La pointe du couteau 1, après avoir pénétré dans la sclérotique, passe derrière la cornée et arrive en avant de l'iris B. L'incision D ne porte en aucune façon sur la cornée, de sorte que la pupille artificielle qui sera faite par l'agrandissement du reste de la pupille naturelle C, aura la plus grande étendue possible, et que la cor-

née, n'ayant point été blessée, ne présentera point, ou au moins ne courra point les risques de présenter une tache à sa circonférence par le fait même de l'incision. On comprendra tout l'avantage de cette ponction sur la sclérotique, dans les cas où la cornée portera déjà une tache très large A, et qu'elle n'aura conservé sa transparence que dans une petite étendue. Il n'y a aucun inconvénient à faire la ponction sur la sclérotique un peu plus grande que celle de la cornée. Aussitôt qu'elle est terminée, l'humeur aqueuse s'échappe au dehors, et la chambre antérieure disparaît par le rapprochement des membranes qui en constituent les parois. Un moment de repos est donné au malade si l'on n'a pas fixé l'œil avec les pinces, cas dans lequel l'opération est continuée sans interruption.

Deuxième temps. — Manœuvre de la pince. — Cet instrument est introduit par la plaie dans la chambre antérieure, où il saisit l'iris et l'entraîne au dehors. Pour exécuter ce temps de l'opération avec régularité, le chirurgien a soin de diriger en haut la concavité de la pince, en sorte que les mors ne blessent point la capsule ; il introduit l'instrument fermé et le pousse avec précaution jusqu'à ce qu'il soit avancé presque sur la marge pupillaire. Arrivée là, la pince est ouverte, et, sans qu'aucune pression soit exercée d'avant en arrière, on voit l'iris faire tout aussitôt une saillie entre ses branches, qui sont immédiatement rapprochées. L'iris, saisi par sa marge pupillaire, est entraîné au dehors ; l'opérateur, quand il retire l'instrument, a soin d'en faire glisser les mors sur la face concave de la cornée, en y prenant un léger point d'appui, afin de ne point léser la capsule. Quand la pince est sortie de la chambre antérieure, on continue d'entraîner l'iris, pour que la perte de substance à faire sur cette membrane porte jusque sur la partie du diaphragme qui est placée en regard de l'incision faite à la cornée ou à la sclérotique.

Fig. 24.

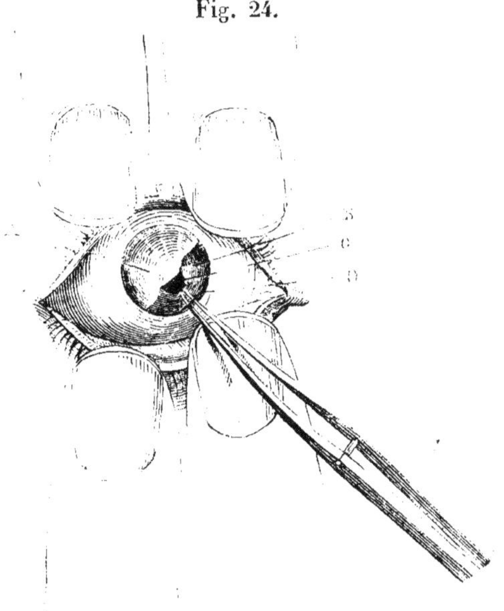

Ce deuxième temps, ou, pour parler plus exactement, la première partie de ce deuxième temps de l'opération est représentée dans la fig. 24 : 1 fait voir la pince introduite dans la chambre antérieure, la concavité en haut ; entre les branches un peu écartées, on voit l'iris faisant une légère saillie. La pupille naturelle c s'agrandit déjà par le fait de l'engagement de l'iris dans la pince (comparez cette pupille avec celle de la figure précédente). L'opérateur, après avoir écarté les branches de la pince autant que la largeur de l'incision kératique d le lui permet, n'a plus qu'à les rapprocher pour saisir l'iris et l'entraîner au dehors. b représente l'iris sain ; a est une tache leucomateuse de la cornée.

Troisième temps. — *Excision de l'iris.* — L'exécution de ce temps est beaucoup plus facile que celle des deux autres ; le mieux, si cela est possible, est de la confier à un aide, le chirurgien ayant une main occupée par la pince, et l'autre maintenant la paupière inférieure abaissée. Si cependant on préfère exciser soi-même l'iris, on prend, de cette dernière main, une paire de ciseaux courbes, dont la concavité doit regarder en avant quand on en appliquera les branches sur la cornée, tandis que de l'autre on suit l'iris fixé par la pince, avec laquelle on ne doit exercer aucune traction sur son tissu, sous peine de le voir se déchirer

Fig. 25.

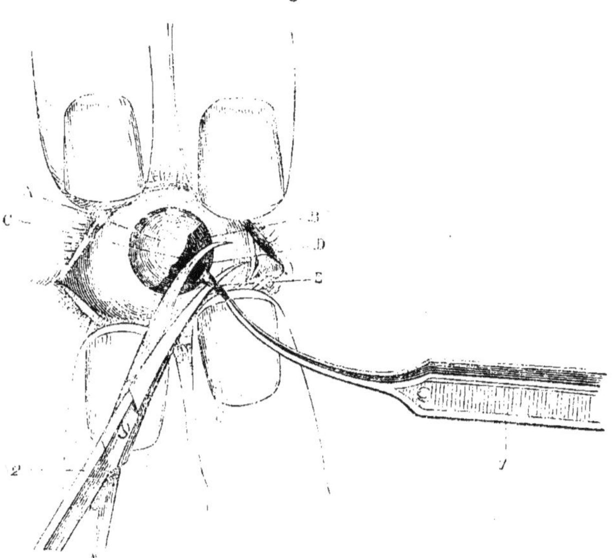

à l'instant. Pour que la main qui tient les ciseaux agisse avec le plus de sûreté possible, on l'applique par sa face dorsale sur la joue du malade, le pouce et le médius sont engagés dans les anneaux de l'instrument, et l'index est allongé sous les branches des ciseaux à l'endroit où se trouve placée la vis nécessaire à leur entre-croisement. (J'ai fait souder sur mes ciseaux à pupille artificielle une petite gouttière, exprès pour donner à l'index un point d'appui solide). On engage alors l'iris entre les branches de l'instrument, et on l'excise au ras de la plaie cornéenne ou scléroticale.

La fig. 25 représente le temps d'excision. L'iris e est maintenu fixé par la pince 1, et entraîné au dehors sous la forme d'une petite bandelette triangulaire noirâtre, dont la base repose sur les lèvres de l'incision. Les ciseaux 2, dont la concavité est tournée en avant, sont appliqués presque sur la cornée ; l'iris, placé entre les branches, va être excisé exactement sur la plaie cornéenne que d indique ; c représente la nouvelle pupille, qui est quadrilatère et d'un noir parfait ; b fait voir le reste de l'iris sain ; a est une grande tache leucomateuse de la cornée.

REMARQUES SUR LES ACCIDENTS QUI PEUVENT ARRIVER PENDANT L'OPÉRATION PAR EXCISION. — *Premier temps.* — *Ponction.* — Ce temps de l'opération, bien que d'une exécution très facile, s'accompagne quelquefois d'accidents qu'il ne sera pas inutile de signaler.

I. *Ponction sur la cornée.* — A. *Ouverture trop petite.* — Si l'on reconnaît, avant de commencer le second temps de l'opération, que l'ouverture est insuffisante, rien n'est plus facile que d'y remédier. On introduit dans la chambre antérieure le petit couteau mousse dont le dessin est page 456, et quand on l'a fait pénétrer aussi loin que cela est nécessaire, on le retire en agrandissant la plaie, après avoir recommandé à l'aide de tenir l'œil immobile au moyen de la pince fixée sur la conjonctive bulbaire. L'ouverture trop petite de la cornée rendrait fort difficile le second temps de l'opération, en empêchant la pince de s'écarter d'une manière suffisante et de saisir une portion convenable de l'iris. Lorsque le chirurgien n'a reconnu l'insuffisance de la ponction qu'après avoir déjà fait quelques tentatives pour entraîner le diaphragme au dehors, il y a ordinairement derrière la cornée du sang échappé de l'iris, et la manœuvre avec le couteau mousse pour agrandir la plaie cornéenne est plus difficile, parce qu'on peut risquer de pénétrer dans la chambre postérieure et de blesser la capsule. Cependant, si l'on tient la lame exactement appliquée contre la cornée à mesure qu'on l'introduit derrière cette membrane, on parvient à agrandir la plaie sans accident.

B. *Ouverture trop grande.* — Cet inconvénient de la ponction est le plus souvent sans conséquence pour le résultat de l'opération. Cependant, comme il peut arriver qu'une plaie trop grande de la cornée ne se réunisse pas facilement et qu'il s'ensuive une opacité , il est bon de ne donner à l'ouverture que l'étendue suffisante.

C. *Ouverture trop éloignée de la sclérotique.* — La pupille artificielle exécutée selon le procédé que nous avons décrit, devant s'étendre depuis la marge iridienne libre jusqu'au point le plus rapproché possible de la circonférence de la cornée, serait trop petite si la ponction n'était pas faite très près de la sclérotique. Ce serait là un inconvénient des plus graves , parce que dans tous les cas où la cornée n'offre plus de transparence ailleurs que dans l'endroit où la première tentative a été faite, il n'est plus possible de recommencer sur un autre point. J'ai vu bon nombre d'opérés par *excision* chez lesquels la vision, qui aurait pu être bonne , était imparfaite ou presque nulle par suite de la faute que je signale ici. D'ailleurs, la cornée présentant presque toujours un peu d'opacité dans le point où elle a été blessée, il est très raisonnable de pratiquer la ponction le plus loin possible du centre de cette membrane , et même , ainsi que je le fais dans presque tous les cas, de passer les instruments à travers une plaie de la sclérotique.

D. *Ouverture plus large en dehors qu'en dedans.* — Lorsque l'humeur aqueuse s'écoule trop tôt, ce qui tient d'ordinaire à ce que le chirurgien a pressé trop fortement avec le couteau lancéolaire sur l'une des lèvres de l'incision , l'iris , venant s'appliquer avec rapidité contre la cornée, serait infailliblement blessé si l'instrument n'abandonnait promptement la chambre antérieure. Quand on ramène à soi le couteau pour éviter cette lésion du diaphragme , on n'a pas le temps de régulariser la plaie de la cornée en l'agrandissant , et l'ouverture prend exactement la forme triangulaire de la lame de l'instrument. Deux autres causes peuvent encore produire le même résultat : la première , c'est lorsque, par suite de quelques reflets de lumière sur la cornée , il n'est pas possible de suivre avec exactitude la marche de la lame dans la chambre antérieure; la seconde, c'est quand l'opérateur, inattentif à diriger convenablement le couteau , le tient trop parallèlement par rapport à la cornée en attaquant cette membrane , dont il laboure les lamelles dans une assez grande étendue, au lieu de pénétrer tout de suite dans la chambre antérieure. Quelle que soit , au reste , la cause de l'inconvénient que je signale , les effets en sont toujours les mêmes : c'est l'impossibilité d'écarter convenablement les mors de la pince lorsqu'elle est introduite , et la difficulté d'entraîner au dehors une quantité suffisante d'iris pour faire une pupille artificielle assez large.

II. *Ponction sur la sclérotique.* — L'ouverture trop petite ou trop grande , la blessure du corps ciliaire et de la capsule , et la division des vaisseaux de la conjonctive, sont les principaux accidents à signaler lorsqu'on pratique la ponction sur la sclérotique. Je n'ai rien à dire ici de l'ouverture trop petite ou trop grande, les inconvénients en étant les mêmes que ceux dont j'ai parlé plus haut.

A. *Blessure du corps ciliaire et de la capsule.* — Lorsqu'on ponctionne la sclérotique, l'instrument doit être poussé de manière à diviser cette membrane obliquement dans son épaisseur. Si le chirurgien a suivi une bonne direction, le couteau lancéolaire engagé dans la sclérotique, à deux millimètres environ de la cornée, passe derrière celle-ci, et, par conséquent, en avant de l'iris, sans blesser ni l'une ni l'autre de ces membranes. Pour bien faire cette ponction, il est indispensable de connaître très exactement les attaches de l'iris, afin de faire pénétrer le couteau lancéolaire dans la portion de sclérotique comprise entre ces attaches et celles de la cornée. Lorsqu'on ponctionne trop loin de cette dernière membrane, ou qu'on tient l'instrument trop perpendiculairement à la sclérotique, on pénètre dans la chambre postérieure à travers le corps ciliaire, et l'on blesse l'appareil cristallinien. Cette double blessure peut compromettre gravement les chances de succès ; des vomissements, une vive inflammation, sont la conséquence fréquente de la lésion du corps ciliaire, et une cataracte lenticulaire ou capsulo-lenticulaire suit de près l'ouverture de la capsule. Ces accidents nécessitent un traitement antiphlogistique énergique, et plus tard, si l'on parvient à éteindre l'inflammation traumatique, une opération de cataracte.

B. *Blessure des vaisseaux de la conjonctive.* —Elle est très fréquente, et même presque inévitable, quand on ponctionne la sclérotique. Cette lésion n'aurait par elle-même aucun inconvénient, s'il n'en résultait point un écoulement de sang quelquefois assez abondant pour gêner beaucoup le chirurgien, pendant la manœuvre du second temps de l'opération. On peut, il est vrai, y remédier jusqu'à un certain point, en enlevant le sang au moyen d'éponges, mais cela occasionne au malade, dont l'œil est maintenu ouvert, une sensation si désagérable qu'elle n'est pas supportable pour quelques personnes, et qu'un moment de repos devient nécessaire. Un autre inconvénient plus sérieux, c'est que si l'on essaie d'aller saisir l'iris pendant que les vaisseaux divisés de la conjonctive laissent écouler le sang en abondance, il en pénètre dans la chambre antérieure au moment où les lèvres de la plaie de la cornée sont entr'ouvertes par la pince, et qu'un caillot vient souvent masquer pour quelque temps la nouvelle pupille qu'on est parvenu à faire. Dans certains cas, j'ai vu le sang fourni par la conjonctive et par l'iris s'organiser dans l'ouverture artificielle, et s'opposer ainsi à l'exercice de la vision. Toutefois, je me hâte de le dire, la ponction dans la sclérotique est toujours préférable à celle qu'on fait dans la cornée, et cela pour les motifs que j'ai indiqués plus haut.

Deuxième temps. — Manœuvre avec la pince. — La blessure de la capsule, une perte de substance trop petite de l'iris, et la déchirure de cette membrane dans la direction de ses attaches ciliaires à la pupille, sont les principaux accidents à noter ici.

A. *Blessure de la capsule.* — La pince doit être introduite dans la chambre antérieure, de telle sorte que les mors en touchent la cornée et qu'ils ne dépassent point la marge pupillaire. Si, au contraire, l'extrémité de l'instrument, pendant qu'elle avance dans la pupille, est dirigée vers la capsule, c'est-à-dire en arrière, il arrivera que la membrane du cristallin sera lésée et qu'il s'ensuivra inévitablement une cataracte. Rien n'est plus facile heureusement que d'éviter ce fâcheux accident, qui met le patient dans la nécessité de subir plus tard, ou même séance tenante, lorsque la blessure de la capsule est bien constatée, une seconde opération plus sérieuse que la première. Si, en effet, on se sert d'une pince courbe au lieu d'une pince droite, qu'on en tourne la concavité en avant, en prenant soin, quand elle est dans la chambre antérieure, de presser un peu sur la cornée d'arrière en avant, comme on le fait avec le crochet pour le décollement, la blessure de la capsule devient presque impossible ou du moins très difficile.

B. *Perte de substance trop petite dans l'iris.* — Cet accident peut tenir à plusieurs causes : 1° L'iris a été saisi à sa marge pupillaire dans une trop petite étendue. 2° Il n'a point été suffisamment entraîné au dehors, et s'est échappé de l'instrument. 3° Il était adhérent à la cornée ou à la capsule, et la portion de pupille demeurée libre était trop étroite.

1° Lorsque l'opérateur n'écarte pas assez les branches de la pince (circonstance qui peut tenir à ce que la ponction de la cornée est trop étroite), l'iris est saisi à sa marge dans une petite étendue, et l'on n'entraîne au dehors qu'une portion presque filiforme de cette membrane. La pupille artificielle, beaucoup trop étroite alors, ressemble à peu près à celle qu'on ferait dans le décollement en labourant l'iris avec le crochet, et ne permet pas l'accomplissement de la vision. Pour que l'iris s'engage entre les mors de la pince dans une étendue convenable, c'est-à-dire pour que la nouvelle pupille soit assez large, il est indispensable que l'écartement des branches mesure un espace de 3 à 4 millimètres (une ligne et demie à deux lignes), et que la marge pupillaire, si la disposition des parties le permet, soit saisie dans une égale étendue. On entraîne alors une portion de diaphragme assez large pour pouvoir espérer que la base de la nouvelle pupille aura une longueur égale à celle de l'incision de la cornée, c'est-à-dire cinq à six millimètres.

2° Lorsque l'iris n'est pas entraîné au dehors depuis sa marge jusqu'à ses attaches ciliaires, la perte de substance est trop petite pour que la vision s'exerce convenablement. Cela peut tenir à ce qu'on aurait saisi le diaphragme dans une si petite étendue, qu'il se serait rompu pendant qu'on l'attirait vers l'incision de la cornée; ou à ce que le tissu iridien aurait été ramolli par une inflammation chronique; ou bien encore à ce que la cornée aurait été ponctionnée trop loin de ses attaches scléroticales. Dans ce dernier cas, il n'y a rien à faire; au contraire, dans les deux premiers une nouvelle introduction de la pince dans la chambre antérieure est indispensable, et l'opération pourra réussir, pourvu que cette manœuvre soit faite avec le plus grand soin, la rupture de l'iris occasionnant le plus souvent un épanchement de sang dans les chambres, ce qui rend la capsule du cristallin plus difficile à éviter.

3° J'ai dit plus haut que la méthode par excision, telle que je l'ai décrite, est applicable à tous les cas dans lesquels une partie de la pupille, même très petite, serait demeurée libre. Cependant, lorsque cette partie conservée est excessivement étroite, il peut arriver que l'ouverture artificielle soit oblongue et d'une largeur insuffisante, si le chirurgien n'a pas prévu le cas, et n'a pas légèrement modifié la manœuvre de la pince. Dans une semblable circonstance, en effet, l'extrémité des branches ne sera pas portée aussi près de la marge pupillaire que dans les cas où la pupille naturelle offre beaucoup de largeur; l'opérateur saisira l'iris à un millimètre et demi ou deux millimètres de l'endroit où l'on aperçoit encore quelque trace de la pupille (qu'on aura eu soin de dilater par la belladone); et il en entraînera au dehors une assez grande quantité pour que l'ouverture artificielle ait une étendue suffisante. Malgré cette précaution, cependant, il arrive quelquefois qu'on fait une pupille étroite et oblongue, mais on peut l'agrandir aisément en introduisant de nouveau la pince courbe couchée sur le plat, et en saisissant l'iris près des adhérences pupillaires. Dans cette manœuvre assez délicate, pendant laquelle il faut surtout éviter la capsule, l'une des branches de la pince passe dans la chambre postérieure, tandis que l'autre demeure en avant de l'iris.

C. *Déchirure de l'iris dans la direction de ses attaches ciliaires à la pupille.*—Cet accident, très commun, arrive lorsque le chirurgien, après avoir introduit la pince dans la chambre antérieure, saisit l'iris depuis la marge pupillaire jusqu'à l'incision pratiquée sur la cornée ou sur la sclérotique. Pour que le diaphragme soit régulièrement entraîné au dehors, il est facile de concevoir qu'il ne doit être saisi que dans une petite étendue de sa portion libre, et que si la pince le prend dans la totalité de sa surface en regard de la ponction cornéenne, et selon la longueur de la pupille à exécuter, il arrivera infailliblement que dans le moment même où le chirurgien ramènera l'instrument à lui, l'iris sera déchiré près de ses attaches ciliaires, car ce point sera entraîné le premier au dehors. Du sang s'échappera alors dans la chambre antérieure, et la nouvelle pupille sera masquée longtemps par des caillots.

Troisième temps. — Excision de l'iris. — Ce temps de l'opération étant très facile, il est rare qu'il ne soit pas exécuté convenablement. Pourtant il peut arriver que l'excision du diaphragme n'étant pas faite assez près de la cornée, une portion de l'iris d'abord entraînée au dehors, se réduise et masque ainsi une partie de la nouvelle pupille, ou bien demeure enclavée entre les lèvres de la plaie de la cornée, et occasionne une opacité de cette membrane. Dans ce troisième temps, si l'on est inattentif, la cornée peut aussi être intéressée par les ciseaux : ce sont là deux accidents qu'il suffit de signaler.

Ces remarques pratiques sur le procédé que nous suivons pour l'opération de pupille artificielle *par excision* étant faites, décrivons les principaux procédés indiqués par les auteurs.

L'excision de l'iris est faite le plus généralement à travers la cornée (1). Dans cette méthode le diaphragme est excisé *tantôt sur place, tantôt après avoir été entraîné au dehors.* Le procédé de Wenzel se rattache à la première de ces pratiques, celui de Beer à la seconde. Ils suffisent dans tous les cas où l'excision est indiquée. De nombreuses modifications ont été apportées à l'un et à l'autre, et sans un avantage bien marqué.

Procédés dans lesquels l'iris est excisé sur place. — Procédé de Wenzel (2). — On place le malade comme pour l'opération de la cataracte ; on plonge le kératotome dans la cornée de la même manière que pour l'extraction du cristallin ; quand la pointe est parvenue à une demi-ligne à peu près du centre de l'iris, on enfonce l'instrument environ de la profondeur d'une demi-ligne dans cette membrane, et par un léger mouvement de la main en arrière, on le fait ressortir environ à trois quarts de ligne de l'endroit dans lequel on l'a plongé. Alors, en poursuivant l'incision de la cornée, comme dans l'opération de la cataracte, avant que cette incision soit terminée, l'iris est coupé et présente un petit lambeau d'à peu près une ligne. Cette section de l'iris ressemble assez à celle de la cornée, et elle offre comme elle un demi-cercle. L'instrument ayant terminé la section de la cornée,

(1) On a essayé de pratiquer l'iridectomie par la sclérotique. Riecke est l'inventeur de cette méthode qui ne présente aucun avantage. Il déprime le cristallin avec des ciseaux-aiguilles, forme un pli à l'iris et l'excise. Muter a essayé d'exécuter la même opération à travers la cornée et la sclérotique à la fois. Ces deux procédés sont tombés dans l'oubli.

(2) Wenzel, t. Ier, pag. 139.

on introduit des ciseaux fins dans l'ouverture de cette membrane, on coupe net le petit lambeau de l'iris, et il en résulte une pupille artificielle, qui quelquefois se trouve assez ronde par la rétraction subite et égale de toutes les fibres incisées..... Par cette méthode on peut en même temps extraire le cristallin, si on le juge convenable. »

Procédé de Sabatier (1). — La cornée étant incisée comme pour l'extraction de la cataracte, l'opérateur fait soulever le lambeau avec une curette, saisit le milieu de l'iris à l'aide d'une pince, et en excise une portion au moyen de petits ciseaux courbes sur le plat. Arnemann (2) et Forlenze (3) ont modifié le procédé de Sabatier, qui ressemble beaucoup à l'opération que rapporte Janin, dans son mémoire sur l'imperforation de l'iris (pag. 201). Le premier enlève une partie de l'iris par une incision circulaire ; le second saisit cette membrane et l'attire en avant avec une petite pince-érigne, puis il excise la portion saisie, et fait l'extraction du cristallin, qu'il soit ou non opaque.

Viennent ensuite les procédés dans lesquels on a employé des instruments composés, qui ont reçu les noms les plus singuliers qu'on puisse imaginer. Ce sont des *raphiankistrons*, des *iriankistrons*, des *plomises*, et des *emporte-pièce* de toutes sortes. Parmi ces derniers, on remarque celui de Physick, qui ressemble à une pince, et dont les bords sont arrondis, perforés et à mortaises ; et ceux de MM. Leroy d'Étiolles et Furnari. L'instrument de M. Leroy est une espèce de guillotine assez semblable à celle que Demours a employée pour l'ablation du staphylôme, et du même mécanisme que l'instrument qui sert aujourd'hui à la résection des amygdales. Celui de M. Furnari est une pince à double bascule, qui fonctionne comme la pince de Physick.

Procédés dans lesquels l'iris est excisé après avoir été entraîné au dehors. — Procédé de Beer. — Une petite incision, large au plus d'une ligne, est faite à la cornée près de la sclérotique. L'humeur aqueuse s'écoule, et l'iris, dont la marge pupillaire est libre en entier ou en partie, vient faire hernie dans la plaie. La petite tumeur est saisie au moyen d'une pince ou d'un crochet fin, et on l'excise au ras de la plaie avec les ciseaux de Daviel. Lorsqu'une portion de la pupille a disparu par une synéchie antérieure ou postérieure, le bord iridien demeuré libre est entraîné au dehors au moyen du crochet introduit par la petite plaie de la cornée, et est excisé de même. Si toute la pupille a disparu par une synéchie antérieure, l'iris est harponné près de sa grande circonférence avec le même petit crochet ou des pinces, et l'on

(1) Sabatier, *Médecine opératoire*, t. IV, pag. 377.
(2) Arnemann, *System. der chirurgie*, Gottingue, 2 t. th., pag. 199.
(3) Forlenze, *Considérations sur la pupille artificielle*, Strasbourg, 1803.

enlève la portion saisie. Une modification avantageuse apportée à ce procédé est due à M. Lallemand, de Montpellier. L'iris, accroché au moyen d'une petite érigne double, est tordu sur lui-même par un mouvement de rotation de l'instrument avant d'être entraîné au dehors. Gibson fait une ouverture plus grande à la cornée, et comprime le globe pour déterminer la hernie de l'iris qu'il coupe avec des ciseaux droits. Walther imite Gibson dans la compression du globe, et adopte, au reste, le procédé de Beer sans aucune modification.

Appréciation et application de la méthode. — L'excision est de toutes les méthodes la plus certaine; c'est celle qui offre le moins de chances à la réocclusion de la pupille par de fausses membranes. La plaie de l'iris donne ordinairement peu de sang dans la chambre antérieure, et ne produit qu'une inflammation très modérée. Celle de la cornée, dans la très grande majorité des cas, se réunit presque immédiatement, en sorte qu'on peut laisser l'œil découvert dès le troisième ou le quatrième jour. Cette opération permet de placer la pupille près du centre de la cornée, et c'est là une condition favorable à la netteté de la vision. Le procédé de Beer, modifié comme je l'ai indiqué, me paraît devoir être préféré à tous les autres quand l'état des parties en comporte l'application; celui de Wenzel est utile dans quelques cas.

L'*excision* par le procédé de Beer est indiquée dans les cas suivants : 1° leucôme central avec liberté de la pupille ; 2° leucôme central avec synéchie antérieure très étendue ; 3° synéchie postérieure presque complète, ou fausse cataracte avec liberté très limitée de la pupille (1).

L'*excision* par le procédé de Wenzel est indiquée lorsqu'il y a oblitération de la pupille avec complication de cataracte, mais que la cornée est saine au moins dans une moitié. Dans ce cas on pratique l'opération de la cataracte séance tenante.

Quatrième méthode. — *Enclavement.* — *Corectopie, ou distension
forcée de la pupille.*

Le but de cette méthode est de fixer une partie du bord pupillaire entre les lèvres d'une plaie de la cornée ou de la sclérotique. Cette opération, à vrai dire, ne consiste point à pratiquer une pupille artificielle, mais bien à déplacer et à agrandir la pupille naturelle; aussi

(1) Il convient, quand il s'agit de choisir le procédé de la pupille artificielle, dans les cas d'une synéchie antérieure ou postérieure en apparence complète, de conseiller de fréquentes instillations de belladone. On parvient souvent par ce moyen à reconnaître qu'il reste une très petite partie de la pupille. Cette partie fût-elle assez étroite pour ne recevoir qu'une pointe d'épingle, l'excision est possible et partant indiquée.

a-t-elle reçu de M. Guépin, de Nantes, la dénomination beaucoup plus exacte de *distension permanente de la pupille*. Il est indispensable, pour exécuter l'enclavement, que ces deux conditions soient réunies : 1° que la pupille naturelle soit ouverte en partie ou en totalité ; 2° que la cornée ait conservé sa transparence dans une certaine étendue.

C'est à un chirurgien anglais, Adams, que paraît revenir l'honneur d'avoir créé cette méthode, dont Himly lui dispute l'invention ; l'exécution en est très facile, je la pratique de la manière suivante :

Instruments. — On pourrait à la rigueur exécuter cette opération avec une lancette ordinaire et une paire de pinces, droites ou courbes, à branches un peu fines. Dans le but d'avoir un emporte-pièce moins lourd que celui de M. Guépin, de Nantes, dont je donnerai le dessin plus bas, et aussi pour n'employer qu'un seul instrument, je me sers quelquefois de celui qu'on voit représenté dans la figure 26, et qui est en

Fig. 26.

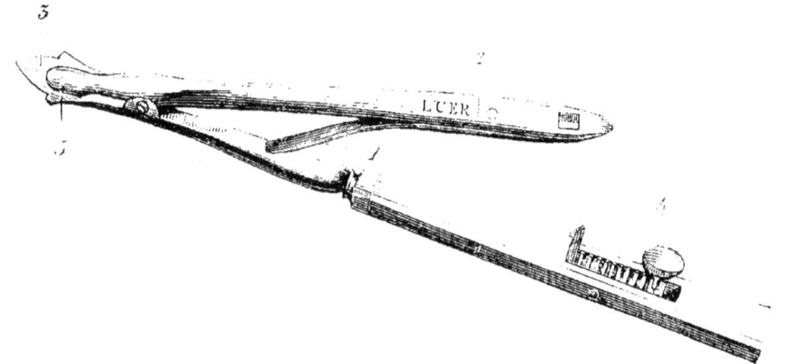

même temps un couteau lancéolaire et un emporte-pièce. 3 est la lame de l'instrument sur laquelle il y a deux arêtes, pour l'empêcher de pénétrer à une trop grande profondeur ; 5 est l'extrémité de la branche supérieure destinée à s'engager dans une fenêtre qu'on voit très bien sur la figure 27 (page suivante), qui montre la lame introduite dans la chambre antérieure ; 2 est la branche supérieure à l'extrémité droite de laquelle il y a une petite ouverture carrée, dans laquelle doit s'accrocher la crémaillère placée à la branche inférieure ; 4 est un bouton sur lequel le chirurgien appuiera pour dégager de la crémaillère la branche supérieure, qui s'éloignera par le jeu du ressort 1 placé entre les deux branches.

Manuel opératoire. — Il est des plus simples et se réduit au temps de ponction. L'aide relève la paupière supérieure et fixe la tête du malade contre sa poitrine ; le chirurgien, armé du *couteau lancéolaire emporte-pièce*, dont la branche supérieure est préalablement fixée sur la crémaillère, en fait pénétrer la lame dans la cornée ou dans la sclérotique (1), et la pousse dans la chambre antérieure jusqu'aux arêtes dont nous avons parlé. Lorsque l'instrument est arrivé là, l'opérateur en abaisse le manche vers le nez du malade, s'il pratique la pupille du côté interne, afin de rapprocher la pointe de la face concave de la cornée, et d'éviter ainsi la blessure de l'iris; puis appuyant sur le bouton, il fait sur la circonférence de la cornée une perte de substance semi-ovalaire, qui pourrait à peine recevoir un grain de millet, et dans laquelle vient tout aussitôt s'engager l'iris, comme cela est représenté dans la figure 28. La pupille naturelle est alors agrandie, et tantôt sa marge se rapproche simplement de la plaie cornéenne, ce qui est le but ordinaire de l'opération, tantôt elle y disparaît en totalité. S'il arrive que la pupille paraisse encore trop étroite et que l'iris ne s'engage pas assez, on peut au besoin l'attirer au dehors avec le crochet à décollement ou avec une paire de pinces, ou bien encore, ce qui est plus tôt fait, par la cautérisation de la partie herniée avec un crayon de nitrate d'argent. Avant de commencer l'opération, on a eu soin de dilater la pupille par la belladone; il est bon d'en continuer l'instillation pendant quelques jours encore, dans le but d'empêcher la réduction de l'iris. Après quatre ou cinq jours, des adhérences assez solides déjà sont établies, et la dis-

Fig. 27.

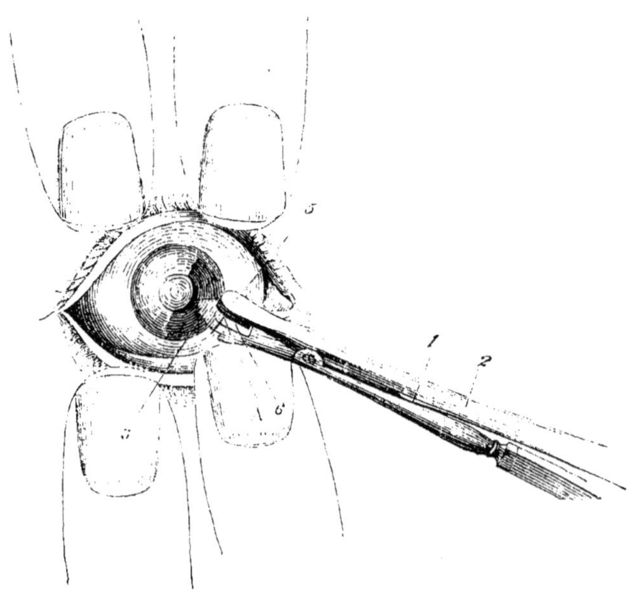

----

(1) Voyez pour la direction à donner à cet instrument les remarques de la page 461.

tension permanente de la pupille est obtenue. Si l'affaissement de la tumeur iridienne se faisait attendre, on la toucherait de deux en deux jours avec un crayon de nitrate d'argent.

La figure 27 représente fidèlement l'opération. 1, branche inférieure de l'instrument rapprochée de la branche supérieure 2 ; 3, lame introduite dans la chambre antérieure à travers le bord de la sclérotique taillé en biseau ; 5, extrémité de la branche supérieure prête à s'engager dans la fenêtre 6, et à faire une perte de substance sur la portion A de la cornée et de la sclérotique.

Le résultat immédiat de l'opération (qui sera exactement le même si l'on manœuvre avec l'instrument de M. Guépin) est représenté dans la fig. 28. A est une tache leucomateuse qui couvre la moitié supérieure de la cornée ; c, c, est l'iris sain vu à travers la partie de la cornée demeurée transparente ; B représente, après sa distension forcée, la pupille naturelle (dont la dimension avant l'opération est dessinée dans la fig. 27) ; D est la tumeur que forme l'iris hernié à travers l'ouverture pratiquée sur la cornée par le *couteau lancéolaire emporte-pièce.*

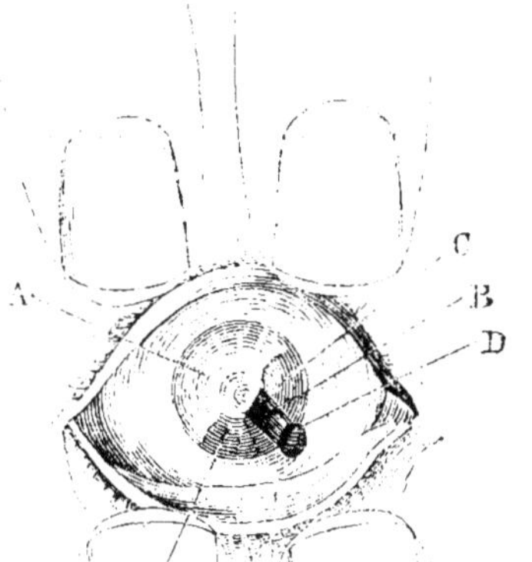

Fig. 28.

Procédé de M. Guépin, de Nantes (1). — « Le malade étant placé comme pour l'opération de la cataracte, dit cet auteur, le chirurgien plonge un bistouri ou petit couteau à lame étroite et concave dans la partie transparente de la cornée, à sa jonction à la sclérotique, puis il le fait sortir à 5 millimètres de son entrée sur un autre point de la cornée, et il pratique par suite une incision qui réunit les deux ouvertures. Si l'état de l'œil le permet, on pratique de préférence cette incision à la partie inférieure, afin d'utiliser la pression des liquides sur l'iris, comme moyen de faciliter le succès de l'opération. Le chirurgien se placerait alors debout, renverserait la tête du malade, relèverait d'une main la paupière supérieure et ferait son incision avec l'autre.

» L'incision seule peut suffire quelquefois, si l'on agit sur la partie

1 Guépin. *Monographie de la pupille artificielle,* pag. 32, et *Mémoire*

inférieure de la cornée, pour obtenir une hernie de l'iris. Dans tous les autres cas, il est nécessaire d'y joindre l'excision d'un petit lambeau. Cette seconde partie de l'opération peut se pratiquer avec un couteau, des ciseaux ou l'emporte-pièce. Ce dernier instrument doit être préféré. Pour s'en servir on engage sous la cornée la lame plate de l'instrument, que l'on tient dans la main comme des ciseaux, avec le pouce et l'index, et l'on rapproche les deux branches. »

J'ai fait dessiner l'instrument de M. Guépin (voy. fig. 29), pour donner une idée exacte de son procédé. 1, branche inférieure que l'auteur

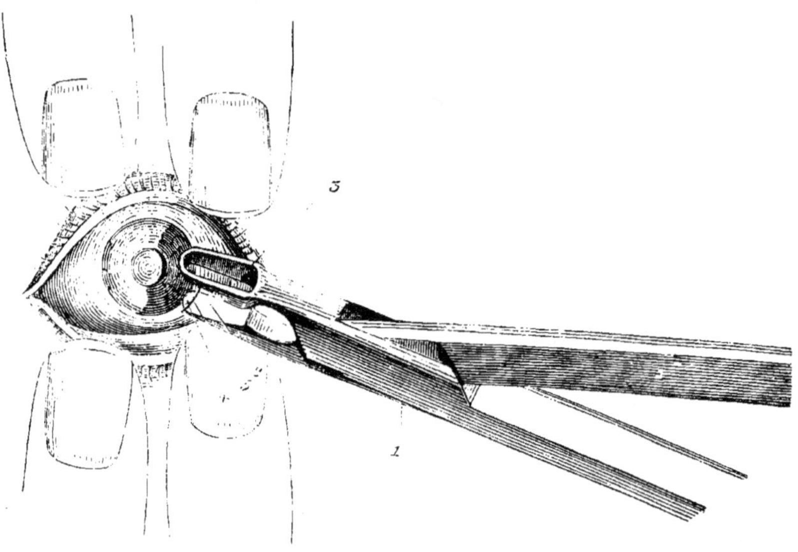

Fig. 29.

nomme *branche plate* ; 2, extrémité de la branche inférieure engagée sous le lambeau fait à la cornée près du bord de la sclérotique ; 3, branche supérieure ou fenêtrée ; 4, portion semi-ovalaire de la cornée, qui sera enlevée par le rapprochement des branches ; 5, incision qui devrait porter sur la cornée, mais que le dessinateur a placée un peu trop loin sur la sclérotique.

M. Guépin continue ainsi la description de son procédé : « L'incision de 5 millimètres terminée, une petite portion de la cornée enlevée avec l'emporte-pièce, il se produit une hernie de l'iris dans l'ouverture béante de la cornée ; si cette hernie n'a pas lieu, on la détermine en beurrant la paupière supérieure avec l'extrait de belladone.

« Une fois la hernie terminée, elle se maintient par les moyens qui

sur la pupille artificielle (*Annales d'oculistique*), 2e vol. suppl., 1er fascicule, pag. 30.

l'ont produite. Quelques cautérisations faites adroitement vers le troisième ou quatrième jour avec le nitrate d'argent, et répétées de temps à autre, suffisent pour amener une inflammation légère qui établit les adhérences nécessaires pour maintenir la pupille dans une distension forcée. »

Ce procédé est d'une exécution facile. Lorsque je l'ai mis en pratique, j'ai reconnu que l'emporte-pièce ne peut pas toujours être dirigé d'une manière convenable, parce que la branche plate s'engage trop ou trop peu, et que la branche fenêtrée gêne pour mesurer la perte de substance qu'on se propose de faire. C'est pour obvier à ces inconvénients, fort légers d'ailleurs et qu'on peut parfaitement bien éviter avec un peu d'habitude, que j'ai fait confectionner par M. Luër l'instrument dont le dessin a été donné plus haut (voy. fig. 26 et 27).

Procédé d'Adams. — Après avoir ouvert la cornée, le chirurgien exerce une pression méthodique sur le globe, et provoque une procidence de l'iris qu'il saisit avec des pinces et qu'il fixe au dehors, en l'enclavant dans la plaie de la cornée. Lorsqu'il y a une synéchie antérieure, elle est préalablement détruite avec le couteau qui a servi à ouvrir la cornée.

Procédé de Himly. — Ce chirurgien ouvre la cornée avec un petit couteau falciforme, saisit l'iris avec un crochet qu'il place sur la circonférence de la pupille, et l'entraîne au dehors comme Adams.

APPRÉCIATION. — L'enclavement exécuté avec l'instrument de M. Guépin ou avec le mien laisse une tache assez large dans l'endroit de la cornée où la perte de substance a été faite. Ce procédé ne me paraît devoir être employé que lorsque la cornée présente une transparence fort étendue, et, en général, celui de Himly me semble préférable. Cependant, comme dans l'exécution du procédé de ce dernier le crochet ou les pinces pourraient, en quelques cas où la mobilité de l'œil serait extrême, blesser l'appareil cristallinien, l'enclavement avec perte de substance préalable sur la cornée rendra certes de grands services. Le couteau lancéolaire emporte-pièce, dont j'ai donné le dessin, m'a bien réussi dans plusieurs cas, entre autres sur une petite fille de quinze mois, atteinte d'un leucôme central de la cornée. L'enclavement ne présente quelques avantages réels que lorsque le malade est indocile; dans tous les autres cas, il peut et doit être remplacé par l'excision. Je ne l'ai jamais employé par nécessité; en pratiquant ainsi la pupille artificielle, je n'avais en vue qu'une démonstration clinique qui, d'ailleurs, ne devait être suivie d'aucune conséquence fâcheuse pour les malades autre que celle de porter une tache sur la circonférence de la cornée.

Cinquième méthode. — *Déchirement.*

Le décollement de l'iris, applicable seulement aux cas de synéchie antérieure ou postérieure complète, étant fréquemment suivi d'accidents, j'ai pensé qu'il n'y aurait peut-être pas plus d'inconvénients à rompre des adhérences établies entre l'iris et la cornée, ou entre l'iris et la capsule, qu'à déchirer les attaches ciliaires du diaphragme. L'expérience pratique, seule démonstration possible en pareille matière, m'ayant prouvé qu'on pouvait obtenir ainsi de bons résultats, je substitue souvent au décollement le procédé suivant :

Instruments. — Le couteau lancéolaire, droit ou courbe, la pince droite ou courbe dont on se sert pour l'incision, et une paire de ciseaux sont les seuls instruments indispensables pour cette opération, d'une exécution d'ailleurs très facile. Les autres instruments qu'on peut encore avoir près de soi sont les mêmes que ceux dont j'ai donné la liste en parlant de l'excision ; j'y renvoie pour abréger (voyez page 456).

Position du chirurgien, de l'aide et du malade. — Elle peut être la même que dans l'opération de la cataracte, c'est-à-dire que le malade et le chirurgien peuvent demeurer assis ; cependant, comme la plus grande immobilité est nécessaire de la part du patient, je préfère qu'il soit au lit, que l'œil soit fixé par une pince, et les paupières tenues écartées au moyen des doigts ou de mon élévateur plein, surtout quand l'ouverture palpébrale est étroite. De cette manière, s'il est nécessaire qu'on exerce sur l'iris une légère traction, l'œil qui est maintenu par la pince appliquée sur la conjonctive bulbaire présente la résistance convenable, et l'opération s'achève sans difficulté.

Premier temps. — Ponction de la cornée. — On l'exécute avec le couteau lancéolaire courbe ou droit, selon qu'on opère sur le côté interne ou sur le côté externe de la cornée. J'ai indiqué, en parlant de *l'excision*, la manœuvre à suivre (voyez page 457), et les accidents qui peuvent survenir lorsqu'on ne ponctionne pas avec la précision voulue (voyez page 461) ; je n'y reviendrai point ici.

Deuxième temps. — Manœuvre avec la pince. — La pince courbe étant tenue la concavité en avant, est introduite fermée dans la chambre antérieure, et poussée jusqu'à l'endroit où l'iris a contracté des adhérences avec la cornée ou avec la capsule ; arrivées là, les branches sont immédiatement écartées de toute l'étendue que permet la plaie cornéenne, et le chirurgien, exerçant une légère pression d'avant en arrière sur l'iris, le saisit lorsqu'il s'est engagé dans l'instrument. Tout aussitôt on remarque que la portion d'iris comprise entre l'extrémité des mors et l'adhérence morbide, se tend et forme quelques plis ; c'est alors que, par une traction un peu brusque, l'opérateur, ramenant à lui la pince, déchire l'iris près de ses adhérences, comme cela est représenté dans la fig. 30, et aperçoit immédiatement le fond de l'œil, reconnaissable à sa couleur noire.

Fig. 30.

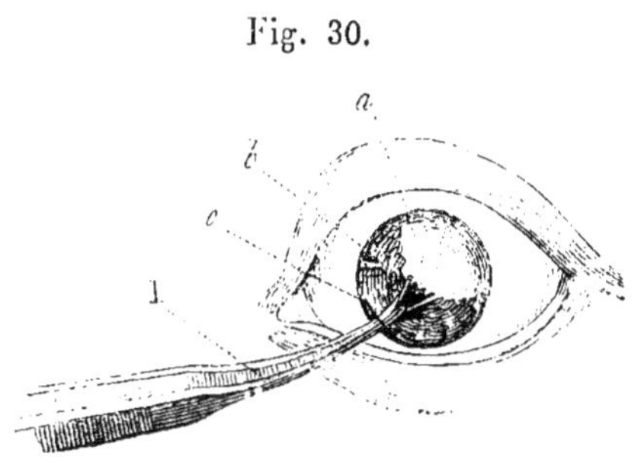

a est une tache leucomateuse de la cornée, suite d'une ulcération dans laquelle la pupille a disparu tout entière, *b*, l'iris sain adhérent à la cornée dans toute l'étendue de la tache leucomateuse ; *c*, l'incision de la cornée faite dans le premier temps de l'opération ; I, les branches de la pince introduites dans la chambre antérieure ; elles ont saisi l'iris par leurs extrémités, et en ont rompu les adhérences à la cornée ; une pupille artificielle, qu'on distingue à sa couleur noire et à sa forme triangulaire, commence à se former.

Aussitôt que les adhérences de l'iris sont déchirées même dans une très petite étendue, il est facile d'entraîner au dehors la portion saisie entre les pinces ; la pupille artificielle qui en résulte, prend une forme triangulaire ou quadrilatère, et devient semblable à celle qui est représentée dans la figure suivante, et qui a été prise sur une femme aveugle que j'ai opérée par ce procédé.

Troisième temps. — Excision ou enclavement de l'iris. — L'iris, étant saisi entre les pinces, doit traverser les lèvres de la plaie cornéenne, comme cela est représenté dans la fig. 31 ; après quoi, avec les ciseaux courbes, on en pratique l'excision, aussi près que possible de ses attaches ciliaires, comme dans le troisième temps de l'excision ordinaire (voyez fig. 25, page 460). *a* est la tache leucomateuse ; *b*, la nouvelle pupille artificielle ; *c*, l'incision de la cornée ; *e*, l'iris saisi entre les pinces I, et entraîné au dehors. Si l'on préfère le procédé défectueux de l'enclavement, on laisse l'iris dans la plaie cornéenne.

Fig. 31.

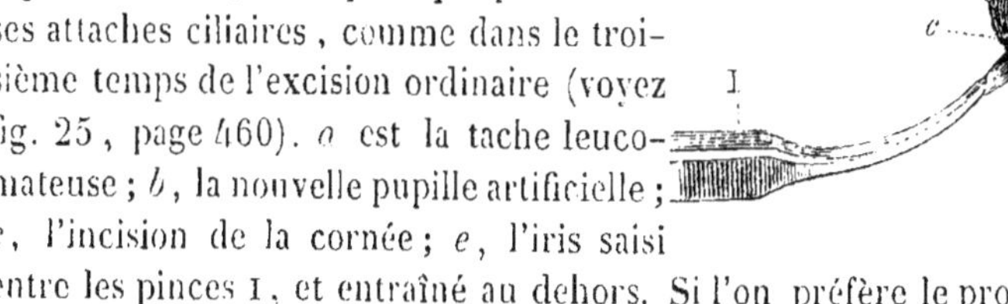

REMARQUES SUR LES ACCIDENTS QUI PEUVENT SURVENIR PENDANT L'OPÉRATION.—J'ai indiqué tous ceux du *premier temps* en parlant de la pupille artificielle par excision ; j'y renvoie (page 461).

Deuxième temps. — *Manœuvre avec la pince.* — Les deux principaux accidents de cette manœuvre sont la déchirure trop petite de l'iris, dans un cas de synéchie antérieure ou postérieure, et la déchirure de la capsule et de l'iris en même temps, dans les cas de synéchie postérieure; les autres accidents sont communs aux méthodes précédentes et en particulier à l'excision.

A. *Déchirure trop petite de l'iris.* — Lorsque la ponction de la cornée ou de la sclérotique n'est pas suffisamment grande, ou bien que le chirurgien, faute d'attention, n'entre pas assez les branches de la pince introduite dans la chambre antérieure, l'iris est saisi dans une trop petite étendue, et la déchirure est incomplète sous le rapport de la largeur. De là une pupille artificielle oblongue, étroite, qui ne peut permettre l'exercice de la vision, et qui d'ordinaire se referme tôt ou tard. S'il arrive que pendant l'opération on s'aperçoive de cet inconvénient, on attire vite au dehors la portion d'iris saisie, et l'on introduit de nouveau la pince pour faire une seconde perte de substance sur le diaphragme, qu'on attaque comme la première fois en détruisant une partie de ses adhérences, ou bien en glissant l'une des branches de l'instrument dans la chambre postérieure, tandis que l'autre, demeurant en avant de l'iris, saisit cette membrane dans le point le plus rapproché possible du centre de l'œil. On attire au dehors cette nouvelle portion d'iris et on l'excise comme la première. La moindre perte de temps, la plus légère hésitation dans une seconde introduction de la pince, empêche de recourir à ce moyen, parce que dans beaucoup de cas il s'écoule un peu de sang, qui vient troubler la transparence de l'humeur aqueuse. On peut bien, il est vrai, remédier à ce dernier inconvénient en permettant au sang de s'écouler au dehors par la plaie cornéenne, qu'on entr'ouvre avec une spatule mousse ou avec le dos de tout autre instrument; mais, je le répète, il vaut mieux se hâter d'introduire de nouveau la pince, le sang formant des caillots qui viennent masquer l'iris et qu'on ne pourrait le plus souvent pas extraire sans courir le danger de blesser la capsule.

Dans le cas où la déchirure de l'iris manquerait de largeur parce qu'une ponction trop étroite de la cornée n'aurait pas permis aux pinces de s'écarter convenablement, il faudrait agrandir l'incision avec le petit couteau mousse dessiné page 456, et introduire de nouveau la pince en prenant les précautions nécessaires pour ne pas blesser la capsule, et pour entraîner au dehors une portion suffisante du diaphragme.

La déchirure trop petite de l'iris est le plus souvent facile à éviter, du moins dans tous les cas où il n'est pas ramolli; il suffit, ainsi qu'on a pu le voir par ce qui précède, de faire attention au degré d'ouverture des pinces destinées à saisir la membrane. Eh bien! ce degré d'ouverture peut être toujours le même, si l'on emploie des pinces dont les branches aient un écartement limité et mesuré d'avance. Celles dont je me sers et que j'ai fait exécuter exprès, non pour cette seule opération, mais pour toutes celles de la pupille artificielle, sont faites de telle sorte qu'elles s'ouvrent toutes seules au degré convenable (4 à 5 millimètres d'écartement à l'extrémité des branches), et qu'ainsi avant de les introduire dans la chambre antérieure, je puis en les tenant ouvertes et approchées de la cornée, m'assurer que l'incision de cette membrane a une étendue suffisante. Lorsqu'on les a fait pénétrer fermées en avant de l'iris, il ne faut donc que les laisser s'ouvrir d'elles-mêmes pour être sûr qu'on saisira la membrane aussi largement que cela est nécessaire.

B. *Déchirure de l'iris et de la capsule en même temps.* — Cet accident arrive surtout lorsqu'on exécute la pupille artificielle dans le cas d'une synéchie postérieure complète. Voici comment se passent les choses : l'iris et la capsule étant fortement unis par de fausses membranes résistantes et étendues également à l'une et à l'autre, quand on saisit le diaphragme et qu'on l'entraîne du centre à la circonférence, la capsule suit le même mouvement, se rompt et laisse le cristallin à découvert au milieu de l'humeur aqueuse; de là une cataracte qu'on pourrait éloigner séance tenante, mais qu'il vaut mieux opérer plus tard, lorsque les accidents traumatiques de la première opération ne laisseront plus rien à craindre. C'en est là un qu'on peut presque prévoir, quand la pupille est fermée, remplie de larges exsudations, et qu'il y a enfin une fausse cataracte. Au reste, il n'est pas à déplorer, en supposant même (ce qui n'est pas dans la plupart des cas) que la capsule était transparente avant l'opération. Voici pourquoi : aurait-on pu, par un procédé meilleur, par une manœuvre plus habile, ménager la capsule et éviter de détruire le cristallin? Le décollement, l'incision, auraient-ils atteint ce but? Je suis convaincu du contraire. L'excision par le procédé de Sabatier (1), quand on saisit et qu'on excise l'iris sur place à travers une ponction de la cornée, eût-elle été plus heureuse? Je ne puis le croire, à cause des difficultés matérielles de l'opération.

Règles générales relatives à l'opération.

L'opération de la pupille artificielle est indiquée quand l'un des yeux étant détruit, l'autre présente une occlusion complète ou presque complète de la pupille par de fausses membranes (*synéchie postérieure*). Cette atrésie est ordinairement la suite d'un iritis. Des exsudations sé-

____

(1) Sabatier, *Médecine opératoire*, tome IV, page 489.

crétées dans la pupille ont oblitéré cette ouverture fortement contractée pendant l'inflammation.

Lorsque l'*occlusion est entière*, il y a toujours en même temps une *fausse cataracte* plus ou moins étendue et le plus souvent complète. Cette cataracte dans quelques cas rares peut se trouver limitée au diamètre de la pupille.

Les procédés applicables alors sont *l'excision* par le procédé de Wenzel, le *décollement* ou le *déchirement*.

Lorsque l'*occlusion de la pupille est incomplète*, il y a sur les points adhérents de la marge pupillaire des exsudations plus ou moins larges contenant quelquefois du pus épaissi ou du sang, et sur la capsule des taches plus ou moins étendues de pigmentum uvéen, qu'il faut bien se garder de prendre pour la pupille normale. Le malade, presque aveugle dans le cas d'oblitération incomplète, lorsque le reste de la pupille est très étroit, distingue bon nombre d'objets après des instillations suffisantes de belladone.

Le procédé applicable dans ce cas est *l'excision* (voyez plus haut la description et les figures) ; dans quelques cas, *l'enclavement* pourrait aussi réussir.

On pratique encore l'*opération de la pupille artificielle*, quand la pupille malade a disparu complétement ou presque complétement par une *synéchie antérieure* (adhérence entre l'iris et la cornée). La disparition de la pupille est alors la suite de larges ulcérations ou plaies du centre de la cornée, qui ont été traversées par la marge pupillaire.

Le procédé par *déchirement* est applicable aux cas de synéchie antérieure complète; *l'excision*, au contraire, sera pratiquée lorsqu'une partie même très petite de la pupille aura été conservée; dans ce dernier cas on pourrait encore recourir à *l'enclavement*.

La pupille artificielle sera en outre encore indiquée quand il y aura une tache centrale de la cornée. Dans cette circonstance, la pupille a conservé ses conditions normales; c'est la cornée qui, opaque dans son centre, ne permet point aux rayons lumineux d'arriver au fond de l'œil. La vision est détruite ou fortement gênée; le malade ne peut voir les objets que de côté. Très souvent la tache existe sur les deux yeux à la fois; elle est fréquemment le résultat d'une ophthalmie purulente, et s'accompagne assez ordinairement d'une cataracte centrale végétante (Voy. *Cataracte*).

Le procédé par *excision* est applicable ici et préférable à *l'enclavement*.

On pratiquera enfin *l'opération de la pupille artificielle* quand la cornée étant sur le point d'être ouverte dans une grande étendue par une perforation ulcéreuse, il y a danger que la pupille naturelle disparaisse en entier.

Les procédés à employer sont l'*excision* et l'*enclavement*.

Ces divers états pathologiques ne sont pas les seuls qui réclament l'opération. Nous avons vu, en parlant de l'*oblitération* de la *pupille* (voy. pag. 401), que la cécité, selon Wrisberg et Rœmer, peut être due à la persistance de la membrane pupillaire, ce que nous n'avons pas encore observé; l'opération est donc encore applicable dans ce cas. L'atrésie pupillaire est aussi le résultat d'un grand nombre d'opérations pratiquées sur l'œil; elle est surtout fréquente après celle de la cataracte. Les affections syphilitiques, en frappant l'iris, déterminent la formation de fausses membranes qui diminuent ou oblitèrent la pupille. Le staphylôme de la cornée, opaque ou transparent, nécessite également dans beaucoup de cas l'opération dont nous nous occupons. Chacun de ces états morbides peut être accompagné, dans les autres parties de l'œil, de désordres plus ou moins graves, auxquels on doit porter la plus grande attention avant de pratiquer la pupille artificielle. Il y a aussi à noter, en dehors des altérations pathologiques, certaines circonstances que nous allons passer en revue.

A. En général, lorsque le malade voit bien d'un œil, l'opération de la pupille artificielle est considérée comme contre-indiquée. Le plus souvent, même en cas de succès, disent la plupart des auteurs, on n'obtient qu'un résultat négatif, par ce motif que le parallélisme des axes visuels étant détruit, il en résulte un trouble général de la vision, qui force le malade à tenir fermé l'œil opéré pour éviter la diplopie. Ce ne serait que dans le cas tout exceptionnel de la persistance de la membrane pupillaire, comme dans le cas rare où la pupille artificielle pourrait être placée au centre de l'iris, qu'il serait permis de la pratiquer, car autrement il serait difficile de ne pas léser le cristallin et la capsule, ce qui nécessiterait une seconde opération, après laquelle, même si elle réussissait, la réfraction serait modifiée. Encore, le plus souvent, après des tentatives de cette nature, le malade serait-il obligé de tenir fermé l'œil opéré pour mieux voir de son œil sain.

Il y a dans ces craintes une grande exagération : d'après mon expérience personnelle, au contraire, on peut sans danger pratiquer l'opération de la pupille artificielle quand l'un des yeux est sain, pourvu que l'œil malade présente certaines conditions. Loin d'avoir un résultat négatif par défaut de parallélisme, un trouble général de la vision, une diplopie gênante, on améliore certainement la vue de l'opéré. J'ai pratiqué l'opération six fois dans la même année, et je n'ai pas vu un seul cas dans lequel les malades aient eu à s'en repentir. La règle générale ne peut donc pas être prise ici au pied de la lettre , et devra subir des exceptions.

Les conditions indispensables pour l'exécution de l'opération, quand l'un des yeux est sain , sont que la pupille naturelle soit masquée en totalité ou en partie par un leucôme ; qu'elle n'ait disparu qu'incomplétement par synéchie antérieure ou postérieure ; que le côté interne de la cornée soit transparent. Dans tous les cas où l'on pourra établir la pupille artificielle sur le côté interne de l'œil, le parallélisme des axes optiques ne sera pas détruit, et la vision sera meilleure quand le malade tiendra les deux yeux ouverts. L'opéré se trouvera exactement dans le même cas que les personnes qui voient un peu confusément d'un œil, et assez bien de l'autre quand elles essaient ces organes isolément, mais qui ont une vue parfaitement bonne quand elles regardent des deux yeux à la fois. D'un autre côté, rien ne console tant un malade , qui a cessé de voir d'un œil, que d'en recouvrer l'usage , ne fût-il que suffisant pour se conduire ; il cesse à l'instant de craindre de perdre l'œil sain , et retrouve sa tranquillité. N'est-ce pas assez de raisons pour consentir à faire une opération des plus faciles et des moins compromettantes de la chirurgie?

B. L'opération sera-t-elle faite sur un œil qui permet au malade de se conduire ?

La solution de cette question peut être donnée dans un sens négatif ou affirmatif, selon les conditions de l'organe. Si la cornée est malade dans presque toute son étendue , et que l'ouverture qui permet au malade de voir ne puisse être agrandie pour ce motif, il est évident qu'aucune tentative ne devra être faite. Mais , au contraire, quand la cornée est transparente dans une grande partie de sa surface, que la pupille est très étroite et l'iris sain, la pupille artificielle est indiquée. Il y a , en effet, dans de semblables conditions les chances les plus heureuses de rendre au malade assez de vue pour qu'il puisse s'occuper de choses qui exigent une vision passable; refuser de faire une opération en de telles circonstances serait , à mon sens, mériter le reproche d'une timidité mal entendue. L'*excision*, la *distension forcée* , sont indiquées dans ce cas.

C. L'œil à opérer ne doit plus présenter aucune trace de l'inflammation qui a produit l'occlusion de la pupille. Ce ne sera donc que longtemps après la complète guérison de cette inflammation, que la pupille sera pratiquée. On n'oubliera pas qu'une opération faite prématurément, c'est-à-dire alors qu'une inflammation sourde régnerait encore au fond du globe, serait suivie d'un insuccès, et pourrait même amener les accidents les plus sérieux pour l'organe. Elle sera éloignée ou rejetée s'il existe une affection sérieuse des paupières, comme un entropion, un trichiasis rebelle, une tumeur d'un certain volume. Il en sera de même lorsque des granulations épaisses siégeront sur la conjonctive, que cette membrane et le tissu cellulaire sous-jacent seront parcourus de vaisseaux variqueux, et que la sclérotique présentera quelques bosselures bleuâtres ou des plaques plus ou moins élevées, signes d'une choroïdite ancienne. L'atrophie du bulbe, lorsqu'elle sera très avancée, contre-indiquera la pupille artificielle, qui réussira pourtant quelquefois, dans le cas où le globe ne présenterait qu'un peu moins de consistance. L'hydrophthalmie et le synchisis très ancien, compliqués de l'occlusion de la pupille par de fausses membranes, s'opposeront au succès de l'opération, dont le pronostic sera au moins très réservé.

D. La cornée doit être transparente dans une étendue suffisante, en regard de la perte de substance qui sera faite dans l'iris ; sans cette condition, le résultat de l'opération étant nul ou à peu près, il vaut mieux ne la point tenter. Lorsque la transparence de la cornée est suffisamment large, on doit rechercher si en arrière il y a une chambre antérieure, ou au moins un espace, fût-il même très petit. Jæger (Deval, *loco citato*, p. 200) considère cette condition comme étant de rigueur. Toutefois, lorsque la cornée est transparente, et que l'iris paraît sain en arrière, le contact immédiat des deux membranes est loin d'être une contre-indication, les instruments se frayant une route facile là où il n'y a point d'adhérences.

Si la cornée offre en regard de la pupille une tache assez large sur un enfant dont l'autre œil serait perdu, et qu'il n'y ait point derrière une cataracte végétante centrale, on ne se hâtera point de pratiquer l'opération, la vue pouvant peu à peu se rétablir par les progrès de la résorption, très active chez les jeunes sujets. Cette observation s'applique à toutes les lésions susceptibles d'amener l'occlusion de la pupille, que le temps aidé ou non d'un traitement, pourrait faire disparaître.

Si le malade n'a qu'un œil et que la cornée de cet œil présente près de sa circonférence un large ulcère qui menace l'iris d'une procidence capable de compromettre la pupille, on se hâtera de déplacer celle-ci vers le côté de la cornée demeuré sain, et cela avant que la perforation ait eu lieu. On pourrait objecter à un pareil conseil qu'attaquer la cornée alors qu'elle est malade, ce serait compromettre l'organe tout entier ; que la blessure de l'iris par l'*excision* ajoutant encore à l'intensité de l'inflammation qui existe, on mettrait le patient dans un péril presque inévitable, etc., etc. A tout cela je répondrai qu'en pareille occasion, maintes fois j'ai pratiqué la pupille artificielle par excision, et que j'ai été assez heureux pour guérir mes malades ; que dans tous les cas où j'ai prévu qu'une inflammation allait détruire la moitié de la cornée, l'autre moitié étant saine, j'ai hardiment ponctionné cette dernière, excisé l'iris et sauvé ainsi la pupille, que les instillations de belladone n'avaient pu protéger.

E. Lorsque des exsudations plastiques épaisses ont fermé la pupille et que l'occlusion est complète, il est rare que l'appareil cristallinien ne soit point troublé ; l'opacité, se bornant quelquefois à la capsule, s'étend dans d'autres cas à toute la lentille. L'opération de la pupille artificielle n'est cependant point contre-indiquée ; la cataracte est détruite séance tenante, immédiatement après que l'ouverture artificielle a été faite, ou dans un temps plus éloigné si alors quelque chose s'y oppose.

On aura le plus grand soin, quand l'appareil cristallinien sera sain, d'éviter la lésion de ses parties constituantes.

F. Avant de pratiquer la pupille artificielle, on recherchera si la rétine n'est point altérée, et s'il n'y aurait point une amaurose outre l'occlusion pupillaire. On n'oubliera pas que si l'on a établi, en général, que le malade doit distinguer le jour de la nuit, il y a des exceptions dans lesquelles l'œil ne perçoit aucune trace de lumière, bien que cependant il soit loin d'être amaurotique. De nombreuses observations ont mis ce fait hors de doute, et des malades jusque là dans ces tristes conditions, ont recouvré la vue par l'opération de la pupille artificielle. Il y avait alors, outre la fausse membrane de la pupille, une cataracte molle qui interceptait les rayons lumineux. Assalini et Grœfe citent des faits semblables.

G. L'iris devra être l'objet de toute l'attention du médecin. Lorsqu'il est de couleur sale, qu'il a pris une teinte d'un vert rougeâtre, que ses fibres ont perdu leur aspect normal, on doit s'attendre à le voir se déchirer sous l'action des instruments, et ne se laisser entraîner ni avec le crochet, ni avec la pince, selon qu'on agit par décollement ou par excision. L'instrument laboure le tissu de la membrane, mais ne peut y faire une perte de substance assez large. Dans d'autres cas, le diaphragme, bosselé, décoloré, est poussé contre la cornée, et ses fibres convergentes forment des sillons profonds, entre lesquels le parenchyme iridien, poussé d'arrière en avant, fait saillie. On doit s'attendre dans ce cas à trouver l'iris doublé de fausses membranes épaisses, qui compromettent le succès de l'opération, et très souvent se sont organisées au loin dans la coque oculaire.

H. Si un malade présente d'un côté une occlusion pupillaire, et de l'autre une cataracte simple, ce dernier œil sera seul opéré, les chances de l'opération de la cataracte étant plus favorables que celles de la pupille artificielle. Cependant si la vision était empêchée par un leucôme borné au centre de la cornée, ou par une synéchie antérieure ou postérieure incomplète, et qu'il fût possible de déplacer la pupille en la ramenant par l'excision ou l'enclavement du côté interne, il vaudrait mieux pratiquer d'abord cette opération que celle de la cataracte, surtout l'opacité lenticulaire n'étant pas encore complète.

I. L'âge du malade doit être pris en considération. Beaucoup d'auteurs ne veulent point qu'on pratique l'opération avant la puberté, d'autres en fixent le moment vers l'âge de six à huit ans. Il n'y a point de motif raisonnable pour priver un enfant des chances de l'opération pendant d'aussi longs délais, si aucune complication générale ne commande ce retard. Ce que le chirurgien doit rechercher avant tout, c'est l'immobilité du malade et celle de l'organe à opérer; il l'obtiendra plus facilement chez un enfant en bas âge. Celui qui est arrivé de huit à quinze ans n'est pas d'ordinaire moins indocile, et il est beaucoup plus fort : il donne donc infiniment plus de peine au chirurgien et aux aides. L'éducation de l'œil est en outre beaucoup plus lente.

J. On ne négligera point d'étudier les complications générales, telles que la grossesse, l'âge climatérique, une maladie générale, une affection spécifique comme la syphilis, etc. ; l'opération devra souvent alors être éloignée. Lorsque l'iris s'est désorganisé sous l'influence de l'affection vénérienne, les chances de succès de la pupille artificielle sont singulièrement diminuées. Ces observations suffisent pour faire comprendre que les malades devront quelquefois être soumis à un traitement préalable, plus ou moins rigoureux et long.

K. La pupille artificielle sera en général plus large que la pupille naturelle. Elle sera d'une étendue à peu près égale à celle que la pupille saine prend le soir à une lumière modérée. Il est des cas cependant dans lesquels une ouverture très étroite suffit à la vision. Si l'iris, d'un autre côté, était enlevé dans une trop grande étendue, le malade se trouverait dans des conditions analogues à celui qui serait atteint de mydriase.

Du lieu où la pupille artificielle sera pratiquée.

Le plus souvent, le lieu où la pupille doit être faite est déterminé d'avance par les lésions mêmes; cependant il est des cas encore nombreux dans lesquels le chirurgien peut choisir le lieu où la corémorphose sera pratiquée de préférence. La situation la plus avantageuse pour la pupille sera celle qui se rapprochera le plus du centre de l'œil; mais presque toujours c'est là que se trouve le plus d'obstacles; il faut bien alors ouvrir l'iris sur un point quelconque de sa circonférence. A cet égard, comme sur le choix du procédé, les auteurs sont peu d'accord : les uns, Tyrrell, Maunoir, Gibson, conseillent le côté *temporal;* les autres, Heiberg, Jæger, Sanson, Mackenzie, aiment mieux, et avec raison, le côté *interne*. A l'exemple de Heiberg, je crois que l'angle interne inférieur doit être préféré ; à défaut de cet endroit, la pupille sera pratiquée à la partie inférieure de l'iris ; viendra ensuite l'angle inférieur externe. S'il y a lieu de faire une pupille sur chaque œil, on ne les ouvrira pas, comme l'a fait Maunoir, du côté de la tempe, ce qui rend l'aspect du malade plus que désagréable, et cause en outre une diplopie qui peut durer longtemps ; mais, si l'état des parties le permet, on les placera : 1° en dedans ; 2° en dedans et en bas ; 3° en bas ; 4° en haut ; 5° une en dedans sur un œil, l'autre en dehors sur l'autre œil, afin que le parallélisme des deux axes optiques soit toujours possible. Nous avons expérimenté bien des fois la double opération de la pupille artificielle sur le même individu, et, en suivant ces règles, jamais nous n'avons vu un seul cas de diplopie. Il est difficile de comprendre qu'on puisse, à l'exemple de M. Rognetta, choisir la partie supérieure de préférence, par ce seul motif que la lumière vient d'en haut, surtout lorsque dans la pratique on constate journellement que les pupilles ainsi placées sont masquées en partie par la paupière supérieure, et qu'il faut quelquefois, comme M. Cunier, couper le muscle droit supérieur pour que le globe soit convenablement découvert et entraîné en bas.

Lorsqu'on sera forcé, par la disposition des parties, de pratiquer une ouverture dans l'iris loin du centre de l'œil, on pourra remarquer, si l'opération réussit, que l'œil ne tardera pas à se diriger d'une manière régulière. Des oscillations de la totalité du globe dans le sens de l'objet dont la perception sera recherchée, indiqueront que bientôt l'œil prendra d'une manière fixe et sûre la direction convenable. On ne se hâtera donc pas de pratiquer les sections musculaires, recommandées dans beaucoup de cas de pupille artificielle.

Pansement et traitement.

Le *pansement*, après l'opération de la pupille artificielle, est des plus faciles, quel que soit le procédé qu'on ait choisi. L'œil étant convenablement débarrassé du sang qui se coagule souvent dans les culs-de-sac conjonctivaux, les paupières étant bien essuyées, on recommande au malade de les rapprocher comme il le fait pendant le sommeil, et on les maintient immobiles en y appliquant de petites bandelettes de taffetas d'Angleterre. Les paupières de l'œil qui n'a pas été opéré sont fermées de la même manière, afin d'empêcher les mouvements que leur jeu ne manquerait pas d'imprimer à celles de l'œil malade, ce qui pourrait compromettre ou retarder la réunion de la plaie cornéenne par première intention.

Le traitement est fort simple : le malade est couché sur le dos, la tête basse, dans une chambre peu éclairée ; si rien ne s'y oppose, on soumet l'œil opéré pendant les vingt-quatre premières heures à l'action de l'eau froide, pour prévenir la réaction. Si des douleurs se font sentir dans l'œil, le malade est saigné, et des frictions mercurielles belladonées sont pratiquées autour de l'orbite. Le calomel, uni à l'opium, est donné à l'intérieur. Lorsque des vomissements surviennent, et cet accident est assez fréquent après le décollement, on prescrit la potion de Rivière, ou l'on donne quelques verres d'eau de Seltz sucrée. On se conduit, au reste, comme nous l'avons indiqué pour l'opération de la cataracte.

CHAPITRE VI.

MALADIES DE LA CAPSULE.

ARTICLE PREMIER.

Capsulite.

L'inflammation de la membrane qui enveloppe le cristallin est très fréquente, mais elle se montre fort rarement à l'état suraigu ; rarement aussi est-elle isolée : l'iris est toujours enflammé en même temps, surtout à sa face postérieure (*uvéitis*).

Elle accompagne en outre, à divers degrés, la phlogose de presque toutes les membranes internes ; l'inflammation de la membrane de l'humeur aqueuse, l'iritis proprement dit, la choroïdite, les maladies du corps ciliaire, et la rétinite, se compliquent presque infailliblement de capsulite. C'est particulièrement à sa face antérieure que la capsule offre les traces de l'inflammation. Il n'y a peut-être pas un exemple de phlegmasie bien constatée au feuillet postérieur de cette membrane, quoique les vaisseaux qui s'y distribuent soient plus nombreux que ceux du feuillet antérieur. Cette circonstance seule semble prouver que si le feuillet antérieur de la cristalloïde s'enflamme si fréquemment, cela doit tenir à ce que la phlegmasie s'y propage par le contact de tissus plus inflammables. On ne peut nier à la rigueur la phlogose du feuillet postérieur de la capsule ; seulement on doit tenir compte de la difficulté du diagnostic, et aussi de ce fait qu'il y a jusqu'ici bien peu d'autopsies constatant que des produits fibro-albumineux aient été trouvés sur la cristalloïde postérieure.

Le plus souvent la capsulite antérieure marche avec une lenteur extrême, et nous avons dit que rarement elle se montre sous la forme aiguë. Pour étudier convenablement cette maladie, on devra voir les articles de l'*iritis au premier degré* et de l'aquo-capsulitis, ainsi que celui de l'affection que nous avons décrite sous le nom de *kératite ponctuée*.

SYMPTÔMES ANATOMIQUES. — *Pupille.* — Elle offre un trouble léger, peu aisé à reconnaître, et qu'on ne peut comparer qu'à une fumée un peu bleuâtre répandue dans le fond de l'œil. Ce trouble augmente avec une lenteur excessive, en devenant peu à peu plus visible; la capsule se gonfle, et se trouve ainsi en contact avec le bord de la pupille. Ces caractères sont difficiles à saisir pour une personne peu exercée; à un degré plus avancé de la maladie, ils deviennent plus apparents, et alors la pupille présente en outre des déformations sur lesquelles nous allons revenir. La fumée qui paraît exister sur la capsule prend une teinte jaunâtre, surtout vers le pourtour de la pupille; là, soit à l'œil nu, soit à l'aide d'une loupe, on reconnaît la présence d'une fausse membrane légère et annulaire, qui semble fixer l'iris sur la cristalloïde, et devient plus transparente à mesure qu'on se rapproche du centre de l'œil. Quelquefois elle présente un anneau incomplet; dans d'autres cas, l'exsudation se borne à quelques points de la marge pupillaire. Il n'est pas rare d'y trouver de fausses membranes d'une couleur noire; cela tient à ce que du pigmentum de l'uvée s'est détaché de la face postérieure de l'iris (Voy. *Cataracte pigmenteuse*). Au début de l'affection on ne voit pas de stries s'étendre du bord de la pupille à la capsule; ce n'est que plus tard, et lorsque déjà des exsudations se sont formées, qu'on observe ce phénomène que nous avons décrit sous le nom de *synéchie postérieure* (voy. pag. 400). Rarement on aperçoit ces adhérences pendant la période aiguë de la maladie, parce qu'alors la pupille demeure resserrée. Ce n'est que lorsqu'elle se distend, qu'il devient aisé de reconnaître les petits filaments noirs, plus ou moins nombreux, qui occasionnent la déformation dont nous parlons. Nous nous étendrons plus loin trop longuement, en traitant de la cataracte pigmenteuse, sur le mécanisme d'après lequel ces adhérences se forment, pour reproduire ici ces explications.

Rarement la capsule est parcourue de vaisseaux pendant la durée de son inflammation; quelquefois pourtant elle offre à sa surface des ramifications vasculaires remarquables. En général ce phénomène s'observe lorsque l'affection dure depuis très longtemps. On voit alors à l'extrémité de ces ramifications des dépôts de matière plastique, d'un blanc grisâtre, qui paraissent eux-mêmes se vasculariser à mesure qu'ils s'épaississent davantage. Assez souvent on remarque çà et là, sur les fausses membranes, des taches noirâtres pigmenteuses, qu'il ne faudrait pas considérer comme formées de nombreux vaisseaux.

Iris. — Cette membrane ne change pas toujours de couleur ; quelquefois cependant on voit à sa surface une teinte plombée, générale ou partielle, mais toujours légère, qu'accompagne un gonflement plus ou moins marqué. Ce ne serait peut-être pas une erreur d'avancer que l'inflammation de la capsule a eu le plus souvent son point de départ dans l'iris, bien qu'il ne présente plus que des traces douteuses de phlegmasie alors que la cristalloïde est réellement malade. On n'oubliera pas, au reste, que c'est à sa face postérieure, lorsqu'il y a capsulite, que l'iris est le plus enflammé, et que les auteurs ont fait, sous le nom d'*uvéitis*, une description à part de la phlogose iridienne, accompagnant à des degrés variables la maladie qui nous occupe.

Cornée. — Cette membrane est assez rarement enflammée ; cependant, lorsque l'inflammation de la membrane de l'humeur aqueuse accompagne la capsulite, ce qui est assez fréquent, on peut observer dans la cornée un trouble vague et général, et quelquefois en même temps des points ou des plaques opaques, semblables à celles qu'on voit dans les kératites ponctuées ou disséminées.

Sclérotique. — Cette membrane présente autour de la cornée, à des degrés différents, une injection que MM. de Walther et Mackenzie ont reconnue. Cependant d'autres praticiens admettent que la capsulite peut exister sans rougeur de la fibreuse. Lorsque l'affection marche d'une manière insidieuse, la sclérotique peut être, en effet, blanche ou à peu près, si le malade se tient dans l'obscurité, et c'est là un phénomène qu'on rencontre même dans ce qu'on a décrit sous le nom de *sclérotite;* mais qu'on examine un instant l'œil au jour, et le cercle rouge qui entoure la cornée, ne tardera pas à paraître. Si donc on nie l'injection scléroticale dans la capsulite, il faudra nier aussi la sclérotite proprement dite, ce à quoi il n'y aurait, il est vrai, pas grand inconvénient.

Rétine. — Elle paraît être assez souvent enflammée en même temps que la capsule, ainsi que l'atteste la photophobie qui tourmente assez fréquemment le malade atteint de capsulite. Ce qui se passe du côté de la rétine sert, quand on se guide sur la photophobie, à reconnaître si la capsulite est ou non à l'état aigu, et conséquemment à appliquer un traitement convenable.

Conjonctive. — *Paupières.* — Elles ne présentent ni gonflement ni rougeur marquée.

SYMPTÔMES PHYSIOLOGIQUES. — Les malades accusent ordinaire-

ment un trouble de la vision , une sorte de brouillard qui voile les objets. Tant que l'affection marche avec lenteur, et c'est là , comme nous
l'avons vu , le cas le plus ordinaire , la lumière ne les gêne point d'une
manière sensible ; ce n'est que lorsque la capsulite passe à un état plus
aigu, que ce symptôme se montre plus franchement. Si de très larges
exsudations opaques se sont déposées dans la pupille, la vision est
abaissée ou complétement abolie.

La douleur est nulle dans la capsulite ; les malades ne se plaignent
tout au plus que d'une tension dans le globe, et d'une compression
gênante dont ils rapportent le siége au fond de l'orbite. Cette double
sensation , qui augmente sous l'influence de la lumière , est d'autant
plus désagréable que la marche de la maladie est moins lente.

TERMINAISONS. — La plus commune est l'adhérence de l'iris avec la
capsule, ou la synéchie postérieure proprement dite. Cette adhérence
se borne quelquefois à un point de l'iris ; dans d'autres cas , toute la
marge pupillaire a perdu sa liberté. La cataracte pigmenteuse, partielle
ou générale , et l'oblitération complète ou incomplète de la pupille,
sont des suites assez fréquentes de l'inflammation de la capsule. Très
souvent cette membrane est plus ou moins opaque , ce qui constitue
la cataracte capsulaire avec ses variétés (voy. pages 520 , 521 , 522),
parmi lesquelles nous signalerons celle qu'on a nommée *végétante* ou
pyramidale.

La *résolution* est encore une des terminaisons ordinaires de la capsulite ; la membrane ne conserve alors aucune sorte d'altération. Une
tache sur la capsule peut exister pendant des mois entiers , puis disparaître , surtout si l'on aide à sa résorption par un traitement approprié.
Il se passe là un phénomène en tout point semblable à celui qu'on observe tous les jours , dans les opacités de la cornée encore mal organisées. Nul doute que ces taches de la capsule ne constituent ces cataractes commençantes que quelques médecins ont cru pouvoir guérir ,
et dont ils ont placé le siége dans la lentille même.

L'*hydropisie* et la *suppuration* du cristallin ont été notées aussi
comme des terminaisons de la capsulite ; Gendron et Middlemore rapportent des faits qui paraissent ne point laisser de doute ; je n'ai jamais
rien vu de semblable.

ÉTIOLOGIE. — On a remarqué que la capsulite frappe le plus fréquemment des individus de moyen âge et de mauvaise constitution.
M. de Walther pense que la gale, la goutte, les catarrhes, etc. , doivent être rangés parmi les causes prédisposantes. Je rapporte tout simplement l'opinion de ce grand chirurgien , en avouant que je ne puis
comprendre le rapport qui en ce cas existe entre la cause et l'effet. Les

coups, les blessures donnent lieu à la capsulite, mais alors cette maladie est compliquée d'affections beaucoup plus graves ; fort souvent elle se développe à la suite de l'iritis et de la choroïdite ; plus fréquemment encore elle accompagne la phlogose de la membrane de l'humeur aqueuse, ou même celle de la membrane de Jacob.

TRAITEMENT. — Nous en avons donné les indications en parlant de l'iritis (voyez page 426 et suiv.). Les applications répétées de sangsues, dans le voisinage de l'œil ; les purgatifs, et surtout l'usage des mercuriaux à l'intérieur et en frictions autour de l'orbite, en forment la base. Avant tout, pour empêcher les dépôts fibro-albumineux de souder la pupille dans un point rapproché du centre de l'œil, on dilate cette ouverture au moyen de fréquentes instillations de belladone, et on la maintient ouverte pendant toute la durée de la maladie, quelque longue qu'elle puisse être. Ces instillations répétées 15 à 20 fois par vingt-quatre heures, et continuées avec persévérance pendant plusieurs jours, réussissent quelquefois à rompre des adhérences déjà établies entre l'iris et la capsule. Je ne saurais trop recommander l'emploi de ce moyen.

Aussitôt que, sous l'influence du traitement antiphlogistique, l'inflammation est tombée, il convient d'appliquer des vésicatoires volants autour de l'orbite. Ce remède est très puissant lorsqu'on y a recours au moment convenable ; je l'ai vu souvent faire disparaître la sensation de tension avec les dernières traces du mal ; mais s'il est prescrit trop tôt, loin d'être de quelque utilité, il devient nuisible, en ce sens qu'il réveille l'inflammation, et que les antiphlogistiques deviennent encore une fois nécessaires.

Dans le traitement de cette maladie, on recherchera avec soin si d'autres membranes internes sont enflammées en même temps que la capsule, et si l'affection a eu son point de départ dans la séreuse du cristallin ou dans un autre tissu.

Le malade, dans tous les cas, sera surveillé longtemps après que les symptômes auront disparu, les récidives de la capsulite étant en général très fréquentes. Si des dépôts de lymphe plastique se sont formés dans le champ pupillaire, on ne désespérera pas de les voir disparaître entièrement ou partiellement par la résorption. Ce résultat sera plus facilement atteint, si l'alimentation du malade est surveillée avec sévérité. Lorsque des taches pigmenteuses apparaîtront sur les dépôts fibro-albumineux, il ne faudra pas compter sur leur résorption spontanée ; mais ce ne serait que dans le cas où ces opacités empêcheraient la vision, qu'on devrait recourir à un traitement chirurgical.

ARTICLE II.

Ossification de la capsule.

Cette maladie n'est pas aussi rare qu'on pourrait le supposer au premier moment. Dans quelques cas, la capsule antérieure présente des
plaques osseuses, d'étendue variable, isolées au milieu de parties
saines. D'autres fois pourtant, toute la membrane s'est solidifiée : le
cristallin, dans ces cas, est atrophié, et quelquefois ossifié lui-même.
Wenzel rapporte un cas curieux de l'ossification de la capsule sur une
jeune fille qu'il opérait; la membrane était si résistante, qu'après des
efforts infructueux pour la traverser, il fut obligé de l'extraire en même
temps que le cristallin. Gibson cite un fait à peu près pareil. Wardrop
et surtout Middlemore en donnent des exemples nombreux. Le plus
souvent on trouve cette altération sur des yeux depuis longtemps atrophiés; j'en ai disséqué quelques uns. Il est difficile de reconnaître l'ossification de la capsule sur un œil sain d'ailleurs, et je ne connais aucun
signe qui puisse éclairer le diagnostic de cette maladie.

CHAPITRE VII.

MALADIES DU CRISTALLIN.

ARTICLE PREMIER.

Luxation du cristallin.

Le déplacement de la lentille survient de plusieurs manières différentes : les coups portés directement sur l'œil le produisent très souvent. Les chutes sur la plante des pieds, sur la tête ; un coup violent
sur la tempe ou sur une autre partie du crâne, ont été notés comme
cause fréquente de cet accident. Dans quelques cas particuliers, tels
que le ramollissement ou l'atrophie du corps vitré, la lentille se déplace
de toutes pièces avec la capsule.

Quoique luxé, le cristallin peut demeurer parfaitement transparent,
comme, par exemple, dans le synchisis, maladie dans laquelle la capsule n'a perdu aucun de ses rapports; d'autres fois il devient opaque,
comme cela se voit lorsque la cristalloïde est ouverte (voyez *Cataracte
luxée*).

Le cristallin, qu'il soit ou non opaque, peut, lorsqu'il est luxé, prendre dans la coque oculaire des positions très différentes. Tantôt il s'abaisse directement, et d'une manière plus ou moins complète derrière la pupille ; tantôt il se présente par un de ses bords, dans le sens horizontal, vertical ou oblique.

Si la luxation a lieu sur un cristallin transparent et renfermé dans sa capsule, on ne pourra reconnaître le déplacement qu'au tremblottement de l'iris et aux phénomènes physiologiques. Le cristallin étant abaissé derrière la pupille, on s'assurera, en effet, que le malade, tant qu'il se tiendra debout, la tête dans la station verticale, se trouvera dans les mêmes conditions que l'opéré de la cataracte, et pourra lire avec des lunettes très fortes ; tandis que si, par une inclinaison convenable de la tête, il replace la lentille dans sa position normale, la vision s'accomplira comme à l'ordinaire, les conditions de réfraction n'étant plus changées. Plusieurs fois j'ai vu des malades dans ce cas : tous étaient atteints d'un ramollissement très avancé du corps vitré.

La luxation du cristallin renfermé dans sa capsule peut encore avoir lieu d'une autre manière : le corps traverse la pupille, se place contre la face concave de la cornée, puis rentre dans la chambre postérieure, tout cela sous l'influence de la volonté du malade, c'est-à-dire à l'aide de brusques mouvements de la tête. Je n'ai point été à même d'observer ce fait singulier, que plusieurs auteurs recommandables rapportent, mais en ajoutant que presque toujours le cristallin a fini par demeurer dans la chambre antérieure, et y a occasionné des accidents tels qu'on a dû recourir à son extraction.

Dans les cas les plus ordinaires, le cristallin, privé de sa capsule, devient opaque, s'il ne l'était pas déjà, et l'on est à même de juger alors beaucoup plus facilement de la position qu'il occupe, et qui, il serait inutile de le dire, varie à l'infini. Cependant on n'oubliera pas que, bien que dépourvu de son enveloppe normale, il peut conserver longtemps sa transparence : tel était le cas d'un jeune homme qui perdit l'œil à la suite d'un coup de bec de corbeau, et chez lequel j'ai vu le cristallin, tombé dans la chambre antérieure, encore transparent deux mois après l'accident. Cammerer a observé un cas où le cristallin est demeuré transparent pendant deux années ; Græfe, Chélius, d'Ammon, citent aussi des faits de ce genre.

Si un coup violent produit la luxation, il peut en résulter une plaie de la cornée ou de la sclérotique assez large pour que le cristallin s'y engage en partie, et qu'il soit nécessaire d'en faire l'extraction en agrandissant l'ouverture. Un fait intéressant à signaler dans le cas de la rupture de la sclérotique à la suite d'une contusion, c'est le passage du cristallin entre la fibreuse et la conjonctive, sous laquelle il forme une petite tumeur transparente, qui n'a pas toujours la forme de la lentille, parce que celle-ci, le plus ordinairement, a été broyée. Deux fois j'ai observé ce fait, et, à l'exemple de Middlemore (1) (qui en rapporte cinq exemples), j'ai ouvert la conjonctive par une petite incision, et j'ai enlevé le cristallin, réduit en une sorte de gelée transparente.

On peut encore considérer comme luxation du cristallin la chute de ce corps dans la chambre antérieure, plus ou moins de temps après l'opération de la cataracte : nous en avons parlé ailleurs (voyez *Cataracte*).

ARTICLE II.

Ossification ou pétrification du cristallin.

Cette maladie n'est pas très rare ; on la trouve toujours accompagnée de l'ossification de la capsule et quelquefois de celle d'autres membranes oculaires. Le docteur Schoën et Middlemore en rapportent de nombreux exemples. Lorsque le cristallin et la capsule ont subi cette dégénérescence, il est impossible autrement que par la dissection de la reconnaître : Wenzel, Gibson, Forlenze, etc., ont tous vu des cristallins ossifiés. J'en ai observé deux cas, en examinant sur des vieillards des yeux atrophiés depuis longtemps, et un troisième dont je parlerai à l'article *Cataracte pierreuse*.

ARTICLE III.

Lentite, ou inflammation du cristallin.

Il ne me paraît pas douteux que le cristallin ne puisse s'enflammer, ainsi que semblent le prouver les lésions traumatiques de ce corps. Si l'on blesse avec une aiguille le cristallin d'un animal, on voit bientôt un trouble s'y répandre plus ou moins profondément, envahir peu à peu la lentille presque tout entière, puis dans quelques cas disparaître bientôt à peu près complétement, sans qu'elle ait perdu de son volume ordinaire. Serait-ce là un simple dérangement moléculaire? Ne peut-on pas admettre, avec plus de raison, que ce trouble, que cette cataracte qui survient, et ne ressemble nullement à la plupart des cataractes spontanées, est le produit de l'inflammation de la lentille? On ne saurait croire que le seul contact de l'humeur aqueuse suffise pour troubler le cristallin; l'observation que je viens de rapporter, et dans laquelle un cristallin est demeuré transparent pendant deux mois dans la chambre antérieure, bien que dépouillé de sa capsule (voyez *Luxation*

(1) Middlemore, t. II, pag. 44.

du cristallin), celle surtout de Cammerer, qui en a vu un rester transparent pendant deux ans dans les mêmes conditions, suffiraient pour éloigner complétement cette idée. Mais, quoi qu'il en soit, si dans les cas d'accidents traumatiques l'opacité du cristallin est le symptôme de la phlegmasie de ce corps, il n'en est pas moins vrai que, dans la majorité des cataractes, elle doit être attribuée, selon l'état actuel de la science, à un dérangement moléculaire, dont la cause est absolument inconnue.

ARTICLE IV.

Cataracte.

Cette maladie a été connue des anciens; les ouvrages d'Hippocrate et de Celse ne laissent aucun doute à cet égard; mais ces auteurs n'en eurent que des idées erronées. Ils donnaient à la cataracte des noms divers; la plupart pensaient qu'elle était le résultat d'une chute de liquide, qui troublait la transparence des humeurs de l'œil et anéantissait la vision (1). Quelques uns, recherchant le lieu qu'occupait ce liquide opaque, le plaçaient dans la cornée; d'autres, dans le corps vitré. Ce doute sur le véritable siége de la cataracte continua d'exister même après 1604, époque à laquelle Kepler démontra que le cristallin, qu'on regardait alors comme l'organe immédiat de la vision, n'était qu'un instrumennt de réfraction; il fallut que Lapeyronie et Morand produisissent devant l'Académie des sciences, à Paris, des capsules et des cristallins opaques, extraits d'yeux cataractés, pour qu'on crût définitivement qu'en effet la lentille et sa membrane d'enveloppe perdaient leur transparence dans cette maladie. C'est alors qu'on reconnut toute l'importance des observations qu'avaient déjà publiées Quarré et Lasnier, et que les travaux de Maître-Jan, de Boerrhaave, de Brisseau, de Woolhouse, de Geoffroy, et surtout ceux de Muralt, de Heister et de Chapuzeau, furent convenablement appréciés. Ces écrits prouvèrent que la cataracte peut être constituée non seulement par l'opacité de la lentille et de la capsule, mais encore par le trouble du liquide de Morgagni.

Définition de la cataracte en général.

Les définitions de la cataracte sont extrêmement nombreuses; il nous semble au moins superflu de les examiner. Cependant celle qu'en a donnée M. Velpeau mérite de fixer l'attention. Dans l'état actuel de

____

(1) Cataracte dérive du grec καταρακτης, chute d'eau, de καταρασσειν, renverser avec force, couler avec violence. On la nommait encore υποχυμα, *hypochyma*, *suffusio*, *gutta obscura*, *caliginosa*, etc.

la science, la cataracte serait, selon ce professeur, « *une opacité contre nature d'un des milieux transparents de l'œil, que traversent habituellement les rayons lumineux pour arriver sur la rétine* (1). » Il est évident que c'est là une définition trop large, et qui ne peut être conservée, puisqu'elle comprend toutes les opacités possibles des membranes que la lumière traverse, et serait, par exemple, aussi applicable aux opacités de la cornée qu'à celles de la maladie qui nous occupe. En nous fondant sur le siége de la cataracte, nous croyons donc préférable la définition suivante : *La cataracte est l'opacité totale ou partielle de l'appareil cristallinien.*

Symptômes de la cataracte en général.

SYMPTÔMES ANATOMIQUES. — Lorsque la cataracte est *complète*, le cristallin ou ses annexes présentent une opacité placée derrière la pupille, et très près de cette ouverture ; tantôt la tache est plus opaque à son centre, tantôt, au contraire, elle l'est davantage à sa circonférence.

Couleur. — Dans quelques cas, l'opacité présente des plaques blanchâtres, jaunâtres ou nacrées ; dans d'autres, elle offre des lignes droites ou courbes de couleur diverse, ou bien une teinte uniforme et foncée. La couleur de la cataracte varie beaucoup ; les quelques mots que nous venons de dire à ce sujet suffiront pour le moment ; plus tard nous reviendrons sur ce caractère important, en étudiant en particulier les principales variétés de la maladie ; ajoutons, toutefois, que l'opacité peut offrir depuis le blanc le plus mat jusqu'au noir le plus foncé, et qu'on y remarque souvent une teinte d'un gris ardoisé ou d'un vert assez brillant.

Consistance. — La cataracte présente divers degrés de consistance, et de là un volume différent, appréciable à certains caractères. Dans la cataracte dure, comme nous le verrons plus loin, la chambre postérieure existe, l'opacité est foncée, l'iris mobile, la lentille est plus transparente à son pourtour qu'à son centre, la vision n'est pas entièrement abolie. Si la cataracte est molle, et à plus forte raison si elle est liquide, la capsule est bombée en avant, la chambre postérieure n'existe plus, l'antérieure est diminuée, l'opacité est égale partout sans être toujours uniforme, l'iris a perdu sa mobilité, la vision est complétement détruite. Lorsque la cataracte est liquide, il n'est pas rare que l'iris flotte d'avant en arrière, circonstance due aux mouvements du noyau

(1) Velpeau, *Leçons orales de clinique chirurgicale* faites à l'hôpital de la Charité, recueillies et publiées par MM. les docteurs Jeanselme et P. Pavillon. 1840-1841. 3 vol. in-8, tom. I, p. 317.

du cristallin renfermé dans la capsule ; quelquefois les liquides, de densité différente, se superposent par couches. La consistance de la cataracte peut être très grande, même en dehors de l'ossification de la lentille et de sa membrane.

L'*iris* est le plus souvent très mobile dans la cataracte ; dans quelques circonstances pourtant, il perd tous ses mouvements sans qu'il y ait pour cela complication d'amaurose ; son immobilité peut alors tenir simplement au développement considérable, ou pour mieux dire au ramollissement de la cataracte, qui presse le diaphragme d'avant en arrière, et le paralyse mécaniquement.

La *pupille* est plus ou moins ouverte et mobile, selon les circonstances dont nous venons de parler. Dans toute cataracte, je veux dire dans toute opacité siégeant dans la chambre postérieure, près de la pupille, on reconnaît que la marge pupillaire est bordée d'un anneau noir, d'un millimètre environ de large, qui, tant que le fond de l'œil conserve sa couleur normale, n'est point aperçu, et devient apparent lorsqu'il se trouve placé devant une tache plus claire. Cet anneau, il est facile de le concevoir, sera donc d'autant plus visible que la cataracte sera plus blanche, et c'est là ce qu'on remarque en effet.

Ombre portée par l'iris sur la capsule. — C'est un des caractères généraux les plus importants de la cataracte. Il sert surtout à constater le volume de la lentille. Si l'on place le malade obliquement près d'une fenêtre, on reconnaît que derrière l'iris il y a une ombre portée par cette membrane sur la cataracte, phénomène aisé à expliquer, puisque le diaphragme intercepte les rayons lumineux partout ailleurs que dans son centre. Si la cataracte est dure, les couches opaques seront éloignées de l'iris, et l'ombre portée, plus large et plus apparente. Si, au contraire, la capsule cristalline poussée en avant, comme dans les cataractes molles, est en rapport immédiat avec le diaphragme, l'ombre ne pourra plus exister, et l'absence de ce caractère deviendra ainsi la preuve du ramollissement de la lentille. On remarquera que le cercle formé par l'ombre de l'iris sur l'opacité sera complet ou incomplet, et large d'un côté, étroit de l'autre, au gré de l'observateur, suivant qu'il placera le malade en face de la lumière, de manière qu'elle pénètre selon l'axe antéro-postérieur de l'œil, ou qu'il l'examinera obliquement, c'est-à-dire de façon à ne laisser arriver les rayons entre l'iris et la capsule que d'un côté seulement.

SYMPTÔMES PHYSIOLOGIQUES. — *Altération de la vision.* — La vue s'obscurcit insensiblement ou quelquefois subitement ; dans le premier cas, le malade croit voir uniformément répandu sur tous les objets, un nuage, qu'il compare à un brouillard de plus en plus épais ; dans le second, il voyait assez bien la veille, et perd la vue brusquement; nous dirons plus loin, en parlant des cataractes molles, comment la cataracte, déjà avancée à l'insu de celui qui en souffre, peut ainsi l'aveugler tout-à-coup. Au début de l'affection il arrive parfois que les malades croient voir devant eux des mouches volantes, des toiles d'araignée ou des flocons de neige, qui disparaissent et reviennent à des moments indéterminés. Dans quelques variétés, la vision s'accomplit mieux à l'ombre ou le soir qu'en plein jour (*cataractes dures*); dans d'autres, la vue est également mauvaise à une lumière intense ou faible (*cataractes lenticulaires molles et cataractes capsulaires complètes*); ce double phénomène s'explique facilement. Dans les cataractes d'une certaine densité, l'opacité ne commence que par le centre de la lentille, et les couches de la circonférence demeurent longtemps transparentes; dans les cataractes molles, au contraire, les couches externes du cristallin sont également ramollies; il est inutile d'ajouter que dans la cataracte capsulaire complète, la tache, s'étendant à toute la pupille, ne laisse point arriver les rayons lumineux au fond de l'œil, qu'ils soient nombreux ou non. Dans le cas où le malade voit mieux à l'ombre, le grand jour ou une lumière vive le gêne singulièrement; il éprouve une sorte d'éblouissement qui lui fait aussitôt porter la main au-dessus des yeux, en guise de garde-vue; s'il voit encore assez pour se conduire, il traîne les pieds à terre, incline la tête sur sa poitrine et porte souvent une visière, afin de modérer l'intensité du jour.

A mesure que l'opacité augmente, les objets éloignés ne sont plus vus, circonstance qu'on peut expliquer, et parce qu'un moins grand nombre de rayons pénètrent jusqu'à la rétine, et parce que le cristallin, devenu plus dense, les réfracte plus énergiquement. Peu à peu les objets sont perçus plus difficilement, puis disparaissent, et bientôt les grands mêmes ne sont plus reconnus. Au début de la maladie, la lumière artificielle, une bougie, par exemple, semble être entourée d'un cercle de feu, surtout quand le centre de la lentille est atteint le premier. Quelquefois la flamme a sa forme ordinaire, mais elle apparaît dans une auréole rayonnée d'une largeur telle, que certains malades croient voir devant eux un réverbère.

L'*accomplissement* de la vision, dans la cataracte, est nécessairement subordonné à la forme de l'opacité et au lieu qu'elle occupe. De nombreuses stries opaques, placées vers la circonférence de la lentille, ne gêneront point la vision, tandis que s'il y en a quelques unes dans le centre, soit en avant, soit en arrière, les objets seront fort mal perçus, ou même disparaîtront tout-à-fait. On remarquera cependant qu'il est des cas de cataractes dures dans lesquels le cristallin ne perd point complétement sa transparence, même au centre, c'est-à-dire à son point le plus trouble, et où le malade conserve la faculté de voir de près des objets même très petits. C'est un cas qu'on retrouve fréquemment dans la pratique, et qui pourrait paraître exceptionnel, par ce motif que tous les caractères extérieurs de la cataracte existant, il semble d'abord difficile de s'expliquer comment la vision peut continuer de s'accomplir.

Mouches volantes. — Au commencement de la cataracte, le malade voit assez souvent voltiger dans l'air des corpuscules de forme et de couleur variables (fils, cheveux, toiles d'araignées, flocons de neige ou de laine, etc.), qui ne sont le plus souvent que des symptômes de congestion vers l'œil. J'ai connu plusieurs vieillards atteints de cataractes lenticulaires commençantes, qui apercevaient des mouches volantes et des étincelles à la suite de quelque écart de régime, ou même après leur repas ordinaire. Chez deux d'entre eux, ces phénomènes revenaient pendant des accès de toux. On a pensé encore, mais rien ne prouve qu'il en soit ainsi, que les mouches volantes peuvent être dues à la présence de corpuscules dans l'humeur de Morgagni. Lorsque la cataracte est plus avancée, cette complication disparaît.

Étiologie de la cataracte en général.

Les *causes* de la cataracte sont entourées pour la plupart d'une impénétrable obscurité. Les hypothèses n'ont pas manqué pour expliquer la fréquence de cette maladie, qu'on voit se développer depuis la vie fœtale jusqu'à la vieillesse la plus avancée; mais il est difficile de les soutenir, lorsque au lit du malade on pèse à leur juste valeur les théories sur lesquelles elles reposent. La cataracte frappe le plus souvent les vieillards. Est-ce donc à l'âge qu'il faut attribuer chez eux la maladie? N'y a-t-il point une cause plus directe, et cette cause quelle est-elle? C'est là, je le répète, un point fort obscur. L'âge, le sexe, la constitution, l'hérédité, les professions, le climat, ont été rangés parmi les *causes prédisposantes* de la cataracte; nous examinerons quelle en est la valeur. Parmi les *causes occasionnelles* on trouve les lésions directes, et les inflammations internes de l'œil.

CAUSES PRÉDISPOSANTES. — 1° *Age.* — Il est incontestable que les vieillards sont plus fréquemment atteints de cataracte que les jeunes gens. L'opacité du cristallin est, dit-on, le résultat de l'oblitération naturelle et sénile des capillaires, et de l'épaississement des humeurs quand on avance en âge, etc., etc. Mais, s'il en est ainsi, quelle serait la cause de la cataracte congéniale? Cette cause est tout aussi inconnue que celle de la maladie qui frappe l'homme dans sa vieillesse? Il est hors de doute que l'arrangement moléculaire du cristallin cataracté ne se ressemble point aux deux extrémités de la vie; mais quelle est la cause de cette différence ? C'est là un problème qui est loin d'être résolu. Chez l'enfant cataracté, le cristallin est toujours mou ; il a le même aspect chez l'adulte, lorsqu'une blessure a frappé la lentille; la cataracte du vieillard est le plus souvent molle aussi ; mais assez fréquemment elle prend une consistance cornée, qu'on ne retrouve pas dans les périodes moins avancées de la vie. Encore une fois, pourquoi ces différences?

Qui pourra expliquer encore ce phénomène si remarquable, que dans les cataractes dures l'opacité commence au centre, et se dirige de là vers la surface, tandis que dans les cataractes molles elle marche en sens inverse, c'est-à-dire des couches externes vers le centre? Sans doute, dans l'un et l'autre cas la vue est détruite par la disparition de la transparence du cristallin ; mais la maladie est-elle le résultat d'une même cause? L'affection est-elle de même nature? Il m'est impossible de le croire. Suivez la marche de la cataracte qui commence par le centre du cristallin, c'est-à-dire de la cataracte dure : le temps amènera une densité de plus en plus grande de la lentille, et un volume de plus en plus petit. Observez la marche de la cataracte qui apparaît d'abord dans les couches superficielles, et qui s'étend de là au centre : le temps la ramollira de plus en plus, et elle prendra un volume de plus en plus grand.

2° *Sexe, constitution.* — On pense assez généralement que les sujets robustes sont plus fréquemment atteints de cataracte que les autres ; les statistiques du moins paraissent établir ce fait, qui ne s'accorde pas avec mon expérience personnelle. Je n'ai point vu, en effet, que les individus de mauvaise constitution fussent moins que d'autres exposés à cette triste infirmité. Les femmes y sont aussi sujettes que les hommes. Une autre opinion qui a cours, c'est que les constitutions scrofuleuses, rhumatismales, goutteuses et syphilitiques prédisposent à la cataracte. On a cru encore que la suppression d'anciens ulcères, d'anciens écoulements ou de cautères, de même que celle d'un flux sanguin habituel, se rattachait à l'apparition de cette infirmité. Chez les individus dans ces conditions, les émotions vives, comme la colère ou une joie subite excessive, ont paru dans quelques cas se lier à la formation de la maladie : mais évidemment toutes ces causes sont si éloignées, si secondaires, que nous n'y saurions accorder une pareille influence.

3° *Hérédité.* — Il est incontestable que la cataracte se transmet quelquefois par voie d'hérédité ; Janin a observé ce cas dans une famille composée de six individus. Maunoir a vu atteints de cette maladie, le fils, la mère, le grand-père, l'oncle, la tante, et plusieurs cousines du côté paternel. Wardrop, Mackenzie, Middlemore, Travers, Sanson, Richter, rapportent des faits semblables. J'ai eu lieu moi-même de soigner plusieurs fois des familles de cataractés, chez lesquelles l'opacité de la lentille était complète, dans un cas à peu de distance de la naissance, dans d'autres, au contraire, entre la vingt-cinquième et la trentième année. Une remarque que j'ai faite deux fois, dans deux familles différentes, c'est la naissance de plusieurs enfants cataractés, de père et de mère chez lesquels le cristallin avait toujours présenté sa pureté normale. Aucun des grands parents de ces petits aveugles n'avait été atteint de la maladie. Qui pourrait donner le mot de ces énigmes?

4° *Professions.* — Si l'on en croit la plupart des auteurs, certaines professions joueraient un rôle important dans la production de la cataracte. Ces professions seraient surtout celles dans lesquelles l'œil est soumis à l'action d'une lumière intense : les forgerons, les verriers, les émailleurs, par exemple; puis les horlogers, les bijoutiers, les peintres en miniature, et en général tous ceux qui travaillent sur de petits objets, à l'œil nu ou à l'aide d'une loupe, sembleraient être plus exposés que d'autres à la cataracte. C'est là pour nous une observation absolument inexacte. Nous n'avons point vu que ces professions exerçassent une influence réelle sur la transparence du cristallin. On cite des cas, il est vrai, dans lesquels la cataracte est apparue immédiatement au moment où l'œil se trouvait en rapport avec une lumière intense; mais d'abord ces faits sont exceptionnels, et ensuite rien ne prouve que l'opacité du cristallin, au moins jusqu'à de certaines limites, ne préexistât point. On pourrait supposer même que la cataracte était depuis longtemps complète, et que l'accident qui est venu frapper l'œil sain a attiré occasionnellement l'attention sur celui qui était malade. Ne voit-on pas tous les jours des individus qui ont perdu un œil depuis longtemps, et qui ne s'en aperçoivent que fortuitement?

5° *Climat.* — On admet généralement que le climat exerce une influence réelle sur la formation de la cataracte, et que cette maladie est plus fréquente dans le Nord que dans le Midi; aussi M. Rognetta avance-t-il, contrairement à l'avis de M. Martins, membre de la commission scientifique du Nord, que les oculistes voyageurs « exploitent avec plus de profit les climats froids (1). » Cette remarque n'est vraie, toutefois, que dans de certaines limites; car, si l'on en croit Mackenzie (2), les habitants des pays volcaniques, comme Naples et la Sicile, y seraient très sujets. Personne n'ignore non plus combien cette affection est fréquente en Orient et en particulier dans l'Égypte. D'un autre côté, M. Furnari affirme qu'elle est fort rare en Afrique (3).

CAUSES OCCASIONNELLES. — 1° *Lésions traumatiques.* — Elles produisent fréquemment la cataracte: les contusions violentes, directes ou

(1) Rognetta, *Traité d'ophthalmologie*, pag. 574.
(2) Mackenzie, pag. 514.
(3) Furnari, *Voyage dans l'Afrique*, pag. 103-114.

par contre-coup, doivent, ainsi que les piqûres, être rangées parmi les causes occasionnelles les plus actives.

2° *Inflammations internes.* — Ces affections agissent le plus ordinairement sur la capsule ; ce n'est que plus tard que le cristallin lui-même devient opaque. La variété de cataracte à laquelle elles donnent lieu (*capsulo-lenticulaire*) est ordinairement accompagnée d'adhérences entre l'iris et la capsule (*synéchies postérieures*), et même d'accidents plus graves, comme la choroïdite, l'amaurose, etc.

Marche de la cataracte en général.

Elle varie singulièrement, selon une foule de causes, pour la plupart fort obscures. Chez tel individu l'opacité du cristallin déjà existante deviendra complète en peu de jours, en quelques heures, ou même en un instant ; tandis que chez tel autre, elle ne le sera qu'après deux, trois, quatre, huit années, si même elle ne demeure indéfiniment stationnaire. Si l'on en croit Demours, deux ans suffiraient pour que la cataracte devînt complète ; rien n'est pourtant moins fondé que cette assertion. Si la cataracte est molle, si des stries déjà nombreuses parcourent le cristallin et en ont presque atteint le centre, on est autorisé à croire, sans toutefois fixer de limites précises, que bientôt la lentille sera opaque dans toute son étendue. Mais si la cataracte est dure, qu'elle soit plus opaque à son centre, qu'il n'y ait point de stries dans la substance corticale, on devra s'attendre à voir la maladie marcher avec une extrême lenteur : aussi le praticien devra-t-il être réservé sur le pronostic.

Lorsque la cataracte a frappé plus particulièrement la capsule, comme cela arrive après l'inflammation de cette membrane ou celle de l'iris, la tache ne fait aucun progrès après que la phlogose qui l'a produite est éteinte, circonstance dont il est toujours facile de se rendre compte.

La cataracte marche ordinairement plus vite dans un œil que dans l'autre ; quelquefois elle est complète d'un côté, quand l'autre cristallin est encore parfaitement pur. Si la cataracte capsulaire frappe un seul œil, la lenticulaire, au contraire, atteint généralement les deux, tantôt simultanément, quoique à des degrés différents, tantôt l'un après l'autre, à des intervalles très rapprochés ou très éloignés : il n'y a point de règle à établir à cet égard.

Pronostic de la cataracte en général.

Il est basé sur l'espèce de cataracte qui existe, et sur l'absence ou la présence des complications dont nous aurons l'occasion de parler plus loin. Lorsque la cataracte est simple et encore peu avancée, le praticien se fondera sur l'examen des caractères anatomiques de la tache cristalline, pour se prononcer sur l'époque à laquelle elle sera complète.

Il devra, dans tous les cas, ne rien préciser d'une manière absolue. Le pronostic dont nous nous occupons ici se rapporte plus particulièrement à ce qu'on appelle dans le monde *la maturité de la cataracte*. Nous rappellerons qu'il ne s'applique point à la cataracte capsulaire simple, dans laquelle, une fois formée, la tache n'augmente plus, et diminue même par les progrès de la résorption.

Division des cataractes.

On a, depuis Beer, divisé les cataractes en *vraies et en fausses;* nous conserverons cette division, qui ne nous paraît point présenter les inconvénients que quelques auteurs ont cru y trouver. Parmi les *cataractes vraies*, nous placerons celles dont le siége est dans le cristallin et la capsule, isolément ou simultanément; nous trouverons là les *cataractes lenticulaires, dures, molles* ou *liquides;* les *cataractes capsulaires;* les *cataractes capsulo-lenticulaires;* les *cataractes secondaires.* Parmi les *cataractes fausses*, nous rangerons les *opacités* qui siégent dans la pupille, et sont formées par l'organisation d'une substance fibrineuse, purulente ou sanguine; nous y placerons aussi la *cataracte pigmenteuse* ou *uvéenne.* Cette division n'exclut donc point, ainsi qu'on l'a prétendu, la classification des cataractes selon leur siége. Une fausse cataracte n'en est pas une, dit-on encore; mais évidemment ce n'est là qu'une affaire de mots, puisqu'en définitive l'opacité siége dans la pupille, et s'oppose à l'accomplissement de la vision. Le tableau suivant donnera une idée exacte de la division que nous croyons devoir adopter:

CLASSE I. — CATARACTES VRAIES.

A. CATARACTES LENTICULAIRES.

Dures.
- vertes.
- noires.
- osseuses.
- pierreuses ou plâtreuses.

Molles.
- striées, fenêtrées, étoilées, barrées, déhiscentes, à 3 branches, etc.
- disséminées ou pointillées.
- congéniales.
- traumatiques.
- glaucomateuses.

Liquides.
- morgagniennes ou interstitielles.
- cystiques, purulentes, fétides.

Autres variétés de la cataracte lenticulaire molle, dure ou liquide.
- Cataracte branlante ou flottante.
- Cataracte luxée.

B.   CATARACTES   { Antérieures. . . . . { pyramidales ou végétantes.
     CAPSULAIRES.   { Postérieures.. . . . { arides siliqueuses.

C.   CATARACTES   { Toutes les variétés des cataractes lenticulaires et
     CAPSULO-LENTICULAIRES. {   capsulaires.

D.   CATARACTES   { Lenticulaires.
     SECONDAIRES.   { Capsulaires.
                     { Capsulo-lenticulaires.

CLASSE II. — CATARACTES FAUSSES.

CATARACTE fibrineuse.
     —   purulente.
     —   sanguine.
     —   pigmenteuse.

Cette division présente, selon nous, non seulement l'avantage d'établir une classification de la cataracte sous le rapport de son siége, mais encore celui d'indiquer les différences qu'elle offre sous le rapport de sa densité. Nous aurons trop de fois l'occasion d'insister sur la valeur de ce dernier caractère, dans la suite de ce travail, pour nous en occuper plus longtemps ici.

Classe I. — *Cataractes vraies.*

A. CATARACTES LENTICULAIRES (1).

Elles présentent trois grandes espèces, très importantes sous le rapport de leur densité, et qui méritent d'autant mieux d'être connues, que ce sont elles qui déterminent en grande partie le choix du procédé opératoire. Nous avons déjà vu, dans le tableau qui précède, que la cataracte lenticulaire est *dure*, *molle* ou *liquide*. Il est inutile de faire remarquer qu'il existe des degrés de consistance intermédiaires, et qu'ici nous nous bornons à décrire le type de chacune de ces trois variétés.

(1) Pour décrire plus exactement les formes de la cataracte lenticulaire, nous diviserons le cristallin en deux parties, *les couches corticales* et *le noyau*. Par les *premières*, nous entendrons la surface extérieure, ordinairement si peu consistante qu'elle tombe en une sorte de gelée lorsqu'on a enlevé la capsule. Par le *second*, nous indiquerons cette autre portion de la lentille qui conserve la forme bi-convexe du cristallin, et est plus dure que la première qui l'enveloppe.

Par *centre du cristallin*, nous n'entendrons jamais désigner le centre de la surface antérieure ou postérieure de la lentille, mais celui du noyau, c'est-à-dire le milieu d'une ligne traversant le cristallin d'avant en arrière, dans sa plus grande épaisseur, et selon l'axe antéro-postérieur de l'œil.

La cataracte lenticulaire n'apparaît pas toujours sous la même forme à chaque période de la vie. Chez l'enfant, elle est toujours molle, gélatineuse, de couleur laiteuse, tous caractères très prononcés dans la cataracte congéniale. La cataracte traumatique offre, avec une consistance un peu plus grande, des caractères physiques analogues. La cataracte lenticulaire du vieillard est différente ; le plus souvent il est atteint de la cataracte molle striée, que nous décrirons plus bas. C'est sur lui aussi qu'on observe la cataracte dure, dont l'enfant et l'adulte ne présentent jamais d'exemples. Les cataractes vertes, grises et noires, appartiennent de même aux vieillards. Je n'ai jamais vu de cataractes liquides sur les enfants ; elles sont encore assez communes chez les personnes âgées et même chez les adultes.

I. Cataractes lenticulaires dures.

CARACTÈRES ANATOMIQUES. — *Début.* — C'est par le centre du noyau de la lentille que l'opacité commence dans la cataracte lenticulaire dure ; peu à peu la tache augmente, en s'étendant vers la circonférence. Cette tache, de couleur foncée et terne, est traversée vers son pourtour par quelques rayons lumineux ; tantôt, et c'est le cas le plus ordinaire, elle est d'un gris particulier, tantôt, au contraire, mais plus rarement, elle est d'un jaune verdâtre, enfin elle est quelquefois brune ou noir foncé. Il est à remarquer que plus la couleur s'éloigne du blanc, plus la cataracte est dure.

La cataracte dure *accomplie* offre les mêmes caractères à un plus haut degré ; toujours elle est plus opaque à son centre qu'à sa circonférence. Le volume du cristallin a diminué ; on s'en rend aisément compte par l'agrandissement de la chambre postérieure, dans laquelle l'*ombre* portée par l'iris sur la cataracte, est très grande ; on reconnaît aussi non moins facilement que cette ombre siège sur une surface aplatie, preuve évidente que la densité de la lentille a augmenté. Dans les cataractes molles, le cristallin offre au contraire une grande convexité.

L'*iris* est entièrement libre et a des mouvements rapides ; s'il est légèrement convexe en avant, comme cela se voit chez les vieillards, ce n'est point à la cataracte qu'il doit cette forme.

Le *cercle uvéen*, qui borde la pupille dans sa marge, ne se reconnaît qu'avec une certaine difficulté, à cause de la couleur foncée de la lentille.

CARACTÈRES PHYSIOLOGIQUES. — Rarement les malades sont absolument aveugles ; presque toujours ils conservent la faculté de voir de très près des objets même d'un assez petit volume. A un demi-jour, leur pupille se dilatant largement, les couches périphériques du cristallin qui ont conservé un peu de transparence, sont traversées par la lumière, et la vision se fait passablement.

MARCHE. — PRONOSTIC. — La marche de cette maladie est ordinairement très lente; de toutes les cataractes lenticulaires, c'est celle qui progresse avec le moins de rapidité, surtout lorsque les caractères de la dureté sont bien marqués. Il en est autrement lorsque la surface de la lentille offre quelques signes de ramollissement, c'est-à-dire lorsqu'elle présente des stries ou des lignes se dirigeant de la circonférence au centre. On peut s'attendre, en opérant une semblable cataracte, à trouver un noyau dur environné de substance corticale ramollie. Le pronostic alors doit être réservé, en ce sens que l'opacité devient beaucoup plus tôt complète. Si, au contraire, les symptômes qui indiquent la densité du cristallin sont franchement dessinés, on pourra hardiment avancer que la cataracte ne sera pas *mûre* avant plusieurs années.

Variétés de la cataracte dure.

PREMIÈRE VARIÉTÉ. — *Cataracte verte.* — Beaucoup de praticiens pensent que la cataracte verte est ordinairement compliquée de glaucôme; il n'en est rien cependant. Cette coloration particulière, difficile à expliquer, ne semble être que le plus haut degré de la couleur normale, jaune orangé, du cristallin chez les individus âgés de plus de quarante ans. Elle n'a rien qui ressemble à celle du glaucôme, et il est évident, pour moi, que M. Mackenzie ne parle pas de la cataracte que je décris, quand il (1) dit que « la cataracte verte est une complication de la cataracte avec le glaucôme, » car il suffit d'avoir vu une fois ces deux maladies l'une près de l'autre, pour reconnaître qu'elles n'ont aucune sorte d'analogie. L'opacité dans le glaucôme est concave, de couleur vert bouteille et est située profondément dans la coque oculaire; dans la cataracte verte, elle est convexe, d'un vert jaunâtre brillant vers la circonférence du cristallin, et se trouve très rapprochée de la pupille. Cette ouverture, dans le glaucôme, est large, immobile, et l'iris est gris ardoisé; dans la cataracte verte, l'iris a parfaitement conservé son jeu, de même que sa couleur et sa structure. L'opacité est générale, uniforme dans la première de ces affections, tandis qu'elle est limitée dans la seconde, et souvent plus marquée à l'axe antéro-postérieur de l'œil qu'ailleurs. Dans le glaucôme complet, la vision est abolie ou présente des variations en rapport avec une névralgie fronto-orbitaire; rien de tout cela n'existe dans la cataracte verte, qui n'offre que l'abaissement permanent de la vue, commun à toutes les cataractes sim-

(1) Mackenzie, *loco citato*, pag. 524.

ples. En somme, toutes les membranes de l'œil sont plus ou moins altérées dans le glaucôme, tandis que la lentille seule est atteinte dans l'affection qui nous occupe. On pourrait croire que le diagnostic du glaucôme devient impossible lorsque cette maladie se complique de l'opacité du cristallin ; cela n'est pas cependant, car si alors la cataracte masque le fond de l'œil, d'autres caractères constatent assez la présence de la première affection pour la faire reconnaître. A part la couleur, la cataracte verte est une cataracte dure simple, et parfaitement opérable.

DEUXIÈME VARIÉTÉ. — *Cataracte noire.* — Il serait impossible aujourd'hui de révoquer en doute l'existence de la cataracte noire, ainsi que l'ont fait Dupuytren et Delpech, qui ne l'ont jamais rencontrée dans leur immense clientèle. L'observation de Pellier, celle de Wenzel le père, donnent toute certitude à cet égard, de même que celle de Græfe et que les faits plus nombreux rapportés par Lusardi. La cataracte noire est une de celles qui présentent le plus de densité.

La cause de sa couleur n'est pas mieux connue que celle de la couleur verte dans la cataracte de ce nom ; les uns attribuent cette teinte noire à la mélanose (Rosen-Muller), les autres à la présence du manganèse (Langenbeck).

Les *symptômes anatomiques* se confondent avec ceux de l'amaurose, à cause de la couleur noire de la pupille. Cependant lorsqu'on instille de la belladone, comme le fit Græfe sur le duc de Cumberland, qu'il opéra avec succès, on voit quelquefois apparaître des stries blanches vers le pourtour de la lentille. L'opacité présente dans tous les cas une couleur mate tirant un peu sur le brun, teinte que n'offre jamais le fond de l'œil. L'iris est mobile ; la vision, meilleure à un demi-jour, n'est jamais complétement éteinte. Des caractères différentiels passablement tranchés en dehors de ceux que nous venons d'énumérer, distinguent assez bien cette maladie de l'amaurose, et d'une autre variété de cataracte qui a reçu le nom de pigmenteuse. Nous les donnerons en détail en parlant de cette dernière (Voyez *Cataracte pigmenteuse*).

Au demeurant, la cataracte noire est une variété rare de la cataracte lenticulaire dure ; lorsqu'on l'a reconnue, elle ne présente, sous le rapport du pronostic et de l'opération, rien de particulier.

AUTRES VARIÉTÉS. — *Cataractes osseuses et pierreuses ou plâtreuses.* — On a souvent trouvé la lentille ossifiée ; presque toujours, dans ces cas, le plus grand nombre des membranes de l'œil sont désorganisées à un haut degré, et le globe est atrophié. C'est la plupart du temps sur des individus très âgés et aveugles depuis de longues années, qu'on a rencontré ces espèces de cataractes. M. Middlemore en a observé dix cas dans sa seule pratique. Presque toujours la capsule est ossifiée en même temps ; quelquefois la lentille a la densité d'un cartilage, ainsi que l'a remarqué Cooper. L'ossification peut être partielle ou générale, comme l'a vu Gibson. Un cas très curieux est celui de Wenzel : la jeune fille qu'il opérait paraissait être atteinte d'une cataracte ordinaire, mais la capsule fut trouvée si dure qu'aucun instrument ne put la percer, et qu'elle fut extraite en même temps que le cristallin. Morgagni, Saint-Yves, Maître-Jan, Heister, Janin, Gendron, Morand, etc., ont rapporté des cas à peu près semblables.

J'en ai observé un très curieux de la cataracte pierreuse : le voici. Le nommé ....., habitant Passy près de Paris, reçut, pendant la guerre de Russie (1812), une balle morte sur l'œil gauche. Une violente ophthalmie s'ensuivit, et la vue fut dès ce moment perdue de ce côté. Depuis lors il n'y eut plus de repos pour cet homme, à chaque instant tourmenté par les douleurs que son œil lui occasionnait ; ces douleurs étaient excessivement vives, duraient plusieurs jours, et revenaient bientôt après avoir disparu. Je vis le malade pour la première fois en juillet 1846. L'examen me fit reconnaître sur la cornée, en partie staphylomateuse, une tache occupant le tiers inférieur de cette membrane et, dans cet endroit, une synéchie antérieure partielle. La sclérotique était parcourue, près de la cornée, de nombreux vaisseaux rouge brun, arrangés en cercle et formant une injection diffuse. Au loin, dans le tissu cellulaire sousconjonctival, il y avait de gros vaisseaux variqueux de couleur violacée, comme cela se voit dans les affections internes très anciennes de l'œil, et en particulier dans les maladies de la choroïde. La sclérotique était en outre parsemée de taches bleuâtres peu élevées, qui en attestaient l'amincissement. L'iris décoloré avait perdu tous ses mouvements ; dans la pupille ouverte et déformée, on voyait le cristallin de couleur jaune orangé pâle. Ce corps, luxé sans doute par le coup, s'était abaissé, de telle sorte que son bord supérieur, incliné en bas et en avant, laissait voir une partie du fond de l'œil, et avançait dans la chambre antérieure au point de toucher la cornée. Il n'y avait rien de particulier à noter derrière la pupille. La vision était perdue depuis trente-quatre ans. Des douleurs très vives, comme nous l'avons dit, survenaient toutes les fois que l'œil s'enflammait, ce qui avait lieu très souvent.

Le malade, grand, maigre et d'une constitution assez chétive, m'assure qu'il a perdu la santé depuis qu'il souffre ainsi de l'œil, et me prie instamment de le lui enlever. Pensant que les douleurs pouvaient être dues à la présence du cristallin dans la chambre antérieure, je me propose de l'extraire, et dans ce but je ponctionne la cornée, comme dans l'opération de la cataracte par la kératotomie oblique. Des pinces introduites saisissent le corps opaque qui résonne comme une pierre, mais elles ne peuvent parvenir à l'extraire, à cause des adhérences solides qu'il a contractées avec les parties voisines. A plusieurs reprises le même essai recommencé demeure sans résultat. Le lambeau cornéen, que j'examine alors, offre une multitude de rides (comme cela se voit sur les cornées de cadavre exposées quelque temps à l'air), et ne s'adapte plus, faute d'étendue suffisante, à l'autre lèvre de la plaie. Je me décide à enlever la cornée ; j'emporte une très grande partie de cette membrane avec le kératotome, comme on le fait dans l'opération du staphylôme opaque, et je parviens, au moyen de pinces et de ciseaux, à diviser les adhérences de la lentille, que j'extrais, et qui se trouve entièrement pierreuse.

Pendant l'opération il ne s'écoula de l'œil qu'un peu d'humeur aqueuse ; l'œil ne s'affaissa pas, ce qui dut me faire croire, malgré la pétrification de la lentille, que le corps vitré était demeuré sain ; ce qui était en effet, car il n'avait rien perdu de sa consistance.

Le malade, couché à ma clinique, ne ressentit aucune douleur, mais trois ou quatre heures après l'opération une hémorrhagie très forte étant survenue, je fus appelé par l'infirmier. Le sang coulait abondamment en nappe, le lit du malade en était tout mouillé ; des compresses glacées, appliquées sur l'œil pendant cinq à six heures, diminuèrent mais n'arrêtèrent pas l'écoulement de sang, qui durait encore douze heures après l'enlèvement de la cornée. J'essuyai alors les paupières, que je rapprochai avec de nouvelles bandelettes de taffetas d'Angleterre, posées en assez grand nombre pour couvrir complétement l'œil. Un caillot volumineux se forma sous la paupière supérieure, et l'hémorrhagie s'arrêta, mais l'œil fondit complétement par suppuration. Depuis trois mois le malade n'a plus souffert, et se trouve mieux portant qu'il ne l'a jamais été.

Le cristallin examiné est de consistance absolument pierreuse ; lorsqu'on le frappe avec un stylet, l'instrument résonne comme si l'on touchait une pierre. Cette pièce, préparée par M. Stout, de New-York, présent à l'opération, est conservée dans ma collection. La cornée, placée dans l'alcool, présente des traces de la synéchie antérieure ; elle est surtout épaisse dans l'endroit où elle était opaque. La surface antérieure de la cataracte offre de nombreuses stries assez régulières, convergeant vers le centre du cristallin ; elle est recouverte de la capsule, en partie pierreuse aussi, en partie saine. La surface postérieure étant d'une densité moins grande que l'antérieure, on a pu, en grattant avec un canif, en extraire une certaine quantité, qui lavée et placée à sec dans un flacon à part, ressemble à du moellon écrasé. Le cristallin pierreux, conservé entre deux plaques de verre arrangées à cet effet, est du même volume, à peu de chose près, que le cristallin à l'état normal.

II. Cataractes lenticulaires molles.

CATARACTE LENTICULAIRE MOLLE AU DÉBUT. — CARACTÈRES ANATOMIQUES. — Nous avons vu que la cataracte lenticulaire dure commence par le centre, par le noyau du cristallin; c'est, au contraire, par sa surface, par la substance corticale, que débute la cataracte molle. L'opacité progresse ici en sens inverse, c'est-à-dire de la circonférence au centre. Jamais la cataracte molle ne frappe d'emblée la lentille dans une grande étendue; le plus souvent une seule et très petite ligne opaque, apparaissant dans les couches externes de la lentille, en avant, en arrière ou à son pourtour, indique le commencement de la maladie; c'est donc par une ou plusieurs stries à la surface du cristallin que la cataracte molle débute. Nous chercherons à indiquer la marche de ces stries, afin que le praticien soit à même de les reconnaître immédiatement, et aussi de les distinguer d'autres taches qui pourraient exister dans la capsule, dont elles sont fort rapprochées. Pour que l'étude du début de cette cataracte soit plus facile, nous décrirons la forme que prennent les opacités dans les couches antérieures de la superficie du cristallin, dans les couches postérieures et à la circonférence de ce corps.

Couches antérieures superficielles, ou substance corticale antérieure du cristallin.—On voit sur la face antérieure du cristallin une ou plusieurs petites stries opaques, plus ou moins marquées, et d'un blanc jaunâtre. Une extrémité de chaque strie est invariablement dirigée vers la circonférence de la lentille, et l'autre vers son milieu (voy. fig. 32). Souvent, lorsque la cataracte commence, on n'aperçoit sur le cristallin

Fig. 32. qu'un fragment de ligne opaque, rapproché du milieu ou de la circonférence. En allongeant par la pensée les deux extrémités de cette strie, on reconnaîtra qu'elles prendront la direction que nous venons d'indiquer. Si plusieurs stries semblables apparaissent, elles circonscriront entre elles des espaces triangulaires, dont les bases seront toutes dirigées vers la circonférence de la lentille, et dont les sommets se réuniront vers son milieu (voy. fig. 33 et 34). Souvent on ne distinguera qu'un ou plusieurs fragments de triangles; il est à remarquer qu'au début les lignes qui en traceront les côtés seront seules opaques, et que le reste

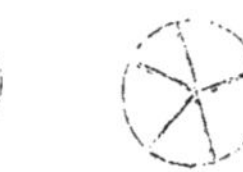

Fig. 33 et 34.

____

(1) Middlemore, t. II, p. 51.

du cristallin demeurera très longtemps transparent. C'est fréquemment à travers ces parties encore saines de la lentille qu'on reconnaît l'état du noyau, et de la substance corticale postérieure. Après un temps plus ou moins long, ces parties mêmes se troublent, et revê tent une teinte blanc bleuâtre à peu près uniforme. Les divisions triangulaires deviennent moins tranchées, puis disparaissent. Le cristallin offre alors le même aspect que dans la cataracte molle complète, que nous allons bientôt décrire. Ajoutons, toutefois, que les couches superficielles antérieures étant malades, et présentant les formes que nous avons cherché à indiquer, les postérieures ne tardent pas à se prendre de la même manière ; de sorte que le noyau du cristallin est enveloppé d'opacités, quoiqu'il demeure transparent souvent encore pendant un temps fort long.

L'étude des formes toujours régulières de la cataracte molle à son début est d'un grand intérêt pratique ; jusque dans ces derniers temps, ces stries opaques ont été prises, par les chirurgiens les plus distingués, pour des opacités de la capsule, et traitées comme telles.

Couches postérieures superficielles, ou substance corticale postérieure du cristallin. — Les lignes opaques débutent par les couches superficielles postérieures de la lentille, et suivent en tout point la même marche qu'en avant. Il est à remarquer seulement que ces lignes, décrivant exactement la forme du cristallin, paraissent concaves. Lorsque plusieurs triangles partagent les couches externes en arrière, réunis à leurs sommets au centre de la lentille, ils vont ensuite en s'éloignant les uns des autres, se dissolvent dans le liquide morgagnien, et laissent des débris qui, vus à travers toute l'épaisseur de la lentille, ressemblent presque à une végétation, dont on serait tenté à tort de placer le siège dans la capsule postérieure. Le même phénomène est fréquent dans les couches antérieures, mais l'erreur est plus facile à éviter. La fig. 35 représente fidèlement cet état de choses : 1 est le point de réunion des sommets des triangles. C'est cet endroit qui, vu à travers la lentille encore suffisamment transparente, semble être une végétation de la capsule ; 2 est un triangle encore transparent mesuré par la ligne opaque 3, qui indique deux stries adossées formant les

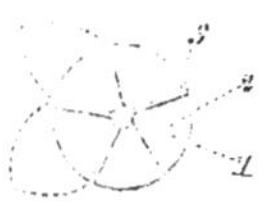

Fig. 35.

côtés des deux triangles voisins. Les points placés à gauche, en dehors du cercle de la lentille, sont des débris de cristallin, qu'on peut soulever dans une dissection, et sous lesquels on trouve encore d'autres triangles opaques.

Circonférence du cristallin. — La cataracte débute souvent par le pourtour de la lentille; alors tout le bord tranchant de ce corps devient opaque, dans une portion d'abord très étroite, mais qui s'étend lentement vers le milieu de la substance corticale. Cette disposition est loin d'être rare. Le cercle opaque se resserre de plus en plus, et envahit en dernier lieu la pupille, en avant comme en arrière, mais quelquefois pourtant d'une manière inégale. C'est cette forme de la cataracte molle qui, n'occasionnant aucune gêne, peut demeurer longtemps inaperçue; c'est elle surtout qui échappe complétement lorsqu'on cherche à en constater la présence au moyen de la bougie, procédé employé par Sanson, et avant lui par Purkinje. La fig. 36 représente très bien la disposition des lignes opaques à la circonférence du cristallin. Le dessin fait voir ce corps vu de trois quarts. A la circonférence on aperçoit de petites lignes se recourbant en avant et en arrière de la lentille, et convergeant toutes vers une ligne qui traverserait le cristallin par son centre, selon l'axe antéro-postérieur de l'œil.

Fig. 36.

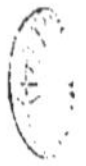

Que les stries opaques commencent en avant, en arrière ou à la circonférence de la lentille, elles paraissent dans tous les cas exister dans la capsule, tant elles en sont rapprochées. Mais il est toujours facile de reconnaître que c'est dans le cristallin qu'elles siègent, si elles présentent dans leurs formes la régularité que nous avons indiquée. Nous avons étudié isolément la marche de l'opacité en avant, en arrière et au pourtour de la lentille; cependant il est assez rare que des opacités n'existent point en avant lorsqu'on en a constaté en arrière, et réciproquement.

Il suffit de se rappeler la forme particulière des stries, et la disposition qu'elles présentent, pour signaler aisément le commencement de la cataracte qui nous occupe. Quelquefois pourtant on devra s'attendre à une difficulté réelle, lorsque les stries seront situées en arrière, et peu marquées. La pupille sera examinée alors avec plus de soin, et sous des jours différents; aucun des points de son étendue ne sera négligé, et l'observateur plongera le regard aussi loin que possible vers la circonférence du cristallin.

Lorsque la cataracte est plus avancée, on voit des plaques qui, si elles sont placées en avant, ont une couleur de blanc laiteux, tandis que, le plus souvent, elles sont jaunâtres ou de couleur ambrée quand elles occupent les couches postérieures, circonstance tenant très certainement à ce que la lumière, pour arriver aux couches postérieures, traverse la lentille dont le noyau a pris une couleur jaune remarquable. Ces plaques opaques se multiplient dans tous les sens, et la cataracte devient complète. S'il y a encore un certain degré de transparence à la surface de la lentille, et qu'on voie quelques vestiges des triangles dont nous avons parlé, on peut être assuré que le centre du cristallin n'est pas ramolli, et qu'il a même conservé sa texture normale. Ce n'est que plus tard, et souvent après un temps fort long, qu'il aura perdu notablement de sa consistance.

CATARACTE LENTICULAIRE MOLLE COMPLÈTE. — CARACTÈRES ANATOMIQUES. — Les couches corticales du cristallin, divisées en lambeaux triangulaires, se confondent avec le temps, et prennent peu à peu une teinte semblable, dans laquelle on n'aperçoit plus ni stries ni taches plus tranchées. Pour que la cataracte molle en arrive à cette uniformité de couleur, il ne faut que le temps, mais un temps dont la durée varie selon les individus. Toute cataracte lenticulaire molle offre le même aspect : le centre du noyau n'est pas plus opaque que le reste, la couleur générale de la lentille est d'un blanc bleuâtre, laiteux, quelquefois un peu grisâtre ; considéré en masse, le cristallin paraît opaque ; cependant, si l'on y regarde de près, la surface en semble claire comme si un liquide transparent était placé entre la capsule et l'opacité. Dans quelques cas, et c'est surtout lorsque le ramollissement n'est pas arrivé à son plus haut degré, la cataracte molle paraît nacrée, brillante, quelque peu inégale de teinte en certains endroits, ce qui l'a fait confondre avec la cataracte capsulaire.

Le *volume* de cette cataracte est très grand ; la *capsule*, poussée en avant, fait saillie dans la pupille, et présente en cet endroit une convexité facile à reconnaître ; la *chambre postérieure* est détruite. Les cataractes molles congéniales, en général peu volumineuses, font exception à cette règle. Nous en dirons quelques mots plus loin.

L'*ombre* portée par l'iris sur la capsule, n'existe pas, ces membranes étant en contact immédiat.

Le *cercle uvéen* est en revanche très apparent et fort large, par ce double motif qu'il est poussé d'arrière en avant, et qu'il repose sur un fond blanc.

L'*iris* est bombé et présente dans la chambre antérieure une convexité d'autant plus forte, que la cataracte est plus molle et plus volumineuse ; il a des mouvements ralentis ou nuls.

CATARACTE MOLLE. — CARACTÈRES PHYSIOLOGIQUES. — *Au début*, bien que l'opacité paraisse déjà considérable, la vision n'a très souvent subi aucune altération ; ce fait s'observe surtout lorsque les couches superficielles du cristallin les plus éloignées de la pupille ont été atteintes les premières. Il ne faut que quelques stries légères dans cette ouverture pour qu'il n'en soit plus de même ; la vision alors est parfois très abaissée, bien qu'on puisse dire en général qu'elle est en rapport direct avec la somme d'opacité siégeant dans la lentille. Il n'est pas rare qu'au début les malades accusent la présence de mouches volantes ; c'est là une complication qui ne paraît pas être toujours sérieuse.

Lorsque la cataracte molle est *complète*, les malades sont entièrement aveugles, aussi bien à une lumière modérée qu'au grand jour ; ils ne peuvent percevoir aucun objet, quelquefois même ils ne distinguent pas le jour de la nuit ; ce caractère, rapproché de l'immobilité de la pupille, peut faire croire à une amaurose. J'ai vu plusieurs cas dans lesquels cette erreur a été commise.

MARCHE. —PRONOSTIC. —La *marche* de cette cataracte est ordinairement plus rapide que celle de la cataracte dure, cependant rien n'est précis à ce sujet. Je connais des vieillards qui portent depuis cinq ans dans le cristallin de nombreuses stries opaques, et elles n'ont point augmenté ; tandis que j'ai observé d'autres malades chez lesquels l'opacité a marché avec une rapidité singulière. Une dame de Versailles, par exemple, portait une cataracte complète sur un œil ; l'autre n'offrait que quelques lignes opaques dans le pourtour du cristallin. Le lendemain du jour où j'examinai ses yeux, elle sortit pour se promener comme elle en avait l'habitude ; mais, arrivée au milieu de la place d'Armes, elle devint aveugle tout-à-coup, et fut obligée de se faire reconduire chez elle par un passant. Ce fait et quelques autres de même nature m'autorisent à croire que les cataractes « *qui se développent subitement* » peuvent bien, dans beaucoup de cas, avoir été précédées d'un commencement de ramollissement, demeuré jusque là inconnu. Le *pronostic* de la cataracte molle doit être réservé.

Variétés de la cataracte molle.

PREMIÈRE VARIÉTÉ. —CATARACTES STRIÉES, ÉTOILÉES, FENÊTRÉES, BARRÉES, DÉHISCENTES, A TROIS BRANCHES, etc. —Nous avons déjà décrit cette variété de la *cataracte molle*, en nous occupant des caractères anatomiques au début. Les stries, qui sont toujours régulières lorsque la maladie commence, se brisent quelquefois de bonne heure, et prennent, à la face antérieure ou postérieure du cristallin, des formes diverses : de là les noms de *cataractes barrées*, *fenêtrées*, etc. La *cataracte à trois branches* de M. J. Cloquet ne diffère en rien de la cataracte molle dont nous avons parlé ; seulement les descriptions qu'on en a données se rapportent au moment où l'opacité se montre sous la forme de trois lignes dirigées en sens différents, et se touchant au centre du cristallin par l'une de leurs extrémités, comme cela est exactement représenté dans la fig. 37 ; dans cette variété les stries s'allongent et se multiplient, comme nous l'avons déjà dit. La *cataracte déhiscente* n'a rien de particulier que le nom qu'elle porte ; elle est en tout point semblable à la cataracte molle que nous avons décrite à son début.

Fig. 37.

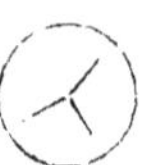

Dans toutes les cataractes striées, des lignes opaques convergeant vers le centre du cristallin, partagent ce corps, d'abord dans ses couches superficielles, puis dans ses couches plus profondes, en morceaux triangulaires qui conservent pendant plus ou moins de temps leur forme, mais finissent toujours à la longue par se dissoudre dans le liquide de Morgagni. De là l'origine des *cataractes liquides, morgagniennes, cystiques*, etc.

Il est cependant une exception à cette règle : il y a une variété de cataracte striée dans laquelle le ramollissement, après avoir avancé quelque temps, s'arrête tout-à-coup : les parties liquides de la lentille se résorbent, et comme les couches de sa circonférence, moins épaisses et moins denses que le reste, n'existent plus dans une certaine étendue, il en résulte un rapprochement des lignes qui formaient les côtés des triangles dont la base disparaît. La cataracte, semblable d'abord à celle de la fig. 35 donnée plus haut, prend alors la forme d'une jolie fleur radiée d'un diamètre variable et en rapport avec celui que le cristallin a conservé ; la résorption a été telle quelquefois, que la largeur de la lentille se trouve diminuée d'un quart et même d'un tiers, et qu'autour de sa circonférence on voit le fond de l'œil parfaitement noir. La fig. 38 représente cette singulière cataracte; les triangles, dont la base s'est résorbée en grande partie, ne s'étendent plus à la circonférence du cristallin, et la cataracte a pris la forme dessinée dans la figure. Le plus souvent les couches corticales du cristallin sont seules opaques. Cette cataracte est exceptionnelle : je l'ai observée le plus souvent chez des vieillards; elle s'est présentée une fois sur un jeune garçon de huit ans, que j'ai opéré.

Fig. 38.

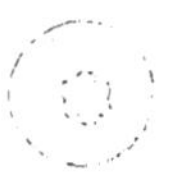

DEUXIÈME VARIÉTÉ. — *Cataracte disséminée ou pointillée.* — Ici l'opacité se montre sous une autre forme. On ne voit aucune strie à la surface du cristallin, dans l'épaisseur duquel des points blancs très petits, des plaques de la largeur de 1/2 millimètre ou de 1 millimètre au plus, apparaissent sans ordre et sur tous les plans. A un haut degré de la maladie, la lentille semble être criblée de petites taches blanches, parfaitement isolées au milieu de sa substance transparente saine.

Les fig. 39 et 40 donneront une idée plus complète de cette cataracte. On y suppose le cristallin x partagé dans son épaisseur par les plans 1, 2, 3, 4, dans lesquels on voit de petits points jetés sans aucun ordre. Les petits points, blancs dans la cataracte, sont noirs ici.

Fig. 39-40.

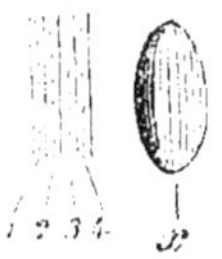

Si l'on regarde un cristallin d'avant en arrière, on le trouvera parsemé, dans toute son épaisseur, de points semblables à ceux que nous venons de décrire. Les uns considèrent cette cataracte comme le résultat d'inflammations limitées du cristallin, et ne voient dans les taches que le produit de la phlogose; tandis que d'autres y croient voir des mortifications partielles.

La cataracte disséminée ou pointillée marche avec une lenteur extrême; en général, elle est d'une consistance plus grande que celle des cataractes striées.

TROISIÈME VARIÉTÉ. — *Cataracte congéniale.* — Elle a un aspect tout particulier. Les caractères physiques qu'elle présente, ne se retrouvent qu'assez rarement dans les cataractes d'adultes, excepté dans les cataractes héréditaires, où l'opacité, commençant souvent à la naissance ou quelque temps après, peut n'être complète que vers l'âge de vingt à trente ans. Elle est toujours molle, et sa mollesse a cependant quelque chose qui ne ressemble point à celle des cataractes molles ordinaires. Au début de celles-ci, la lentille offre le plus souvent des stries opaques brisées, circonscrivant, comme nous l'avons dit plus haut, des triangles plus ou moins réguliers, qui, avec le temps, deviennent moins nombreux, puis finissent par disparaître pour faire place à une opacité générale blanc jaunâtre, présentant çà et là de petits points d'un blanc plus mat. Toujours volumineuse, la cataracte molle de l'adulte touche d'ordinaire la face postérieure de l'iris qu'elle pousse en avant, et d'une manière toute mécanique elle diminue ainsi sensiblement les mouvements de la pupille. La chambre antérieure est moins grande, l'iris est convexe en avant, la chambre postérieure n'existe plus. Cette disposition du diaphragme de l'œil par rapport à l'opacité lenticulaire empêche qu'il n'y ait sur cette opacité une ombre portée. L'uvée, qui déborde naturellement dans la pupille, se dessine franchement sur la cataracte, et dans une éetendue plus grande que lorsque celle-ci est dure.

Dans la cataracte congéniale, qu'elle soit immédiate ou qu'elle se complète quelque temps après la naissance, on ne voit pas de stries opaques circonscrivant des espaces, des tranches triangulaires à sommets concentriques, et l'opacité, presque toujours d'un blanc bleuâtre, comme l'amidon préparé en colle pour empeser le linge, n'offre pas la moindre tache. Rien de jaune ni de blanc mat; tout le cristallin a pris la même teinte, et n'est pas plus volumineux qu'à l'état sain. L'iris, tendu droit entre les deux chambres et excessivement mobile, est absolument, quant à sa forme et à ses mouvements, comme à l'état normal. En se plaçant obliquement par rapport à l'œil du malade, on reconnaît facilement que la chambre antérieure a toute sa capacité. L'iris et la capsule n'étant pas en contact, et les couches corticales antérieures ayant conservé le plus souvent quelque transparence, ce qui, chez l'adulte, n'a pas lieu dans la cataracte molle ordinaire, on aperçoit l'ombre portée par le diaphragme de l'œil sur le cristallin. L'uvée, qui circonscrit la pupille, se dessine bien sur l'opacité bleuâtre, mais beaucoup moins que dans la cataracte lenticulaire molle dont nous avons parlé.

Rien ne ressemble si peu à la cataracte dure par les symptômes anatomiques, que la cataracte congéniale. Dans la cataracte dure, ordinaire, le cristallin est gris jaunâtre ou verdâtre, et d'autant plus foncé en couleur qu'on se rapproche davantage de son centre ; le pourtour en est d'un jaune douteux, ambré, tirant un peu sur le vert. Point de stries ni de taches opaques comme dans la cataracte molle de l'adulte, mais aussi point de couleur uniforme bleu d'empois comme dans la congéniale. La cataracte n'est pas volumineuse ; loin de là, le cristallin est quelque peu racorni par suite de son durcissement morbide ; de là une chambre postérieure plus grande, une ombre portée plus longue que dans la cataracte qui nous occupe.

Les symptômes physiologiques, de même que les symptômes anatomiques, différencient très bien ces trois cataractes ; le soir la vision se fait passablement dans la cataracte dure, elle est nulle à la même heure dans la molle ordinaire, et fortement abaissée dans la cataracte congéniale. Il pourrait paraître extraordinaire d'avancer que la vision n'est qu'abaissée le soir dans la cataracte qui nous occupe, si l'on ne savait que, dans beaucoup de cas, cette maladie met un temps si considérable à mûrir, pour nous servir du mot consacré dans le monde, que l'individu qui la porte (nous avons dit plus haut que cela s'observe surtout dans certaines cataractes héréditaires), a le temps de devenir homme avant qu'elle soit complète, et peut rendre compte de ses sensations. Il n'en est pas toujours ainsi, il serait superflu de le dire, et la vision devient nulle quand la cataracte est complète ; cependant elle n'est pas aussi absolument éteinte que dans la cataracte molle ordinaire.

QUATRIÈME VARIÉTÉ. — *Cataracte traumatique.* — La lésion de la capsule et du cristallin produit une cataracte *lenticulaire*, et quelquefois une *capsulo-lenticulaire*. Si l'ouverture qui met le cristallin en rapport avec l'humeur aqueuse est étroite, aucun débris de ce corps ne s'échappe par la blessure de la cristalloïde. Le cristallin se montre alors sous la forme d'une opacité d'un blanc bleuâtre à peu près uniforme ; la couleur bleue augmente à mesure qu'approche le moment où la cataracte devient complète. On ne voit aucune strie, aucune ligne opaque se rendant de la circonférence au centre. Cette variété ressemble parfaitement à la cataracte congéniale, quant à ses caractères physiques. Molle comme cette dernière, elle n'est cependant pas d'un volume considérable, à moins que l'ouverture capsulaire ne soit très large et qu'il n'y ait dans la suite une imbibition considérable du cristallin. L'*ombre portée* existe comme dans la cataracte lenticulaire dure ; l'iris est mobile, nullement bombé en avant, la pupille a tous ses mouvements.

Lorsque la blessure de la capsule est grande, des flocons blanc bleuâtre s'en échappent, et viennent faire saillie dans la pupille ou tomber dans la chambre antérieure; peu à peu ils se résorbent entièrement. Si l'ouverture ne s'est point refermée à l'aide de produits fibro-albumineux, on voit la lentille diminuer par degrés sous l'influence de la résorption, puis disparaître complétement. Si la capsule s'est enflammée, la cataracte lenticulaire se transforme en cette autre variété de cataracte qu'on a nommée aride siliqueuse, et dont nous parlerons plus loin.

CINQUIÈME VARIÉTÉ. — *Cataracte glaucomateuse.* — Par ce nom de *glaucomateuse* on n'entend point désigner une cataracte *verte*, mais bien une cataracte molle très volumineuse et d'un blanc mat, qui est consécutive de l'affection connue sous le nom de *glaucôme*. Dans cette variété de cataracte, toutes ou presque toutes les membranes oculaires se trouvent avoir subi les altérations notables qu'on rencontre toujours dans la maladie qui l'a précédée. La pupille est immobile, irrégulière; l'iris, décoloré et retiré fortement vers le corps ciliaire, est d'un gris ardoise. La vision est nulle : quant à la cataracte même qui est venue s'ajouter à cette désorganisation profonde de l'œil, elle n'offre rien de particulier, à part sa mollesse et son volume. Le plus souvent elle est d'une couleur blanche, laiteuse, à peu près égale partout; quelquefois elle est grisâtre, et d'autres fois verdâtre à son centre quand le noyau a conservé une certaine dureté. Ce serait perdre du temps que d'indiquer les caractères diagnostiques différentiels de cette variété, si improprement nommée glaucomateuse, et de celle que nous avons décrite plus haut sous le nom de *verte simple.*

La *cataracte glaucomateuse* n'est point opérable, la désorganisation de la rétine ayant précédé l'opacité lenticulaire.

III. Cataractes lenticulaires liquides.

CARACTÈRES ANATOMIQUES. — *Début.* — Il se présente sous deux formes; dans la première, le cristallin en partie opaque, et d'une teinte à peu près uniforme, semble être séparé de la capsule par un liquide transparent; dans la seconde, de nombreuses stries existent dans la substance corticale, et la plupart sont brisées et déjà à moitié dissoutes. Dans l'un comme dans l'autre cas, toute la surface du cristallin est presque liquéfiée.

La *cataracte liquide complète* se distingue par une opacité générale de la lentille, dont la couleur blanc sale prend une teinte d'autant plus jaune que la dissolution est plus avancée. Le liquide intra-capsulaire, de densité différente, se superpose par couches, lorsque l'œil du malade est en repos depuis quelque temps. On voit alors un phénomène facile à prévoir : à la partie la plus déclive, se trouve une opacité jaune foncé, qui s'élève plus ou moins, et dont le niveau tranche, par sa couleur, sur la partie inférieure de la couche de liquide moins opaque placée au-dessus ; de sorte qu'à la partie supérieure de la capsule, transversalement striée autant de fois qu'il y a de couches diverses, on remarque un liquide transparent, souvent incolore (voyez fig. 41). Quelques mouvements de l'œil ou quelques frictions à la surface de cet organe font disparaître la différence de densité du liquide, qui reprend la teinte générale dont nous avons parlé d'abord. On peut remarquer assez fréquemment, avec un peu d'attention, que des débris de cristallin se déplacent dans le liquide renfermé dans la capsule. Rarement le cristallin est complétement dissous ; son noyau, devenu très petit par suite de la fonte des couches corticales, flotte librement dans le liquide intra-capsulaire, auquel il imprime une sorte de fluctuation pendant les mouvements de l'œil. Il n'est pas rare que l'iris, appliqué exactement sur la capsule, éprouve des oscillations pour la même cause.

Fig. 41.

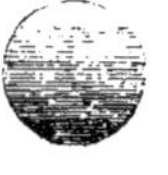

À part ces caractères particuliers, la cataracte liquide se reconnaît aux mêmes signes que les précédentes. Elle présente un fort grand volume ; le cercle uvéen est très apparent, et l'iris est poussé dans la chambre antérieure ; il n'y a point d'ombre portée sur la capsule ; cette dernière membrane est très souvent malade.

Caractères physiologiques. — Ils sont exactement les mêmes que ceux de la cataracte molle.

Marche. — Pronostic. — La marche de cette cataracte est d'ordinaire très lente pendant quelque temps ; mais elle devient rapide lorsque la dissolution est un peu avancée : c'est surtout chez les personnes âgées qu'on rencontre la cataracte liquide. Le pronostic doit en être réservé, comme celui de la cataracte molle.

Variétés de la cataracte liquide.

PREMIÈRE VARIÉTÉ. — *Cataracte morgagnienne ou interstitielle.* — Cette cataracte ne me paraît point mériter une description à part. L'opacité commence par le liquide de Morgagni, et s'étend de là progressivement aux couches plus profondes de la lentille, en marchant régulièrement de la surface au centre ; rien d'ailleurs ne distingue cette variété de la cataracte liquide ordinaire. La superposition des débris de la lentille se fait, comme nous l'avons dit, par couches distinctes, lorsque l'œil est en repos.

Deuxième variété. — *Cataracte cystique.* — Cette cataracte ne présente d'autre caractère particulier que celui de la liquéfaction souvent complète du cristallin ; dans cette variété, la capsule a été comparée à un kyste renfermant un liquide, qui peut être de diverses qualités : de là les dénominations de cataractes purulentes, fétides, putrides, etc. Le pus a été rarement observé dans la capsule ; les seuls auteurs qui en aient trouvé sont Schmidt, Travers, Schiferli, M. Velpeau. Tantôt c'est à la suite d'un coup qu'on a rencontré ce phénomène (Travers); tantôt, et plus fréquemment, c'est sur des sujets scrofuleux ou épuisés. Quelquefois le pus, dont l'odeur dans cette maladie est généralement fétide, est logé dans un kyste placé entre le cristallin et la capsule antérieure (Beer), ou entre le cristallin et le feuillet postérieur de la cristalloïde (Schmidt). Il est assez commun que la capsule soit malade dans la cataracte cystique, qu'on range alors parmi les cataractes capsulolenticulaires. Je ne dirai rien des *cataractes purulentes* et *fétides*, parce qu'elles rentrent dans la variété qui nous occupe.

Autres variétés de la cataracte lenticulaire.

Cataracte branlante ou flottante. — On nomme ainsi une cataracte dans laquelle le cristallin présente, d'avant en arrière, ou latéralement, des mouvements d'oscillation plus ou moins marqués. Parmi les causes pouvant produire ce phénomène, on note le synchisis ou ramollissement de l'humeur vitrée, l'hydrophthalmie, la rupture des adhérences normales de la lentille par un coup violent, la liquéfaction des couches externes du cristallin. Quelquefois les mouvements du cristallin sont assez peu visibles : c'est une sorte de petit tremblement difficile à reconnaître ; dans d'autres cas, les oscillations sont si fortes, que la lentille vient presque toucher la cornée. J'ai observé ce dernier fait sur un vieux soldat, dont j'ai rapporté l'histoire, il y a plusieurs années, dans la *Gazette des hôpitaux* (voyez *Gazette des hôpitaux*, 1841).

Cataracte luxée. — Un coup porté sur l'œil ou dans son voisinage déchire la capsule, et le cristallin sort de sa membrane pour se porter dans un lieu inaccoutumé. On le voit dans la chambre antérieure, couché à plat, ou appliqué exactement contre la cornée, de sorte que la pupille se trouve masquée; d'autres fois, et c'est le cas le plus ordinaire, il reste dans la chambre postérieure, et s'y montre placé de toutes sortes de manières. A ce point de vue, l'abaissement de la lentille pourrait être considéré comme la luxation artificielle de ce corps. Une fois j'ai vu le cristallin, encore transparent, luxé sous la conjonctive bulbaire, après une plaie contuse de la sclérotique. S'il n'est pas opaque au moment où un coup vient déchirer la capsule, il le deviendra peu à peu ou rapidement, selon qu'il aura été plus ou moins lésé. On voit des cas singuliers, dans lesquels des individus peuvent faire passer à volonté dans la chambre antérieure le cristallin transparent et entouré de sa capsule, et le replacer ensuite dans la chambre postérieure, sans aucun accident du côté de la vision ; mais ce fait est exceptionnel, et n'a d'ailleurs de rapports avec la cataracte luxée qu'autant, ce qui arrive, il est vrai, souvent dans ce cas, que le cristallin finirait parse déchatonner, sortir de la capsule, et se fixer dans la chambre antérieure.

CARACTÈRES DIFFÉRENTIELS DES CATARACTES LENTICULAIRES DURES, MOLLES ET LIQUIDES.

DURES.	MOLLES.	LIQUIDES.
Opacité s'avançant de la partie centrale du noyau du cristallin à la surface. *Tache* grise, verte ou noire par exception. *Circonférence* du cristallin conservant toujours un peu de transparence.	*Opacité* s'evançant de la surface au centre. *Stries* blanches ou ambrées se réunissant souvent au milieu de la lentille, qu'elles partagent à sa surface en un grand nombre de triangle. *Tache* quelquefois uniforme, laiteuse ou d'epparence caséeuse. *Circonférence* toujours opaque.	*Opacité* s'avançant de la surface au centre, et se superposant par couches pendant le repos de l'œil. *Tache* uniforme, gris jaunâtre, quand l'œil est en mouvement. *Circonférence* toujours opaque.
Volume très petit.	*Volume* très grand.	*Volume* très grand.
Iris très mobile ;—nullement bombé.	*Iris* peu ou point mobile ; — bombé fortement en avant.	*Iris* peu ou point mobile, présentant quelquefois des oscillations d'avant en arrière.
Ombre portée large.	*Ombre portée* nulle.—	*Ombre portée nulle.*
Chambre postérieure très grande. — *Cercle uvéen* peu ou point visible. — *Chambre antérieure* à l'état normal.	*Chambre postérieure* détruite. — *Cercle uvéen* très grand et très apparent. — *Chambre antérieure* diminuée.	*Idem.*
Vision meilleure à une lumière modérée, presque jamais absolument abolie.	*Vision* toujours abolie tout-à-fait. — *Sensation de la lumière* très souvent obtuse.	*Vision* toujours abolie tout-à-fait. — *Sensation obtuse* de la lumière.
Marche très lente et égale.	*Marche* lente, d'ordinaire fort inégale, quelquefois très rapide.	*Marche* très lente et égale ; — rapide seulement quand la dissolution est avancée.

B. CATARACTES CAPSULAIRES.

Ici l'opacité siége dans la capsule qui enveloppe le cristallin. Le plus souvent elle est placée à la face antérieure et vers le centre de la membrane; mais quelquefois on a observé des taches dans le feuillet profond. De là des cataractes capsulaires *antérieures* et *postérieures*.

Si l'on en croyait la plupart des auteurs qui ont écrit sur la cataracte capsulaire, elle serait presque aussi fréquente que la lenticulaire; cependant il est loin d'en être ainsi. L'erreur vient, sans aucun doute, de ce qu'on a pris très fréquemment les stries opaques de la surface, ou ce qui est la même chose, de la substance corticale de la lentille, pour des taches de la capsule, circonstance sur laquelle nous nous sommes déjà expliqué en étudiant les caractères des cataractes molles. Mais, pour être plus rare qu'on ne l'a dit, la cataracte capsulaire n'en existe pas moins, et l'on commettrait une autre erreur en avançant qu'il n'y a pas d'autopsie bien faite qui puisse démontrer l'opacité de la cristalloïde. Cette opinion de M. Malgaigne, aussitôt qu'elle a été connue, a été combattue par des ophthalmologistes d'un grand mérite; et de la discussion qu'elle a soulevée, est résulté le fait évident que nous venons d'avancer, savoir : que la cataracte capsulaire existe, mais qu'elle est beaucoup plus rare qu'on ne le pense généralement. L'opinion de l'habile chirurgien de l'hôpital Saint-Louis a donc été très utile ; elle a contribué, pour sa part, à mettre en lumière cette remarque trop peu connue, qu'on prend le plus souvent les taches de la surface du cristallin pour des opacités de la capsule.

Cataracte capsulaire antérieure.

Cette cataracte est complète ou incomplète, c'est-à-dire qu'elle s'étend à tout le feuillet antérieur de la membrane du cristallin, ou ne siége que sur un espace très limité.

CARACTÈRES ANATOMIQUES. — A la surface antérieure de la capsule et dans le champ de la pupille, on voit une tache, ordinairement d'un blanc nacré ou couleur de craie, dont la surface, toujours inégale, est couverte de petites plaques ou aspérités, qui sont d'un jaune plus foncé ou d'une couleur plus claire que le reste de la tache. Jamais on n'y voit de stries, à moins que les couches corticales du cristallin ne soient malades. En examinant avec attention la surface de la tache, on reconnaît fréquemment que l'ensemble de l'opacité est formé d'une très grande agglomération de petites élévations, plus ou moins rondes, et dont on peut comparer la forme et l'arrangement à la disposition que prendrait une légère couche d'axonge, comprimée entre deux feuilles de papier qu'on séparerait brusquement. Ces plaques se répandent, quand la cataracte capsulaire est complète, à toute la surface de la membrane, aussi bien à sa circonférence qu'à son centre. Il arrive quelquefois qu'une portion de la capsule demeure transparente, bien qu'elle soit environnée d'opacités, et alors on peut reconnaître l'existence d'une cataracte lenticulaire. Si au contraire le cristallin n'a pas souffert, on voit le fond noir de l'œil à travers cet intervalle, qu est fort large dans quelques cas.

La cataracte capsulaire antérieure peut être très limitée : elle se réduit assez souvent à un point opaque blanchâtre, placé à la surface de la cristalloïde; d'autres fois elle est plus étendue, quoique également isolée de toutes parts.

Cette cataracte est rarement exempte de complications. Celles-ci portent plus particulièrement sur l'iris, sur les deux chambres et sur la cornée.

Iris. — Il présente fréquemment sa couleur normale, et quelquefois une décoloration, preuve de son inflammation. Il est assez souvent porté en arrière et attaché en partie à la capsule.

Pupille. — Elle est libre dans quelques cas, mais plus souvent elle a perdu une partie de ses mouvements, l'inflammation qui a déterminé la formation de la cataracte capsulaire l'ayant fixée par ses bords sur la capsule (*synéchie postérieure*). Si elle est libre, *l'ombre portée* existe sur la tache, lorsque celle-ci est très étendue.

Chambres de l'œil. — La chambre postérieure est diminuée ou détruite. *La chambre antérieure* est agrandie, s'il existe des adhérences entre l'iris et la capsule : elle est au contraire diminuée, si l'épaisseur de l'opacité est telle que l'iris présente une convexité en avant.

Cornée. — Elle est saine dans la plupart des cas; pourtant si la cataracte capsulaire est le résultat d'une ulcération perforante de la cornée, celle-ci offre une tache à son centre.

CARACTÈRES PHYSIOLOGIQUES. — La vision est abaissée ou détruite, selon que l'opacité est plus ou moins large, et se rattache à une inflammation éteinte ou encore existante.

Cataracte capsulaire postérieure.

Elle est extrêmement rare; et la plupart des observations qu'on a cru en faire sur le vivant ne se rapportent qu'à des taches situées dans les couches corticales postérieures du cristallin. Néanmoins, lorsque cette affection existe, elle se rattache ordinairement à une inflammation interne de l'œil; la lentille elle-même ne tarde pas alors à devenir opaque, et dès ce moment il n'est plus possible de reconnaître autrement que par l'autopsie les taches qui se forment sur la cristalloïde. Quelquefois la cataracte capsulaire postérieure se montre sous l'aspect d'une plaque ou d'une végétation conique, située au centre même de la membrane; j'ai la conviction d'avoir vu plusieurs fois cette variété: les couches corticales postérieures du cristallin, dans un ou deux cas, étaient demeurées très transparentes. Cette forme de la cataracte capsulaire postérieure est le plus souvent congéniale. Alors, selon M. d'Ammon, la maladie tiendrait à un arrêt de la circulation dans l'artère centrale de la rétine.

Le feuillet postérieur de la capsule devient plus fréquemment opaque après les blessures de l'œil, ou les opérations de cataracte à l'aiguille. Une variété de l'espèce capsulaire, nommée *aride siliqueuse*, en fournit la preuve.

Variétés de la cataracte capsulaire.

PREMIÈRE VARIÉTÉ. — *Cataracte pyramidale ou végétante.* — Cette opacité siége au centre du feuillet antérieur de la membrane; exceptionnellement on en rencontre des exemples dans le feuillet profond; je me bornerai à décrire ici la cataracte capsulaire végétante antérieure, l'existence de la postérieure n'étant rien moins que démontrée.

Au centre de la pupille on reconnaît une tache saillante, plus ou moins circulaire, et s'avançant quelquefois jusque dans la chambre antérieure, par un sommet terminé en pointe. L'ensemble de l'opacité est de forme conique; elle semble formée de couches superposées, dont la couleur varie du blanc de craie à une teinte jaunâtre, quelquefois assez foncée. La surface en est mamelonnée, et remplie d'une multitude de petites aspérités; le reste de la capsule est sain; le cristallin est transparent partout, sauf dans les points où il est en rapport avec la tache capsulaire. Le plus souvent la pupille est libre et très mobile; parfois elle est adhérente en partie. De même que la capsule, la cornée est tachée à son centre, dans une étendue variable, et c'est là ce qui explique la forme singulière du dépôt fibro-albumineux siégeant sur la cristalloïde. La cornée, frappée d'inflammation, s'est ulcérée, l'humeur aqueuse s'est écoulée au dehors, et les lèvres de l'ulcération se sont trouvées en contact avec la cristalloïde pendant un temps variable; mais l'ulcération cornéenne, oblitérée par une exsudation récente, s'éloigne peu à peu, quelquefois brusquement, de cette séreuse, sous l'influence de la sécrétion de l'humeur aqueuse, et c'est alors que le dépôt blanchâtre de la capsule s'allonge sous forme conique, jusque dans la chambre antérieure.

On rencontre cette variété de cataracte sur des enfants qui ont été atteints d'ophthalmie purulente. Lorsque la maladie existe dans les deux yeux, ces organes sont atteints d'un balancement latéral (*nystagmus*).

Le nom de *capsulaire végétante* donné à cette cataracte est impropre, en ce sens que l'opacité dont nous avons indiqué la cause, loin de s'étendre lorsqu'elle est formée, tend au contraire à diminuer, par la contraction du tissu fibro-albumineux et par la résorption.

DEUXIÈME VARIÉTÉ. — *Cataracte aride siliqueuse.* — C'est le nom qu'on donne, depuis Schmidt, à l'opacité traumatique des deux feuillets de la capsule, lorsque le cristallin s'est résorbé tout-à-fait ou en très grande partie. Les feuillets capsulaires sont réunis plus ou moins intimement par leur face interne, et apparaissent dans la pupille sous la forme d'une tache très étendue, mamelonnée et inégale. Souvent le feuillet antérieur présente une déchirure dans un point quelconque de sa surface, et, derrière la perte de substance, on voit le feuillet postérieur en contact plus ou moins immédiat avec les bords de la solution de continuité. Dans d'autres cas, il y a au centre ou à la circonférence de la tache un espace libre, qui permet de reconnaître le fond de l'œil à sa couleur noire normale. Assez souvent la capsule s'est déplacée dans un sens ou dans un autre, et une partie de sa circonférence se voit à travers la pupille; il est facile alors de reconnaître au peu d'épaisseur de la cataracte, que le cristallin n'existe plus.

La cataracte aride siliqueuse est souvent une cataracte *secondaire*.

Etiologie des cataractes capsulaires.

Les causes de l'opacité de la capsule sont très nombreuses. Parmi les principales, on a rangé l'inflammation de cette séreuse, celle de l'iris ou de la cornée, et en général la phlogose de toutes les membranes internes. Les piqûres, les coupures, les déchirures à la suite de contusions violentes, etc., doivent aussi être notées. Cette origine de la cataracte capsulaire indique au praticien la nécessité de rechercher les complications qui l'accompagnent si fréquemment, et dont les plus importantes sont l'adhérence entre l'iris et la capsule, les taches de la cornée et l'inflammation chronique des membranes internes.

Marche des cataractes capsulaires.

Elle est subordonnée aux causes qui ont produit la maladie; une blessure de la capsule occasionnera souvent une petite opacité, qui n'augmentera pas dans la suite; tandis que l'inflammation chronique d'une des membranes internes de l'œil deviendra la cause d'une tache, qui s'étendra à tout le feuillet antérieur de la séreuse du cristallin ; dans d'autres cas, si l'inflammation disparaît complétement, l'opacité capsulaire demeurera limitée et n'augmentera plus.

CARACTÈRES DIFFÉRENTIELS DES CATARACTES LENTICULAIRES ET CAPSULAIRES COMPLÈTES.

CATARACTES LENTICULAIRES.	CATARACTES CAPSULAIRES.
Opacité s'étendant du centre du cristallin à sa surface, ou en sens inverse, sans qu'aucune inflammation ait précédé.	*Opacité* s'étendant à la surface de l'appareil cristallinien, et étant toujours précédée d'une inflammation.
Tache grise, verte, noire, blanche ou ambrée, parcourue souvent de stries qui convergent toutes vers le milieu de la lentille, et parfaitement lisse à sa surface même lorsqu'elles sont nombreuses. Dans la cataracte liquide, les stries sont transversales quand on laisse l'œil en repos.	*Tache* toujours d'un blanc mat couleur de craie, formée de plaques rugueuses réunies sans ordre, et présentant des aspérités qui font saillie à la surface de la membrane. Point de stries régulières.
La cataracte lenticulaire envahit peu à peu tout le cristallin.	La capsulaire demeure stationnaire et limitée, à moins que l'inflammation ne persiste.
Volume très grand ou très petit, forme toujours convexe.	*Volume* petit, forme aplatie.
Iris mobile ou immobile, sans adhérences, saillant quelquefois en avant ou agité exceptionnellement d'oscillations (*cat. liquide*).	*Iris* rarement mobile, souvent adhérent et tiré en arrière ; jamais agité d'oscillations.
Ombre portée large ou nulle.	*Ombre portée* nulle, s'il y a des adhérences.
Vision abolie complétement ou s'améliorant à un jour modéré. Sensation du jour quelquefois obtuse, le plus souvent distincte.	*Idem.*

C. CATARACTES CAPSULO-LENTICULAIRES.

Ces cataractes se distinguent des autres par la réunion des caractères de la cataracte lenticulaire et de la capsulaire. C'est donc par l'observation de la forme et de l'aspect de ces deux grandes espèces qu'on parvient à distinguer aisément celle qui nous occupe. Les cataractes *capsulo-lenticulaires* sont complètes ou incomplètes, c'est-à-dire que l'opacité est limitée quelquefois à une petite tache sur la capsule et sur le cristallin, tandis que d'autres fois la tache capsulaire et la lenticulaire sont très étendues. Dans tel cas, le cristallin sera complétement opaque, et la cristalloïde n'offrira qu'une très petite tache couleur de craie; dans tel autre, la séreuse sera opaque dans presque toute sa surface antérieure, et c'est à peine si, à travers quelque espace demeuré clair, on pourra distinguer l'état de la lentille.

Dans toute cataracte *capsulo-lenticulaire*, l'opacité présente deux plans. L'antérieur offre tous les caractères de la cataracte capsulaire que nous avons décrite; nous n'y reviendrons pas. Le postérieur mérite quelque attention : lorsque la tache de la capsule est petite, celle de la lentille ne s'étend ordinairement qu'à peu de profondeur et demeure limitée; on en trouve un exemple dans la variété de cataracte que nous avons décrite plus haut sous le nom de *capsulaire végétante* ou *pyramidale*. Il peut arriver cependant, longtemps après que la petite tache capsulaire s'est formée, que la lentille perde peu à peu sa transparence, sans qu'il y ait un rapport direct entre sa maladie et celle de sa membrane; il est facile alors d'étudier les progrès de la cataracte lenticulaire à travers les parties saines de la capsule. Si au contraire la cataracte capsulaire est très large, il n'y a point à douter que la lentille ne participe plus ou moins à l'inflammation et qu'elle ne soit opaque, au moins dans toute l'étendue de ses couches antérieures en rapport avec la cristalloïde; on en a souvent la preuve lorsqu'on voit une petite partie du plan profond à travers une transparence de la capsule.

Les auteurs admettent un grand nombre de variétés de cataractes *capsulo-lenticulaires*, par ce motif que, dans toutes les variétés de cataractes, l'opacité peut porter à la fois sur le cristallin et sur la capsule. En première ligne, nous voyons celle que nous avons déjà rappelée, la *capsulaire végétante*, dans laquelle le malade est myope ou aveugle; ensuite vient l'*aride siliqueuse*, dans laquelle les deux feuillets de la capsule, rapprochés l'un de l'autre, et devenus opaques, ne renferment plus que des débris de la lentille; puis la *capsulo-lenticulaire liquide*, dans laquelle un petit noyau du cristallin nage dans l'espace intra-capsulaire, et communique des mouvements de fluctuation à la capsule, qui est épaisse et opaque, etc., etc. (1).

(1) D'après l'ordre indiqué sur notre tableau, nous devrions nous occuper ici des cataractes secondaires; mais comme elles sont le résultat de l'opération, et que nous n'avons point encore parlé des procédés opératoires, nous y reviendrons plus loin après avoir décrit ces procédés.

Classe II. — *Cataractes fausses.*

On admet quatre espèces de fausses cataractes : la *fibrineuse*, la *puru-lente*, la *sanguine* et la *pigmenteuse*. Nous conserverons cette division admise par M. Mackenzie. La dernière espèce, la cataracte pigmen-teuse, mérite, selon nous, toute l'attention du praticien.

I. Cataracte fibrineuse.

C'est une variété de la cataracte capsulaire dans laquelle une exsuda-tion abondante, sécrétée à la fois par l'iris enflammé et par la capsule, s'est déposée sur cette dernière membrane dans le champ de la pupille, et forme une saillie plus ou moins considérable dans la chambre anté-rieure. La lentille participe le plus souvent à l'inflammation, et devient opaque en partie ou en totalité. Quelquefois la pupille est libre d'un côté, le plus souvent elle est adhérente. Si la fausse membrane, quoique très épaisse, ne recouvre qu'une partie du champ pupillaire et repose sur le bord de l'iris sans intéresser complétement la cristalloïde, la vision peut être conservée dans des limites assez étendues. La tache est blanche et marquée le plus souvent de quelques petits points jaunâtres, qui forment des aspérités à sa surface. Parfois la lymphe plastique prend certaines formes : placée derrière la pupille et adhérente à la face postérieure de l'iris, elle ressemble à deux bandelettes croisées; cet arrangement parti-culier constitue la *cataracte fibrineuse barrée*, nom qu'on a donné aussi à une forme de la cataracte molle. Au contraire, lorsque la pupille présente une opacité blanchâtre, peu épaisse et en forme de réseau, la cataracte prend le nom de *fibrineuse réticulée*. Enfin, quand la pupille est com-plétement obstruée par un épais coagulum de lymphe, c'est la *cataracte fibrineuse en caillot*.

Ces diverses opacités se distinguent de la cataracte capsulaire propre-ment dite, en ce qu'elles sont plus particulièrement formées par un dé-pôt abondant de lymphe plastique, sécrétée à la surface de la cristalloïde après une violente inflammation de l'iris.

II. Cataracte purulente.

Elle ressemble beaucoup à la *cataracte fibrineuse en caillot*. Une col-lection de pus s'est organisée dans la pupille; on voit dans cette ou-verture, complétement adhérente et immobile, une tache épaisse, iné-gale, rugueuse et jaunâtre dans toute son étendue. L'iris est décoloré, et présente parfois encore des traces d'une inflammation chronique. Il n'est pas rare qu'en même temps on trouve dans la chambre antérieure un hypopion organisé, et recouvert de fausses membranes épaisses. La vue est entièrement abolie, on ne peut guère essayer de la rétablir que par une opération de pupille artificielle ; encore ne devra-t-on fonder que peu d'espoir sur cette ressource, la face postérieure de l'iris étant doublée de fausses membranes, qui s'étendent au loin dans la cavité oculaire.

III. Cataracte sanguine.

Elle se développe à la suite de plaies de l'œil ou d'hémorrhagies intra-oculaires spontanées (*Apoplexie*). La chambre antérieure, ou quelquefois la pupille seulement, est remplie d'une tache brun noirâtre, dans laquelle on remarque çà et là des plaques blanchâtres. La pupille est ordinairement adhérente et la vision, détruite. Le pronostic est moins grave que pour la cataracte purulente.

IV. Cataracte pigmenteuse ou uvéenne.

On a nommé *cataracte pigmenteuse* ou *uvéenne* une opacité brun noirâtre ou tout-à-fait noire, formée par du pigmentum uvéen placé dans la pupille sur des dépôts fibro-albumineux, qui recouvrent la capsule en entier ou en partie, en remplaçant cette membrane lorsqu'elle a été détruite. Cette cataracte, quelquefois microscopique, est d'autres fois étendue à toute la surface pupillaire ; dans ce dernier cas, elle simule grossièrement d'autres maladies, comme par exemple l'amaurose ou la cataracte noire, avec lesquelles elle n'a que ce seul rapport de coloration noire de la pupille. Tantôt l'opacité pigmenteuse, et c'est là le cas le plus fréquent, adhère par un ou plusieurs points à l'iris : tantôt, au contraire, elle est isolée au centre de la capsule, et le diaphragme demeure complétement libre. Elle présente en général une variété de formes telle, que la description sous ce rapport ne m'en paraît pas possible. Ce n'est, au reste, pas une maladie rare : je l'ai observée souvent, et entre autres dans un cas où bon nombre de médecins la considéraient, les uns, et c'était la majorité, comme une amaurose, les autres comme une cataracte noire : j'ai pratiqué l'opération, et un succès immédiat des plus complets a pleinement justifié mon diagnostic. Voici cette observation.

OBSERVATION. *Cataracte pigmenteuse consécutive d'un iritis survenu après une opération de cataracte, et prise pour une amaurose pendant plus d'une année. Opération par scléroticonyxis. Vision rétablie immédiatement et conservée pendant un mois. Après ce temps, nouvel iritis et oblitération de la pupille. Opération de la pupille artificielle par décollement. Insuccès.*

M. X....., âgé de soixante-six ans, marchand boucher, rue d'Orléans, 50, au Petit-Montrouge, a été opéré de la cataracte des deux yeux, il y a plus d'un an. Lorsqu'il se présente à ma clinique, l'œil gauche est atrophié ; le droit offre les symptômes suivants :

La conjonctive, la cornée et la sclérotique ne sont point injectées ; la chambre antérieure a ses dimensions normales ; la pupille, légèrement ovalaire de haut en bas, offre dans cette direction environ 3 à 4 millim. d'étendue, et un peu moins dans son diamètre transversal elle semble au premier aspect parfaitement noire. Le malade a conservé la sensation très distincte du jour et de la direction de la lumière ; il ne voit ni mouches, ni flammes, ni éclairs ; le soir il aperçoit assez bien au loin les lanternes des voitures qui passent, mais il ne distingue de près aucun objet, petit ni grand, et il ne peut pas se conduire.

Examiné par plusieurs médecins, M. X.... est atteint, selon les uns, d'une amaurose, selon les autres, d'une cataracte noire qu'on aura mal abaissée, etc. Aucun ne constate la véritable cause de la cécité.

Lorsqu'on regarde de près l'ouverture pupillaire, on reconnaît qu'elle est frangée sur ses bords, et sillonnée dans toutes les directions, mais plus particulièrement de haut en bas, par de nombreux filaments d'une finesse extrême, et d'une couleur noire tirant un peu sur le brun. Entre ces filaments et en arrière, on voit plusieurs plaques de même teinte, qui en circonscrivent une très petite et triangulaire, dont le noir, beaucoup plus pur, est formé par une lacune, à travers laquelle apparaît le fond de l'œil. Pour reconnaître cette lacune, beaucoup de personnes sont obligées de se servir d'une très forte loupe, et ne parviennent à la découvrir qu'après avoir consulté le dessin de la pupille que j'ai fait sur le tableau. Deux ou trois médecins restant dans le doute, et croyant toujours que la couleur noire de la pupille n'est autre chose que le fond de l'œil, je fais instiller entre les paupières une forte solution de belladone, d'instant en instant pendant une heure, sans qu'il en résulte aucun changement dans le diamètre de la pupille. Je n'essaie point l'expérience des trois lumières, la capsule et le cristallin n'existant plus depuis l'opération de la cataracte.

Huit jours après, le malade ayant été convenablement préparé, je déchire, au moyen d'une aiguille introduite par la sclérotique, les fausses membranes recouvertes de pigmentum. Leurs débris, noirs en avant et blancs à la face postérieure, flottent quelque temps dans la pupille agrandie, puis s'abaissent peu à peu. Le malade distingue immédiatement le nombre des doigts, une montre, d'autres petits objets, et se trouve enfin, sous le rapport de la vision, dans les conditions d'un cataracté opéré par abaissement avec succès.

Après quelques symptômes inflammatoires insignifiants qui durèrent trois à quatre jours, l'œil reprit peu à peu sa couleur normale, et la vision fit des progrès réels pendant un mois. Mais à cette époque survint un violent iritis, qui vint tout compromettre. La pupille s'oblitéra de nouveau, devint d'une étroites e extrême, et se remplit entièrement d'une fausse membrane blanche très solide. Une pupille artificielle fut pratiquée plus tard par décollement, mais l'opération ne réussit pas.

Étiologie. — La cataracte pigmenteuse n'est jamais primitive; elle ne se forme que dans le cours d'une ophthalmie traumatique, externe ou interne, particulièrement lorsqu'un iritis ayant frappé l'œil, la phlogose se propage à la capsule, ou bien lorsque de cette dernière l'inflammation gagne l'iris. On la voit encore quelquefois alors qu'il n'y a plus de capsule (cas assez rare qui peut s'offrir après l'extraction de la cataracte lenticulaire), quand de fausses membranes s'organisent derrière l'iris, et glissent recouvertes de pigmentum dans la pupille; mais comment ces fausses membranes, placées le plus souvent sur la capsule et en rapport avec l'iris, se trouvent-elles, en dernière analyse, dans le champ pupillaire? C'est la conséquence d'un phénomène pour l'intelligence duquel quelques remarques sont nécessaires. Lorsqu'on injecte l'iris sur le cadavre, particulièrement dans des yeux d'enfants, on voit la membrane se développer en tous sens dans sa plus grande étendue, et la pupille, très resserrée, diminuer en proportion directe de la quantité de liquide qui a pénétré dans les artères iridiennes. De même dans les inflammations internes de l'œil, et surtout dans l'iritis aigu, l'iris gorgé de sang se développe à la fois en épaisseur et en surface, c'est-à-dire que d'avant en arrière il prend un volume plus grand, par suite de la turgescence de son parenchyme; et que, d'une autre part, il s'étend dans toute sa surface, par le fait même de la surabondance de liquide que l'inflammation apporte dans ses vaisseaux, en sorte que la pupille se contracte et demeure contractée pendant tout le temps que dure cet état anomal. La capsule de son côté, devant évidemment subir les mêmes lois que l'iris, du moins en ce qui touche le gonflement inflammatoire, puisqu'on y a anatomiquement constaté la présence de vaisseaux, il suit de là que ces deux membranes tendent nécessairement à se rapprocher d'autant plus qu'elles sont vascularisées davantage. Deux autres circonstances viennent encore, avec celles qui précèdent, aider au contact fâcheux de l'iris et de la capsule, et faciliter la formation de la cataracte pigmenteuse; c'est, d'une part, la forme même de la chambre postérieure, et de l'autre la vascularisation morbide de l'ensemble du globe et en particulier celle de la choroïde. Il serait superflu de s'arrêter sur la forme de la chambre postérieure; tout le monde sait qu'elle est d'autant plus étroite d'avant en arrière, qu'on l'examine plus près de l'axe antéro-postérieur de l'œil; et qu'en conséquence l'iris est plus voisin de la capsule au centre de la pupille que partout ailleurs. Si donc l'inflammation rapproche la marge pupillaire de cet axe, et c'est un fait que l'observation démontre tous les jours, le diaphragme de l'œil se trouvera en contact presque immédiat avec la cristalloïde.

Quant à la vascularisation morbide de l'ensemble du globe et en particulier de la choroïde, considérée comme cause de rapprochement entre la capsule et l'iris, rien ne paraît plus aisé à concevoir. La sclérotique, de toutes les membranes oculaires la plus épaisse, la plus résistante et la moins élastique, infiniment moins vasculaire que la choroïde, ne se dilate pas en raison directe de celle-ci pendant l'inflammation d'une des autres membranes, en sorte que les milieux de l'œil présentent nécessairement des phénomènes de compression, comme l'attestent, dans certains cas graves, les *éclairs* dont se plaignent les malades, de même que dans la compression mécanique ou les coups portés sur l'œil, la *sensation de plénitude* de l'organe, *les douleurs gravatives*, etc. Or, que résultera-t-il entre autres choses de cette résistance de la coque scléroticale, en présence du développement vasculaire plus grand de la choroïde et de quelques autres membranes internes, sinon que le corps vitré en particulier, auquel adhèrent le cristallin et sa capsule, devra, pressé de toutes parts, s'allonger en avant et se rapprocher de l'iris, par ce motif que l'humeur aqueuse présente moins de résistance que le reste des milieux de l'œil ?

Enfin, dans quelques cas particuliers, et entre autres chez les malades avancés en âge, une dernière circonstance est à noter à l'égard des causes de rapprochement de l'iris et de la capsule : c'est que, chez ces individus, et plus particulièrement chez ceux qui ont été habituellement sujets aux congestions cérébro-oculaires, la capacité des chambres de l'œil a notablement diminué, ainsi que l'atteste la convexité de l'iris en avant, phénomène qu'on rencontre aussi dans les congestions chroniques, ou dans les inflammations de la choroïde, sans que pour cela le cristallin ait rien perdu de sa densité normale. Qu'une cause quelconque vienne à déterminer l'inflammation de l'iris ou de la capsule, ou celle de ces deux membranes à la fois, chez des individus dont l'œil est ainsi disposé, la séreuse du cristallin et le diaphragme ne réuniront-ils pas toutes les conditions nécessaires pour se souder ensemble, s'il y a sécrétion d'une matière plastique?

Les causes du rapprochement de l'iris et de la capsule étant établies par ce qui précède, il reste à voir comment il se fait que le pigmentum se détache de la face postérieure de l'iris, pour venir se placer sur un point de la capsule avec lequel, en dernière analyse, il ne se trouve plus en contact quand l'inflammation a cédé. Cette recherche sera d'autant plus intéressante que c'est à la difficulté d'expliquer le déplacement de la matière uvéenne qu'est due la divergence des auteurs sur l'étiologie et la nature de cette variété de cataracte.

On a vu plus haut que durant son inflammation ou celle de la capsule, l'iris se développe dans toute son étendue, et que la pupille se trouve resserrée en proportion directe de la turgescence vasculaire du diaphragme. Si l'on admet que pendant cette diminution du diamètre pupillaire, une sécrétion plastique se produise à la face antérieure de la capsule, on concevra facilement que l'uvée se soude en plus ou moins grande partie à ce feuillet de la membrane, comme cela se voit journellement dans les cas d'irido-capsulite, ou comme on l'obtient artificiellement sur les yeux conservés dans l'alcool. Que d'un côté la matière sécrétée soit très abondante et très organisable, et que de l'autre l'inflammation oculaire dure longtemps, l'adhérence entre l'iris et la cristalloïde deviendra permanente, et l'on aura une synéchie postérieure complète avec oblitération de la pupille. Mais si, au contraire, la fibro-albumine se trouve en petite quantité, s'organise lentement et qu'en même temps l'inflammation iridienne s'arrête tout-à-coup, la turgescence du diaphragme disparaissant, la pupille tendra à reprendre ses mouvements, et il s'établira une lutte entre la force de retrait de l'iris vers ses attaches ciliaires, et la résistance de la fausse membrane mal organisée encore qui le retient. il arrivera alors de deux choses l'une : ou la fausse membrane cèdera lentement, et il se formera un ou plusieurs filaments fibro-albumineux plus ou moins longs, recouverts de pigmentum à leur surface antérieure, et adhérant en avant à l'iris, en arrière à la capsule; ou la fausse membrane, attachée fortement à la capsule, enlèvera à l'iris une ou plusieurs plaques pigmenteuses plus ou moins épaisses, plus ou moins larges, et la pupille entièrement libre reprendra sa forme circulaire et à peu près tous ses mouvements normaux. On aura dans le premier cas une ou plusieurs synéchies (adhérences) postérieures, et dans le second une cataracte pigmenteuse partielle, libre d'adhérences avec l'iris. Maintenant, revenons-en à la supposition faite plus haut, et admettons que la sécrétion ait été abondante; que, pendant l'inflammation, l'iris, baigné à sa face postérieure dans la fibro-albumine, ait perdu longtemps ses mouvements et qu'il en soit résulté une oblitération permanente de la pupille : aussitôt après la cessation de son gonflement inflammatoire, le diaphragme, retenu dans sa marge où il a ses mouvements les plus étendus, tendra, sous l'influence de la lumière, à les reprendre, et peu à peu, lentement, d'une manière souvent égale dans tous les sens, et sans se détacher nulle part tout-à-fait, glissera de 1 millimètre quelquefois, d'autres fois de 2 sur la fausse membrane, en y laissant attachée une trace de pigmentum, qui par sa largeur représentera l'étendue du retrait de l'iris. On aura, dans ce cas, une pupille noire, souvent assez ronde, que les rayons lumineux ne traverseront pas ; et l'affection, qui ne sera qu'une cataracte pigmenteuse complète avec adhérences, pourra être prise pour une amaurose ou une cataracte noire lenticulaire. C'est plus particulièrement cette variété que nous avons voulu décrire ici, à cause du haut intérêt pratique qu'elle présente sous le rapport du diagnostic différentiel et du traitement.

ANATOMIE PATHOLOGIQUE. — Les auteurs qui ont écrit sur la cataracte pigmenteuse sont loin d'être d'accord sur la nature de la matière noirâtre qui la forme. Ainsi, et pour ne citer que les principaux, Pellier (1) juge que les filaments bruns et les plaques doivent être considérés comme des prolongements de la choroïde ; selon Walther, ce seraient de nombreuses ramifications de vaisseaux gonflés, et, suivant Chélius, des dépôts mélaniques situés sur la surface antérieure de la capsule. Le professeur de Munich admet cependant, mais dans des limites beaucoup trop restreintes selon nous, que des flocons pigmenteux noirâtres peuvent rester adhérents à la capsule et isolés au milieu de cette membrane ; mais il ne trace pas les caractères établissant la différence qui existe entre les vascularités morbides de la cristalloïde, et les fausses membranes recouvertes de pigmentum uvéen et adhérentes ou non à l'iris. A l'exemple de Walther, le professeur Rosas (*Handbuch der Angenheilkunde*, Bb. II, S. 685) pense que les taches sont vasculaires, et avance même qu'elles sont parfaitement analogues au pannus de la cornée, quoique en vérité nous ne connaissions rien de moins comparable sous tous les rapports. Richter et Beer considèrent les taches brunes comme de nature pigmenteuse ; mais Beer croit qu'une commotion violente de l'œil est seule capable de produire le décollement du pigmentum, et pose en fait que cette matière peut rester accolée à la capsule sans l'aide de la fibro-albumine exsudée par l'inflammation. Mackenzie, Middlemore, admettent la cataracte pigmenteuse.

La cataracte pigmenteuse à un degré un peu avancé, examinée sur le cadavre, présente les caractères suivants :

La pupille est irrégulière, frangée, adhérente en entier ou en partie, et remplie par une tache noire plus ou moins étendue qui, examinée sous une forte loupe, offre un aspect arborescent très facile à distinguer. La surface de cette tache, d'un noir brun très marqué, est saillante, irrégulière, et par endroits veloutée et pulvérulente. Entre les inégalités qu'elle offre, on aperçoit quelquefois, à l'aide de la loupe, d'autres points blanchâtres ou tout-à-fait blancs, qui forment exceptionnellement, par leur réunion, de véritables plaques. La périphérie de la tache est adhérente à la marge pupillaire déformée ; elle y est soudée par

(1) Pellier, *Recueil de mémoires*. Montpellier, 1783.

une multitude de filaments noirâtres tirant plus ou moins sur le brun, qui ressemblent assez à de petits vaisseaux, et dont le sommet, si on peut le suivre loin, ce qui est assez rare, se rend à peu près au centre de la pupille. Ces filaments, réunis ensemble par leurs côtés, donnent parfois à l'opacité l'aspect d'une plaque noire couverte de nombreuses cannelures; quelques uns sont blancs à leur face postérieure. Leur base, infiniment large par rapport à leur sommet qui en est fort rapproché, s'allonge sous une forme conique dans le cercle uvéen qu'il n'est pas toujours facile de distinguer, et qui, arraché de l'iris, est allé quelquefois se souder au milieu de la pupille. Ces filaments, quand on les coupe en travers, sont d'une couleur plus claire à leur centre qu'à leur surface, et ne présentent aucune cavité; on ne peut souvent les suivre en arrière au-delà du cercle uvéen, mais en avant quelques uns semblent se continuer avec les fibres convergentes de l'iris. Si l'on gratte légèrement la plaque noire, on parvient souvent à trouver en dessous, reposant sur la capsule, une tache blanche qui présente une largeur plus ou moins grande, et s'étend quelquefois à toute la pupille. On éprouve presque toujours une difficulté insurmontable à détacher cette opacité fibro-albumineuse de la cristalloïde, dont le tissu s'est épaissi et est devenu blanc mat dans plusieurs endroits. La capsule qui à l'état normal est lisse, brillante, cassante au plus haut degré, a perdu ces propriétés; elle ne se déchire plus en ligne droite, mais en suivant les interstices moins denses et moins opaques demeurés dans l'exsudation, qui vue à la loupe, présente, comme nous l'avons dit, une surface raboteuse et remplie de petites éminences noires, dont la couleur varie en proportion de la quantité de pigmentum dont elles sont recouvertes.

La face concave de la capsule antérieure offre parfois des altérations notables; des exsudations fibro-albumineuses, plus ou moins étendues, la doublent dans sa portion en rapport avec la pupille, et assez souvent en dehors de cette ouverture, dans toutes les directions. Toujours alors dans une étendue plus ou moins grande, la surface correspondante du cristallin est opaque, et quelquefois une cataracte lenticulaire complète accompagne la cataracte pigmenteuse. Lorsque au contraire la face concave de la capsule antérieure ne présente pas d'épaississement, il n'est pas rare de trouver le cristallin parfaitement clair derrière la cataracte uvéenne.

La face postérieure de l'iris n'a plus ses caractères normaux; si, après avoir divisé les adhérences qui la retenaient attachée à la capsule, on place la membrane entre l'œil et la lumière, elle semble parsemée, dans le voisinage de la pupille, de plaques et de points jaunâtres ou brun clair, très inégaux, qui laissent passer les rayons lumineux en beaucoup plus grande quantité que le reste de la surface iridienne. Ces plaques et ces points, examinés avec attention sous la loupe, paraissent taillés aux dépens de la membrane. Ils sont tous concaves, et se trouvent à la place du pigmentum transporté sur la tache fibro-albumineuse qui recouvre le centre de la capsule. Quelques unes des plaques montrent à nu les fibres convergentes de l'iris, tandis que d'autres n'en laissent voir aucune. Ces dernières sont recouvertes dans leur fond d'une fausse membrane très mince, qu'on peut enlever quelquefois.

SYMPTÔMES ANATOMIQUES. — Ils varient selon le degré de l'inflammation qui les a produits. Dans le cas le plus simple, la capsule ou la fausse membrane qui la remplace, présente une petite tache noire ou rouge brun foncé, de largeur variable et de formes diverses, qui semble pulvérulente le plus souvent à sa surface, disposition que la loupe démontre mieux encore, et est libre de toute adhérence avec l'iris. Très souvent cette tache, parfois assez rapprochée de la marge pupillaire, se continue avec celle-ci, à laquelle elle est attachée par un ou plusieurs filaments, ou par un très grand nombre de bandelettes fibro-albumineuses très fines et recouvertes de pigmentum uvéen, ce qui donne à la pupille une forme dentelée plus ou moins marquée, vers un ou plusieurs points de sa circonférence, ou même dans toute son étendue. Quelquefois, surtout quand la pupille est oblitérée en entier ou en grande partie, on voit sur la plaque noire des filaments semblables, convergeant vers son centre ou tendus de diverses manières, qui représentent parfois des espèces de piliers ou de colonnes plus ou moins grosses ou nombreuses, et offrent la même couleur noire que la tache, avec laquelle ils se confondent. Entre les colonnes fibro-albumineuses dont la surface est le plus souvent mate, granuleuse et comme veloutée, il peut exister un ou plusieurs interstices plus ou moins larges, à travers lesquels la lumière pénètre en quantité variable jusqu'au fond de l'œil, qu'il est très facile alors de distinguer de la couleur noire uvéenne, par suite de l'étroitesse même de l'ouverture: cela s'observe particulièrement lorsque la capsule a été enlevée avec le cristallin.

Ces filaments, colorés en noir rougeâtre, doivent être distingués surtout des stries vasculaires que présente la capsule dans certains cas de son inflammation. Comme celles-ci, ils sont le plus souvent tortueux, et dirigent aussi leur sommet vers la pupille ; mais ils diffèrent essentiellement de couleur avec les vascularités morbides de la cristalloïde, qui sont d'un beau rouge vermillon. Un caractère qui paraît les en différencier mieux encore, c'est que les filaments albumineux recouverts de pigmentum, tiraillent plus ou moins l'iris vers l'axe antéro-postérieur de l'œil, en sorte que les fibres du diaphragme offrent, dans cet endroit, une tension véritable, et surtout une sorte de prolongement qui fait corps

avec l'exsudation plastique. Dans la vascularisation de la capsule, au
contraire, on ne voit ni la tension de l'iris, ni ce prolongement dans
la partie de la marge pupillaire d'où sort le vaisseau ; et la pupille offre
là, comme ailleurs, la courbure circulaire normale. Au reste, la vascularisation de la capsule enflammée est un fait assez rare, tandis que les
exsudations de la pupille sont malheureusement très communes. Lorsque la marge iridienne est adhérente en entier, les fibres convergentes
de l'iris paraissent plus franchement dessinées qu'à l'état normal, et des
sillons plus ou moins profonds, placés entre chacune d'elles, les mettent
en relief avec encore plus d'énergie. La tendance incessante de l'iris à se
rétracter vers le corps ciliaire, contribue peut-être aussi à rendre cette
disposition plus évidente. Le diaphragme offre assez. souvent encore les
traces de l'inflammation qui a produit autrefois l'opacité pupillaire pigmenteuse ; tantôt c'est une décoloration totale ou partielle de sa surface
antérieure ; tantôt ce sont de fausses membranes placées en arrière, et
qui froncent le petit cercle iridien devenu proéminent en raison directe
de leur épaisseur.

Dans les cas d'oblitération complète de la pupille, la lumière joue un
rôle négatif qu'il importe de noter : lorsqu'elle arrive sur cette ouverture, tous les rayons lumineux étant absorbés par la couleur noire de
l'opacité, aucun n'est réfléchi, comme on le voit dans l'amaurose.
L'examen de l'œil, au moyen d'une bougie dans un cabinet noir, selon
le procédé découvert par Purkinje, en 1823, et décrit en France par
Sanson, en 1837, donne la preuve que la lumière ne traverse ni la capsule ni le cristallin, l'image fournie par la cornée pouvant seule être
reconnue, ainsi qu'il arrive dans la cataracte noire. L'habitude extérieure
du malade tient plus de celle du cataracté que de celle de l'amaurotique :
il baisse la tête lorsqu'il est en pleine lumière, son œil est plutôt dirigé vers
la terre qu'en sens opposé, et il fronce énergiquement les sourcils lorsqu'on lui enlève brusquement son chapeau ou l'abat-jour qu'il porte habituellement ; sa démarche est celle du cataracté : il traîne les pieds avec
précaution, à la manière d'un homme enfermé la nuit dans une chambre obscure, et n'a pas cette démarche sautillante, particulière à
l'amaurotique.

SYMPTÔMES PHYSIOLOGIQUES. — La vue est plus ou moins altérée,
selon l'étendue de la plaque pigmenteuse et l'oblitération de la pupille :
lorsque l'atrésie est complète, le malade conserve à un assez haut degré
la sensation de la lumière et reconnaît la direction des ombres. Il n'accuse en aucun temps dans sa vision des mouches volantes, des arcs-en-
ciel, des éclairs, etc. Il n'éprouve pas de douleur.

DIAGNOSTIC DIFFÉRENTIEL. — La *cataracte pigmenteuse complète* ne saurait être confondue qu'avec deux autres affections, dont l'une, malheureusement trop commune, est *l'amaurose*, et l'autre, extrêmement rare, la *cataracte noire*. Encore, les caractères particuliers à chacune de ces affections étant assez nettement tranchés, faudrait-il, pour tomber dans cette erreur, être réellement fort peu exercé au diagnostic différentiel des maladies oculaires.

Dans *l'amaurose*, la pupille est en général immobile, mais le plus souvent assez ronde, et l'on n'aperçoit point de filaments noirs qui l'attachent à la capsule, en lui donnant une forme plus ou moins anomale, comme cela se voit toujours dans la cataracte pigmenteuse complète. Dans la *cataracte noire*, la pupille est mobile comme à l'état normal, ce qui distingue nettement, sous ce rapport, cette affection des deux autres. Il y a des cas d'amaurose, il est vrai, dans lesquels, la mobilité de la pupille étant conservée, ce caractère cesse d'être différentiel ; mais d'une part ces cas sont exceptionnels, et de l'autre ils peuvent être très sûrement distingués à l'aide d'autres symptômes anatomiques, appuyés des caractères physiologiques et du commémoratif. Dans la *cataracte pigmenteuse* complète, la pupille est immobile, adhérente, frangée, et d'une forme qui s'éloigne plus ou moins de la circulaire ; les instillations de belladone ne la dilatent pas, ou ne la dilatent que d'une manière irrégulière.

La *cataracte noire* et *l'amaurose* ne sont pas précédées d'une inflammation des membranes internes de l'œil ; le contraire arrive toujours pour la *cataracte pigmenteuse*, ainsi que l'attestent les exsudations fibro-albumineuses recouvertes de pigmentum uvéen, qui presque toujours oblitèrent plus ou moins la pupille. D'autres traces d'inflammation peuvent encore exister dans cette dernière affection, comme la décoloration partielle ou générale de l'iris, etc.

La pupille est noire dans *l'amaurose*, dans la *cataracte noire* et dans la *pigmenteuse*. Cette couleur présente-t-elle la même teinte et siège-t-elle sur le même plan dans les trois cas ? Telles sont les questions à poser ici.

Dans *l'amaurose*, la couleur noire de la pupille est formée, comme à l'état normal, par le fond de l'œil. Cette couleur ne siège donc point dans la pupille, mais derrière cette ouverture, et au fond de la coque oculaire, dont la forme concave ne doit pas être oubliée. En effet, lorsque le cristallin est pur, de même que son enveloppe, la lumière naturelle, traversant ces milieux réfringents, arrive jusqu'au fond de l'organe, et s'y réfléchit en partie. L'image lumineuse, ainsi renvoyée, occupe successivement, selon que l'observateur se place, tous les points de la surface interne de la concavité. En d'autres termes, si l'on regarde le fond de l'œil selon l'axe antéro-postérieur, à la limite extrême de cet axe apparaîtra l'image, qui sera située alors à son maximum de profondeur; si l'on se place de droite à gauche et de haut en bas, obliquement par rapport à l'œil malade, ce sera à l'extrémité de la ligne ainsi dirigée que se montrera cette même image, qui sera alors beaucoup plus rapprochée de la pupille. La profondeur du point de réflexion de la lumière varie donc, ce qui est facile à comprendre, si l'on n'oublie pas quelle est la forme de la coque oculaire; et il en résulte que la distance existant entre la marge de l'iris et l'image lumineuse, peut servir, quand on s'y est exercé, à mesurer la longueur des diamètres de l'œil, et à reconnaître, lorsque l'image disparaît ou change de forme, si une ou plusieurs opacités siègent dans les milieux réfringents. Cette image se promenant ainsi successivement sur tout le fond parfaitement noir et concave de l'œil, prouve d'une manière incontestable, sans qu'il soit besoin de recourir à l'expérience de Sanson, que le cristallin et son enveloppe sont entièrement transparents, et qu'aucun corps opaque n'est interposé entre l'iris et le fond de l'organe. Dans la *cataracte pigmenteuse*, l'image lumineuse n'apparaît plus; il en est de même dans la *cataracte noire complète*. On reconnaît aisément, dans la première de ces cataractes comme dans la seconde, que l'opacité siège antérieurement au fond de l'œil, et qu'elle est ou convexe ou plane, mais nullement concave, comme dans l'amaurose.

Dans la *cataracte pigmenteuse* et dans la *cataracte noire*, l'opacité est rarement d'un noir parfait; néanmoins, même sous ce rapport, elles peuvent être aisément distinguées l'une de l'autre, parce que la tache uvéenne, d'un noir brun très foncé, est pulvérulente, toujours inégale, et sillonnée quelquefois de filaments noirs formés par de fausses membranes recouvertes de pigmentum; tandis que l'opacité lenticulaire est noire et unie à sa surface, et en outre infiniment plus mate à son centre qu'à sa circonférence, ce qui assez fréquemment est le contraire dans la pigmenteuse. Le fond noir de l'œil, dans l'*amaurose*, diffère par l'aspect et par la teinte de l'une et de l'autre de ces deux opacités. Enfin, dans la *cataracte noire*, on voit souvent sur la capsule une ombre, portée par l'iris, libre d'adhérences, laquelle se distingue, par une nuance plus brune et plus terne, de la couleur parfaitement noire du fond de l'œil; dans la *pigmenteuse complète*, au contraire, il n'y a point et ne peut y avoir d'ombre portée par l'iris, adhérent de toutes parts; il n'en existe pas non plus dans l'amaurose. Ce dernier caractère différencie encore davantage ces trois affections sous le rapport du plan qu'elles occupent dans le diamètre antéro-postérieur de l'œil.

Les symptômes physiologiques de l'*amaurose* distinguent très bien cette maladie des deux autres lorsque les trois sont complètes, mais la *cataracte pigmenteuse* et la *cataracte noire* se ressemblent jusqu'à un certain point sous ce rapport, les malades ayant pendant le jour une vision à peu près égale dans les deux cas. Pourtant même à l'aide de ces symptômes elles peuvent encore être assez bien reconnues, parce que dans la cataracte noire, comme dans beaucoup de cataractes, le malade voit mieux à une lumière moins grande ; tandis que dans la pigmenteuse, la vue diminue lorsque le jour baisse : cela tient à des raisons trop connues pour que nous les rappelions.

Le commémoratif, comme nous l'avons dit déjà, est aussi d'un certain secours ici, attendu que la cataracte pigmenteuse est consécutive d'une inflammation, tandis que la cataracte noire et l'amaurose deviennent complètes sans avoir été précédées d'aucune rougeur de l'œil.

Reste enfin l'épreuve des trois images, qui peut aider sans contredit à la détermination du diagnostic différentiel, mais dont il ne faudrait pas cependant s'exagérer l'importance jusqu'à la regarder comme infaillible. L'expérience de tous les jours prouve, en effet, qu'un œil peut être atteint d'une cataracte même assez avancée, et laisser voir cependant d'une manière fort nette les trois images, surtout quand cette cataracte occupe, ce qui est très fréquent, la circonférence de la lentille, dont le centre est alors parfaitement transparent. C'est un fait que j'ai souvent démontré, à ma clinique, sur des malades présentant à un si haut degré la cataracte que je viens d'indiquer, que l'opacité pouvait facilement être reconnue même sans instillations de belladone. L'expérience des trois images ne me paraît pas avoir, dans le diagnostic des cataractes commençantes, la valeur que Sanson a essayé d'y donner. Si un malade est atteint d'une cataracte noire ou pigmenteuse, elle prouve seulement que ce n'est point à l'amaurose qu'on a affaire, lorsque les deux images profondes disparaissent, et que celle de la cornée seule demeure apparente. Elle n'a donc qu'une valeur relative peu importante, et ne peut aucunement servir à reconnaître la *cataracte noire* seule, ainsi que l'a écrit M. le docteur Magne, élève de Sanson, puisque le phénomène principal sur lequel repose, selon M. Magne, le diagnostic de la cataracte noire, l'apparition d'une seule image lumineuse, est commun à cette affection et à la cataracte pigmenteuse (1).

TRAITEMENT. — Lorsque la cataracte pigmenteuse est complète et que le malade, ayant perdu un œil déjà, n'a plus que celui qui en est atteint, une opération seule peut lui rendre la vue. Si l'affection est consécutive d'une opération de cataracte après laquelle le cristallin a disparu, on sera autorisé à essayer de déchirer, au moyen d'une aiguille, les fausses membranes placées dans la pupille, surtout si elles présentent une assez grande largeur. Il pourra néanmoins se faire assez souvent qu'une inflammation se déclare, et que la pupille, laborieusement débarrassée, disparaisse de nouveau, circonstance due à ce que les yeux dont la pupille présente de larges et épaisses fausses mem-

(1) *Journal de chirurgie* (1843), tome I, page 223.

branes ont une tendance extrême à s'enflammer quand on détruit ces exsudations Si cet échec arrivait, on se conduirait alors comme dans le cas où, le cristallin existant, des adhérences soudent complétement l'iris et la capsule recouverte de pigmentum, c'est-à-dire qu'on pratiquerait la pupille artificielle par *déchirement* ou par *décollement*. On ferait au contraire cette même opération par excision, si une portion suffisante de la pupille normale permettait de saisir l'iris, demeuré libre dans une certaine étendue.

Si la cataracte pigmenteuse est très petite, et la vision peu altérée, aucun traitement médical ni chirurgical ne devra être proposé.

Dans le cas où l'on assisterait à la formation de la cataracte pigmenteuse, c'est-à-dire où des adhérences plus ou moins nombreuses tendraient à s'établir entre l'iris et la capsule, pendant une inflammation de ces membranes, on devrait éloigner le plus tôt possible la marge pupillaire de l'axe antéro-postérieur de l'œil, en employant la belladone de la manière que nous avons indiquée plus haut (voy. pag. 302, et *Gazette des hôpitaux* du 20 août 1842) à propos des hernies récentes de l'iris, tandis qu'on prescrirait en outre un traitement antiphlogistique approprié à la constitution du malade, et des préparations mercurielles à l'intérieur et en frictions autour de l'orbite.

Complications de la cataracte.

La cataracte est très souvent exempte de complications; cependant le chirurgien doit porter toute son attention sur ce point. Avant d'entreprendre l'opération, il recherchera si l'organe est dans des conditions telles, qu'on puisse en espérer un résultat heureux, et il étudiera toutes les complications morbides, directes ou indirectes, qui pourraient la faire échouer, ou qui même devraient la contre-indiquer absolument ; je ne ferai que signaler les principales.

Complications locales. — Les taches de la cornée, surtout lorsqu'elles sont épaisses et placées vers le centre, gêneront la vision après l'opération, et pourront même s'opposer parfois à une manœuvre régulière. Il est tel cas de tache cornéenne dans lequel la pupille artificielle devient nécessaire, lorsque le cristallin opaque a été éloigné. La vascularisation et l'inflammation même légère de la cornée, ou certains changements dans sa forme, comme ceux qu'y apportent le staphylôme commençant et l'hydrophthalmie, devront éloigner l'époque de l'opération. Il en sera de même des granulations épaisses placées sur la conjonctive, des conjonctivites chroniques, de l'entropion ou de l'ectropion même peu marqué, et des affections du sac lacrymal. On examinera avec soin, surtout s'il s'agit d'une opération par extraction, si un ou plusieurs cils ne tendent pas à se dévier, et si les bords palpébraux ne présentent ni croûtes ni ulcérations, comme dans la blépharite ciliaire.

Les *exsudations plastiques* sur l'iris, si elles sont nombreuses, devront être considérées comme une complication sérieuse, et il sera bien important alors de rechercher s'il y a encore quelque trace de phlogose dans les membranes internes, car une inflammation suraiguë accompagne presque toujours l'opération faite dans de telles circonstances. Ces fausses membranes sont le plus souvent assez épaisses pour être immédiatement reconnues ; quelquefois cependant une simple adhérence filiforme entre la capsule et le corps ou la marge de l'iris, peut occasionner un embarras sérieux au chirurgien, s'il opère par extraction.

L'*amaurose commençante ou complète* est une complication aussi fréquente que digne d'attention. Lorsque la paralysie de la rétine débute, il est difficile de la constater, quelques uns de ses symptômes se confondant avec ceux de la cataracte. Mais lorsqu'elle est complète, la vue est éteinte au point que le malade, qui prend alors l'aspect particulier aux amaurotiques, n'a plus conscience de la lumière. On n'oubliera pas, toutefois, que les cataractes molles très volumineuses simulent en certains cas l'amaurose d'une manière si parfaite, que des chirurgiens exercés peuvent s'y tromper : la pupille, largement ouverte, est immobile, l'iris poussé en avant, et il n'y a aucune perception lumineuse. Mais le commémoratif viendra toujours éclairer le praticien.

Le *glaucôme* est une complication des plus graves, et qui doit éloigner toute idée d'opération. Mais comment, lorsque la cataracte est complète, constater l'existence de cette affection, dont le principal caractère, la couleur glauque, siège au fond de l'œil? Rien n'est plus facile, si l'on se rappelle les symptômes de la choroïdite. Des varicosités nombreuses sillonnent la conjonctive et la sclérotique ; cette dernière présente souvent des plaques bleuâtres, ardoisées, ou même des staphylômes. L'iris décoloré, recouvert à sa surface de taches plombées ou vineuses, est fortement retiré vers ses attaches ciliaires, et la pupille est inégale, anguleuse, immobile, et extrêmement large. Le plus souvent des douleurs accompagnent cette maladie, ou au moins l'ont annoncée. Elles ont presque toujours un caractère d'intermittence très marqué. Le glaucôme a précédé souvent de beaucoup l'apparition de la cataracte ; c'est là une circonstance utile à noter pour le diagnostic.

Le *ramollissement de l'humeur vitrée* est une complication sérieuse, moins grave cependant que les deux précédentes. Le globe, dans ce cas, est assez souvent plus mou qu'à l'état normal, et l'iris présente des oscillations remarquables. L'extraction est alors absolument contre-indiquée ; l'abaissement seul peut être essayé, et encore malgré les précautions qu'on prend ou qu'on conseille, presque toujours après cette opération le cristallin passe tôt ou tard dans la chambre antérieure.

Complications générales. — Le nombre en est infini ; les principales sont les rhumatismes, la goutte, la syphilis, les scrofules, la grossesse, etc. On a noté aussi, comme une complication sérieuse, les anciens ulcères des membres inférieurs, surtout lorsqu'on les a fermés peu de temps avant l'opération. Weller, entre autres, pense que la suppression en peut produire des accidents sérieux. C'est une observation que j'ai faite moi-même, dans ma pratique particulière : M. F...., ancien banquier à Péronne, homme robuste, âgé de soixante-huit ans, vint me trouver en 1843. Son œil droit était complétement cataracté ; le gauche présentait des opacités déjà assez marquées. L'examen du malade me fit reconnaître qu'il avait aux jambes d'anciens ulcères fort larges, et donnant une suppuration très abondante. Je proposai l'opération de l'œil droit, à la condition expresse que le malade conserverait ses ulcères ouverts. Il n'y consentit pas, et de mon côté je persistai dans ma résolution. M. F.... entra alors à la maison royale de santé du faubourg Saint-Denis, y fit cicatriser ses ulcères, et, immédiatement après, opérer son œil droit, qui se fondit. Quelques mois plus tard, il revint me trouver, ne voyant plus de l'autre œil, et me promettant de se soumettre cette fois à mes conseils. Je lui prescrivis un régime très sévère, des purgations répétées, et six mois après je l'opérai par abaissement. Aujourd'hui M. F.... a repris ses habitudes et ses occupations ; sa vue est parfaitement bonne.

Traitement de la cataracte.

Les divisions que nous avons établies pour distinguer entre elles les diverses espèces de cataractes, disent assez qu'elles sont de nature différente, et que le même traitement ne peut leur être applicable. Dans quelques cas, les moyens médicaux suffiront à eux seuls pour éloigner les causes de l'opacité, pour l'enrayer dans sa marche toujours croissante, ou même pour la faire disparaître entièrement ; tandis que, dans le plus grand nombre, on devra recourir immédiatement à des opérations chirurgicales. De là deux routes différentes à suivre : l'une est le *traitement médical*, qui trouvera de rares applications ; l'autre, le *traitement chirurgical*, qui, au contraire, en aura de très fréquentes.

SECTION PREMIÈRE. — *Traitement médical.*

Tous les hommes de bonne foi se sont élevés, avec raison, contre la prétendue possibilité de guérir par des moyens purement médicaux la cataracte lenticulaire complète ou avancée, et ils ont laissé à un effronté et cupide charlatanisme le soin de propager cette idée erronée dans toutes les classes de la société. Ce n'est donc pas de la cataracte lenticulaire proprement dite, de celle qui survient à la suite des progrès de l'âge, ou de toute autre cause inconnue, qu'il s'agit ici, mais bien de certaines variétés de la cataracte capsulaire, dont les causes n'ont point encore pu être éloignées, et, dans quelques cas exceptionnels, de la cataracte lenticulaire traumatique. Examinons le traitement qu'on a proposé pour la guérison de la cataracte lenticulaire proprement dite : dès les temps reculés, des remèdes ont été essayés, souvent les plus insignifiants ; et à une époque peu éloignée de nous, on retrouve la même crédulité. Nous nous garderons bien de rapporter ici toutes les hypothèses, toutes les billevesées auxquelles a donné naissance le désir de guérir la cataracte sans opération. On a cherché récemment encore, par des moyens plus ou moins directs, à rendre au cristallin sa transparence : l'électricité est au nombre des agents qu'on a employés avec un prétendu succès. Ceux qui considèrent la cataracte comme le produit d'une inflammation, ont eu recours dès son début aux antiphlogistiques : quelques résultats heureux ont été signalés ; mais le diagnostic avait-il été bien fait ? L'opacité n'était-elle point produite par une sub-inflammation des membranes internes ? Voilà les questions qu'on peut opposer à de semblables succès. Il est des cas de cataracte lenticulaire dans lesquels le malade a recouvré la vue, l'opacité ayant disparu spontanément. Ces faits, mal interprétés, sont venus donner naissance à la plupart des médications essayées tour à tour. Si la cataracte disparaît seule quelquefois, ne peut-on, par un traitement convenable, espérer de l'éloigner ? disent les guérisseurs. Mais outre que ces faits sont rares, ils trouvent, comme nous le verrons plus loin, une facile explication dans la rupture de la capsule à la suite d'une chute ou d'un effort violent. Ne peut-on pas admettre aussi que la cristalloïde se déchire par les seuls effets du ramollissement de la lentille ? Telle est au moins la seule explication raisonnable que j'aie pu donner de la disparition de la cataracte survenue spontanément chez un homme que j'ai eu l'occasion d'examiner. Dans ce cas, comme dans tous ceux de déchirure de la capsule, le cristallin, soumis à l'action de l'humeur aqueuse, s'est résorbé.

Les *révulsifs* ont été l'objet d'essais répétés ; on les a appliqués sur le front, les tempes et sur toute la surface du crâne, et l'on a cru reconnaître que l'usage en a quelquefois été heureux. Il est évident qu'on a enregistré sous le nom de *cataractes lenticulaires*, des taches du système cristallinien qui n'étaient en réalité que des exsudations encore récentes à la surface de la pupille.

M. Velpeau a voulu essayer cette médication : dans un cas seulement,

et au bout d'une année entière, il a amélioré la vision , et le cristallin
est devenu un peu moins opaque. Ce fait ne s'est point renouvelé depuis, et il est bien permis de se demander si , d'une part, les révulsifs
n'ont point éloigné une ancienne congestion de l'œil, et si , de
l'autre , le cristallin avait effectivement perdu de son opacité.

La *médecine homœopathique* , on le pense bien , a dû s'occuper activement de la guérison médicale de la cataracte. On en trouve cinq
observations dans la clinique du docteur Beauvais (1). Dans une de
celles-là, rapportée par le docteur Caspari, une femme de trente-six ans
était atteinte de cataracte depuis six mois : elle portait en même temps
un trichiasis, et des vaisseaux variqueux sillonnaient la cornée. En sept
jours elle fut guérie de tout cela , sauf qu'elle voyait comme à travers
un brouillard peu épais. L'auteur lui fit prendre « une *goutte Cannabis*
qui éclaircit le brouillard , et une *goutte opium* 6, qui rendit le cristallin tout-à-fait transparent. » J'oubliais de dire que le médecin homœo-
pathe avait *chirurgicalement* enlevé les cils renversés, et qu'il ne me
semble pas très bien prouvé que la cataracte ne consistât point tout
entière dans quelques opacités superficielles de la cornée.

Les *lunettes* comptent aussi leurs succès ; elles s'adressent, de même
que les *révulsifs*, non seulement à la cataracte, qu'elles guérissent *toujours*, mais encore aux taches de la cornée , aux pannus, à l'amaurose, etc., etc. Hâtons-nous de dire que ceux qui préconisent les lunettes , en vendent le plus qu'ils peuvent (2) , et qu'on peut sous ce
rapport les assimiler aux marchands de pommades révulsives.

Ces moyens, on le comprend sans peine, ne peuvent guérir une
opacité de la lentille. La *cataracte lenticulaire spontanée* ne disparaîtra sans opération que dans quelques cas particuliers, comme
après les déchirures de la capsule , lésions qui exposent le cristallin
à l'action de l'humeur aqueuse, et à la suite desquelles il peut être résorbé ou déplacé en entier. La déchirure de la capsule est directe ou
indirecte. Une violente secousse, une chute, par exemple, sur la tête ou
sur les pieds, peut la produire. Lorsque le cristallin est sain au moment
de l'accident, il ne tarde pas à devenir opaque ; quelquefois il est déchatonné ou luxé. Si dans ce dernier cas il y avait préalablement une cataracte, on conçoit que la vision soit rétablie à l'instant même. C'est ainsi
que le prêtre dont parle Janin recouvra tout-à-coup la vue dans sa
jeunesse , à la suite d'une chute. « Ce jeune homme (3) , accompagné
de quelques enfants de son âge, dit Janin , alla se promener à une

(1) Voyez *Annales d'oculistique* , tom. II, p. 218.
(2) Schlesinger, *Guérison radicale par le seul moyen des verres de lunettes
de la plupart des altérations de la vue.*
(3) Janin, *loco citato* , pag. 154.

campagne peu éloignée de sa demeure. L'un d'eux, ayant aperçu un nid d'oiseaux sur un arbre très élevé, témoigna à ses camarades la joie qu'il avait de cette découverte. Dans le moment il fut mis en délibération lequel d'entre eux grimperait sur l'arbre pour aller s'emparer du nid. Notre aveugle, comme le plus âgé, voulut en avoir la gloire ; on le laissa faire. Il était presque parvenu à la branche où était le nid, quand, pour l'atteindre, il s'élança trop haut, manqua son coup, perdit l'équilibre, et tomba de branche en branche jusqu'à terre, où il se trouva d'abord sur les pieds ; mais bientôt après, étourdi de cette première chute, il en fit une seconde de sa hauteur. Lorsqu'il fut revenu de son étourdissement, il aperçut pour la première fois des corps en mouvement ; c'étaient ses camarades, effrayés de sa chute, qui ne furent pas moins surpris que lui quand il les assura qu'il voyait des objets qu'il ne connaissait pas. Leur retour fut plus joyeux qu'ils ne l'avaient attendu, ils avaient une nouvelle bien agréable à donner aux parents du jeune homme, qui examinèrent ses yeux, et reconnurent que véritablement les cataractes avaient disparu. Dès lors il fut en état d'étudier ; il se destina au sacerdoce, et y parvint dans la suite. J'ai vu ce prêtre chez feu monseigneur l'Évêque de Cahors, et c'est de lui que je tiens ce récit. Il est obligé, pour lire, de faire usage de lunettes à cataracte. »

La cataracte lenticulaire peut encore se trouver déplacée de la pupille dans des cas de ramollissement extrême du corps vitré, lorsque la capsule a perdu ses rapports anomaux. La lentille renfermée dans la membrane s'abaisse alors au-dessous de la marge inférieure de la pupille, et le malade se trouve sous le rapport de la vision dans les mêmes conditions qu'un opéré de cataracte.

Lorsque la *cataracte lenticulaire traumatique est incomplète*, elle sera guérie quelquefois par un traitement antiphlogistique énergique. J'ai vu plusieurs cas de piqûres de la capsule après lesquels s'était formée dans le cristallin une opacité très large et d'un blanc bleuâtre, que j'ai éloignée promptement par des saignées générales et locales. La vision s'est rétablie tout-à-fait, et n'a point eu son foyer changé, double circonstance qui prouve que la plaie de la capsule s'est refermée, que les produits de l'inflammation traumatique ont disparu, et que le cristallin ne s'est pas résorbé. Au contraire, si la cataracte est accompagnée d'une large déchirure de la capsule, les antiphlogistiques arrêteront la phlogose dans les autres membranes oculaires, mais le cristallin devenu opaque se résorbera en entier ou en partie, selon que des produits plastiques viendront ou non réunir les bords de la solution de continuité.

La *cataracte capsulaire*, de même que quelques lenticulaires traumatiques incomplètes, disparaît sous l'influence du traitement, à la condition toutefois qu'il ne sera point trop tardif. Après les inflammations de l'iris, des exsudations se déposent sur la surface de la capsule, et deviennent ainsi la cause d'adhérences (*synéchies postérieures*) plus ou moins nombreuses et larges. La capsule participe à l'inflammation, et de ce côté encore les sécrétions plastiques trouvent une source active. Que les choses soient abandonnées à elles-mêmes, et l'on verra, dans un temps donné, la pupille se déformer davantage, devenir de plus en plus adhérente à la cristalloïde, et s'oblitérer en totalité ou en partie. C'est alors qu'on pourra reconnaître, définitivement organisée, la cataracte capsulaire proprement dite. Mais si un traitement convenable est dirigé contre l'inflammation, qui n'avance si souvent qu'avec une lenteur extrême, et qu'en même temps on ait soin de dilater la pupille avec persévérance au moyen d'instillations de belladone, on ne tardera pas à voir diminuer peu à peu les produits nouveaux déposés dans le champ pupillaire, et la vision augmentera souvent alors d'une manière notable. Ce sont des cas de cette espèce, il n'y a point lieu d'en douter, qui ont fait croire à la possibilité de guérir la cataracte sans opération.

D'après ce qui précède, il est facile de voir que nous ne sommes guère plus avancés qu'au temps où Maître-Jan (1) s'exprimait ainsi à ce sujet : « Il y en a aussi d'autres qui se sont vantés un peu trop hardiment d'en avoir guéri ou prévenu quelques unes. Il y avait chez ceux-là plus de vanité que de bonne foi ; et le seul récit vague, indéterminé et mal circonstancié qu'ils font de leurs cures, est plus que suffisant pour les confondre de mensonge ou tout au moins d'erreur, aussi bien que quelques charlatans modernes qui n'ont aucune teinture de médecine ni de chirurgie, ou s'ils en ont quelqu'une, elle est si médiocre qu'ils ne méritent pas de porter le titre dont ils s'honorent, et qui cependant exagèrent impunément les vertus de leurs prétendus secrets pour guérir les cataractes, et trompent ainsi le public. »

Tout ce qui précède était depuis longtemps rédigé, quand j'ai lu, dans le journal de M. Lartigue (*Encyclographie médicale*, juin 1846, pag. 188 et suiv.), l'article suivant, que je reproduis ici sans commentaire. C'est M. Lartigue qui parle :

« *Guérison de la cataracte sans opération.* — Parmi les mémoires lus ou présentés au septième congrès scientifique d'Italie, qui a eu lieu dernièrement à Naples, on en trouve un de M. Pugliatti, professeur de clinique chirurgicale à Messine (Sicile), relatif à la question énoncée dans le titre de cet article. Nous n'y aurions pas fait attention, s'il

______
(1) Maître-Jan, p. 137.

n'émanait d'un praticien honnête et sérieux, et s'il n'était pas accompagné de quelques faits de valeur. L'auteur pose en fait que certains médicaments qu'on applique soit à la tempe, soit à l'angle orbitaire interne, pénètrent profondément et transmettent leur action jusque dans les tissus profonds de l'œil. Il prétend qu'en appliquant sur le cadavre des compresses trempées dans divers acides minéraux aux environs de l'orbite, leur action se transmet jusqu'au cristallin, et celui-ci devient opaque. De même, en appliquant à l'angle orbitaire externe, chez le vivant, une compresse en plusieurs doubles, trempée dans de l'ammoniaque liquide, et couverte d'un verre de montre convexe pour empêcher l'évaporation de l'alcali, on finit par produire également un effet sur le cristallin; et s'il est opaque, il se ramollit, et finit, aubout d'un certain temps, par s'éclaircir ou par se dissoudre, surtout si l'on joint à cela l'usage interne de l'iodure de potassium. Les faits que M. Pugliatti rapporte, s'ils sont authentiques, et il faut le croire, sont concluants; des cataractes, cristallines ou capsulo-lenticulaires, très manifestes, anciennes même, auraient été incontestablement guéries par lui à l'aide de cette méthode. L'ammoniaque, si elle est énergique, forme des phlyctènes de couleur violacée sur la tempe, puis une escarre, qu'on laisse détacher et dont on panse la plaie simplement jusqu'à cicatrisation. Puis on revient à l'ammoniaque, et ainsi de suite jusqu'à ce que la cataracte devienne nuageuse, lactescente, disparaisse complétement et que la vue se rétablisse. Si l'ammoniaque n'est pas assez énergique pour entamer la peau, on excorie préalablement celle-ci à l'aide d'un vésicatoire. Plusieurs mois de traitement sont nécessaires avant d'obtenir ce résultat. L'auteur a réussi dans toute espèce de cataracte, spontanée ou traumatique, ancienne ou récente; il avoue cependant que la méthode échoue dans bien des cas; le traitement résolutif sert alors de préparatif favorable à l'opération. Voici trois des faits contenus dans son mémoire.

» *Premier fait.* — Un capucin, nommé frère Angelico da Savoca, âgé de soixante-neuf ans, tempérament sanguino-bilieux, était sujet à une affection herpétique (*eczema rubrum*) aux deux aines. Il y a dix ans, il avait commencé à éprouver à l'œil du côté droit une diminution croissante de la vue, jusqu'à ce qu'une cataracte lenticulaire s'est déclarée. Six ans après, la même affection s'est montrée à l'autre œil. Cependant c'est après que le premier œil était complétement cataracté et aveugle, et que le mal marchait sur l'autre, qu'il commença à s'apercevoir que la cécité diminuait légèrement de l'œil droit; il percevait un peu de côté les objets, comme s'ils étaient enveloppés d'un nuage épais; tandis que dans l'œil gauche la cécité devenait de plus en plus complète. A cette époque (15 décembre 1844), le malade, que nous voyions pour la première fois, nous a offert à l'examen les yeux couverts d'une cataracte d'apparence lenticulaire, de couleur grise, accompagnée d'une légère teinte rosée, partielle, plus prononcée à l'œil gauche, où la cataracte ne remontait alors qu'à une année seulement d'existence. Nous avons commencé à traiter ce brave frère à l'aide d'applications répétées d'ammoniaque liquide aux tempes ; mais comme l'alcali dont nous disposions alors était trop faible, puisqu'il était au-dessous de 21° de l'eudiomètre de Baumé, nous avons dû faire vésiquer la peau d'abord, à l'aide de l'emplâtre de *thapsia*, puis appliquer l'ammoniaque sur le derme excorié, ce qui nous a procuré une très légère escarre et permis la pénétration du remède jusque sur les cataractes ; la vue était alors éteinte des deux côtés, mais surtout du côté gauche. Le 14 janvier 1845, l'épiderme s'étant reproduit sur les points préalablement attaqués par le vésicatoire de *thapsia*, et l'ammoniaque n'exerçant plus d'action, à cause de sa faiblesse, nous avons fixé à chaque tempe une petite compresse en plusieurs doubles, imbibée d'ammoniaque et couverte d'un verre de montre convexe. Aussitôt des vessies violettes se sont formées, ulcérant le derme assez profondément et occasionnant une suppuration de la durée de huit à dix jours. Ce mode d'application de l'ammoniaque a été renouvelé pendant deux mois ; en attendant nous administrions intérieurement l'iodure de potassium, à la dose de 25 centigram. par jour, réduit en pilules, à l'aide de l'extrait de laitue, et faisant boire par-dessus une infusion de feuilles d'oranger amer. Par suite de ce traitement, nous avons vu les cataractes blanchir d'abord, puis disparaître petit à petit de la circonférence au centre, et la vue reparaître. En dernier lieu, il n'y avait plus qu'un petit point central d'opacité nébuleuse dans le cristallin, qui est allé en diminuant, jusqu'à ce qu'il ait disparu complétement. Durant cette dernière partie de la cure, le patient voyait et marchait déjà sans guide ; il venait seul à pied de son couvent, distant d'un mille et demi, chez nous se faire panser, et il montait et descendait les escaliers sans tâtonner. Lorsque nous l'avons examiné en dernier lieu, ses pupilles étaient parfaitement libres, noires, la vision était parfaite, s'exerçait très bien à l'aide de lunettes plano-convexes, comme chez tous les presbytes normaux ; car le patient était dans cette catégorie avant qu'il fût cataracté.

» *Deuxième fait.* — Le 20 novembre 1843, on a reçu, à notre clinique, une femme, Isabella Brazzante, du village de San-Stefano, âgée de soixante-cinq ans, de constitution grêle, de tempérament sanguino-nerveux, laquelle, après une longue ophthalmie des deux côtés (dont elle avait été guérie à l'aide de saignées locales répétées et d'autres remèdes antiphlogistiques), a été, dans l'espace d'une année, affectée de deux cataractes de couleur blanc sale. A notre examen, les cataractes ont été constatées, et elles existaient depuis un an. Au lieu de revenir aux évacuations sanguines et aux autres antiphlogistiques qu'on avait déjà employés précédemment avec abondance contre l'ophthalmie, nous avons de suite eu recours à l'ammoniaque appliquée à la tempe, à l'aide de compresses doubles, de la largeur d'un écu, imbibées dans ce liquide et couvertes d'un verre à montre. Cette application a à peine rougi la peau et produit quelques vésications incomplètes, vu la faiblesse du liquide. Nous avons donc fait usage d'un vésicatoire, au moyen de l'onguent de *thapsia*, dans le but de dénuder la peau de son épiderme, puis appliqué les compresses ammoniacales par-dessus. De cette manière, nous étions certains de la pénétration profonde de l'ammoniaque dans l'œil et dans toute l'économie. A deux reprises différentes nous sommes revenus à l'onguent de *thapsia*, tandis que les applications d'ammoniaque ont été continuées sans cesse pendant plus de trois mois. Sous l'influence de cette médication, les cataractes ont commencé à se dissiper petit à petit, en changeant d'abord leur couleur en blanc mat, jusqu'à ce que le fond des deux soit devenu parfaitement diaphane. Vers cette époque, la patiente voyait aussi parfaitement les objets, disait-elle, qu'avant sa cécité.

» *Troisième fait.* — Francesco Gullota, natif de Graniti, âgé de cinquante-six ans, de tempérament sanguino-bilieux, manœuvre, était depuis quelques années sujet à un rhumatisme articulaire et à un eczéma aux organes génitaux. En août 1844, il s'est aperçu d'une diminution dans la vue, consistant d'abord en un brouillard de plus en plus épais, plus prononcé à l'œil du côté gauche qu'à celui du côté droit. En janvier 1845, il s'est fait recevoir à notre clinique. A l'examen, les deux yeux sont couverts de cataractes capsulo-lenticulaires, de couleur blanc lacté, molles en apparence. Les pupilles sont régulières, très sensibles à l'action de la lumière. Excepté cela, le patient n'était sujet à aucune infirmité. Son rhumatisme ni son eczéma n'existaient plus lors de notre examen. Nous avons commencé le traitement par l'administration d'un purgatif à la crème de tartre, et par l'application de quelques sangsues autour des orbites, par la raison que ses deux conjonctives offraient un certain degré d'injection. Le lendemain nous avons appliqué aux tempes les linges ordinaires, imbibés d'ammoniaque et couverts de verres concaves. Il en est résulté des vésications livides (l'ammoniaque étant cette fois fraîche et forte), lesquelles ont été pansées au cérat jusqu'à desséchement, et renouvelées ensuite, toujours de la même manière. En attendant, on a fait prendre au malade des pilules de 2 centigrammes et demi chaque, au nombre de une à dix par jour, graduellement. Ce traitement a été continué pendant trois mois. A cette époque l'œil du côté droit offrait une opacité moins prononcée, la cataracte s'était convertie en une fumée, laquelle est devenue de moins en moins épaisse et s'était petit à petit rétrécie de la circonférence au centre, à tel point que le patient voyait déjà assez bien de ce côté, puis la pupille s'est éclaircie complétement et la vision s'est rétablie tout-à-fait. Dans l'œil gauche, au contraire, la cataracte a persisté, bien que le même traitement ait été dirigé des deux côtés; elle était toujours d'un blanc mat, mais il semblait moins opaque. Le patient ayant réclamé l'opération de ce côté, nous l'avons pratiquée le 2 mai 1845, par réclinaison. En portant l'aiguille contre la cristalloïde, celle-ci a été percée, et il s'est échappé une si grande quantité d'humeur lactescente, que les deux chambres de l'œil en ont été inondées subitement. Malgré ce trouble général, cependant, la manœuvre opératoire a pu être continuée, car l'aiguille était visible, au milieu de ce liquide, à travers la pupille, et la réclinaison a été suivie sur les débris. Aucun accident n'est survenu; l'absorption s'est opérée promptement; dans l'espace de quinze jours, la pupille s'est éclaircie, et la vision rétablie parfaitement de ce côté, comme de l'autre qui n'avait point été opéré. Le patient est resté encore huit jours à la clinique, le point de la ponction de l'aiguille sur la sclérotique étant demeuré ecchymosé pendant plusieurs semaines. Enfin il s'est habitué à regarder avec des lunettes convexes de l'un comme de l'autre œil, ce qui fait présumer que la guérison était effectuée, par absorption de la cataracte aux deux côtés. »

En mettant de côté les expériences de M. Pugliatti que je n'ai pas répétées, je conclus, de tout ce que j'ai dit ci-dessus, qu'on ne peut guérir par les remèdes les cataractes lenticulaires spontanées, quand même elles ne seraient encore que naissantes ou non confirmées, et qu'il est très difficile de les prévenir. Mais je suis convaincu que quelques cataractes capsulaires, et quelques cataractes lenticulaires traumatiques peuvent disparaître sous l'influence d'un traitement antiphlogistique bien dirigé.

SECTION DEUXIÈME. — *Traitement chirurgical.*

Remarques générales. — I. Maturité.

En général, on ne doit point songer à pratiquer l'opération avant que la cataracte soit arrivée à ce degré de développement qu'on appelle *maturité*, et où le malade, ne pouvant plus se conduire, ne distingue plus que confusément les grands objets. Cependant il est des cas dans lesquels l'opacité ayant débuté par la partie centrale de la surface postérieure du cristallin, le chirurgien doit opérer alors même que ce corps n'est pas entièrement opaque, surtout si la cataracte est double et que les malades soient dans des conditions de fortune à avoir besoin de travail pour vivre. En pareille circonstance je pratique l'opération sur celui des yeux dont la vision est le plus abaissée, pour ne point compromettre ce qui reste encore au malade.

On croyait autrefois que le temps seul peut amener la maturité de la cataracte, et ce principe erroné était fondé sur l'opinion où l'on était que l'opacité devient plus dure à mesure qu'on s'éloigne du moment de sa formation. Guillemeau et Maître-Jan admettaient encore ces idées : « *Aqua et gutta est*, dit le premier (en parlant de la cataracte), quand » elle commence à se bien former, se dilatant comme de l'eau ; mais » quand elle vient à s'espaissir et meurir estant plus ferme, est dicte » cataracte, et d'Avicenne *gutta et obscura* (1). »

On a proposé (Stevenson, *Journ. méd. et chirurg. d'Édimbourg*, numéro d'octobre 1820) d'opérer toujours la cataracte avant que le cristallin ait perdu complétement sa transparence, parce qu'alors il serait plus facilement broyé et plus promptement résorbé. C'est là une autre opinion erronée, car, d'une part, toutes les cataractes sont loin d'être molles à leur début, et, d'une autre, on pourrait souvent ainsi compromettre ce qui reste de vision au malade. Au lieu d'être érigée en principe général, cette règle ne peut donc s'appliquer qu'à ces cas de cataractes incomplètes, dont nous avons parlé plus haut, qui, par leurs progrès très lents, mettent les malades dans les plus tristes conditions.

II. Opération sur un œil lorsque l'autre est sain.

Les avis sont singulièrement partagés sur cette question, et l'on voit dans les deux camps les noms des chirurgiens les plus distingués. Ceux qui se prononcent pour la négative, ne manquent pas, en apparence, de bonnes raisons : en opérant l'œil malade, disent-ils, on risque de voir l'œil sain s'enflammer (Boyer, J. Cloquet, ont observé cet accident). D'une autre part, et en admettant même le succès, la différence de puissance visuelle qui existera entre les deux yeux, détruira le bénéfice de l'opération. Les chirurgiens qui se prononcent pour l'affirmative, répondent que c'est une rare exception de voir l'inflammation se propager de l'œil opéré à l'œil sain ; que l'inégalité de la vue n'est pas une raison suffisante pour rejeter l'opération, parce que l'œil gagne prodigieusement par l'exercice, et par sa facilité à s'accommoder aux diverses distances ; qu'une multitude d'individus naissent avec une différence

---

(1) Guillemeau, *Traité des maladies de l'œil, qui sont au nombre de* 113. pag. 193, Lyon, M. DCX.

notable dans la force des yeux, et corrigent ce défaut par l'usage de lunettes convenables, et que sous ce rapport l'opéré de la cataracte sera dans les mêmes conditions. Je partage entièrement cette dernière manière de voir ; il faut, surtout s'il s'agit d'un sujet jeune (l'expérience m'a appris à refuser l'opération aux vieillards qui se trouvent dans ces conditions), opérer la cataracte lorsqu'elle existe sur un seul œil, et cela pour toutes les raisons que nous venons de donner, et de plus parce qu'il est d'observation qu'en général, lorsque la cataracte existe depuis un grand nombre d'années, la rétine s'affaiblit dans l'œil malade (Travers), et que la capsule contracte des adhérences avec l'iris (Richter). J'ai toujours vu en outre que l'œil cataracté depuis longtemps se dévie, et qu'il en résulte un strabisme quelquefois très marqué ; tous inconvénients qui détruiraient le bénéfice de l'opération, si un accident survenu à l'autre œil obligeait d'y recourir plus tard. J'ajouterai encore que cette opération est de toute nécessité pour beaucoup d'ouvriers, qu'on renvoie des ateliers par ce seul motif, que, comme ils ont un œil taché, on se figure qu'ils doivent y voir moins que les autres. Une seule considération peut-être devrait retenir le chirurgien ; je veux parler de la crainte de voir l'œil se fondre par le fait même de l'opération : le malade, atteint alors d'une difformité qui pourrait dans quelques cas l'arrêter dans sa carrière, se trouverait ainsi dans de tristes conditions. Heureusement c'est là une exception, et on l'évite le plus souvent en choisissant de préférence le procédé par abaissement, qui expose beaucoup moins à la suppuration que celui par extraction.

III. Opération sur un œil lorsque l'autre commence à se cataracter.

Beaucoup de chirurgiens préfèrent attendre que les deux cataractes soient complètes, pour pratiquer l'opération ; d'autres, au contraire, posent en principe que l'œil dans lequel l'opacité de la lentille est arrivée à son plus haut degré de développement, doit être opéré en premier, par ce motif que le malade n'a rien à perdre si l'opération manque, et qu'il a tout à gagner si elle réussit. Il est certain qu'à mesure que l'abaissement de la vision fait des progrès, le malade se trouve souvent dans les conditions les plus pénibles. Peu à peu la vue s'affaiblit dans le seul œil qui lui reste ; tous les jours il s'aperçoit d'une perte nouvelle, s'attriste de plus en plus, et ce n'est fréquemment qu'après qu'il a traîné une vie misérable pendant un temps fort long, que ses cataractes se trouvent arrivées à un égal degré de maturité. Il est hors de doute pour nous que son intérêt bien entendu est de se soumettre à l'opération de l'œil qui ne sert plus à la vision, lors même qu'après un résultat heureux, la vue de ce côté devrait être inférieure à celle du côté opposé : le malade a alors la certitude de n'être point aveugle, et l'œil opéré gagne en force pendant les progrès de la cataracte dans celui qui servait seul au moment de l'opération. J'ai encore tout récemment reconnu, sur un marchand grainetier de la rue Grenier-Saint-Lazare, que j'ai opéré, l'excellence de cette manière d'agir. Du côté gauche, la cataracte était complète depuis quelques mois, et la vision tout-à-fait détruite; à droite, on voyait à peine quelques fines stries dans le cristallin. Je proposai l'opération, qui fut acceptée, et la vue se rétablit dans l'œil opéré : le malade lisait très bien avec le secours des lunettes bi-convexes n° 3. Mais comme l'œil droit était encore très bon, M. G..... ne sentit pas tout de suite le prix du service que je lui avais rendu, et il me dit, à moi-même, que s'il avait su d'avance y voir aussi mal, il ne se serait pas soumis à l'opération. Il ne s'était pas écoulé six mois, qu'il revint : la cataracte droite était presque complète, et cet œil gauche opéré, dont le secours lui avait été d'abord si peu utile, lui servait maintenant non seulement à se conduire, mais encore à faire parfaitement toutes ses affaires.

J'ai dit plus haut que l'intérêt bien entendu du malade est de se faire opérer de l'œil dont il ne voit plus, lorsque l'autre commence à se troubler ; il n'en est pas toujours de même quant à celui du médecin, et c'est peut-être la véritable raison pour laquelle on attend assez généralement que les deux yeux soient cataractés. Les malades, parce qu'ils voient bien d'un œil, considèrent en général comme peu de chose le résultat heureux de l'opération. Tous en cela ressemblent plus ou moins au grainetier dont j'ai rapporté l'histoire ; tandis que si l'on attend qu'ils soient complétement aveugles, ils ne désirent rien si ardemment que de voir seulement assez pour se conduire seuls. Le chirurgien a donc tout à gagner ici ; il a deux yeux à toucher au lieu d'un, c'est-à-dire deux chances à courir au lieu d'une, et de plus son malade est moins exigeant. Ces raisons empêcheront-elles un médecin qui comprend véritablement ses devoirs, d'indiquer au malade la route qu'il doit tenir ? Il n'y a pour nous, dans ces circonstances, qu'un cas où l'on ne doive pas toujours proposer l'opération sur un seul œil, c'est lorsqu'on a lieu de croire que la cataracte ne tardera pas à être complète des deux côtés.

C'est ici l'occasion de rappeler l'opinion de Stevenson, admise avec Platner, par Manoury, par Fra de Marolles, Carron du Villards, Bérard et d'autres, que si l'on opère un œil cataracté, on arrête souvent les progrès de la maladie dans l'autre œil. Je n'ai jamais vu comme Saint-Yves, John Bowen et Stevenson, que l'opération sur un œil pût faire disparaître dans l'autre une cataracte très faiblement développée ; mais il me semble reconnaître dans quelques cas que les stries opaques n'ont point augmenté depuis plusieurs années, à partir du moment où l'opération a été pratiquée sur l'œil dont le cristallin était complétement opaque. L'opacité demeurera-t-elle dans les limites où elle est aujourd'hui? Demeurera-t-elle stationnaire par le fait même de l'opération sur l'autre œil, ou n'est-ce là qu'une simple coïncidence, un pur hasard? Ce sont des questions auxquelles il ne m'est point encore permis de répondre par l'affirmative, et que des faits plus nombreux me mettront seuls en droit de résoudre. Il paraît, au reste, que l'opération de la cataracte exerce quelquefois une grande influence, du moins du côté de la rétine, sur l'œil qui n'a point été touché, et cela autorise, jusqu'à un certain point, à penser qu'elle peut produire quelque effet sur le système cristallinien qui n'est point encore envahi complétement par la maladie. M. le professeur Serres, de Montpellier (1), a publié plusieurs observations, dans une desquelles un œil, depuis longtemps amaurotique, recouvra peu à peu ses fonctions après que la cataracte eut été opérée de l'autre côté; et sous ce rapport l'opération sur un seul œil peut être considérée comme un moyen exceptionnel de rétablir la vue dans les deux à la fois.

IV. Opération sur les deux yeux le même jour.

Wenzel, Boyer, Græfe, Jæger, Rosas, Forlenze, Fabini, Quadri, M. Roux, tiennent à opérer les deux yeux le même jour. Demours, Dupuytren, Scarpa, Marc-Antoine Petit, Carron du Villards, Rossi, Samuel Cooper, Maunoir, Travers, etc., préfèrent attendre la guérison d'un œil pour opérer l'autre. Quelques uns mêmes, comme Scarpa, remettent l'opération du second œil à la saison suivante. De part et d'autre les avis sont justifiés par de bonnes raisons. Avec ceux qui opèrent les deux yeux le même jour, je crois pouvoir avancer : 1° qu'il est dangereux de soumettre deux fois le malade aux mêmes accidents, parce que si, lors de la première opération, il a fallu recourir aux saignées, on n'aurait plus la même ressource dans le cas où l'inflammation menacerait de compromettre l'œil opéré en second lieu; 2° que l'opération pratiquée le même jour sur les deux yeux à la fois n'est pas suivie de plus d'accidents que celle d'un seul œil; 3° qu'en attaquant les deux yeux, on a deux chances de rendre la vue au malade, et qu'il est rare qu'on n'en sauve pas un; 4° que si l'opération est faite à distance, l'œil opéré le premier gagne sur l'autre une force relative très grande, à laquelle ce dernier ne pourra pas atteindre toujours, parce que le malade négligera de l'exercer convenablement; 5° que si l'on ne réussit pas sur le premier œil opéré, le moral du malade sera dans les plus tristes conditions lorsque le chirurgien attaquera le second, et que cette circonstance nuira singulièrement au succès.

(1) *Annales d'oculistique*, vol. VI, p. 210, fév. 1843.

Les chirurgiens qui veulent laisser un intervalle entre ces deux opérations ne manquent pas non plus d'arguments solides. Les accidents, disent-ils, sont plus sérieux ; deux opérations, selon Dupuytren, doivent entraîner des suites plus graves qu'une seule ; souvent toute l'inflammation se porte sur l'un des yeux opérés, et le désorganise promptement ; si l'on opère par extraction, cela est surtout à risquer, suivant M. Carron du Villards, qui a vu fréquemment l'œil opéré se vider, par suite d'un blépharospasme sympathique, au moment où l'on opérait l'autre.

Ces craintes me paraissent pour la plupart exagérées, et je persiste dans l'opinion que quand la double cataracte est complète, et que le malade ne peut plus apercevoir aucun objet, on doit en général opérer les deux yeux le même jour. Si l'on a affaire à un sujet pusillanime ou nerveux, toutes choses égales d'ailleurs, on ne choisira point l'extraction, parce qu'elle pourrait être suivie de l'accident signalé par M. Carron. Sur tous les autres individus offrant des conditions favorables, on peut espérer de l'éviter avec de l'adresse, quelques précautions et un intervalle convenable de quelques instants seulement entre les deux opérations (dût-on, dans certains où le blépharospasme serait très fort, appliquer quelques bandelettes sur l'œil dont la cornée a été ouverte).

Cette règle d'opérer les deux yeux le même jour n'est cependant pas absolue ; il est des cas individuels dans lesquels la double opération, exécutée par des procédés différents, sera faite à distance. Si, par exemple, un œil doit être opéré par abaissement, et l'autre par extraction, on attendra, après avoir touché le premier, que tous les symptômes d'inflammation soient éteints pour opérer le second, parce que les accidents particuliers à une méthode pourraient, en contrariant le traitement indiqué par l'autre, compromettre de la manière la plus fâcheuse le résultat de l'opération. J'ai vu un chirurgien des hôpitaux de Paris faire un jour, sur un homme de son service, l'extraction d'un côté et l'abaissement de l'autre. Des vomissements survinrent pendant la nuit, et l'opération n'eut aucun succès. Cependant M. Amussat, à l'exemple de Weller, opère ainsi la cataracte, et obtient des résultats heureux.

V. Saison.

Plusieurs chirurgiens attachent une grande importance au choix de la saison dans laquelle l'opération doit être faite ; d'autres ne voient aucun inconvénient à opérer à toute époque de l'année, et, si l'on excepte toutefois le moment des chaleurs excessives, je pense que ces derniers ont complétement raison. L'humidité et le froid m'ont paru en général fort peu à craindre ; je n'ai point vu que ces conditions de température eussent une influence sérieuse sur le résultat de l'opération. La seule règle que je croie devoir suivre, c'est d'opérer au moment où la santé générale est la meilleure possible.

VI. Age du malade à opérer.

L'enfance, l'extrême vieillesse et chez la femme l'époque climatérique, ont été considérées comme des contre-indications de l'opération de la cataracte. L'âge climatérique seul me paraît, et encore dans de certaines limites, devoir être regardé comme tel : il est plus prudent d'attendre que la santé générale soit bonne. La vieillesse n'est que bien rarement une cause d'insuccès , lorsque l'œil est sain d'ailleurs. Les exemples de cataractes opérées sur des centenaires sont assez nombreux pour qu'il ne reste aucun doute à cet égard. L'année dernière encore (1845) j'ai opéré un homme de quatre-vingt-neuf ans, et sa vue s'est parfaitement bien remise. Quant aux enfants atteints de cataracte congéniale , il n'y a aucun inconvénient à les opérer lorsqu'ils sont arrivés à l'âge de douze, quinze à dix-huit mois (voy. *Cataracte congéniale*).

VII. Préparation à l'opération.

On a reconnu depuis longtemps qu'il est inutile de recourir à un traitement préparatoire avant l'opération de la cataracte, lorsque cette maladie est simple , et n'est le résultat ni d'une inflammation encore mal éteinte, ni d'une affection générale. Dans ces dernières circonstances, il faudrait bien se garder de songer à l'opération avant d'avoir soumis le malade à un traitement sévère , et assez long pour que ces complications et leurs causes fussent sûrement éloignées. Les saignées générales ou locales, les purgatifs répétés, le repos prolongé à la chambre, l'application des vésicatoires à la nuque, me paraissent au moins inutiles , si le malade est dans de bonnes conditions générales. Les vésicatoires, privant le malade de repos par les douleurs qu'ils lui occasionnent, me semblent un moyen nuisible dans tous les cas, et dangereux quand on opère par extraction, parce qu'ils empêchent le patient de conserver l'immobilité alors si nécessaire. Cependant lorsque les cataractés sont pléthoriques, habitués à faire bonne chère , sujets à une congestion vers la tête, il est sage de recommander une alimentation moins abondante et moins riche, et de pratiquer une saignée quelque temps avant l'opération. Au reste , dans tous les cas, quelques jours de régime ne sauraient nuire , et l'on fera bien de prescrire la veille un purgatif, pour débarrasser les intestins.

Si l'on opère vers le milieu du jour, le malade pourra le matin de bonne heure prendre quelque nourriture : un potage lui sera permis. Pour les personnes accoutumées à l'usage du café au lait, j'ai reconnu la nécessité de ne rien changer à cette habitude, parce qu'autrement elles sont d'ordinaire prises d'une céphalalgie qui ne les quitte pas de toute la journée.

Lorsqu'on a affaire à un malade pusillanime ou à un enfant, il est avantageux d'habituer l'œil au contact des instruments longtemps avant le jour fixé pour l'opération, dans le but d'éviter qu'il ne s'agite vivement dans l'orbite et ne se cache sous la paupière supérieure. Plusieurs personnes recommandent de toucher simplement les paupières avec un corps métallique mousse, persuadées que cette sensation de froid, pénible à supporter, est la principale cause des mouvements de l'organe. Je ne m'en tiens point à cette seule préparation. La paupière supérieure étant maintenue par un aide, je touche à plusieurs reprises le globe, avec un stylet mousse ordinaire, dans l'endroit même où la ponction doit être faite. Les femmes les plus nerveuses s'habituent facilement à la sensation désagréable que produit le contact de l'instrument, et l'on évite ainsi une double cause d'insuccès : les mouvements désordonnés de l'œil, et la syncope si fréquente chez les sujets de cette constitution. Dernièrement encore, j'ai eu l'occasion de m'applaudir d'avoir soumis à cette sorte de *répétition* de l'opération une dame qui, quelques mois auparavant, s'était levée brusquement au moment où elle s'était sentie piquée à la cornée, et avait ensuite nettement refusé l'opération.

VIII. Position du malade, du chirurgien et des aides.

Lorsque rien ne s'y opposera, le malade sera opéré assis; ce ne sera qu'exceptionnellement qu'il demeurera couché; de cette manière on pourra le mettre dans les meilleures conditions possibles de lumière. S'il reste au lit, on élève la tête par un oreiller, et le chirurgien est placé debout. Dupuytren, qui préférait l'abaissement, opérait toujours le malade dans cette position, pour éviter la syncope et empêcher le cristallin de remonter, ce qui, selon lui, arrive souvent par l'effet des mouvements du malade. D'autres chirurgiens opèrent aussi debout, mais font asseoir le malade sur une chaise haute; cela peut être très commode dans un amphithéâtre où tout est disposé par avance, mais il n'en est point ainsi, à coup sûr, dans la pratique privée; l'aide, dans ce cas, est obligé de monter sur un meuble placé derrière le malade, et il en résulte, outre le dérangement que cela occasionne, qu'il ne peut tenir avec solidité la tête, ni l'approcher suffisamment de l'opérateur sans s'exposer à tomber lui-même en avant.

La position la plus convenable à donner au malade, c'est de le faire asseoir sur une chaise basse, ou mieux encore, sur un petit tabouret. Lorsqu'on se sert de la chaise, on en tourne le dossier vers le côté du malade, afin que l'aide et le patient soient en contact immédiat. Le siége est placé près d'une fenêtre, et de manière que la lumière traverse obliquement la cornée du malade assis; le chirurgien a soin d'éviter qu'aucun reflet lumineux ne puisse venir occasionner d'erreur sur la position des parties qu'il doit traverser. Il se place en face du malade, sur un siège plus élevé, parce qu'ainsi les mouvements des bras s'exécutent sans aucune sorte de gêne. Les jambes du patient sont étendues entre les siennes, qui les fixent par une pression convenable. Il est des cas dans lesquels il est prudent, surtout si le malade est très nerveux, de lui attacher les genoux avec une serviette. Pour avoir omis cette précaution, je me suis trouvé deux ou trois fois véritablement embarrassé; une fois entre autres, pendant que j'opérais, les jambes du malade furent prises d'un tremblement si violent qu'elles venaient frapper contre les miennes, quelque effort que je fisse pour les retenir, et que, perdant l'immobilité nécessaire, je fus obligé d'appeler à mon aide une personne présente, qui fixa les jambes en les serrant fortement entre ses bras.

L'aide se place derrière le malade (voyez la fig. 42); de la main droite

Fig. 42.

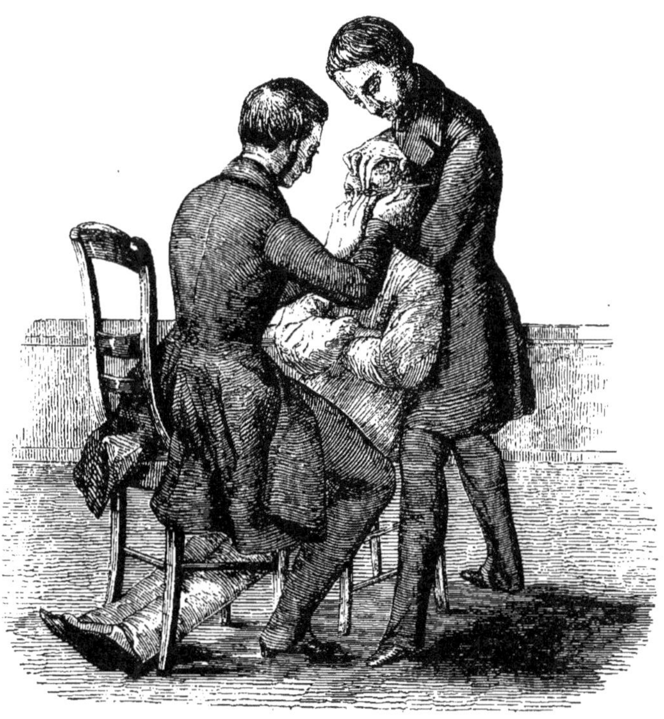

pour l'œil gauche, et réciproquement de la gauche pour l'œil droit, il soulève avec précaution la paupière supérieure. A cet effet, l'index et le médius de sa main sont d'abord appliqués sur le sourcil, et avec l'un et l'autre de ces deux doigts, alternativement, il entraîne de bas en haut la peau placée au-dessous, dans la partie correspondante au milieu de la paupière, jusqu'à ce que les cils de celle-ci se trouvent fixés sous l'index et le médius contre l'orbite; la pression doit être ménagée autant que possible, pour ne pas occasionner de douleur au malade. L'aide applique alors la face dorsale de sa main gauche (si c'est de la droite qu'il tient la paupière) contre la nuque du patient, de telle sorte que la région occipitale y rencontre un point d'appui solide, et il étend la jambe gauche en avant, de manière à trouver sur la droite, placée en arrière, un point fixe qui lui permette de s'opposer aux mouvements d'avant en arrière de la tête de l'opéré : sans cette précaution, il perd l'équilibre au moindre mouvement du malade, et abandonne brusquement la paupière, qui retombe sur les instruments déjà introduits dans l'œil. J'oubliais de dire qu'avant de saisir la paupière, il l'essuiera avec soin au moyen d'un linge fin, et qu'il frottera ses doigts avec une poudre de bois bien sèche ou avec de la craie. Il suivra attentivement les mouvements de l'opérateur, en exécutant certaines manœuvres dont nous parlerons plus loin.

Si l'on doit opérer les deux yeux immédiatement par extraction, il est convenable de cacher le premier œil opéré sous un bandeau médiocrement serré ; cette précaution l'empêchera quelquefois de se vider par l'effet des contractions énergiques de l'orbiculaire et des muscles, au moment où l'on attaquera l'autre : cependant elle est loin d'être toujours indispensable. Il est inutile d'y recourir, si l'on opère par abaissement. Si l'on n'a qu'un seul œil à toucher, il n'est aucunement nécessaire, pendant l'opération, de couvrir l'œil sain, à moins que le malade ne soit si pusillanime que la seule vue des instruments puisse le faire tomber en syncope.

Méthodes et procédés opératoires.

L'opération de la cataracte a pour but d'éloigner du champ de la vision le cristallin devenu opaque; on y parvient par deux méthodes générales.

Dans la première on fait disparaître le corps opaque de la pupille en le laissant dans l'œil.

Dans la seconde on l'extrait de l'œil.

Chacune de ces deux méthodes a été diversement modifiée, et il en est résulté un nombre infini de procédés et d'instruments; aussi n'entrerons-nous que dans les détails pratiques nécessaires, et laisserons-nous ceux qui ne seraient que purement théoriques.

Première Méthode.

ABAISSEMENT, BROIEMENT DE LA CATARACTE. — DILACÉRATION DE LA CAPSULE.

Le but de l'opérateur, lorsqu'il choisit cette méthode, est de faire disparaître le cristallin opaque du champ de la vision en le laissant dans l'œil. On y parvient de plusieurs manières :

1º On le plonge dans la partie inférieure de la coque oculaire en l'abaissant directement de haut en bas (*abaissement direct*), ou en le renversant d'avant en arrière (*réclinaison*).

2' On le morcelle en autant de parties que sa densité le permet (*broiement*).

3" On le soumet à l'action dissolvante de l'humeur aqueuse en le privant de sa capsule (*dilacération de la capsule*).

L'*abaissement*, le *broiement* et la *dilacération* de la capsule peuvent être exécutés en pénétrant dans l'œil par la sclérotique (*scléroticonyxis*) ou par la cornée (*kératonyxis*).

Nous étudierons ces procédés en les classant de la manière suivante :

I. Scléroticonyxis.
  A. Abaissement du cristallin.
  B. Broiement du cristallin.
  C. Dilacération de la capsule.

II. Kératonyxis.
  A. Abaissement du cristallin.
  B. Broiement du cristallin.
  C. Dilacération de la capsule.

I. SCLÉROTICONYXIS.

A. Abaissement de la cataracte.

L'invention de ce procédé remonte jusqu'à la plus haute antiquité ; Petit croit que l'abaissement par la sclérotique était connu en Égypte sous les règnes de Ptolémée-Soter et de son fils Ptolémée-Philadelphe, dont Hérophile et Érasistrate étaient contemporains. Il paraît, d'après M. Carron du Villards, qu'on en trouve des traces dans les plus anciennes traditions de l'Indostan et de la Chine. Gallien rapporte que de son temps il y avait à Rome, comme à Alexandrie, des oculistes qui pratiquaient exclusivement cette opération. Celse l'a décrite avec beaucoup de soin (lib. VII, ch. VII , d'après l'école d'Alexandrie, et depuis lors elle resta entre les mains des oculistes ambulants jusqu'au commencement du XVIIe siècle, époque à laquelle elle subit quelques modifications importantes, à partir du moment où Képler démontra que le cristallin n'était point l'organe de la vision, et ne remplissait que les fonctions d'une lentille.

Instruments. — On se sert pour cette opération d'une aiguille, qui a pris diverses formes qu'il est inutile ici de décrire. Les aiguilles les plus connues sont celles de Scarpa, de Schmidt, de Beer et de Dupuytren. Celle de Scarpa est la plus généralement employée ; elle est longue de 41 millimètres seulement, et se termine par une pointe un peu élargie, courbée en arc, et lisse sur sa convexité ; elle porte à sa face concave une crête réunissant deux surfaces inclinées. Dupuytren a supprimé cette arête, qui pouvait, selon lui, diviser le cristallin. Le manche est octogone, il présente un point noir sur sa face supérieure, pour indiquer au chirurgien la direction de la pointe, lorsqu'elle est plongée dans l'œil et masquée par les tissus. Cet instrument ainsi modifié réunit toutes les qualités nécessaires, et les changements par lesquels on a tenté de le perfectionner encore, ne me semblent mériter aucun intérêt. On n'oubliera pas qu'un chirurgien habile opérera tout aussi bien avec une aiguille qu'avec l'autre, et qu'Assalini, prisonnier de guerre et n'ayant d'autre instrument qu'une simple aiguille à coudre, débarrassa de leurs cataractes deux pauvres femmes aveugles, auxquelles il rendit la vue.

Soins préparatoires. — Le cataracté ayant observé le régime pendant quelque temps, ou, dans quelques cas, subi un traitement général convenable pour éloigner les complications de sa maladie, devra connaître d'avance le jour et l'heure de l'opération. On lui fera comprendre qu'elle n'est pas douloureuse par elle-même, et que le calme le plus parfait est nécessaire à son succès. La veille, le malade aura pris un purgatif, et il ne déjeunera le matin même qu'avec un potage, une tasse de lait ou bien de café au lait léger, s'il a depuis longtemps contracté cette dernière habitude. On recommande assez généralement de dilater la pupille un jour avant l'opération, et aussitôt qu'elle s'est ouverte, de cesser les instillations, pour éviter que la rougeur de la conjonctive, provoquée par la présence de la belladone, ne persiste jusqu'au moment fixé pour opérer. Dans la plupart des cas, la pupille demeure ouverte pendant le temps de la manœuvre, malgré la petite quantité de belladone instillée ; mais il en est d'autres, encore assez nombreux, dans lesquels cette ouverture se resserre dès que l'instrument a traversé la sclérotique, au point que le chirurgien ne voit plus qu'incomplétement ce qui se passe dans la chambre postérieure. Pour éviter cet inconvénient, il vaut mieux employer la belladone bien avant le jour fixé et jusqu'à la veille inclusivement, afin de faire perdre à l'iris pour longtemps sa mobilité ; sans cette précaution, lorsque la cataracte n'est pas très dure, il arrive après l'opération que quelques uns de ses débris, flottant en arrière de la pupille rétrécie, y trouvent un point d'appui, et s'y organisent trop souvent de façon à l'oblitérer. Le chirurgien, l'aide et le malade placés comme il a été dit plus haut, la paupière supérieure solidement maintenue, la lumière arrivant obliquement sur l'œil par-dessus le nez et n'éprouvant pas de reflets, l'opération est pratiquée de la manière suivante :

Premier temps. — Ponction. — Avec l'indicateur de la main droite, si c'est l'œil droit qu'il doit opérer, le chirurgien abaisse la paupière inférieure, et applique doucement le médius dans le grand angle, de manière, en couvrant la caroncule, à fixer le globe de ce côté par une pression convenable. L'aiguille, placée dans la main gauche, est tenue par les trois premiers doigts, tandis que les deux derniers s'appuient légèrement sur la région malaire, qu'ils ne doivent plus abandonner pendant toute l'opération. La face convexe de l'instrument regarde en haut et la pointe, vers le centre du globe ; l'un de ses tranchants est tourné en avant, l'autre en arrière. L'œil du malade étant dirigé du côté de l'angle interne, on plonge rapidement l'aiguille jusqu'à son collet dans la sclérotique, de dehors en dedans, d'avant en arrière et de haut en bas, de façon qu'après avoir paru vouloir toucher le centre du bulbe, la pointe se dirige en bas vers sa partie un peu externe et antérieure. Cette ponction est faite dans la direction des fibres du muscle droit externe, à 1 ou 2 millimètres environ au-dessous du diamètre transversal de l'organe, et à 3 ou 4 millimètres de la circonférence de la cornée, du côté externe de cette membrane. L'aiguille ayant pénétré le globe, il y a un court instant d'arrêt, et le second temps de l'opération commence.

La fig. 43 représente très exactement ce *premier temps* de l'opération : 1 est le manche de l'aiguille dont la lame 2, tournée la concavité en avant, est plongée dans l'œil ; on voit cette lame à travers la sclérotique qu'on suppose transparente. 3 et 4 sont les doigts de la main gauche de l'aide ; 5, 6, ceux de la main droite de l'opérateur ; *a* est le point d'immersion de l'aiguille, plongée dans l'œil jusqu'à son collet ; *b* représente la cataracte ; *c*, l'iris sain retiré vers les attaches ciliaires, par l'effet de la belladone.

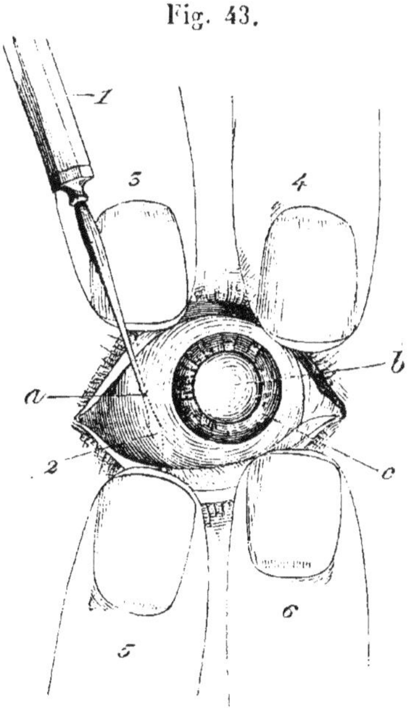

Deuxième temps. — Aiguille horizontalement placée dans la cham-

bre postérieure en avant de la capsule. — Nous avons laissé l'aiguille la pointe dirigée en bas vers la partie externe et antérieure du bulbe : au moyen du pouce on fait exécuter au manche un quart de rotation en avant sur son axe, de manière à diriger la concavité de la lance en arrière, et à avoir en avant le point noir placé au dos de l'instrument. On contourne le cristallin en bas à sa circonférence, de façon à ramener l'aiguille à la face antérieure de ce corps qu'elle ne doit point pénétrer; puis on baisse lentement le manche vers l'oreille du patient, en donnant peu à peu à l'instrument une direction horizontale, et la lance, ayant sa convexité en avant, se trouve bientôt placée derrière l'iris. On la pousse alors, toujours extrêmement lentement, vers le centre de la pupille, jusqu'au moment où elle y paraît en entier et avec tout son brillant métallique.

Ce temps de l'opération exige autant de lenteur et de prudence que le premier exige de rapidité, la lance passant entre l'uvée et la capsule, qui sont souvent en contact immédiat.

La fig. 44 donne une idée très juste de la place occupée par l'aiguille lorsque le *deuxième temps* est achevé. 1, manche de l'instrument sur lequel on voit le point noir indiquant que la convexité de la lance est par devant; 2, lance vue en avant de la cataracte, les petits points qui vont de cette lance jusqu'à *a*, lieu d'immersion de l'aiguille, marquant le trajet de l'instrument derrière la sclérotique et l'iris, qu'on suppose transparents; *b*, cristallin opaque; *c*, iris retiré vers ses attaches par l'effet de la belladone; 3, 4, doigts de la main gauche de l'aide; 5, 6, doigts de la main droite de l'opérateur.

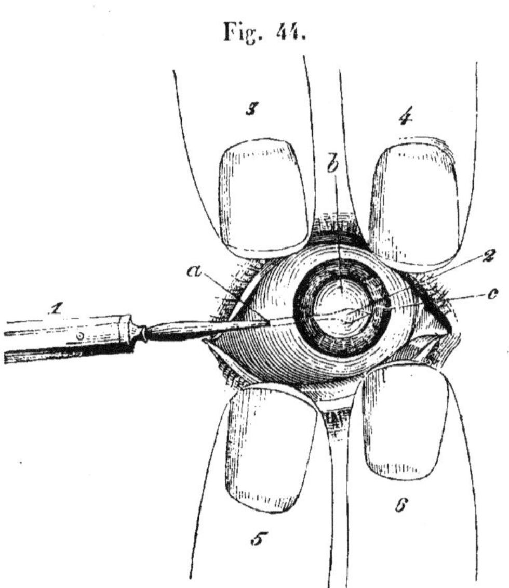

Fig. 44.

Troisième temps. — *Déplacement de la lentille.* — L'aiguille étant placée horizontalement dans la chambre postérieure, la pointe dirigée un peu en haut et en dedans, le cristallin se trouve ainsi croisé en écharpe par le fer de l'instrument. On peut à ce moment agir de deux manières : abaisser la lentille avec la capsule, sans s'occuper de celle-ci, ou commencer par l'incision de cette membrane, ce qui est préférable, surtout quand la cataracte est un peu volumineuse et à moitié molle. Si l'on veut abaisser en masse, l'aiguille étant placée comme il a été dit, on presse doucement sur le cristallin, d'avant en arrière et de haut en bas, de manière à l'abaisser un peu suivant cette direction; puis on relève l'aiguille pour la placer de nouveau comme elle était d'abord, et l'on recommence cette même manœuvre deux ou trois fois, jusqu'à ce que le bord supérieur du cristallin laisse voir libre la partie correspondante de la pupille. Alors on porte le plat de l'instrument sur ce bord supérieur, et par un mouvement de bas en haut du manche, on plonge la cataracte tout entière dans le fond de la coque oculaire. Dans ce dernier mouvement, la concavité de l'aiguille, si l'on s'est servi d'une aiguille convexe, doit regarder en bas et se trouver ainsi en rapport immédiat avec la capsule. Mais la plupart des chirurgiens choisissent de préférence pour l'abaissement une aiguille droite.

La fig. 45 représente le moment du *troisième temps* où le chirur-

Fig. 45.

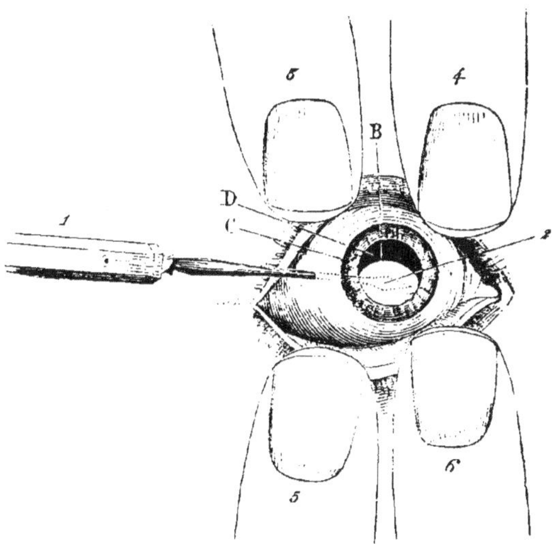

gien va plonger dans le fond de l'œil la cataracte déjà un peu abaissée. 1, manche de l'aiguille dont la convexité est en avant ainsi que l'indique le point noir : 2, lance posée à plat sur le tiers supérieur du cristallin ; B, cataracte un peu déprimée de haut en bas; C, iris retiré vers le corps ciliaire par l'effet de la belladone ; D, partie supérieure de la pupille débarrassée de la cataracte; 3, 4, doigts de la main gauche de l'aide ; 5, 6, doigts de la main droite du chirurgien.

Si l'abaissement en masse est impossible, à cause d'un certain degré de mollesse de la cataracte, on commence par diviser la capsule. On porte à cet effet l'un des tranchants de l'instrument sur cette membrane, et par quelques mouvements de va-et-vient de dedans en dehors, on l'incise dans une étendue correspondante à tout le champ pupillaire. Il y a avantage, aussitôt que l'aiguille est arrivée devant la capsule, à en diviser d'abord la partie inférieure, le cristallin trouvant dans cette direction une issue convenable. Il est facile de comprendre que si la membrane était d'abord déchirée en haut, et qu'on pressât d'avant en arrière sur la partie inférieure de la lentille, celle-ci pourrait culbuter par-dessus l'instrument et tomber dans la chambre antérieure. Il suffit lorsqu'on se sert de l'aiguille courbe, d'en promener la pointe sur la face antérieure de la membrane pour l'ouvrir convenablement : on évite de cette manière la blessure de l'iris par l'un des tranchants de la lance.

On modifie la manœuvre du troisième temps d'une manière avantageuse, en couchant à plat le cristallin dans la chambre postérieure, méthode qui a reçu le nom de *réclinaison*. Les légères pressions que nous avons recommandées ayant été faites, et le bord supérieur de la pupille commençant à se montrer libre, on place l'aiguille sur le cristallin, environ à la réunion de ses deux tiers inférieurs avec le tiers supérieur (voy. fig. 45), et on le couche à plat sous la partie inférieure externe du corps vitré. Ainsi renversé, le cristallin a sa face antérieure tournée en haut, et son bord supérieur en arrière. On ne devra pas perdre de vue la profondeur à laquelle l'aiguille aura été engagée, pour ne point comprimer trop fortement la rétine avec le cristallin, ni la blesser avec la pointe de l'instrument.

On modifie encore ce même temps de l'opération si la cataracte est très molle, en l'opérant par broiement. Au lieu d'abaisser directement ou de récliner le cristallin, on le morcelle sur place en autant de parties que cela est possible, afin de le livrer tout entier à l'action dissolvante de l'humeur aqueuse. (Voy. *Broiement.*)

Quatrième temps. — La lentille est maintenue abaissée. — Si l'aiguille dont on s'est servi est courbe, après avoir abaissé directement le cristallin ou l'avoir récliné, on la retournera de manière à en mettre la convexité en rapport direct avec la cataracte, qu'on maintiendra quelque temps en place dans le but de la laisser recouvrir par le corps vitré. On pourra avant de retourner ainsi l'instrument lui imprimer quelques petits mouvements de rotation sur son axe, pour le dégager dans le cas où il aurait pénétré dans la substance même du cristallin. Si l'aiguille est droite, il suffira, après l'avoir dégagée comme nous venons de le dire, de la tenir quelque temps appliquée sur la lentille.

La fig. 46 fera comprendre aisément le *quatrième temps*. On l'a représenté après la *réclinaison*. L'ai-
guille a entraîné le cristallin en
bas et en dehors dans le fond de
l'œil ; la lance est cachée derrière
ce corps ; A est le point d'entrée de l'instrument ; B, le cristallin couché à plat sous l'aiguille,
et vu à travers la sclérotique,
qu'on suppose transparente ; C
est l'iris retiré vers ses attaches
par l'effet de la belladone ; D, la
pupille redevenue parfaitement
noire.

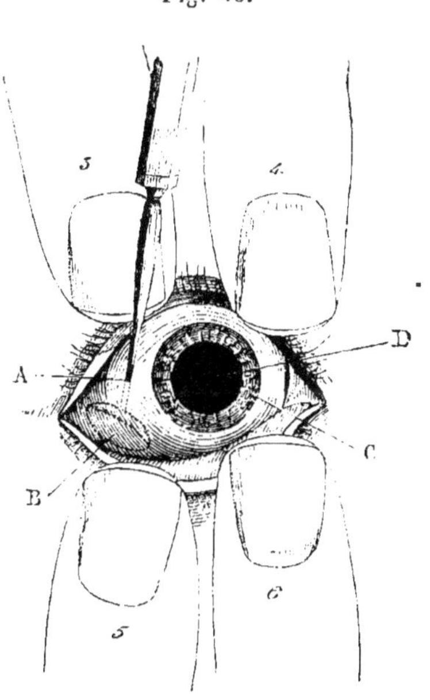

Fig. 46.

Lorsque le cristallin a été maintenu abaissé pendant huit à dix
secondes, l'opérateur ramène avec
précaution l'aiguille dans la pupille, et s'assure, en l'y laissant un
instant, qu'il ne tend pas à remonter ; si des débris de la cata-
racte sont demeurés dans l'ouverture pupillaire, il les détruit, puis
il retire ensuite l'instrument par la même route qu'il a parcourue dans
son introduction, pour éviter l'incision cruciale de la sclérotique dans
l'endroit de la ponction.

Le manuel que nous venons de tracer s'applique plus particulièrement à l'abaissement d'une cataracte lenticulaire dure, c'est-à-dire
au cas dans lequel l'opération offrira le plus de facilité. La manœuvre
est loin d'être toujours aussi régulière, surtout lorsque la cataracte
est molle à divers degrés, qu'elle est capsulaire, capsulo-lenticulaire,
ou plus ou moins liquide. Nous dirons quelques mots ailleurs sur ces cas
particuliers, et nous nous bornerons ici à signaler quelques uns des
principaux accidents qui surviennent pendant et après l'opération.

REMARQUES SUR LES ACCIDENTS QUI PEUVENT ARRIVER PENDANT
L'OPÉRATION. — *Premier temps.* — *Ponction.* — Un mouvement brusque de l'œil au moment où le chirurgien plonge l'aiguille à travers la
sclérotique, empêche que la ponction ne soit faite au lieu indiqué. Si
elle est au-dessus du diamètre transversal, l'abaissement est moins facile, moins régulier ; si elle est beaucoup trop au-dessous, les mouvements de la main sont gênés, et l'aiguille, trop inclinée, n'arrive que
difficilement à la partie supérieure du cristallin ; pratiquée exactement

dans le diamètre transversal, la ponction divise quelquefois des rameaux de l'artère ciliaire longue, en occasionnant ainsi une hémorrhagie interne; et si elle est faite trop près de la cornée, le corps ciliaire est blessé, et le cristallin très souvent embroché. J'ai observé des cas dans lesquels, par suite d'un mouvement inattendu de l'œil, la cornée a été traversée près de sa circonférence, et l'iris atteint en même temps. On évite tous ces accidents en approchant doucement la pointe de l'aiguille très près de l'endroit où doit être faite la ponction, qu'on pratique ensuite rapidement, sitôt qu'on s'est assuré de l'immobilité du globe. Il ne faut point, dans tous les cas, retirer l'aiguille lorsqu'elle est une fois implantée, à moins que l'opération ne soit impraticable par le fait même de l'accident survenu. Mais s'il arrive qu'un mouvement brusque du globe ou de la tête dégage l'instrument lorsque la ponction est faite, on en pratique une autre à côté de la première, par ce double motif qu'il n'y a point d'inconvénient sérieux à en agir ainsi, et qu'il serait très difficile, d'un autre côté, de faire retrouver à l'aiguille la voie qu'elle a déjà suivie.

Si la ponction a déterminé une hémorrhagie interne, on doit se hâter d'achever l'opération, parce que si la manœuvre se prolongeait trop, il deviendrait difficile d'éviter les membranes internes, le sang devant masquer bientôt la cataracte et l'aiguille. C'est, au reste, un accident rare.

La lésion du corps ciliaire n'est pas fort sérieuse, rarement elle détermine une réaction très forte, et compromet le succès de l'opération.

Lorsque le cristallin est embroché, on s'en aperçoit facilement aux divers mouvements que l'aiguille imprime à la cataracte et à l'iris, comme à la résistance qu'on éprouve à la faire manœuvrer. On essaie aussitôt de dégager l'instrument en le ramenant doucement vers son point d'entrée, et en lui imprimant de très petits mouvements de rotation sur son axe : trop étendus, ces mouvements contusionneraient les membranes internes, et l'iris en particulier.

Il peut se former entre la conjonctive et la sclérotique un épanchement de sang souvent assez considérable pour gêner la manœuvre. La muqueuse, soulevée largement autour de l'aiguille, forme une tumeur dont le volume égale quelquefois celui d'une noisette. On ne peut douter alors qu'on n'ait divisé un des gros vaisseaux qui rampent dans le tissu cellulaire sous-conjonctival, ou un vaisseau variqueux de la muqueuse même. On évitera cette piqûre en pratiquant la ponction au-dessus ou au-dessous des vaisseaux, ou bien entre leurs ramifications. Le volume de la tumeur est augmenté parfois d'une assez grande quantité d'humeur aqueuse ou vitrée, qui sort par la petite plaie scléroticale, surtout lorsque le corps hyaloïde est ramolli. Si la tumeur est forte et gêne le rapprochement des paupières, on peut diviser la conjonctive dans une étendue suffisante pour enlever le caillot sanguin qu'elle recouvre. Cette même petite opération devient nécessaire quand une grande partie du corps vitré a glissé sous la muqueuse.

Au moment où la ponction est faite, le malade se trouve pris quelquefois de mouvements spasmodiques très étendus. Il arrive assez souvent alors que la tête est portée brusquement en arrière, et que l'aiguille se dégage de l'œil : dans ce cas, la faute appartient, à la fois, à l'aide et à l'opérateur : l'aide n'a pas convenablement appuyé la tête du patient contre sa poitrine, ou a négligé de prendre la pose que j'ai fait représenter dans la fig. 42, p. 557, et il a été brusquement repoussé en arrière ; le chirurgien a oublié que dans les opérations sur l'œil, la main qui tient l'instrument doit prendre sur la face du malade un point d'appui qu'elle ne doit plus quitter, lors même que la tête serait agitée de mouvements très étendus. Dans d'autres cas, c'est une syncope qui produit cet accident, qu'on préviendra aisément en habituant d'avance le malade au contact de l'instrument, comme nous l'avons dit lorsque nous nous sommes occupé des soins préparatoires.

Lorsque, la tête étant convenablement maintenue, l'œil, au moment où il vient d'être blessé par l'instrument, fuit avec rapidité, en se dégageant par un mouvement brusque de l'aiguille, comme nous l'avons dit plus haut, cela vient de ce qu'en pratiquant le temps de ponction le chirurgien a oublié qu'il doit tenir le globe fixé par l'aiguille, et en arrêter ainsi tous les mouvements.

La paupière supérieure échappe assez fréquemment à l'aide peu exercé, et tombe sur l'instrument qui a pénétré dans l'œil. Si l'on est sûr de sa main, on peut le laisser en place jusqu'à ce que l'aide ait repris la paupière ; il serait plus prudent, si l'on ne se sentait pas bien maître de la direction de l'aiguille, de la retirer entièrement, sauf à faire une seconde ponction. Il m'est arrivé une fois, par suite du peu d'expérience de mon aide, d'être obligé de la faire sortir de l'œil, et de l'y introduire une seconde fois ; il n'en est résulté aucune inflammation. C'est le cas de faire remarquer ici combien il est nécessaire en pareille circonstance que le chirurgien conserve son sang-froid, et se garde de parler à l'aide avec plus de vivacité que de coutume ; autrement l'inquiétude du malade provoquerait des mouvements du globe, qu'on pourrait difficilement arrêter. D'un autre côté, l'aide, rassuré par le calme du chirurgien, se troublera moins et exécutera plus fidèlement et avec plus de rapidité l'ordre donné.

Deuxième temps. — Aiguille dans la pupille. — Lorsqu'on abaisse trop fortement le manche vers la tempe du malade, la pointe de l'aiguille vient s'appuyer contre l'iris, et piquer cette membrane. Si l'instrument n'est pas exactement posé à plat sur la cataracte, en d'autres termes, si l'un de ses tranchants est tourné en avant et l'autre en arrière, le premier blesse la face postérieure de l'iris, sur lequel on voit apparaître quelques gouttelettes de sang. Il peut même arriver, si l'on manœuvre brusquement et avec maladresse, que la pointe traverse l'iris, et se montre brillante dans la chambre antérieure. Tout aussitôt la pupille se resserre énergiquement, et la manœuvre devient extrêmement difficile ; c'est pour ce motif, outre les autres raisons que nous avons exposées, qu'il est bon d'employer longtemps d'avance les instillations de belladone.

Si l'on n'abaisse pas assez vers la tempe le manche de l'instrument, on s'expose ou à embrocher le cristallin, accident que nous avons déjà noté en parlant de la ponction, ou à faire passer l'aiguille immédiatement entre ce corps et la capsule. Dans ce dernier cas, l'aiguille recouverte par le tissu de la membrane paraît terne, en quelque sorte dépolie, et n'a plus ce brillant métallique si facile à reconnaître. On risque alors, surtout si la cataracte est molle, de se fourvoyer dans l'espace intra-capsulaire, et de mal exécuter la manœuvre du troisième temps. Pour éviter cette fausse direction, on prendra soin de constater que l'aiguille est libre en avant de la capsule, et si cela n'est pas, on la retirera doucement vers le côté externe de la pupille, puis on fera attention de revenir dans cette ouverture, en poussant la pointe de l'instrument vers la chambre antérieure.

Le deuxième temps de l'opération est modifié quand il s'agit d'une cataracte capsulaire ; les adhérences qui la retiennent à la pupille exigent que l'opérateur conduise l'instrument à travers un interstice jusqu'au-devant de l'opacité ; cette circonstance nécessite souvent le déplacement de la ponction, qui est faite alors ou plus bas ou plus haut, selon la direction de la lacune qui permettra l'introduction de l'aiguille. Il est inutile de répéter qu'on devra essayer de rompre les adhérences avant de passer au temps suivant de l'opération. A cet effet, on dirige l'un des tranchants de l'instrument sur les petites brides qui retiennent la pupille, et on les détruit une à une par des mouvements prudemment dirigés de dehors en dedans, et répétés autant de fois que cela est nécessaire : il y a avantage à commencer par les adhérences inférieures. Si le tranchant est mal dirigé, l'iris est atteint quelquefois, et l'on voit alors une gouttelette de sang glisser sur la membrane, et s'arrêter dans la chambre antérieure. On évitera cette piqûre en se servant d'une aiguille droite, dont le tranchant sera incliné légèrement vers la capsule.

Troisième temps. — *Déplacement de l'opacité.* — Lorsque le cristallin est dur, la manœuvre s'exécute facilement ; il n'en est pas de même lorsqu'il est d'une densité moindre ; c'est alors que quelques accidents sont à craindre, et le principal est la chute de la cataracte dans la chambre antérieure. Elle arrive lorsqu'on presse maladroitement trop au-dessus ou surtout trop au-dessous du diamètre transversal de la lentille, ou lorsque la capsule a été préalablement divisée dans l'un de ces deux endroits. Tout mouvement brusque doit à ce temps de l'opération être interdit; c'est en agissant avec lenteur et par des pressions de haut en bas très ménagées, qu'on parvient à abaisser le noyau lorsqu'il traverse la substance corticale en la laissant en place, ce qui arrive très souvent. Pour abaisser autant que possible tout le cristallin, on commence par le séparer à sa circonférence de ses attaches normales, en le déprimant toujours de haut en bas avec précaution. Malgré tous les efforts qu'on a faits pour débarrasser d'un seul coup la pupille, on voit souvent dans cette ouverture des débris opaques nombreux qui, en se réunissant, reconstitueraient une cataracte secondaire, si on les laissait en place. On les charge l'un après l'autre avec l'aiguille, et on les abaisse, ou, si cela ne se peut, on les disperse de tous côtés pour que la résorption s'en fasse plus aisément.

Si, nonobstant les précautions qu'on a prises, le *cristallin est tombé dans la chambre antérieure*, on doit, de crainte qu'il ne réagisse sur l'iris et que la pupille ne se resserre, se hâter d'essayer de le harponner avec l'aiguille qu'on fait passer à travers cette ouverture. C'est surtout vers le centre du noyau qu'il convient de diriger l'instrument; autrement ou courrait risque de blesser la cornée, et de ne pouvoir ramener le cristallin en arrière, à cause du peu de résistance des couches de sa circonférence. Quand les essais qu'on a faits demeurent infructueux, il est prudent de l'extraire immédiatement par la cornée, surtout s'il est volumineux, l'absorption ne devant le faire disparaître qu'après un temps considérable, et sa présence devenant la cause d'inflammations successives qui peuvent compromettre l'œil tout entier. J'ai publié dans la *Gazette des Hôpitaux*, en 1841, un cas dans lequel le cristallin, tombé vingt-quatre heures après l'opération dans la chambre antérieure, s'est résorbé au bout de quelque temps; j'ai vu, depuis, le même fait se reproduire également sur un vieillard, et une autre fois sur une femme de cinquante et un ans; Dupuytren a constaté le même résultat sur un de ses opérés, après trois mois de séjour à l'hôpital; mais même dans ces cas exceptionnels et heureux, les malades ont été tourmentés d'ophthalmies répétées jusqu'à l'entière disparition de la lentille, qu'il eût été bien préférable d'extraire.

Si des débris nombreux de la substance corticale du cristallin passent dans la chambre antérieure, il est avantageux de les y laisser sans s'en occuper. On sait qu'on facilite la résorption d'une cataracte molle, en faisant traverser la pupille à quelques uns de ses débris.

L'iris peut gravement souffrir dans ce temps de l'opération, si, comme cela arrive très fréquemment, des adhérences existent entre cette membrane et la cataracte, et qu'elles n'aient point été aperçues. En pressant sur le cristallin d'avant en arrière, on voit alors l'iris entraîné dans ce sens ; toutes ses fibres convergentes sont énergiquement tendues, et si les adhérences qui le retiennent ne se rompent sous l'influence de la pression qu'on exerce, il se décolle le plus souvent en haut et en dedans, dans une étendue considérable. Du sang vient alors se mêler immédiatement à l'humeur aqueuse, et la cataracte est masquée. On prévient ce grave accident en divisant les adhérences *dans le second temps*, comme nous l'avons recommandé, et en n'essayant d'abaisser que lorsque la lentille est parfaitement libre. Si l'iris est blessé malgré ces précautions, on se hâte de retirer l'instrument de l'œil, et de prescrire un énergique traitement antiphlogistique.

Quatrième temps. — L'opacité est maintenue abaissée. — Lorsqu'on relève l'aiguille dans la pupille, après avoir abaissé la cataracte, il arrive souvent que celle-ci remonte dans l'ouverture pupillaire, quelque peine qu'on se donne pour l'en tenir éloignée ; cet accident est surtout très fréquent dans les cataractes capsulaires ou capsulo-lenticulaires. Il est presque toujours dû à la présence d'une adhérence élastique très fine, qui maintient l'opacité en rapport de continuité avec l'iris. Après une ou deux tentatives infructueuses, on recherche le siége de l'obstacle, qu'on essaie de détruire avec le tranchant de l'instrument. Mais c'est là une manœuvre difficile, et elle échoue dans un si grand nombre de cas, qu'il vaut mieux, de peur de produire des lésions graves et une réaction très forte, l'abandonner que de la répéter trop longtemps. D'ailleurs la résorption amène des modifications dans la forme de l'opacité, et la pupille peut se trouver par là débarrassée. On aurait encore la ressource d'extraire la cataracte à travers une ponction faite à la cornée ou à la sclérotique. Lorsqu'il s'agit d'une cataracte lenticulaire, on l'abandonne dans la pupille quand elle remonte, mais on a soin de la morceler, si cela se peut, ou au moins de diviser largement la capsule. C'est surtout dans les cataractes secondaires qu'on voit cette membrane remonter dans la pupille, quelque effort qu'on fasse pour l'abaisser. On n'a point d'autre ressource alors que l'extraction ; et dans quelques cas mêmes ce dernier moyen manque, lorsqu'une opacité, en tout point semblable d'aspect à une toile d'araignée, s'est organisée au loin dans la pupille : par sa finesse elle ne donne pas de prise aux instruments avec lesquels on cherche à la saisir, et elle est si élastique, qu'elle se laisse entraîner sans difficulté dans tous les sens, pour reprendre tout de suite après la place qu'elle occupait d'abord. D'autres fois c'est une capsule flottante, n'ayant aucun point d'attache, qui se balance dans la pupille ; si on veut l'abaisser à l'aiguille, elle remonte sans cesse, étant d'une densité moins grande que l'humeur aqueuse.

Il est enfin un accident commun à tous les temps de l'opération, c'est la rupture de la pointe de l'aiguille dans l'œil ; le plus souvent c'est sur la cataracte même qu'elle se brise ; alors on doit l'extraire avec celle-ci, dans le but d'éviter la suppuration du globe, résultat malheureusement déjà observé par Pellier. « Juengken, dit M. le docteur » Deval (1), a vu cet accident survenir dans une réclinaison qu'exécu» tait un illustre opérateur ; la cornée fut ouverte sur-le-champ, et » l'on eut le bonheur d'extraire avec la cataracte le fragment métalli» que. » Si un grand fragment de la lance est demeuré dans l'œil, on doit certainement se hâter de l'extraire ; mais il n'en sera pas de même s'il ne s'agit que d'une très petite portion de la pointe, l'oxydation pouvant l'emporter. J'ai observé moi-même ce fait dans un cas où j'opérais un vieillard ; la pointe de l'aiguille se rompit sur le noyau du cristallin, et aucun accident ne survint. Cline rapporte un autre exemple semblable, dans lequel la pointe, tombée dans la chambre antérieure, s'oxyda et disparut, sans occasionner de suites fâcheuses.

PANSEMENT. — Rien n'est plus simple que le pansement de l'œil après l'opération par abaissement. Le malade est conduit immédiatement vers son lit avec précaution : il aura soin pour s'y rendre de tenir la tête droite, et d'éviter surtout de se baisser brusquement en avant ; ses habits lui seront ôtés doucement, il se couchera sur le dos et on lui maintiendra la tête haute au moyen d'oreillers. On a assez l'habitude en France de cacher l'œil sous d'épaisses compresses, et de fermer les paupières au moyen de bandelettes de taffetas d'Angleterre. Tout cela est pour le moins inutile ; il suffit d'appliquer sur l'œil opéré une compresse mouillée d'eau froide, qu'on renouvelle autant de fois qu'il est nécessaire, pendant vingt-quatre ou trente-six heures, plus ou moins. Si le froid détermine quelques douleurs névralgiques, on cesse aussitôt. Quand un seul œil est opéré, on prescrit assez généralement de fermer l'autre par des agglutinatifs ; je pense que cela n'est pas nécessaire, et qu'il suffit de recommander au malade d'en tenir les paupières rapprochées. La chambre où il est couché doit être obscure, mais non pas complétement privée de lumière. On éloigne de lui tout ce qui pourrait troubler son repos physique et sa tranquillité d'esprit. S'il n'y a point d'accident, quelques potages seront permis pendant les pre-

(1) Deval, *loco citato*, page 100.

mières vingt-quatre heures; plus tard on donnera une nourriture plus abondante, quoique légère.

Remarques sur les accidents qui peuvent arriver après l'opération. — Le plus fréquent des accidents qui surviennent après l'opération par abaissement, c'est l'*iritis* avec ses suites, comme l'hypopion, les fausses membranes dans la pupille, l'atrésie de cette ouverture, etc. On a aussi à craindre les vomissements, la réascension du cristallin (cataracte lenticulaire secondaire), sa chute dans la chambre antérieure, une cataracte secondaire capsulo-lenticulaire ou capsulaire, et, dans d'autres cas, l'amaurose ou des douleurs névralgiques circum-orbitaires. L'abaissement détermine quelquefois encore la rupture et la fonte purulente de l'œil à la suite du phlegmon de cet organe; parfois l'œil s'atrophie sans avoir été préalablement le siége d'une inflammation vive; enfin, dans d'autres circonstances, heureusement exceptionnelles, la mort est la suite de l'opération.

En maintenant après l'opération la pupille sous l'influence de la belladone pendant quelques jours, on prévient jusqu'à un certain point l'iritis, ou du moins on empêche ainsi que les exsudations qui surviennent pendant sa durée n'oblitèrent la pupille. Si l'inflammation iridienne se développe malgré cette précaution, on la combat par des antiphlogistiques énergiques, par les saignées générales et locales, les frictions mercurielles belladonées autour de l'orbite, le calomel à l'intérieur, la diète, et, dans quelques cas, la paracentèse.

Les caractères de l'iritis sont alors les mêmes que ceux que nou avons déjà décrits à l'iritis au deuxième et au troisième degré (voy. pag. 413). Souvent la cornée est entourée par un chémosis séreux, quelquefois même par un chémosis phlegmoneux; la sclérotique est injectée, de vives douleurs, revenant le soir, s'irradient du front à la tempe, à la mâchoire, à tout un côté de la face, etc.; les paupières sont infiltrées, rouges; le malade peut à peine les écarter.

L'apparition de l'*iritis*, après l'opération de la cataracte par abaissement, est assez souvent précédée de *vomissements* très fatigants pour le malade; d'autres fois, et c'est heureusement le cas le plus fréquent, ces vomissements sont purement nerveux. On croit assez généralement qu'ils se rattachent alors à une lésion des nerfs ciliaires, ou à la contusion de la rétine. Sabatier pense qu'ils sont le résultat de la blessure du muscle droit externe, dans sa partie tendineuse, et que la sixième paire, qui s'y distribue, joue le principal rôle dans leur production. Cette supposition pourrait être avantageusement soutenue, si la ponction faite sur un autre point de l'œil ne déterminait pas le même résultat, comme nous le verrons en parlant de la kératonyxis.

Selon Chélius et d'autres auteurs, la *réascension du cristallin* serait rare. Suivant eux, on prend souvent pour la lentille des portions de capsule soudées par l'inflammation. Il est fort vrai que la cataracte capsulaire secondaire est plus commune; cependant la réascension du cristallin est loin d'être une exception. Il remonte dans la pupille complétement ou incomplétement, et se fait voir quelquefois par sa circonférence tournée en avant. Si l'opération a été mal faite, cet accident, qui constitue la *cataracte lenticulaire secondaire*, survient immédiatement lorsque l'aiguille est à peine retirée de l'œil. Le cristallin remonte encore dans la pupille le quatrième ou le cinquième jour, lorsque la cataracte à moitié molle s'est gonflée de liquide, et a pris un volume plus considérable que celui qu'elle offrait au moment de l'opération. Il n'est pas rare que des symptômes d'inflammation se montrent alors du côté de l'iris. L'imprudence du malade ou de violents efforts de toux, de même que le ramollissement du corps vitré, font quelquefois remonter le cristallin, immédiatement ou longtemps après l'opération. Beer en a vu remonter un que Hilmer avait abaissé trente ans auparavant; cet accident avait été déterminé par une chute sur la tête.

Il peut arriver qu'ayant diminué de volume par la résorption, le cristallin traverse la pupille et *tombe dans la chambre antérieure*. Une fois, chez un de mes opérés qui était atteint de violents accès de toux, et chez lequel il y avait *synchisis* (ramollissement de l'humeur vitrée), la lentille a traversé la pupille vingt-quatre heures après l'abaissement. Dans un autre cas, le même accident survint trois ans après la réclinaison. Plusieurs fois j'ai vu la même chose arriver après un temps plus long encore; tous les auteurs citent des faits analogues.

La *cataracte capsulo-lenticulaire secondaire* se voit souvent à la suite de l'opération; mais c'est la *cataracte capsulaire* qui est la plus fréquente. Les débris de la substance corticale, lorsque la lentille est molle et n'a pu être abaissée d'une seule pièce, s'organisent ensemble de manière à masquer l'ouverture pupillaire et constituent la première de ces deux variétés, tandis que la seconde est formée par la capsule mal divisée.

L'amaurose est assez fréquemment la conséquence de l'abaissement : elle survient rarement au moment même de l'immersion du cristallin sous le corps vitré, pourtant on en a vu quelques exemples. Le plus souvent cette maladie se montre après un temps assez long. Elle est alors toujours précédée d'une inflammation plus ou moins forte. Dans quelques cas heureux, elle disparaît après un ou deux mois, et la vision redevient parfaite; dans d'autres, au contraire, la vue est complétement perdue. Il faut se garder de croire que l'amaurose soit en général le résultat d'un abaissement trop profond du cristallin dans l'œil, et d'une paralysie de la rétine par suite de compression ; cela peut arriver sans doute, mais c'est une exception. Presque toujours, dans cette complication, j'ai vu le cristallin récliné assez haut et non résorbé encore, flotter dans la chambre postérieure. Tel est le cas d'un sabotier de Saint-Germain, que j'ai opéré de l'œil gauche, et chez lequel, pendant deux ans, j'ai observé le balancement du cristallin en arrière de l'iris. La présence de ce corps déterminait de temps à autre une inflammation peu marquée des séreuses de l'œil, et je ne doute pas que ce n'ait été là l'origine de l'amaurose survenue longtemps après l'opération.

La présence du cristallin dans le fond de l'œil détermine l'amaurose d'une autre manière, en donnant lieu à des *névralgies circumorbitaires* qui, dans beaucoup de cas, deviennent un signe précurseur d'une des plus redoutables affections de l'œil, le *glaucôme* (voyez ce mot). Les douleurs s'irradient du front à la tempe, à la mâchoire, à tout un côté de la face, sans s'accompagner toujours d'une inflammation aiguë. Elles reviennent avec une certaine régularité, et ne disparaissent entièrement que longtemps après l'abolition complète de la vision. La choroïde présente alors les traces d'une affection très grave (voyez *Choroïdite*). Dans d'autres cas non moins malheureux, ces douleurs accompagnent un iritis qui reparaît à chaque instant, sans que rien puisse expliquer la cause de son retour. Pendant quatorze mois cet iritis s'est représenté tous les douze à quinze jours avec un hypopion et un hyphéma, chez le nommé Mouton, dont j'ai publié l'histoire dans l'*Examinateur médical*.

La *rupture de l'œil* est un fait rare ; je n'en connais que deux observations. Dans la première, recueillie par M. Lisfranc à la clinique de Dupuytren, le lendemain de l'opération la conjonctive s'enflamma un peu, et le troisième jour l'œil se rompit, sans qu'il fût possible d'en reconnaître la cause. On supposa que l'accident avait été déterminé par une sécrétion trop abondante de l'humeur aqueuse (1). Dans la seconde, chez une femme que j'ai opérée de l'œil droit par abaissement, l'œil fut frappé d'une inflammation interne si violente, que la cornée éclata le troisième jour après l'opération. Cette femme avait été autrefois atteinte d'un iritis, ainsi que le prouvaient de nombreuses adhérences établies entre l'iris et la capsule.

Le *phlegmon de l'œil* après l'abaissement se montre assez fréquemment quand l'organe a été le siège d'inflammations internes assez

____

(1) Dupuytren, *Leçons orales de clinique chirurgicale*, faites à l'Hôtel-Dieu de Paris, recueillies et publiées par MM. les docteurs Brierre de Boismont et Marx, 2ᵉ édition, 1839, 6 vol. in-8°, tome III, page 305.

vives. On doit surtout le craindre lorsqu'un chémosis phlegmoneux fort large accompagne un iritis suraigu. Rarement il survient si l'œil est demeuré sain jusqu'au moment de l'opération, et que celle-ci ait été bien faite. Le phlegmon de l'œil est un accident des plus graves, puisqu'il peut devenir une cause de mort, comme nous le verrons plus loin.

L'*atrophie* de l'œil s'observe quelquefois sans qu'aucune inflammation vive ait suivi l'opération. Cet accident, qu'on voit également survenir après l'opération de la pupille artificielle, lorsque la nutrition de l'œil opéré est profondément altérée depuis longtemps, arrive lorsqu'on opère par abaissement des yeux préalablement atteints d'un ramollissement très avancé de l'humeur vitrée.

La *mort* a été bien rarement notée à la suite de l'opération de la cataracte. En voici une observation recueillie à la clinique de Dupuytren par M. J. Levesque (1) : « *Cataracte double. — Opération par abaissement aux deux yeux. — Le même jour inflammation de l'œil droit. — Arachnitis suraiguë. — Mort. — Autopsie.* — Geneviève Barra, âgée de cinquante ans, journalière, d'une forte constitution, d'un tempérament sanguin, habituellement bien réglée, avait depuis quatre ans un commencement de cataracte à l'œil droit ; lorsqu'elle fut admise à l'Hôtel-Dieu, l'opacité du cristallin était complète. Depuis deux ans la même maladie s'est emparée de l'œil gauche. Le 15 novembre 1820, jour de son entrée, la malade était dans l'état suivant :

» Les yeux sont beaux, les cataractes d'une belle couleur grise, les pupilles très mobiles ; aucune douleur à la tête, aucune douleur rhumatismale ; santé générale parfaite. Le 17, un purgatif fut administré, et un bain prescrit le 19. »

Le 21 novembre, opération des deux côtés ; elles furent promptes et faciles ; cependant, à gauche, le cristallin remonta après une première dépression, avant que l'aiguille fût retirée de l'œil ; on l'abaissa de nouveau. La malade fut assez bien pendant la journée ; le soir, douleurs légères à la tête et à l'œil droit. Le lendemain, céphalalgie plus forte, quelques vomissements bilieux, douleurs vives à l'œil (forte saignée du pied, sinapismes aux jambes). Léger soulagement d'abord, mais bientôt les douleurs sont aussi violentes qu'avant (quarante sangsues au col).

» Le 23, peu de soulagement ; l'œil droit est énormément tuméfié ; les paupières sont tendues, luisantes ; elles laissent échapper du pus ; l'œil gauche est bien, il est exempt d'inflammation. La fièvre est forte, la chaleur vive, la soif intense (vingt-six sangsues autour de l'œil, six

(1) Dupuytren, *loco citato*, tome III, page 306-7.

grains de calomélas, pédiluves sinapisés). Malgré ces moyens, les symptômes augmentent, il survient du délire. Le 24, même état (vésicatoires aux cuisses). Le soir, convulsions violentes, et qui simulent des accès d'épilepsie. Évacuations involontaires. Mort le 25, à onze heures du matin.

» L'ouverture fut faite à l'amphithéâtre le lendemain matin. L'œil droit était énormément tuméfié, rempli de pus; on ne distinguait plus les humeurs. L'œil gauche n'était pas enflammé : le cristallin était enfoncé dans la partie inférieure du corps vitré; les méninges recouvrant l'orbite droit étaient rouges et injectées; l'arachnoïde recouvrant la partie inférieure et antérieure de l'hémisphère droit n'était qu'injectée, mais elle conservait sa transparence. Celle qui recouvrait la face supérieure et antérieure et le côté externe du même hémisphère, était opaque, et sa surface était recouverte d'une couche couenneuse, purulente, jaunâtre et épaisse dans quelques endroits, verdâtre et plus mince dans d'autres, fort adhérente; les vaisseaux qui se voyaient dessus étaient gorgés de sang. Tout autour de cette couche couenneuse l'arachnoïde était rouge et injectée. La substance du cerveau qui était au-dessous était ramollie. Du côté gauche, à la partie antérieure de l'hémisphère, l'arachnoïde paraissait seulement rouge. La substance du cerveau était généralement injectée; les ventricules latéraux contenaient chacun une cuillerée de sérosité.

» Tous les autres organes étaient sains. »

Je n'ai jamais constaté d'accidents semblables, ni chez mes opérés de cataracte, ni chez ceux que j'ai observés ailleurs. Une fois pourtant il m'est arrivé de voir mourir une jeune fille, que j'avais opérée à Versailles en présence du respectable M. Boucher, médecin d'une grande et longue expérience. La malade, âgée de dix-sept ans environ, portait des cataractes lenticulaires demi-dures, qui se trouvaient complètes depuis près d'une année; elle était d'une constitution extrêmement chétive, et souffrait depuis longtemps de diverses indispositions mal caractérisées. Choisissant un moment où elle paraissait mieux portante, je l'opérai par abaissement, et la vue fut rendue sans aucune difficulté. Pendant huit jours les choses allèrent très bien; mais alors un iritis assez léger étant survenu, je prescrivis, de concert avec M. Boucher, l'application de quelques sangsues à la tempe, des frictions mercurielles autour de l'orbite et six pilules, contenant chacune cinq centigrammes de calomel et de belladone, à prendre une le matin, une autre le soir. L'inflammation ayant sensiblement diminué, nous nous bornions à l'expectation, lorsque tout-à-coup, au moment où les yeux semblaient aller beaucoup mieux et n'offraient presque plus d'injection, la jeune fille fut prise de vomissement, de délire, et mourut. L'autopsie ne nous fut point permise. Je pensai que dans ce cas malheureux la mort fut le résultat de la belladone qui vint encore augmenter la faiblesse de la malade, lorsque j'appris qu'à notre insu ses parents lui avaientfait prendre six autres pilules en se servant de notre première ordonnance, qu'ils avaient envoyée chez le pharmacien.

Du reste, je n'ai jamais rien vu qui justifiât la pensée que l'opération de la cataracte, même lorsque aucun accident n'en est venu compromettre le succès, peut exercer une influence fâcheuse sur la durée de la vie de ceux qui la subissent, ainsi que l'a écrit un auteur anonyme dans les *Annales d'oculistique*, et je me trouve d'accord en ceci avec MM. Van Onsenoort, Maunoir de Genève, Pamard, Carron du Villards et Lusardi.

AUTRES PROCÉDÉS POUR L'ABAISSEMENT. — Les procédés pour l'abaissement de la cataracte ont été diversement modifiés. On a pensé qu'il y aurait avantage à faire pénétrer l'aiguille d'abord en arrière du cristallin, pour attaquer en premier lieu la capsule postérieure, afin que, dans quelques cas, le feuillet antérieur pût être respecté. D'autres chirurgiens, comme M. Mackenzie, veulent qu'on n'attaque la cataracte qu'après la division préalable de l'hémisphère postérieur, puis de l'antérieur de la capsule, en pénétrant par la sclérotique. Pour d'autres encore, c'est le point de ponction qui varie. Il en est qui recommandent que le corps vitré soit largement divisé, soit après, soit avant l'abaissement, afin que, par la forme convexe qu'il prendra dès lors, il remplace jusqu'à un certain point les fonctions de la lentille. On a essayé de soulever l'opacité (*Pauli*, page 184), d'abord par la sclérotique, et plus tard par la cornée, dans le but d'empêcher la réapparition de la cataracte dans la pupille : pour cette manœuvre, le bord supérieur du cristallin est contourné avec la pointe de l'aiguille, qui incise le corps vitré; puis l'instrument, porté au-dessous de la lentille, la soulève et la pousse dans la plaie de l'hyaloïde. C'est un procédé défectueux sous tous les rapports, et qu'un chirurgien de Paris a exécuté dans ces derniers temps, sans se douter des essais déjà tentés avant lui par Pauli. Nous ne croyons rien avancer de trop, en disant que M. Hervez de Chégoin (pour le procédé de M. Hervez, voir l'*Abeille médicale*, n° de janvier 1845), et M. Jobert de Lamballe qui l'a imité, ne tarderont pas à abandonner une méthode depuis longtemps reconnue vicieuse. Les limites de cet ouvrage ne nous permettant pas de nous étendre davantage, nous nous bornerons aux quelques mots que nous venons de dire : au reste, on trouvera dans Chélius (tom. II, pag. 249

et suiv.) et dans Deval (page 112 et suivantes) tous les détails dans lesquels nous ne pouvons entrer ici.

Nous passerons maintenant à la description de deux autres procédés pour l'abaissement : l'un nous appartient, l'autre a été imaginé par M. Cunier.

Procédé de l'auteur. — Le manuel opératoire que je vais décrire est surtout applicable aux cas de cataractes lenticulaires demi-molles dans lesquels, pour quelques motifs particuliers, l'extraction n'est pas possible (voyez *Kératotomie*). Ces cataractes, par le fait du gonflement qu'elles subissent dans l'humeur aqueuse après l'abaissement, occasionnent des iritis et des inflammations internes, qui compromettent souvent le résultat de l'opération. En pratiquant l'abaissement comme je vais l'indiquer, on donne d'abord issue à l'humeur aqueuse ; s'il survient quelque inflammation, on fait sortir de nouveau ce liquide sans difficulté, et l'on a ainsi un moyen toujours facile de s'opposer au gonflement et à l'inflammation interne de l'œil. De plus la manœuvre est très facile, et si l'on se sert de la lancette et d'un stylet ordinaires, il n'est pas nécessaire d'avoir des instruments particuliers pour cette opération de la cataracte. J'ai très souvent remplacé l'abaissement ordinaire par ce procédé dans les cas de cataractes dures ; j'y ai eu également recours pour broyer la cataracte et surtout pour dilacérer la capsule.

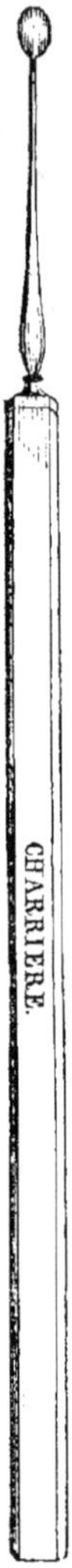

Instruments. — Un couteau lancéolaire un peu plus étroit que celui de Beer, ou une simple lancette ; une spatule en forme de cuiller (voyez fig. 47), ou bien à la place de cette aiguille, quand la cataracte est dure, un stylet ordinaire, suffisent pour exécuter cette opération.

Premier temps. — Les paupières étant écartées, comme il a été dit plus haut, le chirurgien, armé du couteau lancéolaire ou d'une lancette, ponctionne la sclérotique, dans le sens transversal, à 4 ou 5 millimètres de la cornée. La petite plaie, longue de 4 millimètres environ, est placée tantôt au-dessous, tantôt un peu au-dessus d'une ligne qui, s'étendant d'un angle à l'autre de l'œil, partagerait cet organe en deux moitiés : de cette manière on ne divisera point les artères ciliaires, ce qui produirait une hémorrhagie interne. L'instrument pénètre ainsi dans le globe, et incise d'un seul coup toutes les membranes externes. La fig. 48 représente exactement ce premier temps : 1 est le couteau lancéolaire, dont la lame B, enfoncée dans l'œil,

Fig. 47.

CHARRIERE.

est vue en raccourci par sa face inférieure ; A est l'incision de la sclérotique.

Fig. 48.

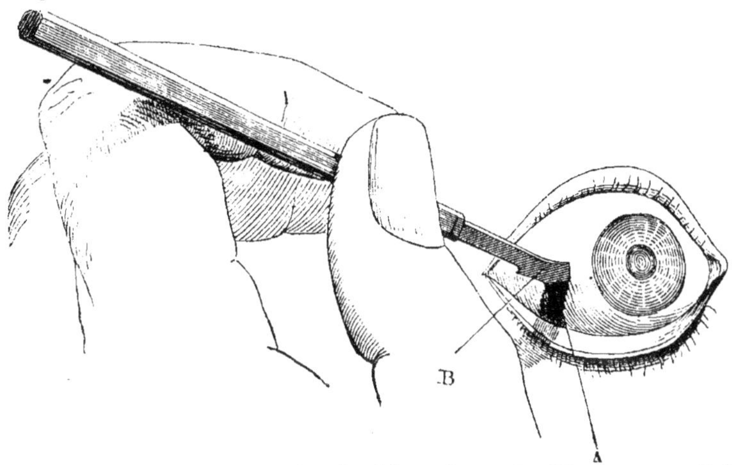

Lorsque la ponction est faite, le chirurgien retire l'instrument, l'aide abandonne les paupières, et un instant de repos est donné au malade,

Deuxième temps. — Les paupières, convenablement essuyées, ayant été reprises, le chirurgien tenant comme une plume à écrire la spatule, ou un simple stylet, enfonce cet instrument avec précaution dans la plaie scléroticale, et le conduit doucement entre l'iris et la capsule, en avant de la cataracte. Si l'on se sert de la spatule, on a soin, au moment où elle franchit la plaie, d'en diriger la convexité en haut, et, par un mouvement

Fig. 49.

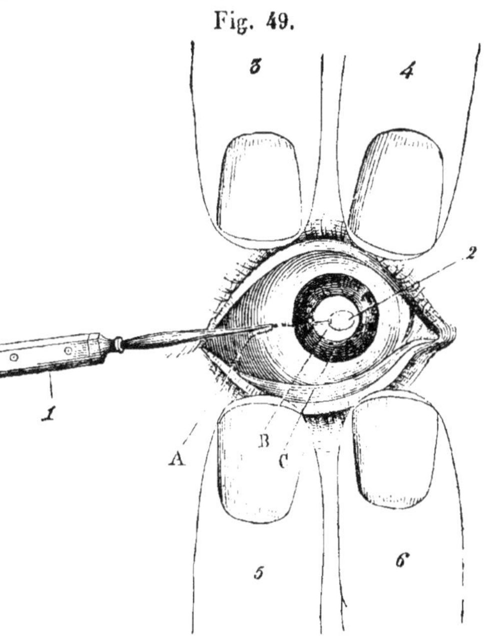

de rotation de l'instrument sur son axe, d'en placer la concavité en rapport immédiat avec la cataracte, absolument comme on le fait dans l'abaissement ordinaire, quand on se sert de l'aiguille convexe. Des mouvements ménagés de pression sont alors exercés de haut en bas et d'avant en arrière sur le cristallin, qui se trouve entraîné dans cette direction.

La figure 49 représente la première partie du deuxième temps. La spatule 2 a été conduite en avant de la cataracte; 1 est le manche de l'instrument; A, la plaie de la sclérotique; B est la cataracte; C, l'iris 3, 4, sont les doigts de l'aide; 5, 6, ceux de l'opérateur.

Troisième temps.—Le cristallin, ayant déjà subi un déplacement notable par la pression de la spatule ou du stylet, est entraîné au-dessous de la pupille, et couché à plat, la face antérieure en haut, comme il a été indiqué au *troisième temps* de l'abaissement par réclinaison. La fig. 50 représente exactement ce temps de l'opération : A, plaie faite à la sclérotique ; B, pupille noire après l'abaissement de la cataracte; C, cristallin opaque, déprimé sous le corps vitré, et vu à travers la sclérotique qu'on suppose transparente. 1, manche de la spatule ; 2, extrémité du même instrument; 3, 3, doigts de l'aide ; 4, 5, doigts du chirurgien.

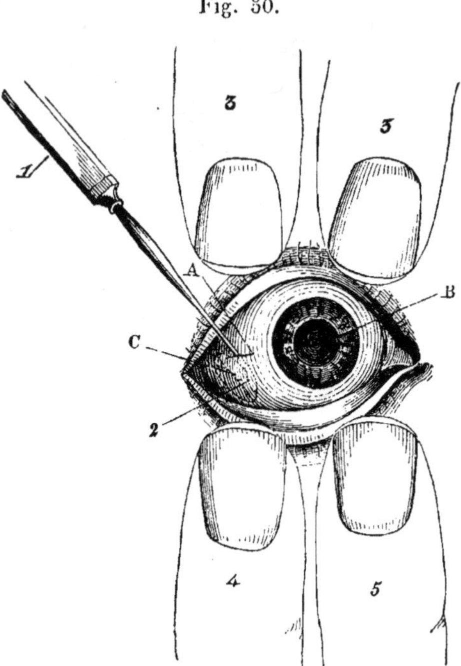

Fig. 50.

J'ai opéré huit personnes de cette manière; l'une d'elles, couchée à ma clinique lors d'une visite de MM. de Walther et Chélius fils, a été examinée par eux. Les *avantages* que je trouve à ce procédé exceptionnel sont les suivants :

1° Manœuvre facile; 2° impossibilité de blesser l'iris; 3° gonflement du cristallin moins dangereux, et, partant, inflammation des membranes internes plus rare ; 4° extrême facilité de pratiquer la paracentèse par la plaie faite à la sclérotique (voyez *Traitement*), lorsqu'il survient un iritis; 5° point de vomissements; 6° point d'instruments spéciaux.

Les *inconvénients* que j'ai remarqués sont ceux-ci : 1° hémorrhagie interne par blessure des vaisseaux ciliaires ; 2° sortie d'une partie du corps vitré, quand il est ramolli ; 3° après la guérison, tremblement de l'iris, peut-être plus étendu et plus fréquent qu'après les opérations à l'aiguille.

Procédé de M. Cunier. — Je le trouve décrit dans les *Annales d'O-culistique*, t. XII, août 1844, par M. A. S. de Abreu. « Le manche de l'aiguille employée par M. Cunier, dit ce médecin, a une longueur totale de 96 millimètres ; il est octogone : les quatre grandes surfaces ont 3 millimètres de largeur ; les quatre petites, 2 millimètres.

» Le fer est long de 21 millimètres ; il a dans toute son étendue, jusqu'à la naissance de la lame, un diamètre d'un demi-millimètre au plus ; il présente à un millimètre et demi de sa naissance un bouton circulaire, analogue à celui qu'offrent les aiguilles de Langenbeck, Heuermann, etc.; à 18 millimètres naît la lance.

» Celle-ci, tranchante des deux côtés, large en son milieu de 1 millimètre, présente dans sa concavité une arête longitudinale qui lui donne en cet endroit une épaisseur d'un demi-millimètre ; sa courbure offre une longueur de 3 millimètres sur un rayon d'un millimètre et un tiers.

» M. Cunier saisit l'aiguille comme une plume à écrire, le pouce, l'indicateur et le médius dans la semi-flexion ; le petit doigt, placé sur l'arcade zygomatique, fournit le point d'appui ; l'instrument est tenu dans un angle de 15 à 20 degrés avec l'horizontale, la pointe à deux ou trois lignes du globe, la convexité tournée en haut, la concavité en bas.

» On engage le malade à porter l'œil en bas et en dedans, et, fixant son attention par une question qui doit l'intéresser, les doigts qui tiennent l'instrument sont mis davantage en extension ; se servant de l'aiguille comme d'un harpon, la pointe de la lance est enfoncée dans la sclérotique, à trois lignes du bord de la cornée et à une demi-ligne au plus en dessous du muscle droit supérieur ; la main décrivant alors un arc de cercle de 25 à 30 degrés vers le haut, l'instrument est poussé jusqu'au collet de la lance dans la chambre postérieure.

» On fait ensuite subir à l'aiguille un demi-tour sur son axe, de dedans en dehors, qui en porte la concavité en haut, la convexité en bas. La convexité est ainsi placée sur le bord supérieur postérieur du cristallin ; celui-ci est abaissé jusqu'au-dessous de la pupille, sa face postérieure devenant supérieure, l'antérieure inférieure. Dans l'accomplissement de ce temps opératoire, on imprime à l'aiguille un mouvement tel, que le cristallin arrivant à plat se trouve couché sur la concavité de la lance ; recommandant alors au malade de regarder en haut, la lentille se place par l'effet de ce mouvement du globe dans la partie inférieure et externe du corps vitré.

» Lorsque le malade n'obéit pas à ce mouvement, le manche de l'aiguille, porté obliquement en avant, y supplée.

» La capsule suit fort souvent, ce qui fait que la dépression a lieu en masse. Dans les cas où elle n'a point suivi, qu'elle soit opaque ou non, l'opérateur, après avoir opéré la dépression, se sert de l'aiguille comme d'un crochet, qu'il harponne successivement en deux ou trois endroits de cette membrane ; roulant alors l'aiguille entre les doigts, il en opère la lacération.

» L'aiguille est retirée selon la direction qu'elle a suivie en entrant. »

M. de Abreu fait suivre cette description de sept observations qu'il a recueillies dans la pratique de M. Cunier, et ajoute : « Les sept observations que je viens de rapporter comportent un total de douze opérations, dont neuf suivies de succès complet, deux de demi-succès, un d'insuccès. »

Je n'ai point essayé cette méthode, et, par conséquent, ne puis la juger ; il paraît, d'après une lettre que m'a écrite M. Guépin, que le professeur de Nantes l'a expérimentée, et qu'il en a obtenu d'excellents résultats.

B. Broiement.

L'abaissement ne peut évidemment s'appliquer qu'aux cas où la cataracte présente un certain degré de dureté ; le broiement est réservé aux cataractes molles. Par broiement de la cataracte on entend une opération dans laquelle on divise sur place le cristallin, trop peu consistant pour se laisser entraîner par une simple pression hors du champ pupillaire. On exécute cette opération, comme l'abaissement, par la sclérotique ou par la cornée ; nous ne nous occuperons pour le moment que du broiement par scléroticonyxis.

On pratique en général le broiement de la cataracte avec les aiguilles ordinaires ; pourtant je préfère me servir d'une aiguille particulière, tranchante d'un seul côté et mousse de l'autre, pour éviter plus sûrement de blesser l'iris. L'opération s'exécute en quatre temps.

Dans le *premier temps*, l'aiguille, tenue comme il a été dit pour l'abaissement, pénètre dans la sclérotique, le dos de la lame regardant la cornée ; elle contourne le bord inférieur externe du cristallin, et se trouve, quand le chirurgien abaisse le manche vers la tempe du malade, appliquée à plat sur la face antérieure de la lentille. L'iris masque encore l'instrument, dont le tranchant est en bas. Alors commence le *deuxième temps*, qui consiste à faire arriver la lance de l'aiguille dans l'espace pupillaire : la manœuvre étant jusqu'ici exactement la même que pour l'abaissement, j'y renvoie pour plus de détails. Dans le *troisième temps*, le chirurgien imprimant à l'aiguille un mouvement de rotation sur son axe, en dirige le tranchant vers la cataracte, tandis que le dos de l'instrument est tourné en avant. Il pratique alors à la fois sur la capsule et sur le cristallin, et de bas en haut, des incisions profondes et obliques, qu'il croise d'autres incisions transversales, et de sections ayant une direction de haut en bas ; pour chacune de ces incisions, l'aiguille conduite à plat sous tous les points possibles de la marge de la pupille, est ramenée vers le côté externe de cette ouverture, le tranchant labourant la cataracte. Souvent pendant cette manœuvre des débris du cristallin s'échappent et tombent dans la chambre antérieure, tandis que quelques fragments plus volumineux, flottant dans la pupille, doivent être abaissés en arrière de l'iris. Cela fait, le chirurgien retire à lui l'aiguille, ce qui constitue le *quatrième temps* de l'opération.

REMARQUES SUR LE BROIEMENT. — Lorsque la capsule et le cristallin ont été divisés dans une étendue suffisante, et que l'œil ne souffre point d'inflammation, il est fort curieux d'observer ce qui se passe dans la pupille. Deux ou trois jours après l'opération, la cataracte se gonfle d'une manière évidente, et vient, dans beaucoup de cas, faire au centre de cette ouverture une saillie facile à apercevoir ; bientôt la saillie augmente : elle ressemble assez à une végétation blanc bleuâtre, qui tend à devenir de plus en plus proéminente ; c'est alors un fragment de la lentille qui, chassé du sac capsulaire par le gonflement de la totalité de la cataracte, ne tardera pas à tomber dans la chambre antérieure, où il se résorbera. D'autres portions de la lentille sont successivement chassées de même, et après trois, quatre à six semaines, on commence à voir le fond de l'œil à travers une ou plusieurs lacunes très limitées, dont le pourtour est formé par des débris de cristallin qui tremblent dans la chambre postérieure à chacun des mouvements de l'œil. Le malade, aveugle jusque là, commence à apercevoir quelques grands objets, et acquiert en quelques jours une puissance de vision considérable. Dans certains cas, les fragments de la lentille qui forment le pourtour des lacunes venant à tomber tout-à-coup dans la chambre postérieure ou dans l'antérieure, la vue est immédiatement rendue.

Les accidents qui surviennent pendant et après l'opération sont les mêmes que ceux dont il a été question plus haut, à propos de l'abaissement.

C. Dilacération de la capsule.

Le broiement peut être remplacé par la simple dilacération de la capsule ; dans quelques cataractes adhérentes à l'iris, dont l'extraction est presque impossible et l'abaissement dangereux, *on ne peut exécuter d'autre opération* que celle qui va nous occuper. Elle m'a parfaitement réussi dans plusieurs cas de synéchie postérieure presque complète, sur des yeux ayant longtemps souffert d'ophthalmies internes des plus graves. De même que le broiement, on peut la pratiquer par la sclérotique ou par la cornée. Je ne m'occuperai ici que de la dilacération par scléroticonyxis. (Voyez *Dilacération de la capsule par kératonyxis.*)

Les instruments nécessaires sont le couteau lancéolaire de Beer ou une simple lancette, et le crochet à décollement. On doit encore avoir à sa disposition une aiguille à broiement, c'est-à-dire une aiguille tranchante d'un côté seulement.

L'opération se pratique en trois temps.

Premier temps. — Ponction de la sclérotique. — Le chirurgien la pratique, avec le couteau lancéolaire de Beer ou avec une lancette, sur le côté externe de la sclérotique, et un peu au-dessus ou au-dessous du diamètre transversal, pour éviter les vaisseaux ciliaires. Ce temps de l'opération ayant déjà été l'objet d'une description accompagnée d'une figure (voy. pag. 579, fig. 48), il serait superflu d'entrer dans plus de détails ici.

Deuxième temps. — Après la ponction, un instant de repos est donné au malade, puis les paupières bien essuyées sont écartées de nouveau par l'aide.

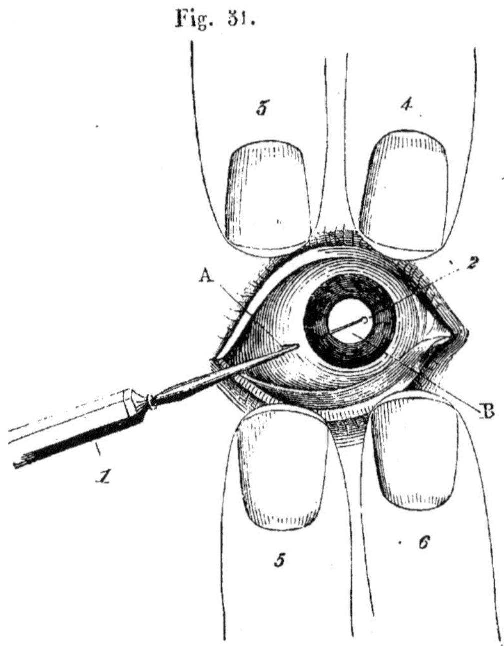

Fig. 51.

Le chirurgien ordonnant alors au patient de regarder un peu en dedans, afin que la plaie de la sclérotique soit à découvert, fait pénétrer dans l'œil le crochet à décollement. Cet instrument doit traverser l'ouverture de telle sorte qu'il n'ait que sa convexité en rapport avec les membranes incisées, et que par sa pointe il n'en blesse aucune; il arrive ainsi dans l'espace pupillaire presque couché à plat, la pointe légèrement tournée en arrière et touchant la capsule. C'est alors que le chirurgien, le portant successivement sous tous les points possibles de la marge iridienne, l'enfonce dans la capsule, et trace sur cette membrane des lignes rayonnant toutes vers l'endroit d'entrée de l'instrument. La capsule se trouve ainsi déchirée dans toute l'étendue de la pupille, et le cristallin est exposé à l'action dissolvante de l'humeur aqueuse.

La fig. 51 représente exactement l'opération qui vient d'être décrite : 1, manche du crochet à décollement ; 2, extrémité de cet instrument arrivée dans la pupille, la pointe est tournée contre la capsule ; 3, 4, doigts de l'aide relevant la paupière supérieure ; 5, 6, doigts de la main droite du chirurgien abaissant la paupière inférieure ; A, plaie de la sclérotique par laquelle le crochet est introduit dans l'œil ; B, pupille fermée par une cataracte.

Troisième temps. — Le chirurgien, après avoir lacéré la capsule dans toute l'étendue de la pupille, retire le crochet avec précaution en lui faisant tenir la même route qu'il a déjà suivie, et l'aide abandonne aussitôt la paupière supérieure.

REMARQUES SUR LA DILACÉRATION DE LA CAPSULE. — Cette opération, fort simple quant à l'exécution, exige cependant quelques précautions de la part du chirurgien. Lorsque la ponction est faite, l'ouverture étant plus large que dans les autres procédés, l'humeur aqueuse s'échappe, et l'œil devient un peu mou dans sa totalité. Il en résulte que si l'on ne conduit pas adroitement le crochet, on froisse les membranes internes et en particulier le corps vitré et l'iris, et qu'on pousse en arrière le cristallin, qui tend alors à pivoter sur son axe vertical. Pour éviter ces accidents, il faut que le chirurgien n'abandonne pas un seul instant le point d'appui qu'il a dû prendre sur la joue du malade, et qu'il soit surtout attentif à suivre l'œil dans les divers mouvements qu'il exécute, parce qu'ils sont brusques et toujours très rapides. Il y a ici, je m'empresse de le dire, une difficulté qu'on ne rencontre pas dans les opérations où l'introduction d'une aiguille à travers la sclérotique, a lieu sans qu'une large ponction ait été préalablement pratiquée : dans ces opérations, où il n'y a qu'une simple piqûre de la fibreuse, on fixe l'œil en tenant immobile l'instrument qu'on y a fait pénétrer ; tandis que dans la dilacération de la capsule telle que je l'ai indiquée, l'organe se trouve libre de se diriger dans tous les sens dès que le crochet est introduit dans la plaie faite à la sclérotique. Un autre inconvénient, fort léger d'ailleurs, que je dois signaler, c'est que lorsqu'on exécute avec le crochet les déchirures de la capsule, cette membrane, trop résistante pour céder, surtout lorsqu'elle est opaque et épaissie, se laisse entraîner, et cela occasionne un ébranlement du cristallin, et même quelquefois le déchatonnement partiel de ce corps, qu'on voit alors se balancer derrière la pupille. Mais cet inconvénient, qu'on peut éviter en remplaçant le petit crochet par l'aiguille à broiement, est bien contre-balancé par l'avantage inappréciable, à mon avis, de pouvoir, quand on veut, ouvrir sans danger la plaie de la sclérotique : on fait ainsi disparaître en un instant avec l'humeur aqueuse les signes les plus élevés de l'inflammation, et l'on chasse aussitôt les douleurs les plus intolérables, comme je l'ai constaté bien des fois et en particulier dans les deux observations suivantes. Je crois devoir rappeler d'abord que je réserve expressement *la dilacération de la capsule* aux seuls cas dans lesquels une inflammation vive a longtemps existé et a produit de nombreuses adhérences entre l'iris et la capsule, en sorte que l'extraction de la cataracte ne serait possible qu'en divisant l'iris sur une grande étendue, circonstance offrant autant de dangers que de difficulté, et que l'abaissement, en admettant qu'il y eût moyen de rompre les synéchies postérieures, devrait réveiller infailliblement l'ancienne inflammation interne, et, partant, risquerait de compromettre l'œil.

Voici un extrait de ces deux observations :

OBSERVATION PREMIÈRE. — *Amaurose droite complète après un abaissement de cataracte fait il y a dix-huit ans. — Cataracte lenticulaire gauche partout adhérente à l'iris, sauf en bas et en dehors. — Iris décoloré dans les deux yeux. — Dilacération de la capsule gauche par ponction scléroticale. — Paracentèse. — Résorption du cristallin. — Agrandissement de la pupille en bas et en dehors par excision. — Guérison après seize ans de cécité.*

Mademoiselle Gengel, âgée de trente-cinq ans, demeurant à Paris, rue d'Amboise, n° 8, ne voyait plus de l'œil droit depuis vingt-deux ans environ, et de l'œil gauche depuis seize ans. Son œil droit, atteint de cataracte, fut opéré il y a dix-huit ans par M. le professeur Roux; la vue, rétablie pendant quelques mois, disparut peu à peu et ne revint jamais depuis. Un ans après, la vue de l'œil gauche, faible déjà depuis longtemps, s'éteignit à son tour, et la malade après avoir consulté un grand nombre de médecins, demeura aveugle jusqu'au 18 avril 1846, jour où elle sortit guérie de ma clinique.

Mon examen, fait pour la première fois le 15 octobre 1845, constate que les yeux sont dans les conditions suivantes :

Œil droit. — Il a le même volume et la même consistance qu'à l'état normal; aucune membrane n'est injectée. La sclérotique et la cornée sont saines. L'iris est décoloré dans toute sa surface; il a une couleur grisâtre sale, comme cela se remarque après les iritis chroniques. La pupille, libre dans toute son étendue, est complétement immobile; le fond de l'œil est noir; on ne voit aucun débris de la cataracte autrefois opérée par M. Roux. La vision est si complétement éteinte de ce côté, que la malade n'a aucune conscience de la lumière solaire.

Œil gauche. — Il présente de même son volume et sa consistance ordinaires ; lorsqu'on l'examine, il s'injecte avec une extrême facilité. La conjonctive est un peu rouge et offre quelques granulations ; la sclérotique et la cornée sont saines : la première rougit beaucoup quand la malade se place dans un jour un peu vif. L'iris est décoloré, de teinte sale, comme dans l'œil droit. La pupille, déformée, immobile, est fixée sur la capsule par de nombreuses bandelettes fibro-albumineuses (*synéchie postérieure*), de couleur blanchâtre tirant sur le gris. En bas et en dehors seulement dans l'étendue de 2 millimètres, la marge iridienne a conservé sa liberté. La capsule est saine, à part les endroits où elle est adhérente à l'iris. Le cristallin est opaque (cataracte lenticulaire molle), de couleur blanc-bleuâtre, et présente quelques stries convergeant vers le milieu de sa face antérieure. La vue est nulle ; la malade ne peut pas se conduire ; elle a conservé de ce côté la plus grande sensibilité à la lumière, et paraît en être affectée désagréablement.

L'opération par *extraction* présentant ici de grandes difficultés, puisqu'il faudrait, après avoir taillé le lambeau de la cornée, exciser une à une les brides attachant la capsule à l'iris, et peut-être même diviser cette dernière membrane depuis ses attaches ciliaires jusqu'à la pupille, je ne m'y arrête point. Une opération si laborieuse sur un œil depuis tant d'années malade, pourrait-elle ne pas être suivie des plus graves accidents ? *L'abaissement* offre-t-il plus de chances ? Sera-t-il possible de diviser avec l'aiguille des adhérences si anciennes et si nombreuses ? En admettant qu'on y parvienne, le cristallin déchatonné, jouant le rôle de corps étranger, ne réveillera-t-il pas l'inflammation interne qui a duré si longtemps, et l'œil opéré de cette manière ne sera-t-il pas frappé d'une amaurose complète et incurable, comme cela est arrivé pour l'œil droit ?

Il était évidemment impossible de ne pas redouter ces accidents ; aussi je me décidai à pratiquer la dilacération de la capsule d'après le procédé décrit plus haut (voyez page 584).

Pendant huit jours les choses allèrent au mieux : l'œil était rouge, mais ne présentait point d'inflammation sérieuse, lorsque la malade se plaignit tout-à-coup de douleurs très vives partant du fond de l'orbite et s'irradiant vers le sourcil. Il y avait là évidemment tous les signes d'une violente ophthalmie interne au début. Ne voulant pas me reposer sur l'efficacité des saignées générales et locales, je prends le couteau lancéolaire et j'entr'ouvre la plaie encore mal réunie de la sclérotique, afin de donner issue à l'humeur aqueuse. Il y a un soulagement marqué, et l'inflammation cède aussitôt, à ce point qu'après une demi-heure les douleurs ont complétement disparu. A partir de ce moment il ne survint plus d'accidents sérieux, et le cristallin se résorba en totalité, de sorte qu'à la partie inférieure externe de la pupille il y eut une très petite ouverture qui permettait de voir le fond de l'œil. Le 12 mars 1846, 4 mois après la dilacération de la capsule, la malade voyait de grands objets mais ne pouvait pas se conduire, la pupille étant et devant demeurer trop petite. Je lui conseillai, pour ce motif, d'entrer de nouveau à ma clinique, et le 23 mars je pratiquai en bas et en dehors une large pupille artificielle par excision, en suivant le procédé que j'ai décrit plus haut (voyez page 455). Après quelques signes d'inflammation que je fis disparaître par une saignée générale et par l'application d'une ventouse scarifiée à la tempe, la malade sortit guérie le 18 avril. Au bout de seize années de cécité complète, elle pouvait se conduire seule avec des verres bi-convexes n° 9, et même lire et coudre avec des lunettes bi-convexes n° 2. J'ai revu cette malade en décembre 1846, sept mois après l'opération: la vision était toujours très bonne.

OBSERVATION DEUXIÈME. — *Amblyopie double, ancienne, suite d'une inflammation chronique des membranes internes. — Cataracte lenticulaire se développant et devenant complète en trois jours. — Dilacération de la capsule gauche. — Résorption du cristallin en quarante et un jours. — Paracentèse de l'œil pratiquée deux fois par la sclérotique. — Dilacération de la capsule droite. — Résorption du cristallin en deux mois. — Cataracte capsulaire secondaire partielle. — Rétablissement de la vision dans l'œil gauche.*

Guillou, âgé de trente-six ans, menuisier, demeurant à Paris, rue de la Monnaie. 6, m'est adressé par M. le professeur Guépin, de Nantes, avec la lettre suivante : « Mon cher confrère, je vous adresse pour votre dispensaire le nommé Guillou, menuisier, amaurotique, que j'ai ainsi soigné :

« Au début, ventouses scarifiées sur le cou et purgatifs répétés.

» La congestion cérébrale diminuée, vésicatoires ammoniacaux sur le cuir chevelu à peu près tous les deux jours, et un à deux purgatifs par semaine.

» Ce traitement ayant épuisé sa vertu, j'ai eu recours aux inoculations de sulfate de strychnine, qui ont donné de très bons résultats pendant près d'un mois. Alors le sulfate de strychnine et les vésicatoires ammoniacaux paraissant inertes, j'ai cautérisé la cornée tous les deux ou trois jours, ce qui a donné d'excellents résultats. Guillou a été à peu près aveugle, il y a eu des jours où il ne voyait pas à se conduire (26 août 1844). »

Lorsque j'examinai ce malade pour la première fois, le 31 août 1844, il portait tous les signes de l'amblyopie congestive chronique. La choroïde des deux côtés était malade, ainsi que l'attestaient la coloration bleuâtre de la sclérotique et de gros vaisseaux variqueux, rampant dans le tissu cellulaire sous-conjonctival. L'iris, saillant en avant, offrait une décoloration manifeste; la pupille était immobile et complétement adhérente à la capsule. Le fond de l'œil était noir, sauf pendant les exaspérations de l'inflammation interne, qui portait plus spécialement sur toutes les membranes séreuses, et en particulier sur celle de l'humeur aqueuse et sur la capsule antérieure. Les deux yeux présentaient exactement les mêmes symptômes anatomiques et physiologiques. La vue était très mauvaise des deux côtés; tantôt le malade voyait assez pour se conduire, tantôt il était complétement aveugle. Neuf mois se passèrent ainsi, sans qu'il y eût autre chose qu'une légère amélioration, qui se soutint plus longtemps que celles qui avaient précédé, et j'espérais que la disparition de l'inflammation permettrait à la vision de s'exercer, lorsque, le 18 juin 1846, le malade que j'avais vu la veille, vint m'apprendre qu'il ne voyait presque plus de l'œil gauche. Je l'examinai attentivement, et je reconnus que les couches corticales postérieures du cristallin étaient devenues opaques. Le lendemain la surface antérieure de la lentille avait perdu sa transparence, et le surlendemain (20 juin) la cataracte était complète. Craignant que même chose n'arrivât à l'œil droit, j'admis le malade à ma clinique, et je l'opérai le 23 juin. Ici, comme dans le cas précédent, l'extraction et l'abaissement étaient également dangereux; je me bornai donc à la dilacération de la capsule par le procédé décrit plus haut (voy. pag. 584).

Dans cette observation, de même encore que dans celle de mademoiselle Gengel, le huitième jour (1er juillet) le malade fut pris de douleurs si vives, que l'infirmier vint aussitôt me prévenir. L'opéré était assis sur son lit, tenant sa tête entre ses mains, et poussant des gémissements. L'œil, jusque là dans les meilleures conditions, était devenu fort rouge et larmoyant; la sclérotique surtout était injectée; les douleurs ne dataient que de deux heures. La paracentèse de l'œil me paraissant indiquée, je rouvris la plaie de la sclérotique avec un couteau à cataracte, et donnai issue à l'humeur aqueuse. Le soulagement fut immédiat et dura trois jours; mais après ce temps des douleurs ayant reparu avec l'inflammation, la paracentèse fut pratiquée une seconde fois. A partir de ce moment la résorption du cristallin se fit avec régularité, et le quarante et unième jour après la dilacération de la capsule, la vision était devenue assez bonne pour que Guillou pût se conduire avec cet œil.

Une cataracte s'étant développée plus tard dans l'œil droit, et étant devenue complète aussi en trois jours, la dilacération de la capsule fut pratiquée, et le cristallin se résorba après deux mois; mais il survint une cataracte capsulaire secondaire partielle, qui empêche encore aujourd'hui (1er décembre 1846) le malade de voir de cet œil.

II. KÉRATONYXIS.

A. Abaissement.

Le procédé d'abaissement par la cornée paraît remonter, comme celui de l'abaissement par la sclérotique, aux temps les plus reculés; on en trouve des traces dans les écrits des chirurgiens arabes. Il était complétement tombé dans l'oubli, lorsque Conradi et Beer essayèrent l'incision de la capsule à travers la cornée, pour faciliter la résorption de la cataracte. Ils ne réussirent point, et ne tardèrent pas à renoncer à ce mode opératoire ; mais Buchhorn ayant publié, en 1806, les essais qu'il avait faits sur des animaux vivants, Langenbeck, en 1811, répéta l'opération sur l'homme, et imagina le procédé suivant qui est demeuré dans la pratique.

Instruments. — Une aiguille fort étroite, à double tranchant, droite ou courbe à sa lance et très flexible, constitue à elle seule tout l'appareil instrumental. Elle a été diversement modifiée par Siébold, Langenbeck, Reisenger, de Walther, Dupuytren et d'autres encore. Tous ces changements ne méritent pas de description particulière. Quoique fine, l'aiguille doit présenter une résistance suffisante pour traverser aisément la cornée, et pour déplacer le cristallin. Il n'y a point d'avantage à la courber à sa lance, parce qu'alors la manœuvre se trouve compliquée d'un double mouvement de la main, à l'entrée de l'instrument dans l'œil et à sa sortie. Chélius (1) et Juengken font remarquer avec raison qu'on ne peut reprocher à l'aiguille droite d'embrocher plus aisément le cristallin qu'une aiguille courbe, si l'on prend soin de diriger le plat de l'instrument vers le bord supérieur de la lentille.

Manuel opératoire. — La pupille ayant été largement dilatée par la belladone, le chirurgien, l'aide et le malade se placent comme pour la scléroticonyxis. L'aiguille est tenue entre les trois premiers doigts de la main droite, comme une plume à écrire. On peut opérer les deux yeux avec cette main ; cependant quand on s'y est exercé, il est plus commode d'opérer des deux mains successivement. L'opération se divise en trois temps principaux : l'introduction de l'aiguille, le déplacement du cristallin et la sortie de l'instrument.

Premier temps. — *Ponction.* — Le chirurgien ayant appuyé sur la joue du malade le petit doigt de la main qui tient l'instrument, fait pénétrer celui-ci rapidement dans la chambre antérieure. La ponction est faite de préférence au-dessous du diamètre transversal de la cornée

____

(1) Chélius, *loco citato*, page 269.

et à 3 ou 4 millimètres du centre de la membrane; les bords tranchants de l'aiguille sont dirigés l'un en haut et l'autre en bas, de manière à faire une petite plaie verticale; et aussitôt que le collet a traversé la cornée, ils sont placés dans le sens transversal par un mouvement de rotation exécuté avec le pouce, en sorte que le plat de l'instrument se trouve immédiatement porté sur le bord supérieur interne du cristallin. Dans cette position, si l'on opère l'œil gauche, le manche de l'aiguille se trouve fortement abaissé sur la joue du malade, à la droite de l'opérateur; et la lance, élevée dans la chambre postérieure en haut et en dedans, est appliquée sur le bord supérieur interne de la lentille. Ce temps de l'opération doit être exécuté avec beaucoup de sûreté, de précision et de rapidité. On ne fait pénétrer l'instrument qu'après en avoir pendant un instant tenu la pointe presque en contact avec la cornée, et s'être bien assuré ainsi de l'immobilité de l'œil. Pour que cette immobilité soit complète, il n'y a aucun inconvénient à fixer l'œil avec des pinces appliquées sur la conjonctive.

Deuxième temps. — *Déplacement du cristallin.* (*Réclinaison*). — La manœuvre diffère un peu selon qu'on veut coucher le cristallin à plat, sa face antérieure regardant en haut, ou qu'on veut, ce qui est mieux, l'entraîner en bas et en dehors. Dans le premier cas, le plat de l'aiguille étant placé sur le bord supérieur de la lentille, le poussera directement d'avant en arrière, et le manche de l'instrument se redressera vers le front du malade, à mesure que la lentille plongera sous le corps vitré. Dans le second, la pointe de l'aiguille entraînant avec elle le cristallin, suivra, de haut en bas et de dedans en dehors, une ligne oblique, et le manche sera conduit obliquement en sens inverse. De cette seconde manière, le cristallin sera récliné comme dans la scléroticonyxis, et placé sous le corps vitré dans l'espace que mesurent en dehors le muscle droit interne et l'externe. Ce temps de l'opération sera exécuté avec lenteur; on s'assurera, avant de faire aucun mouvement un peu brusque, si le cristallin peut suivre sans difficulté la route qu'on désire lui faire tenir, et si son bord inférieur n'a pas quelque tendance à se diriger vers la chambre antérieure.

Troisième temps. — *Sortie de l'instrument.* — Lorsque le cristallin est abaissé, on le maintient dans cette position pendant quelques instants, en le pressant avec l'aiguille, qu'on soulève ensuite doucement pour voir s'il ne remonte pas dans la pupille; puis on retire l'instrument qu'on ramène dans la chambre antérieure, l'un des tranchants en haut, l'autre en bas, pour éviter que la cornée soit incisée crucialement. S'il arrivait que la cataracte remontât, on continuerait l'abaissement tout le temps que cela serait nécessaire.

B. Broiement.

Cette opération présente plus de difficultés pratiquée par la cornée que par la sclérotique. La manœuvre étant exactement la même au premier temps que dans l'abaissement par kératonyxis, je renvoie à la description de ce procédé (voir plus haut, page 590). Aussitôt que l'aiguille a traversé les deux chambres et qu'elle est arrivée sur la cap-sule, le chirurgien en dirige l'un des tranchants contre la cataracte, qu'il broie en conduisant alternativement et obliquement l'aiguille de droite à gauche et de gauche à droite, puis dans le sens transversal. La capsule et la lentille sont ainsi profondément divisées, et la cataracte se trouvant exposée à l'action dissolvante de l'humeur aqueuse, dispa-raît peu à peu.

S'il arrive, pendant la manœuvre, que des débris volumineux du cristallin se détachent, on les abaisse dans la chambre postérieure, tandis qu'on jette les plus petits dans la chambre antérieure, où ils se résorbent plus promptement.

Dans le cas où l'on aurait affaire à une cataracte molle adhérente à la capsule, c'est-à-dire compliquée de synéchie postérieure, on pourrait, à l'exemple de Heister, Weller, Carron du Villards et quelques autres chirurgiens, pratiquer le broiement central. C'est une opération dans laquelle on conduit l'aiguille à travers la capsule dans le centre du cris-tallin, qu'on morcelle dans une étendue égale à celle de la pupille. J'ai eu plusieurs fois recours à ce procédé, et le cristallin s'étant résorbé, la vue a été rendue aux malades.

De même que dans l'abaissement par kératonyxis, l'opération des deux yeux peut être exécutée de la main droite; cependant il est préfé-rable de se servir des deux mains alternativement. Si l'on craint que l'œil ne soit mobile et que cette circonstance n'augmente les difficultés de l'opération, il n'y a aucun inconvénient à le fixer au moyen d'une pince appliquée sur la conjonctive bulbaire.

M. Rosas se sert pour cette opération d'une aiguille falciforme très pe-tite; celle que je préfère est fort petite aussi, mais droite, et tranchante des deux côtés. M. Deval (*loco citato*, page 177) décrit ainsi le pro-cédé du professeur de Vienne.

« *Procédé de Rosas* (œil gauche). — L'aiguille est saisie entre les trois premiers doigts de la main droite, dans une direction oblique de haut en bas et de gauche à droite, le bord concave de la faux tourné vers le bulbe, la marque du manche en haut, en avant et à droite. La face dorsale des deux derniers doigts est verticalement appliquée contre la joue gauche; le creux de la main regarde en avant et en haut; l'avant-bras est en supination. Après avoir perforé la cornée, au point d'élection indiqué pour la réclinaison par kératonyxis, on traverse la chambre antérieure et la pupille, de bas en haut, d'avant en arrière et de droite à gauche, et l'on va appliquer le tranchant concave contre la face antérieure de la cataracte, la pointe placée sur la partie supérieure interne de la capsule. Une première incision, oblique de haut en bas et de gauche à droite, est effectuée dans la masse lenticulaire par le bord concave de l'aiguille, dont on élève le manche de la joue vers le front ; une autre section, parallèle à la précédente, est faite, en second lieu, suivant la même manœuvre. Puis on imprime à l'instrument un quart de rotation sur son axe, de telle sorte que la marque du manche, qui était dirigée en haut, en avant et à droite, se porte en bas et à gauche, et l'on pratique, de bas en haut et de gauche à droite, une troisième et une quatrième incision qui croisent les deux premières. L'aiguille ayant été amenée à une direction horizontale, le point noir en bas, on fait passer quelques fragments dans la chambre antérieure, et l'on en récline quelques uns dans la postérieure ; enfin, une section transversale ayant été exécutée de gauche à droite, dans la cristalloïde postérieure, on redonne à l'aiguille la position qu'elle avait après son entrée dans l'organe ; on fait dans la capsule postérieure, et en descendant, une seconde incision qui barre la précédente, et l'on retire l'instrument, de haut en bas, d'arrière en avant et de gauche à droite. L'autre œil sera opéré d'après le même mode, l'aiguille étant maniée de la main gauche. »

C. Dilacération de la capsule.

Au lieu de diviser le cristallin en même temps que la capsule, comme nous venons de l'indiquer pour le *broiement*, on peut se borner, à l'exemple du professeur Jæger, à inciser la cristalloïde antérieure. A cet effet, on essaie de pratiquer sur la membrane plusieurs incisions s'entrecroisant dans divers sens, et l'on abandonne la lentille à l'action résorbante de l'humeur aqueuse, comme dans le broiement ordinaire. C'est le procédé qui a reçu le nom de *discision de la capsule* (1).

Le procédé suivant, connu sous le nom de *dilacération de la capsule*, et dû comme le précédent au professur allemand, me paraît infiniment préférable. Je l'ai exécuté plusieurs fois avec succès ; dans un cas de cataracte liquide entre autres, il m'a parfaitement bien réussi. M. Deval le décrit ainsi (page 180) :

« *Procédé de Jæger*. — Pour pratiquer la dilacération de la capsule, Jæger se sert du couteau lancéolaire, du crochet à décollement, quelquefois de pinces déliées. La pupille ayant été dilatée le plus possible, l'aide soulève la paupière supérieure, l'opérateur abaisse l'inférieure,

____

(1) Voyez la remarque placée au bas de la page 607.

38

et ponctionne la cornée, vers l'extrémité externe de son diamètre transversal et à un demi-millimètre à peu près de sa circonférence, faisant une ouverture de 5 ou 6 millimètres de longueur. Dans le second temps, il s'arme du crochet, le conduit à travers la plaie, sa convexité en haut, le fait glisser, de dehors en dedans, jusqu'au champ de la pupille, imprime alors au manche un quart de tour sur son axe, de telle sorte que le point noir, qui correspond à la convexité de l'humulus, vienne regarder en avant, et que la pointe se dirige du côté de la membrane qu'il s'agit d'arracher par lambeau; pour arriver à ce but, on plonge le crochet dans la capsule, vers son bord interne, en éloignant légèrement le manche de la tempe, puis on entraîne l'instrument horizontalement de dedans en dehors, mouvement qui doit être répété quatre ou cinq fois, afin que la cristalloïde soit lacérée sur tous les points de sa surface, et se fixe en partie autour de l'hameçon; on peut encore, pour rendre l'opération plus complète, faire agir le crochet dans d'autres sens. On le retire de l'œil par le milieu de la solution de continuité la pointe en bas et un peu en arrière.... On remplacera souvent avec avantage le crochet par les pinces à iridectomie, ou celles de Blœmer, lorsque les yeux qu'on opère sont doués d'une excessive mobilité, et qu'on a à détacher des capsules opaques et épaisses, qui devront toujours être extraites aussi complétement que possible; on introduit les pinces fermées, et on ne les ouvre que quand leurs mors se trouvent en contact avec le tissu qu'ils doivent saisir. »

Remarques sur la kératonyxis. — La kératonyxis est loin d'être d'une exécution plus facile que la scléroticonyxis, et ne paraît devoir être conservée que pour des cas très exceptionnels. Elle est depuis longtemps à peu près abandonnée en Allemagne, par ceux-là mêmes qui la préféraient à toute autre méthode. Presque personne, excepté M. le docteur Bourgeot Saint-Hilaire, ne l'exécute plus en France, du moins à titre de méthode générale. C'est seulement lorsque l'œil est très petit et très enfoncé dans l'orbite, comme chez quelques enfants atteints de cataracte congéniale, que la kératonyxis est indiquée. Qu'on se garde de croire cependant que chez ces sujets mêmes elle ne puisse être remplacée par l'abaissement sclérotical.

Il est aisé de se rendre compte des difficultés que présente cette opération; d'une part l'aiguille, emprisonnée dans le tissu de la cornée, ne peut être dirigée facilement; ses mouvements circulaires sont très bornés, limités qu'ils se trouvent être par la pupille; ses mouvements d'avant en arrière sont d'une exécution assez difficile, surtout si, comme cela arrive si fréquemment, le cristallin a quelque tendance à passer dans la chambre antérieure; ses mouvements obliques sont étendus, il est vrai, mais le chirurgien manque pour l'instrument d'un point d'appui qu'il trouverait s'il opérait par la sclérotique. D'une autre part, que la pupille vienne à se resserrer, ce qui est si ordinaire dans les opérations à l'aiguille, et la manœuvre ne peut plus être convenablement terminée. Si le malade vient à reculer, l'aiguille s'échappe de la cornée avec l'humeur aqueuse et l'opération reste inachevée, parce qu'on ne peut plus ici, comme dans la scléroticonyxis, introduire une seconde fois l'aiguille. Cet accident peut arriver sans la participation du malade, si le chirurgien, par suite des mouvements de sa main qui vient s'interposer entre l'œil à opérer et le sien, perd un seul instant de vue la lance de l'instrument.

La kératonyxis présente une multitude d'autres désavantages; je ne ferai qu'indiquer les principaux. Le cristallin est plus fréquemment embroché que dans l'opération par la sclérotique; il tombe plus aisément dans la chambre antérieure; on le déplace moins profondément qu'en agissant latéralement sur lui, aussi remonte-t-il plus souvent dans la pupille, non seulement après, mais pendant l'opération même, quelque effort qu'on fasse pour l'en éloigner. La capsule est divisée avec plus de difficulté, ses débris flottent dans la chambre postérieure, et l'on ne peut atteindre ceux qui étaient en rapport avec la circonférence du cristallin; de là toutes les conditions réunies pour les cataractes secondaires.

S'il existe des brides entre l'iris et la capsule, la manœuvre est beaucoup plus difficile que par la sclérotique, et ce n'est qu'à grand'peine qu'on arrive à les diviser sans laisser échapper l'instrument de la cornée. D'ailleurs, aussitôt qu'on a touché à une de ces brides, la pupille se resserre, et il n'y a plus moyen de continuer l'opération. Les accidents nerveux et inflammatoires sont aussi fréquents que dans la scléroticonyxis; l'iris est beaucoup plus souvent blessé; la cornée présente quelquefois une cicatrice opaque à l'endroit où la ponction a été faite, et certes, quand cet accident arrive, il fait bien racheter le prétendu avantage qu'on a eu de ne trouver qu'une membrane à traverser au lieu de plusieurs.

TRAITEMENT APRÈS L'ABAISSEMENT, LE BROIEMENT DE LA CATARACTE ET LA DILACÉRATION DE LA CAPSULE, SOIT PAR LA SCLÉROTIQUE, SOIT PAR LA CORNÉE. — Lorsque le malade est couché la tête haute, et que, si l'on n'a pas à craindre de douleurs rhumatismales, des compresses froides ont été appliquées sur ses yeux, comme nous l'avons dit plus haut en parlant du pansement, il doit demeurer dans l'immobilité la plus complète. Autant que possible, une seule personne se tiendra auprès de lui, afin d'éviter les causeries qui pourraient l'agiter, ou au moins tenir son attention éveillée. Si l'opéré est vigoureux, et que vers la quatrième ou la cinquième heure une sensation de chaleur incommode se fasse sentir dans l'organe, on pratiquera une large saignée, et l'on donnera douze à quinze gouttes de laudanum de Rousseau, dans une potion ou dans un peu d'eau sucrée. Quelques chirurgiens, à l'imitation de Guthrie, saignent toujours le malade immédiatement après l'opération ; nous ne pensons pas que cet exemple doive être suivi dans tous les cas.

La chambre de l'opéré sera grande, bien aérée ; on veillera à ce qu'il n'y ait point de courant d'air : les rideaux du lit ne sont point absolument nécessaires ; dans l'été il vaut même mieux les faire enlever, pour que l'opéré soit le moins possible tourmenté par la chaleur. Cette chambre sera médiocrement éclairée ; il est pour le moins inutile qu'elle soit absolument sombre. Du papier bleu collé sur les vitres, les persiennes étant laissées ouvertes, produira une obscurité suffisante.

Vers la sixième ou la septième heure environ après l'opération, surviennent quelquefois les vomissements dont nous avons parlé. On les calme, soit en administrant au malade quelques gouttes de laudanum dans un peu d'eau sucrée ou en lavement, soit en prescrivant la potion de Rivière, de l'eau gazeuse convenablement sucrée ou des antispasmodiques. Delarue conseille de faire des frictions sur la région épigastrique avec de la pommade ammoniacale (1) ; selon lui, elles feraient cesser l'accident qui nous occupe, aussitôt qu'une rubéfaction convenable aurait été obtenue. C'est un moyen que je n'ai pas encore expérimenté. Les vomissements disparaissent ordinairement après quelques heures. Pendant leur durée, on pourra faire glacer les quelques boissons acidulées qu'on prescrira dans les premières vingt-quatre heures.

Vingt-quatre ou trente-six heures après l'opération, on cessera les applications d'eau froide ; un linge fin, simple, attaché au bonnet du malade, s'abaissera devant les yeux. Si la conjonctive et la sclérotique sont très injectées, et que des larmes brûlantes s'échappent des paupières, la saignée générale est indiquée. En même temps des frictions avec parties égales d'onguent napolitain et d'extrait de belladone, seront faites toutes les heures autour du front et de l'orbite. Le calomel uni à l'opium sera administré selon la formule suivante :

> Calomel. . . . . 60 centig.
> Opium en poudre. . . . . . 20 centig.
> Sucre pulv. . . . . q. s.
> Divisé en 6 paquets.

Le malade en prendra un paquet de trois en trois heures, pendant le jour.

(1) Delarue, *Cours complet des maladies des yeux*, janvier 1820, p. 260.

Le chirurgien ne s'abstiendra point d'examiner l'œil opéré; pourtant il le fera avec mesure, et après avoir ordonné au malade de le tenir ouvert un instant à une lumière très modérée. Je n'ai jamais vu que cela occasionnât une inflammation plus forte. On continue le traitement antiphlogistique pendant tout le temps qu'il est nécessaire, comme si l'on avait affaire à une inflammation interne de l'œil, compliquée ou non de la phlogose des membranes externes. (Voyez *Iritis*, *Chémosis*, etc.)

Lorsque des douleurs très fortes accompagnent *le début* d'une violente ophthalmie interne, survenue immédiatement ou quelque temps après l'opération, si le malade est en proie à une vive agitation et que l'œil soit en danger, il y a un grand avantage à recourir promptement à la paracentèse de l'organe. On peut la pratiquer sur la sclérotique ou sur la cornée; dans le premier cas, on se sert d'un couteau lancéolaire assez large, ou tout simplement d'un couteau à cataracte; dans le second, il suffit d'avoir une aiguille à cataracte à lance très étroite (*Consultez les deux observations rapportées plus haut*, page 586 et suivantes). Lorsqu'on a fait sortir l'humeur aqueuse, le malade, débarrassé à l'instant même de ses douleurs, recouvre la tranquillité, et l'œil, pâlissant peu à peu, semble devoir être bientôt guéri. Cependant, dans la plupart des cas, l'inflammation n'est point éteinte par une seule ponction, et l'on doit en pratiquer une seconde, une troisième, une quatrième, au besoin, tout aussitôt que les signes de la phlogose reparaissent. D'ordinaire, après chaque ponction, il s'écoule trente-six à quarante-huit heures avant la réapparition des douleurs aiguës et des autres symptômes de l'ophthalmie interne. Pour que la paracentèse de l'œil après l'opération produise tout son effet, il est indispensable que le chirurgien l'emploie de bonne heure, autrement elle ne servirait plus qu'à soulager les douleurs, et nullement à conserver la vision. C'est surtout après le broiement qu'elle me paraît indiquée; je suis convaincu, par de nombreuses observations, que c'est le meilleur moyen de hâter la disparition du cristallin par résorption, et cela s'explique par ce fait que l'humeur aqueuse hypersaturée de molécules cristalliniennes, est remplacée après la paracentèse par une sécrétion d'humeur nouvelle. Dans l'intervalle des ponctions, il est bon, mais non pas toujours indispensable, d'appliquer un énergique traitement antiphlogistique.

Si, après l'*abaissement*, le *broiement* ou la *dilacération de la capsule*, les choses se passent convenablement, le malade peut, au bout de vingt-quatre heures, quitter le lit, et se tenir assis dans un fauteuil. Autant que possible on le fera passer dans une pièce voisine, en lui recommandant de traîner les pieds à terre pour éviter toute secousse, et il y restera pendant le temps qu'on fera son lit et qu'on nettoiera sa chambre, où il ne reviendra que lorsqu'on en aura renouvelé l'air, et que la poussière en aura complétement disparu. Dès le lendemain de l'opération, la nourriture se composera de potages en suffisante quantité, et elle deviendra plus abondante de jour en jour. Dans les premiers temps on donnera de préférence des choses qui n'exigeront point de mastication.

Jusqu'au cinquième ou au sixième jour, l'œil sera surveillé avec soin après l'abaissement, surtout si la cataracte est molle à sa surface : il n'est pas rare qu'à ce moment des phénomènes de réaction apparaissent par suite du gonflement de la lentille dans l'humeur aqueuse, après son immersion au fond de la coque oculaire. Pour la même cause il est assez commun de la voir alors remonter jusqu'à un certain point dans la pupille. Dans ces cas, le chirurgien, de peur de voir l'inflammation s'élever trop haut, prescrira un traitement antiphlogistique sévère, et, au besoin, aura recours encore à la paracentèse oculaire. On surveillera aussi très attentivement pendant cinq ou six jours l'œil opéré par broiement, ou par dilacération de la capsule.

Si au huitième jour il n'y a point eu d'accidents, il est rare qu'il en survienne; c'est alors qu'on laisse pénétrer un peu plus de lumière dans la chambre, qu'on accorde au malade de s'y promener, à la condition qu'il n'imprimera point de secousses à sa tête, et que des aliments plus nourrissants lui sont permis. Après le quinzième jour, en admettant qu'il n'y ait point eu de réaction, il peut demeurer dans une chambre assez bien éclairée, pourvu qu'il s'y tienne le dos tourné à la fenêtre. D'ailleurs, si la lumière était trop vive, il s'en plaindrait lui-même, l'œil s'injecterait, et il serait toujours facile d'en modérer l'intensité. Après trois semaines ou un mois, s'il n'y a eu aucun accident, le malade peut sortir, en ayant le soin de porter des lunettes bleues, sans numéro, et complétement entourées de taffetas noir. Ce n'est que plus tard, vers le deuxième ou le troisième mois, qu'il prendra des verres bi-convexes (Voyez *Lunettes*).

Deuxième méthode.

EXTRACTION.

Le but de l'opérateur, dans cette méthode, est de faire disparaître le cristallin opaque de la pupille en l'extrayant à travers une incision pratiquée sur le bulbe, soit dans la cornée, soit dans la sclérotique.

I. Extraction par la cornée. — Kératotomie.

L'extraction par la cornée est loin d'être un procédé nouveau ; on en trouve des traces certaines dans les opérations des chirurgiens de l'antiquité. Antyllus et Lathyrion ont extrait la cataracte vers la fin du premier siècle, si l'on en croit Rhazès ; et selon Avicennes, Ali-Abas connaissait aussi cette opération. Plus tard Abulkasem, l'ayant trouvée dangereuse, essaya de faire disparaître la cataracte par la succion, méthode employée surtout en Perse, et qui consistait à sucer l'opacité avec une aiguille creuse. L'extraction, longtemps tombée dans l'oubli, fut essayée dans la seconde moitié du XVIIᵉ siècle par Freytag, qui, après l'incision de la cornée, extrayait la cataracte avec une aiguille à crochet. Elle était oubliée encore une fois, lorsque en 1707 et en 1708 Saint-Yves et Petit, et en 1748 Daviel, pratiquèrent l'extraction de la lentille tombée après l'abaissement dans la chambre antérieure. Les deux premiers n'apprécièrent pas l'importance de l'opération qu'ils avaient faite ; mais le troisième, Daviel, chirurgien français, eut l'honneur d'ériger en méthode l'extraction du cristallin à travers la cornée (1). Son procédé fut bientôt modifié par divers chirurgiens, parmi lesquels on doit surtout citer Lafaye, Wenzel, Richter, Barth et Beer. Ces trois derniers parvinrent à faire adopter les couteaux les plus répandus encore aujourd'hui. Toutes les modifications apportées à la méthode de Daviel ne trouveront point place ici. Elles portent aussi bien sur la grandeur, la direction, le point de l'incision kératique, et la manière d'ouvrir la capsule ou d'extraire la lentille opaque, que sur les instruments qui servent dans chacun des temps de l'opération.

L'extraction par la cornée se fait de trois manières ; selon qu'on fend la membrane dans sa partie inférieure, à son côté externe, ou dans sa partie supérieure, elle prend le nom de *kératotomie inférieure*, *kératotomie oblique* ou *kératotomie supérieure*. Bien qu'à la rigueur il soit possible d'exposer ces trois procédés dans une seule description générale, nous les diviserons, comme on le fait d'ordinaire. Nous terminerons par l'étude d'une dernière modification dans laquelle on ouvre la cornée avec un couteau-aiguille, instrument abandonné longtemps, qu'on a cherché dernièrement à remettre en vogue, et qui, ainsi que nous le verrons plus loin, pourrait bien, selon l'opinion de quelques praticiens, être destiné à remplacer tout-à-fait ceux dont nous allons parler.

(1) Daviel, *Sur une nouvelle méthode de guérir la cataracte par l'extraction du cristallin. Mémoires de l'Académie de chirurgie*, t. II, page 337 (édition in-4 de 1753).

Instruments. — Un couteau à cataracte de Beer ou de Richter, un kystitome ou une simple aiguille à cataracte, tranchante d'un côté et mousse de l'autre, et une petite curette de Daviel, adaptée, d'après le conseil de Jæger, au manche du kystitome, suffisent ordinairement pour pratiquer l'opération. On doit cependant se munir de plusieurs couteaux de Beer, d'un couteau lancéolaire coudé, de ciseaux courbes sur le plat, de pinces de forme et de grandeur diverses, et d'un crochet semblable à celui qu'a imaginé Langenbeck, pour la pupille artificielle par décollement. Ces derniers instruments ne devront servir que dans les complications ou les accidents que nous indiquerons plus loin. Il est bon d'en avoir encore à sa disposition d'autres, destinés à fixer convenablement le globe, pour les cas où l'œil serait extrêmement mobile, et le patient très pusillanime. Ces instruments sont la *bague* que j'ai imaginée, et dont je donne le dessin plus loin, la *pique* de Pamard, ou une *pince* fermant à ressort, qu'on applique sur la conjonctive bulbaire.

SOINS PRÉPARATOIRES. — Lorsqu'on croit devoir opérer la cataracte par l'extraction, il faut s'assurer par avance que l'*iris est libre d'adhérences avec la capsule.* Dans quelques cas particuliers, il ne suffit pas d'avoir constaté que la pupille exécute des mouvements assez étendus sous l'influence de la lumière et de l'obscurité, parce qu'il peut arriver que l'iris soit attaché à la cristalloïde ailleurs que dans sa marge, et que le cristallin ne puisse être extrait qu'avec de grandes difficultés. C'est pour reconnaître que le diaphragme est libre qu'il convient, huit à quinze jours avant l'opération, d'instiller de la belladone dans l'œil malade, sauf à attendre que la pupille ait repris son diamètre normal avant d'extraire la lentille opaque.

La *santé générale* du patient doit être dans les meilleures conditions possibles; s'il est pléthorique, on l'a préparé de longue main à l'opération par un régime convenable, et on l'a saigné au besoin, soit par la veine, soit par une application de sangsues à l'anus. Dans tous les cas, il doit prendre un purgatif la veille du jour fixé pour l'opération, afin de se débarrasser les intestins. Si l'extraction est faite vers le milieu du jour, le malade aura déjeuné avec une tasse de lait ou un potage. Lorsqu'il prendra place sur la chaise, il mettra de côté tous les vêtements qu'il serait difficile de lui enlever.

Le *lit du malade*, disposé à l'avance, tout prêt à le recevoir, et autant que possible peu éloigné de la fenêtre où aura lieu l'opération, sera surtout l'objet de l'attention du chirurgien. Des oreillers trop mous et trop nombreux échauffent la tête de l'opéré, la prédisposent aux congestions, et présentent le sérieux inconvénient de se déranger à tout instant et de forcer le patient à se mettre souvent sur son séant, alors qu'il doit conserver la plus parfaite immobilité. Un traversin un peu fort, ou garni d'un seul oreiller modérément mou, suffit pour soutenir la tête à un degré d'élévation convenable. Les matelas ne seront pas nombreux : le lit étant ainsi peu élevé, le malade n'aura besoin d'aucun effort pour s'y étendre ; ils ne reposeront point sur un lit de plume, qui ne peut présenter le plan fixe si nécessaire, mais ils seront placés de préférence sur un sommier de crin. Fait de cette manière, le lit ne se dérangera pas, ce qui permettra au malade d'y demeurer couché pendant six à huit jours, temps nécessaire pour la réunion des lèvres de la plaie kératique.

Répétition de l'opération. — Quelque temps avant l'opération, il sera très avantageux d'habituer le patient à supporter sans crainte le contact d'un instrument sur ses yeux : je considère cette précaution, bonne pour l'abaissement, ainsi que je l'ai dit plus haut, comme indispensable quand il s'agit de l'extraction. Voici ce que l'expérience m'a appris à cet égard. Si l'on exécute l'extraction sur des personnes pusillanimes, l'œil fuyant avec rapidité dans le grand angle, ou sous la paupière supérieure, aussitôt qu'il se sent blessé, ne permet plus au chirurgien de faire convenablement la section de la cornée, et il résulte de là des accidents fort sérieux. Au contraire, si pendant quelque temps on habitue le malade à supporter tranquillement le contact d'un stylet ordinaire, qu'on place, les paupières étant maintenues écartées, sur la conjonctive bulbaire et sur la cornée tour à tour, l'œil, *apprivoisé* en quelque sorte, demeurera si parfaitement immobile pendant l'opération, que les instruments imaginés pour le fixer deviendront d'une complète inutilité. On trouve encore à cette sorte *de répétition de l'opération* l'avantage de n'avoir pas à craindre, chez les personnes nerveuses, les syncopes, les vomissements, les spasmes, les mouvements brusques de la tête ou de la totalité du corps, accidents qui exigent le plus souvent qu'on s'y prenne à plusieurs fois pour achever l'extraction de la cataracte. Cette précaution d'habituer l'œil au contact des instruments est recommandée par plusieurs praticiens, et entre autres par M. Maunoir de Genève.

Position du malade, du chirurgien et de l'aide. — La position du malade, du chirurgien et de l'aide, pendant l'opération, est la même que pour l'abaissement (voyez la fig. 42, page 557). L'aide doit surtout éviter de comprimer le globe, en maintenant relevée la paupière supérieure. Quelques chirurgiens d'un grand mérite veulent qu'on opère le malade couché sur le dos, dans un lit étroit, afin d'éviter plus sûrement les mouvements de recul de la tête, et la sortie de l'humeur vitrée. Cette précaution bonne, mais non pas indispensable, est plus facile à mettre en pratique dans une clinique que dans une maison particulière. Le lit doit être très haut, pour que le chirurgien évite la fatigue de se tenir baissé pendant assez de temps ; il doit en outre être fait de matelas un peu durs, précaution sans laquelle le malade ne pourrait trouver l'immobilité si nécessaire dans cette opération. Il faut encore qu'on puisse l'approcher aussi près que possible d'une large fenêtre, et qu'il roule aisément en sorte que le chirurgien ait la facilité de le déplacer, s'il y a lieu, pour éviter les reflets de lumière qui gêneraient la manœuvre : tout cela, je le répète, est fort difficile à trouver prêt dans les maisons particulières. J'ajouterai qu'on manque d'adresse lorsqu'on opère le malade couché, que les mouvements du bras sont lourds et n'ont plus la délicatesse nécessaire.

Parmi les chirurgiens voulant avec raison qu'on opère le malade assis, quelques uns recommandent d'appuyer le coude du bras qui tient le kératotome, sur le genou correspondant, qu'on élève au moyen d'une chaise. Le chirurgien trouverait de cette manière un point d'appui solide, et, selon eux, une sûreté d'exécution qu'il n'aurait pas sans cela. Mais cette précaution est loin d'être de rigueur quand on a un aide exercé, et qu'on s'est habitué à opérer à bras levé ; il y a plus, et pour suivre les mouvements de recul de la tête et éviter ainsi les accidents, on est dans de meilleures conditions en ne prenant qu'un point d'appui sur la joue. D'ailleurs, lorsque le bras est ainsi appuyé, l'opérateur n'a plus et ne peut plus avoir la légèreté de main si indispensable dans l'opération qui nous occupe.

Fixation de l'œil malade et position des mains du chirurgien. — Lorsqu'on est sûr du malade, et qu'on a d'avance habitué l'œil au contact des instruments, on peut, en abaissant la paupière inférieure avec l'index, fixer l'organe tout simplement, comme nous l'avons dit plus haut, avec la pulpe du doigt médius appliqué dans le grand angle, sur la caroncule lacrymale. Au contraire, si l'œil n'a point été préalablement soumis à cette sorte de répétition de l'opération, et qu'il roule avec rapidité dans l'orbite, on le maintient dans l'immobilité convenable avec la pique de Pamard implantée dans la sclérotique, ou bien encore avec une simple pince appliquée sur la conjonctive, ou enfin avec une bague armée de griffes qui pénètrent à la fois dans ces deux membranes. La pique de Pamard est un instrument un peu trop oublié, et qui peut être véritablement utile si on l'implante convenablement dans la sclérotique, en ne s'en servant que pour le premier temps de l'opération. La pince appliquée sur la conjonctive bulbaire (voyez page 608, figure 58) me paraît remplir beaucoup moins bien le but : la muqueuse saisie, même sur une grande étendue, laisse le globe se mouvoir plus qu'il ne convient, et souvent se déchire. De là du sang qui, venant se mêler aux larmes, gêne l'opérateur; de là aussi une conjonctivite trau-matique qu'on aurait pu facilement éviter.

Ces deux instruments, de même que tous ceux qui ont été imaginés dans le même but (et ils sont nombreux), ont été abandonnés l'un après l'autre, parce qu'on a pensé qu'ils devenaient la cause assez fré-quente de la sortie de l'humeur vitrée. Lorsqu'on s'en sert, en effet, on ne sait pas toujours le degré de pression qu'on exerce sur l'œil, et c'est pour ce motif que j'ai imaginé une bague qui ne présente pas cet inconvénient. Cet instrument (fig. 52) qu'on applique sur le doigt mé-dius, s'adapte aisément aux doigts de différente gros-seur. Il est muni dans la partie de sa circonférence qui doit être en rapport avec la face dorsale du mé-dius, de deux plaques séparées s'écartant l'une de l'autre avec facilité : *b* représente l'une de ces plaques vue de profil; sur la face postérieure de la bague, celle qui sera en rapport avec la pulpe du doigt, on voit une tige recourbée d'arrière en avant et à l'extrémité de laquelle il y a deux petites pointes *a*, longues de 3 à 4 millimètres. Lorsque la bague est appli-quée, la tige et les pointes se cachent dans la pulpe du doigt, qui ne cesse d'être en rapport avec le globe; de là tout l'avantage de l'instru-ment, celui de permettre au chirurgien de connaître exactement le degré de pression qu'il exerce sur l'œil en le fixant.

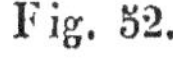
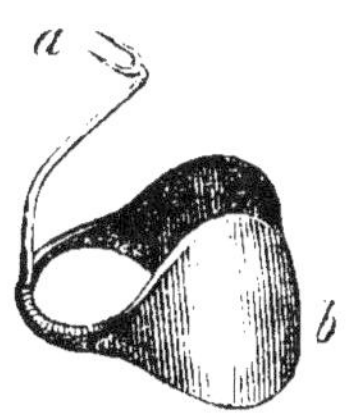

Fig. 52.

La fig. 53 représente un œil atteint de cataracte qui se trouve fixé avec la bague dont la description vient d'être faite : 1 représente les pla-ques de l'instrument placées sur la face dorsale du médius; la tige , qu'on ne peut pas apercevoir, est cachée dans la pulpe du doigt 2, et les pointes sont implantées dans la sclérotique et dans la conjonctive bulbaire; A est la cataracte ; B, l'iris.

Lorsqu'on veut opérer l'œil droit, la main gauche est approchée tout près de l'œil, le petit doigt repose par sa face dorsale sur la joue, l'annulaire est replié dans la paume de la main, les trois autres tien-nent le kératotome de Beer le tran-chant dirigé en bas. Le pouce est

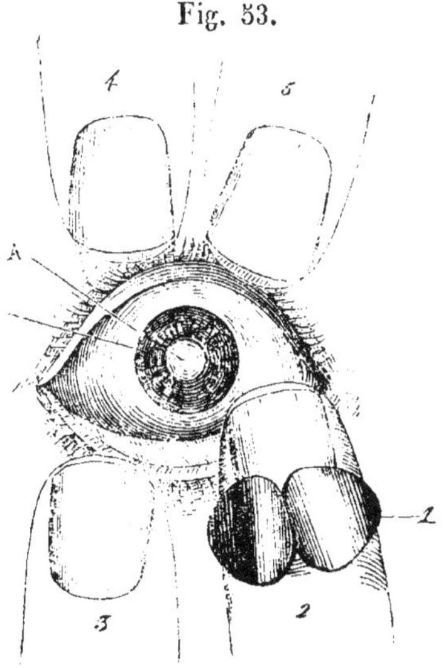

Fig. 53.

étendu droit et immobile, perpendiculaire au manche du couteau sur lequel il repose, l'index et le médius légèrement courbés et un peu écartés l'un de l'autre à leur extrémité.

Lorsqu'il a ainsi posé sa main, l'opérateur place en avant de la cornée, sans la toucher, le plat de l'instrument, afin de mesurer l'étendue de la plaie à faire, et de s'assurer, en le faisant passer une fois ou deux devant l'œil pour simuler le commencement de la manœuvre, qu'aucun obstacle ne pourra empêcher l'exécution du premier temps. C'est dans cette préparation à l'opération qu'on vérifie une dernière fois si le diamètre du couteau est convenable, et si la section pourra être faite sans que l'instrument aille blesser le nez.

Tout étant disposé de cette manière, le chirurgien commence l'incision de la cornée, qui se divise en *ponction* et en *contre-ponction*.

A. Kératotomie inférieure.

Manuel opératoire. — La manœuvre comprend trois temps principaux, qui se subdivisent en temps secondaires. Dans le premier temps, qui consiste à diviser la cornée, et de tous est celui qui a le plus d'importance, on pratique la ponction, on fait passer le couteau à travers la chambre antérieure, et l'on fait la contre-ponction. Dans le second, on introduit le kystitome sous le lambeau et on divise la capsule; dans le troisième, on extrait le cristallin.

Premier temps. — *Incision de la cornée (œil droit).* — *Ponction.* — La pointe de l'instrument est appliquée sur le côté externe de la cornée, à 1 millimètre de son insertion sur la sclérotique, et de telle sorte que l'incision partage en deux moitiés à peu près égales le diamètre vertical de la pupille. La direction du kératotome est exactement perpendiculaire au diamètre antéro-postérieur de l'œil, et le plat de l'instrument est parallèle au plan de l'iris. L'opérateur fait pénétrer la pointe à une très petite distance dans la chambre antérieure, où, si elle ne s'est pas fourvoyée dans les lamelles cornéennes, on la voit bientôt briller de tout son éclat métallique; une sensation de résistance vaincue, une légère gouttelette d'humeur aqueuse qui suinte sur la lame, font reconnaître que l'instrument a été convenablement dirigé. Le chirurgien, sans s'arrêter un instant, cherche de l'œil le point de contre-ponction, et pousse rapidement le couteau en avant de la moitié inférieure de la pupille et de l'iris jusqu'au côté interne de la cornée.

Contre-ponction. — La pointe de l'instrument un instant immobile contre la cornée, la traverse du côté interne à une distance de la sclérotique égale à celle où elle a pénétré du côté externe, et la lame avance jusqu'à ce qu'elle soit sortie de deux ou trois lignes, et qu'après avoir déjà largement incisé la cornée du côté externe, elle n'ait plus à diviser qu'environ le tiers du lambeau. Arrivé là, le chirurgien s'arrête un instant encore, pour donner aux muscles le temps de se calmer; puis, lorsqu'il est certain qu'ils ne compriment plus le globe, il pousse le couteau avec une très grande lenteur dans la direction du nez, jusqu'à ce qu'une dernière bride très étroite retienne seule l'instrument dans la chambre antérieure. Alors il éloigne du globe le médius, ou l'instrument dont il se servait pour le fixer, et l'aide abaisse doucement la paupière supérieure, sans toutefois l'abandonner encore, afin que le bord libre en soit presque en rapport avec le dos du couteau. Ensuite, par un mouvement combiné avec l'aide, le chirurgien achève avec précaution la dernière section en retirant lentement la lame du côté externe de la ponction, et la paupière, empêchant ainsi la sortie des humeurs de l'œil, vient recouvrir le lambeau.

Dans cette manœuvre, si le nez gêne la marche de l'instrument de dehors en dedans, on pourra, en inclinant le manche du couteau vers la tempe du malade, ramener l'œil au centre de l'orbite, et achever facilement ainsi son incision. Le tranchant ne sera dirigé ni trop en avant ni trop en arrière; dans le premier cas, le lambeau de la cornée serait carré et trop petit, au lieu d'être exactement semi-circulaire; dans le second, il empiéterait sur la sclérotique et serait trop grand.

Si les muscles compriment fortement le globe, et que l'œil soit très agité, on se gardera de couper la dernière bride, et l'on se conduira comme nous l'indiquons plus loin, c'est-à-dire qu'on sortira le couteau en laissant un pont entre les deux plaies de ponction et de contre-ponction.

La figure 54 représente le premier temps de l'opération au moment

Fig. 54.

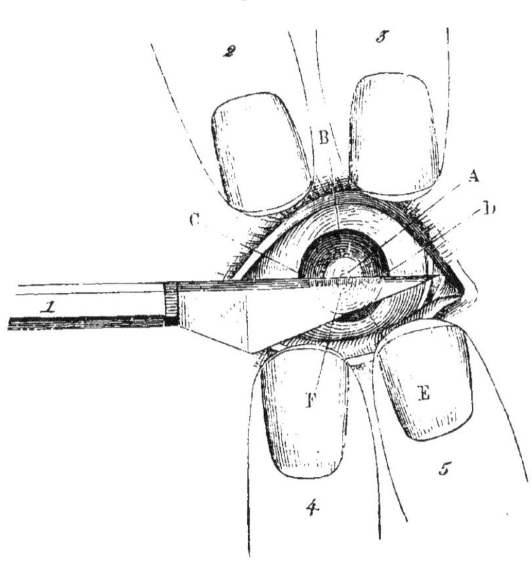

où le chirurgien va achever la section en ramenant le couteau lentement du côté de la ponction. A, pupille dans laquelle on voit la cataracte; B, iris; C, endroit de la cornée où la ponction a été faite; D, contre-ponction; E, bride de la cornée restant à diviser; F, lambeau sous lequel on aperçoit le couteau.

Deuxième temps. — Incision de la capsule. — L'œil ayant été laissé quelques instants en repos, l'aide abaisse la paupière inférieure, et le chirurgien, après avoir relevé la supérieure avec le pouce de la main droite, saisit de la gauche le kystitome et le place en travers de l'œil, de telle sorte que la tige en soit en rapport avec la partie inférieure du lambeau. Celui-ci est soulevé doucement par l'instrument, qu'on élève, en le tenant toujours en travers, jusqu'aux points de ponction et de contre-ponction. Ainsi placé, le kystitome est introduit par sa tige dans la chambre antérieure, tandis qu'il est libre à sa pointe et à son manche.

La figure 55 représente cette première partie du deuxième temps.

Fig. 55.

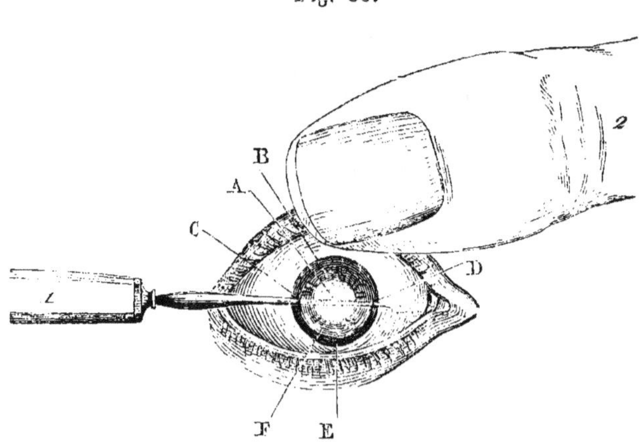

A, cataracte; B, iris; C, ponction; D, contre-ponction; E, circonférence de la cornée; F, lambeau de la cornée sous lequel on voit la tige du kystitome; 1, manche du kystitome dont la lame est libre du côté de la contre-ponction.

Les choses étant ainsi disposées, le chirurgien, ramenant en dehors le manche, fait glisser sur la plaie le côté mousse de l'instrument, et en dirige vivement la pointe dans la pupille, pour diviser la capsule. Trois ou quatre incisions obliques de haut en bas et de dedans en dehors, qu'on croisera d'un nombre égal de sections en sens inverse, suffiront pour ouvrir largement la membrane; on leur donnera cette direction, moins pour obtenir une division de la capsule en losanges ou en carrés, que pour pratiquer une ou deux larges déchirures (1). Cela fait, on retire avec précaution l'instrument, dont on tourne en bas le tranchant, et dont on présente le côté mousse à l'ouverture de la cornée, pour éviter toute nouvelle entaille. On aura soin, dans ce temps de l'opération, de ne porter que le moins possible l'aiguille en arrière de la capsule, dans la crainte de broyer la cataracte, circonstance qui en rendrait l'extraction beaucoup plus difficile.

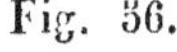

Fig. 56.

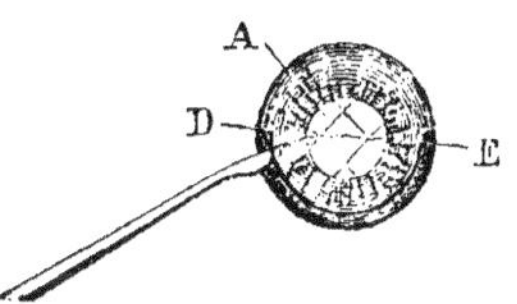

La fig. 56 donne une idée exacte de cette seconde partie du deuxième temps. A, pupille; on y voit plusieurs lignes obliques, indiquant le sens dans lequel les incisions de la capsule doivent être faites; E, contre-ponction; D, ponction; à côté de ce dernier point on voit la lame du kystitome près de sortir de la chambre antérieure, le tranchant dirigé en bas.

Troisième temps. — Sortie du cristallin. — Très fréquemment le cristallin sort de lui-même, aussitôt que la capsule a été convenablement ouverte. Lorsque la sortie spontanée n'a pas lieu, il faut qu'on seconde l'action des muscles, soit en commandant au malade de diriger l'œil dans divers sens, soit en comprimant doucement le globe par la pression du doigt ou de la curette sur la paupière inférieure. Dès qu'on s'aperçoit que l'iris fait une saillie prononcée en avant, on cesse d'appuyer sur le bulbe, et l'on recommande au malade de tenir l'œil dans l'immobilité. Bientôt la lentille passe dans la chambre antérieure, soulève le lambeau et descend sur la joue. Si elle reste engagée par moitié dans la chambre antérieure, on aide à sa sortie en la dégageant avec la curette, que la main gauche n'a pas dû quitter. Sitôt que l'extraction du cristallin est accomplie, on laisse retomber la paupière sur le lambeau. La curette sert encore à débarrasser la pupille et la chambre antérieure de quelques détritus cristalliniens, qui y demeurent très fréquemment. L'œil gauche est ensuite opéré de la même manière avec la main droite.

La fig. 57 représente ce temps de l'opération : 2, pouce de l'opérateur relevant la paupière supérieure; C, ponction; D, contre-ponction; F, lambeau de la cornée soulevé par la cataracte; E, milieu du lam-

(1) Il est impossible de diviser la capsule en carrés ou en losanges, même avec l'instrument le plus tranchant. Quand une ouverture est faite dans cette membrane, l'aiguille entraîne avec elle sous la pression qu'elle exerce, la lèvre correspondante de la solution de continuité, mais ne fait pas de nouvelle incision. Je me suis assuré de ce fait sur des lapins, en introduisant une aiguille à travers la cornée, et en disséquant l'œil après avoir sacrifié l'animal.

beau ; A, cataracte sortant de la chambre antérieure après avoir franchi la pupille ; B, iris ; G, pupille ouverte et déformée au moment où la

Fig. 57.

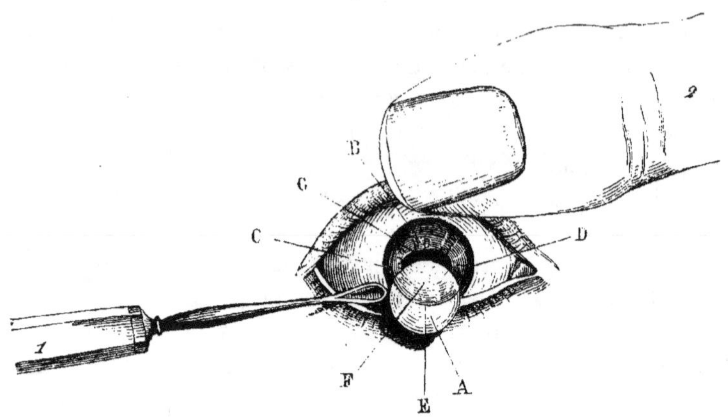

cataracte vient de la traverser ; 1, curette dégageant le cristallin de la chambre antérieure.

B. Kératotomie oblique.

Dans ce procédé, qui a été à tort adopté en France par bon nombre de praticiens, le couteau à cataracte incise la cornée obliquement de haut en bas, de manière à former un lambeau sur la circonférence ex-

Fig. 58.

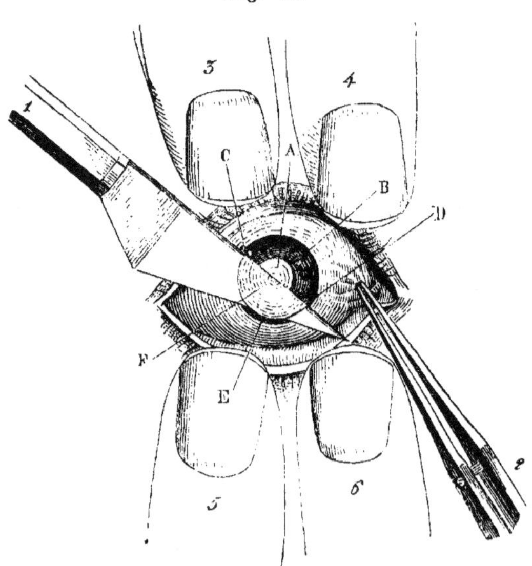

terne de la membrane. Wenzel le père est le premier opérateur qui ait exécuté ainsi l'extraction. Il divisait la capsule après avoir pénétré dans la chambre antérieure, faisait la contre-ponction, et terminait souvent l'opération au moment même où il achevait la section du lambeau, manière de faire qui a été depuis longtemps abandonnée, à cause des accidents qu'elle détermine. Demours et M. Roux imitèrent Wenzel, et firent aussi la section oblique, et c'est depuis leurs essais que l'on commença à faire le lambeau sur le côté externe de la cornée.

On exécute cette opération en trois temps, comme la kératotomie inférieure. Dans le premier, représenté dans la fig. 58, on divise la cornée à son côté interne, obliquement de haut en bas et de dehors en dedans, en suivant exactement les indications que nous avons données plus haut quand nous avons décrit le même temps de l'incision inférieure. Dans la figure la ponction et la contre-ponction sont faites; le lambeau est sur le point d'être achevé. A, pupille dans laquelle on voit la cataracte; B, iris; C, point de ponction sur la cornée; D, point de contre-ponction; E, bride de la cornée restant à couper; F, lambeau de la cornée sous lequel on voit le couteau à cataracte, dont le chiffre 1 a été oublié par le graveur; 2, pince tenant quelques plis de la conjonctive bulbaire pour fixer l'œil; 3, 4, doigts de l'aide; 5, 6, doigts de la main droite de l'opérateur. Les deux autres temps s'exécutant absolument de même que dans la kératotomie inférieure, je ne donnerai aucun détail de plus ici, pour éviter des redites inutiles.

C. Kératotomie supérieure.

Richter a le premier donné l'idée de l'extraction de la cataracte par l'incision de la moitié supérieure de la cornée; mais c'est à Busnau, de Tournay, et à Wenzel le père, qu'on doit rapporter la mise en pratique de ce procédé sur le vivant. Plus tard, Santarelli décrivit cette opération, qu'il rejeta bientôt, et que de nos jours Jæger pratique à l'exclusion des autres procédés de kératotomie. C'est ce dernier qui a le plus contribué à la répandre et à l'ériger en méthode ordinaire. De même que l'incision oblique, elle se pratique suivant les règles que nous avons établies en parlant de la kératotomie inférieure.

La fig. 59 représente le premier temps de la kératotomie supérieure, au moment où le chirurgien va achever le lambeau de la cornée. A cet effet, le couteau, dont la pointe est fort rapprochée du grand angle de l'œil, sera un instant maintenu immobile, puis retiré lentement de manière à couper la dernière bride de la cornée sans que le globe en ressente aucune secousse. L'aide, attentif à ce qui se passe, abaissera alors la paupière supérieure, en la faisant sauter par-dessus la plaie,

39

pour qu'elle ne glisse pas dans la chambre antérieure en renversant le lambeau. A, pupille dans laquelle on voit la cataracte ; B, iris ; C, point de ponction ; D, point de contre-ponction ; E, bride de la cornée restant

Fig. 59.

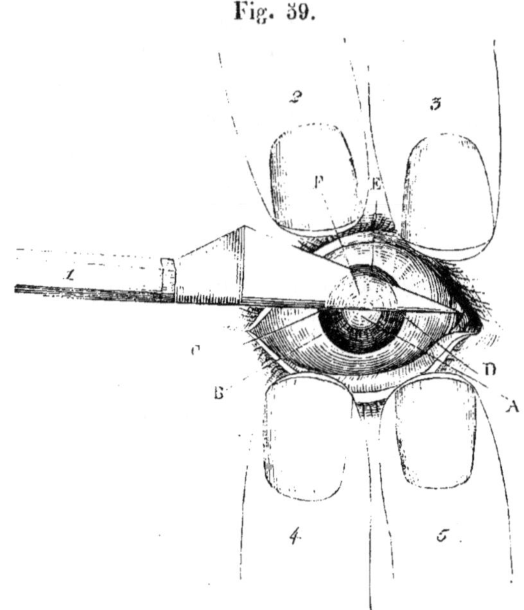

à diviser ; F, lambeau de la cornée sous lequel on voit la lame du kératotome. 1, manche du kératotome ; 2, 3, doigts de la main gauche de l'aide ; 4, 5, doigts de la main droite du chirurgien.

Le deuxième et le troisième temps s'exécutent comme il a été dit à propos de la kératotomie inférieure (V. plus haut page 606).

AVANTAGES ET INCONVÉNIENTS DES TROIS PROCÉDÉS.

Kératotomie inférieure. — Ce procédé présente un grand avantage d'exécution, mais que rachètent de sérieux inconvénients de résultat. Ainsi, la moitié inférieure de la cornée est aisément mise à découvert par l'abaissement de la paupière inférieure ; mais l'écoulement de l'humeur vitrée est plus à craindre, ainsi que la procidence de l'iris ; et, si l'on n'y veille, la paupière inférieure, par suite de quelques contractions de l'orbiculaire, peut s'engager entre les lèvres de la plaie, alors même que le pansement a été bien fait. Le lambeau se trouve aussi dans d'assez mauvaises conditions de réunion, parce qu'il baigne dans les larmes du cul-de-sac conjonctival inférieur, inconvénient qui peut devenir la cause de la suppuration du globe tout entier.

Kératotomie oblique. — L'opération est peut-être un peu plus difficile ; elle exige au moins plus d'exercice de la part du chirurgien. La direction du couteau demande plus d'assurance de la main ; la saillie de l'orbite, si l'on ponctionne trop haut, s'oppose à ce que cette direction soit convenablement conservée ; et pour peu que l'opérateur hésite après avoir fait la ponction, et que le malade dirige le globe en haut, l'humeur aqueuse s'échappe le long du couteau, et l'iris est blessé. Ces accidents, au reste, deviennent fort rares avec un peu d'habitude. La kératotomie oblique présente par contre quelques avantages que n'offre point l'inférieure : ainsi, le milieu du lambeau, tourné du côté externe, n'est point froissé par la paupière inférieure, et ne baigne pas dans les larmes, et la plaie cornéenne, recouverte en entier par la paupière supérieure, se réunit avec plus de promptitude. D'une autre part, le couteau dirigé obliquement de haut en bas et de dehors en dedans, ne blesse ni le nez ni la caroncule lacrymale, accident qui peut survenir dans la kératotomie inférieure, et si le globe vient à se cacher dans le grand angle, la contre-ponction est moins difficile que lorsqu'on fait le lambeau en bas. Des trois procédés d'extraction par la cornée, la kératotomie oblique, malgré les inconvénients que nous venons de signaler, est, à tort, préférée par beaucoup de praticiens ; on n'a recours à l'incision inférieure que dans les cas particuliers où la saillie de l'orbite est trop considérable, l'ouverture palpébrale, étroite, et le globe peu saillant.

Kératotomie supérieure. — Ce procédé, au contraire de la kératotomie inférieure, présente incontestablement de grands inconvénients d'exécution, contrebalancés par de grands avantages de résultat. La section du lambeau offre des difficultés réelles : l'œil fuyant naturellement en haut et en dedans, l'opérateur, après avoir fait la ponction, est forcé de le retenir dans une direction convenable, en pressant doucement de haut en bas ; il y a quelque danger de diviser la paupière supérieure ; lorsque l'œil est trop mobile, il peut arriver qu'on soit forcé de retirer le kératotome, et d'achever la section avec d'autres instruments. Mais les avantages de ce procédé sont nombreux : l'ouverture de la cornée étant en haut, l'humeur aqueuse ne s'écoule pas aussi aisément, du moins en totalité ; le lambeau, maintenu par la paupière supérieure, est dans de meilleures conditions de réunion ; il ne baigne pas dans les mucosités et les larmes, et ne peut être écarté par la paupière, comme cela se voit dans la kératotomie inférieure. La procidence de l'iris est aussi moins à craindre, dans le cas où le malade serait pris de toux ou de vomissements, etc., etc.

De ces trois procédés, le dernier est donc celui qui offre le plus d'avantages, et c'est par conséquent celui auquel le chirurgien doit surtout s'exercer.

Autres procédés opératoires. — *Procédé d'Alexandre et de Guthrie.* — Le chirurgien exécute ce procédé sans se servir d'aucun aide ; le malade tient la tête renversée en arrière, sur le dossier d'une chaise à bras ; l'opérateur, monté au besoin sur un petit tabouret, se place derrière lui. Supposons qu'on opère l'œil droit : la paupière supérieure est maintenue relevée avec la main gauche ; la droite tient un couteau à cataracte très étroit, avec lequel l'incision est pratiquée. Cette section n'est pas complétement terminée du premier coup : l'opérateur laisse un pont assez large entre les plaies de ponction et de contre-ponction, puis le couteau est retiré et remplacé par une aiguille coudée, avec laquelle la capsule est ouverte. L'aiguille est retirée à son tour et remplacée, quand les contractions de l'œil ont tout-à-fait cessé, par un kératotome mousse, en forme de petit canif, au moyen duquel la section de la cornée est achevée. La cataracte est extraite ensuite comme à l'ordinaire.

Ce procédé, entre autres avantages, présente ceux de se passer d'aide, d'éviter la sortie brusque du cristallin, et de ne pas s'exposer à celle des milieux de l'œil. MM. Alexandre et Guthrie ne l'emploient que dans les kératotomies supérieures.

J'en ai fait plusieurs fois l'application dans la kératotomie oblique et dans l'inférieure. J'y ai été conduit, la première fois, par hasard. J'opérais un homme pusillanime, dont les yeux étaient peut-être un peu trop saillants ; les muscles comprimaient énergiquement le globe, et je sentais mon couteau pressé à tel point dans la cornée, que j'avais à craindre, si je terminais la section du lambeau, que les milieux de l'œil ne sortissent avec la lentille. Je retirai l'instrument, après avoir inutilement attendu la disparition du spasme musculaire ; et lorsque l'œil fut calme, je divisai le petit pont qui séparait les deux plaies de la cornée, en me servant d'un bistouri mousse que j'avais dans ma boîte d'instruments. J'évitai de cette manière les accidents sérieux dont j'étais menacé. Depuis lors, toutes les fois que j'ai revu ce même état spasmodique des muscles pendant la section de la cornée, j'ai retiré de l'œil le kératotome, en suivant de point en point le procédé d'Alexandre, et j'ai reconnu par expérience que c'était le plus sûr moyen de prévenir la sortie du corps vitré.

Extraction avec les couteaux-aiguilles. — L'évacuation de l'humeur aqueuse et la procidence de l'iris sous le tranchant de l'instrument, lorsqu'il est mal dirigé dans l'extraction, comme les difficultés que présente la section de la cornée, ont donné à Petit l'idée du premier couteau-aiguille qui ait été inventé. Cet instrument, modifié par un très grand nombre de praticiens, parmi lesquels on remarque Palucci,

Richter, Siegerist, Conradi, Weidmann, Blasius, Mackenzie, Cunier, a été remis en honneur depuis quelque temps.

Les premiers couteaux étaient fixes, c'est-à-dire que l'aiguille et le couteau faisaient corps et étaient taillés dans le même morceau d'acier. L'opérateur traversait la cornée d'abord avec l'aiguille, puis pratiquait la section en continuant de pousser l'instrument de dehors en dedans. On conçoit combien la manœuvre d'un pareil instrument devait être peu aisée, à cause de la saillie du nez, contre lequel l'aiguille venait presque toujours s'arrêter. Ces inconvénients disparurent en partie, lorsqu'on imagina de faire glisser le couteau sur l'aiguille, après qu'elle avait traversé la cornée; mais là encore s'élevèrent des difficultés : où pratiquer la rainure qui devait permettre au couteau de glisser? la ferait-on sur l'aiguille, ou sur le dos du couteau? dans l'épaisseur même de la lame, ou sur l'une des faces de celle-ci? ne serait-il pas plus avantageux de supprimer cette rainure, et de placer le couteau de telle sorte qu'il glissât par son dos sur l'aiguille par simple superposition? Telles sont les questions que les auteurs des couteaux-aiguilles se sont successivement posées : la rainure sur le dos du couteau a été abandonnée par quelques chirurgiens. La lance de l'aiguille a aussi été faite de diverses manières : tantôt c'est une lance très fine, tranchante des deux côtés, droite ou un peu convexe, et ressemblant assez à une aiguille à cataracte; tantôt c'est une sorte de stylet d'une assez grande épaisseur. On se proposait, par ces modifications de la lance, d'éviter une plaie trop large de la cornée, et surtout d'empêcher que l'aiguille ne rentrât dans la chambre antérieure après l'avoir traversée. M. Bodinier a essayé d'atteindre ce dernier but en donnant à la lance la forme d'une sorte de pique; mais le corps de son aiguille est trop gros, en sorte qu'il s'écoule, dans l'opération, une très grande quantité d'humeur aqueuse. Le recul presque forcé de l'aiguille, pendant les mouvements nécessaires pour faire avancer le kératotome, a donné à M. Cunier l'idée, non de couder la lame, mais de remplacer le bouton (Blasius) ou l'anneau (Mackenzie), au moyen duquel on pousse le couteau, par un ressort à bascule sur lequel il suffit de presser doucement avec un des doigts. Modifié de la sorte, cet instrument devient plus commode, et l'opération de la cataracte par extraction se trouve très simplifiée. La section du lambeau de la cornée, qui en constitue le temps le plus difficile, est exécutée facilement avec le couteau-aiguille, à l'aide duquel on évite un grand nombre des accidents que nous signalerons plus loin dans le premier temps (V. p. 614). Ainsi la ponction et la contre-ponction pouvant sans danger être faites avec lenteur, l'opérateur est plus maître de donner au lambeau une étendue convenable, et court moins le risque de le faire trop grand ou trop petit. De même, l'aiguille en traversant la cornée n'ayant point permis à l'humeur aqueuse de s'échapper au dehors, et servant de conducteur au couteau, celui-ci peut passer rapidement en avant de l'iris, et l'on n'est pas de cette manière exposé à blesser cette membrane, dont la hernie est aussi moins fréquente. Enfin la section étant bien faite, la sortie du corps vitré arrive moins souvent, et il en est de même des autres accidents qui accompagnent l'extraction, et parmi lesquels figurent l'affaissement du lambeau, l'introduction de bulles d'air dans l'œil, la contusion des bords de la plaie, la blessure de la caroncule et de la conjonctive, la rupture du bistouri dans la chambre antérieure, etc., etc.

Le couteau-aiguille nous semble, comme à MM. Blasius, Mackenzie et Cunier, un instrument propre à modifier très avantageusement les procédés ordinaires de l'extraction de la cataracte. Tous les chirurgiens exécuteront plus facilement désormais cette opération, dont les difficultés sont moins grandes lorsque l'instrument est bien fait. Cependant je doute, malgré l'opinion contraire de M. Cunier (Voy. *Ann. d'oculist.*, t. X, p. 218), que le couteau-aiguille, s'il ne subit pas encore quelque modification, « soit appelé à jouer un grand rôle dans l'histoire con- » temporaine de l'extraction de la cataracte, » et qu'il puisse remplacer complétement un jour le couteau de Richter.

REMARQUES SUR LES ACCIDENTS QUI PEUVENT ARRIVER PENDANT L'OPÉRATION.

Ces accidents sont nombreux et méritent toute l'attention de l'opérateur; nous essaierons de les rattacher à chacun des temps de la manœuvre.

PREMIER TEMPS. — I. PONCTION. — La ponction peut être trop oblique ou trop perpendiculaire, par rapport au plan de l'iris; trop haute ou trop basse, par rapport au diamètre transversal; enfin trop rapprochée ou trop éloignée de la sclérotique. Il peut encore arriver qu'elle ne puisse pas être convenablement exécutée par suite de la mauvaise qualité de la pointe du couteau.

A. *Ponction trop oblique.* — Lorsque le chirurgien enfonce le kératotome dans la cornée, il peut se faire que l'instrument s'engage obliquement, d'avant en arrière, dans l'épaisseur de la membrane. La pointe, glissant alors avec une certaine difficulté, trace dans les lamelles un sillon blanchâtre facile à reconnaître, et ne pénètre pas, ou ne pénètre que tardivement dans la chambre antérieure, après un trajet plus ou moins long. Lorsque la lame du couteau s'est ainsi fourvoyée, indépendamment du sillon blanchâtre qu'il aperçoit, le chirurgien peut reconnaître encore l'accident à cette double circonstance, que la lame semble être dépolie, et qu'elle ne peut être dirigée, sans une grande difficulté, vers le point choisi pour la contre-ponction. Quand la ponction est bien faite, que l'instrument, conduit dans une direction exactement parallèle au plan de l'iris, apparaît avec son brillant métallique dans la chambre antérieure, on voit ordinairement suinter une petite gouttelette d'humeur aqueuse sur la portion de la lame restée en dehors de la cornée. Dans l'accident qui nous occupe, au contraire, l'humeur aqueuse ne peut pas s'écouler : c'est un moyen de plus pour reconnaître que le couteau a glissé dans les lamelles.

Si l'accident est reconnu à temps, le chirurgien retirera l'instrument avant de le faire pénétrer trop loin, et recommencera la ponction, pour essayer de la faire, cette fois, dans une direction convenable. Au contraire, il remettra à plus tard l'opération, si le couteau s'est engagé fort loin dans l'épaisseur de la cornée; de cette manière, il évitera l'inflammation traumatique qui pourrait venir compromettre le résultat de la kératotomie. Si le chirurgien ne reconnaît pas assez tôt la mauvaise direction du couteau, et que, continuant de le pousser du côté du grand angle, il parvienne à le faire pénétrer dans la chambre antérieure, le lambeau sera toujours trop petit et mal fait, et la contre-ponction ne pourra être pratiquée où il convient.

La ponction trop oblique et l'engagement du couteau entre les lamelles, qui en résulte, arrivent le plus souvent lorsque l'œil fuit en dedans; il conviendra donc de maintenir l'œil immobile, en appuyant sur son côté interne avec le médius, ou en le fixant au moyen des instruments dont nous avons parlé plus haut. La ponction trop oblique sera sûrement évitée, si, en outre, le chirurgien a soin de tenir le couteau de telle sorte, qu'il pénètre dans la chambre antérieure et traverse cette cavité *parallèlement au plan de l'iris.*

B. *Ponction trop perpendiculaire à l'iris.* — Si le chirurgien dirige la pointe du couteau trop en arrière, elle ira blesser l'iris, fort rapproché de la cornée à sa circonférence, et cette lésion pourra quelquefois déterminer une inflammation très sérieuse. Mais en admettant même que le couteau pénètre dans la chambre antérieure sans avoir blessé l'iris, il résultera toujours de sa fausse direction un inconvénient : l'évacuation prématurée de l'humeur aqueuse dans le moment où, pour ramener l'instrument sur un plan parallèle à celui de l'iris, l'opérateur sera forcé d'écarter, par un mouvement de bascule, les lèvres de la plaie l'une de l'autre. Si la ponction a été faite sans précaution, non seulement l'iris risque d'être blessé, mais la capsule et le cristallin peuvent l'être; la plaie de la cornée présentera en outre un angle, dans l'endroit qui se sera trouvé en rapport avec le tranchant de la lame, quand celle-ci aura été ramenée dans la direction parallèle à l'iris.

C. *Ponction trop haute ou trop basse.* — Il est très important, pour que le lambeau de la cornée ait les dimensions convenables, que la ponction soit faite exactement à l'endroit voulu; elle ne devra donc porter ni trop haut ni trop bas. S'il arrive que l'œil se cache brusquement dans le grand angle ou sous la paupière, au moment où le kératotome touche la cornée, la ponction peut être trop haute ou trop basse, bien que le chirurgien ait préalablement mesuré le point où il devait attaquer la cornée.

Si l'on reconnaît à temps (c'est-à-dire pendant que le couteau s'avance dans la chambre antérieure) que la ponction est trop haute ou trop basse, il suffit de faire la contre-ponction plus bas ou plus haut, pour que le lambeau cornéen ait l'étendue convenable.

D. *Ponction trop rapprochée de la sclérotique.* — Lorsque la pointe du kératotome a attaqué la cornée trop près des attaches de cette membrane à la sclérotique, et surtout lorsque la fibreuse elle-même a été intéressée, de petits vaisseaux, sillonnant en cet endroit la conjonctive bulbaire, ne manquent pas d'être divisés, et donnent du sang qui s'introduit souvent dans la chambre antérieure. De plus, le lambeau de la cornée sera trop grand. Si, en même temps qu'il a ponctionné la cornée trop près de la sclérotique, le chirurgien a incliné le tranchant du couteau en arrière, un accident plus sérieux, la blessure de la sclérotique, compliquée de celle de l'iris et du corps ciliaire, en sera la conséquence, et du sang s'écoulera dans les deux chambres de l'œil.

Pour éviter ces lésions, on s'assurera encore de l'immobilité de l'œil, en le maintenant au moyen des instruments dont il a été parlé plus haut, ou bien simplement au moyen de la pression du médius, si l'on a pris, quelque temps avant l'opération, la précaution d'habituer l'organe au contact d'un corps étranger, en le touchant tous les jours avec un stylet. Quant aux accidents qui résultent de l'inclinaison de la lame du kératotome en arrière, nous nous en occuperons plus loin (V. pag. 624).

E. *Ponction trop éloignée de la sclérotique.* — Cet accident est beaucoup moins sérieux que le précédent; il n'y a pas de sang dans les chambres de l'œil, la cornée est seule intéressée; mais le lambeau est alors toujours trop petit, à moins que le chirurgien, après avoir fait la contre-ponction, n'incline en arrière le tranchant de l'instrument. Si le lambeau de la cornée ne se réunit pas bien, l'opacité qui en résultera gènera, dans beaucoup de cas, la vision, en masquant une partie de la pupille. On évite cet accident, comme le précédent, en ne ponctionnant la cornée que lorsqu'on est sûr de l'immobilité de l'œil.

F. *Ponction mal faite à cause de la mauvaise qualité du couteau.* — Il faut que la pointe du couteau à cataracte soit très acérée et très solide, et le chirurgien, au moment même d'opérer, doit s'assurer qu'elle traverse un morceau de canepin ou de gant de peau avec la plus grande facilité, et sans faire entendre le moindre craquement, le moindre bruit. S'il arrive que ces précautions n'aient point été prises et que la pointe du kératotome soit mauvaise, on trouvera à la cornée une résistance inaccoutumée, l'œil fuira dans le grand angle, et la pression continuant d'être exercée sur la membrane, qui en sera un peu déprimée, l'instrument finira par pénétrer brusquement dans la chambre antérieure, en occasionnant la lésion de l'iris, ou en se dirigeant dans un sens qui ne permettra pas au chirurgien de faire un lambeau convenable. La contre-ponction sera en outre très difficile, et il pourra se faire même que le kératotome, émoussé par la ponction, ne soit plus en état de traverser une seconde fois la cornée.

II. Passage du couteau dans la chambre antérieure. — Cette seconde partie du premier temps de la kératotomie s'accompagne de quelques accidents, dont voici les causes principales : l'hésitation dans la marche du couteau, sa mauvaise direction, sa sortie de la chambre antérieure avant que la contre-ponction soit faite.

A. *Hésitation dans la marche du couteau.* — Aussitôt que le kératotome a pénétré dans la chambre antérieure, il doit traverser rapidement cette cavité, sans exercer aucune pression en avant ni en arrière, et ne s'arrêter qu'après que la contre-ponction est faite. S'il en est autrement, c'est-à-dire s'il demeure un instant immobile, et surtout si, par la timidité du chirurgien ou par le fait de mouvements imprévus de l'œil, il subit un mouvement rétrograde, même léger, tout aussitôt l'humeur aqueuse s'écoule, et l'iris, enveloppant la pointe de l'instrument, est infailliblement blessé. Cette hésitation dans la marche du couteau à travers la chambre antérieure est, sans aucun doute, la cause la plus fréquente de la sortie prématurée de l'humeur aqueuse, et partant celle de tous les accidents qui peuvent en être la suite.

B. *Mauvaise direction du couteau.* — La ponction ayant été faite convenablement, il arrive quelquefois que tout-à-coup le kératotome se dérange, que son tranchant s'incline en avant ou en arrière, en sorte que le parallélisme entre sa lame et l'iris est détruit. Il faut bien se garder, avant que la contre-ponction soit faite, de rectifier cette direction vicieuse du couteau, parce que si on lui imprimait un mouvement de rotation sur son axe, il en résulterait infailliblement que les lèvres de la plaie cornéenne se trouveraient un moment écartées, et que l'humeur aqueuse s'écoulerait à l'instant même.

C. *Sortie du couteau avant que la contre-ponction soit faite.* — Si, par un mouvement brusque de l'œil du côté interne, ou par toute autre cause, le couteau sortait de la plaie avant que la contre-ponction fût faite, en sorte que l'humeur aqueuse s'écoulât presque complétement au dehors, il vaudrait mieux abandonner l'opération que de s'exposer à enlever la moitié de l'iris. Toutefois, on aurait lieu d'espérer, en attendant quelques minutes et en recommandant au malade de tenir les yeux fermés, de pouvoir reprendre l'opération inachevée. L'iris, en effet, ne tarde pas, par suite de la rapide reproduction de l'humeur aqueuse, à s'éloigner de la cornée, et l'on peut, en introduisant de nouveau le kératotome dans la plaie déjà faite à cette dernière membrane, et en le poussant rapidement vers son côté interne, pratiquer la contre-ponction sans intéresser le diaphragme. Mais si l'instrument n'était sorti qu'à moitié, et qu'une petite partie seulement de l'iris se trouvât engagée sous la lance, il n'y aurait point lieu de s'arrêter ni même de montrer la moindre hésitation ; autrement, si l'on perdait un instant, toute l'humeur aqueuse s'écoulerait, et la contre-ponction ne pourrait être faite qu'avec la plus grande difficulté. On poursuivrait donc la manœuvre, la petite partie d'iris divisée serait enlevée, et l'opération n'en aurait pas un moins bon résultat.

III. CONTRE-PONCTION. — Cette troisième partie du premier temps de la kératotomie exige beaucoup d'adresse de la part du chirurgien. Elle est *difficile* quand l'œil fuit dans le grand angle, quand, l'humeur aqueuse s'échappant trop tôt, l'iris vient se placer sous le couteau, quand enfin la pointe de l'instrument est faible ou la cornée trop dure, double cas dans lequel elle peut s'accompagner de la rupture de la pointe dans la chambre antérieure. Elle est *défectueuse* quand elle est trop haute ou trop basse, trop en arrière ou trop en avant.

Contre-ponction difficile. — A. *Fuite de l'œil dans le grand angle.* —Au moment de la ponction, l'œil se cachera quelquefois vers le grand angle, malgré la précaution qu'aura prise le chirurgien de le fixer doucement avec la pulpe du doigt médius ; et le côté interne de la membrane disparaissant, l'opérateur ne verra pas où il conduit le couteau pour faire la contre-ponction. Il faut alors attendre quelques secondes sans presser sur la plaie déjà faite, et l'œil devenu tranquille se redressera bientôt dans l'orbite ; mais s'il demeure mobile, l'incision devra être résolument continuée. C'est en conduisant le kératotome toujours parallèlement à l'iris dans la chambre antérieure, tout en jetant un coup d'œil rapide sur la plaie faite en dehors par la base de la lame, qu'on s'assurera de la bonne direction de l'instrument, et que celui-ci traversera la cornée dans son côté interne. Aussitôt que le couteau a pénétré, le chirurgien est maître de l'œil, et il peut le ramener facilement dans une bonne direction, sans exercer aucune violence. Il y a, sans nul doute, une difficulté réelle à faire traverser au kératotome un point de la cornée qu'on ne peut apercevoir ; cependant le chirurgien exercé pourra certainement y réussir toujours, sans blesser aucune membrane, pourvu qu'il se guide, ainsi que je viens de le dire, sur le plan de l'iris. S'il arrivait pourtant que, par suite de la fuite de l'œil dans le grand angle, la contre-ponction ne fût pas possible, le couteau serait retiré de l'œil, et l'on agrandirait la section de la cornée avec des ciseaux ou tout autre instrument, afin de pouvoir achever l'opération. L'agrandissement du lambeau compromettra l'œil si on le fait brusquement et que la plaie soit frangée ; il est sans danger, au contraire, si l'on prend les précautions convenables, et c'est pour ce motif qu'à l'exemple de Juengken, je pense qu'en pareil cas l'opération ne doit pas être ajournée.

B. *Sortie prématurée de l'humeur aqueuse.* — *Iris engagé sous le couteau.* — Il arrive souvent, au moment même où la contre-ponction est sur le point d'être achevée, que, par un léger mouvement de rotation du kératotome sur son axe, les lèvres de la plaie s'entr'ouvrent du côté de la ponction, et que l'humeur aqueuse s'échappe prématurément. C'est souvent aussi le résultat des efforts musculaires : on essaiera donc de prévenir toutes les causes qui pourraient les provoquer, en calmant l'émotion du malade par quelques paroles encourageantes, et en attendant pour opérer que le spasme soit tombé. L'évacuation de l'humeur aqueuse peut encore être produite, comme nous l'avons déjà vu, par la brusque sortie de l'instrument, ou par une pression maladroitement exercée par l'opérateur lui-même sur les lèvres de la plaie : c'est en suivant les mouvements de l'œil, en tenant le kératotome avec légèreté et en le conduisant avec précision, qu'on évitera cet accident, à la suite duquel l'iris vient immédiatement s'engager sous la lame du couteau. Lorsqu'on a eu le temps de faire la contre-ponction, on peut refouler le diaphragme en pressant avec l'index sur l'endroit de la cornée en rapport avec le tranchant de l'instrument, tout en poussant celui-ci dans la chambre antérieure. Si la contre-ponction n'est pas faite et que la majeure partie de l'iris vienne s'appliquer contre la cornée, on retire le kératotome, et après avoir attendu que l'humeur aqueuse se soit reproduite et que la chambre antérieure soit rétablie, on introduit de nouveau l'instrument dans la plaie de la cornée, et on le pousse rapidement vers le côté interne de cette membrane pour faire la contre-ponction. On doit, afin de réussir, conduire le couteau avec autant de promptitude que de hardiesse, en évitant de presser avec la pointe sur l'une des lèvres de la plaie kératique, parce qu'ainsi l'humeur aqueuse s'échapperait aussitôt, et qu'il faudrait encore attendre la reproduction du liquide. Si l'on ne peut parvenir à exécuter cette manœuvre, d'ailleurs facile, on panse le malade comme après une plaie kératique simple. S'il n'y a, au contraire, qu'une petite partie de l'iris qui soit engagée sous le couteau, on la coupe sans s'occuper de cette complication, et l'on exécute la contre-ponction, comme nous l'avons déjà dit. Lorsque cette perte de substance intéresse la marge de l'iris, le malade en est quitte, à part les accidents presque toujours légers que l'inflammation traumatique peut déterminer, pour avoir une pupille plus grande et triangulaire ; mais quand un lambeau d'iris est emporté au-dessous de l'ouverture normale, il en résulte deux pupilles, par conséquent une gêne réelle à l'accomplissement de la vision, et quelquefois de la diplopie. On remédie dans ce cas à l'accident, en emportant avec des ciseaux boutonnés le petit pont qui sépare l'ouverture normale de l'accidentelle.

C. *Faiblesse de la pointe du couteau ou dureté trop grande de la cornée.* — La contre-ponction est quelquefois difficile pour d'autres motifs que ceux de la fuite de l'œil sous la pression de la main, et de la sortie de l'humeur aqueuse ; la pointe du couteau peut être trop faible, ou encore la cornée trop dure. Aussitôt qu'on sent une grande résistance, on applique l'ongle du médius de la main gauche sur la circonférence de cette membrane, pour donner un point d'appui solide à l'instrument. Si néanmoins il ne pouvait pas sortir, par suite d'un défaut de sa pointe, on saisirait de la main gauche un autre couteau à cataracte (ou, ce qui est mieux, un couteau lancéolaire courbe, parce qu'il faut manœuvrer par-dessus le nez du malade), avec lequel on ferait une piqûre à l'endroit de la contre-ponction, pour permettre à celui qui est engagé dans la chambre antérieure, de retraverser la cornée. S'il arrivait que la pointe du bistouri se brisât dans la chambre antérieure, à moins que l'extraction n'en fût très facile, il vaudrait mieux, à l'exemple de Maunoir, l'y abandonner que de tourmenter l'œil par des essais infructueux. Nous avons vu plus haut, dans des cas analogues, qu'en la laissant dans l'œil on peut espérer qu'elle disparaîtra par l'oxidation.

Contre-ponction défectueuse. — A. *Contre-ponction trop haute ou trop basse.* — Pendant que le couteau traverse la chambre antérieure, il peut arriver que l'œil, mal fixé par le médius appliqué sur la caroncule lacrymale, se cache rapidement dans le grand angle, et que la contre-ponction soit faite dans un autre endroit que celui qu'on aura choisi. Si elle est trop haute (nous supposons la kératotomie inférieure), le lambeau sera évidemment trop grand, et l'on devra, avant de pousser plus loin le couteau, en redresser fortement le tranchant en avant, pour que l'incision s'éloigne de la sclérotique, ce qui rendra nécessairement le lambeau plus petit. Au contraire, quand (toujours dans la même opération) la pointe du kératotome ne sera pas ressortie assez haut, le lambeau devant être trop petit, on essaiera de corriger ce défaut en inclinant le tranchant du couteau en arrière pendant qu'on achèvera l'incision, afin qu'elle porte aussi près que possible de la sclérotique. Si, malgré cette précaution, le lambeau n'a pas encore la grandeur suffisante, on allongera l'incision, comme nous allons le dire bientôt.

B. *Contre-ponction trop en arrière ou trop en avant.* — Cet accident est produit le plus souvent, comme le précédent, par la fuite inattendue de l'œil, lorsque le couteau traverse la chambre antérieure. Lorsque la contre-ponction est trop en avant, le lambeau se trouve trop petit, tandis qu'il est trop grand quand elle est faite trop en arrière. Dans ce dernier cas, la sclérotique peut être plus ou moins intéressée, ainsi que la conjonctive bulbaire.

De ces courtes observations résulte que du point de contre-ponction dépend la grandeur du lambeau, qui doit avoir, dans tous les cas, une dimension telle qu'il comprenne à peu près la moitié du cercle cornéen. Il ne faut pas le tenir trop au-dessous de cette grandeur. Maunoir recommande que la section ne s'étende qu'aux cinq douzièmes de la cornée; cependant on peut aller jusqu'aux sept seizièmes, mais il est inutile d'aller au-delà, comme Ware, qui voulait que le lambeau en occupât les deux tiers. S'il arrive qu'on fasse une ponction trop petite, le cristallin ne pouvant sortir, il devient indispensable d'agrandir la section. Des ciseaux courbes comme ceux de Daviel, et d'autres instruments, ont été construits à cet effet; le kératotome à double lame de M. Carron du Villards peut, dans cette circonstance, être très utile; pourtant je préfère un simple bistouri étroit et boutonné, en prenant la précaution de fixer le lambeau avec des pinces dont les mors sont entourés de caoutchouc ou d'un fil roulé, pour éviter toute contusion de la cornée. Au contraire, si la section est trop large, le lambeau ne s'applique pas convenablement et ne tarde pas à suppurer.

IV. ACHÈVEMENT DU LAMBEAU. — Dans cette quatrième partie du premier temps de la kératotomie, on doit éviter l'incision rapide de la cornée, la fuite de l'œil dans le grand angle et le glissement du couteau sous la conjonctive.

A. *Incision rapide de la cornée.* — La contre-ponction étant faite, le chirurgien, désormais maître de l'œil, agit avec lenteur et cherche à n'exercer aucune pression sur le globe. En poussant l'instrument vers le nez, il en surveille la marche et s'assure qu'il conserve, par rapport à la sclérotique, la distance voulue. Il est bon, pour éviter de faire un lambeau carré, non seulement de maintenir cette distance, mais en outre de pousser l'instrument de telle sorte qu'il ne coupe pas à la fois de la base et de la pointe, mais de l'une ou de l'autre des extrémités de la lame seulement. Je ne crois pas qu'on puisse faire un lambeau régulier sans l'observation rigoureuse de cette dernière règle. Entre le moment de la contre-ponction et celui où la section est achevée, il doit se passer au moins quinze à vingt secondes, et quelquefois davantage si l'opérateur est prudent. Lorsqu'il ne reste plus qu'une bride de 1 à 2 millimètres à diviser, on termine, *après avoir attendu un moment que toute l'humeur aqueuse se soit lentement écoulée, et que le spasme musculaire ait complétement disparu*. Il est prudent, si l'on opère les deux yeux, de laisser au premier cette dernière bride intacte, comme le faisait Alexandre et comme le pratique encore Guthrie pour la kératotomie supérieure, d'opérer l'autre œil de la même manière, puis de faire l'incision des capsules en ne terminant la double section, au moyen d'un kératotome mousse très étroit, qu'au moment de faire l'extraction des cristallins. Je suis convaincu que de cette manière on évite souvent, surtout chez des individus pusillanimes, l'évacuation brusque des humeurs de l'œil.

Si ces précautions n'ont point été prises, et que l'opérateur ait poussé brusquement le couteau, le lambeau de la cornée est rapidement achevé, et l'on entend, quand la dernière bride cède sous l'instrument, un craquement léger très souvent suivi de la sortie du cristallin et d'une partie du corps vitré, ou du corps vitré sans le cristallin. C'est là un accident des plus fâcheux, et dont les conséquences peuvent être très graves pour le résultat de l'opération. Presque toujours on doit en rapporter la cause, soit à l'achèvement brusque de l'incision pendant que l'œil, surtout s'il est saillant, est agité, et que ses muscles sont contractés; soit encore à une pression maladroitement faite sur l'organe par la lame du couteau, par la main de l'opérateur qui ne tient pas l'instrument, ou par les doigts de l'aide; soit enfin à toutes ces causes à la fois. Il ne faudrait pas croire, cependant, que la sortie d'une partie du corps vitré doive nécessairement entraîner la perte de l'œil; heureusement, cela n'arrive pas toujours, et il y a bon nombre d'opérés chez lesquels l'accident n'a aucunement compromis la vision. Mais il faut se hâter de dire que, dans ces cas heureux, il ne s'était sans doute guère échappé plus d'un quart du corps vitré. Lorsqu'il en sort la moitié ou plus, si l'œil n'est point atteint de suppuration, il peut être frappé plus tard d'atrophie. C'est certainement à cette dernière maladie qu'il faut rapporter la forme aplatie de l'œil à la suite de l'accident, et la nécessité signalée par tous les chirurgiens, et en particulier par Rosas, de recourir à l'usage de lunettes convexes plus fortes. Toutefois, même lorsque la moitié environ du corps vitré s'est échappée, on ne doit pas encore désespérer de voir les choses se passer assez heureusement, surtout si l'on est parvenu à mettre en rapport convenable les lèvres de la plaie cornéenne; l'humeur aqueuse remplace dans ce cas la vitrine, et la vision peut encore assez bien s'exercer ainsi. Mais il ne faudrait pas compter alors, bien que Richter et d'autres l'aient avancé, qu'après une notable diminution dans le volume du corps vitré, la vision sera plus distincte.

Lorsque le corps vitré s'échappe, l'aide abandonne aussitôt la paupière supérieure, et le malade, renversant la tête en arrière, est conduit les yeux fermés jusqu'à son lit, où on le fait coucher, en lui recommandant de tenir ses paupières médiocrement serrées et rapprochées, comme pendant le sommeil. Je ne pense pas, avec Chélius, que la résection de la partie prolabée doive nécessairement augmenter le volume de la hernie, et que le premier soin à prendre soit de tenir l'œil fermé avec des bandelettes agglutinatives. Le malade couché, on soulève donc la paupière supérieure avec précaution, pendant que l'autre œil est ouvert, et l'on essaie, avec des ciseaux courbes, de diviser le corps vitré très près de la plaie cornéenne; ensuite, et après avoir ordonné au malade de tenir les yeux fermés, on imprime à sa tête une ou deux secousses assez brusques, qui réduiront la hernie mieux que ne le pourrait faire la curette de Daviel ou une spatule. Malheureusement, il arrive très souvent que le corps vitré ne se replaçant pas dans le fond de l'œil, la hyaloïde et l'iris contractent des adhérences avec la cornée et qu'alors la pupille est déformée et le plus souvent masquée en partie par un leucôme.

B. *Fuite de l'œil dans le grand angle.* — La contre-ponction étant faite, il peut arriver pendant l'achèvement du lambeau, si l'opérateur est inattentif, que le couteau divise la caroncule ou la conjonctive; le sang qui s'écoule dans le cul-de-sac muqueux, vient alors se mêler aux larmes, et trouble ainsi la transparence de la cornée, au point que le chirurgien ne peut plus diriger l'instrument sans craindre quelque lésion. Parfois (et cela s'applique surtout à la kératotomie supérieure) le sang pénètre dans l'œil et empêche de distinguer la pupille. On fait écouler celui qui s'est répandu entre l'œil et la paupière inférieure, en abandonnant brusquement cette dernière afin que le liquide glisse le long de la joue, puis on continue l'incision comme s'il n'était rien arrivé. Ensuite avec la curette on débarrasse la pupille, si cette ouverture est masquée, et l'on achève l'opération de même qu'à l'ordinaire. S'il n'y a que peu de sang dans la chambre antérieure, on ne s'en occupe pas, parce qu'il est en partie entraîné par le cristallin, et que la minime quantité qui en reste se résorbe aisément.

Dans d'autres cas, le couteau vient arc-bouter contre le dos du nez, et le malade, surpris par une piqûre inattendue, ne sait pas ordinairement se défendre d'un mouvement brusque, qui peut influer sur la régularité du lambeau.

La blessure de la caroncule, celles de la conjonctive et du nez seront facilement évitées, si, en poussant le couteau vers l'angle interne, le chirurgien a le soin d'en incliner le manche vers la tempe du malade, et de ramener ainsi au centre de l'orbite l'œil dont il est maître après la contre-ponction.

C. Glissement du couteau sous la conjonctive. — Lorsqu'on incline trop le tranchant du couteau vers la sclérotique, au moment où l'on coupe la dernière bride, l'instrument, après avoir achevé l'incision de la cornée, intéresse la fibreuse, qu'il coupe en biseau, et glisse sous la conjonctive bulbaire. La mollesse du tissu de la muqueuse ne permet pas facilement au kératotome de la diviser, et l'on est forcé, pour y arriver, de ramener fortement l'instrument en avant, et d'exercer ainsi des tiraillements désagréables à l'œil, dont la mobilité devient très grande alors qu'il n'est plus tenu fixé par la cornée. Aussitôt qu'on s'aperçoit de cet accident, il vaut mieux sortir le couteau à cataracte de la plaie, et couper, avec des ciseaux mousses, la bride muqueuse qui s'opposerait au passage de la lentille. Quant à la plaie faite à la sclérotique, elle n'a par elle-même aucune conséquence fâcheuse; mais bon nombre de petits vaisseaux du pourtour de la cornée sont divisés, et du sang gêne l'opérateur. C'est surtout dans la kératotomie supérieure qu'il est important de ne point intéresser ces vaisseaux, parce que le sang, s'introduisant dans la chambre antérieure, vient quelquefois masquer la pupille, ainsi que nous l'avons dit plus haut.

DEUXIÈME TEMPS. — On blesse souvent l'iris dans ce temps de l'opération, surtout si au lieu de faire pénétrer le kystitome en travers par sa tige, comme le recommandent tous les chirurgiens, on veut l'introduire par sa pointe, à la direction de laquelle il faut donner la plus grande attention, attendu qu'elle ne doit ni morceler le cristallin (ce qu'elle ferait si on la portait trop en arrière), ni intéresser la marge de la pupille. L'incision de la capsule sera large, du moins autant que le permettra l'ouverture pupillaire; de cette manière, la lentille sortira plus facilement et sans secousse. Il arrive quelquefois que les muscles se contractent vivement quand on introduit le kystitome; on se gardera bien alors de toucher à la capsule, parce qu'autrement le cristallin, suivi du corps vitré, s'échapperait aussitôt par l'incision. C'est avec précaution qu'on doit retirer l'instrument, dont on dirige le bord mousse du côté de la cornée, pour éviter la contusion des lèvres de la plaie.

TROISIÈME TEMPS. — Nous venons de voir que la sortie de la cataracte peut avoir brusquement lieu toutes les fois qu'on incise la capsule pendant le spasme énergique des muscles, et qu'alors une partie de l'humeur vitrée s'échappe parfois en même temps. Aussitôt qu'on s'aperçoit de cet accident, la paupière supérieure est abaissée devant le lambeau, et la tête du malade renversée avec précaution en arrière. Quand on juge que le spasme musculaire est passé, on soulève doucement la paupière, et l'on coupe avec une paire de ciseaux mousses toutes les parties du corps vitré sorties de la chambre antérieure, en s'y prenant de la façon que nous avons indiquée tout à l'heure (voyez *Incision rapide de la cornée*, page 632).

La sortie du cristallin peut, au contraire, être empêchée, comme nous l'avons vu plus haut, lorsque le lambeau cornéen est trop petit, ou que l'incision de la capsule, ayant été mal faite, se trouve insuffisante. Cela arrive encore quand des adhérences existent entre l'iris et la capsule, ou, ce qui est plus rare, entre cette dernière membrane et le corps vitré. Lorsque, la section étant achevée, on reconnaît qu'il existe des exsudations plastiques attachant l'iris à la capsule, il n'y a d'autre parti à prendre que de les diviser avec des ciseaux, et au besoin de fendre l'iris depuis sa circonférence jusqu'à la pupille, quand la dilatation de celle-ci est devenue impossible, par suite de l'organisation de fausses membranes à la face postérieure du diaphragme. Mais si la sortie du cristallin est empêchée par des adhérences de la cristalloïde avec le corps vitré, on saisit la cataracte avec le petit crochet de Langenbeck, et on l'extrait en s'aidant de la curette ou de pinces convenables. Je ne connais pas de cas dans lequel il soit prudent de laisser le cristallin dans l'œil, lorsque la cornée a été assez largement ouverte pour qu'on puisse l'extraire.

Il arrive quelquefois que le cristallin ne peut traverser la pupille, par suite d'un rétrécissement considérable de celle-ci ; avant de se servir du crochet pour l'entraîner au dehors et de recommencer aucune tentative, il sera bon de faire étendre le malade sur le dos, dans l'obscurité, et de laisser reposer l'œil. Si ensuite, en s'aidant de l'instrument de Langenbeck, on ne peut, pour la même cause, venir à bout de l'extraction, il est à peu près certain qu'on a méconnu la présence d'une synéchie postérieure, ou que l'iris est doublé en arrière par de fausses membranes.

Si, au moment de sa sortie, la lentille se divise en morceaux et qu'il en reste quelques uns dans la chambre antérieure, on attendra un moment avant de rien essayer ; puis, lorsqu'on jugera que l'humeur aqueuse s'est reproduite, on pratiquera, le malade étant couché, quelques frictions légères sur la paupière supérieure abaissée, et de cette manière on fera souvent sortir d'assez larges débris. Si l'on n'y réussit point, on introduira la curette ordinaire de Daviel sous le lambeau, et l'on extraira ainsi les plus gros morceaux. Mais il vaut mieux abandonner à la résorption quelques portions caséeuses de la cataracte, que d'introduire à plusieurs reprises la curette dans la pupille, par ce double motif que la plaie de la cornée est mise ainsi dans de mauvaises conditions de réunion , et qu'en outre c'est pendant cette manœuvre qu'on s'expose le plus à laisser pénétrer des bulles d'air dans la chambre antérieure.

REMARQUES SUR LES ACCIDENTS QUI PEUVENT ARRIVER IMMÉDIATEMENT APRÈS L'OPÉRATION.

Les principaux accidents qu'on remarque immédiatement après l'opération sont l'évacuation des humeurs à la suite d'efforts musculaires ou de mouvements brusques , l'introduction de bulles d'air sous la cornée , l'épanchement de sang dans la chambre antérieure , l'affaissement du lambeau , et enfin son écartement par l'interposition de l'iris ou de la paupière inférieure entre les lèvres de la plaie. Nous dirons quelques mots sur chacune de ces causes d'insuccès.

Les efforts musculaires et les mouvements brusques déterminent assez souvent l'évacuation des humeurs de l'œil immédiatement après l'opération. J'ai vu plusieurs fois cet accident survenir au moment où le patient se lève de la chaise sur laquelle il a été opéré. On en préviendra une autre occasion, en veillant à ce que le lit sur lequel il doit rester huit jours soit convenablement préparé. Ce lit, nous l'avons déjà dit, doit être peu élevé et fourni d'un petit nombre de matelas assez durs, en sorte que le malade n'y enfonce pas trop. L'abord en sera très facile, afin qu'il puisse s'y coucher sans faire le moindre effort; le chirurgien recommandera avant l'opération que le patient n'ait ni chaussure étroite ni vêtement trop serré à ôter. Nous avons dit plus haut qu'il doit être préparé, au moyen de lavements et de laxatifs , à rester quelques jours sans aller à la garde-robe, les efforts nécessaires à la défécation pouvant amener les mêmes résultats que tout autre effort musculaire, savoir, le soulèvement du lambeau , la sortie des humeurs , la procidence de l'iris, etc. On éloignera de l'opéré toutes les causes de vomissements; dans ce but , on le privera de tabac à priser, s'il en a l'habitude (1).

(1) Un de mes opérés, le nommé C...., ancien garçon de bureau à la mairie de Versailles, avait l'habitude de prendre une fort grande quantité de tabac. Lorsqu'il fut mis au lit et que l'immobilité lui fut recommandée, il ressentit des nausées qui allaient jusqu'aux vomissements, et qui ne cessaient pas : je m'évertuais à en chercher la cause, car j'ignorais qu'il eût l'habitude du tabac. Le quatrième ou le cinquième jour après l'opération, ces vomissements continuant, cet homme s'imagina « *que je faisais des expériences sur lui ,* » je le trouvai plus silencieux que les jours précédents; sa figure, ordinairement ouverte et d'une belle expression, avait pris un sombre caractère de méchanceté. En l'examinant plus attentivement alors, je remarquai dans sa main à demi cachée sous les couvertures du lit, un long couteau ouvert, avec lequel, ainsi qu'il me l'avoua, il voulait me tuer lorsque je m'approcherais de lui. Me précipiter sur lui, me saisir de cette arme , fut l'affaire

Après que l'opération est faite, on ordonne au malade de se lever lentement du siége qu'il occupe, de tenir les yeux fermés sans effort, et d'incliner un peu la tête en arrière. On le conduit à son lit avec précaution, en lui recommandant de traîner les pieds pour éviter les faux pas ; on le fait asseoir au milieu du lit, de telle sorte qu'il n'ait plus qu'à relever les jambes pour s'y mettre ; on doit lui défendre d'y monter avec les genoux. Il se couchera sur le dos, au milieu du lit autant que possible, et dans une position horizontale ; on le débarrassera des oreillers et de tout ce qui pourrait se déranger ; un simple traversin, s'il est épais, suffit pour soutenir la tête.

Lorsque le malade sera convenablement couché, le premier soin du chirurgien sera d'examiner les yeux avec la plus grande attention, dans le but de prévenir les causes d'accidents dont nous allons parler.

Bulles d'air dans la chambre antérieure. — Il arrive parfois qu'au moment où le cristallin s'échappe de la chambre antérieure, une ou plusieurs bulles d'air y pénètrent. Elles s'attachent le plus ordinairement à la face postérieure de la cornée, et n'ont qu'un diamètre très petit ; on les déplace aisément en pressant sur le lambeau de la cornée avec le manche de l'instrument, ou en changeant la position du malade ; elles ressemblent assez à une vésicule transparente, qui aurait pris naissance derrière le lambeau. Cet accident est regardé avec raison comme une cause d'insuccès, et peut même conduire à l'ophthalmite. On obtient la sortie des bulles d'air en faisant quelques frictions légères sur la paupière supérieure abaissée, ou simplement en donnant au malade une position convenable. Dans quelques cas, on devra se servir de la curette pour les entraîner hors de la chambre antérieure. Si l'on ne réussit pas avec la curette, on attend que la chambre antérieure se remplisse d'humeur aqueuse, et, après avoir placé le malade de telle sorte que la plaie de la cornée soit tournée en haut, on en entr'ouvre rapidement les lèvres, et tout aussitôt la bulle d'air s'échappe avec l'humeur aqueuse. Plusieurs fois cependant j'ai vu tous ces moyens demeurer sans résultat, et il m'a fallu recourir à celui que recommande M. Maunoir, de Genève (1), dans le cas d'affaissement de la cornée.

d'un instant, et, dans cette courte lutte, j'aperçus sous l'oreiller la tabatière du malade, cause des vomissements qui l'avaient exaspéré. J'examinai alors sa bouche, et je découvris sur sa langue un grand nombre de grains de tabac, que j'enlevai. Je les fis voir à C...... dont les yeux étaient dans le meilleur état, malgré les vomissements survenus ; et après lui en avoir montré de semblables qui se trouvaient en grande quantité dans son vase de nuit, je fis venir sa femme, et le renvoyai de ma clinique. Cet homme, dont la vue est demeurée très bonne depuis l'opération, est mort vers le mois d'août 1846, c'est-à-dire six ans après.

Sa femme habite encore Versailles aujourd'hui.

(1) Maunoir, *Annales d'oculistique*, 2ᵉ vol. supplémentaire, page 204.

Ce moyen consiste à remplir la concavité de l'orbite d'eau tiède distillée ; on soulève sous ce liquide le lambeau cornéen, et l'on voit bientôt s'échapper au dehors la bulle d'air déplacée par l'eau, dont l'introduction dans l'œil ne cause d'ailleurs aucun accident, et ne produit qu'une cuisson qui ne tarde pas à se dissiper.

Épanchement de sang dans la chambre antérieure. — Si la chambre antérieure contient beaucoup de sang, ce qui arrive lorsqu'on a piqué l'iris, ou divisé la conjonctive, on soulève doucement le lambeau de la cornée avec la curette, pour laisser écouler ce liquide. Si on l'abandonnait dans la chambre antérieure, il pourrait quelquefois déterminer de l'inflammation, et ne se résorberait d'ailleurs que fort lentement. On peut aider à la sortie des caillots qu'il forme, avec la curette ou une petite paire de pinces, si toutefois l'introduction de ces instruments dans l'œil est possible.

Affaissement du lambeau. — Immédiatement après l'opération, l'œil reprend sa forme normale ; cependant, et c'est une remarque déjà faite par M. Maunoir, le lambeau peut demeurer plissé et affaissé sur lui-même au point d'être aplati et raccourci, et de ne plus se trouver en rapport convenable avec le reste de la membrane pour la réunion par première intention. C'est cette disposition fâcheuse que M. Maunoir conseille de combattre en plaçant le lambeau sous l'eau tiède distillée. De cette manière les plis qu'il forme disparaîtront bientôt ; la coaptation des lèvres de la plaie pourra se faire, et les chances de suppuration seront éloignées. Néanmoins j'ai vu quelquefois cet affaissement, et je n'ai pas eu besoin de recourir à l'emploi de l'eau tiède. Il m'a suffi de tenir fermé pendant dix à quinze minutes l'œil opéré, pour reconnaître que l'humeur aqueuse en se reproduisant avait rendu au lambeau sa souplesse première, et la longueur nécessaire pour la réunion. Les larmes, d'une autre part, avaient certainement concouru aussi à faire disparaître ce desséchement, produit par une évaporation subite des parties liquides du lambeau.

Soulèvement du lambeau. — La réunion par première intention peut être empêchée par l'interposition de l'iris, ou du bord de la paupière inférieure entre les lèvres de la plaie.

A. *Hernie de l'iris.* — Si c'est l'iris qui soulève le lambeau, on doit, afin d'éviter d'abord l'étranglement et la destruction de la partie procidée, puis l'inflammation de la plaie, et très souvent la perte de l'œil, se hâter de réduire cette hernie. Plusieurs moyens ont été proposés dans ce but. Sir A. Cooper conseille de faire avec le pouce des frictions légères et rapides sur la paupière supérieure abaissée, qu'on relève ensuite brusquement, comme si l'on voulait apprécier la contractilité de l'iris ; quelquefois le resserrement de la pupille suffira pour réduire immédiatement la hernie. Si l'on échoue de cette manière, on essaiera de repousser le diaphragme dans la chambre antérieure avec le dos d'une curette; ou bien on tiendra les paupières rapprochées pendant un quart d'heure, en les fixant avec des bandelettes de taffetas d'Angleterre. Ces moyens, d'une exécution très facile, ne réussiront pas toujours, et la procidence de l'iris persistera. Il n'y a alors d'autre parti à prendre que de soulever le lambeau de la cornée, de saisir l'iris hernié, et de l'enlever avec des ciseaux courbes sur le plat, en ayant soin que la perte de substance se continue avec la pupille. Cette ouverture en sera nécessairement déformée, mais c'est un mal infiniment moindre que celui auquel on s'exposerait infailliblement en abandonnant les choses à elles-mêmes. La hernie survient très souvent quoique l'opération ait été faite selon toutes les règles, que le lambeau ait été taillé fort exactement, et qu'on ait employé toutes les précautions nécessaires pour qu'aucun accident n'arrivât.

B. *Glissement de la paupière sous le lambeau.* — Cet accident a lieu surtout quand l'opération a été faite, par la kératotomie inférieure, sur un sujet dont les yeux sont saillants et les paupières tendues. On voit alors, pendant les mouvements de l'œil, le lambeau heurter contre l'arête postérieure du tarse de la paupière inférieure. Aussitôt qu'on s'en aperçoit, on doit se hâter, avant que le malade soit disposé pour le pansement, d'abaisser la paupière, et d'y appliquer une bandelette de taffetas d'Angleterre; sans cette précaution, les lèvres de la plaie seraient bientôt contuses, et dans de mauvaises conditions pour la réunion immédiate. On a soin qu'elles soient affrontées, et lorsque la chambre antérieure a repris sa forme, on pratique le pansement comme nous allons l'indiquer tout à l'heure. L'application des bandelettes sera faite de telle sorte, que les bords ciliaires se trouvent dans un rapport parfait; sans quoi le soulèvement du lambeau ne tarderait pas à se reproduire.

PANSEMENT. — On emploie divers moyens pour le pansement après la kératotomie. Plusieurs chirurgiens italiens appliquent sur l'œil un cataplasme de blanc d'œuf et d'alun, qu'ils font tenir en place par des compresses et un tour de bande. Dans plusieurs pays, on se borne à couvrir l'œil opéré d'un linge fenêtré enduit de cérat, percé d'un trou pour le nez, et recouvert de boulettes de charpie convenablement maintenues; cet appareil demeure en place six à huit jours, quels que soient les accidents qui surviennent, et l'on réagit contre l'inflammation par des saignées générales et locales, sans examiner l'œil. Ces deux modes de pansement me paraissent également dangereux, tant à cause de la compression assez forte qu'ils exercent, que parce qu'ils ne permettent pas l'inspection directe de l'organe lorsqu'il survient des accidents. C'est dans le but d'obvier à ces inconvénients qu'il me semble plus convenable de panser de la manière suivante , qui commence à être adoptée presque généralement. On taille des bandelettes de taffetas d'Angleterre de 6 millimètres de large , sur trois à quatre centimètres de long. On s'assure avec le plus grand soin que les lèvres de la plaie sont bien affrontées, que la chambre antérieure est remplie (ce qu'on reconnaît à la forme convexe de la cornée), qu'il n'y a point de sang dans le cul-de-sac conjonctival ni ailleurs, que les bords des paupières sont parfaitement en rapport, etc. Cela fait, on place au côté interne de l'œil une bandelette verticale , de manière à empêcher les deux paupières de se séparer; lorsqu'elle tient bien , on en applique, très près de la commissure externe, une seconde, parallèle à la première. Deux autres bandelettes semblables sont ensuite posées obliquement de la première à la seconde, et de manière à s'entrecroiser en X au centre de l'œil. Enfin on en applique une dernière sur les cils dans toute l'étendue de l'ouverture palpébrale , sauf du côté interne, où elle doit s'arrêter à un millimètre environ des conduits lacrymaux, afin de permettre aux larmes de s'écouler par le grand angle. On peut encore assurer les bandelettes verticales en en plaçant deux autres , en travers, sur leurs extrémités. On fera attention de ne pas trop mouiller le taffetas agglutinatif, autrement il se plisserait et ne s'opposerait point à l'écartement des paupières ni à leurs mouvements. La même application de bandelettes se fait ensuite sur l'autre œil , lors même qu'il n'aurait pas été opéré, afin d'obtenir, par la plus grande immobilité possible, une réunion immédiate.

Lorsqu'il s'est passé une demi-heure ou trois quarts d'heure , on peut appliquer sur les yeux , sans risque de déplacer le taffetas d'Angleterre, les compresses d'eau glacée que la plupart des chirurgiens recommandent, et qui devront être renouvelées à tout instant pendant vingt-quatre ou trente-six heures. L'eau glacée ne nuit point à la solidité des bandelettes, et il n'y a point à craindre qu'elles se dérangent. Un autre moyen qui , selon plusieurs praticiens , est encore plus efficace que les compresses, pour prévenir l'inflammation de l'œil après l'extraction de la cataracte, c'est de faire des affusions continues d'eau froide ; mais l'appareil exigeant beaucoup de précautions pour être convenablement disposé , on ne peut s'en servir que très rarement. Les applications de compresses doivent être faites avec beaucoup de persévérance et de soin, car il serait extrêmement préjudiciable à l'œil de passer par les alternatives d'une température qui varierait; c'est pourquoi on recommande de changer les linges assez fréquemment , pour qu'ils n'aient pas le temps de s'échauffer.

Néanmoins, d'après mon expérience personnelle , les applications d'eau froide sur l'œil opéré ne sont pas d'une nécessité absolue dans tous les cas, et peuvent même devenir parfois une cause d'insuccès, par ce double motif qu'on éveille à chaque instant les malades dans un moment où le repos est indispensable, et que chez quelques uns elles développent des douleurs rhumatismales ou de la toux. J'ai fait à ma clinique de nombreuses observations à ce sujet, et j'ai positivement reconnu que les chances étaient aussi bonnes chez les opérés que je n'avais pas soumis à l'emploi de ce moyen ; de sorte qu'aujourd'hui je ne le prescris plus. J'évite ainsi la réaction qui survient après 24 à 36 heures, lorsqu'on cesse de faire les applications, et je ne trouble pas le sommeil du malade, qui est souvent une condition d'immobilité, et partant, de réunion du lambeau.

C'est pour favoriser ce repos si nécessaire après l'opération qu'on donnera au patient une potion laudanisée, aussitôt qu'on l'aura mis au lit ; ordinairement dix gouttes de laudanum de Rousseau, prises en une seule fois, suffisent.

Tant que la cicatrisation n'est pas complète, on doit surveiller le malade avec le plus grand soin la nuit, afin de l'empêcher de se frotter involontairement l'œil avec les doigts pendant son sommeil. S'il ne peut pas se faire garder, il se fera attacher les mains chaque soir avec un mouchoir, autrement il risquerait de compromettre, sans en avoir conscience, le succès d'une opération bien faite et en bonne voie de guérison. J'ai vu plusieurs fois des malades qui, pour avoir ainsi déchiré la cicatrice après le septième et même le huitième jour, ont perdu la vue après l'avoir recouvrée.

Si rien n'oblige à visiter les yeux plus tôt, on enlèvera les bandelettes le sixième ou le septième jour : le malade pourra alors tenir les yeux ouverts quelques heures pendant la journée ; mais le soir il sera bon, pendant une ou deux semaines encore, d'appliquer deux bandelettes en croix sur les paupières, dans la crainte que quelques mouvements un peu brusques n'occasionnent pendant le sommeil la rupture de la cicatrice. On devra enlever les bandelettes avec beaucoup de soin. On les ramollira en les mouillant pendant quelque temps avec de l'eau tiède, et l'on veillera à ce qu'elles n'exercent dans leur décollement aucun tiraillement sur les paupières, qui seront nettoyées d'une façon convenable au moyen d'une éponge ou d'un linge fin. Puis le chirurgien, avant d'ordonner au malade d'ouvrir l'œil, exercera de haut en bas une traction ménagée sur la paupière inférieure, pour l'éloigner de la supérieure, qui reprendra bientôt spontanément ses mouvements. Si l'on ne prenait pas cette précaution, le lambeau courrait le risque d'être entraîné en haut par le jeu des paupières.

REMARQUES SUR LES ACCIDENTS QUI SE DÉVELOPPENT QUELQUE TEMPS APRÈS LE PANSEMENT. — Six à huit heures après l'opération, et quelquefois davantage, le malade ressent tout-à-coup dans l'œil une violente douleur qui s'étend dans toute l'orbite, et revient par élancements très vifs sur le trajet du frontal. Il s'y joint bientôt de la céphalalgie et un peu de fièvre; le malade est inquiet, agité; l'haleine prend une odeur désagréable; la langue blanchit. Si l'on examine les paupières, on les trouve tuméfiées, rouges, douloureuses à la pression la plus légère. Il n'y a plus à douter alors qu'il ne soit survenu ou une inflammation de l'iris, ou une hernie de cette membrane entre les lèvres de la plaie. Il est assez facile, en interrogeant le malade, de reconnaître si l'on a affaire à l'un ou à l'autre de ces accidents. L'inflammation de l'iris ne provoque pas une douleur aiguë, et arrivant brusquement à sa plus grande intensité; toujours le malade a éprouvé d'abord une sensation de gêne, puis de douleur sourde et profonde. La hernie de l'iris, au contraire, apparaît tout-à-coup, et la douleur très vive dont elle est accompagnée se fait surtout sentir à la partie antérieure de l'œil, en s'étendant immédiatement aux sourcils; c'est en un mot cette même douleur qu'accusent les malades atteints d'ulcérations profondes de la cornée, quand la perforation survient et qu'une hernie de l'iris en est la conséquence. Lorsqu'on a lieu de croire qu'il y a un iritis, on commence avant tout par déplacer les bandelettes pour examiner l'œil; puis, si l'inflammation est constatée, on la combat par de larges saignées, répétées à des intervalles aussi rapprochés que possible, par l'opium donné à l'intérieur, et par d'abondantes frictions d'extrait de belladone et de laudanum de Rousseau pratiquées autour de l'orbite. Si c'est une procidence de l'iris, que la réduction toujours si difficile n'en puisse être faite, et que cet accident provoque des douleurs en menaçant de devenir pour l'œil une cause de suppuration, on saisit avec des pinces ou un petit crochet la partie herniée, et on l'excise aussi près que possible du lambeau de la cornée; les bords de la plaie kératique sont affrontés avec le plus grand soin, puis on couvre l'œil de bandelettes, et l'on prescrit le traitement antiphlogistique le plus énergique.

On se tromperait singulièrement si l'on croyait que la précaution d'enlever les bandelettes doive nécessairement empêcher la réunion de la plaie, et prédisposer ainsi à la suppuration du lambeau. Dernièrement encore, une dame que j'ai opérée à Versailles m'a fourni l'occasion de reconnaître l'innocuité de ce moyen; douze heures après l'opération, elle fut prise tout-à-coup d'une vive douleur dans l'œil et dans le sourcil; les paupières étaient gonflées; il y avait beaucoup d'agitation et un peu de fièvre; la malade n'avait pas dormi de toute la nuit. L'apparition brusque de cette douleur, qui n'avait été précédée par aucune sensation de gêne dans l'organe, me donna lieu de penser qu'une procidence de l'iris s'était produite, ce que l'examen de l'œil me fit reconnaître en effet : le lambeau était écarté par une petite hernie, que je parvins à réduire par quelques frictions sur la paupière. L'œil fut refermé aussitôt, et la malade saignée plusieurs fois. Le lendemain, j'enlevai les bandelettes de nouveau, et je vis, à une sorte de filament noir entre les lèvres de la plaie et à une très légère déformation de la pupille, que la hernie s'était en partie reproduite ; je l'excisai, les bandelettes furent remisés, et ne furent plus levées que le septième jour, les douleurs ayant tout-à-fait disparu. A cette époque, la réunion de la plaie était presque complète : ainsi donc l'enlèvement des bandelettes n'avait occasionné aucun accident. Ce fait et d'autres encore m'ont conduit à examiner tous les jours les yeux opérés par extraction, et maintenant je suis convaincu qu'il n'y a aucun danger à les ouvrir autant de fois qu'on le juge nécessaire, pourvu qu'on mette le soin convenable à l'enlèvement des bandelettes.

Lorsque le lambeau est largement infiltré, que la chambre antérieure, ouverte en partie, se trouve remplie de pus, que la cornée est opaque et entourée d'un chémosis phlegmoneux, accidents que, le troisième jour après l'opération, on trouve réunis quelquefois, il est bien à craindre qu'on ne puisse éviter la suppuration du globe tout entier. Alors, quand on a épuisé tous les moyens, que l'exophthalmie est survenue, qu'en un mot il y a un phlegmon de l'œil, il ne reste plus qu'à favoriser la suppuration, en appliquant des cataplasmes émollients sur l'organe, et même en ouvrant largement le bulbe si la phlogose a quelque tendance à se propager au cerveau.

Quels que soient les accidents qui surviendront après l'opération, lorsque le pansement sera fait, la douleur qui apparaîtra dans l'organe indiquera immédiatement au praticien la présence de l'inflammation : ce sera à lui d'en rechercher la cause et de l'éloigner par des moyens appropriés. Il ne devra s'inquiéter ni du gonflement léger qui, sous l'influence des bandelettes, se développe dans les paupières, ni d'une sensation de gêne que les malades comparent à la présence de grains de sable à la surface de l'œil. Il ne s'étonnera pas de voir s'écouler par le grand angle une assez grande quantité de larmes ; leur sécrétion, abondante pendant les deux premiers jours, diminue peu à peu ; elles semblent de moins en moins brûlantes au malade, et bientôt sont remplacées par une matière séro-muqueuse qui se dessèche sur la joue. Une fièvre légère se montre vingt-quatre heures après l'opération, et continue quelquefois tout le temps que le patient garde le lit ; la langue blanchit, la bouche devient pâteuse, l'haleine prend une odeur désagréable, le malade est altéré, etc. Tous ces symptômes se montrant alors même que l'opération doit être suivie des meilleurs résultats, le praticien ne s'en alarmera pas.

TABLEAU SYNOPTIQUE DES ACCIDENTS DE LA KÉRATOTOMIE.

A. — *Accidents qui peuvent arriver pendant l'opération.*

TEMPS et subdivisions des temps de l'opération.	ACCIDENTS.	CAUSES DES ACCIDENTS.	MOYENS DE LES ÉVITER.	MOYENS D'Y REMÉDIER.
1er Temps Ponction.	Engagement du couteau dans les lamelles cornéennes.	Ponction trop oblique.	Fixer l'œil au moyen du médius ou d'un instrument, et traverser la chambre antérieure parallèlement à l'iris.	Retirer le couteau et recommencer la ponction, immédiatement ou plus tard, selon que le couteau a plus ou moins labouré les lamelles.
	Blessure de l'iris, du corps ciliaire, de la capsule et du cristallin, avec épanchement de sang dans les deux chambres ; évacuation de l'humeur aqueuse au moment où le couteau est ramené dans la direction parallèle à l'iris.	Ponction trop peu perpendiculaire à l'iris.	Traverser la chambre antérieure parallèlement à l'iris.	Redresser le couteau en essayant de ne point écarter les lèvres de la plaie ; achever la section et recourir à un traitement antiphlogistique convenable.
	Lambeau trop grand ou trop petit.	Ponction trop haute ou trop basse, trop rapprochée ou trop éloignée de la sclérotique.	Fixer l'œil et mesurer la grandeur du lambeau.	Faire la contre-ponction plus bas ou plus haut, ou bien, si le lambeau est trop grand, après avoir fait la contre-ponction incliner le couteau en avant, et l'incliner en arrière s'il est trop petit.

	Blessure de la sclérotique, division des vaisseaux de la conjonctive bulbaire, sang dans la chambre antérieure.	Ponction trop rapprochée de la sclérotique.	Fixer l'œil.	Avec la curette ou des pinces, enlever le sang de la chambre antérieure, s'il y en a beaucoup; autrement, l'abandonner à la résorption. Continuer l'opération.
	Difficile et brusque introduction du couteau, et, par suite, lésion des membranes et ponction mal faite.	Mauvaise qualité du couteau.	Au moment de l'opération, s'assurer sur un morceau de canepin que la pointe de l'instrument est acérée et solide.	Selon la gravité des lésions survenues, poursuivre ou interrompre l'opération.
Passage du couteau dans la chambre antérieure.	Sortie prématurée de l'humeur aqueuse et blessure de l'iris.	1° Hésitation dans la marche du couteau. 2° Sortie de l'instrument avant que la contre-ponction soit faite.	1° Traverser rapidement la chambre antérieure, sans exercer de pression en avant ni en arrière, et ne s'arrêter qu'après que la contre-ponction est faite. 2° Chercher à prévenir les mouvements brusques de l'œil et de la tête.	Abandonner l'opération si la majeure partie de l'iris se trouve engagée sous la pointe du couteau, et qu'après avoir attendu quelques instants on ne voie pas le diaphragme s'éloigner de la cornée par le fait de la reproduction de l'humeur aqueuse; exécuter sans hésiter la contre-ponction, si, au contraire, une petite partie seulement de l'iris est engagée.
	Tranchant de l'instrument s'inclinant tout-à-coup en avant ou en arrière, et parallélisme détruit entre la lame et l'iris.	Mauvaise direction du couteau.		Bien se garder, avant que la contre-ponction soit faite, de rectifier la direction vicieuse du couteau, de peur d'occasionner l'évacuation de l'humeur aqueuse.
Contre-ponction.	Endroit de la contre-ponction caché au regard de l'opérateur.	Fuite de l'œil, quoique fixé à l'aide du doigt médius.	Fixer l'œil avec une bague à griffes ou avec la pique de Pamard.	Attendre quelques instants que l'œil se redresse; s'il demeure mobile, continuer résolument l'incision en conduisant le couteau toujours parallèlement à l'iris; ou enfin, si la contre-ponction n'est pas possible, retirer l'instrument et agrandir l'incision avec des ciseaux.

TEMPS et subdivisions des temps de l'opération.	ACCIDENTS.	CAUSES DES ACCIDENTS.	MOYENS DE LES ÉVITER.	MOYENS D'Y REMÉDIER.
	Sortie prématurée de l'humeur aqueuse et engagement de l'iris sous le couteau.	1° Kératotôme entr'ouvrant les lèvres de la plaie par un léger mouvement de rotation sur son axe. 2° Pression maladroitement exercée par l'opérateur lui-même sur les lèvres de la plaie. 3° Efforts musculaires.	1° et 2° Suivre les mouvements de l'œil ; tenir le kératotôme avec légèreté, en le conduisant avec précision. 3° Chercher à prévenir toutes les causes des efforts musculaires.	Si la contre-ponction est faite, refouler le diaphragme avec le tranchant de l'instrument, tout en poussant celui-ci dans la chambre antérieure ; si elle n'est pas faite, se conduire comme cela est indiqué *à la sortie prématurée de l'humeur aqueuse dans le passage du couteau a travers la chambre antérieure* (V. 5ᵉ col. du tabl., pag. 635).
	Difficulté de faire sortir le couteau de la chambre antérieure, pointe de l'instrument se brisant dans l'œil.	Dureté de la cornée ou faiblesse de la pointe du couteau.	Faire l'essai de la pointe sur un morceau de canepin.	Appliquer l'ongle du médius sur la cornée, et si malgré ce point d'appui la pointe ne peut percer la membrane, faire avec un autre couteau une piqûre à l'endroit de la contre-ponction. La pointe de l'instrument se brisant, l'abandonner dans l'œil à la résorption, à moins que l'extraction n'en soit très facile.
	Lambeau trop grand ou trop petit.	Contre-ponction trop haute ou trop basse, trop en arrière ou trop en avant.	Fixer l'œil.	Si le lambeau paraît devoir être trop grand, avant de pousser l'instrument bien loin en redresser fortement le tranchant en ayant ; l'incliner au contraire en arrière en achevant l'incision, ou bien allonger la section avec le bistouri, si le lambeau est trop petit.
	Blessure de la sclérotique et de la conjonctive bulbaire.	Contre-ponction trop en arrière.	Fixer l'œil.	Continuer l'opération en redressant le tranchant du couteau en avant.

Achèvement du lambeau.	Lambeau carré.	Distance par rapport à la sclérotique mal conservée, et incision faite à la fois par la base et par la pointe du couteau.	Agir lentement et surveiller la marche de l'instrument.	
	Sortie du corps vitré avec ou sans le cristallin.	1° Incision rapide de la dernière bride pendant que l'œil est agité. 2° Pression maladroitement faite sur l'organe par le couteau, les doigts de l'opérateur ou ceux de l'aide.	Agir avec lenteur, attendre pour achever l'incision que le spasme musculaire ait disparu; et si l'on opère les deux yeux, laisser au premier la dernière bride intacte jusqu'au moment de l'extraction des cristallins.	Abaisser la paupière en avant du lambeau, renverser en arrière, avec précaution, la tête du malade, qu'on conduit à son lit, et, le spasme fini, couper avec des ciseaux mousses les parties du corps vitré sorties de la chambre antérieure; puis essayer de réduire la hernie par une ou deux secousses brusques imprimées à la tête.
	Blessure de la caroncule, de la conjonctive ou du nez; sang venant gêner la manœuvre, et pénétrant quelquefois dans la chambre antérieure.	Fuite de l'œil dans le grand angle.	En poussant le couteau dans l'angle interne, en incliner le manche vers la tempe du malade, et ramener ainsi l'œil au centre de l'orbite.	Faire écouler le sang répandu entre l'œil et la paupière inférieure; avec la curette, débarrasser la pupille, si elle est masquée, puis continuer l'opération comme à l'ordinaire; s'il n'y a que peu de sang dans la chambre antérieure, ne pas s'en occuper.
	Glissement du couteau sous la conjonctive, blessure de la sclérotique et division des petits vaisseaux du pourtour de la cornée; parfois épanchement de sang dans la chambre antérieure.	Tranchant du couteau trop incliné vers la sclérotique.	Redresser le tranchant du couteau en avant, et s'arrêter aussitôt que la cornée est divisée.	Retirer l'instrument et couper avec des ciseaux mousses la bride muqueuse. Pour l'épanchement de sang, faire comme nous l'avons indiqué plus haut (V. 5e col., pag. 635).
2e Temps.	Blessure de l'iris.	Introduction de l'instrument par sa pointe.	Introduire l'instrument par sa tige, et n'incliner la pointe en arrière que lorsqu'elle est arrivée dans la pupille.	Prescrire un traitement antiphlogistique, pour éviter l'ophthalmie interne.

TEMPS et subdivisions des temps de l'opération.	ACCIDENTS.	CAUSES DES ACCIDENTS.	MOYENS DE LES ÉVITER.	MOYENS D'Y REMÉDIER.
	Cristallin morcelé.	Pointe portée trop en arrière.	Donner la plus grande attention à la direction de la pointe.	Extraire les débris avec la curette.
	Brusque sortie du cristallin avec le corps vitré.	Incision de la capsule pendant la contraction des muscles.	Attendre, pour diviser la capsule, que le spasme ait disparu.	V., à *l'achèvement du lambeau*, 5e col. du tabl., p. 637.
	Contusion des lèvres de la plaie.	Instrument retiré trop brusquement et le tranchant en avant.	Retirer l'instrument avec précaution, en dirigeant le bord mousse du côté de la cornée.	
3e Temps.	Sortie de la cataracte avec le corps vitré.	Pression maladroite exercée sur le globe par le chirurgien ou par l'aide.		V., à *l'achèvement du lambeau*, 5e col. du tableau, p. 637.
	Cristallin sortant difficilement et avec secousse.	Incision trop étroite de la capsule.	Inciser largement la capsule.	Revenir à l'incision de la capsule avant la sortie du cristallin.

Sortie du cristallin empêchée.	1° Lambeau cornéen trop petit ; 2° Incision de la capsule insuffisante ; 3° Adhérences entre l'iris et la capsule, ou entre cette dernière membrane et le corps vitré ; 4° Rétrécissement considérable de la pupille.	1° Donner au lambeau une étendue suffisante ; 2° Inciser largement la capsule ; 3° et 4° Dilater la pupille avec la belladone quelque temps avant l'opération pour reconnaître s'il existe des adhérences.	1° Allonger la section avec le bistouri ; 2° Pratiquer des incisions de la capsule se croisant les unes les autres ; 3° Diviser avec des ciseaux les adhérences entre l'iris et la capsule, ou, dans le cas d'adhérences de la capsule avec le corps vitré, saisir la cataracte avec le crochet, et l'extraire en s'aidant de la curette ; 4° Si la pupille est rétrécie, faire étendre le malade sur le dos, dans l'obscurité, et laisser reposer l'œil avant de commencer aucune tentative.
Division de la lentille en morceaux au moment de sa sortie.	Choix de l'extraction dans un cas de cataracte trop molle.	Préférer le broiement ou la dilacération de la capsule.	Si quelques morceaux sont restés dans la chambre antérieure, attendre que l'humeur aqueuse se soit reproduite, puis essayer de les faire sortir par de légères frictions sur la paupière supérieure abaissée. Si l'on échoue ainsi, introduire la curette de Daviel sous le lambeau, pour extraire les plus gros débris ; mais ne pas répéter plusieurs fois cette manœuvre.
Contusion des lèvres de la plaie.	Introduction plusieurs fois répétée de la curette dans la pupille, pour l'extraction des débris cristalliniens.	Abandonner à la résorption quelques parties caséeuses de la cataracte plutôt que de poursuivre trop longtemps la manœuvre avec la curette.	
Introduction de bulles d'air dans la chambre antérieure.	1° Introduction de la curette dans la pupille ; 2° Sortie brusque du cristallin.	1° Id. 2° V. 4e col., pag. 637 et 638, les moyens d'éviter la brusque sortie du cristallin.	Les expulser en pratiquant quelques frictions légères sur la paupière supérieure abaissée, ou en entr'ouvrant brusquement les lèvres de la plaie, après avoir attendu que la chambre antérieure se soit remplie, et avoir donné au malade une position convenable. Si l'on échoue ainsi, les entraîner avec la curette, ou les déplacer en remplissant d'eau tiède distillée la cavité de l'orbite.

ACCIDENTS.	CAUSES DES ACCIDENTS.	MOYENS DE LES ÉVITER.	MOYENS D'Y REMÉDIER.

B. — Accidents qui peuvent survenir immédiatement après l'opération.

ACCIDENTS.	CAUSES DES ACCIDENTS.	MOYENS DE LES ÉVITER.	MOYENS D'Y REMÉDIER.
Evacuation des humeurs.	Efforts musculaires.	Recommander au malade de se lever lentement, les yeux fermés et la tête un peu inclinée en arrière, du siége qu'il a occupé pendant l'opération ; veiller attentivement à son coucher ; lui prescrire un purgatif la veille du jour fixé pour opérer ; éloigner de lui toutes les causes de vomissements.	Rapprocher les lèvres de la plaie ; panser comme à l'ordinaire, et recommander la plus parfaite immobilité.
Affaissement du lambeau.	Evaporation subite de ses parties liquides.	Manœuvrer avec le plus de rapidité possible après l'achèvement du lambeau.	Tenir l'œil fermé dix à quinze minutes, afin qu'en se reproduisant l'humeur aqueuse rende au lambeau sa souplesse et sa longueur premières, ou bien emplir la cavité de l'orbite d'eau distillée tiède.
Soulèvement du lambeau.	1° Hernie de l'iris ; 2° Interposition du bord de la paupière inférieure entre les lèvres de la plaie.	1° Nul moyen de l'éviter ; 2° Opérer de préférence par kératotomie supérieure les yeux un peu saillants.	1° Réduire la hernie de l'iris, ou, si cela ne se peut, l'enlever avec des ciseaux courbes sur le plat, en ayant soin que la perte de substance se continue avec la pupille ; 2° Sitôt qu'on s'aperçoit de l'accident, abaisser la paupière et y appliquer une bandelette de taffetas d'Angleterre, de telle sorte que les bords ciliaires se trouvent dans un rapport parfait.

C. — *Accidents qui peuvent survenir quelque temps après le pansement.*

Iritis.	Manœuvre irrégulière ; blessure de l'iris dans un des temps de l'opération.	Déplacer les bandelettes ; puis, si l'inflammation est constatée, la combattre par de larges saignées répétées à de courts intervalles, par d'abondantes frictions d'extrait de belladone et de laudanum de Rousseau pratiquées autour de l'orbite, et par l'opium donné à l'intérieur.
Hernie de l'iris.	Pansement mal fait ou dérangé par les mouvements du malade.	Enlever la hernie, si on ne peut la réduire et qu'elle menace de devenir pour l'œil une cause de suppuration, puis affronter avec grand soin les bords de la plaie cornéenne, couvrir l'œil de bandelettes, et prescrire le traitement antiphlogistique le plus énergique.
Infiltration du lambeau, hypopion, opacité de la cornée, chémosis phlegmoneux, exophthalmie, phlegmon de l'œil.	1° Manœuvre irrégulière. 2° Pansement mal fait ou dérangé par les mouvements du malade.	Après avoir épuisé tous les moyens antiphlogistiques pour essayer d'enrayer l'inflammation, lorsque l'exophthalmie est survenue avec le phlegmon de l'œil, favoriser la suppuration par des cataplasmes émollients, et même ouvrir largement le bulbe, si la phlogose menace de se propager au cerveau.

II. Extraction par la sclérotique. — Sclérotomie.

Les accidents si graves et si nombreux qui résultent de l'extraction de la cataracte à travers la cornée ont donné l'idée à bon nombre de chirurgiens d'enlever la lentille par la sclérotique. Proposée par M. B. Bell, et, en 1801, exécutée sur le vivant par Earle, cette opération a été abandonnée comme dangereuse, après avoir trouvé des partisans, parmi lesquels on doit compter Lobenstein-Lobel, Ritterich, Giorgi d'Imola, Pirondi, et surtout Quadri, de Naples. Tous ces chirurgiens opéraient en pratiquant sur la fibreuse et sur les membranes sous-jacentes, en arrière du corps ciliaire, une large ouverture parallèle à la circonférence de la cornée ; puis ils introduisaient les instruments derrière l'iris, et manœuvraient dans la chambre postérieure. Des accidents graves sont la conséquence de ce procédé : 1° souvent l'œil se vide instantanément ; 2° une hémorrhagie considérable, suite de la division des rameaux de l'artère ciliaire longue, produit une cataracte grumeuse ou sanguine ; 3° l'iris, en se resserrant, masque les instruments, et l'opérateur charge le cristallin sans le voir ; 4° une grande partie de l'humeur vitrée étant sortie, le cristallin ne peut être saisi, parce qu'il fuit devant les instruments ; 5° la plaie très large de la sclérotique entraîne la fonte purulente du globe, etc., etc. Tous ces accidents, qu'il est presque impossible d'empêcher, ont bientôt fait abandonner complétement cette opération, qui, selon l'expression de Chélius, ne mérite qu'une mention historique. J'ai fait quelques recherches sur l'extraction à travers la sclérotique, et j'ai été conduit, en pratiquant l'opération de la pupille artificielle par excision, à imaginer le procédé suivant, assez facile dans son exécution :

Les instruments nécessaires sont : 1° un couteau lancéolaire de Beer ; 2° un petit bistouri très mousse à sa pointe (voyez fig. 21, p. 456) ; 3° le kystitôme et la curette dont on se sert d'habitude ; 4° les autres instruments accessoires, tels que le crochet de Langenbeck, des pinces, etc., etc. Le malâde est placé comme à l'ordinaire. Le chirurgien, saisissant le couteau lancéolaire de la main droite pour opérer l'œil gauche, en enfonce obliquement la lame dans la partie supérieure et un peu externe de la sclérotique, à un ou deux millimètres de la cornée, et fait pénétrer la pointe de l'instrument dans la chambre antérieure, à la profondeur de quatre millimètres environ. Ce couteau est retiré aussitôt et remplacé par le petit bistouri mousse, avec lequel on donne à l'incision une étendue convenable, par des mouvements de va-et-vient exécutés de telle sorte que la plaie ne soit pas rendue irrégulière. La chambre antérieure est ouverte ainsi sans que la cornée ait été touchée. Le chirurgien termine l'opération comme dans la kératotomie, après avoir divisé la capsule avec le kystitôme.

Les avantages de cette opération ne seraient pas douteux, si quelques graves inconvénients, que nous signalerons tout à l'heure, n'étaient attachés à cette manière d'extraire la cataracte. La plaie de la sclérotique se réunit beaucoup mieux que celle de la cornée ; elle ne laisse aucune trace, et, comme toutes les plaies de la fibreuse, ne suppure qu'exceptionnellement. Les difficultés de la contre-ponction n'existent pas, et il y a un danger beaucoup moins grand de piquer ou de blesser l'iris. Mais, en revanche, la procidence de cette membrane par sa circonférence est plus à craindre ; la lentille sort plus difficilement, et la section doit être pratiquée au moyen de deux instruments au lieu d'un.

Ce procédé n'est, pour ainsi dire, dans mon esprit qu'à l'état d'ébauche ; lorsque des faits plus nombreux m'auront fixé sur sa valeur, je m'empresserai de les publier. Je crois pouvoir dire dès à présent que l'opération me semble de beaucoup inférieure à la kératotomie

Cataractes secondaires.

Lorsque la cataracte a été opérée par abaissement, ou que le cristallin, à la suite d'un coup ou d'une blessure, s'est trouvé dans des conditions de résorption, il se forme assez souvent dans la pupille une opacité, qui est constituée soit par la capsule, soit par cette membrane et le cristallin plus ou moins morcelé, soit enfin par le cristallin tout seul. Après l'extraction, la pupille se trouve aussi parfois oblitérée, en entier ou en partie, par les feuillets capsulaires devenus opaques et contenant dans quelques cas des débris de cristallin, ou par des produits plastiques de nouvelle formation, que nous avons déjà décrits sous le nom de fausses cataractes, et dont nous ne devons pas nous occuper ici. De là trois sortes seulement de cataractes secondaires.

1° Cataracte secondaire capsulaire, antérieure ou postérieure.
2°   —   —   capsulo-lenticulaire;
3°   —   —   lenticulaire.

La *cataracte capsulaire antérieure* qui suit l'opération ne ressemble pas à la cataracte capsulaire qui se développe spontanément. Dans cette dernière, le cristallin existant, la pupille est complétement obstruée, tandis qu'il est rare que çà et là on n'aperçoive pas sur les cataractes capsulaires secondaires quelque perte de substance, quelque ouverture à travers laquelle on voit le fond de l'œil. L'opacité secondaire qui prend presque toujours un point d'appui sur la circonférence de la pupille, dont elle ne cache le plus ordinairement qu'une partie, se reconnaît aisément à son petit volume, à sa forme aplatie, à des déchirures pratiquées sur le tissu qui constitue la tache ; elle est ordinairement blanche, couleur de craie, et présente sous ce rapport les mêmes caractères que ceux que nous avons décrits plus haut à l'article de la *Cataracte capsulaire* (voy. page 520): il serait donc inutile d'y revenir. Elle est complète ou partielle, et, selon le cas, la vision est abolie ou seulement diminuée.

Elle est formée rarement, d'une manière absolue, par le feuillet antérieur de la cristalloïde, mais presque toujours par les deux hémisphères réunis de cette membrane : aussi serait-il mieux, dans les cas où ce dernier fait peut être constaté, de la désigner sous le nom de cataracte capsulaire *antéro-postérieure*. La cataracte *aride siliqueuse*, formée le plus souvent par les deux feuillets de la capsule, pourrait alors prendre ce nom, qui, certes, serait moins en dehors de la nomenclature ordinaire que celui qu'elle porte.

Presque toujours, dans la cataracte capsulaire secondaire, la pupille est déformée, et présente des angles plus ou moins nombreux aux endroits où l'iris est uni à la capsule par de fausses membranes. Dans quelques cas rares, j'ai vu cette ouverture demeurer libre et régulière ; mais alors la cataracte, roulée sur elle-même, flottait dans la chambre postérieure, et se déplaçant à chaque instant sous l'influence des mouvements de l'œil, pouvait passer d'une chambre dans l'autre, ou se tenir par moitié dans ces deux cavités.

La cataracte capsulaire antérieure secondaire se développe le plus ordinairement après l'abaissement ; on la voit pourtant aussi à la suite de l'extraction. Elle est moins fréquente lorsqu'on choisit cette dernière méthode, parce que la capsule est largement ouverte par le cristallin au moment où il traverse la pupille, et aussi parce que l'inflammation des membranes internes survient moins souvent après la kératotomie, procédé ordinaire de l'extraction.

La *cataracte capsulaire postérieure secondaire* est loin d'être rare ; aussi est-il facile d'en constater l'existence. Cependant quelques auteurs affirment ne l'avoir jamais vue. Mais Pellier, dans sa 76e, dans sa 79e et dans sa 93e observation, rapporte des faits qui ne laissent aucun doute à ce sujet. L'observation 93e est surtout très précise (1). Cette cataracte n'offre jamais une consistance fort grande, ni une opacité très prononcée. On voit derrière la pupille une petite tache, d'un gris tirant un peu sur le blanc sale, et plus fréquemment une espèce de réseau très fin, une toile d'araignée, comme l'a dit Lefébure, se balançant au loin dans la chambre postérieure. Quelquefois l'opacité n'est constituée que par quelques filaments attachés à la partie supérieure de l'œil, et excessivement ténus, au bout desquels on voit pendre une petite plaque un peu plus épaisse et très mobile, qui gêne singulièrement la vision. Ces filaments sont très élastiques, et nous verrons plus loin qu'il est indispensable de connaître cette particularité, lorsqu'il s'agit de les enlever du champ de la vision.

La *cataracte secondaire capsulo-lenticulaire* est très commune après l'abaissement. Les déchirures que l'aiguille a pratiquées sur la cristalloïde ont ouvert cette membrane dans plusieurs endroits, et mis le cristallin en rapport direct avec l'humeur aqueuse. Là, il a subi des phénomènes d'imbibition qui ont contribué, par l'augmentation de son volume, à le faire remonter dans la pupille. Nul doute que si la capsule restait ouverte, le cristallin disparaîtrait à la longue ; mais comme il se développe souvent de l'inflammation et une sécrétion plastique assez abondante, les ouvertures capsulaires se referment, et la résorption du cristallin est arrêtée. Cette variété de cataracte présente en général,

____

(1) Pellier, *Recueil de Mémoires*, pag. 274, 280 et 314.

le même aspect que la capsulo-lenticulaire ordinaire ; elle en diffère cependant parfois en ce que la lentille est déplacée (*cataracte luxée*), et qu'on voit dans la pupille, libre en partie, une portion de la circonférence du cristallin. De même que la capsulaire, la cataracte capsulolenticulaire qui suit l'opération est souvent adhérente à l'iris, et la pupille déformée ne peut être dilatée qu'incomplétement par la belladone.

Lorsque, dans la cataracte qui nous occupe, il reste, en avant ou en arrière de la capsule, une assez large ouverture pour que le cristallin se trouve en rapport direct avec l'humeur aqueuse, il se résorbe en très grande partie ou tout à fait, et les deux feuillets de la cristalloïde se rapprochent l'un de l'autre, de manière à se trouver en contact immédiat si la lentille disparaît complétement. C'est là alors cette variété de cataracte que nous avons rangée parmi les cataractes capsulaires, en la décrivant sous le nom d'*aride siliqueuse*, qu'elle porte depuis Schmidt (voy. pag. 523). C'est celle qui fournit la meilleure preuve à l'appui de l'existence de la cataracte capsulaire postérieure. Si l'on dissèque la cataracte aride siliqueuse, on trouve parfois entre les deux feuillets capsulaires quelques débris de la lentille, mêlés à des exsudations plastiques ; et le feuillet antérieur est beaucoup plus épais, plus opaque que le postérieur, qui présente le plus souvent un très grand nombre de petites ouvertures. Cette différence dans l'aspect des deux hémisphères de la capsule enflammée s'accorde, au reste, avec celle que les anatomistes ont signalée à l'état normal (1).

La *cataracte lenticulaire secondaire* est une exception ; elle survient dans les cas où, la capsule étant opaque, on aurait abaissé ou déchiré cette membrane, sans déplacer le cristallin demeuré jusque là transparent, mais qui, soumis dès lors à l'action de l'humeur aqueuse, ne tarde pas à se troubler, circonstance qui produit la cataracte dont il est question. La cataracte lenticulaire secondaire disparaît presque toujours complétement par voie de résorption. Quelquefois cependant elle demeure dans la pupille, et il devient nécessaire de l'en éloigner par une opération : cela arrive plus particulièrement lorsque le cristallin a acquis une très grande densité, ou que de fausses membranes se sont développées à sa surface.

Lorsqu'il arrive, après l'abaissement, que le cristallin dépouillé de sa capsule remonte dans la pupille, cet accident constitue une variété de la cataracte qui nous occupe.

ÉTIOLOGIE. — Les cataractes secondaires sont un des résultats de l'opération. C'est après le broiement et l'abaissement qu'elles sont le

____

(1) Giraldès , *Recherches sur l'organisation de l'œil*, thèse in-4, 1836.

plus fréquentes, surtout quand ces opérations ont été suivies d'une inflammation des membranes internes. La cataracte capsulaire secondaire, en général, s'observe lorsque, après une cataracte lenticulaire dans laquelle la capsule avait conservé toute sa transparence, cette membrane s'est enflammée par le fait même de l'opération. C'est surtout quand la capsule a été mal divisée que ses débris enflammés s'attachent les uns aux autres, et prennent une très grande densité. S'il arrive, comme après le broiement ou l'abaissement, qu'une très grande partie du cristallin soit restée enfermée dans la séreuse, on observe d'abord une cataracte capsulo-lenticulaire, et plus tard, si les débris de la lentille se résorbent, une cataracte capsulaire aride siliqueuse, qui contient quelquefois un petit noyau cristallinien desséché. Si la capsule a été largement divisée en même temps que la cataracte, comme cela a lieu dans un broiement bien fait, l'opacité persiste longtemps encore dans la pupille, mais elle disparaît peu à peu sous l'influence de la résorption, ce qu'on observe aussi assez souvent lorsque, la capsule étant enlevée, les rayons lumineux sont interceptés par un cristallin opaque peu consistant.

PRONOSTIC. — Ce que nous venons de dire de l'étiologie des cataractes secondaires suffirait presque pour en établir le pronostic, qui est en général très favorable. Il y a cependant quelques particularités sur lesquelles il sera utile d'insister un moment. Toutes choses égales d'ailleurs, les cataractes capsulaires secondaires, étant plus difficilement déplacées du champ de la vision, exigeront de la part du chirurgien beaucoup plus d'adresse que les cataractes lenticulaires ; mais l'opération ne sera que très rarement suivie d'inflammation. Il arrivera quelquefois, si l'on n'a pas su reconnaître exactement, par les signes anatomiques, le degré de résistance qu'offrent les adhérences de la capsule avec l'iris, que la cataracte ne pourra être en aucune façon déplacée, et qu'on aura fait à l'œil une blessure inutile. Cette remarque s'applique surtout aux cataractes capsulaires antérieures. Quant aux postérieures, qui le plus souvent n'adhèrent pas à l'iris, mais, semblables à du tulle très fin ou à une toile d'araignée, offrent une extrême élasticité, elles ne pourront pas dans beaucoup de cas être abaissées, parce qu'elles se laisseront entraîner dans tous les sens pour revenir tout aussitôt masquer la pupille. Il en est autrement des lenticulaires, qu'on éloigne aisément à cause de leur densité. Nous reviendrons sur ce point en nous occupant du traitement.

TRAITEMENT. — Pendant tout le temps que durera l'inflammation produite par l'opération, on ne songera pas à faire disparaître l'opacité secondaire par des moyens chirurgicaux, mais on se bornera à l'emploi de tel traitement médical qui semblera le plus convenable. Il arrivera, sous l'influence de la résorption, que de larges débris cristalliniens restés dans la pupille disparaîtront peu à peu, après une sage expectation, et que la vision, d'abord abolie, reprendra une étendue de plus en plus grande. Mais lorsque la cataracte tarde trop à se résorber, ou qu'on reconnaît qu'elle s'est organisée, on l'éloigne par une opération. Les moyens chirurgicaux sont de plusieurs sortes : l'abaissement, pratiqué avec l'aiguille ordinaire, suffira pour telle cataracte secondaire, tandis que pour telle autre on devra faire l'extraction par la cornée ou par la sclérotique.

Abaissement de la cataracte secondaire.

Quels que soient les caractères et les complications de la cataracte secondaire (je parle ici plus particulièrement de sa consistance et de ses adhérences avec l'iris ou le corps vitré), on doit toujours commencer par essayer l'abaissement à l'aiguille, avant de recourir à tout autre moyen. Cette remarque s'applique aux trois variétés de la cataracte secondaire. On fait pénétrer l'instrument comme à l'ordinaire dans la chambre postérieure, puis on essaie, par des mouvements de pression en arrière, de plonger l'opacité dans la partie inférieure et externe de l'œil ; mais les choses ne se pratiquent pas toujours sans difficulté, et il s'en présente même ici d'assez sérieuses. Presque toujours les cataractes capsulaires antérieures et capsulo-lenticulaires secondaires sont adhérentes à l'iris, et ne peuvent être abaissées en arrière sans que les brides qui les retiennent aient été préalablement rompues. Lorsque celles-ci ne cèdent pas à la pression exercée d'avant en arrière par l'aiguille, la marge de la pupille est entraînée dans ce sens, et si l'on continue cette manœuvre, l'iris se décolle à sa partie supérieure ou à son côté interne, et tombe dans l'une des chambres. Pour éviter cet accident, on cesse de presser sur la cataracte aussitôt que les fibres iridiennes se tendent fortement, et l'on essaie de diviser les adhérences une à une avec le tranchant de l'aiguille, en faisant exécuter dans le sens transversal de petits mouvements de scie à l'instrument ; on a grand soin de tenir le tranchant un peu éloigné de la marge pupillaire, pour éviter de blesser l'iris et de troubler ainsi l'humeur aqueuse par un épanchement de sang. La division des brides est loin d'être toujours facile, à cause tantôt de leur grande densité, et tantôt de leur élasticité extrême. Dès lors qu'il y en a plus d'une à rompre, il est important de les attaquer successivement dans un ordre tel que la capsule demeure toujours tendue, et que si, par exemple, il n'en reste plus que deux qui retiennent la membrane, l'une en haut de la pupille, l'autre en bas, la supérieure soit rompue la première, parce qu'il est plus facile alors d'enrouler la cataracte secondaire derrière l'iris, et de l'extraire au besoin par la cornée, comme nous le dirons plus bas. Je préfère en agir ainsi, que de laisser la fausse membrane flotter dans la pupille, et d'attendre que sa densité, souvent moindre que celle de l'humeur aqueuse, l'ait fait monter au-dessus du champ pupillaire.

L'abaissement de quelques cataractes capsulaires postérieures présente souvent les plus grandes difficultés, à cause du peu de résistance des tissus qui les constituent; c'est en vain qu'on les charge avec l'aiguille un grand nombre de fois; toujours elles remontent à l'instant même où l'on cesse la pression. Ce fâcheux résultat accompagne aussi très fréquemment l'abaissement des cataractes. capsulaires antérieures. Par contre, celles-ci sont plus facilement extraites que les autres, parce qu'elles sont situées plus en avant, et surtout qu'elles sont plus résistantes.

Extraction des cataractes capsulaires secondaires.

Lorsqu'on a essayé en vain, à plusieurs reprises différentes, d'abaisser la cataracte capsulaire secondaire, on ne peut plus espérer de rendre la vue au malade qu'en extrayant la capsule par la cornée ou par la sclérotique.

I. *Extraction par la cornée.* — On la fait au moyen de pinces à dents,

Fig. 60.

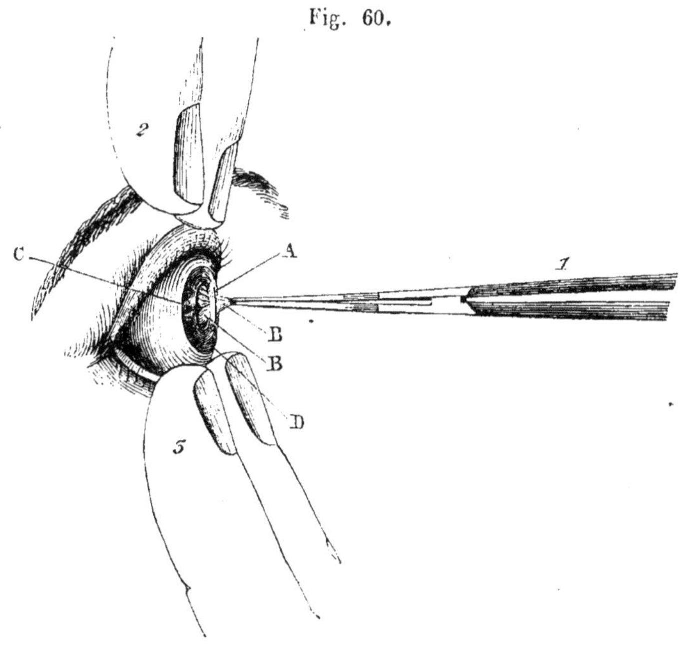

ou du petit crochet à pupille artificielle. Après avoir dilaté la pupille par la belladone, aussi largement que le permettent les adhérences, on prend un couteau lancéolaire et l'on ponctionne la cornée dans sa partie inférieure, dans sa partie externe ou à son côté interne, selon le lieu qu'occupe la fausse membrane dans la pupille, mais toujours dans un point tel que l'iris ne puisse pas s'engager dans la plaie. On introduit la pince ou le crochet dans la chambre antérieure ; la capsule est saisie, entraînée au dehors, et excisée avec des ciseaux courbes sur le plat, quand les adhérences sont si résistantes que la simple traction ne peut les séparer de l'iris.

La fig. 60 représente cette opération : A, plaie faite à la cornée près de son bord interne, la partie externe de la pupille étant libre ; c, portion externe de la pupille, libre d'adhérences ; B, B, cataracte capsulaire secondaire déjà entraînée en partie au dehors ; D, iris ; 2, doigts de la main gauche de l'aide ; 3, doigts de sa main droite. Si les adhérences du côté interne ne cèdent pas, le chirurgien excisera la fausse membrane au ras de la cornée, aussi près que possible des adhérences, et agrandira ainsi la pupille du côté externe où elle est libre.

REMARQUES. Cette opération est faite en trois temps principaux : ponction de la cornée, introduction de la pince, extraction de la capsule opaque, et, si elle est trop adhérente, excision de cette membrane au ras de la plaie kératique.

Le *premier temps* ne présente pas de difficultés sérieuses ; la plaie de la cornée est faite avec le couteau lancéolaire ordinaire, et doit avoir 3 à 4 millimètres d'étendue. On pratique cette ouverture, en général, dans un point de la cornée correspondant à l'endroit de l'iris où l'on suppose que les adhérences de la cataracte sont le plus fortes, afin, si l'on ne peut pas extraire l'opacité dans sa totalité, d'en exciser au moins la plus grande partie possible, et de rétablir ainsi une grande portion de la pupille. Pour pratiquer avec sûreté ce premier temps de l'opération et les suivants, il est bon de fixer l'œil en appliquant une pince sur la conjonctive bulbaire (comme cela est représenté dans la fig. 58, pag. 608). Le seul accident qu'il y ait à craindre dans la ponction, c'est la blessure de l'iris.

Le *deuxième temps* présente un peu plus de difficulté : aussitôt que l'incision est faite et qu'on retire le couteau lancéolaire, l'humeur aqueuse s'écoulant au dehors, l'iris et la cataracte viennent s'appliquer contre la face concave de la cornée, et le chirurgien a quelque peine, dans beaucoup de cas, à saisir la capsule sans toucher au diaphragme. Il arrive quelquefois encore, si l'on n'a pas suffisamment reconnu l'épaisseur de la cataracte avant l'opération, qu'elle n'offre pas assez de résistance aux instruments, et se déchire sur place sans se laisser entraîner. Toutefois, cet accident est assez rare, et ne peut guère survenir que dans les cataractes capsulaires postérieures secondaires, ou lorsqu'on attaque l'antérieure trop peu de temps après que le cristallin a été détruit, en d'autres termes, alors que l'opacité capsulaire n'est pas encore assez bien organisée.

Le *troisième temps* n'est pas d'une exécution difficile lorsque la cataracte s'est laissé saisir convenablement; le chirurgien l'extrait alors avec facilité, mais il doit veiller à ce qui se passe du côté de l'iris, car il arrive souvent que la cataracte l'entraîne avec elle, et qu'une synéchie antérieure est la conséquence de cet accident. Pour éviter cette complication, avant de faire sortir la fausse membrane de la chambre antérieure, on l'enroule sur la pince, et l'on arrive très souvent, de cette manière, à séparer complétement la cataracte de l'iris. Si l'on n'y parvient pas et qu'une partie du diaphragme soit amenée entre les lèvres de l'incision kératique, on l'excise, et l'on veille à ce que l'iris n'adhère point à la cornée, ce qu'on empêche aisément en le repoussant dans la chambre antérieure avec un stylet mousse, si l'humeur aqueuse en se reproduisant n'a point réduit elle-même la hernie.

II. *Extraction par la sclérotique.* — Cette opération a pour but d'enlever les cataractes capsulaires peu adhérentes à l'iris. On peut, le plus souvent, la remplacer par l'abaissement à l'aiguille; mais quand cet abaissement n'a pas réussi, l'extraction scléroticale des capsules opaques est indiquée, à moins qu'on ne préfère l'extraction cornéenne. L'invention de ce procédé est due à M. Sichel (*Gazette des hôpitaux*, 1840), qui a apporté à celui de Quadri, pour la sclérotomie, l'importante modification d'ouvrir la fibreuse dans le sens antéro-postérieur, au lieu de faire une plaie parallèle à la circonférence de la cornée. L'auteur, après avoir ponctionné la sclérotique, introduit d'abord par la plaie une aiguille ordinaire à cataracte, avec laquelle il rompt les adhérences qui existent entre la capsule et l'iris; puis il charge l'opacité avec une paire de petites pinces à mors, et l'entraîne au dehors. Il pense avec raison que l'incision faite dans le sens qu'il indique, est très avantageuse, qu'elle évite l'inconvénient qu'offre nécessairement la ponction parallèle à la circonférence de la cornée, conseillée par M. Quadri pour l'extraction des cataractes lenticulaires ordinaires, inconvénient consistant surtout en ce que la lèvre externe de la plaie tirée en dehors par les fibres du muscle, ce qui occasionne l'évacuation constante des humeurs à travers l'ouverture, est dans les plus mauvaises conditions de réunion. M. Sichel pratique l'opération en quatre temps principaux : dans le premier, il ponctionne la sclérotique; dans le second, il introduit par la plaie une aiguille à cataracte, s'il juge que des adhérences un peu fortes retiennent la capsule à l'iris, et il les divise ou les brise par une simple pression d'avant en arrière ; dans le troisième, il remplace l'aiguille par des pinces très fines et saisit la cataracte ; enfin dans le quatrième, il retire l'instrument fermé, et entraîne en même temps l'opacité. Si la cataracte est libre d'adhérences, ce qui est rare, le deuxième temps est supprimé.

Je pratique toujours cette opération en trois temps seulement : 1, la ponction ; 2, l'introduction d'une pince ; 3, l'extraction de la capsule opaque.

Premier temps. — *Ponction.* — Le chirurgien, armé du couteau lancéolaire (voy. fig. 61), tient cet instrument de la main gauche pour l'œil droit, et réciproquement de la main droite pour l'œil gauche, et l'enfonce dans la sclérotique comme cela est représenté ailleurs (voyez la figure 48, pag. 579). La plaie de la fibreuse doit avoir à peu près la largeur indiquée sur le couteau lancéolaire par les deux lignes *a*, *a*, dessinées près de sa pointe.

Deuxième temps. — *Introduction de la pince.* — J'ai fait exécuter la pince dont le dessin est ci-contre (voy. fig. 62), exprès pour cette opération, et cela dans le double but de ne me servir que de deux instruments au lieu de trois, et de saisir la capsule plus solidement qu'on ne peut le faire avec des pinces très fines (je reviendrai plus loin sur l'inconvénient qu'il peut y avoir à se servir de pinces dont les branches sont trop faibles). Cette pince est composée de deux branches de longueur inégale : 1 est la branche courte ou postérieure ; 2, la branche longue ou antérieure. A l'extrémité de la branche courte on voit

Fig. 61.

Fig. 62.

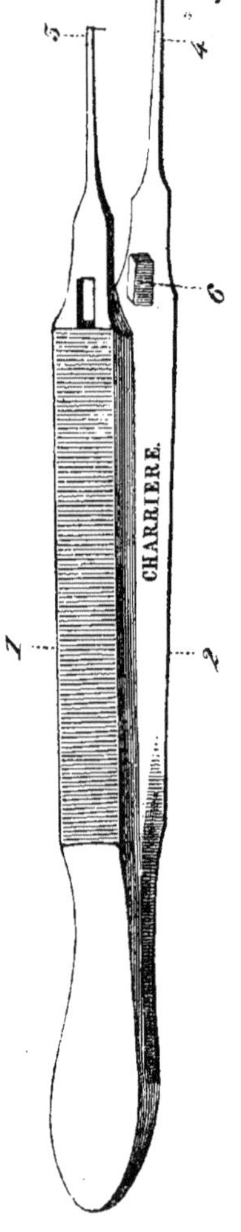

une petite pointe aiguë 3 , qui, lorsque la pince est fermée, vient
s'engager dans une ouverture 4, pratiquée sur la branche longue. Cette
pointe est destinée à traverser la capsule opaque, ou à lui présenter
un obstacle tel qu'elle ne puisse pas échapper ; 4 et 5 marquent, sur
la branche longue, le prolongement qui doit tout à la fois remplacer
l'aiguille à cataracte, et servir de conducteur lorsqu'il s'agit de faire
passer l'une des branches en avant de la capsule opaque, ce qui est assez
difficile avec les pinces ordinaires ; 6 est un petit coin de fer destiné à
s'engager dans l'ouverture placée en regard sur la branche postérieure,
afin d'empêcher les branches de chevaucher l'une sur l'autre.

La pince est introduite fermée, la branche longue en avant, et l'extrémité de cette branche étant successivement portée sur chacune des
adhérences, on essaie de les rompre, pour que l'iris n'éprouve pas de
tiraillements lorsqu'on extraira la membrane opaque. Cela fait, on laisse
la pince s'ouvrir, et l'on en pousse la branche antérieure aussi loin que
possible, du côté interne, s'il se peut, jusqu'à ce que la petite ouverture qui y est pratiquée se trouve libre. On rapproche alors les deux
branches.

La fig. 63 représente très exactement ce deuxième temps de l'opéra-

Fig. 63.

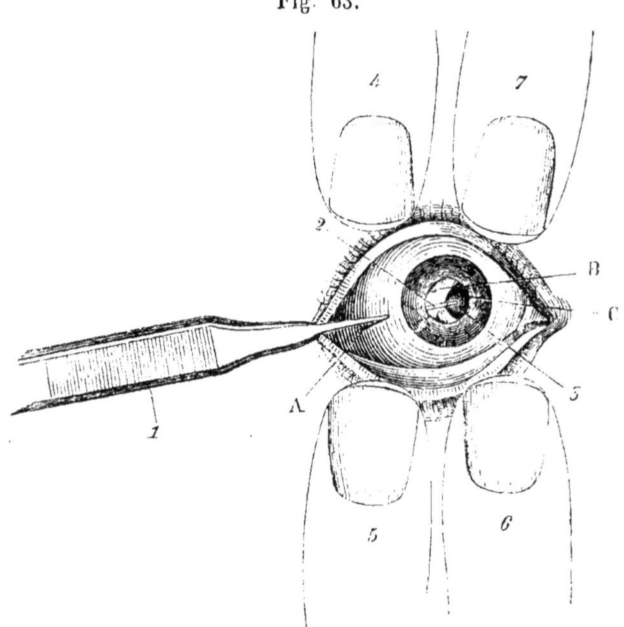

tion : 1 , branche longue ou antérieure de la pince ; 2, portion de la
branche longue placée en avant de la capsule opaque ; 3 , petite ouverture destinée à recevoir la pointe placée à l'extrémité de la branche

courte ; A , plaie de la sclérotique ; B , cataracte capsulaire secondaire déjà un peu entraînée par la pince ; C , portion libre de la pupille ; 4, 7, doigts de la main gauche de l'aide ; 5, 6 , doigts de la main droite de l'opérateur.

Troisième temps. — *Extraction de la capsule opaque.* — La capsule étant saisie comme cela est représenté dans la figure, le chirurgien l'entraîne avec précaution du côté de l'ouverture scléroticale , et l'extrait aisément , si toutes les adhérences avec l'iris ont été rompues.

REMARQUES. — Cette opération , comme l'extraction par la cornée , offre ses inconvénients :

Le *premier temps* ne présente , en général, aucune difficulté d'exécution ; mais il s'accompagne de plusieurs accidents : la plaie de la sclérotique a une grande étendue , et, au moment où l'on retire le couteau, il s'écoule une notable quantité d'humeur aqueuse , et quelquefois même une portion de corps vitré, quand, ce qui arrive très souvent après plusieurs opérations de cataracte, ce corps a subi un certain degré de ramollissement. De plus , il arrive assez fréquemment , malgré la précaution qu'on a prise de ponctionner au-dessus ou au-dessous du diamètre transversal de l'œil , qu'on blesse les vaisseaux ciliaires (voy. pag. 580), et que les chambres se remplissent de sang.

Le *deuxième temps* est d'une exécution plus difficile : l'introduction de l'aiguille, si l'on se sert de cet instrument, est souvent empêchée par le rapprochement des bords de la solution de continuité , ou par le défaut de parallélisme entre l'ouverture de la conjonctive et celle de la fibreuse , et ce n'est alors qu'après avoir longtemps tâtonné , non sans léser ces membranes, qu'on pénètre dans l'œil. D'une autre part, il n'est pas toujours facile d'entraîner en arrière les débris de capsule adhérents à l'iris, ni de rompre toutes leurs attaches , embarras qu'on ne rencontre pas dans l'excision de ces brides par la cornée. Souvent on lutte en vain bien des fois contre les adhérences, et l'on est forcé de les laisser et d'abandonner l'opération , à cause des tractions trop fortes qu'il aurait fallu exercer sur l'iris. Ces mêmes inconvénients se remarquent aussi lorsqu'on se sert de ma pince, mais comme l'extrémité en est mousse, on pénètre dans l'œil plus aisément ; d'ailleurs on y pénètre une fois de moins. Lorsqu'on se sert de pinces fines ordinaires, il y a souvent en outre de grandes difficultés à passer l'une des branches en avant de la capsule , parce qu'il faut tenir l'instrument ouvert, et que la main, ne pouvant le presser convenablement, manque de point d'appui et n'a pas la sûreté nécessaire. De plus, la cataracte n'étant pas toujours assez résistante, glisse quand on exerce sur elle une certaine pression et échappe constamment. Trois ou quatre fois j'ai répété la même opération sur le même individu , sans résultat aucun, et j'ai été forcé d'en revenir à l'extraction par la cornée. D'autres que moi n'ont pas été plus heureux. La faiblesse de la pince ordinaire est certainement une cause sérieuse d'insuccès.

Les branches en sont d'une finesse extrême, et pour ce motif elles se touchent dans toute leur longueur, et n'exercent qu'une pression insuffisante à leurs extrémités, garnies de petites dents qui chevauchent presque toujours les unes sur les autres. De plus, lorsque cet instrument ne saisit et n'entraîne pas du premier coup la cataracte, il devient indispensable de faire un assez grand nombre de tentatives, qui ont pour effet immédiat d'écarter les lèvres de la plaie scléroticale dans tous les sens, et d'ouvrir ainsi une large voie à l'évacuation des humeurs de l'œil. Après quelques manœuvres infructueuses, la coque oculaire s'affaisse sur elle-même, et tombe dans un collapsus tel qu'elle se couvre à l'instant de rides, s'aplatit et se cache profondément dans l'orbite sous les paupières, qui y sont elles-mêmes profondément enfoncées. Il devient alors impossible de continuer la manœuvre de l'extraction, et l'on ne peut pas, comme par la cornée, attirer la capsule au dehors et l'exciser. Le lendemain, il est vrai, le globe a repris son volume ordinaire ; mais l'humeur vitrée, sortie en grande partie, est remplacée par l'humeur aqueuse : les conditions de réfraction et de nutrition de l'organe seront donc nécessairement modifiées, et de plus l'iris présentera un tremblement très étendu.

L'extraction de la capsule opaque, dernier temps de l'opération, n'offre pas de difficultés, et n'est ordinairement accompagnée d'aucun accident.

L'extraction ne peut être employée pour les cataractes capsulaires secondaires par la sclérotique, ainsi que je l'ai dit plus haut, que dans les cas particuliers où elles présentent en même temps une résistance de tissu assez grande pour être facilement saisies, et des adhérences peu solides avec l'iris ; ce qui équivaut à dire que là où l'extraction scléroticale est indiquée, le simple abaissement l'est aussi, et que si cette dernière méthode ne réussit pas, on a la voie de la cornée, infiniment plus sûre que celle par la fibreuse, parce qu'on y agit avec le crochet et les ciseaux.

Choix du procédé dans l'opération de la cataracte en général.

Si l'on me demandait quel procédé je préfère pour opérer la cataracte, je répondrais sans hésiter que l'extraction, selon mon opinion, doit tenir la première place, et qu'il faut l'employer comme méthode générale ; mais je me hâterais d'ajouter qu'on ne peut l'appliquer indistinctement à tous les cas, et qu'il en est tel où il convient de recourir à l'abaissement ou à un des autres procédés que j'ai décrits plus haut. Il est indispensable, en effet, de constater avant tout la nature de la cataracte; il faut aussi rechercher, avant de choisir le procédé, et pour arriver à suivre celui qui convient réellement, si elle présente quelques complications, en comparant les chances de succès et d'insuccès, si l'on se décide à suivre une méthode de préférence à une autre. Beaucoup de chirurgiens opèrent toujours par abaissement, d'autres toujours par extraction, et, il faut en convenir, sans se préoccuper assez des raisons qui devraient, dans beaucoup de cas, leur faire abandonner leur procédé de prédilection. De là nécessairement des insuccès, qu'ils auraient facilement évités par le sérieux examen de la maladie et de ses complications.

Avant de se fixer sur le moyen de détruire l'opacité siégeant dans l'appareil cristallinien, on devra d'abord, avons-nous dit, rechercher à quelle espèce elle peut être rattachée. C'est là, au point de vue chirurgical, que le praticien reconnaîtra l'avantage des divisions de la cataracte telles qu'elles ont été établies plus haut (voyez le tableau des divisions de la cataracte, pages 501 et 502). Il examinera donc s'il n'aurait point affaire à une cataracte *fausse*; et, si elle est *vraie* et qu'elle soit *lenticulaire*, il reconnaîtra alors si elle est *dure*, *molle* ou *liquide*; il distinguera aussi l'espèce *capsulaire* de la *capsulo-lenticulaire*, et s'assurera enfin que la cataracte est ou n'est pas *secondaire*. Dans tous les cas, il tiendra note des complications locales ou générales.

Nous allons examiner l'une après l'autre chacune de ces conditions.

Cataracte fausse. — Lorsque la pupille est complétement obstruée par de fausses membranes épaisses, par du pus ou du sang organisé, il faut non seulement extraire ou morceler le cristallin, mais encore faire une perte de substance dans le tissu de l'iris. Je me suis occupé ailleurs de la manœuvre à suivre dans ce cas, qui rentre dans les conditions où l'opération de la pupille artificielle doit être appliquée (V. *Pupille artificielle*, pag. 432, 477 et 478).

Cataracte lenticulaire dure. — L'*abaissement* et l'*extraction* de cette cataracte (voyez page 503) sont également possibles, en admettant qu'il n'y ait aucune complication locale ou générale. Presque tous les chirurgiens recommandent cependant d'extraire de préférence, « surtout chez les sujets âgés; » et ils se fondent sur cette circonstance que le cristallin, ne se résorbant pas, pourrait déterminer, par sa présence dans la chambre postérieure, des inflammations qui compromettraient très souvent le résultat de l'opération. Le cristallin, il est vrai, ne disparaîtra point par résorption quand la cataracte abaissée sera dure; mais cela n'est pas un inconvénient, ainsi que le prouvent des observations dans lesquelles on l'a trouvé dans la chambre postérieure, plus de vingt ans après un abaissement suivi de succès. Quant aux inflammations qu'il pourrait occasionner, je suis convaincu que cela n'arrive que lorsque l'opération d'abaissement a été mal faite, ou qu'on l'a pratiquée sur des individus atteints depuis longtemps de congestions cérébro-oculaires, c'est-à-dire se trouvant sous l'influence de mauvaises conditions générales et locales. J'ai opéré par abaissement un grand nombre de vieillards atteints de cataractes lenticulaires dures, et j'ai toujours vu l'opération mieux réussir que lorsque j'avais préféré l'extraction. Lorsqu'on choisit ce dernier procédé, il est vrai, la cataracte sort tout entière avec facilité, mais chez quelques vieillards la plaie de la cornée se réunit difficilement, et l'œil est ainsi très souvent compromis.

Il serait presque superflu de dire que je n'entends parler ici que des cataractes dures ordinaires, mais que les cataractes osseuses et pierreuses ou plâtreuses, qui déterminent de vives inflammations par leur seule présence, et sont compliquées d'amaurose, devront toujours être extraites.

Cataracte lenticulaire molle. — Si la cataracte lenticulaire est *complétement molle* (voy. pag. 511), on ne pourra exécuter ni l'*abaissement* ni l'*extraction;* il faudra recourir au *broiement* ou à la *dilacération de la capsule.* L'abaissement est impossible, en effet, à cause du peu de consistance de la lentille, qui se laisse traverser par l'aiguille sans subir le moindre déplacement; et l'extraction présente les plus grandes difficultés, car on court le risque de diviser du même coup la cornée et l'iris, la chambre antérieure ayant notablement diminué ou complétement disparu, et, de plus, la cataracte, ne présentant aucune résistance, ne sort alors de la chambre postérieure qu'en se brisant en morceaux. Le chirurgien a beau manœuvrer avec la curette, il ne peut pas enlever tous les débris de la lentille, et ne parvient qu'à contusionner l'iris et les lèvres de la plaie kératique, mal disposées ainsi pour une bonne et prompte réunion. Mais en supposant même que cette réunion se fasse régulièrement, il y aura toujours toutes les conditions d'une cataracte secondaire.

Si l'on opère au contraire par *broiement*, ou qu'on exécute simplement la *dilacération de la capsule*, le cristallin se trouvera soumis à l'action résorbante de l'humeur aqueuse, et disparaîtra peu à peu sans que l'œil ait été compromis un seul instant. Il n'y aurait de réaction un peu vive, en opérant ainsi, qu'au seul cas (toujours facile à reconnaître aux signes anatomiques) où la cataracte ne serait point arrivée encore à une mollesse très grande au moment de l'opération : une fois soumise à l'action de l'humeur aqueuse, elle se gonflerait alors rapidement.

Cataracte lenticulaire demi-molle. — Dans les cataractes demi-molles, nous plaçons d'abord celles dans lesquelles le cristallin, partout opaque, a conservé un noyau d'une certaine densité, tandis que les couches corticales ramollies ne sont point encore arrivées à leur plus haut degré de gonflement. Elles figurent dans le tableau (voy. pag. 501) sous les noms de cataractes molles striées, fenêtrées, étoilées, barrées, déhiscentes, à trois branches, etc. Lorsqu'on plonge ces cataractes dans l'eau distillée, après les avoir extraites, elles se gonflent rapidement et prennent en quelques jours un volume considérable. Si on les abaisse, elles subissent bientôt ce gonflement dans la chambre postérieure, où elles sont soumises à l'action de l'humeur aqueuse, et elles déterminent des inflammations souvent très graves pour l'organe de la vision. Dans la plupart des cas, ce sont elles qui remontent dans la pupille, et qui constituent les cataractes lenticulaires secondaires. Aussi est-ce à elles que le procédé d'*extraction* est surtout applicable, et l'on comprendra pourquoi les cas de kératotomie doivent être plus nombreux dans une pratique bien faite, si l'on considère que les cataractes qui nous occupent sont incontestablement beaucoup plus fréquentes que les autres.

Le seul reproche qu'on pourrait faire à l'extraction dans ces cataractes, c'est qu'elles ne sortent pas de la chambre postérieure sans laisser dans la pupille quelques débris de substance corticale, qu'on est forcé d'aller chercher ensuite avec la curette, au risque de contusionner l'iris ou les lèvres de la plaie cornéenne ; mais le même reproche s'applique aussi à l'abaissement. En effet, lorsqu'on a exécuté l'abaissement, dont la manœuvre est toujours laborieuse, les débris peuvent déterminer, plus facilement encore qu'après l'extraction, la formation d'une cataracte secondaire.

L'*extraction* est aussi applicable aux cataractes *disséminées* ou *pointillées*, bien qu'elles offrent en général une plus grande densité, et qu'à la rigueur on puisse les abaisser quelquefois.

Quant aux cataractes *congéniales* ou *traumatiques*, qui présentent, en même temps qu'un volume peu considérable, un degré de ramollissement uniforme et aussi avancé au centre du noyau qu'à sa surface, ce n'est point l'*extraction*, mais le *broiement* qu'il faut choisir.

La *cataracte glaucomateuse*, plus ou moins molle, n'étant point opérable, nous ne devons pas nous en occuper ici (voy. plus haut, p. 516).

Cataracte lenticulaire liquide. — Cette variété de la cataracte lenticulaire peut être aussi bien extraite qu'opérée à l'aiguille. Je préfère cependant la dernière méthode, parce qu'elle ne présente aucun danger, et qu'elle est presque toujours suivie d'un succès complet. Si l'on choisit l'*extraction*, il sera inutile de faire à la cornée une incision aussi grande que cela a été recommandé plus haut (voy. pag. 605), lorsqu'il s'agissait de cataractes consistantes plus ou moins volumineuses. Le résultat sera promptement obtenu, si, après la division de la capsule, on veille à ce que le noyau du cristallin , ordinairement fort petit et libre au milieu des détritus lenticulaires, sorte en même temps que les parties plus liquides de la cataracte, et ne tombe pas dans la chambre postérieure.

L'opération à l'aiguille présente un peu plus de difficulté sous le rapport de l'exécution. Lorsque la capsule est ouverte, un liquide blanchâtre , lactescent, qui se résorbe bientôt en totalité , s'échappe dans les deux chambres, trouble l'humeur aqueuse, et masque l'aiguille, que le chirurgien doit tenir toujours de manière à ne point blesser l'iris. Les mouvements de l'instrument seront exécutés lentement , et de telle sorte que le petit noyau du cristallin ne passe pas dans la chambre antérieure , pendant que l'opérateur cherche à diviser la capsule. Dans l'opération à l'aiguille de la cataracte liquide , on n'a pas à craindre le gonflement du cristallin sous l'influence de l'humeur aqueuse, et, partant, pas d'inflammation. La scléroticonyxis ou la kératonyxis sont également possibles dans cette cataracte; la première méthode cependant est généralement préférée.

Cataracte capsulo-lenticulaire. — Cette cataracte, constituée par une opacité du cristallin et un épaississement de la capsule à la suite d'un iritis et d'une capsulite, est presque toujours compliquée d'adhérences entre l'iris et la capsule, en sorte que dans quelques cas l'abaissement et l'extraction présentent également des dangers et des difficultés. Si l'œil est bien conformé, que les fausses membranes soient peu nombreuses , et que l'inflammation, sous l'influence de laquelle elles se sont établies , se trouve complétement éteinte depuis longtemps , l'abaissement et l'extraction seront possibles. Pour l'une et l'autre opérations, le chirurgien commencera , en prescrivant longtemps d'avance des instillations de belladone, par dilater la pupille aussi largement que le permettront les adhérences; puis , s'il choisit l'*abaissement*, il introduira l'aiguille par la sclérotique, séparera l'iris de la capsule par des mouvements ménagés, en détruisant une à une les bandelettes fibro-albumineuses qui unissent ces membranes , et abaissera la cataracte en même temps que la capsule opaque. Mais, outre que les adhérences ne se laisseront pas diviser dans tous les cas, et que la pression exercée sur le cristallin pourra souvent, si elle est poussée trop loin, décoller l'iris de ses attaches normales, on aura à redouter encore l'inflammation consécutive , parce que le cristallin abaissé dans un œil autrefois malade détermine presque toujours des accidents plus ou moins sérieux. Si l'opérateur préfère l'*extraction*, il devra s'attendre à d'assez grandes difficultés d'exécution dans le deuxième et le troisième temps de la manœuvre, c'est-à-dire quand il s'agira de diviser la capsule et d'entraîner le cristallin au dehors. Les adhérences seront détruites avec des ciseaux fins, et quelquefois même l'iris devra être incisé depuis ses attaches ciliaires jusqu'à la pupille, pour que la sortie de la cataracte puisse se faire plus librement. Dans d'autres cas il faudra saisir d'abord la capsule avec des pinces, et ne s'occuper du cristallin (qu'on n'enlèvera souvent qu'avec le crochet) que lorsqu'on aura extrait son enveloppe. Mais tout cela demande beaucoup d'adresse, beaucoup de patience, et, à moins que les adhérences ne soient peu nombreuses, on devra s'attendre à une assez forte réaction.

Si la cataracte capsulo-lenticulaire est entièrement adhérente à l'iris, l'abaissement et l'extraction en sont également impossibles, et le procédé de *dilacération* de la capsule par scléroticonyxis ou kératonyxis est indiqué.

Quand, au contraire, la cataracte capsulo-lenticulaire n'est adhérente qu'en très petite partie ou ne l'est point du tout, ce qui est rare; que, d'une autre part, la capsule n'est opaque que dans un endroit limité, et qu'on peut juger de la densité de la lentille, on choisit le procédé comme s'il ne s'agissait que d'une cataracte lenticulaire dépourvue de toute complication.

Cataracte capsulaire. — Lorsque la capsule s'est enflammée et qu'elle est devenue opaque dans une étendue telle que la pupille a perdu sa netteté, la maladie doit être considérée, au point de vue chirurgical, comme s'il s'agissait d'une cataracte capsulo-lenticulaire (d'ailleurs, arrivées à ce degré, presque toutes les cataractes capsulaires finissent par se compliquer de l'opacité de la lentille). Qu'importe, en effet, que le cristallin soit transparent ou opaque, lorsque la capsule s'est épaissie au point de ne plus permettre l'arrivée des rayons lumineux dans l'œil; puisque dès qu'on se décidera à faire une opération, l'appareil cristallinien devra être détruit en entier? Généralisera-t-on notre pensée, et en conclura-t-on que comme dans toutes les cataractes il faut détruire le cristallin et sa capsule, il est peu important alors d'établir un diagnostic entre les cataractes lenticulaires simples et les cataractes capsulo-lenticulaires? Mais dans ces dernières la manœuvre sera toujours plus difficile à cause des adhérences qui existent entre la capsule et l'iris, et le résultat moins certain, par ce double motif que l'inflammation qui a épaissi la capsule pourra se réveiller et compromettre l'opération, et que la manœuvre, infiniment plus laborieuse, pourra occasionner quelques lésions. Pour toutes les cataractes capsulaires dans lesquelles le cristallin existe encore, je renvoie donc à ce que j'ai dit plus haut sur le choix du procédé dans les cataractes capsulo-lenticulaires, et je ne m'occupe ici que des cataractes constituées par la capsule seule, le cristallin ayant été détruit par un accident quelconque ou par une opération.

Envisagées ainsi, les cataractes capsulaires seront formées par l'un des feuillets, ou par les deux feuillets de la membrane, réunis par l'inflammation traumatique après la résorption du cristallin. Une des variétés de la cataracte capsulaire, que nous avons étudiée (pag. 523) sous le nom d'*aride siliqueuse*, rentre dans ce cas. Les procédés que nous avons indiqués plus haut pour la destruction des cataractes secondaires seront seuls applicables ici. Si l'on juge que la cataracte n'est point retenue à l'iris par de trop fortes et trop anciennes adhérences, on choisira l'*abaissement*, bien que l'extraction par la cornée ou par la sclérotique puisse également avoir lieu. Mais si l'on pense que ces adhérences ne pourront être facilement rompues, on aura recours de préférence à l'*extraction* par la cornée (voy. pag. 649, fig. 60), ou même à l'*extraction* par la sclérotique (voy. pag. 653, fig. 63), opérations dans lesquelles, si l'on n'extrait pas en totalité la fausse membrane, on peut au moins en enlever une grande partie. On devra, cependant, faire un choix entre ces deux procédés d'extraction : si l'opacité capsulaire est fort épaisse, fort adhérente à l'iris, surtout du côté interne, on se gardera bien de recourir à l'extraction scléroticale, parce que la fausse membrane, ne se séparant pas de l'iris, ne se laisserait pas entraîner au dehors sans produire le décollement du diaphragme. Au contraire, si, en pareil cas, on ouvre la cornée à son bord inférieur, on pourra, la ponction étant plus rapprochée du point adhérent que si l'on opérait par la sclérotique, entraîner une grande partie de l'opacité au dehors, en exciser une portion assez grande, et rétablir ainsi la pupille, sans crainte de rompre par une traction trop forte les attaches naturelles du diaphragme. Si l'opacité est plus fortement adhérente du côté externe, il sera possible mais non préférable d'opérer par la sclérotique; la fausse membrane, par la position qu'elle occupe, étant alors assez rapprochée du point de ponction pour pouvoir être en grande partie excisée, si les adhérences ne se laissent pas détruire par la simple traction de la pince.

Si la cataracte capsulaire se forme à la suite d'une opération de cataracte lenticulaire, on aura soin, quel que soit le procédé qu'on choisisse, de ne pas attendre trop longtemps pour éloigner l'opacité de la pupille, afin d'éviter que les adhérences entre la capsule et l'iris ne deviennent trop fortes, circonstance qui empêcherait le chirurgien d'extraire ou d'abaisser la fausse membrane, ou qui tout au moins gênerait singulièrement la manœuvre.

Dans le cas assez rare où la cataracte capsulaire est complétement libre et flotte au milieu de la pupille, ce que j'ai observé plusieurs fois, il suffit d'ouvrir la cornée comme dans l'opération de la pupille artificielle; et aussitôt que l'humeur aqueuse s'échappe au dehors, la fausse membrane venant s'engager dans l'ouverture kératique, est facilement extraite à l'aide de pinces fines.

Le *choix du procédé* ne sera cependant pas fait d'une manière absolue, d'après les seules données que nous venons d'établir.

On ne pratiquera, par exemple, pas *l'abaissement*, si le malade a longtemps souffert d'une amblyopie congestive, parce qu'en laissant le cristallin dans l'œil on courrait le risque d'augmenter les causes de l'affaiblissement de la rétine. On ne le choisira pas non plus si l'œil porte quelques traces d'anciennes inflammations internes, comme la décoloration de l'iris, des synéchies postérieures nombreuses, des staphylômes commençants de la sclérotique. L'extraction sera encore préférée si le malade est sujet aux névralgies oculaires, surtout si ces névralgies se rattachent à quelque affection de la choroïde, du corps ciliaire, etc.

L'extraction par la cornée (1), de son côté, sera rejetée, s'il existe, entre autres, une des conditions suivantes :

1° *Œil trop petit.* — Les yeux trop petits sont enfoncés dans l'orbite, et le kératotôme, s'il parvient à atteindre la cornée à l'endroit d'élection, ne peut pas conserver avec l'iris le parallélisme nécessaire. Lorsqu'on est venu à bout de faire la ponction et la contre-ponction, il est souvent impossible de ramener l'œil au centre de l'orbite, parce qu'on est gêné par le bord externe de cette cavité, en sorte que l'achèvement du lambeau est manqué. De plus, on blesse presque toujours les paupières dont l'ouverture est trop étroite.

2° *Œil trop saillant.* — Si le globe est volumineux, *à fleur de tête*, et que les paupières soient largement fendues, on court le risque de voir l'œil se vider pendant l'extraction. Cela tient à ce que dans cette opération les paupières étant écartées l'une de l'autre, passent en arrière du globe, et que l'orbiculaire en se contractant presse sur le fond de l'œil. Joignez à cela qu'il est assez difficile que l'aide et le chirurgien ne contribuent pas un peu pour leur part à cette compression.

3° *Humeur vitrée ramollie.* — Si la cataracte est flottante, et que les autres signes du synchisis existent, la cornée ne sera pas ouverte; autrement il arriverait que l'humeur vitrée sortirait en même temps que le cristallin, ou même que ce corps, d'une densité plus grande que la vitrine liquéfiée, demeurerait seul dans la cavité du bulbe.

4° *Chambre antérieure détruite.* — On divise l'iris et l'on y fait des pertes de substance plus ou moins larges, si avant l'opération on ne s'est pas assuré que le kératotôme peut passer facilement derrière la cornée sans blesser le diaphragme. Il est des circonstances, cependant, où il vaudrait mieux diviser l'iris et même en enlever une petite partie, que

____

(1) La sclérotomie étant un procédé généralement abandonné, et n'étant employée que pour quelques cataractes secondaires, nous bornerons ici nos remarques à la kératotomie.

de recourir à une opération à l'aiguille. Cette observation s'applique surtout au cas où, à la suite de congestions cérébro-oculaires, l'œil présenterait des signes d'amblyopie.

5° *Cataracte compliquée d'une synéchie antérieure partielle.* — Dans ces conditions on blesserait l'iris avec le kératotôme, tandis qu'on peut éviter la lésion de cette membrane en opérant à l'aiguille.

6° *Paupières granuleuses et maladies du sac lacrymal.* — Si l'on opérait par extraction dans ces cas, on courrait le risque de voir suppurer la cornée, parce que le lambeau baignant dans les mucosités fournies par la conjonctive, et dans les larmes qui ne sont plus absorbées, ne se trouverait pas dans les conditions nécessaires pour la réunion par première intention.

7° *Mauvaises conditions générales de santé, ou complications empêchant le malade de garder l'immobilité.* — Dans l'extrême vieillesse, et chez quelques individus dont la santé est détériorée, il arrive assez souvent que la réunion de la plaie kératique ne se fait qu'incomplétement, et que l'œil se trouve ainsi compromis. Les individus atteints de diarrhées chroniques, ceux qui sont tourmentés d'asthmes, de bronchites anciennes, de hernies, de maladies des voies urinaires, ne seront pas opérés par le procédé d'extraction, parce qu'ils ne peuvent pas garder tranquillement le lit. On rangera dans la même catégorie tous ceux qui présenteraient beaucoup d'obésité, ou qui, n'ayant aucun empire sur eux-mêmes, ne pourraient pas se condamner à demeurer immobiles. Cette dernière observation s'applique à tous les enfants en général (1).

CHAPITRE VIII.

MALADIES DU CORPS VITRÉ.

ARTICLE PREMIER

Hyalite, ou inflammation du corps vitré.

Il est hors de doute que l'hyaloïde s'enflamme de même que les autres membranes oculaires; cependant, dans l'état actuel de la science, il est impossible de déterminer les caractères particuliers de cette maladie. C'est surtout dans la phlogose des membranes internes que l'hyaloïde en est atteinte : après les plaies de l'œil, et surtout après l'opération de

(1) Pour *le choix du procédé* dans les cataractes secondaires, voy. plus haut, pag. 647 à 653.

la cataracte suivie d'une inflammation intense, il est facile de s'en convaincre. Le fond de l'œil, jusque là d'un beau noir, prend bientôt une teinte blanchâtre sale, qui tend à devenir de plus en plus jaune, et est produite par la suppuration du corps vitré. La dissection démontre alors d'une manière évidente que ce corps est infiltré de pus. S'il était besoin de chercher d'autres preuves de l'inflammation qui nous occupe, on les trouverait dans le ramollissement et la liquéfaction de la vitrine, comme dans quelques modifications de sa transparence. On pourrait encore les fournir en rappelant les nombreuses observations d'ossification du corps vitré, qui existent aujourd'hui dans la science.

L'inflammation du corps vitré, étant ordinairement liée à celle d'une ou de plusieurs autres membranes, ne fixe que médiocrement l'attention du médecin dans la plupart des cas. Je pense pourtant que lorsqu'elle peut être reconnue, il convient de l'attaquer avec la plus grande énergie (1).

ARTICLE II.

Synchisis, ou ramollissement du corps vitré.

Première variété. — *Synchisis simple.*

Cette affection est très fréquente : j'en ai décrit les principaux symptômes en m'occupant du *tremblement de l'iris* (voy. ce mot, pag. 385). Le ramollissement ne coïncide pas toujours avec un certain degré d'affaiblissement de la rétine; le plus souvent cependant cette complication se montre dans le synchisis, lorsqu'il est consécutif d'une congestion chronique, ou d'une inflammation de la choroïde. On note aussi une certaine paresse de la pupille, qui demeure parfaitement noire. L'œil, dans la plupart des synchisis, conserve le même volume qu'à l'état normal. Dans quelques cas avancés, sa consistance est un peu diminuée; dans d'autres, au contraire, elle est augmentée à tel point que, touché à travers la paupière supérieure, l'œil donne la sensation d'une bille de marbre. Il y a bien longtemps qu'à propos de l'extraction de la cataracte, j'ai entendu M. le professeur Roux fixer l'attention de ses auditeurs sur ce point : « Défiez-vous, disait-il, des » yeux qui présentent trop ou trop peu de consistance ; toujours alors » le corps vitré est ramolli, en sorte qu'il y a danger de vider l'œil. » Le synchisis se dessine le plus ordinairement par un ensemble de symptômes facile à saisir, et dans lequel un caractère anatomique très précieux est à noter, bien qu'on l'observe aussi dans d'autres maladies : c'est l'oscillation iridienne d'avant en arrière, dont nous

____

(1) Pour plus de détails sur les maladies du corps vitré, **voy.** d'Ammon, *loco citato,* Pl. XV.

avons parlé plus haut. Chez plusieurs individus, j'ai vu la lentille, encore transparente et renfermée dans sa capsule, se déplacer et descendre au-dessous de la pupille pendant que le malade se tenait dans la station verticale, tandis qu'elle remontait en face de cette ouverture lorsque la tête était placée dans le sens horizontal : ce phénomène tenait évidemment à ce que le cristallin, ayant perdu ses attaches, flottait dans la chambre postérieure par le fait même du ramollissement du corps vitré. J'en ai parlé lorsque je me suis occupé de la luxation du *cristallin* (voy. pag. 490 et 518). On comprend que dans le premier cas le malade est dans les mêmes conditions qu'un opéré de la cataracte ; tandis que dans le second, la portée de la vue est ordinaire.

Le ramollissement du corps vitré est une affection au-dessus des ressources de l'art ; cependant elle ne me paraît pas toujours aussi menaçante pour la vision que l'ont avancé quelques auteurs. Le malade est quelquefois atteint d'une presbytie, qui peut être assez considérable, mais qu'on rectifie aisément par l'usage de lunettes bi-convexes convenablement choisies. Les toniques à l'intérieur et les frictions alcooliques autour de l'orbite sont recommandés ; mais on comprend que ces moyens ne peuvent avoir une action directe suffisante sur les causes de la maladie.

Deuxième variété. — *Synchisis étincelant.*

J'ai donné ce nom à une curieuse variété de synchisis, qui m'a offert un phénomène très bizarre : l'apparition au fond de l'œil d'une multitude de paillettes brillantes, semblables aux feux d'un diamant, et cela sans aucune altération de la vue. Je vais rapporter cette observation, dans laquelle tous les symptômes anatomiques du ramollissement de l'humeur du corps vitré ont été constatés.

Madame Manfrina, âgée de cinquante-huit ans, ancienne fumiste, demeurant rue Thérèse, n° 11, à Paris, se présente à ma clinique, le 22 septembre 1845.

Antécédents. — C'est une femme d'une excellente constitution : jamais elle n'a été malade ; elle a eu deux enfants, dont l'un a été tué accidentellement, et dont l'autre, marié et âgé de trente-deux ans, se porte très bien. Elle a éprouvé de violents chagrins par suite d'une maladie de son mari, qui, atteint, depuis 1837, d'une aliénation mentale, vit renfermé à Bicêtre.

En 1827 ou 1828, la malade a commencé à apercevoir de nombreuses mouches volantes, sans éprouver de maux de tête ; ses règles allaient fort bien alors, et n'ont disparu que depuis trois ans. En 1830, peut-être avant, en plaçant par hasard la main sur son œil droit, elle découvrit qu'elle ne voyait plus de l'œil gauche. Peu à peu la vue de l'œil droit commença aussi à faiblir, et en 1838 elle ne pouvait plus se conduire qu'avec difficulté. Elle alla consulter alors plusieurs chirurgiens, et subit pour l'œil gauche l'opération de la cataracte par abaissement, le 9 juillet 1838, à l'hôpital de la Charité (M. le professeur Velpeau). Il n'y eut aucune inflammation, et la malade sortit de l'hôpital le 2 août suivant. Elle voyait de l'œil opéré un peu mieux qu'avant l'opération, mais pas assez pour se conduire seule.

L'œil droit se perdit complétement à son tour, et fut opéré de la même manière, le 17 septembre 1842, à la Pitié (M. le professeur Bérard). Il n'y eut pas davantage d'inflammation, et la malade sortit de l'hôpital le 25 du même mois. On espérait que les débris du cristallin se résorberaient, mais il n'en fut rien, ainsi que nous le verrons plus loin. La vue demeura nulle dans cet œil comme avant l'opération.

Il résulta donc pour elle fort peu d'avantage de ce double abaissement; mais elle craignait de se soumettre à une nouvelle opération, et c'est là ce qui explique comment elle se résigna à demeurer si longtemps à peu près aveugle.

22 septembre 1845. — *État actuel*. — La patiente a une santé excellente. Les yeux présentent les phénomènes suivants :

La *pupille gauche*, largement dilatée, déformée et immobile, est remplie complétement par une opacité blanc bleuâtre, parsemée de plaques d'un blanc mat. Çà et là, la tache est moins épaisse, et dans un endroit très petit, à peine assez grand pour le passage d'une épingle, il y a une lacune qui permet de voir le fond de l'œil. C'est par ce seul pertuis que s'exerce la vision. La malade, munie d'une lorgnette dont le petit verre a été enlevé, reconnaît quelques objets, mais ne peut pas se conduire. L'iris est agité d'oscillations d'avant en arrière, il a la forme d'une bande annulaire, d'une ligne de large au plus dans certains endroits; partout la marge pupillaire est adhérente à l'opacité secondaire de la capsule.

La *pupille droite*, immobile et largement ouverte, de même que la gauche, est aussi déformée. Elle est complétement remplie par une opacité d'un blanc mat, qui prend ses points d'appui sur toute la marge de l'iris. La vision est nulle. L'iris est flottant.

Toutes les autres membranes sont saines dans les deux yeux.

L'abaissement à l'aiguille me paraissant très difficile pour ne pas dire impossible, je me décidai à extraire les deux capsules en ponctionnant la cornée ou la sclérotique. Après quelque réflexion, je préférai agir par cette dernière membrane, et, le 2 octobre 1845, la malade étant convenablement préparée, je pratiquai au côté externe inférieur de la fibreuse gauche, une ponction dirigée d'avant en arrière et large d'un demi-centimètre; puis, par une ouverture, j'introduisis une pince jusqu'à la face postérieure de l'iris, et saisissant la capsule opaque entre les mors de l'instrument, je l'entraînai sans difficulté au dehors. La pupille apparut parfaitement nette, mais elle demeura dilatée, ce qui s'explique par la présence des fausses membranes qui l'avaient maintenue ouverte et immobile pendant près de sept années : la vision était rétablie. J'attaquai immédiatement l'autre œil de la même manière ; deux fois je fus forcé d'introduire la pince, à cause de la résistance des adhérences ; cependant j'enlevai la fausse membrane tout entière. La pupille demeura aussi dilatée qu'avant l'opération. La vue était très bonne.

La cicatrisation des deux plaies de la sclérotique se fit rapidement ; le douzième jour, elle était complète, et la vision, parfaite avec des verres convexes n° 5 pour voir de loin, et n° 2 pour lire ou faire des ouvrages à l'aiguille. Les yeux avaient leur consistance normale.

Quelques jours après que la malade a quitté la clinique, où elle n'est restée que huit jours, j'examine de nouveau les yeux avec attention, et, indépendamment du flottement de l'iris qui existe dans les deux, je constate dans le gauche le phénomène le plus curieux qui se puisse imaginer. A travers la pupille largement dilatée, sur le fond de l'œil, qui est parfaitement noir, je vois se détacher des paillettes mobiles, brillantes comme des diamants, et d'une grandeur qu'on ne peut guère comparer qu'à celle de grains de sable. Elles sont placées sur divers plans dans la chambre postérieure, apparaissent le plus ordinairement au nombre de vingt à trente à la fois, se déplacent de bas en haut pendant les mouvements de l'œil, et sont immédiatement remplacées par d'autres, aussi brillantes et aussi nombreuses. Tous ces petits points étincelants, mobiles, réfléchissant la lumière avec un vif éclat, paraissent descendre peu à peu vers la partie la plus déclive de la chambre postérieure, lorsque l'organe est maintenu quelque temps dans l'immobilité, et se montrent en général d'autant plus nombreux, que les mouvements de l'œil sont plus étendus et plus brusques. Il n'y a rien d'anomal dans la chambre antérieure. La vision est aussi bonne qu'on peut l'espérer après une opération de cataracte ; la malade se plaint seulement de quelques mouches volantes qu'elle a toujours vues, et qui n'ont pas augmenté. L'œil droit ne présente rien de particulier.

En publiant cette observation, au mois de novembre 1845, dans le *Journal de chirurgie* de M. Malgaigne, et dans les *Annales d'oculistique*, je terminais par les réflexions suivantes :

« Cette maladie singulière me paraît siéger de la manière la plus évidente dans le corps vitré ; la place occupée par les points lumineux sur divers plans, d'avant en arrière, ne peut laisser de doute à cet égard. Mais quelle explication donner à ce curieux phénomène ? Serait-il dû à un changement moléculaire du corps vitré, évidemment ramolli, ainsi que l'atteste l'oscillation considérable de l'iris? ou, par suite d'une disposition morbide particulière, les cellules hyaloïdiennes, moins tendues par l'humeur vitrée plus fluide, et flottant les unes sur les autres, réfléchiraient elles la lumière isolément au lieu de la réfracter? Je le pense. Ne pourrait-on pas admettre aussi qu'il y a dans les liquides intra-oculaires quelques matières étrangères flottantes? M. Malgaigne, à qui j'ai fait voir la malade, a présumé que ces paillettes brillantes étaient dues à la présence, dans l'humeur vitrée, de molécules de cholestérine qui se trouveraient déplacées par les mouvements de l'œil; et ce qui lui paraissait donner du poids à cette conjecture, c'est qu'il a trouvé de la cholestérine dans l'humeur vitrée de quelques cadavres, dont les yeux étaient toutefois beaucoup plus profondément altérés que ceux de madame Manfrina. Mais alors pourquoi ces corps étrangers ne franchiraient-ils pas la pupille? Pourquoi n'en verrait-on pas dans la chambre antérieure? Je préfère encore la première hypothèse, sans pourtant y tenir, et j'invite ceux de mes confrères de Paris qui liront cette observation, à voir la malade et à rechercher à leur tour une explication meilleure de ce phénomène extraordinaire, auquel le nom de *synchisis étincelant* que je lui donne me paraît convenir parfaitement. »

Il n'y a dans la science, à ma connaissance, aucune observation semblable à celle-ci, pas même celle de M. Parfait-Landrau (*Revue médicale*, 1828, t. IV, pag. 203), qui dit avoir vu très distinctement, avec M. Galy, « de petits corps figurant de la poudre de réglisse un peu fine, et dans le nombre, qui en était considérable, il s'en trouvait qui avaient le brillant d'une fine limaille d'or. »

Pour compléter autant que possible l'histoire de madame Manfrina, je crois devoir donner l'extrait suivant d'un travail de M. Stout, de New-York, qui a suivi longtemps ma clinique. Ce médecin pense qu'il existe des corps étrangers dans l'œil de madame Manfrina, et n'admet pas mon hypothèse, à laquelle je tiens d'ailleurs fort peu. Voici l'extrait du travail que M. Stout a fait insérer dans le *Journal de chirurgie* de M. Malgaigne :

« NOUVELLES RECHERCHES, A L'AIDE DU MICROSCOPE, SUR UN CAS DE SYNCHISIS ÉTINCELANT PUBLIÉ PAR M. DESMARRES; PAR A.-B. STOUT, DE NEW-YORK. — Je dois à la complaisance de M. Desmarres d'avoir pu observer, à sa clinique, l'affection si curieuse qu'il désigne d'une manière très caractéristique sous le nom de *Synchisis étincelant*.

» M. Desmarres ayant prié tous ceux qui l'entouraient à sa clinique d'examiner les yeux de madame Manfrina, et de donner leur explication de ce phénomène, je désirai vivement d'en rechercher la cause, qui paraît à présent en litige; et, à cet effet, j'invitai madame Manfrina à se rendre chez moi le lendemain.

» Si je suis parvenu à jeter quelque nouvelle lumière sur ce sujet , c'est à la docilité de la malade que je le dois.

» Je n'entre pas dans tous les détails de l'état des yeux, et plus spécialement de l'œil gauche , parce que je les suppose connus par les trois articles sus-cités et auxquels je renvoie le lecteur (Voy. *les Annales d'oculist.* et le *Journal de chirurgie*).

» Le but de mon examen était de constater s'il y avait vraiment dans l'humeur vitrée des corps mobiles qui , en reflétant la lumière, donnaient lieu aux apparences en question ; si la rechute des paillettes luisantes dépendait de leur poids , ou si le tout était simplement un phénomène d'optique , provenant des mouvements de l'œil et du reflet de lumière par le changement consécutif dans les conditions de son incidence sur un corps fixe au fond de l'œil , et capable de produire des illusions de réflexion.

» En entrant dans ma chambre, madame Manfrina a pu voir immédiatement et distinctement tous les objets , même minutieux , à l'aide bien entendu de ses verres convexes n° 5.

» C'est une femme pléthorique, mais très alerte ; elle venait de monter sans peine un escalier assez haut après s'être promenée par un temps chaud ; cependant, sa vision n'en avait pas été gênée , ni par des mouches volantes, ni par des points noirs flottants. Je constatai, par une belle lumière directe, que les paillettes mobiles étaient en pleine activité à chaque clignotement de l'œil , qu'elles remontaient de derrière l'iris en étincelant dans la pupille; mais mes efforts pour les suivre derrière l'iris à leur rechute furent toujours infructueux.

» Je plaçai ensuite la malade de manière à changer la direction de la gravité , et, à cet effet, je la fis coucher sur le dos sur un canapé tourné vers la fenêtre , l'œil gauche étant du côté de la lumière. J'examinai si les corps remontaient de derrière l'iris comme auparavant; je n'en vis pas. Placé derrière la tête de la malade, et regardant de haut en bas, les points lumineux n'ont pas reparu; mais un examen plus attentif devait les révéler, parce que cette position n'est pas trop défavorable. Je me hâtai, avant que la malade se fatiguât, d'examiner l'œil à l'aide du microscope à dissection d'Oberhauser, lequel, par une modification que j'ai fait faire à sa monture, devait se prêter à cette sorte de recherche. Ayant dirigé la tête de manière que le reflet de la cornée fût éloigné jusqu'à l'extrémité du bord externe, les trois quarts de la pupille et de l'iris se présentèrent dans les conditions les plus favorables. J'approchai le microscope jusqu'au côté externe de la tête, l'objectif arriva ainsi au-dessus de l'œil. Je cherchai d'abord le bord de l'iris, et, prenant ce bord pour point de repère, je baissai encore un peu l'objectif pour obtenir le foyer dans l'humeur vitrée. De cette manière, j'avais devant moi les bords de l'iris grossis et la pupille, offrant un champ très considérable; je vis bientôt les paillettes mobiles, mais leurs mouvements n'étaient plus comme auparavant lorsque je les voyais à l'œil nu. Elles offraient des contours anguleux et présentaient très distinctement des mouvements de rotation sur leur axe, et elles parcouraient l'humeur vitrée dans des sens différents. Elles restaient aussi plus longtemps visibles; mais ce que je remarquai de plus curieux, c'est que leur effet brillant offrait souvant des couleurs prismatiques, parmi lesquelles le jaune et le bleu prédominaient.

» Ces petites paillettes mobiles, que je voyais exécuter des rotations donnant des éclats de lumière à des intervalles très courts, disparaissaient de ma vue en tombant dans le fond de l'œil, et non pas derrière l'iris comme elles faisaient quand la malade était debout.

» Cependant madame Manfrina ne voyait pas plus mal, et ne se plaignait pas de points noirs devant la vue.

» Je tire de cet examen les conclusions suivantes :

» 1° Que les paillettes mobiles sont de véritables corps dans l'humeur vitrée, qui possèdent, comme je le déduis de la rapidité de leurs mouvements, un poids considérable, et qui, lancés par le clignotement de l'œil, parcourent l'humeur vitrée et retombent selon la direction de la gravité;

» 2° Que ces corps sont *cristallins et transparents*, parce qu'ils présentent des contours anguleux, et que leur présence devant la pupille ou dans le fond de l'œil, comme dans mon expérience, n'empêche pas la vision et n'augmente pas la myodopsie. S'ils étaient opaques, ils seraient visibles, lors même que la réflexion de la lumière n'amènerait pas à leur découverte; ils absorberaient la lumière, et alors les reflets de leur surface seraient beaucoup moins brillants;

» 3° Que le scintillement est dû à ce que ces petits corps cristallins, transparents, agissent comme autant de petits prismes qui, selon leurs faces, sont tournés, d'une part, vers la lumière incidente, et, de l'autre part, vers l'œil de l'observateur, ou se trouvent dans leurs mouvements de rotation dans des conditions favorables, non seulement pour *réfracter*, mais pour décomposer la lumière en produisant ainsi de petits éclats de lumière prismatique, selon les rayons qui arrivent à l'œil.

» Je ne vois pas assez de preuves qui démontrent que ces cristaux soient de la cholestérine. Ils paraissent présenter deux faces parallèles plus grandes de beaucoup que les autres faces, et la cholestérine se cristallise en lamelles luisantes; mais d'autres sels présentent les mêmes caractères.

» Il semblerait qu'au moment de la dernière opération, quand l'humeur aqueuse s'est trouvée en contact avec l'humeur vitrée devenue fluide, une décomposition chimique aurait eu lieu, dans laquelle l'humeur vitrée serait restée transparente et saturée, tandis que le sel en excès se serait précipité en forme de cristaux.

» Peut-être que, s'il s'agissait de débarrasser la malade de ce corps, une ponction de la sclérotique, en donnant issue à l'humeur vitrée que nous supposons saturée, serait suivie de la dissolution de ces cristaux quand une nouvelle sécrétion remplacerait l'humeur évacuée. Mais heureusement la malade se trouve dans des circonstances trop bonnes pour qu'on y songe. Je serais même disposé à lui conseiller de ne point se livrer à l'exercice de travaux fins qu'elle se propose de faire, dans la crainte de compromettre le bien-être dont elle se vante si justement, après une cécité complète de plus de sept années.

« M. Desmarres pense que l'humeur vitrée, en se ramollissant, a subi un changement moléculaire, et que quelques unes des cellules hyaloïdiennes, par suite d'une disposition morbide particulière, se sont détachées, tout en conservant leurs formes; que quelques autres, en perdant leur contenu, se sont effacées, de manière que leurs parois se sont appliquées l'une contre l'autre, et ont constitué ainsi des paillettes mobiles, qui reflètent au lieu de réfracter la lumière. Mais, dans mon opinion, une telle dégénérescence ne pourrait guère avoir lieu sans entraîner dans le tissu hyaloïdien un certain degré d'opacité; et d'ailleurs, les corps étant nombreux, leur ombre sur la rétine diminuerait infailliblement la vision de la malade : au moins il manquerait à la vision toute la lumière renvoyée par la réflexion de la surface de ces corps. Des ombres passagères obscurciraient constamment la vue; mais la myodopsie chez madame Manfrina est très peu marquée, et cependant la présence de ces corps dans le champ de la pupille accompagne chaque clignotement de l'œil. Quoique apercevant bien des objets minutieux, ou de près ou de loin, avec les deux yeux, elle voit un peu plus distinctement avec l'œil gauche. J'ai pu même constater que la vision des deux yeux est tellement nette, qu'elle a pu apercevoir le balancier sur une pendule dans un appartement vis-à-vis de ma fenêtre, à une distance mesurée de 18 mètres. Elle a pu distinguer d'autres objets encore plus petits, même quand elle fermait l'œil droit.

» M. Desmarres, du reste, paraît émettre cette explication à titre d'hypothèse, et simplement pour éveiller l'attention des médecins sur ce fait.

» L'œil qui fait l'objet de ce travail nous offre un moyen de faire la comparaison des fausses membranes, ou des débris de membrane, avec les corps mobiles en question.

» Dans un second examen de l'œil gauche, j'ai trouvé, en effet, dans la moitié supérieure de la pupille, une membrane jaunâtre qui n'est pas fixe, mais qui se meut lentement dans un espace limité, évidemment restreinte dans ses mouvements par un petit filament isolé ; je l'ai vue une fois disparaître sous le bord de l'iris pour reparaître de nouveau. Autour d'elle étaient visibles les corps mobiles étincelants, mais la membrane elle-même, presque opaque, ne produisait aucun effet d'optique.

» Si je ne me trompe, c'est la première fois qu'on applique le microscope à l'examen des maladies internes de l'œil sur le vivant. »

J'ai examiné madame Manfrina avec M. Stout, à l'aide du microscope, et il m'a été facile de reconnaître les phénomènes dont j'ai donné plus haut la description, mais je ne puis formuler une opinion précise sur la nature ni sur la forme exacte des paillettes mobiles, parce que je ne sais absolument rien en micrographie.

CHAPITRE IX.

MALADIES DE LA CHOROÏDE.

Les maladies de la choroïde sont nombreuses : nous y trouvons la *choroïdite* sous ses trois formes, le *staphylôme*, l'*hydropisie*, l'*hypertrophie*, l'*atrophie*, l'*ossification*, la *leucose*, la *mélanose*, le *fongus*, la *hernie* traumatique, les *blessures* de toutes sortes, les *piqûres*, les *coupures*, les *déchirures*, etc. Nous serons forcé de faire un choix entre ces affections, et de n'étudier ici que les principales.

ARTICLE PREMIER.

Choroïdite.

L'inflammation de la choroïde n'est jamais isolée, et ne peut l'être. Cette circonstance tient à ce que les nombreux vaisseaux dont la choroïde est parcourue ont une communication directe avec les autres membranes oculaires, et en particulier avec la rétine, l'iris, la sclérotique et la conjonctive. De cette disposition il résulte que l'inflammation aiguë ou chronique d'une des membranes internes ou externes réagit nécessairement sur la choroïde, et réciproquement. Il peut au premier moment paraître difficile de reconnaître que l'inflammation a frappé spécialement la choroïde, qui, par sa position, échappe aux regards de l'observateur ; cependant, avec de l'habitude, et par l'observation attentive des phénomènes pathologiques qui se passent simultanément dans les autres membranes oculaires, on arrive au degré de certitude le plus positif, de sorte qu'on peut souvent indiquer le point le plus enflammé de cette membrane et prévoir les désordres qui surviendront en cet endroit.

Dans la plupart des affections qui précèdent, il nous a suffi de montrer les symptômes morbides arrivés à leur plus haut degré, pour donner une idée aussi exacte que possible de la maladie que nous avions à étudier; et nous avons laissé alors au praticien le soin de compléter notre description par l'observation des degrés intermédiaires. Il n'est plus possible, en ce qui touche l'inflammation de la choroïde, d'en agir ainsi, et nous n'en voulons pour exemple que la congestion simple de cette membrane, qui peut exister pendant un temps très long, et, sans passer à l'état d'inflammation, occasionner pourtant des désordres graves du côté de la rétine, et produire une amblyopie. La choroïdite à l'état aigu est assez rare, et n'est jamais primitive, je veux dire que l'inflammation ne se montre jamais à son plus haut degré sans avoir passé d'abord par les degrés intermédiaires, ce qui n'arrive pas le plus souvent pour les autres membranes internes; elle est ainsi la terminaison ordinaire de la choroïdite chronique, qui, elle-même, est toujours précédée de la congestion de la choroïde : c'est donc de cette dernière que nous nous occuperons d'abord.

Premier degré. — Congestion simple de la choroïde.

La congestion simple de la choroïde ne se trahit point au dehors par les signes ordinaires de l'inflammation; qu'on ne s'attende donc pas à trouver ici la rougeur, le gonflement et les autres signes de la phlogose. Au premier aspect l'*œil semble être parfaitement sain*, et ce n'est que par l'étude attentive de quelques phénomènes anatomiques et physiologiques réunis, qu'on arrive au degré de certitude nécessaire.

SYMPTÔMES ANATOMIQUES. — Le tissu cellulaire sous-conjonctival présente, plus particulièrement dans la direction des muscles droits, de rares vaisseaux le plus souvent isolés et tortueux, dont les sommets, dirigés vers la circonférence de la cornée, s'inclinent les uns vers les autres, à 3 ou 4 millimètres de cette membrane, en formant de grandes anastomoses en arcades, qui deviennent plus tard très apparentes lorsque l'affection passe à un degré plus élevé : ce seul phénomène anatomique suffirait pour faire reconnaître une congestion déjà un peu ancienne et arrivée à un certain degré. D'abord peu dilatés et d'une couleur rouge assez vive, ces vaisseaux augmentent de volume, et prennent une coloration rouge sombre, à mesure que la congestion s'éloigne de son début; c'est alors qu'ils s'inclinent entièrement, pour s'anastomoser en se multipliant de manière à former autour de la cornée, et à 2 à 3 mil-

43

limètres de sa circonférence, un cercle d'arcades complet. Le nombre de ces vaisseaux reste pourtant toujours très limité, rarement on en voit plus de huit, et toujours, ainsi que nous l'avons dit, ils apparaissent à peu près exactement dans la direction des muscles droits de l'œil; c'est là cette vascularisation que les Allemands, d'après Beer, ont eu la singulière idée d'appeler *abdominale*.

La cornée, parfaitement saine, est ordinairement entourée d'un anneau bleuâtre très étroit, qui empiète à peine sur la sclérotique, et n'est autre chose que l'injection du canal de Fontana; ce phénomène se voit au reste dans toutes les inflammations aiguës ou chroniques de l'œil. L'iris n'est aucunement malade; la pupille, qui a conservé sa forme circulaire, présente ordinairement plus de mobilité qu'à l'état normal, ce qui s'explique facilement par la surexcitation sympathique de la rétine. Il est quelquefois très difficile, au début de la congestion de la choroïde, de reconnaître si la maladie existe plus particulièrement dans cette membrane ou dans la rétine, à cause du degré d'irritation de celle-ci.

La sclérotique, surtout dans la congestion très ancienne de la choroïde, offre une série de symptômes qui varient suivant les individus. Cette fibreuse, nous l'avons déjà vu (V. p. 357), ne présente point la même épaisseur chez tous, souvent elle est mince et peu résistante : de là des phénomènes tout à fait opposés. Si elle est organisée assez solidement pour résister aux efforts de dilatation de la choroïde congestionnée, tous les milieux de l'œil éprouveront une compression plus ou moins énergique; le corps vitré refoulé chassera en avant le cristallin, qui s'appliquera exactement contre l'iris, et celui-ci, poussé dans la chambre antérieure, formera une voussure quelquefois assez prononcée pour remplir entièrement cette cavité. La pupille deviendra moins mobile alors, et des phénomènes sérieux apparaîtront du côté de la rétine. Au contraire, si la sclérotique est très mince, les fibres en seront écartées, d'abord d'une manière générale, et l'ensemble de la membrane présentera une remarquable couleur bleue, dans l'étendue surtout de 5 à 6 millimètres à partir de la circonférence de la cornée. Bientôt la compression continuant, et les fibres scléroticales se distendant davantage, quelques unes s'écartent au point que la choroïde, qui communiquait à la fibreuse, la couleur bleue dont nous venons de parler, commence au-dessous de la conjonctive à faire hernie au dehors, sous la forme de petites plaques blanchâtres et peu nombreuses, mais qui plus tard se multiplient. Ces plaques sont le plus communément situées dans les intervalles des muscles droits, parce que dans ces points la sclérotique n'est pas fortifiée par les insertions musculaires; et elles se rapprochent plus ou moins de la cornée, selon qu'elles sont formées par la choroïde proprement dite, ou par le corps ciliaire (*sclérotico-choroïdite* de Mackenzie, *loc. cit.*, pag. 394). A un degré plus élevé de la maladie, nous les verrons constituer des staphylômes de la sclérotique ou du corps ciliaire. Lorsque la sclérotique cède ainsi aux efforts de la choroïde, les chambres de l'œil sont conservées, la pupille demeure longtemps ronde et très mobile, et la rétine n'éprouve aucune compression.

SYMPTÔMES PHYSIOLOGIQUES. — Quelquefois la douleur est nulle au début; le plus souvent pourtant le malade en accuse une gravative, accompagnée d'une tension pénible dans le globe. L'œil alors paraît lourd, et les mouvements en sont difficiles, pénibles, au point que les malades préfèrent tourner la tête que de mouvoir les yeux de côté ; quelques uns craignent la lumière vive. Sous l'influence d'un travail même peu prolongé sur de petits objets, ils sentent dans l'œil des élancements assez semblables à des coups d'aiguille, qui le traverseraient de part en part. Ces douleurs surviennent quelquefois spontanément, et alors tout travail est impossible ; on comprend que dans ce cas la rétine présente des symptômes d'irritation (*Myodopsie*), et quelquefois même des désordres matériels (1). C'est alors que les malades aperçoivent des mouches volantes, des points noirs, persistants ou non, etc. D'autres fois, le travail est possible, et n'occasionne qu'une gêne supportable. Ces différences trouvent leur explication naturelle dans la plus ou moins grande résistance de la sclérotique dont nous avons parlé plus haut, comme aussi dans le plus ou moins d'activité de la congestion, l'irritabilité du malade, etc.

MARCHE. — TERMINAISONS. — La marche de la congestion choroïdienne est ordinairement fort lente, et souvent très insidieuse ; les malades, après avoir souffert quelque temps, sont parfois des mois entiers sans ressentir la moindre gêne. La congestion de la choroïde a disparu alors, mais pour peu qu'elle ait été ancienne, elle laisse toujours comme trace de son passage quelque symptôme anatomique saisissable ; ces signes seront d'autant plus apparents que les attaques se seront plus souvent répétées, auront été plus vives et plus longues. Lorsque la congestion est le résultat de l'inflammation d'une des membranes oculaires, elle peut disparaître complétement ; mais il n'en est pas ainsi lorsque c'est par la choroïde que le mal a débuté, parce qu'alors, du moins le plus souvent, la cause principale est dans une congestion de l'encéphale même. Fréquemment donc la congestion de la choroïde se reproduit, à l'intensité près, pendant des années entières, en occasionnant des désordres du côté de la rétine et quelquefois en produisant amblyopie : c'est alors qu'elle prend le nom de choroïdite chronique.

(1) Voy. d'Ammon, *loc. cit.*, pl. XIX, fig. 2, 5, 6, 10, 12, 14, 15, pour l'étude des lésions de la rétine qui accompagnent la choroïdite.

ÉTIOLOGIE. — Les causes de la choroïdite à ce degré et aux degrés suivant sont nombreuses; on les divise en locales et en générales. Ce sont les inflammations répétées de la conjonctive ou de toute autre membrane de l'œil; le travail sédentaire longtemps prolongé sur des objets petits et rapprochés, etc., enfin la congestion habituelle de la tête, et tout ce qui peut produire cette dernière affection, comme la suppression des règles chez la femme, par la grossesse ou toute autre cause, l'absence de leur apparition au moment de la puberté, la disparition d'hémorrhoïdes fluentes ou de tout autre écoulement accidentel chez les hommes, etc. Diverses constitutions semblent y prédisposer; les enfants scrofuleux, selon Mackenzie, et plus encore les sujets goutteux, suivant les ophthalmologistes allemands, paraîtraient en être plus fréquemment atteints que d'autres. Ce qu'il y a de certain pour nous, c'est que toutes les causes locales ou générales capables d'entretenir vers l'œil une congestion active, déterminent l'apparition de la maladie qui nous occupe.

PRONOSTIC. — Il est en rapport avec les symptômes anatomo-physiologiques que nous avons décrits, et conséquemment favorable ou grave selon qu'on prévoira la résolution de la congestion, ou son passage à l'état de choroïdite proprement dite.

Deuxième degré. — *Choroïdite chronique et sub-aiguë (sclérotico-choroïdite).*

SYMPTÔMES ANATOMIQUES. — Les vaisseaux que nous avons décrits forment des arcades plus nombreuses, et sont d'une couleur plus sombre; quelques auteurs leur donnent alors le nom de *varices* de la choroïde. Assez souvent on voit à leur sommet une des taches bleuâtres dont nous avons parlé : elles se multiplient sur la sclérotique, s'élèvent au-dessus de son niveau, et commencent à prendre l'aspect de petites tumeurs circonscrites. Nous avons dit pour quel motif l'apparition de ces taches se fait attendre dans beaucoup de cas particuliers : alors les milieux de l'œil présentent des phénomènes de compression plus marqués; mais lorsque la choroïdite est passée à l'état chronique, tôt ou tard la sclérotique se distend et offre les plaques bleues, qui ne sont en définitive que des hernies de la choroïde. Quelques unes de ces plaques, après s'être réunies, forment à la surface du globe une ou plusieurs des tumeurs qui ont reçu le nom de *Staphylômes de la choroïde* ou *de la Sclérotique* (voy. ce mot, pag. 354). Lorsque ces tumeurs sont en grand nombre dans la région du corps ciliaire, l'affection prend le nom de *Cirsophthalmie*.

La cornée demeure longtemps saine, quoique le cercle bleuâtre qui l'environne devienne plus marqué; mais à la longue elle présente assez souvent dans sa diaphanéité une altération qui semble provenir de légères suffusions albumineuses, formées sous la conjonctive kératique, et qu'il est parfois difficile de voir autrement qu'avec la loupe. La convexité de la cornée est un peu augmentée : on dirait que cette membrane a subi un travail inflammatoire, qu'elle s'est ramollie, et que les humeurs comprimées dans le globe la distendent en la poussant en avant. Jamais pourtant cette voussure ne va jusqu'à la conicité proprement dite.

L'iris est sain pendant longtemps, mais il finit par prendre une teinte sale, terne, plus marquée ordinairement vers son grand cercle, dans lequel on remarque parfois quelques petites taches vineuses, isolées et circonscrites. La pupille se déforme à la longue, perd sa mobilité, et devient plus large que de coutume ; souvent elle forme un angle rentrant qui correspond à un staphylôme plus ou moins éloigné, siégeant dans la sclérotique ; quelquefois cependant cet angle existe sans qu'il y ait de staphylôme. Le fond de l'œil, lorsque cette affection date de loin et qu'elle a pris ce degré de gravité, n'est plus noir comme à l'état normal ; il offre une légère teinte sale, quelquefois grise, mais le plus souvent verdâtre ou rougeâtre, surtout lorsque le malade est âgé. A ces symptômes anatomiques, nous ajouterons la dureté du globe, qui produit souvent la sensation d'une bille de marbre quand on le touche à travers la paupière.

Tel est l'aspect que la choroïdite présente à l'état chronique. Malheureusement ce calme de l'œil ne persiste pas toujours, et, sous l'influence d'une cause quelconque, le plus souvent inconnue, un mouvement inflammatoire se fait remarquer dans l'organe malade. La sclérotique s'injecte vivement, surtout à la circonférence de la cornée ; l'ensemble du globe devient rouge, les paupières sont légèrement tuméfiées ; l'œil, douloureux au toucher, est photophobique, larmoyant. Un nuage léger semble voiler la cornée ; l'humeur aqueuse paraît trouble, ainsi que la pupille devenue tout-à-fait immobile, et cet état de choses peut durer pendant un temps souvent très long, après lequel la maladie revient le plus souvent à l'état chronique, ou passe à l'état aigu. Il arrive quelquefois que la sclérotique s'ulcère sur plusieurs points ; on aperçoit alors la choroïde à nu. J'ai vu deux fois seulement cette complication extraordinaire, qui ne ressemble aucunement au commencement du staphylôme. Chez l'un des malades, que j'observe en ce moment, les ulcérations de la sclérotique sont dans le même œil au nombre de trois, la choroïde ne fait pas hernie encore, et se reconnaît très bien au fond de l'ulcération.

Symptômes physiologiques. — Il n'est pas rare de constater que la douleur gravative dont se plaignait le malade atteint de simple congestion, a disparu. Les mouvements du globe s'exécutent sans occasionner aucune gêne. Dans d'autres cas plus nombreux, la sensation de tension a fait place à des douleurs intermittentes très aiguës, dont le point de départ est dans l'œil, et qui s'irradient vers la tête, la tempe et tout le côté correspondant de la face. Le retour de ces douleurs est surtout fréquent pendant la nuit, et ne s'accompagne pas toujours de l'injection du globe. La vision, qui présente des différences individuelles remarquables, subit parfois de nombreuses oscillations sur le même individu : tantôt elle n'a pas cessé d'être parfaite au milieu de désordres anatomiques très graves, tantôt elle a offert promptement des altérations sérieuses. Tel malade verra aujourd'hui suffisamment pour lire, qui demain pourra se conduire à grand'peine, et cependant la vision reparaîtra à peu près aussi bonne, un ou deux jours, et même quelques heures après ; tel autre perdra la vue tout à coup, ou éprouvera un abaissement très marqué dans la vision, sans que rien puisse ramener celle-ci à son état primitif. Quelques malades voient des points noirs, des mouches, des éclairs, etc., comme cela arrive lorsque la rétine participe à la maladie. Lorsque l'affection passe à l'état subaigu, le malade accuse les symptômes ordinaires de l'ophthalmie ; douleur s'étendant du fond de l'œil au sourcil, photophobie, larmoiement, sensation de gravier sous les paupières, etc.

MARCHE. — TERMINAISONS. — La marche de la choroïdite est extrêmement lente et insidieuse, au deuxième degré comme au premier ; la maladie peut exister pendant des années, et demeurer dans le même état. Mais lorsque tout à coup, sous l'influence d'une cause quelconque, une exacerbation a lieu, l'affection passe à l'état subaigu, et des désordres très graves surviennent en peu de temps, si un traitement convenable n'arrête pas le mal dans sa marche. Il en est de même, à plus forte raison, lorsque la choroïdite passe à l'état aigu que nous allons décrire : alors la perte complète de l'œil est imminente. Parmi les terminaisons les plus ordinaires de la choroïdite chronique, on doit noter le synchisis, la cirsophthalmie, l'amaurose, l'exophthalmos, le glaucôme, le phlegmon oculaire, le fongus, etc.

Troisième degré. — *Choroïdite aiguë.*

Ce degré de la choroïdite n'est jamais primitif ; il suit, comme nous venons de le dire, la choroïdite chronique ou subaiguë, et frappe le plus souvent les vieillards. Le malade dont l'œil offre depuis longtemps les symptômes indiqués au deuxième degré, est tout à coup pris d'une inflammation assez forte accompagnée d'une photophobie très aiguë, qui, en général, dure peu de temps. La sclérotique s'injecte vivement au pourtour de la cornée ; cette dernière, la conjonctive, l'iris et toutes les membranes internes participent à l'inflammation. Le volume de l'œil augmente, les paupières gonflent, et cela indépendamment des staphylômes qui peuvent exister depuis longtemps. Des douleurs atroces tourmentent sans relâche le malade, souvent pendant vingt-quatre heures de suite et davantage ; fréquemment accompagnées de vomissements, elles sont quelquefois lancinantes, et plus souvent pulsatives. De temps en temps elles disparaissent pendant le jour, pour revenir plus intenses la nuit. Parfois l'inflammation portant plus particulièrement sur le centre de la cornée, y détermine une perforation qui ne tarde pas à être suivie d'une procidence de l'iris, à la suite de laquelle il peut survenir une hémorrhagie considérable : tel a été le cas de la mère de M. le docteur Bordes, qui a été soignée par M. Velpeau et moi. D'autres fois, la maladie suit une autre marche, et l'inflammation s'étant développée avec une égale intensité sur toutes les membranes oculaires, se trouve portée à un tel degré, que le globe est frappé d'ophthalmite, et que l'atrophie en est la dernière conséquence. Chez certains sujets, un des staphylômes prend un volume si considérable qu'on pourrait d'abord croire à une dégénérescence mélanique, si l'on n'était renseigné convenablement par tous les autres symptômes ; quelquefois la tumeur est placée au côté externe de l'organe, et plus ou moins profondément dans l'orbite, de sorte que le globe perd ses mouvements : c'est la variété de staphylôme qui a reçu de Scarpa le nom de *Staphylôme postérieur de la sclérotique*. Lorsque des tumeurs nombreuses s'élèvent de toutes parts sur le globe, et qu'il présente un état variqueux bien prononcé, la maladie, comme nous l'avons dit déjà, a reçu de quelques auteurs le nom de *Cirsophthalmie*. Le globe couvert alors de tumeurs d'un noir bleuâtre, et sillonné de gros vaisseaux rouges, prend un aspect tout particulier et véritablement repoussant. Lorsque l'inflammation qui a amené ces désordres est tombée, les tumeurs peuvent persister sans occasionner, pendant un temps très long, de gêne véritable. J'ai opéré des individus qui en portaient de semblables depuis plusieurs années. Au reste, la terminaison de la cirsophthalmie est toujours fatale pour l'œil, et cela s'explique suffisamment par le frottement répété des paupières sur les tumeurs, et par l'inflammation qu'il y détermine. La choroïdite reparaît alors à l'état aigu, et de toutes parts surviennent des ulcérations qui pourraient faire disparaitre l'œil par suppuration, si l'on n'en débarrassait promptement le malade.

TRAITEMENT. — *Premier degré*. — Presque tous les auteurs s'accordent à dire que le traitement antiphlogistique le plus énergique doit être prescrit contre la choroïdite : nous sommes loin de partager cette opinion, et nous nous fondons sur ce motif que l'affection se présente sous des formes, à des degrés le plus souvent tels, qu'on n'a besoin que de moyens fort doux pour se rendre maître du mal. Si la choroïdite est à l'état de simple congestion, il suffira d'ordinaire de faire appliquer de temps en temps quelques sangsues aux apophyses mastoïdes, en prescrivant des purgatifs, des pédiluves irritants, l'exercice au grand air, et le repos de l'organe. Les causes présumées de l'affection seront sévèrement étudiées, comme devant fournir les indications principales. Par exemple, s'il s'agit d'un homme chez lequel des hémorrhoïdes jusque là fluentes ont disparu, et ont été remplacées par une constipation opiniâtre, des maux de tête, des bourdonnements d'oreille, des étourdissements, et les symptômes que nous avons décrits à la congestion de la choroïde, le traitement suivant ou tout autre analogue suffira fréquemment pour faire disparaître la cause du mal et le mal lui-même.

1° Ordonner douze à quinze sangsues à l'anus. De trois en trois semaines, en faire placer six à huit au même endroit.

2° Prescrire de temps en temps une bouteille de Sedlitz.

3° Un bain de siége tiède tous les jours.

4° Matin et soir une ou deux pilules :

Aloës succotrin. . . . . ⎫ ãã
Jalap. . . . . ⎬ 5 centigrammes.
Rhubarbe. . . . . ⎭
Sirop d'absinthe. . . . .   q. s.
   F. s. a. une pilule.

Graduer ces pilules de telle sorte, qu'elles ne provoquent qu'une selle supplémentaire.

5° Recommander d'éviter la fatigue des yeux et tout ce qui pourrait la produire, comme le travail de cabinet, les veilles, etc. Régime doux, boissons aqueuses.

6° Si l'on a à craindre la formation de quelque fausse membrane, donner de temps en temps le calomel à dose altérante (4 à 5 centigrammes matin et soir pendant quelques jours), et recommander de faire tous les jours sur le front et autour des orbites une ou deux frictions avec l'onguent napolitain, auquel on joindrait une petite partie d'extrait de belladone, si le malade supportait la lumière avec quelque difficulté.

C'est en combattant ainsi chaque cause d'une manière soutenue, qu'on est en droit d'espérer la disparition de la congestion de la choroïde.

Deuxième degré. Lorsque la maladie, datant de plus loin, est passée au second degré, on doit se conduire différemment selon qu'elle se présente à l'état chronique ou à l'état subaigu. Dans le premier cas, le traitement ne diffère pas essentiellement de celui de la congestion simple (*premier degré*), à moins que des staphylômes commençants (voy. ce mot, pag. 354) ne se soient montrés à la surface de la sclérotique. Des évacuations sanguines pratiquées au moyen de sangsues, et mesurées sur la constitution du malade et sur le degré d'acuité de l'affection, suffiront souvent pour empêcher le mal de faire de nouveaux progrès, si l'on ne néglige pas d'en combattre convenablement en même temps la cause présumée. Dans le second cas, c'est-à-dire lorsqu'une inflammation subaiguë succède à l'état chronique, le traitement antiphlogistique doit être nécessairement plus énergique. La saignée générale d'abord, puis les ventouses scarifiées à la tempe et les mercuriaux à l'intérieur, seront ordonnés. On évitera de conseiller des collyres.

On ne s'en laissera point imposer par les névralgies, qui, prenant fréquemment un caractère d'intermittence très marqué, cèdent d'ordinaire à l'administration du sulfate de quinine à haute dose. Souvent j'ai vu des praticiens négliger cette indication, et poursuivre sans résultat, par une médication antiphlogistique puissante, des douleurs intermittentes qui entretenaient dans le globe un certain degré de rougeur. Si l'on n'oublie pas les désordres anatomiques que l'organe présente quelquefois, on comprendra combien il est facile de commettre cette erreur, souvent fatale à la constitution du malade.

Troisième degré. — La choroïdite aiguë sera combattue par le traitement antiphlogistique le plus énergique; c'est à cette forme de la maladie que s'applique celui qu'ont prescrit la plupart des auteurs. M. Mackenzie, par exemple, recommande avec beaucoup d'insistance l'artériotomie temporale; M. Velpeau, les saignées coup sur coup; tous, de nombreuses applications de sangsues ou de ventouses scarifiées, et le mercure jusqu'à la salivation. Les saignées générales, répétées à de courts intervalles, nous semblent de beaucoup préférables à l'artériotomie; mais hâtons-nous de le dire, quelle que soit l'énergie qu'on déploie, il est rare qu'on puisse obtenir un résultat favorable, lorsque l'affection en est arrivée à ce degré. Les révulsifs, tels que les vésicatoires, les sétons, les moxas, ne nous ont jamais été alors d'aucun secours. Le seul moyen qui puisse soulager à l'instant le malade pendant cette période aiguë, c'est la ponction (*paracentèse*) aussi large que possible des staphylômes ou celle de la cornée, quand il n'existe pas de tumeurs sur la sclérotique; il ne se passe pas ordinairement dix minutes, lorsque cette petite opération a été bien faite, sans que le malade en éprouve un immense soulagement. Les douleurs disparaissent aussitôt, et un sommeil bienfaisant succède souvent à une agitation terrible : je ne partage donc pas l'opinion de ceux qui craignent la paracentèse,

surtout pendant la période aiguë. Il est hors de doute que si l'on égra-
tigne timidement la surface d'un staphylôme, on n'obtiendra que quelques gouttes de liquide, et partant qu'il y aura plus d'irritation; mais
si l'on ouvre les bosselures, de manière à affaisser légèrement le globe
par la sortie d'une portion de l'humeur aqueuse, et qu'au besoin on
répète plusieurs fois la ponction dans la même journée, le gonflement
inflammatoire devra nécessairement tomber, et les douleurs disparaître
en même temps que les symptômes généraux. Dans une circonstance
aussi grave, on ne doit pas se laisser effrayer par l'action traumatique
de la ponction : d'ordinaire elle est nulle, je dirai même qu'elle est
presque impossible, puisque en définitive la plaie qu'on a faite empêche
le gonflement de survenir, en laissant suinter pendant quelque temps
une certaine quantité d'humeur aqueuse.

ARTICLE II.

Blessures de la choroïde.

Les plaies de la choroïde sont de trois sortes : les *piqûres*, les *coupures* et les *déchirures*. La sclérotique est toujours intéressée dans ces
lésions; mais n'ayant pas, faute d'espace, traité, dans un chapitre spécial, les blessures de cette membrane, nous n'y pouvons renvoyer pour
compléter ce que nous allons dire ici.

Les *piqûres* sont en général peu graves, à moins qu'elles n'aient
atteint les vaisseaux principaux de la membrane, ou quelque filet nerveux
important; alors il peut en résulter ou une hémorrhagie intra-oculaire,
ou un mydriasis traumatique. J'ai observé cette dernière affection sur
un enfant, qui s'était blessé au côté externe de l'œil, avec la pointe d'un
couteau.

La piqûre de la choroïde ne se cicatrise pas toujours immédiatement;
l'humeur aqueuse s'échappe avec une extrême lenteur, l'œil devient un
peu mou, et quelquefois on remarque un tremblement de l'iris et un
abaissement notable dans la vision. Ces complications s'observent plus
particulièrement quand la piqûre siège près de la cornée. J'ai traité
un petit garçon, qui a porté quatorze mois une fistule semblable (voyez
Fistule de la cornée, page 322).

Les *coupures* ne sont pas toujours très graves, surtout lorsqu'elles
n'intéressent pas les nerfs et les vaisseaux. Celles dont la direction est
dans le sens antéro-postérieur, le sont en général beaucoup moins que
celles en sens opposé. Lorsque dans une coupure le corps vitré s'est
échappé, et que la coque oculaire s'est affaissée en se remplissant de
sang, le cas est très dangereux, et l'atrophie de l'œil, le plus souvent à
la suite d'une violente inflammation traumatique, en est assez ordinai-

rement la conséquence ; presque toujours aussi alors la capsule du cristallin a été blessée, ce qui produit une cataracte. Si au contraire une petite partie seulement du corps vitré est sortie, il y a lieu d'espérer que l'œil conservera sa forme, et que peut-être même la vision pourra s'accomplir encore.

Les *déchirures* de la choroïde sont un accident plus grave que les coupures, surtout quand elles sont très étendues, comme dans les plaies contuses très larges. Le plus souvent alors le cristallin s'échappe avec le corps vitré ; parfois il demeure entre les lèvres de la plaie, d'autres fois il se glisse entre la sclérotique et la conjonctive, ou bien il tombe à terre au moment même où le coup a été porté. Les déchirures sont le plus souvent la suite de contusions violentes.

Le *traitement* des blessures de la choroïde est le même que celui des plaies de la sclérotique et de la cornée. Les piqûres n'exigent d'autres soins que des applications d'eau froide, et un traitement antiphlogistique proportionné à la gravité de la lésion. On doit se garder, pendant les deux ou trois premiers jours qui suivent l'accident, de porter un pronostic trop favorable, parce que, si la capsule a été lésée, il peut survenir une cataracte, et tous les désordres qui se montrent quelquefois après l'abaissement de la lentille.

Les coupures et les déchirures exigent une précaution de plus : les lèvres de la plaie seront affrontées avec la plus grande exactitude possible, et l'œil devra être tenu fermé au moyen de bandelettes de taffetas d'Angleterre, comme après l'extraction de la cataracte.

ARTICLE III.

Staphylôme de la choroïde.

Nous avons déjà donné la description de cette maladie, qui intéresse autant la sclérotique que la choroïde, sous le nom de *Staphylôme de la sclérotique* (voyez page 354), et nous ne pouvons qu'y renvoyer ici. (Consultez aussi *Choroïdite*, pag. 676).

ARTICLE IV.

Hydropisie de la choroïde.

Il se forme des épanchements séreux entre la sclérotique et la choroïde, ou bien entre cette dernière membrane et la rétine. C'est le plus souvent à la suite de la choroïdite, ou après l'inflammation des membranes séreuses de l'œil, que survient cette maladie, dont quelques symptômes ont une certaine analogie avec ceux du glaucôme, et de l'encéphaloïde de la rétine au début. Comme l'hydropisie de la choroïde, qu'on ne peut reconnaître qu'à travers la pupille, a son siége derrière la rétine, qui présente alors un déplacement considérable en avant, nous la décrirons, dans le chapitre des affections de cette membrane, sous le nom d'*hydropisie sous-rétinienne*. De cette manière nous éviterons des subdivisions au moins inutiles.

CHAPITRE X.

MALADIES DU CORPS CILIAIRE.

Si, avec Winslow, on regarde la choroïde et le corps ciliaire comme ne formant qu'une seule et même membrane, il sera facile de concevoir que les maladies de l'une réagissent sur l'autre, et que toutes les fois que la choroïde est enflammée, le corps ciliaire participe au mal à un degré variable, et réciproquement. Si, au contraire, on considère le corps ciliaire et la choroïde isolément, on pourra décrire des maladies parfaitement distinctes, quant au siége, mais qui ne seront en réalité jamais indépendantes les unes des autres. Rien n'empêche, sans doute, d'admettre, comme dans ces derniers temps Bérard, une inflammation du corps ciliaire, ou *cyclite*, ni de faire des descriptions particulières pour les staphylômes simples ou hernies, les staphylômes multiples (*cirsophthalmie*), les blessures et les autres affections du corps ciliaire que nous avons étudiées en parlant des maladies de la choroïde ; mais pour la plupart elles ne seraient ici, en vérité, que des redites fastidieuses (1).

CHAPITRE XI.

MALADIES DE LA RÉTINE.

Les maladies de la rétine sont très nombreuses ; nous les diviserons en *trois classes*.

La *première*, celle des inflammations, renfermera : la *rétinite aiguë* et la *rétinite chronique*, cette dernière étant subdivisée en *congestion rétinienne* et en *rétinite chronique* proprement dite.

(1) Consultez d'Ammon, *loco citato*, pl. VIII, pour les maladies du corps ciliaire.

La *deuxième* comprendra les *névroses*, dans lesquelles nous étudierons l'*héméralopie*, la *nyctalopie* et l'*hémyopie*. Nous ne nous occuperons pas ici d'une manière spéciale de la *paralysie*, parce que cette affection n'étant qu'une des formes de l'*amaurose*, devra nécessairement trouver sa place dans la description générale de cette dernière maladie.

La *troisième* sera destinée à l'étude des affections qui ne pourront être rangées dans les deux classes précédentes : l'*apoplexie* de la rétine, l'*encéphaloïde*, l'*hydropisie*, l'*ossification* y trouveront leur place. Enfin nous terminerons ce chapitre par l'*Amaurose*.

A. Inflammations de la rétine.

ARTICLE PREMIER.

Rétinite.

L'inflammation de la rétine est très fréquente ; si jusqu'à ce jour un grand nombre d'auteurs ont pensé qu'elle est rare, cela tient évidemment à ce que, d'un côté, les symptômes anatomiques manquent pour la plupart, ou sont au moins très difficiles à reconnaître dans cette affection, et à ce que, d'un autre, on n'a point tenu un compte suffisant des caractères physiologiques. Comment expliquer la photophobie, comment expliquer les douleurs qui tourmentent l'œil dans certains cas, après le travail sur de petits objets, sinon en admettant l'inflammation chez les uns, et l'irritation de la rétine chez les autres ? L'inflammation de la rétine n'est jamais simple, c'est-à-dire qu'elle n'existe jamais sans se trouver liée à la phlogose plus ou moins élevée d'autres membranes de l'œil : cette circonstance explique encore la rareté des descriptions de la rétinite, et le peu d'accord qu'elles présentent. Il n'y a point de choroïdite, d'iritis, de capsulite, ni même de conjonctivite un peu intense, sans que la rétine participe à la phlogose à un degré plus ou moins élevé (voy. les maladies de la rétine dans l'atlas d'Ammon). Ne voyons-nous pas la sclérotique s'injecter sous l'influence d'une conjonctivite un peu forte, et dans la même circonstance la pupille se resserrer par suite de l'hypérémie active ? D'une autre part, au contraire, si l'inflammation débute par une des membranes internes, ne voit-on pas la rougeur s'étendre bientôt à la fibreuse, et même à la conjonctive ? Comment admettre que, sous l'influence des mêmes causes, la rétine seule ne participerait pas à ces phénomènes morbides ? Il y a des iritis primitifs et des iritis consécutifs de la phlogose d'autres membranes : il y a aussi des rétinites primitives et des rétinites consécutives.

1°. Rétinite aiguë.

Cette affection, en général peu fréquente, est fort rare à l'état primitif; le plus ordinairement elle est consécutive de l'inflammation d'autres membranes oculaires, ou symptomatique d'affections du cerveau. La description suivante s'applique au degré le plus élevé de la maladie.

SYMPTÔMES PHYSIOLOGIQUES. — La rétinite débute par une douleur vive, qui ne tarde pas à devenir intolérable, et qui a son siége dans le fond de l'orbite. Cette douleur est ordinairement pulsative, et s'accompagne d'un sentiment de tension dans le globe; parfois elle s'exaspère au point que le malade pousse des cris, et qu'il lui semble que son œil est traversé par un fer rouge. Bientôt elle s'irradie jusque dans la tête, et paraît s'étendre d'un côté du crâne à l'autre. Le malade est horriblement tourmenté par une photophobie portée au plus haut degré, et par la vue de ce qu'il compare ordinairement à des pièces d'artifice, à des globes de feu colorés le plus souvent en rouge, en vert ou en jaune (*Pyropsie*). Pour se soustraire à ces visions, il se cache les yeux avec les mains et s'enfonce la tête sous les oreillers, mais sans en éprouver le moindre soulagement. La douleur que la vue de ces corps lumineux semble produire est si forte chez quelques malades, qu'on les voit courir comme des fous, se heurter la tête contre les murs, et qu'il en est qui recourent au suicide. Les phantasmes lumineux disparaissent parfois tout-à-coup; d'autres fois même ils ne se montrent pas, ce qui tient à ce que la compression exercée par l'inflammation sur la rétine en a détruit la sensibilité. L'absence de ce symptôme s'observe encore quand un épanchement considérable de pus ou de lymphe plastique s'est produit au fond de l'œil, ou que l'inflammation a diminué ou aboli la transparence des milieux réfringents. La photophobie disparaît alors, les paupières peuvent être assez facilement écartées, et l'on voit que ce n'est plus à une simple rétinite qu'on a affaire, mais bien à une ophthalmie interne générale, qui peut aller jusqu'au phlegmon, quoiqu'elle puisse aussi disparaître par une résolution plus ou moins complète.

SYMPTÔMES ANATOMIQUES. — Dans l'affection commençante ils ne peuvent être décrits, du moins quant à la rétine, et ceux que les autres membranes présentent sont insignifiants comme caractères de rétinite. On ne reconnaît au début qu'une rougeur très vive de la conjonctive, et surtout de la sclérotique. La cornée, brillante, couverte de larmes, laisse voir la pupille très resserrée et immobile : le fond de l'œil est noir. Ces symptômes, qui n'ont qu'une valeur relative, puisqu'on les retrouve au début de toutes les ophthalmies internes, ne peuvent même pas toujours être constatés. à cause de l'horrible photophobie dont les malades sont tourmentés. Les caractères manquent également lorsque la maladie est devenue plus sérieuse, parce qu'alors elle se complique, dans les autres membranes oculaires, d'une inflammation dont les symptômes seront seuls reconnus.

Lorsque la rétinite est arrivée à un haut degré d'intensité, une réaction générale ne tarde pas à survenir, et la fièvre s'accompagne quelquefois de délire. On doit alors se tenir sur ses gardes, la maladie pouvant se propager au cerveau ou à ses membranes.

ÉTIOLOGIE. — Les causes de la rétinite aiguë sont toutes celles qui portent une violente irritation sur l'œil ; les contusions et surtout les blessures par instruments piquants peuvent déterminer cette inflammation ; les blessures par instruments tranchants, permettant l'issue d'une partie et quelquefois de la totalité des humeurs de l'œil, ne donnent pas lieu à la rétinite, bien qu'elles soient quelquefois tout aussi préjudiciables à l'organe. L'exercice des professions qui nécessitent la vue d'objets fortement éclairés (verriers, émailleurs, fondeurs, etc.), et, selon quelques auteurs, l'usage des instruments d'optique, prédisposent à cette maladie. Le passage subit d'un lieu très obscur à un autre très éclairé suffit pour la produire, de même que l'action de regarder le soleil ou une lumière très vive. L'inflammation générale du globe ou ophthalmite, l'iritis très intense et la choroïdite, sont quelquefois accompagnés de la rétinite aiguë, ce qui s'explique très bien, dans le premier cas, par l'état morbide de tout l'organe, et dans les autres, par le voisinage des membranes et leurs dépendances réciproques. Les inflammations du cerveau, et en particulier la *méningite*, se compliquent quelquefois de rétinite, mais alors cette affection n'est qu'un symptôme de la maladie principale.

PRONOSTIC. — Il varie selon que la rétinite est plus ou moins intense, mais il est toujours très grave lorsque la maladie n'a point été enrayée dans sa marche. Dans tous les cas, il doit être excessivement réservé. Les complications de la rétinite seront prises en grande considération, la vie du malade pouvant être compromise par quelques unes.

TRAITEMENT. — Il doit être essentiellement antiphlogistique ; les larges saignées, répétées coup sur coup, sont ici parfaitement applicables. On suivra à cet effet les indications posées par M. Bouillaud, dans sa *Clinique médicale de la Charité*. On cherchera en outre par des frictions faites sur le front et les tempes avec une pommade composée d'extrait de belladone et de laudanum de Rousseau, et par l'administration à l'intérieur du calomel uni à l'opium, à calmer les douleurs.

Des frictions abondantes d'onguent napolitain , pratiquées sous les ais-selles, à la partie interne des cuisses, et destinées à produire rapidement la salivation , viendront en aide à ce traitement. Au lieu des prépara-tions mercurielles et de l'opium , l'émétique, employé d'après la mé-thode rasorienne , sera quelquefois utile. Plus tard, c'est-à-dire lorsque l'inflammation commencera à diminuer, les révulsifs sur la peau et le tube intestinal seront indiqués. Lorsque la rétinite est symptomatique d'une affection de l'encéphale, le traitement est dirigé d'abord contre cette dernière affection.

De tous les moyens capables de guérir la rétinite aiguë , celui qui me paraît le plus efficace, c'est la paracentèse de l'œil pratiquée une ou plusieurs fois, selon les règles que nous avons établies ailleurs (voyez *Paracentèse*). Cette opération sera surtout suivie de succès si l'on n'hé-site pas à y recourir dès le début de l'inflammation.

2° Rétinite chronique.

Cette maladie est très fréquente. Elle se présente sous deux formes qui ne diffèrent entre elles que par l'intensité. Nous décrirons le degré le moins élevé de la maladie sous le nom de *Congestion* de la rétine, et le degré le plus élevé sous celui de *Rétinite chronique* proprement dite.

A. *Premier degré* ou *congestion de la rétine*. — La congestion ré-tinienne se présente tous les jours à l'observation du médecin; c'est pour nous la même maladie que celle qu'a décrite M. Pétrequin , sous le nom de *Kopiopie* (1). En France , elle est plus généralement connue sous le nom de *lassitude oculaire* ou *affaiblissement de la vue* (2). Elle est toujours compliquée d'un certain degré de congestion de la choroïde (*Congestion choroïdo-rétinienne*).

SYMPTÔMES. — Les malades accusent une sensation de gêne, qui survient après la lecture, ou après le travail sur des objets rapprochés , et petits ou luisants ; la vue est bonne d'ailleurs ; au moment où ils commencent à regarder, ils perçoivent parfaitement les objets, même dans leurs plus petits détails; mais pour les uns, il suffit de quelques instants, pour les autres, de quelques heures , pour amener la série de symptômes que nous allons tracer. La gêne dont nous venons de parler est caractérisée par une sensation de plénitude du globe, qui, le plus souvent, est douloureux ; l'œil devient chaud, les paupières sem-blent être distendues et roides, leur surface interne donne d'abord au malade la sensation de la sécheresse. Alors la vue se trouble, devient

(1) Voyez *Annales d'oculistique*, tom. IV, p. 230.
(2) Wenzel , *Manuel de l'oculiste* , t. 1, pag. 7.

confuse ; les images sautillent devant les yeux et se confondent ; les lettres d'un livre, par exemple, semblent se déplacer les unes au-dessus des autres, et 'se répandre sans ordre sur toute la page, en perdant un peu de leur teinte noire, qui finit même par disparaître tout-à-fait, si le malade persiste à vouloir lire. Les frottements répétés sur les paupières apportent pour un moment un léger soulagement, qui bientôt fait place à un trouble de la vue encore plus marqué. Chez quelques personnes, des élancements subits et très vifs traversent les globes, et se répètent avec d'autant plus de rapidité et d'énergie qu'elles ont persisté plus de temps à continuer leur travail ; c'est alors qu'elles éprouvent une pesanteur de tête particulière ou une douleur frontale insupportable accompagnée d'étourdissements ; il leur semble en outre que la roideur des paupières s'est étendue à toute la moitié supérieure de la face.

En même temps, quelques phénomènes anatomiques se passent du côté du globe ; la pupille se resserre, perd en grande partie sa mobilité, et se déforme quelque peu chez les individus atteints depuis long-temps de la maladie qui nous occupe. La cornée devient luisante ; elle s'entoure dans la sclérotique d'une vascularisation extrêmement fine, qui, chez certains individus, est facilement aperçue à distance. Tantôt la rougeur environne complétement la membrane transparente, tantôt elle ne s'étend qu'à une partie de son pourtour. En général, elle apparaît d'autant plus vite et est d'autant plus marquée, que la congestion de la rétine est plus forte et plus ancienne : c'est le caractère anatomique le plus important à noter, parce qu'il distingue la congestion de la rétine d'une maladie de cette membrane, que nous décrirons en son lieu (V. *Amaurose asthénique*, 1er *degré*, 1re *variété*, pag. 733).

Si le malade cesse de travailler, la rougeur péricornéenne, après avoir persisté une heure et plus, finit par disparaître complétement de même que la gêne, pour ne se montrer de nouveau que sous l'influence des causes qui ont été indiquées. L'absence de ce caractère fait croire le plus souvent à un commencement d'amaurose, surtout lorsque quelques uns des symptômes suivants compliquent la maladie.

Il n'est pas rare qu'après quelque temps de durée, la congestion de la rétine s'accompagne de la vision non de points fixes ni persistants, mais de mouches volantes diversement colorées. Quelques personnes aperçoivent, alors même qu'il n'est plus sous leurs yeux, l'objet qu'elles viennent de regarder, et en conservent ainsi l'image pendant un temps indéterminé, qui ne s'élève pourtant ordinairement pas au-delà d'une minute. Si l'objet est brillant ou d'une couleur vive, la sensation est de plus longue durée, que les malades tiennent ou non les yeux fermés.

Au commencement de la maladie, tous les symptômes disparaissent et font place à l'action régulière de la vision, lorsque le malade demeure en plein air, et met de côté toute espèce de travail sur des objets rapprochés; mais ils reviennent avec un degré d'intensité nouvelle sitôt qu'il reprend ses occupations. Si, au contraire, l'affection date de loin, il arrive assez souvent que le repos en plein air ne suffisant plus, la vision demeure plus ou moins troublée, en sorte que la congestion de la rétine se transforme en une rétinite chronique, à laquelle on donne communément le nom d'*Amblyopie congestive*.

ÉTIOLOGIE. — Les causes les plus ordinaires de la congestion de la rétine sont la choroïdite au début; une sensibilité exagérée de la rétine; l'habitude de travailler, surtout à la lumière artificielle, sur des objets petits, rapprochés, luisants; la presbytie, la myopie, les taches superficielles et centrales de la cornée : cette dernière maladie y prédispose singulièrement. Les personnes qui abusent des excitants et en particulier du café et des alcooliques; les individus pléthoriques, forcés par leur travail à une vie sédentaire, et dont le régime alimentaire est très riche, y sont plus particulièrement sujets. Rarement les très jeunes gens et les individus déjà âgés en sont atteints. Les malades précédemment attaqués d'ophthalmie, et ceux qui sont sujets aux congestions de l'encéphale, en présentent de nombreux exemples, surtout s'ils sont en même temps atteints d'une hypertrophie du cœur, et que leur état les oblige à regarder de près des objets petits et luisants.

DURÉE. — Elle est, en général, très longue; la maladie peut persister pendant des années sans devenir plus grave; cependant, chez quelques individus, des complications sérieuses survenant, la congestion passe à un degré plus avancé, qui est la rétinite chronique.

PRONOSTIC. — Il ne présente dans la plupart des cas aucune gravité, du moins en ce qui touche la perte de la vision; mais il ne laisse pas d'être sérieux, puisque le mal est de telle nature qu'il s'oppose à l'action régulière de cette fonction, qu'il dure pendant un temps considérable, en empêchant le malade de se livrer à ses occupations, et qu'enfin il se termine assez souvent par une maladie organique.

TRAITEMENT. — Si l'indication est facile à trouver, elle ne l'est pas toujours à remplir, surtout chez certains malades. La cessation du travail est la première et de toutes la plus difficile à faire observer; il faut néanmoins exiger sévèrement ce point, car sans cela il serait impossible d'espérer une guérison complète. Cette première concession obtenue, le mal ne suit pas toujours une marche rétrograde : aussi faut-il avoir recours aux moyens propres à faire disparaître la congestion des yeux et de la tête. Une saignée apporte le plus souvent un soulagement momentané, mais il faut être très prudent sur l'emploi de ce moyen dans une affection qui se présente toujours à l'état chronique. C'est dans ce cas, comme dans l'amblyopie congestive, qui n'est qu'un degré plus élevé de la congestion rétinienne, que le préjugé populaire, que « la saignée trouble la vue, » trouve une application raisonnable. Lorsque la maladie est ancienne, il est donc toujours mieux d'avoir recours aux sangsues à l'anus, aux aloétiques, aux purgatifs, pour rappeler un ancien écoulement hémorrhoïdal qui aurait disparu, ou au moins pour établir sur les intestins une dérivation salutaire. Des pilules contenant 5 à 10 centigrammes d'aloès seront données matin et soir, au nombre d'une à deux ou même en plus grand nombre, de manière à produire chaque jour une selle supplémentaire, et à régulariser les selles chez les personnes atteintes habituellement de constipation. Il est inutile de dire que ces moyens ne seraient point applicables chez les femmes qui souffriraient de quelque maladie chronique de l'utérus.

Si la rétine, comme cela arrive le plus fréquemment, ne présente de congestion qu'à la suite d'une affection semblable de la choroïde (*congestion choroïdo-rétinienne*), le traitement de la choroïdite au début sera indiqué (voy. ce mot, pag. 672). La sensibilité exagérée de la rétine, dans tous les cas, sera combattue par des frictions autour de l'orbite avec l'extrait de belladone uni au camphre, ou, ce qui me semble préférable, par l'application sur les yeux, pendant une à deux heures chaque jour, de linges trempés dans une infusion très froide de feuilles de belladone et de jusquiame; ces compresses devront être renouvelées à chaque instant, pour tenir l'œil sous l'influence d'une température égale et basse. La presbytie, la myopie, seront rectifiées par l'usage de lunettes convenables; et lorsqu'on aura obtenu une amélioration, on se gardera bien de permettre au malade de travailler le soir. Le régime alimentaire sera surveillé avec soin, surtout chez les individus pléthoriques; on leur recommandera l'exercice du corps en plein air, la marche, la gymnastique; on leur défendra tous les excitants, et en particulier le café et les alcooliques : cette dernière recommandation, d'ailleurs applicable à tous, est surtout de rigueur pour les sujets dont la constitution est éminemment nerveuse. On guérira la congestion de la rétine chez les malades autrefois attaqués d'ophthalmies, et sujets aux inflammations de l'œil, en prévenant le retour de celles-ci par un traitement convenable. Un traitement approprié sera aussi prescrit aux individus atteints d'une hypertrophie du cœur (digitale, ventouses scarifiées sur la région précordiale, régime sévère), et aux personnes disposées aux congestions de l'encéphale.

La congestion de la rétine ne me paraissant point reconnaître sa cause dans la contraction des muscles, ainsi que le pensent deux hommes d'un grand mérite, M. Bonnet et M. Pétrequin, de Lyon, je rappellerai, pour mémoire seulement, que ces médecins proposent dans cette maladie la section du petit oblique, ou celle des muscles droits (1).

B. *Deuxième degré* ou *Rétinite chronique.*—La rétinite chronique proprement dite, de même que la congestion rétinienne, est une affection assez commune pour que le médecin qui s'occupe spécialement des maladies des yeux la rencontre pour ainsi dire à chaque pas. C'est sans aucun doute une des causes les plus fréquentes de l'amaurose, de cette amaurose organique des Allemands, dans laquelle la membrane nerveuse se recouvre de produits plastiques, et présente parfois au fond de l'œil une tache jaunâtre toute particulière, que j'ai plus d'une fois reconnue sur le vivant.

SYMPTÔMES. — Les malades éprouvent une sensation de gêne plus marquée que dans la congestion de la rétine. La vision a perdu de sa netteté, en particulier pour les objets petits ou éloignés; la lumière est si mal supportée, que les patients recherchent presque toujours un certain degré d'obscurité, et portent à cet effet des lunettes de couleur foncée. Parfois, lorsqu'il survient une exacerbation, une photophobie intense ne tarde pas à paraître. Dans quelques cas, heureusement exceptionnels, j'ai vu ce symptôme persister à un degré tel, que les malades ont été forcés de garder la chambre obscure pendant six à huit mois. J'ai rapporté une observation de ce genre dans un travail que j'ai inséré, en 1842, dans les *Annales d'oculistique* et dans la *Gazette des hôpitaux* (*Mémoire sur l'emploi du nitrate d'argent dans quelques ophthalmies*); la malade qui en faisait le sujet, et que j'ai revue depuis, souffre encore toujours lorsque la lumière est un peu vive, et sa vision a notablement faibli. La plupart des malades, sous l'influence de la secousse la plus légère, par exemple, lorsqu'ils font un faux pas, voient des traînées lumineuses, comme s'ils recevaient directement un coup sur les yeux. Pour d'autres, le même phénomène se produit quand ils se frottent doucement l'œil, ou simplement quand ils passent d'un lieu très éclairé dans un autre fort obscur; dans ce dernier cas, ils éprouvent un étourdissement si violent, qu'ils sont forcés de se retenir au premier objet qui se trouve à leur portée. Les fantômes lumineux, les mouches volantes colorées apparaissent quelquefois en dehors de ces circonstances; les malades en sont tourmentés le plus souvent le matin au réveil, ou immédiatement après les repas, si ceux-ci ont été copieux. Je connais un jeune homme, atteint d'une hypertro-

(1) **Annales d'ocul.**, loco citato.

phie du cœur, qui ne manque pas de voir des étincelles et des traînées lumineuses chaque fois qu'il a pris du café, qu'il a mangé un peu plus que de coutume, ou qu'il monte rapidement un escalier. Un phénomène remarquable accompagne chez lui l'apparition de ces fantômes : c'est que s'il regarde un point noir, par exemple, sur un mur blanc, ce point offre dans le sens vertical, des mouvements oscillatoires isochrones au pouls, ainsi que je m'en suis assuré ; évidemment ces mouvements ne sont que le résultat de l'ébranlement communiqué à la rétine par l'artère centrale et ses subdivisions, très probablement dilatées comme dans l'observation d'une femme que Græfe a eu l'occasion d'examiner.

Des élancements subits et très vifs traversent l'œil de temps en temps; surtout quand la maladie n'est pas très ancienne; ils diminuent ou disparaissent même, ainsi que les fantômes lumineux, lorsque, à la suite d'inflammations répétées, la rétine commence à perdre de sa sensibilité et à se recouvrir de fausses membranes. Le signe précurseur de ce fâcheux résultat, qui constitue une variété de l'amaurose, c'est l'apparition progressive et toujours lente de mouches noires persistantes, qui deviennent de plus en plus nombreuses.

SYMPTÔMES ANATOMIQUES. — Ils ne sont guère plus faciles à saisir que dans la congestion rétinienne, du moins tant que l'inflammation n'a point produit de désordres dans la membrane. La pupille est plus resserrée, moins régulière, moins mobile encore que dans la simple congestion. Pendant longtemps, surtout dans les moments où le malade éprouve une amélioration marquée, l'œil garde sa teinte ordinaire à un jour modéré et tranquille, quoiqu'il s'injecte avec la plus extrême facilité à une lumière un peu vive, et que des larmes s'échappent alors sur les joues; mais, pendant les exacerbations, la rougeur persiste à un degré variable, ainsi que la photophobie. L'injection, dans le premier cas, est surtout marquée autour de la cornée, dans la sclérotique, et s'étend en diminuant jusqu'à la grande circonférence du globe.

A la longue, lorsque l'inflammation se réveille ainsi à des intervalles rapprochés, de graves désordres surviennent dans toutes les membranes oculaires, par le fait même de leur dépendance réciproque. La choroïde, une des premières, offre les altérations que nous avons décrites en parlant de son inflammation ; et bientôt, selon que la sclérotique résiste ou cède, les milieux comprimés de l'œil, poussant l'iris en avant, font disparaître la chambre antérieure, ou bien il apparaît sur la fibreuse des plaques bleues, qui un peu plus tard se transformeront en hernies ou staphylômes. L'iris à son tour, après avoir subi dans sa marge libre les changements de forme dont nous avons parlé, et avoir perdu sa mobilité, ne tarde pas à prendre cette couleur morbide particulière à l'iritis chronique. La sclérotique, indépendamment des hernies commençantes qu'elle présente, est sillonnée de gros vaisseaux variqueux qu'on rencontre aussi dans le tissu cellulaire sous-conjonctival. La muqueuse elle-même est injectée et notablement relâchée. Quant à la rétine, pendant tout le temps que la vision s'exerce encore, et ce temps, nous l'avons dit, est fort long, elle n'offre aucun symptôme saisissable ; mais quand l'amaurose est survenue, on voit dans le fond de l'œil une ou plusieurs taches concaves, en général de couleur opaline ou jaunâtre clair, qui présentent çà et là quelques élévations, et sont formées par de fausses membranes, lesquelles reçoivent cette teinte particulière des rayons lumineux traversant le cristallin et le corps vitré, qui ont pris une couleur d'ambre assez prononcée.

CAUSES. — Elles sont les mêmes que celles de la simple congestion ; on doit pourtant y ajouter la rétinite aiguë, et la présence de corps étrangers implantés depuis longtemps dans une des membranes de l'œil.

DURÉE. — Cette maladie est très longue, à moins que les exacerbations ne se répètent fréquemment.

PRONOSTIC. — Il doit être grave ou au moins très réservé, la maladie se terminant assez souvent par une variété de l'amaurose.

TRAITEMENT. — Dans la rétinite chronique on agira activement, et d'après les indications que nous avons posées en parlant du traitement de la congestion rétinienne. La première chose à faire est de combattre la cause de la maladie. C'est ainsi qu'on devra rechercher les corps étrangers pour les extraire, combattre la congestion de la tête, éloigner tout exercice de la fonction visuelle, et placer le malade dans un endroit peu éclairé, l'obscurité complète, quand on s'y tient longtemps, augmentant beaucoup la susceptibilité de l'organe.

Les applications froides de compresses imbibées d'une infusion de feuilles de jusquiame et de belladone à parties égales, réussissent quelquefois très bien à diminuer la photophobie, surtout si en même temps on a recours aux sangsues derrière les oreilles, ou, mieux encore, aux ventouses scarifiées. Ce dernier moyen réussit parfaitement à faire tomber la photophobie, lorsqu'elle est portée à un haut degré, comme aussi à diminuer la rougeur de l'œil. La saignée générale ne me semble point indiquée, à moins que l'exacerbation ne prenne un assez haut degré d'acuité, ou que le malade ne soit d'une très bonne constitution. Les frictions mercurielles belladonisées, répétées quatre ou cinq fois par jour, seront d'un effet très avantageux, et feront rétrograder la maladie, qui reprendra la marche qu'elle avait d'abord, c'est-à-dire un certain degré de chronicité ne dépassant pas les limites de la congestion de la rétine que nous venons de décrire. On doit s'attendre à des rechutes, et ce serait pour nous une chimère que de compter sur la guérison radicale d'une affection pareille sans un traitement de fort longue durée. Lorsque l'état aigu a été combattu avec succès, on peut quelquefois recourir avec un certain avantage aux révulsifs cutanés : ce sera un moyen d'éloigner le retour des exacerbations, du moins chez les individus peu excitables.

Dans certains cas, tous les moyens que nous venons d'indiquer échouent complétement, sans qu'on sache à quoi attribuer ce mauvais résultat ; on en voit surtout de nombreux exemples chez des sujets jeunes, très nerveux, ou chez des enfants d'une constitution délicate. Après avoir épuisé toutes les indications rationnelles, force m'a été plusieurs fois de recourir à un traitement local purement empirique, qui m'a très souvent réussi. Quelquefois j'ai employé le nitrate d'argent au dixième, en en rapprochant les instillations de demi-heure en demi-heure, pendant un jour et une nuit. J'ai dit ailleurs combien ce moyen est désagréable, douloureux même pour le malade ; aussi n'y ai-je recours qu'après avoir essayé tous les autres.

Une pommade de précipité rouge bien faite, dont on introduit une petite quantité chaque jour entre les paupières, ou un attouchement léger des conjonctives avec le sulfate de cuivre, rendra dans cette circonstance les plus grands services, si, de même que pour le nitrate d'argent, on a prescrit auparavant des émissions sanguines suffisantes. L'excitation portée à la surface de l'œil agirait-elle, à la manière d'un révulsif, sur l'organe dont une membrane profonde est malade ? J'ai quelque raison de le croire, car, dans mainte circonstance, des sujets atteints d'une sub-photophobie ont éprouvé une notable amélioration de l'application de ces topiques sur la conjonctive palpébrale, bien que cette membrane ne présentât aucune altération. Au reste, qu'on prescrive le nitrate d'argent, le sulfate de cuivre en crayon, ou bien le précipité rouge, qui me paraît convenir beaucoup mieux, on devra s'assurer préalablement que l'iris ne présente aucun signe d'inflammation.

B. Névroses de la rétine.

—

ARTICLE II.

Héméralopie, ou cécité de nuit.

L'héméralopie est une affection dans laquelle les malades perdent la faculté de voir, aussitôt que le soleil est descendu au-dessous de l'horizon. La cécité est plus ou moins absolue; quelques personnes sont incapables de distinguer aucun objet; d'autres en reconnaissent encore, mais à grand'peine, et lorsqu'on projette autour d'elles une quantité considérable de lumière.

Pour mieux faire connaître cette étrange maladie, j'en donne ici une observation que j'ai recueillie à ma clinique :

« Le nommé Bayeux, tailleur de pierre, demeurant rue de la Tascherie, n° 11, âgé de soixante-un ans, et d'une assez bonne constitution, a eu toujours une vue excellente. Pendant les six derniers mois, il a été tourmenté par un dévoiement qu'un médecin est parvenu à arrêter, dans les premiers jours de septembre. Le 6 de ce mois, le malade entre à la tombée du jour dans la boutique bien éclairée d'un boulanger, et s'étonne de n'y pas voir même à se conduire; tous les soirs, au moment du coucher du soleil, il devient aveugle, et ne peut, par exemple, pas reconnaître qu'une personne se place devant lui, à moins que l'expérience ne se fasse à une lumière très intense, comme celle de plusieurs becs de gaz. Il peut alors distinguer des objets, mais pour un instant seulement, et si un réflecteur projette une masse de lumière sur le point qu'il regarde. Depuis le 6 septembre, la maladie est restée la même.

Examen des yeux à 10 heures du matin. Les pupilles sont très peu mobiles, et un peu plus larges qu'à l'état normal; le fond de l'œil est très noir, la sclérotique est sillonnée par un assez grand nombre de vaisseaux variqueux, anastomosés en arcades. Des deux yeux isolément ou simultanément, à la distance de deux à trois pieds, le malade reconnaît sans hésitation l'heure à ma montre, dont les aiguilles sont très rapprochées; de 130 à 140 mètres, il peut lire de grandes lettres d'enseignes sur les murs. Depuis que le dévoiement a été arrêté, c'est-à-dire depuis l'époque du trouble de la vue, une pesanteur, plutôt que des maux de tête réels, est survenue, et dure encore. Le malade dit que les objets, bien que nets pendant le jour, lui semblent revêtus d'une légère teinte ambrée. Lorsqu'il se réveille pendant la nuit, que ses yeux soient ou non fermés, il voit (toujours depuis trois semaines) des flammes très vives, « semblables à des papillons de feu de toutes couleurs, et particulièrement bleus et jaunes, » phénomène qui ne s'est jamais produit pour lui dans le jour.

Reconnaissant avoir affaire à une amblyopie congestive, qui prend le caractère particulier de l'héméralopie, je juge que les saignées d'abord, puis les purgatifs au moyen desquels je compte rétablir le dévoiement, feront disparaître la congestion cérébrale, et que la vision, si elle n'est pas complétement ramenée à l'état normal, s'améliorera notablement.

Prescription : *Saignée de 3 palettes, bains de pieds, frictions sur le front et les tempes avec l'onguent napolitain.*

28 septembre. 60 *grammes de sulfate de soude, le lendemain de la saignée; puis le colchique, 15 gouttes matin et soir.*

12 octobre. Le malade a suivi à la lettre nos prescriptions. Il a éprouvé à la suite de l'administration du colchique, un effet purgatif très marqué. Les maux de tête et tous les autres symptômes de congestion cérébrale ont disparu, et la vue a recouvré son intégrité première.

Prescription : *Le colchique sera continué, mais à une dose moins élevée; des vésicatoires volants seront placés derrière les oreilles.*

1er novembre. Ces moyens ont été employés, et la vue est aujourd'hui parfaite. »

SYMPTÔMES. — Ordinairement la première attaque, bien que moins complète que les suivantes, surprend le malade au milieu de ses occupations ordinaires : la vue s'affaiblit tout à coup, et, dans quelques cas, s'abolit presque entièrement. On a vu cette première attaque s'accompagner de la perte momentanée des mouvements des membres (Mackenzie, *loco citato*, page 646); ce qui pourrait faire croire à une apoplexie, ou au moins à une violente congestion de l'encéphale. Il n'y a point de vertiges, et rarement des douleurs de tête; le pouls est normal; enfin, dans la majorité des cas, la cécité existe sans aucun autre symptôme. Le lendemain, aussitôt que le soleil se lève, la vue est complétement rétablie; mais elle disparaît de nouveau dans la soirée suivante, à la même heure que la première fois, et ainsi de suite tous les jours. Lorsqu'on accumule autour des malades un grand nombre de lumières, les uns ne les distinguent aucunement, tandis que d'autres les aperçoivent à travers un voile bleuâtre très épais, qui augmente d'ordinaire après quelques minutes. Ces symptômes différencient nettement l'héméralopie de l'amblyopie, dans laquelle la vision est toujours plus mauvaise le soir, mais sans être abolie à un aussi haut degré.

Les caractères anatomiques sont en général peu marqués; le soir, le plus souvent les pupilles sont dilatées et demeurent immobiles, quelle que soit la quantité de lumières qu'on place devant les yeux;

d'autres fois, au contraire, elles sont plus étroites que pendant le jour, mais alors la lumière artificielle occasionne de la douleur ou au moins une certaine gêne dans les globes. Pendant le jour les iris reprennent leur mobilité.

Les symptômes généraux sont d'ordinaire insignifiants dans cette maladie. Exceptionnellement, ainsi que nous l'avons dit plus haut, on a observé la perte momentanée du mouvement dans les membres; dans certains cas, les malades se plaignent de maux de tête; presque tous, au moment de la première attaque, présentent un embarras d'intestins très notable, remarque fort importante pour le traitement. Quatre fois j'ai été à même d'observer l'héméralopie, et trois fois ce symptôme était très marqué. Les malades, longtemps avant la première attaque, avaient été affectés d'une diarrhée chronique; les deux premiers dans un régiment d'Afrique, le troisième à Paris : tous les trois furent guéris par l'emploi des purgatifs; résultat qui justifie la remarque de Celse, que ces malades guérissent quand ils sont repris de diarrhée; mon quatrième malade, qui est une femme, est encore en traitement.

CAUSES. — Elles sont à peu près inconnues, du moins celles qu'on peut appeler directes. La rétine joue évidemment un rôle dans cet état, mais lequel? Mackenzie, de même que d'Ammon dans d'autres affections amblyopiques ou amaurotiques, a trouvé des taches noires dans la rétine d'un sourd-muet atteint d'héméralopie congéniale; mais cela n'explique point les intermittences de la cécité. On a constaté chez les héméralopes plusieurs conditions qui n'expliquent pas davantage l'apparition de leur maladie : le séjour dans les régions équatoriales, l'action d'une lumière très vive, la fatigue, l'insolation de la tête pendant le sommeil, un mauvais régime, l'embarras des intestins, le scorbut, etc., etc., ont été notés plusieurs fois.

L'héméralopie frappe plus fréquemment les hommes que les femmes; d'ordinaire elle attaque les deux yeux à la fois. Elle est assez souvent congéniale, d'autres fois elle est héréditaire : M. Cunier a observé une famille d'héméralopes, et en a publié l'histoire (1). L'héméralopie est quelquefois endémique, mais le plus souvent elle est épidémique; elle s'est montrée sous cette dernière forme en juillet et août 1834, sur 138 soldats prussiens en garnison à Ehrenbreitstein et à Pfaffendorf; Sauvages en avait déjà vu une épidémie à Montpellier, et on en a constaté deux autres dans cette même ville en 1787 et en 1832 (Stœber).

(1) Cunier (*Histoire de l'héméralopie héréditaire depuis deux siècles dans une famille de la commune de Vendemian, près de Montpellier*), brochure in-8° extraite des *Annales de la Soc. de méd. de Gand*, 1838.

PRONOSTIC. — DURÉE. — Le pronostic est en général favorable. La durée de la maladie varie de quelques jours à plusieurs mois; lorsque l'héméralopie est aussi longue, il n'est pas rare qu'elle se termine par l'amaurose; dans les autres cas, la vision redevient parfaite.

TRAITEMENT. — On doit distinguer d'abord si l'héméralopie est idiopathique, ou si elle est symptomatique d'un embarras gastrique. Dans le premier cas, à l'exemple de Bamfield, on recommande les applications de vésicatoires autour de l'orbite, on conseille en même temps les bains locaux d'eau froide, l'électricité, l'exposition de l'œil aux vapeurs de l'ammoniaque. Une fois les inoculations de strychnine m'ont parfaitement bien réussi. D'après M. Roussilhe, chirurgien de l'hôpital de Castelnaudary, on pourrait encore pratiquer la cautérisation du pourtour de la cornée (*Encyclographie médicale*, tome VII, p. 435); mais c'est là un moyen très douloureux, compromettant pour l'œil, et auquel on ne doit recourir qu'après avoir épuisé les autres. Dans le second cas, tout en employant le même traitement local que nous venons d'indiquer, on a soin en outre de prescrire des purgatifs répétés, ainsi que l'a recommandé Scarpa. S'il y a des symptômes de congestion vers le cerveau ou vers les yeux, avant tout on les éloigne par des saignées convenables. Lorsqu'une amélioration notable a été obtenue, il est nécessaire que le malade ménage sa vue; à cet effet, il se tiendra quelque temps dans une chambre peu éclairée, ou portera dehors de larges lunettes bleues. Si l'affection dégénère en amaurose, c'est le traitement de cette maladie qu'il conviendra d'appliquer.

Dans quelques cas, on guérit la cécité nocturne par le sulfate de quinine; mais alors il y a lieu de croire qu'on a eu affaire à une amaurose intermittente, reparaissant régulièrement chaque soir, surtout si après l'administration de ce médicament les accès ont changé d'heure et sont revenus au milieu du jour, comme cela est arrivé dans une observation rapportée par le professeur Stœber dans le tome VI des *Annales d'oculistique*.

ARTICLE III.

Nyctalopie, ou cécité de jour.

La nyctalopie est une maladie de même nature que la précédente, sans aucun doute, mais avec cette différence que la vue disparaît le jour, pour revenir régulièrement le soir. Cette affection est infiniment rare; les causes qui la produisent sont aussi inconnues que celles de la cécité de nuit. La nyctalopie (cela serait inutile à dire, si quelques auteurs n'avaient pris la peine d'établir un diagnostic différentiel pour cette maladie), la nyctalopie, dis-je, n'a rien de commun avec la photophobie des scrofuleux, qui ne leur permet d'ouvrir les yeux que le soir, ni avec la cataracte lenticulaire dure, dans laquelle, de même que dans les taches centrales de la cornée, la vue est un peu moins mauvaise à une demi-obscurité. Elle n'a point non plus de rapport avec la difficulté qu'éprouvent les albinos à tenir leurs yeux ouverts pendant le jour, ni avec la cécité des prisonniers enfermés longtemps dans un cachot obscur (1).

Les observations de nyctalopie sont en très petit nombre; je trouve les deux suivantes dans l'ouvrage de Mackenzie, qui les rapporte, la première d'après Ramazzini, et la seconde d'après Guthrie. « J'ai vu à plusieurs reprises, dit le chirurgien italien, parmi nos paysans, et principalement parmi nos jeunes garçons, une chose étrange. Dans le mois de mars, vers l'équinoxe, des garçons âgés d'environ dix ans furent affectés d'un affaiblissement considérable de la vue, au point que pendant le jour ils ne voyaient que peu ou point, et erraient dans les champs comme des aveugles; mais, à mesure que la nuit arrivait, ils recommençaient à voir distinctement. Cette affection cessa sans aucun remède, et vers le milieu d'avril les malades avaient complétement recouvré la vue. J'ai examiné fréquemment les yeux de ces garçons; leurs pupilles étaient très dilatées. »

« Un témoin oculaire rapporta au docteur Guthrie l'exemple suivant de nyctalopie. Tandis qu'il était en garnison à Landau, en Alsace, dans l'été de 1772, deux cents hommes du régiment de Picardie furent pris d'une espèce de cécité, qui se manifestait quand le soleil était en plein midi; ils ne pouvaient se conduire tant qu'il n'était pas couvert, et, s'ils se promenaient dans les champs pendant un jour sombre, le soleil venait-il à briller tout-à-coup, ils étaient obligés de se laisser guider par leurs camarades, jusqu'à ce qu'un nouveau nuage vînt obscurcir la lumière du soleil, et les rendre capables de continuer leur route (2). »

La durée, la marche, le pronostic et le traitement de la nyctalopie sont les mêmes que ceux de l'héméralopie.

ARTICLE IV.

Hémiopie.

Les malades, dans cette affection, n'aperçoivent que la moitié des objets. En général, c'est la moitié supérieure qui seule est perçue; l'inférieure est cachée sous une large tache qui semble noire. La tache apparaît de même lorsqu'une moitié latérale est masquée. Cette maladie frappe le

(1) Guérin, *Maladies des yeux*, page 290. Voyez aussi Larrey.
(2) Mackenzie, *Nyctalopie*, page 630.

plus souvent un seul œil; quelquefois pourtant elle se montre dans les deux en même temps. Elle se développe assez ordinairement avec rapidité, puis disparaît très vite pour se reproduire à des intervalles de temps très longs; mais parfois elle fait place à l'amaurose dont elle n'est qu'un symptôme. Le docteur Wallaston, qui a été attaqué deux fois d'hémiopie, a publié, dans les *Transactions philosophiques*, son observation avec celle d'un de ses amis, chez lequel cette maladie se reproduit, depuis seize à dix-sept ans, toutes les fois que l'estomac est troublé. L'attaque durait de 15 à 20 minutes, et se dissipait complétement ensuite. Wallaston dit que lorsqu'il voulait lire le mot Johnson, il n'apercevait que ....son. L'hémiopie était latérale et partait du côté gauche. Chez d'autres personnes, c'est la partie centrale des objets qui ne peut être distinguée (*hémiopie centrale*); enfin il en est pour qui c'est le pourtour (*hémiopie périphérique*).

Les *causes* de l'hémiopie sont assez obscures; on a cru qu'elles se rattachaient à une paralysie partielle de la rétine, dont on a cherché l'explication dans la semi-décussation des nerfs (M. Wallaston, *Transactions philosophiques*; Pravaz, *Archiv. de méd.*, 1825, t. VIII, p. 59); mais ce n'est là qu'une hypothèse, que d'autres faits pathologiques semblent renverser complétement. J'ai vu l'hémiopie produite par des causes toutes mécaniques. Dans les épanchements séreux sous-rétiniens, par exemple, les malades ne voient quelquefois que la moitié des objets; il en est de même dans quelques cas d'encéphaloïde de la rétine. Ces faits mettent hors de doute que l'hémiopie n'est pas toujours le résultat d'une affection nerveuse, et qu'elle se rattache parfois à une maladie plus grave et reconnaissable matériellement. Il faut se hâter de dire cependant que le plus souvent elle s'observe dans des affections nerveuses, et en particulier dans l'hystérie, surtout après les grandes fatigues; dans quelques cas elle est symptomatique de l'amaurose. Je donne en ce moment des soins à un jeune homme, chez lequel une amaurose double est survenue en peu d'heures. La vue est restée perdue dans l'œil droit; le gauche s'est guéri très incomplétement. J'ai reconnu que le tiers interne environ de la rétine percevait les objets, mais le malade n'en voyait que la moitié latérale; ainsi il n'apercevait que le côté gauche de ma figure, lorsque j'étais placé devant lui. L'hémiopie a disparu aujourd'hui, bien que la paralysie partielle de la rétine dans ses deux tiers externes ait persisté. J'en ai conclu que la vision ne s'est rectifiée que par une éducation nouvelle, une sorte d'habitude de la portion saine de la rétine. Le malade, pour voir un objet placé à sa gauche, dirige son œil gauche en haut et à droite. J'ai rencontré bien des faits semblables.

L'hémiopie, n'étant qu'une affection symptomatique, n'aura point de traitement tracé ici ; les moyens qu'on emploiera devront être dirigés contre les maladies qui lui auront donné naissance.

La vision offre encore des anomalies bizarres, qui ressemblent assez à celles dont nous venons de nous occuper, et qui ne sont en général que des symptômes d'une amaurose plus ou moins avancée : tels sont les cas dans lesquels les objets paraissent défigurés (*visus defiguratus, metamorphopsia*), ou déplacés, ou doubles (*diplopia*) ; ceux dans lesquels ils sont obscurs (*visus nebulosus*), colorés (*crupsia*) ou décolorés (*achromatopsia*), etc., phénomènes le plus souvent symptomatiques de l'amaurose commençante, mais qu'on voit aussi très fréquemment chez des individus très nerveux, dont les yeux n'offrent d'ailleurs rien d'exceptionnel. On a cherché à en expliquer quelques uns en les rattachant à une disposition anomale des parties. La diplopie, par exemple, lorsqu'elle n'existe que dans un seul œil, a été considérée comme le résultat d'une réfraction vicieuse produite sur la rétine par un double foyer (Szokalski) ; mais ces phénomènes demandent encore quelques explications, et jusqu'ici presque tous les chirurgiens les rattachent à une névrose de la rétine, ce qui ne peut non plus être admis d'une manière absolue.

C. Autres maladies de la rétine.

ARTICLE V.

Apoplexie de la rétine.

L'apoplexie de la rétine peut survenir non seulement chez les individus pléthoriques, mais encore chez ceux de force moyenne, et même parfois chez des sujets affaiblis et anémiques. Elle est néanmoins assez rare, surtout chez ces derniers. Lorsqu'on dissèque l'œil, dans cette maladie, on trouve la rétine piquetée d'épanchements d'un sang rouge vif, organisé en caillots dont le volume varie depuis ce qu'on peut imaginer de plus petit jusqu'à la grosseur d'une tête d'épingle et plus. Les taches sont parfois arrangées en cercles, qui s'enserrent les uns dans les autres. J'ai observé ce phénomène sur les yeux d'un jeune homme, mort anémique, dont j'ai fait l'autopsie avec M. Sichel. Le cerveau et les nerfs optiques étaient parfaitement sains ; les rétines seules étaient malades.

Les *symptômes anatomiques* sont très peu significatifs. La pupille est le plus souvent mobile, bien que le malade n'ait aucune sensation de la lumière, et alors le pronostic est en général favorable ; d'autres fois, et cela se rapporte aux cas très graves, cette ouverture largement dilatée est complétement immobile, et présente une déformation variable. Presque toujours alors l'iris, plus ou moins rétracté, offre une légère décoloration : son petit cercle est verdâtre dans toute son étendue ; rarement le grand présente cette altération ; la pupille aussi n'est plus aussi noire que de coutume ; le fond de l'œil est trouble, et comme rempli d'une fumée brunâtre. Le reste de l'organe est à l'état normal : il n'y a aucune membrane d'enflammée. A ces symptômes objectifs il faut joindre la physionomie essentiellement amaurotique de l'individu, et l'absence totale du regard.

Les *symptômes physiologiques* n'éclairent pas davantage le diagnostic : ils sont tous négatifs. Il n'y a ni douleur, ni chaleur du globe, ni vision d'objets colorés, ni photopsie. *Le malade voit noir, et cela tout-à-coup, sans symptômes précurseurs le plus souvent, et sans aucune lésion apparente du côté du cerveau.* C'est ce dernier fait qui a pour nous le plus de valeur.

Les *causes* les plus fréquentes de l'affection sont : les maladies organiques du cœur, les dispositions à la congestion de la tête, une constitution apoplectique, la fièvre typhoïde, etc.

Le traitement de l'apoplexie de la rétine doit être prompt, et aussi énergique que la constitution du malade le permet. Les saignées et les antiphlogistiques en formeront la base ; la veine sera d'autant plus largement et plus fréquemment ouverte, que la maladie sera plus près de son début. La moindre hésitation dans ce cas deviendrait fatale au malade, et l'expectation, même très peu prolongée, pourrait détruire toute espérance. Une jeune personne m'a fourni encore dernièrement un exemple du peu d'efficacité du traitement, lorsqu'il est administré trop tard. Elle était depuis longtemps sous l'influence d'une aménorrhée, et des congestions répétées survenaient tout-à-coup sur divers organes ; pourtant elle se portait assez bien depuis quelque temps, lorsqu'un matin elle se réveilla aveugle. On crut d'abord qu'elle plaisantait, mais bientôt on fut forcé de se rendre à l'évidence. On appliqua cinq sangsues derrière les oreilles, on prescrivit des bains de pieds, quelques laxatifs, et le douzième jour il n'y avait encore aucune amélioration d'obtenue ; c'est alors seulement que je fus appelé. Les pupilles, complétement immobiles, présentaient une dilatation considérable, et la sensation de la lumière était absolument éteinte : la jeune fille est demeurée aveugle, malgré tous les moyens énergiques employés pour lui rendre la vue.

Le calomel à dose altérante et la diète sont de puissants auxiliaires des saignées pour aider à la résorption du sang épanché. Les frictions mercurielles autour de l'orbite, de même que les purgatifs, sont d'un utile concours. Dans le cas où un anémique perdrait tout-à-coup la vue, si l'on supposait avoir affaire à une apoplexie de la rétine, on devrait agir avec la plus extrême prudence, du moins quant aux émissions sanguines : les mercuriaux à très petites doses; les ventouses sèches, promenées sur toute la surface du corps; les vésicatoires volants, appliqués autour des orbites; les pédiluves irritants; une diète modérée, constitueraient tout le traitement.

L'exemple suivant prouve que, chez un individu bien constitué, un traitement énergique employé à temps peut faire disparaître promptement la maladie. Une jeune fille bien réglée, âgée de dix-huit ans, perdit subitement, quelques jours avant l'apparition de ses règles, la vue de l'œil gauche, au point qu'elle ne pouvait de cet œil distinguer la flamme d'une bougie très rapprochée. La pupille du côté malade était plus dilatée que de l'autre, mais cette ouverture avait conservé encore une notable mobilité. De larges saignées générales et locales firent bientôt reparaître la vue, qui redevint excellente. Deux mois s'étaient à peine écoulés, que l'autre œil se prit et fut guéri de la même manière.

Le fait suivant est plus curieux : Un jeune séminariste de Versailles, nommé Renaud, souffrant depuis longtemps d'une hypertrophie du cœur, perd tout-à-coup la vue des deux yeux. Appelé auprès de lui, je reconnais les symptômes que j'ai indiqués plus haut : *mobilité de la pupille*, très légère *coloration verdâtre* du petit cercle de l'iris, *teinte trouble* du fond de l'œil, *cécité* complète survenue *brusquement*. Je conseille un traitement énergique, mais on n'en fait rien, le jeune homme devant être très prochainement placé dans un hospice. Au moment où il se dispose à quitter le séminaire, Renaud se rend à la messe, et recouvre complétement la vue au moment où il reçoit la communion. Dans le séminaire on a cru à un miracle, et l'on a fait distribuer de tous côtés un grand nombre d'images et d'écrits en mémoire de ce fait (1).

ARTICLE VI.

Encéphaloïde de la rétine.

L'encéphaloïde de la rétine est une maladie assez fréquente, surtout chez les enfants. Je l'ai vu plusieurs fois sur des nouveaux-nés de quelques semaines seulement; mais plus souvent je l'ai observé vers la deuxième ou la troisième année.

(1) Nous tenons en ce moment une image représentant le jeune Renaud au moment où il va recevoir la communion ; nous y lisons ce qui suit : «Renaud recouvre subitement la vue en recevant la sainte communion. Petit séminaire de Versailles, 14 avril 1845. » — Derrière l'image se trouve le récit détaillé de cette délivrance, avec des stances à son honneur.

D'une autre part, j'ai opéré un homme âgé d'environ quarante ans, qui en était atteint. Le plus ordinairement il n'attaque qu'un œil, pourtant on le voit encore assez souvent sur les deux yeux du même enfant. Je ne l'ai jamais rencontré double sur les adultes.

L'encéphaloïde de la rétine mérite toute l'attention du praticien, parce qu'il a été souvent confondu à sa première période avec la cataracte, erreur qui peut entraîner des conséquences très graves. Le diagnostic en exige une grande attention, surtout chez les enfants : leur impatience et la mobilité extrême de leurs yeux empêchent quelquefois le médecin d'apercevoir le mal, de manière à pouvoir le reconnaître avec certitude, et il arrive qu'à l'exemple d'un chirurgien haut placé de la capitale, on peut prendre cette maladie pour une double cataracte congéniale, et fixer le jour de l'opération. Heureusement, dans le cas que je rappelle, l'enfant ayant été présenté à quelques autres médecins, l'encéphaloïde des rétines fut reconnu, et l'opération de la cataracte ne fut pas faite. L'enfant mourut quelques mois après des suites de sa maladie.

Symptômes. — Nous les diviserons en trois périodes distinctes, pour que l'étude en soit plus facile.

Première période. — L'œil au premier abord paraît sain. La sclérotique est blanche comme à l'état normal; on n'aperçoit de rougeur nulle part. L'iris, qui ne présente aucune décoloration, a conservé toute sa mobilité, ce que n'admet pas M. Mackenzie (*loc. cit.*, p. 491), probablement parce qu'il commence l'étude de l'encéphaloïde à un degré plus avancé. La pupille est régulière, et, certes, à ce premier coup d'œil, il serait difficile de reconnaître la terrible maladie que voilent ces apparences si trompeuses. Les malades qui sont en état de donner quelques renseignements au médecin, se plaignent d'y voir mal, ou de n'y voir plus du tout, mais n'accusent aucune douleur. Dans un cas où la moitié externe des deux rétines était envahie, l'autre moitié avait conservé la faculté de percevoir, et la malade fut pendant quelque temps atteinte d'hémiopie. Peu à peu, à mesure que l'affection avance, la pupille devient irrégulière et plus ou moins immobile; si on la fait jouer en se plaçant à un demi-jour, et de manière à ne laisser pénétrer la lumière que très obliquement dans l'œil malade, on ne tarde pas à apercevoir au fond de l'organe quelque chose de brillant, assez semblable à ce qu'offre l'œil du chat ou du mouton. C'est une plaque peu saillante d'abord, qui apparaît sur la concavité du globe dont elle emprunte la forme, et qui se détache sur le fond noir de l'œil : on l'a comparée pour la couleur à une lame de cuivre, mais au début elle est ordinairement plus blanche, et n'a pas encore les reflets rouge orangé qu'elle présente plus tard. A son apparition, elle n'occupe qu'une place très limitée dans le fond de l'œil, et ne semble pas plus grande que la moitié d'une petite lentille. Plus tard, toujours très lentement, elle envahit toute la surface de la rétine, et finit par remplir toute la cavité du bulbe, comme nous le verrons en parlant de la deuxième période. La petite tache jaunâtre étant constatée, on reconnaît aisément que la surface en est sillonnée de vaisseaux rouges, dont on peut suivre toutes les arborisations ; la lumière scintille sur cette plaque avec une grande énergie, et ce phénomène remarquable devient encore plus visible si, après avoir préalablement dilaté la pupille, on se place à un demi-jour. Une remarque à faire, c'est que même lorsqu'elle en est déjà très rapprochée, la plaque paraît encore située fort loin derrière le cristallin ; c'est à ce moment de la maladie qu'à l'exemple du chirurgien dont j'ai parlé plus haut, on peut prendre le fongus pour une cataracte opérable. En s'avançant vers la pupille, la tumeur comprime le corps vitré, et le liquéfie au point qu'en examinant l'œil on voit, dans quelques cas, la matière encéphaloïde et le corps vitré offrir des oscillations considérables dans la partie inférieure de la coque oculaire. Derrière l'iris, le cristallin est encore en place.

Deuxième période. — Il n'y a eu jusqu'ici aucun phénomène inflammatoire ; l'œil a conservé sa physionomie normale ; la sclérotique, la cornée, l'iris, le cristallin, sont encore parfaitement sains ; mais tout va bientôt changer de face : la tumeur, devenant convexe en avant, vient, en s'avançant toujours, s'appuyer contre le cristallin, et le pousse contre l'iris, qui empiète alors sur la chambre antérieure. La sclérotique s'injecte de temps en temps, et la rougeur s'accompagne assez souvent d'un court et faible larmoiement. A chacune de ces légères attaques d'inflammation, l'encéphaloïde proémine davantage, de sorte qu'assez souvent l'iris vient peu à peu se mettre en contact avec la cornée. A ce moment, et d'ordinaire avant même d'avoir subi aucun déplacement, le diaphragme est décoloré, et la pupille, devenue irrégulière et immobile, est plus dilatée que de coutume. Dans quelques autres cas, au contraire, bien que la tumeur grossisse sans cesse, l'iris conserve très longtemps ses rapports normaux, et c'est surtout en arrière qu'on voit l'œil augmenter de volume. Mais bientôt une rougeur générale, d'intensité variable, s'étend sur tout le bulbe ; des épanchements de sang surviennent en arrière et en avant de l'iris (*hyphèma*), et remplissent quelquefois la chambre antérieure au point qu'il n'est plus possible d'apercevoir ce qui se passe dans la pupille. Enfin la tumeur envahissant toute la coque oculaire, vient appliquer définitivement le diaphragme contre la cornée, en exerçant une forte compression sur toutes les membranes d'enveloppe qu'elle allonge de plus en plus. L'œil devient alors volumineux, et semble être poussé en avant ; la sclérotique prend un diamètre considérable, par suite de la distension à laquelle elle est soumise, et il en est de même de la cornée, autour de laquelle la conjonctive relâchée forme un bourrelet œdémateux. L'infiltration gagne jusqu'aux paupières, qui finissent par être poussées en avant jusqu'aux limites de leur extensibilité. La supérieure surtout, chassée en avant par le bulbe, est singulièrement agrandie et devient immobile ; le bord ciliaire de l'inférieure est ordinairement caché sous un repli transversal, formé par la muqueuse enflammée ; l'ensemble de l'organe offre alors à peu près le même aspect que dans le phlegmon oculaire, un peu avant que le pus s'échappe au dehors. Chez certains malades il se passe un temps fort long entre le moment où la tumeur vient toucher la cornée, et celui où elle se fait un passage à travers les membranes externes. On a la certitude, dans ces cas, de ne plus trouver de matière encéphaloïde proprement dite qu'au centre de la tumeur, la circonférence ayant pris la plupart du temps la densité du squirrhe.

Les symptômes physiologiques sont en rapport avec ces phénomènes : des douleurs lancinantes tourmentent le malade, et se répètent d'autant plus fréquemment que la tumeur est plus volumineuse, et les membranes d'enveloppe plus résistantes. Elles se réveillent surtout la nuit, et deviennent si violentes, que les malades adultes demandent instamment qu'on les débarrasse de leur œil, et que les enfants, privés de sommeil, poussent des cris sans relâche, et s'amaigrissent avec rapidité. La fièvre et le délire accompagnent très fréquemment le plus haut degré de cette période.

Troisième période. — Jusque là le fongus médullaire est renfermé dans la coque oculaire ; la rupture de celle-ci est le point de départ d'une série d'autres symptômes. Lorsqu'elle a lieu par la cornée, il est impossible de ne pas la constater immédiatement ; il n'en est pas de même quand c'est la sclérotique qui cède la première, parce que la conjonctive enflammée masque pendant quelque temps la déchirure. Il est cependant facile de se rendre compte plus tard du moment précis où l'encéphaloïde a traversé la fibreuse. En effet, si, au moment où la douleur est devenue intolérable, le malade s'en trouve tout à coup débarrassé, et qu'elle ne reparaisse plus de quelque temps avec les mêmes caractères, il est hors de doute que la sclérotique s'est déchirée, et que la matière encéphaloïde a fusé entre l'œil et l'orbite. Si le mal a été méconnu, il arrive alors que malade et médecin croient à un abcès, et que la conjonctive est ouverte avec la lancette. Mais l'erreur n'est pas de longue durée, l'œil prenant la physionomie que nous allons indiquer tout à l'heure. Lorsque la rupture se fait par la cornée, un liquide jaune rougeâtre, sanguinolent, s'échappe de l'ouverture avec des débris de cristallin ; d'abord inodore, il ne tarde pas à devenir fétide. La tumeur franchit avec rapidité l'ouverture, prend en peu de temps un volume considérable, et vient s'appuyer sur la joue. Dans un cas de récidive, elle était si volumineuse, que la joue elle-même s'était perforée, et qu'on voyait à nu l'arcade dentaire supérieure. Lorsque l'encéphaloïde s'est fait jour par la sclérotique, il demeure quelque temps recouvert par la conjonctive, et finit par prendre un aspect en tous points semblable à celui que nous venons de décrire. Des hémorrhagies surviennent, un ichor fétide s'échappe des parties malades, et bientôt toute l'orbite est envahie au point que les os en sont distendus. Enfin le malade, épuisé par les hémorrhagies, la douleur et la fièvre hectique, s'éteint dans le coma ou les convulsions ; il n'est pas rare alors qu'à l'autopsie on trouve le cerveau lui-même affecté et transformé en une sorte de magma présentant des cavités remplies de sang.

CAUSES. — Elles sont inconnues. On a cru que les coups sur l'œil pouvaient déterminer cette maladie, mais on comprend combien il est difficile d'admettre qu'une semblable cause puisse produire un tel effet. Les enfants scrofuleux y sont plus sujets que les autres ; c'est là à peu près tout ce qu'on peut dire ; pourtant, ainsi que je l'ai dit plus haut, j'ai rencontré l'encéphaloïde sur des adultes d'une excellente constitution.

PRONOSTIC. — Il est très grave ; la mort est la conséquence ordinaire de cette maladie. Cependant on a pensé qu'à sa première période l'encéphaloïde pouvait se terminer par l'atrophie de l'œil, sous l'influence d'un traitement antiphlogistique, aidé de l'emploi des mercuriaux et d'un régime peu nourrissant. C'est une opinion qui ne me paraît nullement appuyée de faits authentiques. Comment se ferait-il que pour l'œil, par une exception toute spéciale, l'encéphaloïde montrât cette rare bénignité ? Il me semblerait plus rationnel de croire alors à une erreur de diagnostic qu'à une exception à la règle générale, et je me fonde sur ce motif que j'ai vu assez souvent, et notamment dans cinq cas, l'ophthalmie interne se terminer par une suppuration profonde paraissant s'être établie entre la choroïde et la rétine, ou entre cette dernière membrane et l'hyaloïde, et produisant presque tous les caractères matériels de l'encéphaloïde de la rétine. J'ai fait voir à quelques ophthalmologistes ces faits curieux, et tous ont cru à l'encéphaloïde de la rétine au début. Les yeux atteints de cette suppuration profonde, qu'on pourrait appeler *hypopion postérieur*, se sont atrophiés en partie dans la suite. Je dois ajouter que, comme les autres médecins, j'aurais cru à l'encéphaloïde, si je n'avais pas assisté, pour ainsi dire, à l'apparition de la maladie. Une de ces observations est fort curieuse, et c'est elle qui m'a rendu explicable ce que je n'avais pas compris d'abord dans les autres : un enfant, dont les parents habitent la campagne, m'est amené à ma clinique, pour un coup de fourchette qu'il avait reçu la veille dans l'œil gauche. L'inflammation est nulle pendant quelques jours, la vision s'exerce, l'enfant voit seulement un peu trouble. Les milieux de l'œil sont parfaitement transparents. La blessure, longue d'un demi-centimètre, et placée sur la sclérotique en bas et en dehors, laisse voir une petite hernie du corps vitré, que je touche le cinquième jour avec un crayon de nitrate d'argent. Le lendemain inflammation interne de l'œil, irido-capsulite, rougeur modérée; et les jours suivants, je constate dans la pupille de légères fausses membranes qui se résorbent sous l'influence d'un traitement antiphlogistique énergique. Alors, apparition au fond de l'organe d'une plaque jaunâtre, un peu convexe, en tous points semblable à l'encéphaloïde au début, sauf qu'on n'y découvre point de vaisseaux. La plaque s'étend de plus en plus, et après trois jours enveloppe complétement le corps vitré en arrière. Cet état persiste deux mois, et c'est alors que j'envoie le petit malade à quelques ophthalmologistes qui, prenant l'affection pour l'encéphaloïde de la rétine, veulent, les uns qu'on ne fasse rien, le fongus étant trop avancé, les autres qu'on enlève l'œil aussitôt. Trois ou quatre mois après, l'œil était un peu mou; un an plus tard, il était atrophié complétement. La plaque jaunâtre du fond de l'œil était devenue blanche, et avait pris tous les caractères extérieurs d'une fausse membrane.

Ce fait et les autres cas semblables que j'ai observés ne me permettent pas de croire que l'atrophie soit une des terminaisons de l'encéphaloïde de la rétine, et j'ajoute que lors même qu'on aurait constaté sur un œil atteint du fongus une résistance moindre qu'à l'état normal, il serait peu raisonnable de compter sur une atrophie prochaine; car cette apparente terminaison pourrait très bien n'être due qu'à la résorption du corps vitré ramolli par la compression, comme cela est arrivé dans le cas suivant : Un homme se présenta à ma clinique avec un encéphaloïde de l'œil gauche à la première période; la tumeur s'était avancée très près de l'iris; on voyait des oscillations de la matière encéphaloïde et du corps vitré; mais l'œil était mou, et les quatre muscles droits se dessinaient par un léger sillon sur la sclérotique. Le corps vitré, ramolli par la tumeur dont le développement s'était arrêté pendant quelque temps, disparut par résorption; mais bientôt la tumeur recommença à s'avancer vers la pupille, et l'œil reprit son volume primitif, qu'il dépassa dans la suite. N'est-il pas permis de croire, d'après cette observation, que les prétendues atrophies de l'œil, obtenues par un traitement d'ailleurs bien dirigé, ne sont en définitive que des cas dans lesquels il y avait tout simplement une suppuration profonde entre la rétine ou la choroïde, ou bien entre la rétine et le corps vitré? D'ailleurs, après avoir détruit l'hyaloïde par la compression, la tumeur ne peut-elle pas s'arrêter quelque temps dans son développement? Quelle que soit l'époque depuis laquelle le mal n'a plus fait de progrès, qui peut le dire complétement guéri? Ne sait-on pas que l'encéphaloïde au début demeure quelquefois stationnaire pendant plusieurs années? A quel degré enfin les yeux dont on parle étaient-ils atrophiés?

TRAITEMENT. — Il consiste dans l'enlèvement de l'œil, dès le début de la maladie s'il se peut. Lorsqu'on opère trop tard, le mal se reproduit d'ordinaire avec une effrayante rapidité. De même que les autres observateurs, j'ai vu toujours l'encéphaloïde repulluler, chaque fois qu'on l'avait extirpé alors qu'il remplissait déjà la chambre postérieure; une seule fois j'ai été à même d'attaquer cette maladie au début, et, deux ans après, l'homme âgé de quarante ans qui fait le sujet de cette observation, n'offrait aucune apparence de récidive; j'ignore ce qu'il est devenu depuis. Lorsqu'on a décidé que l'œil doit être enlevé, on pratique l'opération que nous décrirons ailleurs (voyez *Cancer de l'œil*).

<h2 style="text-align:center">ARTICLE VII.</h2>

Hydropisie sous-rétinienne.

Cette maladie est peu commune, cependant j'en ai vu bon nombre de cas. Elle est constituée par un liquide très fluide placé entre la rétine et la choroïde, et le plus souvent jaunâtre ou brunâtre, comme du chocolat léger. Assez fréquemment elle est consécutive de la choroïdite, ou de l'inflammation de la membrane de l'humeur aqueuse; cependant, plusieurs fois je l'ai vue se montrer sans qu'aucune inflammation apparente ait précédé. Quelquefois elle est congéniale, ainsi que le prouve une observation rapportée par M. d'Ammon (1).

SYMPTÔMES ANATOMIQUES. — On voit au fond de l'œil une opacité jaunâtre, occupant le plan le plus reculé de la coque oculaire, et présentant des lignes ou stries semblables à des plis, et placées ordinairement dans le sens transversal. Ces stries s'avancent vers la face postérieure du cristallin, lorsque le liquide épanché augmente de volume, et restent au contraire fort près du fond de l'œil, lorsque ce liquide est en petite quantité. L'opacité, constituée évidemment par la rétine, que pousse en avant le liquide épanché dans la membrane de Jacob, présente, toutes les fois que le globe change de place, une

_____
(1) D'Ammon, *loco citato*, pl. XIX, fig. 16.

sorte de fluctuation ou de flottement remarquable, indiquant d'une manière évidente les mouvements imprimés aux liquides. Dans quelques cas où la compression, exercée d'arrière en avant par la tumeur, a ramolli le corps vitré, l'oscillation se communique à l'iris, comme cela s'observe dans le synchisis ordinaire. Chaque pli plus brillant que le reste de l'opacité correspond à un sillon, et l'on voit la portion de rétine placée entre deux plis présenter une concavité variable. Il n'est pas rare de voir, sur un des points de la tache, une partie enfoncée et noire, parcourue de quelques vaisseaux ; ce signe indique que dans cet endroit la rétine ne s'est point encore décollée. L'opacité siège le plus ordinairement dans un point assez rapproché de la partie la plus déclive du globe. J'ai su par les réponses de quelques malades que j'ai interrogés, qu'ils se couchaient habituellement du côté où l'opacité se trouvait être le plus marquée. Il est bon d'ajouter cependant que les stries rétiniennes, qui sont loin d'être toujours transversales et offrent quelquefois une obliquité marquée, ont été observées aussi dans un autre endroit, assez élevé par rapport au plan inférieur du globe. Lorsque la maladie fait des progrès, c'est-à-dire lorsque l'hydropisie augmente, les plis deviennent très larges et plus rares, et on les voit trembloter dans tous les sens derrière la lentille, qui le plus ordinairement demeure transparente.

L'hydropisie sous-rétinienne s'observe quelquefois, ainsi que je l'ai dit plus haut, après la choroïdite. Je l'ai vue plus souvent après cette inflammation de toutes les séreuses du globe, qui accompagne si souvent celle de la membrane de l'humeur aqueuse. Les symptômes suivent dans ce cas une marche remarquable ; la cornée présente une teinte trouble et verdâtre ; l'iris est décoloré ; une fumée vague est répandue dans la pupille ; la capsule s'enflamme très lentement, et bientôt des adhérences s'établissent entre cette membrane et l'iris ; enfin la séreuse de Jacob offre à son tour les symptômes d'une phlogose caractérisée par l'hydropisie sous-rétinienne que nous venons de décrire. Alors l'ensemble du globe est injecté, mais la rougeur est peu marquée.

Symptômes physiologiques. — La rougeur et la douleur étant ordinairement assez faibles dans cette maladie, il en résulte qu'on la prend pour une amaurose plus ou moins complète. La vision est en effet abolie ou notablement diminuée ; souvent les malades sont atteints d'hémiopie latérale. La cécité devient complète lorsque toute la rétine est décollée, ou lorsque à la suite de l'inflammation des séreuses la pupille s'est complétement oblitérée. Au début, de même que dans la cataracte, les malades n'accusent qu'une sorte de légère décoloration des objets.

TERMINAISONS. — Quand le liquide est très abondant, il produit le synchisis ou ramollissement du corps vitré, la disparition des deux chambres et d'autres phénomènes de compression. Si au contraire le liquide se résorbe, les plis de la rétine deviennent plus nombreux, diminuent en largeur, et s'appliquent exactement contre la face profonde de la choroïde. Alors, surtout lorsque l'inflammation a été très forte, l'opacité tremblotante est remplacée par une tache fixe, saillante, bosselée, d'ordinaire jaunâtre, mais de teinte inégale, qui est constituée, comme dans quelques cas de rétinite chronique, par des dépôts fibro-albumineux organisés. Un enfant de douze ans, que j'ai observé avec M. Malgaigne, a présenté ces phénomènes, qu'on ne peut plus constater depuis que la pupille s'est fermée, à la suite d'une inflammation très forte de l'iris et de la capsule.

TRAITEMENT. — Il est essentiellement antiphlogistique. Si la maladie est consécutive d'une choroïdite, c'est le traitement de cette maladie qui est d'abord indiqué (voyez *Choroïdite*, p. 672). Si elle se montre à la suite de l'inflammation des séreuses de l'œil, on suit les indications que nous avons posées au traitement de l'*Aquo-capsulitis* (voyez p. 369), et à celui de la *Capsulite* (voyez p. 485). Lorsque l'hydropisie est considérable, qu'elle s'accompagne de douleurs, et qu'on a à craindre le décollement de toute la rétine, on suit la pratique de Ware, qui consiste à faire une ponction dans la sclérotique. Notre couteau à paracentèse nous semble parfaitement convenir dans ce cas. On traverse la fibreuse, le plus loin possible en arrière du cristallin, pour ne point blesser la capsule, et l'on voit aussitôt s'écouler par la cannelure de l'instrument un liquide de couleur chocolat, ordinairement assez abondant (voyez *Paracentèse de l'œil*). Dans tous les cas, l'œil demeure amaurotique.

ARTICLE VIII.

Ossification de la rétine.

Les observations d'ossification de la rétine ne sont pas très rares aujourd'hui. Scarpa, Morgagni, Haller, Morand, Panizza, MM. Cloquet, Rognetta, Rousseau, Alph. Sanson et Magendie, en rapportent des exemples. C'est toujours sur des yeux privés de la vue depuis un temps considérable qu'on rencontre cette maladie. La plupart de ceux qui l'ont observée se sont demandé si la matière osseuse ou calcaire existe dans la rétine, proprement dite, ou si elle n'est point déposée plutôt dans la membrane de Jacob. C'est une question encore indécise aujourd'hui. Quoi qu'il en soit, le diagnostic de cette affection est impossible, et ce n'est que par la dissection qu'on peut la reconnaître. L'ossification a toujours la forme d'une petite cupule.

ARTICLE IX.

Amaurose (1).

DÉFINITION. — Sous le nom d'*amaurose* ou *goutte sereine*, on désigne, dans l'état actuel de la science, un affaiblissement notable ou l'abolition complète de la vue, avec intégrité de la transparence des milieux réfringents de l'œil. C'est un état morbide qu'on doit rattacher à une lésion quelconque de l'appareil optique, et dont la cause est directe, ou plus ou moins éloignée.

ÉTIOLOGIE. — Un grand nombre de causes produisent l'amaurose. Nous en admettons de deux ordres : dans le premier, nous classerons les causes que nous nommerons *directes*, c'est-à-dire celles qui agissent sur l'appareil optique ; dans le second, nous rangerons les causes *indirectes*, c'est-à-dire celles qui n'ont avec l'œil qu'un rapport plus ou moins éloigné.

CAUSES DIRECTES. — Elles comprennent les maladies de la rétine, du nerf optique, de l'encéphale (ou pour parler plus exactement de la portion intra-crânienne des nerfs optiques, depuis leur origine jusqu'aux trous optiques) et en général toutes celles du globe.

A. *Maladies de la rétine.* (*Amaurose rétinienne.*) — Elles sont très fréquemment une cause d'amaurose. En première ligne on doit admettre l'inflammation aiguë ou chronique de la rétine, qu'elle soit primitive ou qu'elle succède à la choroïdite, à l'iritis, etc. (voy. les *Causes*

(1) L'amaurose n'est pas une affection plus particulière à la rétine qu'à toute autre membrane, c'est le résultat d'une foule de maladies, aussi est-ce en quelque sorte malgré nous qu'elle trouve place dans ce chapitre, consacré à celles de la rétine. Si nous eussions suivi notre première inspiration, l'amaurose, qui, au point de vue de l'étymologie, n'est que la *privation de la vue*, se fût trouvée dans notre ouvrage partout et nulle part ; c'est-à-dire qu'aucun article particulier de ce livre, dans lequel les maladies de l'œil sont classées selon l'ordre anatomique, n'eût porté ce nom, mais qu'elle eut été notée en vingt endroits différents, comme la terminaison d'autant de maladies amenant chacune la perte de la vue. Seulement comment écrire un livre sur les maladies des yeux sans consacrer un article à l'amaurose ! cette omission qui eût été volontaire, et selon nous raisonnable, eût semblé une lacune, et nous n'avons pas voulu nous exposer à ce reproche, d'autant plus qu'un livre comme celui-ci est plutôt feuilleté que lu de suite, et que pour la facilité des recherches il pourra être plus commode au lecteur de trouver rassemblé en un seul chapitre tout ce qui concerne l'*amaurose*.

de la rétinite, pag. 687 et 690), la *paralysie* de cette membrane. Nous noterons aussi l'anévrisme de l'artère centrale Zinn, Guthrie), ou l'oblitération de ce vaisseau (d'Ammon); l'*Apoplexie* (voy. pag. 702), dans laquelle des épanchements de sang, plus ou moins nombreux, compriment la rétine et la désorganisent; l'*hydropisie sous-rétinienne* (voyez pag. 710), qui produit le décollement de la membrane, et détermine quelquefois la formation de larges fausses membranes dans le fond de l'œil; l'*Encéphaloïde* (voyez page 704), qui prenant son point de départ dans la rétine, envahit bientôt le globe tout entier; puis le *ramollissement*, l'*atrophie*, l'*hypertrophie*, l'*induration*, l'*ossification* (Scarpa, Morgagni, Haller, J. Cloquet, d'Ammon, Panizza, Rognetta), affections toujours consécutives d'inflammations profondes du globe, et en particulier de celles de la membrane qui nous occupe; enfin la *mélanose*, les *névrômes*, certaines *vésicules* transparentes; les *plaies*, la *commotion* à la suite de coups, et la *déchirure*.

B. *Maladies du nerf optique*. (*Amaurose optique*.) — Ces affections ne peuvent être reconnues que par l'examen nécroscopique; nous allons signaler les principales. Les *plaies* du nerf optique sont assez fréquentes; le docteur Loureiro, de Lisbonne, en a publié un cas, qu'il a observé à ma clinique. La blessure avait été produite par un stylet en forme d'alène, qui avait traversé le globe d'avant en arrière; M. Rognetta cite un fait en tous points semblable. On en trouve un autre dans l'excellent ouvrage de M. Mackenzie. L'*inflammation*, le *ramollissement* (Abercrombie, Martinet, Descot, d'Ammon) et l'*ulcération* (Botal, Buchwald, Gallereux, M. Lelut), la *friabilité* (Birominger, Bonnet), l'*atrophie* (Descot, Calmeil, Rostan, et avant eux Vésale, Morgagni, Santorini, Cheselden), l'*épaississement du névrilème* (d'Ammon), doivent trouver leur place ici comme causes d'amaurose.

Nous noterons aussi la *compression* qui est très fréquente, et coïncide le plus ordinairement avec l'apparence normale de l'œil, lequel conserve alors sa forme et sa transparence. L'anévrisme de l'artère centrale de la rétine peut produire ce résultat; il en est de même de celui par anastomose de l'orbite.

Les *tumeurs de toutes sortes* siégeant dans l'orbite compriment le cordon nerveux, en anéantissent les fonctions et deviennent ainsi une cause de goutte sereine; parmi ces tumeurs doivent figurer les exostoses de l'orbite; les productions fibreuses, sarcomateuses, cancéreuses; les kystes (Wardrop, Travers), et en particulier les tumeurs adhérentes aux enveloppes du nerf optique, ou renfermées dans ces enveloppes mêmes. Les pierres et les kystes qu'on voit sur la gaîne du nerf (Bonnet) prennent place ici. L'hydropisie de cette même gaîne (Morgagni), ainsi que les hydatides qu'on y a trouvées (Wardrop), doit être aussi notée.

Les *corps étrangers* séjournant depuis longtemps dans l'orbite ont également produit l'amaurose.

C. *Maladies du cerveau.* (*Amaurose cérébrale.*) — Des tumeurs de diverses natures siégeant dans cet organe doivent être signalées comme des causes d'amaurose. Tels sont les abcès (Baillou, Becket, Lapeyronie et d'autres) ; les *tubercules* dans les couches optiques (Lelut) ; les kystes à parois fibreuses ou osseuses (Sanson) ; les squirrhes et les stéatômes ; les fongus hématodes, l'hypertrophie de la glande pinéale. D'autres maladies comme l'hydrocéphale, l'induration, l'atrophie, l'inflammation du cerveau et de ses membranes, les blessures avec fracture de l'orbite, les esquilles (Anderson), les tumeurs de toute nature de la dure-mère, les exostoses du crâne, l'apoplexie par hémorrhagie, l'anévrisme des artères de l'encéphale, etc., figurent de même parmi les causes de l'amaurose. Dans la plupart de ces maladies il y a compression, inflammation, ulcération, ramollissement ou atrophie des nerfs optiques dans leur trajet ou à leur origine. Il arrive quelquefois que le nerf optique droit étant atrophié, l'œil gauche perd la faculté de voir, et réciproquement ; cette observation a été faite bon nombre de fois. On explique ce fait par l'entre-croisement partiel des deux nerfs optiques (Sœmmering, Portal, Richerand, Duméril, Magendie).

D. *Maladies du globe en général.* — Le glaucôme, l'ophthalmie interne chronique, la choroïdite, le cancer, l'hydrophthalmie, sont des causes d'amaurose, si l'on entend par amaurose la privation de la vue ; mais si nous nous en tenions rigoureusement à la définition que nous avons donnée de ce mot, nous devrions les écarter, puisque dans ces maladies la transparence des milieux réfringents est altérée. Les taches larges et profondes de la cornée, les staphylômes opaques seraient également rejetés de cette liste, si l'on ne considérait que l'opacité en elle-même ; mais comme dans la plupart de ces affections la rétine enflammée a perdu sa vitalité, et qu'ainsi la vue s'est perdue indépendamment de l'opacité, il en résulte qu'en définitive toutes ces causes peuvent à la rigueur trouver place ici.

CAUSES INDIRECTES. — De même que pour les causes directes, je me bornerai à une simple énumération. L'hérédité a été observée dans certaines familles, dont tous les membres perdent la vue, à une même époque de la vie (Beer, *Amaurose héréditaire*). La couleur noire des iris a été aussi notée. La grossesse, la pléthore, la suppression de l'épistaxis, des règles, des hémorrhoïdes ou d'un cautère ; la guérison d'ulcères aux jambes, la disparition subite d'une maladie de la peau, la diminution rapide d'une sécrétion, telle que la sueur ou le lait, sont considérées comme autant de circonstances pouvant contribuer au développement de la goutte sereine.

L'exposition des yeux à une vive lumière ou à une grande chaleur; l'habitude de travailler sur de petits objets, surtout le soir; l'action de regarder le soleil, ne fût-ce qu'un seul instant; l'abus de lunettes trop fortes, ont suffi dans certains cas pour anéantir l'action de la rétine; le travail sur des objets rapprochés et petits est une cause fréquente d'amaurose chez les presbytes, et chez toutes les personnes disposées aux congestions de la tête. Une violente colère, une vive émotion, triste ou gaie; l'abus des excitants, surtout du vin, des spiritueux et du café; l'usage du quassia amara et des autres amers, comme, par exemple, le café de chicorée; l'habitude de se nourrir de riz, ont été notés comme causes d'amaurose. L'amaurose survient encore sous l'influence de certaines maladies générales; je l'ai vue succéder à la rougeole, à la scarlatine, et surtout à la fièvre typhoïde. L'emploi de certains médicaments excitants peut contribuer à la déterminer. J'ai observé plusieurs personnes devenues amaurotiques après avoir pris d'énormes doses de sulfate de quinine, pour se débarrasser d'une fièvre intermittente.

L'inflammation des intestins, la présence de vers (*amaurose vermineuse*), la colique de plomb (*amaurose saturnine*), l'abus du mercure (*amaurose mercurielle*), une maladie de la moelle épinière, les coups portés sur la colonne vertébrale (*amaurose spinale*), ont été aussi indiqués.

A ces causes il convient d'ajouter les suivantes : le séjour prolongé dans l'obscurité, la présence d'une cataracte depuis un grand nombre d'années, etc. L'abus des narcotiques à l'intérieur, l'application sur l'œil, de la belladone et d'autres substances vénéneuses du même ordre, comme le tabac, ont produit l'amaurose tantôt rapidement, tantôt avec une extrême lenteur. Toutes les causes d'épuisement, telles que les pertes séminales, l'abus du coït, la masturbation, la diarrhée et la leucorrhée chronique, l'allaitement, une mauvaise nourriture ou l'insuffisance prolongée des aliments, la chlorose (*amaurose chlorotique*), les saignées répétées, le chagrin, l'hypochondrie, se sont compliqués de l'affection qui nous occupe. Ajoutons enfin que les coups sur le sourcil et les blessures de la cinquième paire (*amaurose traumatique*) sont considérés, à juste titre, comme cause exceptionnelle et éloignée de l'amaurose.

SYMPTÔMES ANATOMIQUES. — Ainsi que nous l'avons dit ailleurs (voy. *Ophthalmoscopie*, pag. 1re), le malade amaurotique a un aspect

tout particulier : il tient la tête haute, presque renversée en arrière ;
il y a quelque chose d'hébété dans son regard louche, vague et invariablement dirigé vers le ciel. Lorsque son attention est éveillée, ses
paupières sont agitées de mouvements rapides ; s'il est paisible, elles
sont au contraire tenues abaissées et immobiles. Sa démarche est sautillante, incertaine ; il ne traîne pas les pieds comme le cataracté, il les
lève haut à chaque pas, de manière à passer par-dessus les petits objets
qui pourraient se trouver sur son chemin. Mais ce sont là des caractères grossiers, qui cèdent le pas à ceux que fait découvrir l'examen
direct de l'organe malade.

Les yeux seront examinés isolément, l'un des deux sera tenu fermé
pendant qu'on étudiera l'autre, la pupille de l'œil sain pouvant faire
jouer par synergie celle du côté malade. Le volume, la couleur, la
forme, la consistance, la position relative, seront observés avec soin,
de même que la vascularisation.

Le symptôme qui offre le plus de valeur est, sans contredit, celui que
fournit l'état de la pupille. Quand l'amaurose est confirmée et ancienne,
cette ouverture est largement dilatée, immobile et déformée (je
rappelle qu'il en est de même dans le mydriasis, affection dans laquelle
la vision n'est pas abolie ni même grandement altérée, voy. *Mydriasis*,
pag. 404). Dans quelques cas particuliers, au contraire, elle est régulière et excessivement étroite (*Myosis*, voy. pag. 408). Si l'amaurose
est commençante, la pupille de l'œil malade offre un peu moins de mobilité et de régularité et un peu plus de dilatation que celle du côté
sain. Dans bon nombre d'amauroses anciennes et complètes, alors
qu'il n'y avait plus aucune perception de la lumière, j'ai vu l'iris
mobile comme à l'état normal. La plupart du temps la chambre antérieure existe, pourtant quelquefois elle a diminué de capacité, ou même
a disparu complétement. Ce dernier symptôme s'observe après la congestion chronique des membranes oculaires, et surtout après la choroïdite. La pupille est le plus ordinairement d'un beau noir ; cependant,
assez souvent, surtout chez les individus déjà avancés en âge, elle
présente des reflets verdâtres, brillants ou ternes, qu'il ne faut point
confondre avec ceux du glaucôme, maladie qui n'a aucune ressemblance avec l'amaurose simple, au point de vue objectif. Cette couleur particulière est due au passage de la lumière à travers le cristallin,
la lentille et l'humeur vitrée, qui prennent, chez certaines personnes,
une remarquable teinte jaune ambré. Lorsque l'affection est congéniale, les globes sont agités de mouvements oscillatoires dans le sens
latéral (*Nystagmus*).

L'iris, le plus ordinairement, n'offre rien d'anomal dans l'amaurose
simple ; cependant lorsqu'on l'observe de près, on remarque à sa sur-

face, à la réunion du petit cercle avec le grand, une légère saillie d'un millimètre à un millimètre et demi de large, formant un anneau plus ou moins complet, qui entoure le petit cercle iridien et la pupille. Ce signe, qui, je crois, n'a été noté par personne, apparaît au début de l'affection, alors qu'il n'y a encore qu'une simple amblyopie, et ne me paraît pas devoir être négligé. Dans l'amaurose compliquée, l'iris peut être singulièrement déformé et décoloré ; dans celle qui succède à l'iritis, par exemple, il a perdu ses couleurs normales, et présente toutes les altérations que nous avons indiquées aux terminaisons de l'iritis proprement dit. Il en est de même dans l'amaurose compliquée de glaucôme : l'iris est alors rétracté, décoloré, marqué de taches vineuses ou grisâtres. Les autres membranes de l'œil peuvent être saines, ou présenter les altérations que nous avons décrites, lorsque nous nous sommes occupés des maladies dont elles sont le siége.

Quand l'amaurose frappe un œil, et que l'autre demeure sain, il survient un degré variable de *strabisme*. Il n'est point nécessaire pour cela que la vision soit complétement éteinte dans l'œil malade ; il suffit qu'elle soit affaiblie. C'est là un symptôme de second ordre qui doit être noté à cause de sa fréquence. Chez quelques amblyopiques (amaurotiques au premier degré), le défaut de convergence des yeux n'est point permanent ; il suffit d'un peu d'attention ou de volonté de leur part, pour que le redressement de l'œil se fasse à l'instant même ; mais la déviation de l'œil faible augmente en même temps que l'abaissement de la vision. Ce strabisme est probablement le résultat de la gène que l'œil malade apporte à l'accomplissement de cette fonction ; on le voit survenir chez quelques cataractés, dont la vue est moins altérée d'un côté que de l'autre. Lorsque l'amaurose guérit, le strabisme disparaît complétement ; même chose s'observe dans les cas de cataractes préalablement compliquées de déviation, et opérées avec succès.

SYMPTÔMES PHYSIOLOGIQUES. — Lorsque l'amaurose marche lentement, le malade commence par accuser une sorte de faiblesse de la vue, qu'on a nommée *Amblyopie :* tantôt il lui semble qu'un brouillard léger, ordinairement grisâtre, qui s'interpose quelquefois entre son œil et l'objet qu'il regarde, suit l'œil dans tous ses mouvements, et s'étend en devenant plus opaque lorsque la nuit est arrivée ; tantôt il voit des mouches volantes de différentes couleurs, et le plus souvent foncées ou tout à fait noires (*Myodopsie*), qui disparaissent au contraire lorsque le jour commence à baisser. Dans certains cas, ces corpuscules voltigeant dans l'air paraissent enchaînés les uns aux autres, sont de couleur brillante, et représentent de petits cercles transparents, dont le centre est noir; d'autres fois ce sont des plaques noires d'une grande largeur, ou des lignes qui par leur enlacement représentent des araignées de grosseur monstrueuse, des serpents, des animaux fantastiques, des myriades de vers de couleurs diverses, toutes visions qui semblent agitées de mouvements. Ces fantômes tourmentent singulièrement le malade, et réagissent fortement sur son imagination; ils apparaissent surtout à la lumière naturelle quand elle est très vive, et, comme nous venons de le dire, disparaissent tout à fait le soir, chez la plupart de ceux qui en sont poursuivis. Assez souvent ils sont remplacés par des lumières, des éclairs, des zigzags de feu, des fusées qui tourmentent les malades nuit et jour, alors même qu'ils tiennent les yeux fermés. Ces spectres lumineux reparaissent quelquefois d'emblée, sans avoir été même précédés de l'abaissement de la vision; pendant un temps indéfini, ils se montrent, puis disparaissent pour se montrer encore; on les retrouve chez des amaurotiques incurables depuis longtemps. En général, cependant, on ne les observe que dans la goutte sereine incomplète, ou encore assez récente. Ce symptôme présente d'autant plus de gravité que les taches ou filaments voltigeants sont plus nombreux et moins mobiles, ou que les éclairs, surtout lorsqu'ils ont été précédés de l'apparition de taches opaques et fixes, sont plus fréquemment répétés. Pourtant on n'oubliera pas que certaines personnes nerveuses, ou atteintes d'une congestion légère de la choroïde, voient très fréquemment des mouches volantes, sous certaines influences accidentelles, et cela pendant des années, sans que leur vision en subisse la moindre altération. Il résulte de là que dans l'amaurose la vision de mouches et d'éclairs n'est qu'un signe relatif, qui doit nécessairement se grouper avec d'autres, tant anatomiques que physiologiques, pour prendre une valeur réelle au point de vue du diagnostic.

Lorsque l'amaurose marche rapidement, les phénomènes que nous venons d'indiquer n'existent pas : la vision s'éteint tout à coup chez les uns, et peu à peu, en s'affaiblissant graduellement, chez les autres. Le plus souvent il existe en même temps chez les premiers des signes évidents d'une congestion de l'encéphale; tandis que chez les autres rien n'explique l'apparition de la maladie, sinon une cause plus ou moins éloignée.

Un autre ordre de signes physiologiques indique l'amaurose, c'est la disparition partielle de la vision, dans le sens latéral chez les uns (*visus lateralis*), dans la moitié inférieure ou supérieure des objets chez les autres (*hémiopie*); c'est l'abolition plus ou moins complète de la vue, pendant la nuit (*héméralopie*) ou pendant le jour (*nyctalopie*); c'est enfin une multitude de phénomènes, dans lesquels les objets sont défigurés, obscurcis, colorés ou décolorés, etc., etc.

La myopie (par myopie nous entendons ici la diminution de la portée de la vue, le raccourcissement du foyer, avec trouble plus ou moins grand) est très souvent un signe d'amaurose commençante; on peut alors la rattacher à deux causes : la congestion générale de l'œil ou une diminution dans la faculté de perception de la rétine. Dans le premier cas, en effet, lorsqu'une congestion de l'œil existe depuis longtemps, l'organe est plus volumineux, plus tendu, sa forme varie nécessairement, et la sécrétion de l'humeur aqueuse augmentant, la réfraction devient plus puissante; dans le second, la rétine ne peut plus être impressionnée, à moins qu'une grande quantité de cônes lumineux ne traversent la pupille. On conçoit que ces deux causes de raccourcissement de la vue peuvent être réunies dans certaines amauroses.

Symptômes généraux. — Cet ordre de symptômes se rattache à l'étude de la cause qui a produit l'affection. On constatera dans quelques cas la congestion chronique ou aiguë de l'encéphale, l'inflammation de cet organe, les maladies de la moelle épinière, celles des intestins, du cœur, etc., etc. L'amaurose peut aussi s'accompagner de phénomènes de débilitation, dont il conviendra de rechercher la cause, à laquelle se lie très souvent la maladie de l'œil, ainsi que nous l'avons dit plus haut dans l'étiologie.

Classification de l'amaurose. — Cet exposé rapide des causes et des symptômes de l'amaurose permet d'établir des différences dans la nature de cette maladie, distinction utile au praticien surtout pour l'application du traitement. Les causes sont de deux ordres : les unes *excitantes*, les autres *débilitantes*. De là deux variétés principales : l'amaurose *sthénique* et l'amaurose *asthénique*, que nous diviserons chacune en deux degrés. De là aussi un traitement en rapport avec la nature de chacune de ces variétés, c'est-à-dire *débilitant* ou *excitant*. Nous étudierons plus loin ces deux sortes d'amauroses, dans lesquelles, nous le répétons, on peut faire rentrer, au point de vue thérapeutique, le seul vraiment utile au praticien, toutes les subdivisions admises par un grand nombre d'auteurs.

Marche. — Durée. — La marche de l'amaurose ne présente rien de régulier. Dans quelques cas, assez rares, du reste, elle survient tout à coup, à ce point qu'un malade qui s'est couché bien portant, se réveille aveugle le lendemain. Le plus souvent la marche de la maladie est lente, insidieuse; la vision éprouve, en bien ou en mal, des oscillations remarquables, pendant un temps aussi long qu'indéterminé; les symptômes augmentent ainsi d'une manière insensible, et ce n'est que par une progression insaisissable que la cécité devient complète.

Telle amaurose, brusquement survenue, disparaîtra en peu de temps, bien qu'elle ait été complète ; tandis que telle autre, dont les symptômes se seront succédé lentement, demeurera au même degré, sans se compléter ni se guérir, pendant toute la vie du malade. Rien n'est plus incertain que la marche de l'amaurose considérée en général ; cependant dans quelques cas particuliers, où la cause a été bien reconnue, on peut d'avance assigner à peu près des époques aux diverses phases de la maladie. La durée, de même que la marche de l'amaurose, est quelquefois difficile à indiquer ; hâtons-nous de dire pourtant que le praticien doit conserver l'espoir de rendre la vue, dans le cas où la goutte sereine s'est développée rapidement ; tandis qu'au contraire il échouera le plus souvent, quand elle aura mis beaucoup de lenteur dans son développement.

PRONOSTIC. — Ce que nous venons de dire en parlant de la marche et de la durée de l'amaurose sert à établir le pronostic de cette maladie. Il doit être réservé, car le résultat des moyens thérapeutiques employés est toujours douteux. La principale chose à examiner pour l'établir, c'est la cause de la maladie, les complications qu'elle présente, la date de son origine, etc. On a guéri exceptionnellement quelques amauroses anciennes, regardées par plusieurs praticiens comme incurables ; mais ces faits rares ne doivent modifier en rien la gravité du pronostic.

DIAGNOSTIC DIFFÉRENTIEL. — On peut confondre l'amaurose avec plusieurs maladies, où la transparence des milieux réfringents est altérée, et entre autres avec la cataracte noire ou avec la cataracte pigmenteuse. Nous avons établi ailleurs les différences qui distinguent l'amaurose de ces deux maladies (voyez *Cataracte pigmenteuse*, pag. 527).

TRAITEMENT. — On comprend que les causes de l'amaurose étant très multipliées, il est impossible d'indiquer d'avance la route exacte à suivre. On ne pourra arriver à se la tracer à soi-même qu'en recherchant les causes du mal, et en classant l'affection dans l'une ou l'autre des deux grandes divisions que nous avons marquées, selon qu'elle est *sthénique* ou *asthénique*. Le traitement sera donc *débilitant* ou *excitant*. Nous reviendrons plus loin, avec plus de détails, sur ce point important, en parlant de chacune de ces amauroses en particulier.

AMAUROSE STHÉNIQUE.

Nous diviserons l'amaurose sthénique en deux degrés principaux : dans le premier, nous étudierons, sous la forme *aiguë* et sous la forme *chronique*, l'affection que quelques auteurs ont nommée *Amblyopie congestive ;* dans le second , nous étudierons , également sous ces deux formes , l'*Amaurose congestive* proprement dite.

Premier degré , ou *amblyopie congestive.*

Cette maladie , comme nous venons de le dire, apparaît sous deux formes distinctes : tantôt elle est *chronique*, et c'est le cas le plus commun ; tantôt elle est *aiguë*, et alors elle frappe subitement le malade sans qu'aucun signe précurseur ait révélé son imminence. Les symptômes anatomiques , aidés du commémoratif, différencient parfaitement bien ces deux variétés d'une même affection , et il n'est besoin que d'un peu d'habitude pour les reconnaître ; nous essaierons , en retraçant succinctement les principaux de ces caractères, d'établir la vérité de notre assertion. Quant aux symptômes physiologiques , nous verrons qu'étant les mêmes dans les deux cas, ils seraient ainsi loin de suffire pour former la base du diagnostic différentiel.

Cette distinction à établir entre les deux formes de la maladie nous paraît d'une importance extrême sous un triple point de vue , en ce sens que , d'une part, si le médecin se guide d'après la forme aiguë ou chronique, il peut dans presque tous les cas porter un pronostic certain ; que d'une autre, le traitement varie essentiellement selon la forme de la maladie, et qu'une erreur de diagnostic pourrait ainsi avoir les conséquences les plus funestes ; qu'enfin cette affection , attaquant un nombre considérable d'individus, est une de celles que le praticien est appelé à traiter presque journellement. Les littérateurs , les peintres, les graveurs, les bijoutiers, une multitude d'autres personnes y sont exposées. Les femmes, plus communément que les hommes, semblent être atteintes par la forme aiguë, bien qu'elles ne soient pas plus exemptes qu'eux de la forme chronique. Or, l'expérience prouve que de jeunes, filles, non encore ou mal réglées , ont perdu tout à coup la vue d'un œil ou même des deux, d'une manière tantôt complète, tantôt incomplète, et qu'un traitement bien dirigé la leur a fait recouvrer ; tandis que, dans d'autres cas , la temporisation et la timidité ont été suivies des résultats les plus malheureux. On voit aussi que des hommes de forte constitution sont devenus aveugles du jour au lendemain , sans cause souvent appréciable, et que l'attaque vigoureuse de la maladie par des saignées répétées, ou des moyens analogues, l'a fait complétement disparaître. Mais l'observation des faits pathologiques démontre de même que si un traitement énergique et rapide est de première et indispensable nécessité lorsque l'amblyopie congestive apparaît brusquement, il est extrêmement dangereux d'avoir recours à des émissions sanguines trop fortes lorsque la maladie a acquis peu à peu un haut degré de développement, et que l'abaissement très notable de la vision ou la cécité complète peut suivre immédiatement une large saignée faite d'une manière inopportune.

A. FORME AIGUE. — SYMPTÔMES ANATOMIQUES. — *Conjonctive.* — *Tissu cellulaire sous-conjonctival et sclérotique.* — On n'aperçoit aucuns vaisseaux anomaux dans ces parties.

Iris. — Il a sa couleur ordinaire, .et ne présente ni convexité ni concavité, en avant ni en arrière, quand la maladie a débuté par la forme aiguë. On ne voit point de saillie annulaire à l'endroit où elle existe dans la forme chronique. La membrane ne paraît pas froncée, cependant ses fibres convergentes sont mieux senties qu'avant la congestion.

Pupille. — Elle a souvent perdu toute espèce de mobilité, ou au moins ses mouvements sont singulièrement diminués en étendue et en vitesse. Dans quelques cas, au contraire, ils sont plus rapides que d'ordinaire. Cette ouverture offre, en général, un diamètre plus petit qu'à l'état normal; d'autres fois, cependant, elle est un peu plus dilatée : alors l'iris est saillant et convexe en avant, symptôme qui indique qu'une congestion lente et datant déjà de loin a préexisté; enfin, il est des cas dans lesquels elle présente un diamètre double de son diamètre normal, sans qu'il y ait pourtant aucune affection paralytique du ganglion ciliaire; alors la vision, lorsqu'elle est conservée, est prodigieusement allongée, comme dans la mydriase paralytique. La forme de la pupille est toujours tout à fait circulaire; il est rare que quelques angularités pathologiques aient changé cette forme. Il est bien entendu qu'il faut faire la part des angularités que pourrait avoir laissées un état chronique, dans le cas où l'affection aiguë serait entée sur une affection ancienne. Il faut tenir compte aussi des légères déformations congéniales, qui, si souvent, ne sont autre chose que des vestiges de la membrane pupillaire. (Comparez avec les articles *Congestion de la choroïde*, pag. 673, et *Congestion de la rétine*, pag. 688.)

SYMPTÔMES PHYSIOLOGIQUES ET COMMÉMORATIF. — Au moment où on y songe le moins, la vue subit tout à coup une diminution plus ou moins forte, et parfois très considérable, dans l'un des yeux, ou dans les deux à la fois. Le malade ne voit pas toujours des éclairs ni des corps flottants dans l'air. Quelques maux de tête légers, dans certains cas un peu d'embarras dans les idées, des bourdonnements d'oreille, précèdent et accompagnent fréquemment l'abaissement de la vue. Lorsqu'un œil a été frappé, il n'est pas rare que le malade ne s'aperçoive de cet accident que par une circonstance fortuite, et après un temps quelquefois très long, alors que la maladie est déjà devenue chronique. Le commémoratif est du plus haut intérêt, en ce sens qu'il donne au médecin la certitude que la maladie a brusquement envahi l'organe. Il serait dangereux de croire que la pâleur de la muqueuse oculaire prouvât l'absence d'un état congestif de la rétine. Il ne faut pas oublier, au contraire, que l'apoplexie frappe parfois cette membrane chez des individus très faibles, qui à plus forte raison peuvent être atteints d'une amblyopie congestive. L'anatomie pathologique a révélé dans plus d'un cas la présence de nombreux épanchements sanguins dans les rétines d'individus morts presque exsangues, et qui, durant les derniers temps de leur vie, joignaient à une anémie complète des symptômes évidents d'une congestion oculaire.

DURÉE. — TERMINAISONS. — Cette forme de l'affection qui nous occupe est ordinairement d'une durée assez courte. Le plus souvent les premières attaques disparaissent rapidement sous l'influence d'un traitement bien dirigé ; mais l'amblyopie finit presque toujours par passer à l'état chronique pour présenter alors des exacerbations fréquentes, surtout si les causes qui ont produit l'affection continuent à exister.

ÉTIOLOGIE. — La pléthore ; les travaux de cabinet ; ceux auxquels se livrent les horlogers, les bijoutiers, les peintres, les repasseuses de fin ; l'habitude de se tenir longtemps la tête penchée et immobile, surtout après le repas, pour fixer de petits objets, prédisposent singulièrement à cette affection. La disparition d'hémorrhoïdes fluentes ; la suppression d'une diarrhée habituelle ; une constipation opiniâtre ; certaines tumeurs du ventre ; quelques maladies du foie et de l'estomac ; l'hypertrophie du ventricule gauche du cœur ; une affection des valvules ; un obstacle quelconque à la circulation, etc., sont autant de causes qui concourent puissamment au développement de la maladie. Enfin, nous en avons rapporté encore d'autres très nombreuses, en faisant l'étiologie de l'amaurose en général, et il nous semble superflu de les répéter ici.

Il en est une pourtant qui, chez les femmes, mérite à un haut degré de fixer l'attention des médecins ; nous voulons parler du moment marqué par le passage souvent si pénible de l'enfance à la puberté, ou par celui de l'âge adulte à la vieillesse. Ce n'est pas seulement à l'époque où la menstruation s'établit et disparaît, que la femme est exposée à cette grave affection ; tous les dérangements qui viennent troubler cette fonction peuvent encore produire la maladie : aussi voit-on bon nombre de femmes aménorrhéiques, disménorrhéiques, ou enceintes, brusquement atteintes de congestions cérébro-oculaires.

B. FORME CHRONIQUE. — Elle est beaucoup plus fréquente que la forme aiguë.

SYMPTÔMES ANATOMIQUES. — *Conjonctive.* — *Tissu cellulaire sous-conjonctival et sclérotique.* — De gros vaisseaux sinueux, anastomosés le plus souvent en arcades, à un millimètre ou deux de la cornée, rampent dans ces parties, en tournant leur base vers le repli conjonctival. La couleur rouge brun, quelquefois un peu violacée, qu'ils présentent, est celle qu'on remarque toujours dans les cas de congestions anciennes de l'œil. Les plus superficiels, d'une couleur moins foncée, sont mobiles sous le doigt, et suivent les mouvements imprimés par celui-ci à la conjonctive, tandis que les profonds, ceux qui s'anastomosent en arcades, sont complétement immobiles. Ce symptôme anatomique est décrit plus en détail à l'article *Congestion de la choroïde*, pag. 673.

Iris. — Il a d'ordinaire sa couleur normale, mais il est plus ou moins bombé en avant. A la réunion du petit avec le grand cercle, à l'endroit où sont les arcades artérielles médianes, on aperçoit une élévation légère et annulaire, formée aux dépens des fibres iridiennes, qui se trouvent poussées en avant et comme froncées. Les fibres convergentes paraissent plus franchement accusées qu'à l'état normal.

Pupille. — Elle est infiniment moins mobile qu'à l'état normal, et n'est jamais largement dilatée, comme dans certaines amauroses anciennes et complètes. Son diamètre, quelquefois un peu plus petit qu'avant la maladie, est plus souvent un peu plus grand. Sa forme, le plus communément, n'est plus exactement circulaire; dans son pourtour, on remarque un ou deux petits angles, plus ou moins prononcés. Elle est, au reste, parfaitement noire.

SYMPTÔMES PHYSIOLOGIQUES. — COMMÉMORATIF. — Depuis un temps plus ou moins long, le malade présente des signes de congestion cérébrale (bourdonnements, tintements d'oreille, épistaxis, céphalalgie, etc.). Il voit souvent flotter dans l'air des corpuscules de diverses couleurs, les uns permanents, les autres accidentels. La vision a baissé d'une manière progressive. Dans le principe de la maladie, il lui était impossible, le matin au réveil, de travailler sur de petits objets. Chaque jour, chaque mois a amené, pour ainsi dire d'une manière insensible, un symptôme morbide de plus. La vision est plus ou moins abolie. Parfois il y a eu une ou plusieurs attaques d'amblyopie de forme aiguë.

DURÉE. — TERMINAISONS. — La durée de cette maladie est ordinairement très longue; dans les cas les plus heureux, il est rare que la malade guérisse complétement. Des améliorations surviennent de temps en temps, soit sous l'influence du traitement, soit par suite de la cessation des causes. Mais au moment où l'on y songe le moins, le mal reparaît tout à coup sous une forme subaiguë, puis revient à l'état chronique après quelque temps , et l'affection , après avoir passé au second degré , finit par prendre le caractère d'une amaurose asthénique plus ou moins complète.

Je me hâte d'ajouter pourtant que cette terminaison n'a lieu qu'à la suite d'exacerbations très fréquemment répétées , et après un temps , en général , fort long.

Deuxième degré. -- Amaurose congestive.

A. FORME AIGUE. — SYMPTÔMES ANATOMIQUES. — Conjonctive. —
Tissu cellulaire sous-conjonctival et sclérotique. — Le plus souvent on n'aperçoit point de vaisseaux anomaux dans ces parties; ce n'est qu'exceptionnellement , et lorsque la vision n'est pas complétement éteinte , que si l'on place le malade devant une fenêtre bien éclairée la sclérotique présente une injection composée de vaisseaux très fins. Le globe oculaire paraît alors brillant dans toute son étendue.

Iris. — Il conserve sa coloration normale dans la majorité des cas; cependant je l'ai vu d'une couleur gris verdâtre dans quelques amauroses congestives qui s'étaient développées subitement , et j'ai remarqué que cette teinte persistait longtemps après qu'un traitement énergique avait triomphé de la cécité. De même que dans la forme aiguë du premier degré , les fibres du diaphragme ne sont pas froncées , mais se dessinent , en général , par des saillies nettement accusées ; je dois dire pourtant que ce caractère , qui manque souvent, est loin d'avoir une valeur de premier ordre.

Pupille. —En général , elle a perdu tout à fait sa mobilité , même à la plus forte lumière. On peut conclure de là que la congestion porte plus particulièrement sur la rétine, et que cette membrane ne possède plus la faculté de percevoir l'impression de la lumière. Quelquefois , mais rarement, la mobilité de la pupille est conservée comme à l'état normal , circonstance qui semble prouver , ou que le nerf optique ne conduit plus au cerveau la sensation lumineuse reçue par la rétine , ou que le cerveau n'est plus habile à la percevoir. Dans le premier des trois cas , on aurait affaire à une amaurose congestive rétinienne ; et dans les deux autres , à une amaurose congestive optique ou cérébrale , ce qu'on ne peut point toujours distinguer. En général , la pupille est étroite dans les premiers moments où la maladie se montre. Cependant il est loin d'être rare de la trouver plus large qu'à l'état normal : elle l'est quelquefois du double. Des déformations sont aussi constatées quant à la régularité de l'ouverture , qui présente ordinairement des angles plus ou moins profonds.

SYMPTÔMES PHYSIOLOGIQUES. — COMMÉMORATIF. —Le malade perd

tout à coup la vue d'un œil ou des deux en même temps, au point qu'il ne peut apercevoir une bougie placée fort près de lui. Cela arrive assez souvent sans qu'aucun symptôme précurseur ait éveillé son attention ; quelques malades se rappellent seulement qu'ils ont éprouvé dans les yeux des douleurs assez vives, occasionnées surtout par la vue d'objets brillants (*amaurose rétinienne congestive*). D'autres fois, au contraire, des maux de tête violents, des tintements d'oreille, et tous les autres signes de congestion de l'encéphale, ont précédé la perte de la vue (*amaurose congestive cérébrale*) ; ces derniers symptômes constituent alors d'ordinaire tout le commémoratif. Hâtons-nous d'ajouter cependant que l'amaurose congestive aiguë frappe quelquefois des sujets atteints depuis longtemps de congestions des membranes internes, et particulièrement de la choroïde. Dans cette affection, la cause déterminante de la congestion de l'œil ou du cerveau sera recherchée avec le plus grand soin, parce qu'avant tout elle doit, s'il se peut, être éloignée.

Durée. — Terminaisons. — La durée de cette forme de l'amaurose congestive, parfois très courte, est d'autres fois très longue. J'ai vu la maladie disparaître spontanément dans quelques cas, tandis que dans d'autres elle a passé à l'état chronique, et s'est tranformée plus tard en une amaurose organique (*amaurose rétinienne*, *optique*, ou *cérébrale organique*) plus ou moins complète.

Étiologie. — Elle est la même que celle qui a déjà été indiquée au premier degré ; nous devons pourtant ajouter que les individus pléthoriques, dont la face est vivement injectée, y sont plus sujets que d'autres, surtout si leur état les oblige à une vie sédentaire, et qu'en même temps leur régime soit riche et excitant. Dans certains cas, des efforts pour soulever un fardeau ou pour toute autre cause ont subitement déterminé l'apparition de cette maladie, comme aussi l'action de regarder le soleil ou tout autre corps très brillant.

B. Forme chronique. — Symptômes anatomiques. — Nous les avons décrits en très grande partie, en nous occupant de la forme chronique du *premier degré* (*amblyopie congestive chronique*). L'amaurose congestive ne peut exister sous la forme chronique sans que toutes les membranes oculaires offrent à un haut degré des signes de congestion : *aussi la conjonctive*, *le tissu cellulaire sous-conjonctival et la sclérotique* présentent-ils les vaisseaux en arcades, de couleur rouge brun, que nous avons déjà signalés. C'est, en un mot, cette vascularisation qui distingue la congestion chronique du globe, et, en particulier, celle de la choroïde. Cependant ce caractère si important est moins marqué, surtout quand la congestion porte plus particulièrement sur le cerveau, et que l'œil n'est devenu malade que consécutivement.

Iris. — Il présente en avant une saillie d'autant plus grande, que les vaisseaux de la choroïde, plus gonflés, ont comprimé davantage les milieux de l'œil; mais si la sclérotique s'est laissé distendre, il n'est pas rare que la chambre antérieure ait conservé sa grandeur ordinaire, et que l'iris n'ait subi aucun déplacement. Dans tous les cas, l'élévation annulaire placée à la réunion du petit cercle avec le grand, est beaucoup plus marquée que dans la forme chronique du premier degré, et les fibres concentriques, fortement tendues, présentent entre elles des sillons profonds. L'iris a perdu sa couleur normale lorsque la maladie est déjà très ancienne; au contraire, il n'offre qu'une décoloration légère si l'affection ne date pas de fort loin.

Pupille. — Le plus souvent complétement immobile, elle offre dans certains cas une dilatation d'ordinaire moyenne, et quelquefois très grande. Elle est toujours irrégulière. En général, le fond de l'œil paraît noir; parfois pourtant il est légèrement trouble, et l'on y remarque une teinte verdâtre.

SYMPTÔMES PHYSIOLOGIQUES. — COMMÉMORATIF. — Le malade ne s'est jamais bien guéri des attaques plus ou moins répétées de l'amblyopie congestive dont il a déjà souffert, à la suite de congestions oculaires ou cérébro-oculaires. Il voit souvent des corpuscules permanents, prenant la forme de serpents, de zigzags, de cercles, de vers ou d'animaux bizarres. De temps en temps, ce sont des flammes, des fusées de diverses couleurs, qui semblent passer devant ses yeux, aussi bien le jour que la nuit : ce dernier symptôme est surtout fréquent lorsque la congestion cérébrale est forte. La vision a disparu au point que le malade ne peut plus se conduire; il a ce regard hébété, incertain, dont nous avons parlé plus haut. S'il lui reste encore quelque peu de vue, elle éprouve en bien et en mal des oscillations remarquables, qui finissent par faire place à une cécité égale et permanente. L'affection passe alors franchement à l'état asthénique.

DURÉE. — TERMINAISONS. — La durée de cette affection est très longue; rarement le malade éprouve une amélioration soutenue et marquée, plus rarement encore il guérit. L'abolition de la vision est d'autant plus rapide que la cause du mal est plus puissante, et qu'elle a été moins combattue. De même que dans le premier degré à l'état chronique, quand on a obtenu une légère amélioration, la maladie reparaît dès que le malade s'écarte du régime qui lui a été imposé. C'est alors qu'après des rechutes successives la vue s'éteint complétement, et que la maladie passe à l'état asthénique.

TRAITEMENT. — Les symptômes que nous avons décrits doivent y servir de base. Autant il faut de hardiesse et de promptitude dans la période aiguë, autant il est besoin de persévérance et de patience pour suivre la chronique dans toutes ses phases. L'observation démontre, en effet, que si dans le premier cas des saignées répétées à de courts intervalles font le plus souvent disparaître le mal, elles sont nuisibles, dangereuses même, dans le second, ainsi que l'attestent les cas nombreux où la phlébotomie trop largement pratiquée, et dans un temps inopportun, a été suivie d'une cécité complète et incurable.

Traitement du premier degré. — Amblyopie congestive. — Forme aiguë. — L'affaiblissement de la vue, avons-nous dit, peut être brusquement porté fort loin. La cause en doit être d'abord recherchée, et, si faire se peut, éloignée. Le temps depuis lequel l'accident est survenu est un point pratique du plus haut intérêt. Nous avons vu, dans bien des cas, une guérison radicale suivre un traitement commencé le 5e, le 7e, le 10e et même le 14e jour. Il est à remarquer, cependant, que l'amélioration s'est toujours fait attendre en proportion du temps écoulé. Dans quelques cas où l'affaiblissement d'un œil ou des deux yeux datait de plus de vingt jours, aucune amélioration n'a pu être obtenue.

Nous l'avons dit plus haut, la saignée, largement pratiquée aussitôt que l'affection est reconnue, est pour nous le principal remède. On la répètera si, après la douzième ou la quinzième heure, il n'y a que peu ou point de progrès, et l'on aidera à son effet par l'application de sangsues nombreuses, soit en avant de l'oreille, soit aux apophyses mastoïdes, soit sur le trajet des jugulaires. La saignée de la pituitaire, au moyen des sangsues ou du scarificateur, trouvera également place ici. À l'intérieur, on prescrira de nombreux purgatifs, en ayant soin de commencer par un lavement, dans le but de débarrasser promptement le rectum, surtout si la constipation date de quelques jours ou est habituelle. Des applications d'eau glacée seraient faites d'une manière continue sur la tête, si le malade était tourmenté d'une céphalalgie opiniâtre, ou d'autres symptômes qui fissent craindre une affection de l'encéphale ou de ses enveloppes. Des pédiluves irritants, des sinapismes promenés sur les extrémités inférieures, des ventouses Junod, ou, à leur défaut, de simples ventouses sèches, pourront être d'un grand secours. La saignée du pied ne m'a jamais paru dans ce cas d'une efficacité réelle ; cela tient sans doute à la lenteur de l'action déplétive de ce moyen. Après deux ou trois jours de traitement, si l'amélioration de la vision est incomplète encore, et que les symptômes congestifs persistent, on se trouvera bien, en général, des frictions d'onguent napolitain et de l'administration du calomel à dose altérante (5 centigrammes trois fois par jour, pendant deux à trois jours).

Aussitôt que les symptômes congestifs auront disparu, on devra immédiatement poser des vésicatoires volants sur le front et les tempes, autour de l'orbite, en commençant à les appliquer à la sortie et sur le trajet du nerf frontal, afin de réveiller tout à fait la rétine de l'espèce de torpeur dans laquelle l'avait plongée la congestion. On ne fera pas mal, à ce moment, de prescrire à l'intérieur quelques excitants, parmi lesquels on peut ranger l'infusion d'arnica, ou toute autre préparation analogue. Il va sans dire qu'au moindre signe de retour de la congestion, ces moyens devront être immédiatement abandonnés, et remplacés par de nouvelles émissions sanguines, proportionnées tout à la fois à la force du malade et au degré de la maladie.

Les observations sur lesquelles se basent ces données prouvent que si la saignée dans l'amblyopie congestive aiguë est de la plus incontestable utilité, elle est véritablement inopportune et même dangereuse dans la forme chronique, et que dans celle-ci la guérison absolue est une chimère, qu'il faut avant tout éviter de poursuivre par des moyens violents. Le praticien devra, dans le traitement de ces deux genres d'une même affection, imiter en quelque sorte la marche du mal ; c'est-à-dire qu'il se montrera aussi patient et prudent dans la forme chronique que prompt et hardi dans la forme aiguë, parce que dans cette affection, dont la thérapeutique est si difficile à manier, la conduite du médecin peut à jamais plonger le malade dans une cécité incurable. En résumé donc, pour la forme aiguë un traitement rapide, hardi ; mais une thérapeutique sage, modérée, pour la forme chronique.

Traitement du premier degré. — Amblyopie congestive. — Forme chronique. —Il ne s'agit nullement ici d'une amaurose complète datant de loin, mais d'un abaissement progressif de la vue, accompagné de temps à autre de récidives d'une véritable congestion cérébro-oculaire. Le but essentiel du médecin doit être évidemment de combattre le symptôme principal, la congestion, en s'adressant plus particulièrement *à sa cause.* Qu'il s'agisse, par exemple, d'un individu dont les mouvements du cœur sont tumultueux, rapides, accompagnés de bruits anomaux, il est clair qu'on devra d'abord diriger son attention de ce côté. On se bornera à une petite saignée ou à une légère application de sangsues au siége, et ensuite on aura recours aux moyens capables de calmer et de régulariser les mouvements de l'organe central de la circulation. La digitale en teinture, ou bien sous forme de poudre, à la dose alors de 1 à 2 décigrammes progressivement ; des applications de ventouses scarifiées sur la région précordiale, des cautères plus ou moins nombreux , des pédiluves, des manuluves, des frictions sèches sur la surface du corps, etc., etc., sont les premiers qu'on devra employer. Une hygiène bien entendue et un régime convenable et sévère, dont on éloignera avec soin les excitants de toute nature, comme le vin, le café, les liqueurs, les repas trop copieux, compléteront l'ensemble du traitement général. Pour les motifs que nous avons exposés dans le paragraphe précédent, on évitera soigneusement, même pendant les exacerbations de la maladie, de conseiller de larges saignées ; ce moyen ne manquerait pas de produire un effet tout opposé à celui qu'on rechercherait, et nous ne doutons pas que le préjugé tellement répandu , *que la saignée affaiblit la vue*, n'ait pris sa source dans le cas si fréquent d'amblyopie congestive chronique ; il est donc bien important, sous le rapport du traitement, de distinguer cette forme de l'affection de la forme aiguë, qui réclame, au contraire, un traitement aussi rapide qu'énergique. Les exacerbations très fréquentes dont nous venons de parler seront suivies et combattues pour ainsi dire pas à pas ; le traitement devra se régler sur la marche même de l'affection, pour se modifier selon toutes ses phases, et de manière à ne point détruire la vitalité de la rétine par une imprudente brusquerie.

Quand il s'agit, au contraire, d'un individu chez lequel un trouble quelconque de la circulation se manifeste par des hémorrhoïdes borgnes, fluentes, ou qui ont cessé de l'être, on fera appliquer régulièrement à l'anus quelques sangsues (cinq ou six pour un individu assez fort) toutes les deux, trois à quatre semaines. En même temps, s'il est habituellement constipé, on prescrira souvent des purgatifs à doses fractionnées, comme un verre d'eau de Sedlitz ou de Pullna, 20 grammes de sulfate de soude ou d'huile de ricin, etc., etc., à prendre plusieurs jours de suite le matin à jeun ; des pilules contenant chacune 1 décigramme d'aloès et de soufre sublimé (plus ou moins selon la tolérance du canal intestinal), données au malade matin et soir, produiront le même effet en établissant une dérivation salutaire, et en stimulant convenablement le gros intestin.

En somme, on le conçoit sans peine, le traitement général doit varier selon la cause qui produit l'affection oculaire (ainsi les anthelmintiques chez les vermineux, les emménagogues chez les femmes mal réglées, etc.).

Quant au traitement local, il consistera à éloigner tout ce qui pourrait entretenir ou augmenter la congestion ; ainsi on interdira sévèrement les lectures trop prolongées, les veilles, les spectacles, le travail de cabinet, celui à l'aiguille, la lumière trop vive, l'action de regarder le feu, la privation d'une somme raisonnable de lumière, etc.

On conseillera au malade, surtout s'il est presbyte, de regarder des objets éloignés. S'il n'est pas prédisposé aux affections rhumatismales, de fréquentes fomentations d'eau froide sur le front et les tempes, et même sur les yeux, lui seront prescrites; mais ce moyen serait mis de côté s'il occasionnait des douleurs. On lui recommandera, en outre, de faire, de même sur le front et les tempes, quelques onctions d'une pommade mercurielle, à laquelle on pourrait ajouter une partie à peu près égale d'extrait de belladone, s'il était photophobe. Dans ce dernier cas, on ne négligerait pas de conseiller l'usage de lunettes bleues, dont l'effet serait de diminuer l'intensité de la lumière; mais le malade ne devrait les porter que pour sortir au soleil, et l'on aurait soin que les verres en fussent très larges, afin d'éviter que le jour passant entre les lunettes et l'orbite, ne vînt offenser l'œil, en le soumettant à chaque instant à l'action d'une lumière diversement colorée, et d'intensité variable.

Traitement du second degré. — Amaurose congestive. — Forme aiguë. — Le traitement de la forme aiguë du second degré ne diffère de celui que nous avons indiqué pour la même forme du premier, que par l'énergie avec laquelle il doit être conduit. Si l'amaurose dépend de la suppression d'un travail physiologique, on essaiera par tous les moyens convenables de le rétablir ; si l'on y réussit, il pourra fréquemment arriver que la maladie disparaisse. S'il s'agit de rappeler les règles ou les hémorrhoïdes, par exemple, on emploiera les moyens conseillés en pareil cas, en n'oubliant jamais cependant que lorsque la nature congestive de la maladie a été reconnue récente, il convient d'agir fortement sur la circulation par la saignée. Après l'avoir pratiquée une première fois, on y reviendra au besoin à un très court intervalle, si le pouls présente de la force, et que la constitution du malade le permette; en même temps des sangsues seront appliquées à la tempe ou aux apophyses mastoïdes. Les ventouses scarifiées seront plus utiles encore. Je les pose d'ordinaire en avant et très près de l'oreille, et l'expérience m'a démontré que l'action en est infiniment plus rapide et plus active que celle des sangsues. Le calomel administré à l'intérieur trois fois par jour, à la dose d'un décigramme, réussit très bien à provoquer une dérivation puissante et salutaire. Les pédiluves, les manuluves irritants, les sinapismes, les ventouses sèches sont des moyens secondaires que j'ai trouvés fort utiles.

Tout en prescrivant ce traitement général, on recommande au malade des frictions mercurielles autour de l'orbite; l'œil est mis dans le repos ; la lumière vive doit être absolument éloignée. Au moment où la rétine reprend sa sensibilité, le jour est mal supporté, il y a de la photophobie; c'est alors que la chambre du malade doit être plus obscure, et que la belladone est employée avec avantage à l'intérieur et en frictions autour de l'orbite.

Lorsque l'amaurose passe à l'état asthénique, soit sous l'influence du traitement, soit par le fait même de la marche de la maladie, c'est le traitement de l'amaurose asthénique qu'il convient d'appliquer.

Traitement du second degré. — *Amaurose congestive.* — *Forme chronique.* — L'amaurose congestive chronique, même celle qui date de très loin, présente souvent, lorsque le malade réclame les soins du médecin, quelques unes des exacerbations que nous avons signalées. Après avoir recherché la *cause* du mal, on essaie par les moyens appropriés de la détruire. Il serait superflu d'entrer dans de nouveaux détails à ce sujet, après ceux que nous avons donnés én nous occupant de l'étiologie de l'amaurose en général. La saignée sera quelquefois d'un grand secours; mais, de même que dans la forme chronique du premier degré, elle devra être faite avec une certaine mesure, parce qu'elle peut devenir la cause du passage rapide de la maladie à l'état asthénique. Par contre, de même encore que dans l'amblyopie congestive chronique, les dérivatifs de toutes sortes, tant sur le canal intestinal que sur les extrémités, sont indiqués. Nous avons parlé au premier degré du traitement local; il ne varie point d'une manière sensible pour le second, seulement il doit être plus sévère.

AMAUROSE ASTHÉNIQUE.

Premier degré. — (*Amblyopie asthénique.*)

Il me paraît impossible de ne pas diviser l'amaurose asthénique en deux degrés différents. Dans le premier, je m'attacherai à étudier le début de la maladie dans les deux variétés qu'il présente : l'une est cet état particulier, pouvant persister pendant un temps. très long, que M. Mackenzie a désigné sous le nom d'*asthénopie* (*Ann. d'ocul.*, t. X, septembre 1843), et que d'autres appellent *affaiblissement*, *faiblesse*, *hébétude de la vue* (Wenzel, Tyrrell), résultant de la fatigue des nerfs (Scarpa); *amaurose musculaire*, *disposition à la fatigue des yeux* (Bonnet); *lassitude oculaire* ou *kopiopie* (Pétrequin); l'autre est l'*amblyopie asthénique* proprement dite, soit qu'elle succède à la première variété ou à toute affection nerveuse, soit qu'elle apparaisse à la suite d'une maladie congestive de l'œil ou de l'encéphale. Dans le second degré, l'*amaurose proprement dite* sera décrite.

PREMIÈRE VARIÉTÉ. — *Asthénopie.* — SYMPTÔMES PHYSIOLOGIQUES ET ANATOMIQUES. — Le malade éprouve une gêne singulière, mais d'abord nullement douloureuse, lorsqu'il veut s'occuper d'un travail qui exige quelque attention : sa vue se trouble, une sensation de fatigue l'oblige à clignoter ou à se frotter les yeux avec les mains à chaque instant. Les yeux deviennent pesants, tendus, et cet état s'accompagne chez quelques personnes d'une sensation de sécheresse désagréable. Chez d'autres, la chaleur est portée jusqu'au point de produire un certain degré de rougeur de l'œil accompagné de larmoiement, ce qui est le signe manifeste d'une complication de congestion ; mais nous avons décrit plus haut la forme congestive, et elle ne doit pas trouver place ici. En plein air, le malade ne souffre en aucune façon, il distingue très bien les objets qui se présentent à lui, pourvu qu'ils soient éloignés et très grands ; mais sa vue se trouble aussitôt qu'il cherche à en distinguer les détails. Il ressent alors dans les yeux une certaine douleur, qui se propage au front et aux tempes. Pour les uns, il suffit qu'ils jettent les yeux avec attention sur un objet de petite dimension, pour qu'à l'instant même la faculté de voir leur manque ; tandis que pour d'autres, cela n'arrive qu'après un quart d'heure, une demi-heure ou plus de temps encore. Si, dès que sa vue s'est troublée, le malade tient un instant les yeux dans l'obscurité, il retrouve pour un moment la faculté de distinguer l'objet qu'il veut voir ; mais presque aussitôt le mal reparaît, et l'oblige à garder le repos pendant un temps plus long. Parmi les personnes qui se trouvent dans la nécessité de continuer leur travail, il en est qui, après avoir lutté quelque temps contre l'impossibilité de voir, finissent quelquefois par la vaincre, non sans éprouver une douleur beaucoup plus vive dans les yeux et le front ; mais lorsque cette lutte contre la fatigue se répète, une amblyopie ne tarde pas à survenir. De temps en temps les malades se plaignent de conserver pendant quelques moments l'image de l'objet qu'ils cessent de regarder, alors même qu'ils ferment les yeux ; c'est là un signe indiquant d'une manière précise dans la sensibilité de la rétine une exaltation marquée qu'il faut se hâter de combattre, pour que la membrane en revienne à son état normal ; autrement on ne tarderait pas à constater que cette surexcitation passagère a fait place à un plus ou moins haut degré d'affaiblissement. Beaucoup de malades accusent la vision de mouches volantes, ou celle d'éclairs ordinairement pâles, et de lumières diversement colorées.

Ce qui est à noter dans cette lassitude de la vue, c'est qu'elle atteint surtout les individus occupés de travaux exigeant l'attention soutenue des yeux sur des objets petits et rapprochés : les tailleurs, les couturières, les horlogers, les hommes de lettres, un grand nombre de bijoutiers et de graveurs, etc., y sont plus particulièrement sujets. Les enfants y sont aussi exposés que les adultes, surtout lorsqu'on commence à leur apprendre à lire, si l'on ne surveille pas avec attention la distance à laquelle le livre doit être placé.

Chez les individus atteints de cette variété de la maladie qui nous occupe, il est rare d'observer quelques symptômes anatomiques tranchés; ils ne paraissent que plus tard, lorsque sous l'influence des mêmes causes la maladie a fait des progrès. Presque toujours, cependant, la pupille est un peu plus étroite et beaucoup plus mobile que de coutume ; toutes les membranes oculaires sont d'ailleurs à l'état normal ; la muqueuse seule, dans ces cas, présente une pâleur remarquable qui se rattache, en général, à un état semblable des autres membranes de même nature. Les yeux, moins vifs, semblent languissants, ternes, remarque déjà faite par Mackenzie, et le regard offre quelque chose d'incertain.

SYMPTÔMES GÉNÉRAUX.—Les individus atteints de cette maladie sont généralement faibles : la face est décolorée, les lèvres sont blanches, et quelquefois légèrement bleues ; la muqueuse buccale est d'un rose pâle remarquable, comme chez les chloro-anémiques. Chez presque tous il y a une faiblesse marquée dans le pouls, et dans le sang un appauvrissement considérable, facile à constater par l'application du stéthoscope sur les carotides et les sous-clavières, dans lesquelles on trouve ordinairement un bruit de souffle manifeste. La digestion est bonne ; il y a de la constipation comme chez presque tous les chlorotiques ; l'appétit est déréglé et porte souvent sur des choses bizarres : la plupart préfèrent les mets fortement acides. Chez les jeunes filles, la maladie se complique souvent de la diminution ou de la disparition des règles.

ÉTIOLOGIE. — L'asthénopie est commune chez les jeunes gens qui travaillent à leurs études avec beaucoup d'ardeur, et chez ceux qui sont adonnés à la masturbation. Cette dernière cause est aussi très fréquente chez les jeunes filles. J'ai vu plusieurs fois la maladie qui nous occupe chez des hommes forcés par état de travailler sur des objets rapprochés et qui avaient abusé du coït, ou qui par pauvreté se trouvaient condamnés à un régime débilitant. Le chagrin prolongé, en un mot toutes les causes débilitantes semblent prédisposer à cette affection. Les travaux minutieux à une lumière intense, surtout lorsque cette lumière est artificielle et qu'elle est vacillante, la myopie, et en particulier la presbyopie, sont à noter ici. Exceptionnellement, l'asthénopie peut être la conséquence d'une lésion des branches de la cinquième paire. Elle est très fréquente à la suite de certaines causes qui produisent l'irritation de l'encéphale.

MARCHE. — DURÉE. — La marche de cette première variété est tout à fait capricieuse; il est impossible de prévoir les progrès que la maladie pourra faire dans un temps donné; elle semble se jouer du traitement que le praticien conseille, et disparaît ou revient au moment où l'on y songe le moins. L'état que nous avons décrit persiste quelquefois pendant plusieurs années, d'autres fois même pendant toute la vie du malade, sans que la vision en souffre autrement.

PRONOSTIC. — Il est, en général, défavorable en ce sens qu'il est difficile d'apporter une amélioration réelle au mal, mais il est favorable sous un autre rapport, c'est que l'affection n'offre que très exceptionnellement un danger imminent. Elle peut se guérir; au moins le malade peut n'en plus souffrir s'il renonce de bonne heure au travail sur les objets petits et rapprochés, et que les causes du mal soient reconnues et éloignées.

SECONDE VARIÉTÉ. — *Amblyopie asthénique proprement dite.* — SYMPTÔMES ANATOMIQUES. — Ils varient selon que l'affection est simplement nerveuse, ou qu'elle est consécutive d'une congestion de l'œil. Lorsque l'amblyopie asthénique succède à la *première variété*, ou à toute autre affection nerveuse de la rétine ou du cerveau, la *sclérotique*, la *conjonctive*, le *tissu cellulaire sous-conjonctival*, sont parfaitement sains. Le pourtour de la cornée, à l'insertion de cette membrane sur la fibreuse, ne présente aucun signe particulier. Après les congestions et les inflammations de l'œil, ces parties offrent les altérations suivantes: la *conjonctive* est relâchée; de gros vaisseaux bruns la sillonnent de toutes parts. Le *tissu sous-conjonctival* offre les phénomènes que nous avons indiqués en parlant de la choroïdite: on y trouve, en effet, cette vascularisation en arcades, qui est l'indice le plus certain d'une congestion ancienne et sérieuse de l'organe. La *sclérotique* est parsemée quelquefois de petites taches bleuâtres, dues à la distension produite dans son tissu par la turgescence de la choroïde; dans d'autres cas, elle a pris une teinte générale tirant sur le jaune, ou présentant un bleu noirâtre (voyez *Choroïdite*, page 672). A l'insertion de la cornée à la sclérotique, et sur les limites de ces deux membranes, on voit un anneau bleuâtre très prononcé.

La *chambre antérieure* est large lorsqu'il n'y a *eu aucun signe de congestion;* l'iris n'est point bombé à sa surface antérieure, sinon à la réunion du petit cercle avec le grand, où l'on trouve une saillie annulaire très remarquable. Il a perdu de sa mobilité, et l'on reconnaît une grande lenteur dans ses mouvements, surtout si l'on tient l'œil sain fermé. Il est des cas où il est absolument immobile. Après les *congestions oculaires*, la chambre antérieure est diminuée d'une manière notable, et l'iris fait une saillie considérable en avant. Il a pris quelquefois une couleur grisâtre qui voile sa couleur naturelle ; à sa surface il y a quelques petites taches bleues. Sur le bord de la pupille, des portions d'uvée ont été enlevées, et il en résulte que cette ouverture se trouve bornée dans quelques endroits par un petit sillon blanc, dessiné en creux sur la marge iridienne. La *pupille*, ordinairement plus large qu'à l'état normal, est plus ou moins immobile et déformée, qu'il y ait eu ou non congestion. Elle est parfaitement noire lorsque la vascularisation de l'œil n'a pas souffert, tandis que dans ce cas elle est blanchâtre et comme remplie de fumée. Je dois me hâter de dire que, si en général la pupille est large dans la forme nerveuse, elle peut exceptionnellement y être très étroite et régulière, symptôme qui est d'un fâcheux augure.

SYMPTÔMES PHYSIOLOGIQUES. — Dans la forme congestive, par moment le malade voit mal au grand jour ; il recherche alors l'obscurité : c'est le signe que la vitalité de la rétine est excitée par une congestion nouvelle ; mais lorsque cet accident a disparu, le patient ne souffre plus de la lumière, quelle qu'en soit l'intensité. Les objets semblent voilés d'un brouillard bleuâtre, qui de temps en temps fait place à une netteté surprenante ; quelquefois des globes lumineux, des toiles d'araignée, des flammes apparaissent à de certains intervalles, comme dans l'amaurose sthénique ; mais cela n'a lieu qu'accidentellement.

Dans la forme nerveuse, il n'y a le plus souvent rien de tous ces phénomènes. Le malade recherche la lumière avec avidité ; il est aveuglé immédiatement, s'il passe d'un endroit éclairé dans un lieu obscur. Dès que le jour commence à disparaître, il craint de faire seul un pas. De près il regardera impunément les objets les plus éclairés sans en souffrir ; mais ceux qui sont très éloignés ne sont plus perçus. Cependant, pendant quelque temps, il pourra lire encore à la distance ordinaire ; mais pour quelques uns les lettres du livre sont crochues, défigurées, et pour tous l'encre est pâle, grisâtre. De même que dans l'amaurose asthénique qui succède aux congestions, la vue présente des oscillations remarquables, en bien ou en mal. La vision de flammes ou de boules lumineuses existe, mais elle est plus rare ; le plus souvent elle est remplacée par celle de taches noires fixes, plus ou moins nombreuses, qui ont apparu dès longtemps avant la maladie (*scotômes paralytiques*).

MARCHE. — DURÉE. — TERMINAISONS. — Cette forme de l'amaurose n'a rien de régulier dans sa marche, quand elle a été précédée de symptômes congestifs ; elle en a au contraire une très égale, lorsque aucune congestion n'a existé. Dans ces deux cas, la durée de l'affection est fort longue. Rarement les malades éprouvent une amélioration soutenue ; presque toujours la terminaison est la cécité complète, c'est-à-dire l'amaurose asthénique proprement dite.

PRONOSTIC. — Il est toujours défavorable.

ÉTIOLOGIE. — Les causes de cette variété de l'amaurose sont en général toutes celles qu'on désigne sous le nom de *débilitantes*, et que nous avons indiquées à l'étiologie de l'amaurose en général. La masturbation, l'abus du coït, un mauvais régime, etc., trouveront place ici. Toutefois, il sera bon de remarquer que certains sujets dont la constitution est délabrée, présentent des signes évidents d'amaurose sthénique ; tandis que des individus pléthoriques, sanguins, et d'une excellente constitution d'ailleurs, offriront tous les symptômes de l'amaurose asthénique. Parmi les causes de l'affection qui nous occupe, on doit ranger aussi les affections congestives des yeux, et surtout l'amaurose congestive elle-même, qui épuise à la longue la faculté de perception de la rétine.

Second degré. — *Amaurose asthénique.*

SYMPTÔMES ANATOMIQUES. — Nous les avons décrits en partie, à la seconde variété du premier degré. Ils sont seulement plus prononcés ici. La *conjonctive*, le *tissu cellulaire sous-conjonctival* et la *sclérotique* offrent les symptômes d'injection que nous avons indiqués, ou en sont exempts, selon que la maladie est ou non consécutive d'une affection congestive de l'œil. La *pupille*, ordinairement largement ouverte, est quelquefois ronde, le plus souvent déformée, et en général immobile ; le fond de l'œil est noir la plupart du temps ; parfois, cependant, quand il y a eu des inflammations, il semble rempli de fumée et légèrement verdâtre. L'*iris*, rétracté vers le corps ciliaire, est le plus souvent décoloré, surtout vers la marge de la pupille, où il présente quelquefois des déchiquetures blanchâtres. Dans quelques cas rares, la pupille est très étroite et immobile, et l'iris nullement décoloré. Je me hâte de dire pourtant que dans un très grand nombre d'amauroses, l'iris conserve sa couleur naturelle, bien que la pupille soit largement ouverte.

La maladie peut être également avancée dans chaque œil, ou, ce qui est plus fréquent, exister dans chacun à des degrés différents.

SYMPTÔMES PHYSIOLOGIQUES. — Lorsque l'affection n'a pas encore atteint son plus haut point, le malade recherche la lumière. Il distingue quelquefois encore des objets assez petits, mais en se donnant beaucoup de peine pour y arriver, et il est obligé de les faire passer plusieurs fois dans tous les sens devant l'œil malade, avant d'en pouvoir saisir la forme. Si l'objet est immobile, l'œil de l'amaurotique s'agite de mouvements en sens divers, jusqu'à ce qu'il ait trouvé le point d'où il peut le voir. Lorsque la maladie est plus avancée, un brouillard blanc, épais, masque la vision qui est perdue à jamais, et aucune image ne peut plus être perçue. Plus tard enfin, l'obscurité la plus noire succède à cet état : de temps en temps, quelques malades voient encore des flammes ou des globes lumineux, mais à la longue ces fantômes mêmes finissent par disparaître entièrement. C'est alors que les yeux prennent cette expression d'hébétude dont nous avons parlé; en même temps ils se dévient assez ordinairement, et l'on commence à observer chez le malade cette démarche sautillante, particulière à l'amaurotique.

Chez les enfants, quelques caractères singuliers dessinent en outre l'amaurose ancienne à ce deuxième degré : les yeux roulent sans cesse dans l'orbite, ou sont agités de mouvements rapides dans le sens latéral; les paupières sont largement ouvertes, et s'il est encore resté un peu de lumière au petit malade, il enfonce sa paupière dans l'orbite jusqu'à une profondeur surprenante, en se servant pour cela de l'index. D'autres fois il place sa main entre l'œil et la lumière, et s'amuse à la balancer.

TRAITEMENT. — 1° *Traitement du premier degré.* — 1re *Variété.* — *Asthénopie.* — La première indication consiste à éloigner les causes présumées du mal. Le repos de l'organe est indispensable. On recommande au patient, s'il est forcé de continuer son état, de couper son travail d'instants de repos, dont il profitera pour quitter son siége et regarder des objets éloignés; en outre, il devra prendre des lunettes biconvexes très faibles, si un certain degré de presbyopie a été reconnu. On remédie en même temps à la cause de la débilitation générale. Chez les jeunes gens des deux sexes qui m'ont présenté des signes évidents d'affaiblissement, par le fait des causes que j'ai indiquées, le lactate de fer m'a été très utile; il m'a suffi, dans beaucoup de cas, de prescrire ce médicament avec le repos et un bon régime, pour obtenir une amélioration marquée. Le point le plus important lorsqu'il s'agit d'appliquer le traitement, c'est d'avoir reconnu la nature asthénique de l'affection, et de ne pas s'en être laissé imposer par les maux de tête nerveux dont se plaignent les malades, et qu'on est toujours tenté de prendre pour le signe d'une congestion de l'encéphale; car cette céphalalgie, un des signes de la chloro-anémie, disparaît bientôt sous l'influence d'une médication tonique sagement dirigée.

Si pendant la durée du traitement il arrive, ce qui est rare, que les yeux deviennent sensibles à la lumière, et offrent des signes d'injection, il est évident que le mal passe momentanément à l'état sthénique, et que quelques sangsues près de l'orbite, de légers purgatifs, un régime doux, sont indiqués ; mais on devra toujours se tenir sur ses gardes, l'affection ayant une tendance extrême à reprendre sa forme primitivement asthénique. C'est ainsi qu'en abandonnant, quand il y a lieu, puis en reprenant le régime tonique, on peut espérer une amélioration marquée, et même une guérison complète.

Les bains froids sont très efficaces, si on ne les emploie que lorsqu'un changement favorable est déjà survenu sous l'influence d'une médication générale fortifiante. Les lotions d'eau froide sur le front et sur les yeux sont parfois utiles, surtout pour les individus forcés de continuer leur travail. Dans quelques cas, les collyres astringents, en provoquant une sécrétion de larmes, m'ont paru apporter un grand soulagement ; du reste on ne doit les prescrire qu'avec une extrême prudence. C'est probablement en agissant de la même manière que les vapeurs stimulantes de l'ammoniaque et de l'éther sulfurique produisent quelquefois un effet salutaire, lorsqu'on expose les yeux à leur action ; mais ce dernier moyen doit être réservé à la seconde variété du premier degré de l'amaurose asthénique.

On a proposé la section d'un ou de plusieurs muscles du globe : elle a été exécutée par MM. Bonnet, Pétrequin, Cunier, Adams et quelques autres, et il paraîtrait qu'ils en ont retiré des avantages marqués. Les uns, comme MM. Cunier et Adams, préfèrent la section du muscle droit interne ou externe ; tandis que d'autres praticiens conseillent, avec M. Bonnet, de diviser l'oblique inférieur près de son origine. Je n'ai point observé les effets de la section musculaire dans le cas qui nous occupe, et ne puis donc me prononcer sur les avantages ou les inconvénients de cette opération, qui encore aujourd'hui, quatre ans après sa première application, est fort rarement pratiquée.

Lorsque la première variété de l'amaurose asthénique au début prend le caractère de la variété suivante, c'est le traitement indiqué à celle-ci qu'il convient d'appliquer.

Traitement de la seconde variété. — *Amblyopie asthénique.* — On doit rechercher avant tout si dans le principe il a existé ou non une congestion de l'œil, et si l'organe en est actuellement complétement débarrassé. Dans le cas où quelques symptômes de cette complication existeraient encore, on conseillerait des applications de ventouses sèches entre les épaules, et au besoin sur toute la surface du corps, en les faisant répéter aussi fréquemment que possible ; on y ajouterait quelques sangsues à l'anus et des purgatifs légers. A l'exception de ces premiers moyens, destinés à combattre une congestion qui aurait de la tendance à reparaître, le traitement sera en tout point semblable si l'amblyopie est la suite d'une affection nerveuse, et il consistera à ré-

:iller l'action de la rétine. En même temps, la cause du mal, quelle qu'elle soit, ne devra pas être perdue de vue, mais sera, au contraire, taquée par les moyens convenables. Les causes de l'amaurose sont si nombreuses, que l'on comprendra sans peine qu'il nous serait impossible d'indiquer le traitement que réclame chacune en particulier. Les frictions alcooliques sur le front et les tempes, l'exposition de l'œil à l'évaporation de liquides irritants, et l'exercice de l'organe en pleine lumière, seront utiles. Les liniments alcooliques sont d'un usage si commun, que je crois presque inutile de les rappeler ici. Si ces moyens échouent, on ordonne alors l'application d'une quarantaine de vésicatoires volants, larges chacun comme une pièce de 2 francs, et on les fait placer deux à deux sur le front, les tempes, derrière les oreilles et à la nuque. En même temps, on prescrit un traitement général convenable, et en rapport avec la constitution du malade : le quinquina, le fer, un régime tonique, seront indiqués en première ligne. Si de cette manière encore on ne réussit pas, et que l'affection devienne plus sérieuse, on a recours alors à un des moyens que nous allons indiquer en nous occupant du traitement de l'amaurose asthénique.

2° *Traitement du second degré.* — *Amaurose asthénique proprement dite.* — Ce traitement se divise comme les autres en interne et en externe : nous entrerons dans des détails assez longs à ce sujet. Tous les toniques ont été employés à l'intérieur, et après on a essayé les excitants. Le houblon, la gentiane, le quinquina, le fer, le vin, un régime très nourrissant, en un mot tous les fortifiants connus ont été conseillés pour ramener les forces du malade, et réagir ainsi d'une manière indirecte sur l'organe de la vue. A ces moyens demeurés inutiles, on a fait succéder les stimulants : l'ellébore noir, l'arnica montana, le phosphore sous plusieurs formes, et surtout la strychnine, ont été tour à tour essayés. Par ces moyens généraux, sagement administrés, on est quelquefois parvenu à guérir l'amaurose, surtout lorsqu'en même temps on n'a point négligé les indications précieuses qui, en outre, peuvent se présenter, comme, par exemple, celle du sulfate de quinine dans l'amaurose intermittente, ou encore celle des anthelmintiques dans l'amaurose qui reconnaît pour cause la présence de vers dans les intestins, etc., etc.

Les *sternutatoires*, selon MM. Mackenzie et Ware, ont été employés avec quelque avantage, lorsque la sécrétion de la pituitaire et celle de la conjonctive paraissaient supprimées ou notablement diminuées. 5 centig. de turbith minéral, mélangé avec 1 gramme de poudre de réglisse, dont le malade aspire un quart avec le nez en deux ou trois fois par jour, auraient été très utiles selon ce dernier, qui en a publié bon nombre de résultats heureux ; le malade doit respirer préalablement de la vapeur d'eau chaude, pour favoriser l'action du médicament. Ce moyen, sur lequel M. Ware compte le plus, ne m'a jamais réussi ; il fatigue affreusement le malade , et donne des maux de tête insupportables à ceux qui sont les moins sujets aux congestions de l'encéphale. On peut cependant quelquefois s'en servir avec avantage , s'il est joint à d'autres moyens locaux et généraux.

Les *vapeurs stimulantes* sont peut-être de tous les agents locaux celui qui est devenu le plus commun ; on ne doit les prescrire qu'avec beaucoup de prudence , et seulement dans les cas où il n'y a aucun signe de congestion. Le baume de Fioraventi , l'éther sulfurique et l'ammoniaque étendue d'alcool, sont ordinairement choisis : on en verse quelques gouttes dans la main , et l'on maintient le liquide rapproché de l'œil jusqu'à ce que l'organe en ressente quelques cuissons. Les mêmes préparations stimulantes peuvent aussi servir à faire des frictions autour de l'orbite , plusieurs fois par jour.

L'*électricité* et le *galvanisme* ont été souvent employés dans le traitement de l'amaurose ; aujourd'hui ils ne le sont que bien rarement. Beaucoup de praticiens rapportent des cas de guérison par l'électricité, entre autres MM. Hey, Ware et Finella. « Le mode principal d'appli- » cation, dit Mackenzie (*loc. cit.*, pag. 679) , consiste à diriger le » courant électrique contre les yeux , à le soutirer de ces organes le » malade étant isolé , et quelquefois à tirer de petites étincelles des pau- » pières et des téguments qui environnent les orbites. » Magendie recommande le galvanisme dans l'amaurose incomplète ; il déclare avoir obtenu des guérisons parfaites en appliquant le conducteur aux branches de la cinquième paire. Finella, de son côté, a appliqué les aiguilles sur la cornée ou même sur les cornées , quand les deux yeux étaient amaurotiques , et il a réussi ainsi deux fois (*Annales d'oculistique* , t. XIII , pag. 277).

Les *révulsifs* sont un des moyens les plus utiles et les plus en usage dans l'amaurose asthénique ; nous allons passer les principaux en revue, en indiquant la manière de s'en servir. Ceux qu'on prescrit le plus ordinairement sont : les liniments rubéfiants, la pommade ammoniacale, la pommade stibiée, l'huile de croton , les vésicatoires , la strychnine , les cautères, les petits moxas, le fer rouge, le séton , etc. Il convient d'en surveiller attentivement les effets , car ils provoquent assez fréquemment une réaction telle, qu'on est obligé de recourir de temps en temps aux émissions sanguines, locales ou générales.

a. Liniments rubéfiants. — Nous avons indiqué la manière de les employer, quand nous avons parlé de l'usage des *vapeurs stimulantes ;* nous n'y revenons que pour les juger au point de vue curatif de l'amaurose. Utiles dans quelques amblyopies asthéniques, lorsqu'on les prescrit au moment opportun, ils nous ont toujours paru à peu près nuls dans l'amaurose asthénique confirmée. Les plus énergiques provoquent, il est vrai, une vive rubéfaction de la peau, et peuvent même produire quelque chose d'analogue à l'effet du vésicatoire ; mais comme il est impossible au malade d'en continuer l'usage sur des surfaces dénudées, à cause de la douleur que cela occasionnerait, il en résulte qu'ils doivent être abandonnés au moment même ou ils pourraient être de quelque utilité. Nous préférons de beaucoup les vésicatoires, qui présentent les mêmes avantages sans offrir les mêmes inconvénients. Les liniments les plus employés sont les suivants :

<pre>
I. Alcoolat de lavande . . . . . 20 parties.
      Id.   de romarin. . . . . .   Id.
   Baume Fioraventi. . . . . . . 10 Id.
        M. s. a.

II. Alcool. . . . . 50 parties.
    Ammoniaque liquide. . . . . 1 à 2 parties progressiv.
        M. s. a.
</pre>

b. Pommade ammoniacale. — C'est un des moyens les plus utiles, lorsqu'il est employé à propos ; malheureusement on en a étrangement abusé. Si nous avons réussi à faire comprendre combien les causes de l'amaurose sont nombreuses, combien cette maladie présente de différences, combien il faut, au praticien le plus exercé, de tact pour les saisir, il ne nous sera pas difficile de prouver, si cela est nécessaire, qu'un remède local ne peut pas raisonnablement être appliqué sans distinction à tous les cas amaurotiques. M. Lisfranc, qui, certes, est aussi bon médecin que chirurgien habile, traite souvent l'amaurose par la pommade ammoniacale qu'il applique sur le sinciput, en prescrivant en outre quelques petites saignées et quelques autres moyens de second ordre. Les lignes suivantes, que nous extrayons du précis de médecine opératoire du célèbre chirurgien, donneront au lecteur, avec des indications exactes sur l'emploi de cette pommade, les remarques cliniques de M. Lisfranc sur le traitement de l'amaurose par ce moyen.

« Le médecin appliquera lui-même la pommade ammoniacale, afin qu'il puisse en apprécier et en diriger les effets. Chez les femmes, chez les enfants, le topique agit avec plus de force et plus promptement ; l'idiosyncrasie influe, d'ailleurs, sur la vitesse et sur l'énergie de son action ; elle est lente et beaucoup moins forte dans les cas de paralysie : aussi le médicament est employé à dose cautérisante. Si l'on veut produire seulement de l'excitation sur les téguments, augmenter ou rétablir la perspiration cutanée, l'on pratique, avec la rapidité que met une seconde à s'écouler, des frictions à l'aide d'un linge imbibé de pommade ammoniacale ; on essuie immédiatement. Veut-on obtenir la rubéfaction de la peau, le praticien applique le topique pendant cinq à six minutes ; il en étend sur un linge une couche de 2 à 5 millimètres d'épaisseur (une ou deux lignes) ; employé à la même dose, le médicament détermine la vésication en dix ou quinze minutes ; une demi-heure peut suffire pour la formation d'une escarre. Tous ces phénomènes ont été constatés par une commission de l'Académie des sciences ; Portal, Thénard et Percy la composaient.......

» Pratiquée sur la tête, la réapplication fréquente de la pommade ammoniacale y reproduit une irritation assez forte, qui expose à l'apoplexie les malades qui y sont disposés. Quand ce topique est remis, comme dans les cas d'amaurose, sur le point qu'il a déjà dénudé, son application doit être d'une durée beaucoup plus courte ; on l'enlève aussitôt qu'il a légèrement blanchi les tissus ; il faut donc surveiller plus attentivement encore son action, en usant des précautions que nous avons signalées. A mesure qu'on le réapplique un plus grand nombre de fois, il creuse les parties molles soumises à son action ; il est alors indispensable de l'employer sur un autre endroit, afin d'épargner les bulbes pileux, les aponévroses, les os et les viscères : on évite le trajet des tendons, des nerfs et des vaisseaux volumineux ; la largeur de l'excoriation qu'on occasionne est celle d'une pièce de 2 francs ; quand les tissus sont couverts de poils ou de cheveux, on les rase préalablement dans une étendue à moitié environ plus grande. Durant des épidémies érysipélateuses, l'irritation fréquemment répétée par la pommade ammoniacale expose beaucoup les malades à l'inflammation de la peau.

» Employé contre l'amaurose, accompagnée surtout de la dilatation de la pupille, ce moyen est héroïque ; nous en avons fait publier beaucoup de succès très remarquables dans la *Gazette des hôpitaux;* il agit en excitant la cinquième paire de nerfs, dont l'observation de Petit, de Namur, dont les expériences de Vicq-d'Azir, de Ribes, ont démontré l'influence sur la vision. Ajoutons, en passant, que s'il survient des douleurs de tête, on suspend l'usage de la pommade ; que si ces douleurs persistent, on a recours aux pédiluves sinapisés, et, au besoin, à une saignée dérivative pratiquée au pied ; elle est de 90 grammes (3 onces) ; chez les sujets très sanguins, on la ferait précéder d'un jour ou deux par la phlébotomie spoliative. Il est encore des circonstances dans lesquelles des douleurs lancinantes se font sentir et se dégagent à la manière des étincelles électriques en suivant les branches nerveuses ; c'est alors surtout que la photophobie peut se montrer, bien qu'il y ait amaurose : on unit au moyen que nous venons d'énoncer, l'usage d'une friction faite tous les soirs sur le front et sur les tempes, avec 8 décigrammes (16 grains) d'extrait de belladone ; il est excessivement rare que ces accidents ne soient pas enlevés d'emblée, et que le malade n'éprouve pas immédiatement un amendement très notable. Suivant les indications, on applique des sangsues ou des ventouses scarifiées, soit à la nuque, soit sur les apophyses mastoïdes; enfin, pour exciter davantage, si besoin était, on passerait, avec la rapidité que nous avons indiquée, sur l'une et sur l'autre paupière fermée, un pinceau chargé de pommade ammoniacale; on essuierait immédiatement.

» Nous avons déjà dit que la promptitude remarquable avec laquelle cette pommade agit doit souvent la faire préférer aux rubéfiants et aux vésicants, dont l'action est lente; la préparation de moutarde de M. Fauré peut rivaliser avec elle (1).... »

c. Pommade stibiée.—Elle est composée de parties égales de graisse et d'émétique pulvérisé; on en prend gros comme une petite noisette, pour faire matin et soir une friction sur la partie qu'on a choisie. Deux ou trois frictions suffisent ordinairement pour développer de nombreux boutons. C'est en général derrière les oreilles qu'on fait l'application de cette pommade, parce que sur le front et sur les tempes, où il serait beaucoup plus avantageux de provoquer une révulsion, les marques indélébiles qu'elle laisse seraient trop visibles. L'huile de croton s'emploie de la même manière, à la dose d'une cuillerée à café pour chaque friction. Sous l'influence de ce révulsif, il se développe de même une multitude de très petits boutons, qui chez quelques personnes laissent aussi des traces qui ne s'effacent plus.

d. Vésicatoires.—Nous avons déjà dit quelques mots des vésicatoires au traitement du premier degré; on les pose deux à deux, et de la largeur d'une pièce de deux francs, sur le front, les tempes, derrière les oreilles et à la nuque; lorsque les deux premiers sont secs, on en applique d'autres, jusqu'à ce qu'on soit arrivé au nombre de quarante à soixante. S'il arrive que les vingt à trente premiers ne produisent aucun effet, on se sert des derniers pour employer la strychnine par la méthode endermique; on a soin dans ce cas de veiller à ce que la surface soit bien dénudée, pour que l'absorption ait lieu. Si le médecin laisse aux personnes qui entourent le malade l'application de cette

(1) « Voici la préparation de M. Fauré :

  Pr. Huile volatile de moutarde. . . .   1 partie.
    Alcool à 66° centigrades. . . . . 20 Id.
  Mêlez et filtrez.

» Cette liqueur produit sur la peau une vive irritation; on l'applique avec un morceau de flanelle fine ou de linge que l'on peut humecter à plusieurs reprises; au bout de deux à trois minutes, l'effet est produit. On peut à volonté obtenir seulement la rougeur de la peau, ou la formation d'une ampoule. »

poudre, il est rare qu'il en obtienne de bons résultats ; c'est un soin qu'il doit prendre lui-même. Un demi-centigramme, mêlé à une quantité suffisante de sucre pulvérisé, sera étendu sur chacun des deux vésicatoires, d'abord une fois par jour et plus tard deux fois ; on arrivera ainsi à panser le malade matin et soir, et à user trois et progressivement quatre centigrammes de strychnine par jour. Il est inutile d'ajouter que la plus grande prudence est nécessaire dans l'emploi de ce médicament. Si les malades éprouvent des secousses tétaniques, on en cesse immédiatement l'usage, pour y revenir au besoin plus tard, en recommençant par de faibles doses. Ces secousses sont quelquefois précédées, dans les extrémités inférieures, d'un affaiblissement notable, qui, pareil à une espèce de paraplégie, ne permet point au malade de marcher, et va dans certains cas jusqu'à provoquer des chutes, au moment où l'on y songe le moins.

La strychnine peut être encore employée d'une autre manière ; le docteur Verlegh, de Bréda, en fait dissoudre 5 centigr. dans deux gouttes d'eau, et pratique des piqûres au pourtour de l'œil, avec une lancette trempée dans cette solution. M. Verlegh commence par douze piqûres, et arrive rapidement jusqu'à trente. Dans une observation qu'il rapporte, le malade fut guéri après la huitième inoculation ; « la vue était totalement rétablie, tous les autres symptômes avaient disparu ; 25 centigr. de sulfate de strychnine avaient été usés; deux mois plus tard la guérison était encore complète. » (*Ann. d'ocul.*, t. **XI**, pag. 47.) Plusieurs fois j'ai répété l'expérience de M. Verlegh avec le sulfate de strychnine, et je n'ai pu obtenir ni un succès, ni même l'ombre d'une amélioration. J'ai prié alors M. le docteur Cadet Gassicourt d'essayer de préparer du lactate de strychnine, espérant que ce sel se dissoudrait plus facilement et serait mieux absorbé ; et, après avoir essayé ce médicament dans plusieurs cas, je l'ai employé notamment pour un individu qui en était réduit à ne pas pouvoir se conduire, mais qui reconnaissait encore quelques objets. Je ne sais combien d'inoculations lui furent faites, tant le nombre en fut grand ; je pratiquais tous les jours d'abord dix, puis vingt et bientôt trente piqûres autour des orbites, avec une lancette trempée dans une solution de lactate de strychnine aussi saturée que possible (une partie du sel demeurait toujours non dissoute au fond de la cupule de verre). De temps en temps le malade avait de petites secousses tétaniques ; il accusait une grande faiblesse dans les jambes, et des maux de tête, voyait des éclairs pendant plusieurs heures, supportait difficilement alors la lumière, et présentait enfin tous les symptômes d'une congestion de l'encéphale et d'une excitation manifeste de la rétine. En même temps la langue était chargée, l'appétit disparaissait complétement, et il y avait un peu de fièvre. Je suspendais aussitôt les inoculations, et je ne les reprenais qu'après l'entière disparition de tous ces symptômes. J'employai ainsi une quantité de lactate de strychnine que je ne puis évaluer d'une manière précise, mais qui a été assez grande. Parfois le malade allait mieux, et cela m'encourageait à continuer. Enfin vers la fin du second mois, il se conduisait parfaitement dans les rues, et avait repris son état de marchand ambulant de pain d'épice, qu'il n'a plus quitté depuis près de trois années : il voit mieux de l'œil droit que du gauche, cependant de celui-ci même il peut distinguer les aiguilles d'une montre ordinaire. Il n'y a aucun doute que la strychnine n'ait agi dans ce cas d'une manière très satisfaisante ; malheureusement, depuis je n'ai plus enregistré un seul résultat heureux. Je termine en faisant remarquer que des congestions cérébrales surviennent sous l'influence de ce sel, et qu'on doit les combattre activement, quelque avancé que soit le degré d'asthénie de l'amaurose.

e. Cautères.— Moxas.—Fer rouge. — Séton.— Les *cautères* ont été très recommandés par plusieurs praticiens : on les a placés au pourtour de l'orbite et derrière les oreilles ; mais, ainsi que des autres moyens, on en a fait souvent un grand abus ; je n'en voudrais pour exemple que la conduite du docteur Pritchard, qui conseille, comme un excellent procédé révulsif, de diviser le cuir chevelu et de remplir de pois l'incision. Les *moxas* sont appliqués autour de l'orbite, sur le sommet de la tête ou à la nuque. Ceux du voisinage de l'œil doivent être très petits : je me sers pour les appliquer d'un morceau d'amadou, que j'approche jusqu'à la distance de deux lignes de la peau du malade, pendant qu'un courant d'air est dirigé sur le feu. On obtient ainsi depuis la plus légère jusqu'à la plus profonde brûlure, selon la nécessité. Toutefois, je ne pense pas qu'on doive jamais détruire le derme. Le *fer rouge* a été de tout temps en usage. Valentin pratiquait la cautérisation sur le sommet de la tête, avec un cautère rouge de la grandeur d'un écu ; le lendemain il incisait l'escarre en croix, et appliquait dessus un vésicatoire. Aujourd'hui on se sert rarement du feu. Le *séton* est très fréquemment employé ; il rend les services les plus manifestes dans la maladie qui nous occupe, surtout quand elle se rattache à une affection cérébrale : aussi dans toutes les amauroses de cette nature, les meilleurs praticiens conseillent-ils de l'adjoindre aux autres moyens indiqués, tant généraux que locaux.

Verres de lunettes. — M. Cunier a publié, dans les *Annales d'oculistique*, quelques observations très curieuses, d'où il résulte que des amauroses anciennes ont été presque complétement guéries par l'usage gradué de verres grossissants, de force progressive. Il a essayé de ce moyen après avoir observé quelques malades, qu'un Allemand, nommé

Schlesinger, avait guéris. Voici le nombre et la durée des exercices auxquels M. Cunier a soumis avec succès une dame amaurotique, ainsi que les numéros des verres plano-convexes qui ont été employés (on a débuté par le n° 3, avec lequel la malade reconnaissait, quoique non sans difficulté, toutes les lettres du caractère double canon) :

« N° 3	un jour	(5	exercices de	2 à 4 minutes).
3 1/2	—	(7	—	de 8 à 10 —).
4	1/2 jour	(3	—	de 10 à 15 —).
4 1/2	—	(5	—	de 15 —).
5 1/2	un jour	(6	—	de 16 —).
6	2 jours	(13	—	de 15 —).
6 1/2	un jour	(6	—	de 15 —).
7	—	(6	—	de 15 —).
8	—	(7	—	de 15 —).

» L'exercice put être continué le soir du dixième jour pendant » vingt-deux minutes. La malade voyait l'heure à la pendule à soixante-» quinze centimètres ; elle reconnaissait les personnes à une distance » double. Des verres de plus en plus faibles furent donnés depuis le » onzième jour du traitement jusqu'au dix-septième (du n° 11 au n° 24). » Pendant tous ces jours, l'exercice put durer de vingt à quarante mi-» nutes : le petit texte et même la mignonne pouvaient être lus sans » difficulté (1). »

J'ai répété ces expériences bon nombre de fois, et la plupart du temps sans résultats satisfaisants. Une fois, cependant, j'ai notablement amélioré l'état d'une pauvre femme que m'avait adressée un confrère ; mais comme depuis je n'ai plus revu la malade, je ne sais si l'amélioration s'est soutenue.

(1) Cunier, *Annal. d'ocul.*, tome VII, p. 87.

CHAPITRE XII.

MALADIES GÉNÉRALES DU GLOBE.

I. Vices congéniaux de conformation.

Je ne ferai que rappeler ici ces difformités particulières dont on trouve des exemples asséz nombreux dans l'ouvrage du docteur Schon , et dans celui de Lawrence, que j'ai déjà cités l'un et l'autre. On pourra consulter aussi avec beaucoup d'avantage les ouvrages remarquables de Seiler (1), et de d'Ammon (2). Les vices de conformation sont : l'*anopsie* ou absence des yeux ; la *monopsie* (qu'on a décrite aussi sous les noms de *cyclopie* et *rhinocéphalie*) ou fusion des deux yeux en un seul ; la *polyopsie*, dans laquelle on a observé trois ou quatre yeux sur une même tête ; la *position anomale* occupée par ces organes, qu'on a vus placés au sommet de la tête , au front ou sur les épaules.

On peut encore ranger dans cette classe le *microphthalmos*, que l'on considère comme une atrophie congéniale, par suite de laquelle l'œil, n'ayant pas pris tout son accroissement, est demeuré extrêmement petit, et présente quelques membranes non complétement développées ; le *mégalophthalmos* (aussi appelé *buphthalmos*), ou œil de bœuf, cas dans lequel l'œil offre un volume considérable ; la *position inégale* des yeux, où l'on voit ces organes placés, soit l'un plus haut que l'autre , soit sur un plan antéro-postérieur différent , etc.

II. Maladies acquises.

ARTICLE PREMIER.

Hydrophthalmie.

L'hydrophthalmie est une maladie dans laquelle une sécrétion liquide anomale s'est formée dans le globe , avec ou sans augmentation notable de son volume. Le liquide morbide varie quant au siége aussi bien que quant à la nature. On le trouve, en effet, sous la sclérotique (*hydropisie*

(1) Seiler, in-fol., 1833. Dresde.
(2) Ammon, *loco citato*, 3ᵉ partie.

sous-scléroticale), entre la choroïde et la rétine (*hydropisie sous-rétinienne*), dans la chambre antérieure, ou dans la chambre postérieure (cette dernière variété a été nommée *hydropisie du corps vitré*). La nature du liquide est différente ; il est parfaitement transparent dans l'hydropisie antérieure ou postérieure ; on peut croire alors qu'il est dû à une hypersécrétion de l'humeur aqueuse. Au contraire, lorsqu'il siège entre la sclérotique et la choroïde, ou entre cette dernière et la rétine, il est trouble, plus ou moins visqueux, et de couleur chocolat clair, circonstance qui concourt, avec la décoloration de la choroïde, à prouver que cette membrane a subi des altérations manifestes, et que le liquide est probablement fourni par la séreuse de Jacob. Nous avons décrit ailleurs l'hydropisie sous-rétinienne (voy. pag. 710), et n'y reviendrons pas ici : nous ne nous occuperons point, à cause de sa rareté, de l'hydropisie sous-scléroticale, et nous nous bornerons à décrire l'hydrophthalmie proprement dite.

SYMPTÔMES ANATOMIQUES. — Le développement morbide du globe se présente en avant ou en arrière, selon que c'est la cornée ou la sclérotique qui offre le moins de résistance : de là l'hydrophthalmie antérieure et l'hydrophthalmie postérieure.

Hydrophthalmie antérieure. — Lorsque c'est la cornée qui cède la première, voici les symptômes qu'on remarque : d'abord cette membrane offre une convexité un peu plus forte que de coutume ; on reconnaît, en la regardant de côté, qu'elle est plus saillante en avant et plus éloignée de l'iris, en d'autres termes, que la chambre antérieure est plus grande. Les choses peuvent rester dans cet état pendant un temps fort long, surtout après certaines kératites ; mais il n'en est pas toujours ainsi : la cornée s'agrandit peu à peu dans tous ses diamètres, et prend quelquefois une étendue du double de celle qu'elle présente lorsqu'elle est saine. Elle est alors le plus souvent amincie, cependant je l'ai vue aussi devenue manifestement plus épaisse. Lorsqu'on l'examine avec attention, on reconnaît, dans beaucoup de cas, qu'elle n'a plus sa transparence parfaite : elle semble un peu verdâtre, comme dans certaines kératites primitives au début. D'autres fois, pendant un temps qu'on ne peut évaluer, elle demeure transparente, malgré sa distension ; mais elle finit par se tacher à son centre, surtout quand elle s'avance sous forme de cône. Je ne sache point qu'elle se soit fréquemment rompue.

L'iris conserve longtemps ses mouvements, mais pour les perdre plus tard ; sa couleur, d'abord normale dans la majorité des cas, offre à la longue des altérations évidentes. Une chose remarquable, c'est que très souvent il subit comme la cornée un développement considérable,

non seulement à sa grande circonférence, ce qui serait tout simple,
mais encore dans toute sa surface. Alors la pupille conserve ses dimensions naturelles, et le diaphragme, agrandi du double, flotte entre les
deux chambres en présentant des oscillations telles que je l'ai vu venir
frapper la cornée. Dans ce cas il y a complication évidente de synchisis,
et le plus souvent hydrophthalmie postérieure.

La *pupille*, plus ou moins mobile, ne garde pourtant pas toujours sa largeur ordinaire. Parfois elle offre une immobilité complète,
un diamètre plus grand de la moitié, et des inégalités plus ou moins
nombreuses. Elle est noire le plus souvent, du moins tant que la maladie n'est point portée à ses dernières limites, et qu'aucune altération
n'est encore survenue dans la chambre postérieure. Plus tard elle contracte des adhérences avec la capsule, et se retire en arrière, de sorte
que la chambre antérieure prend la forme d'un entonnoir, dont la base
se trouve en avant, et dont le sommet correspond à une cataracte.

Les *mouvements* du globe, d'abord très faibles, finissent par ne plus
s'exécuter librement; les paupières se distendent en même temps que
la cornée; dans d'autres cas, l'hydrophthalmie devenue générale est
compliquée d'un staphylôme de la sclérotique, et cette tumeur prenant
un point d'appui contre l'orbite, paralyse tout à fait les mouvements de
l'œil.

Hydrophthalmie postérieure. — Ici c'est la sclérotique qui la première subit la distension ; de là l'accumulation du liquide dans la coque
oculaire. Le volume du globe augmente alors d'une manière notable,
mais en arrière de la cornée, et celle-ci ne présente d'abord aucun
changement, elle est seulement poussée en avant. La fibreuse s'amincit
peu à peu, surtout entre les muscles droits, en occasionnant une douleur le plus souvent supportable, mais qui, dans quelques cas exceptionnels, est si horrible, qu'on a vu des malades en devenir fous, et
qu'on cite l'exemple d'un malheureux qui s'ouvrit l'œil avec un canif,
pour se soulager (Beer). Le globe devient presque carré en arrière, la
sclérotique amincie finit par livrer passage à la choroïde, et les staphylômes qui apparaissent alors sous la muqueuse, atteignent un volume
souvent considérable (voy. *Staphylômes*, pag. 354). C'est alors que le
globe prend une teinte noire, partielle ou générale, et qu'on voit le plus
souvent des tumeurs bleuâtres se former dans le point de la sclérotique
correspondant au corps ciliaire (*Cirsophthalmie*).

L'*hydrophthalmie postérieure* et l'*antérieure* peuvent demeurer
longtemps isolées, ou se confondre rapidement, et produire l'*hydrophthalmie générale.*

SYMPTÔMES PHYSIOLOGIQUES. — La *douleur* est nulle au commencement de la maladie, c'est-à-dire pendant tout le temps que le liquide est peu abondant et que la sécrétion en est lente ; mais elle devient atroce dans quelques cas, heureusement assez rares. Dans l'hydrophthalmie chronique, le malade ne souffre aucunement, à moins que le volume du globe ne se trouve très considérable, et que les parties ne soient enflammées.

Au début, et alors que, dans l'hydrophthalmie antérieure, la cornée est encore peu bombée en avant, la *vision* n'a subi d'autres modifications qu'un certain degré de myopie ; mais on conçoit que plus tard elle éprouve des altérations très profondes, et disparaisse même complétement. Dans l'hydrophthalmie postérieure, elle est presque toujours complétement abolie.

Les symptômes généraux sont en rapport avec l'affection locale : la santé est parfaite au début et dans la période chronique ; elle est au contraire fortement altérée dans la période aiguë, surtout lorsque la distension de l'œil est très grande. Il y a alors insomnie, fièvre, délire, et la mort peut s'ensuivre.

MARCHE. — DURÉE. — TERMINAISONS. — PRONOSTIC. — La durée de cette affection est en général extrêmement longue ; jamais le malade n'en guérit complétement. Tant que le mal n'est pas très avancé, il peut demeurer stationnaire pendant un grand nombre d'années, et n'occasionner d'autre gêne qu'un degré de myopie plus ou moins marqué. Mais lorsque la sécrétion liquide est abondante, des accidents surviennent de toutes parts dans le globe, et outre la kératite, l'inflammation de la choroïde et les staphylômes de cette membrane, on voit encore, comme autant de terminaisons différentes, l'ulcération, la suppuration, l'atrophie ou la rupture spontanée du globe. Le pronostic de l'hydrophthalmie est soumis à la marche de cette maladie : en conséquence il est toujours grave.

ÉTIOLOGIE. — L'hydrophthalmie est le plus ordinairement une affection dépendante de causes toutes locales ; cependant quelques auteurs pensent que la syphilis et les scrofules jouent un rôle important dans sa production. Les enfants y sont plus prédisposés que les adultes ; il est rare de trouver l'hydrophthalmie chez les vieillards. Cette maladie est quelquefois congéniale ; je l'ai observée deux fois sous cette forme, que Ware et Lawrence ont notée aussi. On a vu des enfants d'une même famille l'apporter tous en naissant : ainsi Juengken cite l'exemple de six frères qui furent dans ce cas. La kératite et la sclérotite secondaires à la choroïdite, et en général les inflammations fréquentes des yeux, surtout après la variole, la rougeole ou la scarlatine, semblent y prédisposer. Elle est très fréquente après les coups sur les yeux ou après les piqûres. Je l'ai observée fort souvent à la suite de diverses expériences pratiquées sur des lapins, et notamment après les déchirures de l'iris et les piqûres de la cornée.

TRAITEMENT. — Il présente de grandes difficultés, la guérison de l'hydrophthalmie étant impossible. Des remèdes généraux doivent être d'abord prescrits contre la cause qu'on suppose avoir produit la maladie. S'il existe un vice scrofuleux, syphilitique ou autre, on le combat par le traitement en usage. Mais on ne peut attendre de moyens si indirects qu'une amélioration bien éloignée. Le traitement local ne présente lui-même aucun degré de certitude. On essaie des résolutifs, parmi lesquels on doit compter les applications de ventouses scarifiées ou de sangsues dans le voisinage de l'orbite, les frictions mercurielles, les sachets aromatiques, les astringents, la compression ménagée, pratiquée pendant un temps ordinairement très long. Si l'hydrophthalmie, demeurant stationnaire, se borne à produire un léger bombement de la cornée, on recommande les lunettes bi-concaves, dans le but d'allonger le foyer visuel, et de rendre ainsi au malade la vie moins triste. Mais lorsque l'affection passe à l'état aigu, qu'elle produit de vives douleurs et détermine des symptômes généraux comme la fièvre et le délire, la ponction de la cornée ou de la sclérotique, plusieurs fois répétée, est indispensable (voy. *Paracentèse*). On pratique encore cette opération lorsque la maladie n'occasionne aucune douleur, mais que l'œil, devenu le plus souvent amaurotique, présente un volume considérable : aussitôt alors, après l'évacuation des liquides contenus dans la coque oculaire, on a recours à une compression permanente, qui doit être faite avec beaucoup de soin. Lorsque l'œil prend un volume si grand que les paupières ne le protégent plus, et qu'il se recouvre de tumeurs noirâtres formées par la choroïde, on enlève la cornée selon les règles qui ont été établies ailleurs (Voy. *Staphylôme opaque de la cornée*, pag. 335), et l'on provoque ainsi l'atrophie du bulbe. Le malade cache alors sa difformité sous un œil artificiel. Je n'ai jamais vu, sinon dans des cas très exceptionnels, que l'extirpation du globe tout entier fût nécessaire.

ARTICLE II.

Cancer de l'œil.

L'œil, de même que les autres organes, est exposé au cancer. Cette maladie est plus fréquente dans l'enfance, mais alors elle prend le plus souvent la forme de l'encéphaloïde, que nous avons classé dans les affections de la rétine. Ici nous nous attacherons plus particulièrement à décrire le squirrhe de l'œil.

Il est très difficile, dans la plupart des cas, de le reconnaître à son début, parce qu'il se masque alors sous les symptômes d'une ophthalmie interne. De même que dans cette dernière affection, en effet, l'œil est larmoyant, photophobe; la vue devient mauvaise et disparaît à la longue, sans que rien jusque là puisse faire soupçonner la gravité du mal qui va bientôt se développer. Quel que soit le traitement employé, l'œil demeure rouge, douloureux; le malade ne ressentait d'abord qu'une démangeaison incommode, et déjà il éprouve de temps en temps quelques douleurs très vives, s'irradiant à tout un côté de la tête, et dont le point de départ est dans le globe. Peu à peu ces douleurs deviennent insupportables, s'exaspèrent pendant la nuit, et enlèvent ainsi au malade le sommeil, l'appétit et la santé; en même temps on constate une inflammation des ganglions lymphatiques sous-maxillaires et pré-auriculaires. Le globe augmente de volume, mais ordinairement avec une grande lenteur; sa surface devient inégale, et des bosselures apparaissent entre les muscles droits, ce qui donne à l'œil une forme carrée. La cornée demeure longtemps saine; dans beaucoup de cas, on reconnaît que l'iris s'est déplacé; et, dans d'autres, que la chambre antérieure se trouve remplie de sang. Bientôt la cornée perd sa transparence, s'altère dans sa forme, se rétrécit ou s'agrandit; la conjonctive, considérablement épaissie dans la plupart des cas, devient rouge; souvent elle est le siége d'un chémosis séreux très considérable; les vaisseaux qu'elle présente sont dilatés, variqueux, le plus souvent bleuâtres, quelquefois rouge brun, de même que ceux du tissu cellulaire sous-conjonctival. Si l'état de la muqueuse permet de voir la sclérotique, on reconnaît que celle-ci a pris une couleur jaune sale très prononcée, et qu'elle a perdu sa forme ordinaire. Peu à peu tous ces caractères deviennent plus marqués; le globe commence à faire saillie à travers les paupières, qui bientôt ne peuvent plus le recouvrir : c'est à ce moment que la muqueuse boursouflée vient former un large bourrelet rouge par-dessus les cils de la paupière inférieure. Après être demeuré quelque temps dans cet état, qu'on peut confondre avec le phlegmon de l'œil, si l'on ne fait attention à la lenteur de la marche de la maladie, le globe finit par s'ulcérer dans plusieurs points; alors le tissu cellulaire péri-oculaire et les paupières mêmes sont envahis par l'affection cancéreuse, qui, si l'on ne vient au secours du malade, s'étendra bientôt à toutes les parties contenues dans l'orbite, et même aux os qui constituent cette cavité. Les ulcérations s'étendent en largeur et en profondeur; il en découle un ichor fétide, jaunâtre, tirant quelquefois sur le noir, et des fongosités sortant de ces plaies achèvent de détruire la forme de l'œil qui a perdu depuis longtemps ses mouvements.

Lorsque la maladie en est arrivée à ce degré, la marche en devient rapide : les fongosités s'élèvent de plus en plus, et saignent au moindre contact ; la suppuration fétide devient très abondante, les douleurs augmentent au point que les malades sont absolument privés de repos, la constitution s'épuise en peu de temps, la fièvre hectique s'allume, et le malade finit par succomber.

Cette description, comme nous l'avons dit en commençant, s'applique plus particulièrement au squirrhe de l'œil : nous avons parlé ailleurs du fongus hématode (voy. *Encéphaloïde de la rétine*, pag. 704), nous n'y reviendrons point ici. Quant à la *mélanose*, qui, selon plusieurs auteurs recommandables, ne doit pas être rangée parmi les affections cancéreuses, nous n'en dirons que quelques mots : elle se caractérise par une tumeur molle, d'un noir bleuâtre, qui débute tantôt dans l'intérieur du globe, tantôt à sa surface. Elle est plus fréquente chez l'adulte.

Un homme chez lequel j'ai pratiqué l'extirpation du globe avait présenté tous les symptômes du fongus médullaire de la rétine. A l'autopsie j'ai trouvé dans le fond de l'œil une tumeur mélanique, entourée de tissu encéphaloïde et offrant le volume d'une petite noisette. Comme toutes les tumeurs mélaniques, elle s'était développée très rapidement et avec des douleurs orbitaires insupportables. Il y avait près du sourcil une autre tumeur de même nature, qui n'avait fait aucun progrès.

Si l'on abandonne la tumeur mélanique à elle-même, elle distend le globe, l'ulcère, envahit bientôt les paupières, et se termine en provoquant l'écoulement sanguin noirâtre, la suppuration et les autres accidents dont nous avons parlé plus haut. Le plus souvent d'autres tumeurs mélaniques, siégeant dans d'autres parties du corps, accompagnent celle de l'œil. J'ai vu, à l'Hôtel-Dieu, une femme dont le cadavre en était pour ainsi dire couvert.

MARCHE. — La marche du cancer de l'œil est ordinairement lente, surtout lorsque la maladie a pris la forme squirrheuse, et a eu son point de départ dans le globe. Lorsqu'elle a commencé par les paupières, elle peut ne faire aucun progrès pendant longtemps, puis prendre tout à coup une marche très rapide.

PRONOSTIC. — Il est toujours fort grave : presque toujours la maladie entraîne la mort du malade.

ÉTIOLOGIE. — L'étiologie est celle du cancer en général, c'est-à-dire qu'elle est complétement ignorée : les coups sur l'œil, les blessures profondes, les ophthalmies répétées, le staphylôme ulcéré, l'hydrophthalmie, l'hérédité, ont été pourtant notés en première ligne.

TRAITEMENT. — Les moyens internes échouent toujours contre cette maladie, et l'on en vient forcément à l'opération. On a pensé que l'atrophie du bulbe pouvait être obtenue dans quelques cas au moyen d'un traitement altérant. J'ai dit plus haut combien il est peu raisonnable de compter sur cette terminaison (voy. *Encéphaloïde de la rétine, Pronostic,* pag. 708), il serait donc superflu de revenir là-dessus.

Le procédé opératoire à employer varie selon qu'on se borne à enlever simplement une partie de l'œil malade, ou qu'il est nécessaire d'enlever soit le globe tout entier, libre ou non dans l'orbite, soit en même temps le globe et les paupières.

Amputation partielle du globe. — On la pratique d'après les règles posées au traitement du staphylôme de la cornée (voy. ce mot, p. 340). Un bistouri effilé ou un couteau à cataracte, une érigne et des ciseaux courbes un peu forts suffisent pour cette opération. Les paupières convenablement maintenues, le chirurgien tenant l'érigne de la main gauche, s'il s'agit d'opérer sur l'œil gauche, accroche avec cet instrument les parties malades, implante brusquement le couteau dans le globe, et le traverse de part en part, de manière à ce que la lame, dont le tranchant est dirigé en haut, reste en arrière des parties à retrancher ; alors il continue doucement son incision, en poussant la pointe de l'instrument vers le grand angle, comme cela se pratique dans la kératotomie supérieure, et il termine la section avec le plus de lenteur possible, afin d'éviter la sortie de tous les milieux de l'œil. Ce premier temps exécuté, le tranchant du couteau est dirigé en bas, comme pour la kératotomie inférieure, et les parties malades emportées demeurent ainsi fixées à l'érigne. Dans le deuxième temps, le chirurgien peut se servir de ciseaux. L'hémorrhagie est ordinairement peu abondante : mais si avant l'amputation partielle on jugeait, sur l'aspect vasculaire des parties, avoir à la redouter, il vaudrait mieux recourir tout d'abord à l'extraction du globe entier.

Extraction du globe libre dans l'orbite. — Les procédés que nous allons décrire s'appliquent au cas où le cancer est encore renfermé dans le globe, qui n'a par conséquent contracté aucune adhérence morbide avec les parties voisines.

Premier procédé. — C'est celui de Louis, légèrement modifié.

Premier temps. — Le malade est étendu sur un lit, la tête élevée. Le chirurgien, placé du côté de l'œil malade, introduit un bistouri effilé entre la peau et les os, afin d'agrandir en dehors la fente naturelle des paupières, et de découvrir ainsi largement la tumeur. Dans le cas où le globe est très proéminent, l'incision est faite avec un bistouri courbe.

Deuxième temps. — L'œil est traversé avec un long crochet courbe en forme d'alène, ou avec une aiguille à laquelle un fil est attaché dans le but de maintenir convenablement la tumeur, et de la diriger dans tous les sens nécessaires. Alors le bistouri est enfoncé dans l'orbite, et conduit selon la direction du cul-de-sac inférieur de la conjonctive, depuis l'angle interne jusqu'à l'angle externe. Pendant ce temps la paupière inférieure est tendue par un aide, tandis que la supérieure demeure libre. Lorsque cette première incision est terminée, la paupière supérieure, à son tour, est saisie par l'aide, et relevée avec les doigts ou un élévateur, pendant que le chirurgien plaçant le bistouri dans l'angle interne, de manière à faire tomber la seconde incision dans la première, le conduit de dedans en dehors en rasant l'orbite dans toute sa paroi supérieure. Quelques chirurgiens veulent que le bistouri soit conduit de dehors en dedans, et qu'il soit plongé d'abord dans l'angle externe. Les raisons qu'on donne de part et d'autre sont de peu d'intérêt lorsque le globe est parfaitement libre ; s'il s'agissait de raser avec le bistouri les parois de l'orbite envahies par le cancer, il serait peut-être plus prudent de commencer par l'angle externe.

Troisième temps. — Le nerf optique et les muscles droits retiennent seuls le globe au fond de l'orbite ; on les divise d'un seul coup, avec des ciseaux courbes dont la concavité est tournée vers le globe, et dont la convexité doit prendre un point d'appui contre la paroi supérieure de la fosse orbitaire.

Il est inutile d'enlever la glande lacrymale lorsqu'on est convaincu qu'elle n'a subi aucune dégénérescence, ce qu'on est ordinairement en droit de penser quand le cancer est demeuré renfermé dans le globe : en la laissant il n'y a pas toujours lieu de craindre un larmoiement incommode. Cependant il n'y a aucun inconvénient à l'enlever. Chélius, Jæger, Rosas, Demours, Lisfranc, Sanson, en recommandent l'ablation. Je n'ai jamais cru devoir y recourir.

Deuxième procédé. — Il appartient à M. Bonnet, de Lyon, qui n'en avait point encore fait l'application en 1841. « On sait, dit ce chirurgien (1), que, lorsqu'on enlève l'œil par les procédés ordinaires, on fait pénétrer l'instrument dans les graisses de l'orbite, et que l'on coupe les muscles à une distance plus ou moins grande de leur insertion dans l'œil.

» Dans cette opération on divise les troncs des nerfs qui se distribuent aux muscles de l'œil, puisque l'on coupe ces muscles plus ou moins près de leur insertion orbitaire. On divise souvent des ramifications des artères ophthalmiques, lacrymales ou frontales, ce qui donne

_____

1 Bonnet, *Traité des sections tendineuses et musculaires,* Paris et Lyon. 1841. p. 321.

naissance à des hémorrhagies souvent difficiles à arrêter; on éviterait sans aucun doute tous ces accidents si l'on coupait les muscles et le nerf optique à leur insertion à la sclérotique , et si l'on enlevait l'œil en laissant intacte la capsule dans laquelle il est renfermé. Évidemment en opérant de la sorte on éviterait toute crainte d'hémorrhagie , on ne blesserait que le nerf optique , et la plaie étant séparée par un tissu fibreux des graisses de l'orbite, l'inflammation dont elle pourrait être le siége ne se propagerait pas du côté du cerveau.

» Ces idées ne sont encore pour moi que des idées *à priori* , je n'ai pas eu l'occasion de les appliquer sur le vivant ; mais si je rencontrais un cas favorable à cette application , voici comment je procéderais à l'extirpation de l'œil :

Après avoir écarté les paupières au moyen des instruments que j'ai conseillés , je couperais le muscle droit interne avec les mêmes précautions que dans l'opération du strabisme ; puis, glissant des ciseaux à travers la plaie que j'aurais faite, et les faisant pénétrer entre la sclérotique , d'une part , et le fascia sous-conjonctival et les muscles , de l'autre , je couperais circulairement tous les muscles droits près de leur insertion à l'œil; après cette section il ne me resterait plus qu'à diviser aussi près que possible de l'œil les deux obliques , puis le nerf optique ; l'œil serait alors enlevé sans que j'eusse intéressé aucun vaisseau , aucun nerf , et sans que j'eusse pénétré dans les graisses de l'orbite.

» La seule objection que je conçois contre ce procédé, dont j'ai conçu l'idée lorsque je faisais des recherches anatomiques sur les membranes qui entourent l'œil, est la difficulté de trouver des cas où il puisse être mis en usage. Généralement les tissus qui entourent l'œil sont trop altérés dans les affections qui nécessitent l'extirpation de cet organe, pour que le procédé que j'indique puisse trouver son application. Je ne me rappelle qu'un seul cas où l'on eût pu le mettre en usage sans inconvénient : c'est celui d'une malade que j'ai vu opérer par M. Gensoul. L'œil n'avait point perdu sa forme et son volume; la vue y était abolie , et les douleurs atroces qu'éprouvait la malade et que rien n'avait pu soulager, décidèrent seules à l'opération ; on trouva dans ce cas une tumeur mélanique qui n'avait encore envahi que la rétine ; le procédé que j'indique eût trouvé là , sans doute , une utile application. »

MM. Stœber, Cunier, A. Bérard , ont enlevé l'œil en suivant les indications de M. Bonnet, sauf qu'après avoir coupé le muscle droit interne, ils ont attaqué immédiatement le nerf optique, et n'ont divisé qu'ensuite les autres muscles. M. Cunier a eu à combattre après l'opération une suppuration abondante et un bourgeonnement très considérable qu'il n'avait jamais rencontré jusqu'alors (1). Les opérés de Bérard n'ont, que je sache, rien offert de semblable. Ce procédé, fort ingénieux et d'une exécution des plus faciles, me semble présenter pourtant l'inconvénient très grand d'empêcher le chirurgien d'attaquer le nerf optique aussi loin que possible. En effet, d'après les indications données plus haut, il ne peut être divisé qu'en avant de la capsule fibreuse, tandis que par le premier procédé on peut l'atteindre jusque sur le trou optique, et certes c'est là un point bien important, puisque le nerf est très fréquemment dégénéré, alors même que le cancer est encore fort peu avancé ; et qu'en le laissant en partie dans l'orbite, on abandonne ainsi une des chances si rares de guérison que donne l'extraction du globe dans cette maladie. C'est une remarque que j'ai déjà eu l'occasion de faire, en publiant deux observations de cancers oculaires dont j'ai fait l'ablation (voy. *Gazette des hôpitaux*, année 1843).

Extraction du cancer adhérent à l'orbite. — Lorsque le cancer a gagné les graisses de l'orbite, et qu'après avoir envahi le globe, il remplit complétement cette cavité, le second procédé que nous venons de décrire n'est plus applicable : c'est au premier qu'il convient de recourir. Dans ce cas, le bistouri, qu'on introduit d'ordinaire dans l'angle interne, devra raser les parties osseuses aussi près que faire se pourra, afin de ne laisser de tissus dégénérés que le moins possible. Après que le globe sera extrait, on promènera le doigt dans tout l'intérieur de l'orbite, pour reconnaître si des portions malades n'y auraient point été laissées ; on constatera en même temps la résistance que le nerf optique présente au toucher, en s'assurant s'il ne serait point entouré, comme cela arrive très souvent, d'une masse circulaire de tissus indurés : si cela était, on enlèverait toutes ces parties malades, en se servant d'une pince à griffes et d'une paire de ciseaux courbes. On raclerait les os avec le bistouri convexe ou avec la rugine, si les parties y étaient trop adhérentes ; mais on devra agir avec précaution, surtout vers la paroi interne de l'orbite, qu'on pourrait très facilement briser.

Lorsque les paupières ne sont qu'adhérentes aux parties malades, on divise les brides avant d'extraire le globe ; mais si elles n'ont pas échappé à la dégénérescence, on les enlève en même temps que l'œil. Il n'est pas nécessaire alors d'agrandir l'angle externe : on emporte immédiatement et du même coup le globe et les paupières, en circonscrivant l'orbite par la double incision dont nous avons parlé ; seulement on a grand soin, dans ce cas, d'extraire la glande lacrymale.

(1) Cunier, *Annales d'oculistique*, tome VII, p. 31.

Pansement. — Il est des plus simples. Après que la commissure externe a été réunie au moyen d'épingles et d'une suture convenable, on n'a besoin, le plus souvent, que d'appliquer sur l'orbite des compresses imbibées d'eau froide. Il est inutile, et même dangereux parfois, d'introduire dans cette cavité un linge enduit de cérat, et recouvert d'une couche épaisse de charpie qu'on maintient par plusieurs tours de bandes fortement serrées autour de la tête. Ce n'est que dans le cas où une hémorrhagie considérable surviendrait, qu'il serait permis de recourir à ce mode de pansement, généralement abandonné aujourd'hui.

Suites de l'opération. — Immédiatement après l'enlèvement du globe, les malades accusent une douleur vive, qui s'étend à toute la moitié correspondante de la tête, et disparaît ordinairement après environ deux à trois heures. Lorsqu'elle dure plus de temps, que le malade est très agité et que le pouls s'élève, il y a lieu de surveiller l'état de l'encéphale. Souvent cette douleur est occasionnée par l'introduction de la charpie dans l'orbite, et par le bandage qui la retient.

Le malade est tenu à la diète pendant deux ou trois jours ; après ce temps, si les choses marchent convenablement, on lui prescrit des boissons aqueuses, et on lui accorde un ou deux bouillons. Lorsque la suppuration survient, ce qui arrive d'ordinaire vers le quatrième jour, on nettoie les parties malades avec le plus de soin possible, au moyen de lotions d'eau tiède ou d'injections faites avec précaution : ce pansement est répété régulièrement tous les jours. On verra peu à peu la cavité orbitaire se remplir de fongosités rougeâtres, lesquelles rapprocheront insensiblement les incisions qui, en haut et en bas, ont divisé la muqueuse, de sorte qu'à la longue on n'apercevra plus dans l'orbite qu'une cicatrice transversale, reposant sur la conjonctive et ayant une certaine tendance à renverser les paupières en dehors. Cette circonstance est une indication de ménager la muqueuse le plus possible, lorsque le cancer est renfermé dans le globe, et de la diviser dans le point le plus rapproché de la cornée, si l'on veut épargner au malade la difformité de l'ectropion double, et à plus forte raison si on veut lui ménager la ressource de porter l'œil artificiel.

Les *complications* qui peuvent survenir après l'opération sont l'hémorrhagie, l'encéphalite et la reproduction du mal. Le premier de ces accidents, qui est rare, est facilement éloigné, ainsi que nous l'avons dit plus haut, par le tamponnement de l'orbite, ou par l'introduction de petits morceaux de glace dans cette cavité, moyen qu'on peut essayer préalablement. On peut encore employer la ligature (Roux), la torsion de l'artère ophthalmique, ou l'application sur ce vaisseau d'une pince qu'on maintient par un bandage convenable (Lisfranc). Lorsque des signes d'encéphalite apparaissent, les bandages sont enlevés immédiatement si rien ne s'y oppose, et l'on prescrit le traitement de cette maladie. Enfin dans le cas où le cancer se reproduirait sur un ou plusieurs points de l'orbite, on emporterait les parties malades avec un instrument tranchant, et l'on cautériserait ensuite avec le nitrate acide de mercure ou avec le cautère actuel, en prenant soin d'agir avec la prudence que commande le voisinage du cerveau.

ARTICLE III.

Glaucôme.

On entend par *glaucôme* une maladie dans laquelle le fond de l'œil offre une couleur verdâtre sale, vert de mer ou jaune verdâtre. Le véritable siége de cette affection ne peut être rapporté à une des membranes oculaires en particulier, mais doit l'être à plusieurs d'entre elles à la fois. C'est évidemment ce siége multiple qui explique les discussions nombreuses dont le glaucôme a été le sujet. Les uns le regardent comme une maladie du cristallin; les autres, comme une maladie du corps vitré; il en est qui croient le voir dans la rétine, et le plus grand nombre le place dans la choroïde; mais comme il est un peu partout, et tantôt plus, tantôt moins, se trouve dans chacune de ces membranes, je ne vois rien de mieux que de le classer dans les *maladies générales du globe*, comme j'ai fait pour l'hydrophthalmie et le cancer.

SYMPTÔMES ANATOMIQUES. — Nous allons ici étudier chacune des membranes en particulier, et en cela, au reste, nous suivrons la méthode que nous avons adoptée jusqu'à présent. Il ne nous sera pas difficile de prouver que le glaucôme est bien une affection générale du globe, dont toutes les membranes constituantes prennent dans cette maladie des caractères s'éloignant plus ou moins de l'état normal.

Conjonctive. — Au début de l'affection, cette membrane ne présente ordinairement aucune altération; mais lorsque le mal a fait des progrès, elle offre dans toute son étendue une couleur sale, plombée, et de gros vaisseaux la sillonnent de toutes parts, comme il arrive dans les congestions anciennes de l'œil. Ces vaisseaux rampent plus gros et plus nombreux dans le tissu cellulaire sous-conjonctival, en y formant des arcades toutes particulières, dont les convexités se trouvent assez rapprochées de la cornée (comparez avec *Choroïdite*, p. 672).

Sclérotique. — Elle est à l'état normal au commencement, et peut demeurer saine en apparence dans quelques cas exceptionnels; mais lorsque l'affection fait des progrès lents et continus, le plus souvent elle prend une teinte sale, plombée, d'abord partielle et bientôt générale. Cette couleur est évidemment due à ce que la membrane ayant subi une extension considérable, laisse, à travers ses fibres écartées, entrevoir la choroïde poussée en dehors par les liquides anomaux contenus dans le globe. C'est un caractère qui peut manquer longtemps, puisqu'on ne l'observe point tant que la sclérotique ne cède pas. Nous avons dit ailleurs que la résistance plus ou moins grande qu'oppose la fibreuse est très certainement en rapport avec la force de son organisation (voy. *Staphylôme*, note de la page 357). Lorsqu'une fois la membrane a cédé, et que des staphylômes sont survenus, ils n'ont plus de limites et peuvent prendre un volume considérable. La sclérotique est alors distendue au plus haut degré; dans quelques endroits elle adhère fortement à la choroïde, qui elle-même est désorganisée.

Cornée. — Elle est ordinairement saine au début, comme les membranes dont nous venons de parler. Mais pour peu que la maladie soit avancée, elle perd son brillant, et ressemble tout à fait à une glace sur laquelle on aurait soufflé légèrement. On croirait, en la regardant avec attention, qu'elle s'est recouverte à sa face concave d'une multitude de gouttelettes d'un liquide presque incolore. Il est facile de comprendre que ce phénomène ait lieu, quand on a reconnu les désordres remarquables que l'iris présente, et quand on se rappelle que la membrane de l'humeur aqueuse tapisse toute la chambre antérieure. La première remarque en a été faite par Beer, et d'autres auteurs l'ont confirmée après lui. Il y a plus, et dans une période très avancée de la maladie, j'ai vu la cornée, après avoir pris une forme légèrement conique, s'ulcérer à son centre, dans une assez grande étendue pour laisser passer tout l'iris. Dans deux cas, les plus graves désordres en sont résultés : dans l'un, il y a eu une ophthalmite, et dans l'autre une hémorrhagie considérable. Assez souvent, surtout lorsque la sclérotique se laisse distendre facilement, la cornée n'éprouve que des altérations peu importantes, comme ce trouble dont j'ai parlé plus haut. Quelquefois elle est entourée d'un cercle bleu large tout au plus d'un millimètre : c'est cet anneau bleuâtre qu'on constate dans toutes les congestions chroniques du globe.

Chambre antérieure. — Il n'y a rien de fixe quant aux altérations qu'elle présente. On peut, en effet, la trouver intacte sous tous les rapports, aussi bien à la période la plus avancée du glaucôme qu'à son début. Mais parfois elle a disparu complétement, lorsqu'une sécrétion liquide, formée dans la coque oculaire, exerce sur les milieux internes une compression à laquelle la sclérotique a longtemps résisté, ou qu'une cataracte molle est venue compliquer la maladie qui nous occupe.

Iris. — On n'observe point, dans le glaucôme, d'iritis proprement dit ; cependant l'iris participe à la désorganisation des autres mem-

branes, et porte les traces les plus évidentes de l'inflammation. Il est
en général plus pâle, plus terne que d'ordinaire : on croirait qu'il a subi
une sorte de macération. Çà et là, en effet, on aperçoit des plaques
plombées, isolées les unes des autres, et formées aux dépens de la substance antérieure du diaphragme ; c'est surtout vers les attaches de l'i-
ris qu'elles se montrent d'abord, et leur apparition est le plus souvent
précédée d'une décoloration plus ou moins étendue, qui donne à la
membrane une teinte ardoisée ou vineuse ; ces taches et cette décoloration se montrent quelquefois au moment où le malade ne se plaint
encore que médiocrement de sa vue. A mesure que l'affection fait des
progrès, l'iris perd davantage ses brillantes couleurs naturelles. Il se retire peu à peu et toujours inégalement vers ses attaches ciliaires, et, dans
quelques cas exceptionnels, cette rétraction est si énergique, qu'il ne
présente plus qu'un ruban circulaire, large tout au plus d'un millimètre.
et qui disparaît même complétement par endroits. Le bord libre de
l'iris éprouve aussi des altérations remarquables, dont nous allons parler
tout à l'heure.

Pupille. — Dès le début de la maladie elle a perdu de ses mouvements. Elle est plus ou moins irrégulière, selon les cas particuliers; sa
marge est quelquefois inégale et déchiquetée, mais très exceptionnellement adhérente à la capsule. L'uvée qui forme un cercle circonscrivant le bord libre de l'iris, a disparu par places, en sorte qu'on aperçoit
souvent une petite traînée blanche assez semblable à une bandelette
fibro-albumineuse, et que la pupille se trouve dessinée en certains endroits par une portion de cercle blanchâtre, taillée aux dépens du diaphragme, qui semble renversé en avant, même dans les cas où la
chambre antérieure a conservé son diamètre normal. Derrière la pupille
on voit, au commencement de la maladie, quelque chose de trouble,
qui ressemble à une fumée grisâtre, et donne au fond de l'œil un aspect
terne tout particulier. Cette sorte de fumée, répandue dans l'œil, devient plus visible, plus épaisse, et paraît manifestement occuper le
plan profond de la coque oculaire. C'est alors une véritable opacité de
couleur vert bouteille, dans laquelle il est impossible de reconnaître ni
une tache ni une ligne opaque. Elle est située profondément en arrière
du cristallin, mais le siége en est évidemment ignoré, malgré les opinions
diverses qui ont été émises à ce sujet. Wardrop, Fabini, Juengken,
veulent qu'elle se trouve dans l'humeur vitrée, tandis que Rosas pense
qu'elle existe dans la rétine, et que d'autres, comme nous l'avons déjà
vu, la placent dans la choroïde ou dans la membrane hyaloïde. Suivant Mackenzie, cette teinte verte serait due à la double circonstance
que le cristallin présente une couleur jaune d'ambre, et que la choroïde
est devenue brun clair. M. Sichel a émis une opinion à peu près sem-

blable : « La choroïde, dit-il, se surcharge d'un sang veineux qui prend une teinte bleuâtre, qui concourt d'autant plus avec la teinte jaunâtre du cristallin à la production de l'aspect verdâtre du fond de l'œil, que la couleur normale de la choroïde suffit par elle-même pour changer en vert la teinte jaune d'une cataracte, et que les cataractes ont une teinte jaune franche après leur extraction (*Annal. d'ocul.*, *loc. cit.*, p. 185). » Ces deux dernières opinions présentent certainement quelque chose de séduisant; cependant, je dois le dire, elles ne suffisent point encore pour expliquer cette teinte verte particulière. En effet, selon MM. Mackenzie et Sichel, si l'on enlève le cristallin dans le glaucôme, l'opacité doit disparaître, et pourtant l'extraction du cristallin que j'ai pratiquée dans plusieurs cas de cette espèce, n'a fait que la diminuer un peu sans la détruire complétement. Il faudrait donc admettre alors que l'humeur vitrée que l'anatomie pathologique a trouvée parfaitement diaphane dans la majorité des cas, se serait trouvée notablement jaune dans ceux que je rapporte. Enfin si cette explication de la teinte glauque était tout à fait exacte, les yeux des Albinos la présenteraient nécessairement à un certain degré, ce qui n'est pas.

Cristallin. — Il demeure ordinairement sain et transparent pendant un temps fort long. On doit remarquer que le glaucôme n'attaquant que des individus de plus de quarante ans, la lentille a pris à cette époque de la vie une couleur jaune ambré remarquable. Une cataracte peut, on le comprend aisément, compliquer un glaucôme commençant ou même le précéder, mais alors elle sera indépendante de la maladie qui nous occupe. Par contre, on observera fréquemment l'opacité de la lentille dans le degré le plus élevé du glaucôme, surtout quand il existe depuis longtemps. Je ne crois pas avoir vu depuis huit ans un seul œil glaucomateux qui ne se soit cataracté après deux ou trois années. Cette complication a déjà été étudiée ailleurs, à l'article de la cataracte glaucomateuse (voy. p. 546). Parfois la cataracte est dure; le plus souvent, au contraire, elle est si molle que la capsule largement distendue et poussée en avant, vient s'appliquer presque contre la cornée, à travers la pupille largement dilatée. Dans un cas, j'ai vu la capsule éclater spontanément, et des portions de la substance corticale du cristallin tomber dans la chambre antérieure.

SYMPTÔMES PHYSIOLOGIQUES. — Ils sont tout à fait secondaires, et ne pourraient pas à beaucoup près fournir des indications pathognomiques d'une importance égale à celle, par exemple, de la douleur qu'accuse le malade vers la tête du sourcil, dans l'inflammation aiguë de l'iris.

Vision. — Dans beaucoup de cas de glaucômes, elle s'abaisse graduellement, comme dans certaines variétés de l'amaurose. Au début, il n'est pas rare de constater dans son état des oscillations remarquables ; tel jour, par exemple, le malade reconnaîtra sans difficulté des objets qu'il ne pourra plus voir le lendemain. Cette variabilité de la vision persiste quelquefois très longtemps ; au moyen des anti-périodiques, on obtiendra une amélioration de quelques jours. Certains malades voient mieux le matin ; d'autres, au contraire, à une heure avancée de la journée ; mais tous à la longue deviennent aveugles.

Douleurs. — Au début de la maladie la douleur est à peu près nulle, de même que dans toutes les affections congestives qui marchent avec une certaine lenteur ; le malade éprouve alors une sensation de gêne dans les paupières, et de roideur dans le globe. Mais lorsque l'iris commence à présenter quelques traces de décoloration, et que la pupille, moins mobile, est déjà un peu déformée, il survient quelquefois des névralgies intenses, le plus souvent intermittentes, et pendant lesquelles la vision devient très mauvaise. Elles se répètent assez souvent pendant une quinzaine de jours de suite, disparaissent pour un temps plus ou moins long, et reviennent ensuite par accès réguliers. Il est à remarquer que dans presque tous les cas où, longtemps avant l'apparition du glaucôme, on a vu survenir les névralgies, il s'est formé à la longue des staphylômes de la choroïde à travers la sclérotique amincie. Ne pourrait-on pas admettre que chacun de ces accès coïncide avec une hypersécrétion de liquide dans l'intérieur du globe, puisqu'on peut le faire cesser sur-le-champ par la paracentèse de l'œil, et que si l'on ne pratique pas cette opération, on constate dans la suite que la fibreuse s'est perforée dans plusieurs endroits, et que les ouvertures ont été fermées par des procidences de la choroïde ?

Marche. — Elle est excessivement inégale : tantôt, pendant un temps considérable, la maladie demeure stationnaire à un degré encore peu avancé ; tantôt, au contraire, elle arrive à une terminaison rapide, très peu de temps après son début. Rien n'est fixe dans l'apparition des symptômes ; chez quelques individus, la teinte glauque apparaît de bonne heure, et presque en même temps que la décoloration des lèvres ; tandis que chez d'autres, et c'est le cas le plus fréquent, ce dernier caractère existe depuis longtemps sans que la vue ait subi de graves altérations. J'ai vu plus d'une fois le glaucôme survenir avec une effrayante rapidité, après avoir été à peine annoncé par quelques signes précurseurs : c'était surtout à la suite de choroïdites anciennes, quoique légères en apparence. En général, cependant, la marche du mal est très lente, et ce n'est que peu à peu, souvent après plusieurs mois, ou même plusieurs années, qu'il arrive à son plus haut degré de développement, et que la vue disparaît tout à fait.

Terminaisons. — Elles sont nombreuses : même complet, le glaucôme peut demeurer stationnaire pendant un temps très long, et alors, d'ordinaire, les douleurs névralgiques disparaissent entièrement, après que les accès s'en sont éloignés de plus en plus. D'autres fois, des ulcérations se développent sur la cornée, et deviennent ainsi la cause de procidences de l'iris, à la suite desquelles surviennent des hémorrhagies considérables, comme cela est arrivé à la mère d'un de mes confrères de Paris (M. le docteur Bordes), dont j'ai déjà eu l'occasion de parler à l'article *Choroïdite*, page 679. Le staphylôme de la cornée est une terminaison assez fréquente : je l'ai vue suivie de l'apparition d'inflammations répétées, qui ont produit une ophthalmite et l'atrophie consécutive du bulbe. Je n'ai point noté la dégénérescence cancéreuse qu'a observée M. le professeur Rosas.

Pronostic. — Il est extrèmement grave. Le glaucôme amène toujours tôt ou tard la perte complète et incurable de la vue dans l'œil qu'il attaque, et le plus souvent il frappe les deux yeux, à des distances plus ou moins éloignées. Je ne pense pas qu'on puisse obtenir une amélioration soutenue de la vision dans cette maladie, dont ordinairement le traitement le mieux dirigé ne peut entraver les progrès.

Étiologie. — Les ophthalmies internes chroniques, les inflammations de la rétine, et celles de la choroïde en particulier, les amblyopies et l'amaurose sont suivies quelquefois de glaucôme chez les individus *âgés d'au moins quarante ans*. Les enfants et les jeunes gens ne sont point frappés de cette maladie, à laquelle, au contraire, les vieillards sont très sujets.

Traitement. — Le glaucôme étant incurable, il devient très difficile de poser les bases d'un traitement. On a tout épuisé pour procurer un peu de soulagement aux malheureux qui en sont atteints. Lorsqu'il y a des symptômes évidents de congestion, les saignées locales et générales, prescrites avec mesure, sont indiquées. Mais, de même que dans l'amaurose congestive incomplète, on doit bien se garder de les pousser trop loin, parce qu'on pourrait hâter ainsi l'abaissement de la vision. C'est surtout quand le glaucôme est arrivé à son plus haut degré, qu'il convient d'être sobre d'émissions sanguines. Lorsque des douleurs névralgiques apparaissent, on en étudie avec soin la marche, et comme il arrive presque toujours qu'elles présentent des intermittences marquées, on peut espérer de soulager beaucoup les malades en leur prescrivant des préparations de sulfate de quinine, à doses assez élevées. Il n'y a rien à attendre des excitants énergiques, tels que les cautères, le séton et les moxas ; il en est de même des dérivations superficielles très larges, qu'on produit au moyen des pommades stibiées ou autres. On pourra faire tomber la douleur et disparaître l'accès, par des ponctions pratiquées de temps en temps au travers de la sclérotique; il en résultera de cette façon une détente salutaire. Il n'y a rien à espérer de l'enlèvement du cristallin, conseillé par M. Mackenzie dans le but de faire disparaître la tache glauque et d'améliorer la vue.

Dans tous les cas, et quel que soit le traitement employé, il convient de rechercher la cause qui a pu troubler la santé du malade, afin de l'éloigner par des moyens convenables. Ainsi les hémorrhoïdes, les règles ou tout autre écoulement habituel supprimé, fixeront d'abord l'attention du praticien; il en sera de même de certaines dispositions morbides générales, telles que les rhumatismes, la goutte, etc.

ARTICLE IV.

Phlegmon de l'œil.

On entend par cette dénomination l'inflammation de toutes les membranes oculaires à la fois, tant internes qu'externes, inflammation à laquelle participent toujours, à un degré plus ou moins élevé, les paupières et les tissus renfermés dans l'orbite. On désigne encore cette maladie sous le nom d'*ophthalmite*.

SYMPTÔMES. — Le point de départ de cette terrible inflammation peut exister dans chacune des membranes de l'œil isolément; le plus souvent c'est la conjonctive bulbaire qui est atteinte la première, d'autres fois c'est l'iris ou la choroïde. C'est donc par les symptômes anatomiques particuliers à l'inflammation aiguë de chacune de ces membranes que commence le phlegmon de l'œil. On le voit survenir lentement ou très brusquement; dans quelques cas, le passage de l'inflammation d'une membrane isolée au globe tout entier se fait si insidieusement, qu'il est impossible d'en saisir le moment. A la rougeur très vive de la muqueuse dans toute sa portion scléroticale, viennent se joindre des douleurs pulsatives violentes, accompagnées de fièvre, et quelquefois de délire et d'autres symptômes généraux. Elles partent du fond de l'œil, s'étendent aux sourcils, à la tempe, le plus souvent à toute la moitié correspondante de la tête, et ne laissent aucun instant de repos au malade, qui pousse des cris aigus, se frappe la tête contre les murs et cherche même parfois à se suicider (Carron). L'œil est le siége d'une chaleur insupportable, et d'une sensation de tension si grande, que quelques uns s'imaginent que leur œil va éclater. En même temps, la lumière devient insupportable, des larmes abondantes s'échappent des yeux, et le malade, tourmenté de pyropsie, recherche avec avidité l'obscurité la plus complète, mais sans y trouver grand soulagement (voy. *Rétinite*, p. 686). A ce moment, il n'est pas rare de reconnaître que la conjonctive forme un bourrelet annulaire autour de la cornée (*chémosis phlegmoneux*). Cette dernière membrane est luisante et la pupille très resserrée ; l'introduction de la lumière dans l'œil occasionne des douleurs horribles ; les paupières commencent à rougir et à présenter un gonflement notable : c'est là ce qui constitue la première période du phlegmon de l'œil.

Mais bientôt la rougeur augmente avec le gonflement ; les paupières s'injectent et s'enflamment au point que la supérieure, placée sur le même plan que le sourcil, vient descendre très bas sur la joue, en recouvrant l'inférieure dont les cils se trouvent ainsi appliqués contre le bulbe. La peau de la paupière est luisante et d'un rouge vif, tirant parfois un peu sur le bleu, surtout quand elle est très tendue. Il est difficile à ce moment d'examiner le globe. Si l'on y parvient, on reconnaît que le chémosis est plus considérable, et qu'à l'inflammation phlegmoneuse de la conjonctive s'est jointe son infiltration séreuse ; la cornée est quelquefois un peu trouble ; l'iris est notablement bombé en avant et la pupille très resserrée ; la chambre antérieure se trouve diminuée : il n'est pas rare d'y voir du pus et du sang. Bientôt on verra aussi du pus derrière la pupille ; le cristallin sera poussé en avant, et le globe, de plus en plus tendu et volumineux, fera une saillie considérable en

Fig. 64.

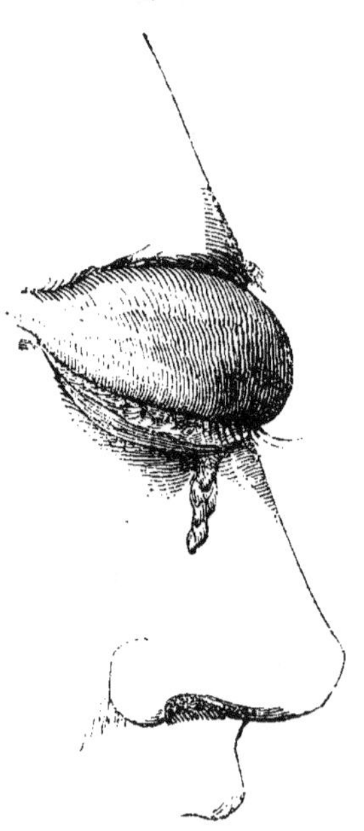

dehors de l'orbite (second degré ou période de suppuration). Les douleurs deviennent moins insupportables ; la fièvre, qui s'est allumée dans la première période, persiste néanmoins, mais la photophobie et la vision de flammes (*pyropsie*) n'existent plus.

Le pus s'accumule lentement ou rapidement dans toute la coque oculaire ; les douleurs que la distension de la sclérotique occasionne augmentent de nouveau et deviennent atroces, jusqu'au moment où le liquide se fait jour au dehors par la sclérotique, ou, ce qui arrive le plus souvent, par la cornée (troisième degré ou période de rupture spontanée). Alors elles disparaissent complétement, ainsi que la fièvre et les autres symptômes généraux.

La figure 64, dessinée sur un malade de ma clinique, par M. le docteur King-Stone, de Washington, représente l'aspect de l'œil au moment où le pus vient de se faire jour

au-dehors. La paupière supérieure , énormément distendue , recouvre
en partie l'inférieure, dont elle est séparée par la conjonctive chémosée,
et faisant saillie dans l'ouverture palpébrale. Du pus s'échappe de l'œil
et s'écoule sur la joue.

La suppuration diminue ordinairement peu à peu, et l'œil demeure
atrophié. Il arrive quelquefois que la rupture du globe n'a pas lieu , et
que le pus , épanché dans la coque oculaire , se résorbe complétement,
comme Scarpa et Boyer l'ont observé. Les malades sont alors fréquemment frappés d'amaurose. Cependant j'ai vu aussi le phlegmon se terminer par une résolution franche, sans amaurose ni rupture (comparez
avec l'*Ophthalmie franche*, pag. 170).

MARCHE. — PRONOSTIC. — La marche de l'inflammation est lente
ou rapide ; le plus souvent elle est très insidieuse. Le pronostic est toujours fort grave. On ne doit pas oublier néanmoins que, dans quelques
cas exceptionnels, le phlegmon peut, comme nous venons de le dire, se
terminer par une résolution complète.

TERMINAISONS. — La résolution est une terminaison aussi heureuse
que rare. Il est beaucoup plus fréquent d'observer la fonte purulente
du bulbe après la rupture de la cornée, ramollie dans une grande étendue. Cette membrane résiste quelquefois énergiquement à l'extension
produite par l'accumulation des liquides dans l'œil ; mais elle finit par
éclater avec bruit, au moment, le plus souvent, où l'on fait des efforts
pour relever la paupière dans le but d'examiner les parties malades. La
phthisie complète du bulbe est la conséquence de cette terminaison.
Dans beaucoup de cas, l'amaurose, sans déformation apparente du globe
considéré dans son ensemble, est le résultat de la maladie qui nous occupe ; mais il est bien rare qu'on n'observe pas en même temps, soit
un dépôt de pus organisé dans la chambre antérieure ou dans la postérieure , soit de fausses membranes établies entre l'iris et la capsule.

La mort est bien loin d'être rare après le phlegmon de l'œil ; j'ai vu
deux fois cette terminaison sur des enfants. Les annales de la science renferment des faits assez nombreux de cette nature. « Tout le monde ,
» dit M. Rognetta (*loc. cit.*, pag. 153), connaît l'observation que Louis
» a consignée dans les *Mémoires de l'Académie de chirurgie* , concer-
» nant deux jeunes demoiselles âgées d'une vingtaine d'années, qui ve-
» naient d'éprouver la petite vérole confluente ; les yeux étaient atteints
» de phlegmon considérable, et les deux malades avaient le délire.
» Louis ayant été consulté, conjointement avec plusieurs médecins du
» pays, trouva ces organes à l'état empyémateux, et fortement disten-
» dus ; il proposa de les vider d'un coup de bistouri. Les consultants
» n'écoutèrent point son conseil ; ils s'y opposèrent, ayant trouvé fort

» étrange un remède qui consistait à crever les yeux. L'événement ce-
» pendant justifia la sagesse de la proposition de Louis. Chez l'une, la
» nature a fait ce que le chirurgien avait voulu pratiquer : les yeux se
» crevèrent et se vidèrent spontanément, et la malade échappa à la
» mort ; l'autre succomba à la suppuration qui se propagea à l'intérieur
» du crâne. »

ÉTIOLOGIE. — Les plaies de l'œil, les brûlures, la présence de corps
étrangers, les coups directs ou dans le voisinage de l'organe, l'opération de la cataracte par extraction, produisent assez souvent le phlegmon
oculaire. La petite vérole, vers sa dernière période, et certaines fièvres
graves, comme le choléra ou la fièvre typhoïde, se compliquent quelquefois de cette maladie. On l'a vue survenir après la phlébite utérine,
par suite de la résorption purulente : Mackenzie, Middlemore et d'autres en rapportent des exemples. Quelques grandes opérations chirurgicales ont été suivies de la suppuration du globe : la ligature de la carotide a été surtout notée.

TRAITEMENT. — Dans la première période, celle qu'on a nommée de
pyropsie, les saignées coup sur coup, selon la formule du professeur
Bouillaud, sont indiquées ; on les pratique avec toute l'énergie possible,
en se guidant toutefois d'après la constitution du malade. En même
temps on applique à la tempe, plusieurs fois dans la même journée, des
sangsues ou, ce qui est préférable, des ventouses scarifiées. Des compresses d'eau glacée sont tenues continuellement sur l'œil ; des boissons
nitrées et la diète sont recommandées. On peut espérer d'enrayer le mal
en permettant à l'humeur aqueuse de s'écouler par la paracentèse du
globe (voy. *Paracentèse*, pag. 773) : il serait trop tard de recourir à ce
moyen lorsque la deuxième période est commencée, bien que Wardrop
conseille de ne l'employer qu'à ce moment. Enfin on prescrit à l'intérieur le calomel à haute dose, uni à l'opium (trois ou quatre fois par
jour 1 décigramme de calomel pour 3 centigrammes d'opium pulvérisé).

Lorsque la troisième période est bien dessinée, que des douleurs
aiguës, la fièvre et même le délire tourmentent le malade, il n'y a pas
à hésiter ; il faut ouvrir l'œil sans le moindre retard, afin d'éviter
que l'inflammation ne se propage au cerveau. Pour donner issue aux
liquides contenus dans l'œil, il suffit de plonger un bistouri ordinaire
dans la partie inférieure de la cornée, et je ne vois aucune nécessité
d'enlever un lambeau circulaire de cette membrane, comme le recommandent quelques auteurs. Je sais bien qu'en agissant de cette manière
on a pour but d'ouvrir un passage plus large aux humeurs, mais on
fait cruellement souffrir les malades, et d'ailleurs une simple incision
pratiquée dans la cornée produit une ouverture suffisante.

Lorsque le pus s'est écoulé au dehors, soit par la rupture spontanée de l'œil, soit par une opération, il suffit d'appliquer sur l'organe des cataplasmes émollients, dans le but d'activer davantage la suppuration. Il convient toutefois de ne pas employer trop longtemps ce moyen, qui aurait pour effet de relâcher les paupières, et d'entretenir dans la conjonctive une infiltration séreuse très gênante. Il vaut mieux de bonne heure, dès que la suppuration commence à diminuer, prescrire des lotions et des applications de liquides astringents. Lorsque la cicatrisation est achevée, que les paupières ont repris leur état naturel, le malade peut cacher sa difformité sous un œil artificiel.

ARTICLE V.

Atrophie de l'œil.

On entend par atrophie de l'œil une maladie dans laquelle on constate une diminution notable à la fois dans le volume et dans la résistance normale du globe. Les humeurs de l'organe se résorbent peu à peu, en plus ou moins grande partie, et les membranes, devenues trop larges, se laissent déprimer par les muscles ou par la pression la plus légère.

SYMPTÔMES ANATOMIQUES. — Le volume du globe a subi une diminution variable; au début de la maladie, cependant, il serait extrêmement difficile de reconnaître ce caractère. J'ai décrit dans le synchisis (*ramollissement de l'humeur vitrée*) tout ce qui se rattache à la première période de l'atrophie. La mollesse du bulbe au toucher, la dépression facile des membranes d'enveloppe, le tremblement de l'iris, le rétrécissement de la chambre antérieure, quelquefois un commencement d'aspect vitreux, sont les symptômes qu'on constate au début de la maladie. Plus tard chacun de ces symptômes se prononce davantage, et la cornée perd de son étendue, ainsi que toutes les autres parties. Un sillon plus ou moins profond, tracé sur le bulbe par les muscles droits, commence à donner à l'œil une forme toute particulière, et qui devient toujours plus carrée, jusqu'au moment où le globe a pris un volume si petit, qu'il se cache au fond de l'orbite derrière les paupières abaissées. Alors la cornée, devenue très petite, présente un ovale transversal; l'iris, qui a suivi ce mouvement de retrait, est d'une couleur vert jaunâtre; la pupille est ordinairement très rétrécie, souvent elle a disparu; bon nombre de fois j'ai vu le cristallin, devenu opaque et très petit, renversé dans un coin de la chambre postérieure, et derrière ce corps les membranes oculaires repliées sur elles-mêmes en divers sens, et d'une couleur jaune luisante remarquable; les plis formés par l'iris, reployé de cette manière, se déplaçaient alors selon les mouvements du globe.

Symptômes physiologiques. — Au commencement, la maladie présente tous les caractères d'une amblyopie légère ; mais peu à peu le trouble de la vision augmente, et à la fin le malade devient aveugle.

Marche. — Pronostic. — La marche de l'atrophie est quelquefois très rapide, surtout après les blessures de l'œil. En voici deux exemples: Un enfant de cinq ans, tenant une ficelle de la main gauche, essaie de la couper au moyen d'un couteau-poignard fort aigu, qu'il tient de la droite. La ficelle étant brusquement coupée, le couteau s'implante dans l'œil droit, à une grande profondeur, moitié sur la cornée, moitié sur la sclérotique. Il ne survint aucune inflammation sérieuse, les lèvres de la plaie se réunirent très bien ; mais le cristallin, coupé en deux, était cataracté, et la vision éteinte. Un mois après, je constatai que l'organe, tout en conservant sa forme et son volume apparent, présentait un peu moins de consistance au toucher, et qu'un commencement d'atrophie s'était déclaré. Vers la fin du troisième mois, l'œil était caché derrière les paupières, et réduit au huitième de sa grosseur ordinaire. Le fait suivant, semblable quant au résultat, diffère de ce premier par la cause bizarre de la lésion : un jeune homme de quinze ans se tenait au bord d'une rivière, qui limitait le jardin de la pension où ses parents l'avaient placé ; un corbeau apprivoisé était sur la rive opposée ; appelé par quelqu'un, l'oiseau franchit la rivière avec rapidité, et vient en volant implanter son bec dans l'œil du jeune homme. Des désordres très graves sont constatés par M. le docteur Kirwan et moi, cependant la plaie se réunit. Deux mois après, l'œil avait perdu la moitié de son volume, et la cécité était complète.

Lorsque l'atrophie est le résultat d'une névrose de l'œil, elle marche quelquefois au contraire avec une excessive lenteur, et s'arrête même assez souvent tout à fait. Il en est de même après certaines ophthalmies internes.

Terminaisons. — On peut admettre en principe que l'atrophie ne se guérit point, car on ne saurait donner ce nom à la mollesse temporaire de l'œil qui résulte des blessures ou des fistules de la cornée. La terminaison la plus fréquente, c'est l'état stationnaire après une progression plus ou moins grande. J'ai pratiqué avec succès la pupille artificielle sur des yeux atrophiés à demi ; ce résultat prouve que les causes du mal avaient disparu, autrement l'opération les aurait certainement réveillées. Il faut compter encore l'amaurose comme une des terminaisons ordinaires de l'atrophie du globe.

Étiologie. — Les causes de l'atrophie sont très nombreuses : les blessures de toutes sortes, telles que les piqûres, les contusions, etc., doivent figurer en première ligne. Viennent ensuite les ophthalmies internes à marche très lente. On doit noter encore quelques causes générales.

TRAITEMENT. — Il est à faire en entier, car dans l'état actuel de nos connaissances il demeure impuissant dans cette maladie; c'est donc sur les causes présumées du mal qu'en attendant, le praticien doit diriger toute son attention. Lorsque la vue est complétement éteinte et que l'œil a considérablement diminué de volume, le malade peut cacher sa difformité sous un œil artificiel; cependant il ne recourra pas trop tôt à ce moyen, autrement la présence de ce corps étranger sous les paupières amènerait une diminution beaucoup plus rapide dans le volume de l'organe.

ARTICLE VI.

Paracentèse de l'œil.

Le traitement antiphlogistique le plus énergique ne parvient pas toujours, tant s'en faut, à enrayer les accidents inflammatoires qui se développent du côté des yeux, soit pendant le cours de certaines maladies, soit après quelques opérations. Un moyen local beaucoup trop négligé, et dont, selon nous, les applications sont beaucoup trop restreintes, la *paracentèse*, nous paraît mériter la plus sérieuse attention. On l'a employée, en général, pour l'*évacuation du sang et du pus* que peut contenir la chambre antérieure; on l'a recommandée dans le but d'*affaisser les staphylômes* opaques ou pellucides, et dans celui de *diminuer le volume de l'œil* dans l'hydrophthalmie; on y a recouru dans les *inflammations de la membrane de l'humeur aqueuse;* on l'a pratiquée aussi dans le *phlegmon* de l'œil. Nous sommes loin d'en contester l'utilité dans plusieurs de ces cas; mais, nous fondant sur quelques observations que nous avons faites depuis longtemps, nous croyons que cette petite opération peut rendre les plus grands services dans d'autres circonstances au moins aussi importantes, sur lesquelles nous reviendrons après la description du *manuel opératoire*, qui est des plus simples.

Nous pratiquons la paracentèse le plus souvent par la cornée, quelquefois par la sclérotique.

1° *Paracentèse par la cornée.* — Si l'on n'a pour but que l'évacuation de l'humeur aqueuse, il suffit de faire à la cornée une piqûre très étroite avec une aiguille à cataracte, qu'on fait pénétrer dans la chambre antérieure en attaquant la membrane près de sa circonférence : l'instrument, conduit dans une direction parallèle à celle de l'iris qu'il ne doit pas intéresser, exécute sur son axe, après deux millimètres au plus de trajet, un petit mouvement de rotation qui écarte les lèvres de la plaie, et l'humeur aqueuse s'échappe aussitôt. Mais comme il arrive assez souvent que le malade n'est pas maître de son œil, que le globe roule avec rapidité dans l'orbite, et que l'aiguille peut alors pénétrer trop loin et dans une direction vicieuse, j'aime mieux me servir d'une aiguille particulière, parce qu'elle entre dans la chambre antérieure à une profondeur calculée.

La fig. 65 représente exactement cette aiguille. A deux millimètres de la pointe, il y a deux arêtes qui empêchent la lance de pénétrer plus loin. Dans l'épaisseur de la lame on voit une gouttière, qui permet à l'humeur aqueuse de s'échapper au dehors, sans qu'il soit nécessaire de faire tourner l'aiguille sur son axe.

Fig. 63.

Fig. 66.

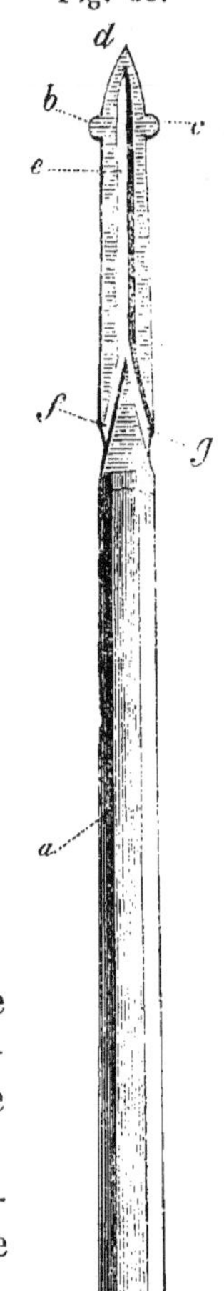

Si l'on veut, au contraire, faire sortir de la chambre antérieure du pus ou du sang, on ne doit pas se servir de cet instrument; la lancette ou le couteau lancéolaire sera préférable, et l'on fera à la cornée une ponction semblable à celle qui est représentée page 457, fig. 22, pour l'opération de la pupille artificielle par excision.

Le *pansement*, lorsqu'on se sert de notre aiguille, est des plus simples; on recommande au malade de tenir l'œil fermé pendant quelques heures, et, s'il y ressent un peu de chaleur, de le baigner avec une éponge imbibée d'eau froide. Mais si l'on a fait la paracentèse avec la lancette ou le couteau lancéolaire, l'occlusion de l'œil avec des bandelettes de taffetas d'Angleterre est indispensable pendant quelques jours, à cause de l'ouverture plus grande pratiquée à la cornée.

2° *Paracentèse par la sclérotique.* — Comme il faut que la ponction soit ici d'une certaine largeur, la lancette ou le couteau lancéolaire doit remplacer l'aiguille à cataracte ou mon aiguille à paracentèse kératique, dont la piqûre serait trop étroite (voy. figure 65). Je préfère cependant encore l'aiguille à paracentèse scléroticale représentée dans la **fig. 66**, parce qu'elle atteint mieux le but, et ne peut pénétrer qu'à la profondeur voulue. C'est en grand le même instrument que celui qui me sert pour la cornée : les pointes *b*, *c*, arrêtent la lame lorsque la pointe *d* a pénétré dans l'œil; dans l'épaisseur de cette lame on voit une gouttière *e*, *f*, *g*, qui permet aux liquides contenus dans l'œil de sortir avec facilité; *a* est un manche d'ivoire sur lequel l'aiguille est montée.

On peut pratiquer la paracentèse scléroticale dans plusieurs endroits de l'œil. Si après une opération de cataracte à l'aiguille on veut simplement donner issue à l'humeur aqueuse, on plonge l'instrument dans la fibreuse à 3 à 4 millimètres de la cornée, dans l'espace triangulaire compris entre le muscle droit externe et l'inférieur. Si, au contraire, l'opération a pour but de débarrasser l'œil d'une collection liquide, comme cela se voit dans l'*hydropisie sous-rétinienne*, on fera pénétrer l'aiguille beaucoup plus en arrière par rapport à la cornée (afin d'éviter l'appareil cristallinien), et on la dirigera tantôt entre le muscle droit externe et l'inférieur, tantôt entre ce dernier et l'interne.

APPLICATIONS DE LA PARACENTÈSE. — A part les cas dont j'ai parlé plus haut, et dans lesquels cette opération a été essayée par beaucoup de praticiens, j'en ai fait d'heureuses et fréquentes applications dans les cas suivants :

A. *Cataractes opérées à l'aiguille.* — Lorsque l'œil opéré de cataracte est rouge le lendemain de l'opération, que le malade y ressent des douleurs vives, et qu'une ophthalmie interne est imminente, on peut enrayer tous les symptômes inflammatoires, en pratiquant la paracentèse une seule fois, ou au besoin trois ou quatre fois dans le même jour. On essaie, dans ce dernier cas, de rouvrir la même plaie pour donner issue à l'humeur aqueuse, bien que d'après mon observation il n'y ait aucun danger, du moins en ce qui touche la cornée, à pratiquer plusieurs ouvertures.

L'observation suivante est un exemple de *paracentèse scléroticale*, dans lequel cette opération a été immédiatement suivie de la disparition d'une violente et douloureuse inflammation interne de l'œil, en même temps que de la résorption rapide d'un hypopion.

OBS. *Cataracte lenticulaire molle de l'œil droit. — Abaissement à l'aiguille par la sclérotique. —Six jours après, violente inflammation de l'œil avec hypopion. — Traitement antiphlogistique sans résultat. — Le dixième jour paracentèse par la sclérotique. — Résorption du pus.— Guérison.—* Madame O....., âgée de soixante ans, demeurant à Versailles, place d'Armes, est atteinte d'une cataracte molle de l'œil droit. La vue de l'œil gauche est presque nulle, la cornée portant un leucôme central. L'opération, pratiquée à l'aiguille par scléroticonyxis, n'est suivie d'abord d'aucun accident ; mais, après le sixième jour, une violente ophthalmie interne se déclare. La malade accuse des maux de tête, des pulsations dans le fond de l'orbite, des élancements dans le sourcil. L'œil présente une rougeur très vive au pourtour de la cornée ; l'iris est enflammé, la pupille resserrée et trouble ; la chambre antérieure, assez claire dans sa partie supérieure, offre en bas un hypopion de 3 à 4 millimètres de haut.

Un traitement antiphlogistique est à l'instant prescrit par MM. les docteurs Renault, de Versailles, médecin ordinaire de la malade, Yvan, médecin de Londres, et moi. Une saignée générale, des purgatifs, le calomel, la diète, des onctions mercurielles belladonées n'amènent aucune amélioration. La rougeur de l'œil augmentant (chémosis phlegmoneux au début), les douleurs étant plus vives, la constitution ne permettant plus d'émissions sanguines, nous décidons que je ferai (dixième jour) la ponction de l'œil, et cette opération est immédiatement pratiquée par la sclérotique. Il s'écoule une grande quantité d'humeur aqueuse, et une demi-heure après la malade éprouve un si grand soulagement qu'elle peut dormir, ce qu'elle n'avait pas fait depuis plusieurs jours. A partir de ce moment, tous les signes d'inflammation disparaissent ; l'hypopion se résorbe promptement.

Peu de temps après la malade put se servir de l'œil opéré. Depuis deux ans la guérison s'est maintenue.

J'ai rapporté plus haut deux autres observations de paracentèse scléroticale pratiquée, après la dilacération de la capsule, sur des yeux préalablement atteints d'amblyopie congestive, et je pense que ces faits auxquels je renvoie (voy. pag. 586 à 589) suffiront pour donner une idée des excellents résultats qu'on peut obtenir par l'évacuation de l'humeur aqueuse faite au moment opportun. Je rappellerai seulement que l'hésitation et la temporisation sont également dangereuses, et que, pratiquée trop tard dans les cas de cataractes opérées à l'aiguille, la paracentèse n'est plus d'aucune utilité.

La *paracentèse* par la *cornée* est, en général, beaucoup plus facile ; mais comme l'ouverture est plus étroite et se referme aussitôt, il faut absolument, dans les cas graves, y revenir plusieurs fois dans la même journée. On arrête immédiatement ainsi les vomissements et les symptômes généraux, de même que l'ophthalmie interne au début. Je regrette de ne pouvoir, faute d'espace, faire suivre ces quelques mots de plusieurs observations d'opérations de cataractes, dans lesquelles la paracentèse de la cornée m'a parfaitement réussi.

B. *Iritis aigu.* — La *paracentèse* par la *cornée* concourt avec le traitement général à faire tomber l'inflammation et les douleurs fronto-orbitaires. Je ne l'ai jamais vue suivie d'accidents. Le plus souvent j'ai dû la répéter trois ou quatre fois dans le même jour, à un quart d'heure d'intervalle.

L'observation suivante en fournit un exemple.

OBS. *Iritis aigu s'accompagnant de vives douleurs. — Énergique traitement antiphlogistique demeurant pendant douze jours sans résultat. — Paracentèse par la cornée, disparition immédiate de la douleur. — Guérison.* — Le nommé X....., âgé de vingt-deux ans, m'est adressé par M. le docteur Rigaud. L'iris est vivement enflammé, la pupille légèrement trouble et déformée. Une saignée générale, des applications de sangsues et de ventouses scarifiées à la tempe, le mercure et l'opium à l'intérieur et à l'extérieur, demeurent impuissants contre la douleur, qui persiste malgré le traitement le plus énergique suivi pendant douze jours. Je me décide à pratiquer la paracentèse, et je fais sortir trois fois l'humeur aqueuse dans la même heure. Le malade est aussitôt débarrassé de sa douleur, et bientôt la guérison est complète.

C. *Aquo-capsulitis ou inflammation de la membrane de l'humeur aqueuse.* — Lorsque dans cette maladie on donne issue à l'humeur aqueuse, la cornée et l'iris, ternis par de légères exsudations, reprennent du jour au lendemain leur transparence. S'ils la perdent de nouveau sous l'influence de la réapparition de l'inflammation, on revient à la paracentèse autant de fois que cela est nécessaire. Dans une observation très curieuse dont je vais donner un extrait, l'aquo-capsulitis a été accompagné, ce qui est fort rare, de douleurs suraiguës que la paracentèse a fait disparaître en un instant.

OBS. *Inflammation de la membrane de l'humeur aqueuse prenant un caractère d'intermittence marqué, et passant subitement à l'état aigu avec douleurs insupportables. — Paracentèse de la cornée. — Disparition immédiate des douleurs.* — Mademoiselle V...., *trente* ans, sans profession, demeurant à Paris, souffre des yeux depuis l'année 1843. C'est vers cette époque que je l'ai vue pour la première fois. Elle avait alors un iritis peu prononcé, que je crus devoir rattacher à sa mauvaise constitution (elle est maigre, fort grande et chlorotique), et peut-être à quelques accidents syphilitiques dont elle portait les traces (ch. indurés). Sous l'influence du traitement prescrit, la maladie de l'œil disparut sans laisser d'autre inconvénient qu'un certain degré de faiblesse dans la vue, non accompagné de désordres anatomiques. Jusqu'à la fin de l'année 1846, et, à part quelques rechutes légères, les yeux de la malade allèrent passablement; mais alors il survint dans la membrane de l'humeur aqueuse une inflammation bien caractérisée, qui dure encore aujourd'hui et a résisté à tous les moyens ordinaires. Saignées locales, purgatifs, mercuriaux à l'intérieur et à l'extérieur, iodure de mercure, iodure de potassium, révulsifs à la peau, tout a échoué. Ce qu'il y a de remarquable dans cette observation, c'est que tous les jours, à des heures indéterminées, la vue devient nette, et qu'alors la chambre antérieure, la cornée et l'iris sont d'une transparence parfaite, qu'ils perdent ensuite pendant plusieurs heures. Cette curieuse intermittence bien constatée, le sulfate de quinine a été prescrit, mais il n'a réussi qu'à éloigner les accès sans les faire disparaître. La malade est venue encore aujourd'hui (25 février 1847) à ma clinique, où elle a été observée par tous les médecins qui me font l'honneur d'y assister, et entre autres par MM. les docteurs Thollon, Gehors, médecins français, Clendinen, Grimké, Kenny, Heywood, Fisher, médecins américains, Trayer, médecin irlandais, Herschel, Pfeiffer, médecins allemands, Dahl, médecin russe, et Antonietti, médecin italien.

Le 30 décembre 1846, mademoiselle V.... était dans les conditions ordinaires; le 31, elle me donnait une note sur laquelle je lis : « En me levant, ma vue était trouble ; à 8 heures du soir j'ai vu bien clair, jusqu'au moment où je me suis endormie. »

Note du 1er janvier 1847. — « En m'éveillant je voyais bien clair, et peu à peu ma vue a été en se voilant; une heure après mon réveil, ma vue était tout à fait troublée. A une heure après midi, je voyais bien; ce mieux a duré jusqu'au moment de m'endormir. »

Note du 2 janvier 1847. — *Id.* Quelques douleurs dans l'œil gauche.

3 *janvier.* — La malade a été prise tout à coup, vers deux heures du matin, de violentes douleurs dans l'œil gauche; elle a été obligée de se lever et de se promener dans sa chambre. Les douleurs ont été si insupportables, « qu'elle n'a fait que pousser des cris, et qu'elle a cru en devenir folle. » Elle vient me trouver vers trois heures après-midi, me priant de lui enlever l'œil, si elle doit toujours en souffrir ainsi. Je pratique aussitôt la *paracentèse* par la cornée, et en moins d'une demi-heure je donne issue trois fois à l'humeur aqueuse, en écartant, au moyen d'une curette, les lèvres de la petite plaie faite à la cornée avec l'instrument dessiné plus haut (fig. 65). *La douleur disparaît immédiatement en même temps que l'inflammation aiguë*, et la maladie reprend sa marche accoutumée.

J'ai essayé depuis, par de nouvelles ponctions, de combattre cette maladie, revenue à l'*état chronique ;* mais jusqu'ici je n'ai point obtenu de résultats satisfaisants.

D. *Hypopion.* — L'évacuation de l'humeur aqueuse étant, d'après mes observations, un puissant moyen d'activer la résorption des produits épanchés dans l'œil, j'y ai fréquemment recours lorsque le traitement ordinaire demeure insuffisant pour faire disparaître du pus épanché dans la chambre antérieure. J'ai été conduit à mettre la paracentèse en pratique dans ce cas, par la remarque que j'avais faite, comme Werneck, qu'elle favorise la résorption des fragments du cristallin après le broiement de la cataracte (**V.** l'observation de mademoiselle Gengel et celle de Guillou, pag. 586, 587, 588). Il y a alors avantage évident à préférer la simple piqûre de la cornée à l'ouverture un peu large de cette membrane, comme celle, par exemple, qu'on fait pour l'évacuation du pus, parce que la piqûre se cicatrise immédiatement, tandis que l'ouverture un peu large peut occasionner de graves accidents. L'observation suivante, dont je ne donne qu'un court extrait, prouvera jusqu'à l'évidence l'utilité de la paracentèse dans ce cas.

OBS. *Large hypopion.—Traitement antiphlogistique sans résultat. — Plus tard toniques à l'intérieur. Insuccès. — Paracentèse donnant issue à l'humeur aqueuse.—Résorption du pus en vingt-quatre heures. —Guérison.* — Un petit garçon de quatre ans, nommé Bénouville, et dont les parents habitent Sèvres, est envoyé à ma clinique, le 8 novembre 1846. Il porte un large hypopion dans la chambre antérieure gauche, avec une ulcération superficielle de la cornée. Quelques sangsues sont appliquées près de l'oreille; des purgatifs sont ordonnés, en même temps que des onctions d'onguent napolitain autour de l'orbite, et le pus demeure toujours presque jusqu'à la hauteur du bord inférieur de la pupille. Douze jours se passent sans amélioration ni aggravation du mal. Pensant qu'en prescrivant des toniques je serai plus heureux, je conseille une infusion de polygala de Virginie, et bientôt après un régime plus nourrissant : l'hypopion persiste absolument à la même hauteur que le premier jour. Le 8 décembre, je me décide à donner issue à l'humeur aqueuse contenue dans la partie supérieure de la chambre antérieure, et, à cet effet, je pratique, avec une aiguille à cataracte, une petite ouverture à la partie supérieure et externe de la cornée, contre laquelle l'iris vient aussitôt s'appliquer. L'œil est tenu fermé avec des bandelettes de taffetas d'Angleterre, et le lendemain nous constatons tous, à la clinique, que le pus a tellement diminué qu'on n'en trouve plus qu'une trace très légère et à peine visible. Le surlendemain, 9 décembre, le pus avait complétement disparu.

Cette observation n'est-elle pas une excellente preuve que l'évacuation de l'humeur aqueuse est un des moyens les plus puissants de favoriser la résorption dans l'œil? N'est-il pas évident que le sang épanché dans les chambres oculaires, les produits fibro-albumineux récents, les congestions accidentelles, etc., devront aisément disparaître sous l'influence de cette opération?

E. *Staphylômes opaques enflammés.* — Les malades, tourmentés d'affreux élancements dans l'œil, perdent le sommeil, sont pris de fièvre, et, le plus souvent, fatigués d'opiniâtres vomissements, comme dans l'exemple qui va suivre. L'évacuation de l'humeur aqueuse par la paracentèse cornéenne agit, dans ce cas, en faisant disparaître à l'instant même la douleur occasionnée par l'inflammation (névralgie ciliaire).

OBS. *Staphylôme enflammé de la cornée gauche. — Vomissements, fièvre, douleurs. — Insomnie. — Paracentèse. — Disparition immédiate des accidents locaux et généraux.* — Mademoiselle C..., douze ans, rue J.-J. Rousseau, était atteinte d'un staphylôme opaque et complet, qui s'était développé sur la cornée gauche à la suite d'une ulcération perforante. La tumeur, peu volumineuse, n'avait pas, jusqu'en août 1846, occasionné de douleurs, lorsque à cette époque elle s'enflamma. Alors l'enfant fut prise d'une fièvre intense, de vomissements, et d'élancements si douloureux dans l'œil, que le sommeil était impossible depuis vingt-quatre heures, quand je fus appelé. La paracentèse immédiatement pratiquée fit disparaître tout aussitôt la douleur (trois heures après midi), et la petite malade dormit paisiblement jusqu'au lendemain à dix heures du matin, pour déjeuner ensuite de bon appétit. J'ai enlevé depuis ce staphylôme, afin de cacher la difformité sous un œil artificiel.

F. *Kératocèles.* — Si l'on ponctionne la cornée près de sa circonférence, lorsque le centre, atteint d'un kératocèle, est sur le point de s'ulcérer, et qu'après l'évacuation de l'humeur aqueuse on soumette l'œil à une compression ménagée et régulière, on est en droit d'espérer que la perforation n'aura pas lieu et qu'une cicatrice solide pourra s'organiser. Je serais à même de citer plusieurs observations dans lesquelles j'ai réussi à prévenir ainsi des hernies de l'iris et des staphylômes. Quand le kératocèle est central, il est bon, avant de pratiquer la paracentèse, de dilater la pupille avec l'atropine ou avec la belladone.

G. *Rétinite aiguë.* — La pyropsie et l'inflammation seront diminuées par l'évacuation de l'humeur aqueuse faite par la cornée, si, en même temps, on prescrit un traitement général énergique. La paracentèse devra être répétée plusieurs fois dans la même journée : c'est à cette seule condition qu'elle pourra être utile. La même observation s'applique à l'ophthalmite qui succède à l'ophthalmie franche (Voyez pag. 170).

H. *Amaurose congestive.* — J'ai essayé plusieurs fois, mais tout en prescrivant un traitement général convenable, de diminuer temporairement la compression de la rétine par la paracentèse cornéenne. J'ai réussi à rétablir tout à fait la vue dans un cas d'amblyopie se rattachant à une congestion chronique de la rétine; seulement le succès a-t-il été le résultat du traitement local combiné avec le traitement général, ou bien aurais-je obtenu tout autant du traitement général seul? Je ne puis me prononcer à cet égard, mes observations sur ce point n'étant pas encore assez nombreuses.

CHAPITRE XIII.

VICES FONCTIONNELS DE LA VISION.

—

ARTICLE PREMIER.

Strabisme. (Vue louche.)

Le strabisme est un défaut de la vue qui se caractérise par un manque d'harmonie ou de convergence régulière entre les deux axes visuels. Il présente de nombreuses différences dont nous nous occuperons dans l'étude de ses diverses variétés; il est en effet continu ou intermittent, interne ou externe, etc. , etc. ; il est compliqué ou non de certaines affections de l'œil, comme les taches de la cornée, la cataracte, l'amaurose, etc. , et présente une intensité variable dans tous ces cas.

Un caractère distingue le strabisme simple : c'est que dès que l'œil sain est caché, l'œil dévié se dirige sans aucun effort vers l'objet qu'on présente au malade. Ce caractère est fort important, puisqu'il sert à reconnaître que la déviation du globe n'est due ni à une tumeur du globe, comme un staphylôme postérieur de la sclérotique, par exemple, ni à une tumeur de l'orbite, ni à une paralysie de la troisième ou de la sixième paire de nerfs, ni à des adhérences entre le globe et les paupières, etc.

Variétés. — 1° Sous le rapport de la direction, on admet quatre espèces principales de strabisme : l'*interne* ou *convergent*, l'*externe* ou *divergent*, l'*inférieur* ou *descendant*, le *supérieur* ou *ascendant*. Ces variétés sont classées selon leur ordre de fréquence. Ainsi le strabisme en dedans est plus commun que le strabisme en dehors, qui lui-même l'est plus que celui en descendant, etc. Indépendamment de ces quatre variétés principales, quelques auteurs en admettent encore d'autres. Ainsi M. Baudens décrit les trois suivantes : le *faux trait* ou *strabisme parallèle*, le *terrible*, dans lequel un œil est dirigé en haut et l'autre en bas, et le *divergent fixe double* (Baudens, *Leçons sur le strabisme*). Une autre variété mérite d'être notée, celle dans laquelle le strabisme passe d'un œil à l'autre : c'est le *strabisme double alternatif*, qui le plus souvent est convergent, et dans lequel la vision est aussi bonne d'un œil que de l'autre.

2° L'intensité de la déviation aussi bien que sa direction a donné lieu à des divisions, et l'on admet trois degrés principaux dans le strabisme. Le *premier degré*, nommé par Buffon *faux trait de la vue*, est assez commun. Les axes des yeux sont bien dirigés lorsqu'on regarde de loin, tandis qu'ils deviennent parallèles lorsqu'on veut voir des objets rapprochés. On attribue généralement ce défaut à une faiblesse des muscles adducteurs, mais je suis convaincu que c'est une erreur, et que la fausse direction tient à une disposition particulière du globe, qui rend difficile l'accommodement de la vue à certaines distances. On peut en effet s'assurer dans ce cas que l'un des deux yeux, étudié isolément, ne reconnaît pas les objets petits et rapprochés, tandis qu'il se dirige parfaitement dans tous les sens, et fonctionne de concert avec son congénère pour les objets très distants. S'il se trouvait qu'un des adducteurs fût en effet plus faible, le malade tournerait avec peine l'œil du côté du nez lorsqu'on tiendrait l'autre caché, et l'on aurait affaire à une paralysie de la troisième paire. Il n'y a rien de semblable dans le faux trait de la vue. Le *deuxième degré* est le plus fréquent : l'œil est franchement dévié, la cornée est cachée à moitié sous les paupières, mais la pupille est à découvert ; tandis que, dans le *troisième degré*, la cornée peut avoir disparu complétement, de sorte qu'on n'aperçoit plus que le blanc de l'œil. Il est probable que la personne borgne dont parle Wardrop, qui a bien décrit ce dernier degré du strabisme, était atteinte d'une paralysie de la sixième paire, ce qui expliquerait cette circonstance que l'œil se trouvait tellement tourné en dedans, que le malade était forcé de porter le bout du doigt vers la caroncule pour le ramener en dehors.

ÉTIOLOGIE. — Les causes du strabisme sont de *deux ordres ;* elles tiennent soit à des altérations de la vision survenues de diverses manières, ou déterminées par diverses affections ; soit à la présence d'un obstacle mécanique, comme celui qui produit une tumeur de l'œil ou de l'orbite, ou bien encore la paralysie ou la rétraction d'un des muscles.

Dans le *premier ordre de causes*, il conviendra donc de classer toutes celles qui peuvent temporairement ou d'une manière permanente amener dans la vision une modification fâcheuse, et par suite un abaissement. Je ne ferai que les indiquer. En première ligne, je noterai l'habitude prise de bonne heure de ne se servir que d'un œil. Si une personne très jeune est placée de telle sorte que l'un de ses yeux seulement puisse se diriger vers la lumière, le strabisme ne tarde pas à survenir. Tel est le cas d'une jeune fille atteinte de coxalgie dont parle Wardrop : elle guérit par le simple changement de position du lit. Une multitude d'individus se trouvant dans ce cas seront de même guéris par le simple exercice de l'œil dévié. J'en puis citer encore un exemple : Mademoiselle Emma B..., 5, rue de la Chaussée-d'Antin, âgée de seize ans, ne voyait que de l'œil droit ; le gauche était dévié assez fortement en dehors (deuxième degré) pour qu'elle ne pût de cet œil ni voir de grands objets ni se conduire. Une kératite frappa l'œil sain, en sorte que cette jeune fille se trouva tout à coup dans l'état le plus déplorable : elle ne pouvait plus marcher sans être guidée. L'affection de la cornée dura une année entière ; l'œil dévié commença, par suite de l'exercice auquel il était forcé, à voir un peu à très petite distance ; puis la vision augmenta dans cet œil, au point que six mois après la jeune fille se conduisait seule dans Paris, et que, quelques mois plus tard, elle pouvait coudre et lire à la distance de six pouces. Tous les jours le strabisme diminuait, et il avait complétement disparu au moment où la cornée de l'autre œil fut guérie. Il faut encore ranger dans les causes du strabisme certaines professions qui ont pour effet d'exercer l'un des yeux plus que l'autre. Les horlogers et tous les autres artisans qui ne se servent habituellement que d'un œil, sont fréquemment dans ce cas. M. Cunier a fait la même remarque que nous à cet égard. Les convulsions qui frappent les enfants pendant la dentition, pendant une fièvre éruptive, celles qui surviennent par la présence de vers dans les intestins, la frayeur, la colère, l'imitation, une mauvaise position par rapport à la lumière, ainsi que nous l'avons dit plus haut, etc., etc., en déviant temporairement un œil qu'un exercice convenable ramènerait à sa direction naturelle, produisent le plus souvent le strabisme définitif.

Parmi les causes de strabisme qui nous occupent, il convient aussi de ranger toutes les maladies qui peuvent affaiblir la sensibilité de la rétine, qu'elles siègent dans l'encéphale ou dans l'œil. Prenons pour exemple l'amblyopie : la vision de l'œil malade, devenue confuse, ne s'exerce plus sur des objets distants ; quelque chose de vague caractérise le regard, c'est une sorte de *faux trait*, qui, chez quelques personnes, n'a rien de désagréable ; mais bientôt la déviation du globe augmente avec l'abaissement de la vision, et le strabisme se dessine de plus en plus. Cette difformité est une sorte de bienfait pour les malades, car, lorsque l'œil ne se dévie pas, la plupart d'entre eux en éprouvent une gêne si grande, qu'ils le cachent sous des lunettes opaques, afin que la vue de l'œil sain n'en soit pas troublée. Beaucoup de cataractés d'un œil sont dans ce cas, de même que tous ceux chez lesquels quelque maladie vient s'opposer à l'accomplissement de la vision. Les myopes à un haut degré sont de ce nombre : s'ils sont forcés par état de regarder longtemps les mêmes objets, l'un des yeux se dévie, parce que la distance qui existe entre l'objet et les yeux est si petite, que la convergence forcée et continue des axes optiques est impossible. Chez un grand nombre de ces individus, l'interposition du nez entre l'œil et l'objet regardé empêche que les deux yeux ne fonctionnent en même temps, et devient à la longue une cause active de strabisme. Presque toujours l'œil qui est le moins exercé perd peu à peu de sa force, se dévie davantage, et bientôt devient amblyopique.

Les taches centrales de la cornée sont une cause fréquente de strabisme ; les profondes étant au-dessus des ressources de l'art, ne doivent point nous arrêter ; mais les superficielles méritent tout l'intérêt du praticien. Pendant la durée d'une ophthalmie, s'il survient une opacité de la cornée, on remarque assez souvent, surtout chez les très jeunes sujets, un certain degré de déviation dans le globe malade. La tache diminue peu à peu et finit par laisser parvenir sur la rétine une quantité suffisante de lumière ; mais comme la résorption des produits épanchés dans les lamelles kératiques ne se peut faire qu'avec lenteur, l'œil perd l'habitude d'être exercé, en sorte qu'au moment où la vision devrait reprendre son intégrité première, il se trouve n'y plus pouvoir servir en aucune façon, à moins que le médecin, reconnaissant de bonne heure la cause de la déviation, n'ait prescrit l'exercice isolé de l'œil malade jusqu'à ce qu'il ait repris sa force ordinaire. C'est surtout dans ce cas qu'il ne faut pas oublier que si l'œil se dévie le plus souvent par suite d'une faiblesse originaire ou accidentelle, il arrive aussi le contraire, c'est-à-dire que l'œil devient faible lorsqu'il a été trop longtemps dévié. Nous reviendrons plus loin sur cette cause de strabisme, lorsque nous nous occuperons du traitement.

Dans le second ordre de causes nous rangerons les obstacles qui agissent mécaniquement sur les mouvements du globe. Les tumeurs de l'orbite, celles de la sclérotique, le staphylôme postérieur en particulier, les adhérences entre le globe et les paupières (*symblépharon*), et les maladies des muscles, trouveront place ici. Parmi ces dernières, il convient de compter la contracture qui, ainsi que l'a fait remarquer M. Phillips, est beaucoup moins fréquente qu'on ne l'a avancé, et surtout il ne faut pas oublier la paralysie. Le strabisme qui dépend de cette dernière cause est, en effet, très commun ; nous n'en parlerons pas longuement ici, parce qu'il n'est que le symptôme d'une affection qui mérite une description particulière (voy. *Paralysie* de la 3e et de la 6e paire de nerfs).

SYMPTÔMES. — Nous nous sommes occupés plus haut du strabisme à ses divers degrés, nous n'y reviendrons pas. Nous l'avons présenté, en général, comme un défaut d'harmonie ou de convergence régulière entre les axes des yeux ; cette définition exige quelques développements.

Chez la plupart des sujets atteints de cette difformité, la vision ne s'exerce qu'avec l'œil sain; l'œil dévié n'y concourt nullement; cependant j'ai vu des individus chez lesquels j'ai constaté le contraire; la vue était meilleure lorsque les deux yeux se trouvaient ouverts, et ce qui m'a paru fort singulier, c'est que lorsqu'on couvrait l'œil sain, l'œil louche ne se redressait en aucune façon, et demeurait en rapport avec l'objet qui était assez bien perçu. Dans tous les cas ordinaires de strabisme, le phénomène opposé a lieu, c'est-à-dire que l'œil louche se redresse aussitôt que l'œil sain est caché. Il y a pourtant une autre exception à cette règle, et elle est fournie par le strabisme alternatif. Dans cette variété, en effet, si l'on met un obstacle devant l'un des yeux, celui qu'on a laissé libre demeure dans la même direction lorsque l'obstacle est enlevé; la vision est également bonne dans les deux yeux isolément, et pourtant jamais ils ne fonctionnent ensemble. Sauf dans le strabisme alternatif, l'œil dévié est toujours faible à un degré plus ou moins élevé; parfois il est amaurotique, ou le devient avec le temps. Chez quelques personnes le strabisme n'existe que lorsqu'elles fixent des objets distants, et disparaît complétement pour les objets rapprochés. Chez les unes, c'est à 3 ou 4 pouces qu'il commence; chez les autres, c'est à plusieurs pieds.

Outre la déviation, l'œil louche ne présente ordinairement aucune altération, à part celles de la maladie à laquelle le strabisme succède, quand il n'est pas idiopathique, mais qu'il se trouve n'être que le symptôme d'une amblyopie, par exemple, ou d'une amaurose, d'une cataracte, etc., etc., tous cas dans lesquels il est compliqué des caractères de chacune de ces maladies. Il résulte de là que la pupille de l'œil strabique peut être étroite ou large, très mobile ou complétement paralysée, et que c'est à tort que quelques auteurs ont admis exclusivement l'un ou l'autre de ces caractères.

Lorsque le strabisme dépend d'une paralysie de la 6ᵉ paire, l'œil est dévié en dedans, et ne peut être ramené en dehors; il est entraîné en sens inverse dans la paralysie de la 3ᵉ. Dans le premier cas, la pupille demeure normale; dans le second, elle est le plus souvent dilatée, et en même temps la paupière supérieure a perdu ses mouvements, en totalité ou en partie. Il y a en même temps diplopie.

Certains strabismes deviennent beaucoup plus sensibles sous l'influence de causes morales; ainsi la colère, le chagrin, l'ennui, une vive émotion, quelquefois l'attention, provoquent une déviation beaucoup plus grande du globe. L'ivrognerie, comme toute excitation du système nerveux, produit le même effet.

TRAITEMENT. — Les causes qui produisent le strabisme sont aussi différentes qu'elles sont nombreuses : le traitement devra donc nécessairement varier. Dans quelques cas, les moyens employés s'appliqueront directement à la déviation même, tandis que dans d'autres ils s'attaqueront à la cause de la difformité. Ainsi les anthelmintiques seront prescrits, lorsque le strabisme reconnaîtra pour cause la présence de vers dans les intestins ; le sulfate de quinine, lorsqu'il sera intermittent, etc. Quand le strabisme était confirmé, avant la découverte de Stromeyer, on ne connaissait qu'une série de moyens orthophthalmiques, qui ne permettaient pas toujours de compter sur une amélioration ; tandis qu'aujourd'hui la chirurgie possède une opération au moyen de laquelle on peut espérer une guérison complète, dans certains cas donnés. Cependant, quelque valeur que puisse avoir cette opération, je dois dire que j'en ai vu étrangement abuser ; qu'elle a été fréquemment pratiquée dans des cas où elle n'eût point dû l'être, et dans lesquels les moyens fort simples employés avant sa découverte auraient pu faire disparaître la difformité, ou tout au moins produire une amélioration aussi grande que la section musculaire. Evidemment c'est à l'abus qui en a été fait qu'on doit rapporter la cause de la défaveur dans laquelle elle est tombée, non seulement dans le monde, mais encore parmi bon nombre de médecins.

Les *moyens orthophthalmiques* sont en général très simples, et tendent à rétablir en même temps l'énergie de la rétine, et celle des muscles dont l'équilibre est rompu.

Lorsqu'on veut agir sur la rétine, on s'assure par l'examen de l'œil de l'état de cette membrane ; si l'inégalité de foyer est considérable, et que le strabisme date de très loin, l'exercice isolé de l'œil dévié ne suffira pas toujours pour le ramener dans la direction voulue ; cependant la jeune fille dont j'ai parlé plus haut louchait depuis son enfance, et guérit par ce seul moyen. Dans le cas où il y aurait une amblyopie, le traitement de cette maladie serait appliqué d'abord, et ce ne serait qu'ensuite qu'on aurait recours à l'exercice de l'œil. Il en serait de même des strabismes dont la cause éloignée aurait agi sur les intestins, le cerveau, etc.

Si la déviation a été produite par l'*affaiblissement d'un ou de plusieurs muscles*, circonstance qu'on rencontre souvent après les paralysies de la 3e et de la 6e paire, ce n'est pas l'opération mais l'exercice de l'œil qui est indiqué. Pendant la paralysie complète des muscles, l'œil demeure dévié lorsqu'on tient l'autre caché, quelque effort que fasse le malade. Si l'affection dure quelque temps, l'œil dévié s'affaiblit et demeure dans une mauvaise direction, même après que la paralysie à complétement disparu ; c'est surtout alors qu'il convient d'exercer l'œil de la manière que nous allons indiquer. On a essayé, mais sans succès le plus souvent, de réveiller l'action musculaire par la cautérisation de la conjonctive (Deval), par l'électricité ou la galvano-puncture. Boyer et Fabré-Palaprat vantent beaucoup ce dernier moyen, dont l'usage aurait été suivi d'heureux résultats entre les mains du dernier; mais il a complétement échoué entre celles de M. Rognetta (*loc. cit.*, pag. 80), et d'autres praticiens.

L'*exercice de l'œil faible* doit varier selon la direction vicieuse que le globe a prise. On le forcera à se tourner en dedans si le strabisme divergent, et en dehors si la déviation est en sens inverse, en prenant soin, dans tous les cas, de couvrir l'œil fort pendant toute la durée de l'exercice de l'œil faible; il suffit, le plus souvent, d'exercer l'œil affaibli en maintenant l'autre sous un bandeau, pour obtenir le résultat voulu ; cependant il est quelquefois plus commode de se servir de lunettes dont l'un des verres a été tout à fait recouvert de taffetas noir, et dont l'autre ne présente de libre, pour le passage des rayons lumineux, que le bord vertical interne ou externe de sa surface, selon que le strabisme est en dedans ou en dehors. L'exercice sera continué chaque jour à diverses reprises, cinq ou six fois, pendant une demi-heure ou davantage chaque fois, s'il est nécessaire. L'exercice devant une glace, les mouches de taffetas sur le nez, les louchettes percées de diverses manières, n'agissent pas autrement. Avec de la persévérance on fait quelquefois disparaître le strabisme par ces seuls moyens, et dans un délai fort court, lorsqu'il est récent, et que la cause en a été bien reconnue.

C'est surtout dans les strabismes survenus à la suite d'ophthalmies et de taches légères sur la cornée, que j'ai le plus fréquemment réussi; en voici entre autres cas un exemple : Augustine Gillet, de Taverny, près Saint-Leu, enfant âgée de cinq ans et demi, me fut adressée par M. le docteur Desfossés, médecin dans cette commune, pour un strabisme divergent droit datant d'un an, et du deuxième degré. La cornée était le siége d'une assez large cicatrice superficielle, correspondant environ à la moitié externe de la pupille; l'exercice de l'œil, prescrit le 28 février 1842, fut continué exactement tous les jours jusqu'au 15 avril, sans interruption ; à cette époque le strabisme avait complétement disparu. La tache de la cornée avait diminué d'une manière notable sous l'influence de collyres astringents et de légers purgatifs, et la vision était devenue aussi bonne que du côté sain. Il est évident que sans l'exercice de l'œil la déviation eût persisté plus tard, lors même que la tache de la cornée aurait disparu seule, et qu'il eût fallu recourir à l'opération pour guérir l'enfant.

La lecture latérale, que recommande M. Rognetta, est un excellent moyen dans des cas à peu près analogues. « Une demoiselle anglaise, âgée de vingt et un ans, d'une beauté remarquable, dit ce médecin (*loco citato*, page 82), était myope et louchait considérablement du côté gauche depuis son enfance ; elle était sur le point de se marier à Paris, et désirait vivement être débarrassée de son strabisme. Je lui ai couvert l'œil droit avec un mouchoir posé en monoculus, et je l'ai obligée à lire pendant deux heures tous les matins dans son lit, couchée sur le côté gauche, le livre étant placé sur une chaise basse à côté de sa table de nuit. Après six jours de cet exercice et l'emploi du bandeau jour et nuit, la direction de l'œil s'était tellement améliorée, que le strabisme était dissipé en grande partie. A compter du dixième jour, le bandeau n'a été porté que dans la matinée seulement, jusqu'à l'heure de la promenade. La guérison a paru complète en moins d'un mois. »

Myotomie ou ténotomie oculaire.

L'opération imaginée, en 1838, par Stromeyer, et exécutée sur le vivant plus d'une année après (26 octobre 1839) par M. Dieffenbach, consiste à couper le muscle ou les muscles qui maintiennent l'œil dévié. Les indications comme les contre-indications de cette opération présentent quelques difficultés, qui ont été signalées. En général l'opération ne doit être faite que dans les seuls cas où le strabisme est très ancien, très marqué, qu'il dépend d'une rétraction musculaire active, et qu'il y a quelques chances de rétablir la vision. En effet, si on la pratique sur un œil amaurotique, ou offrant soit un large leucôme sur la cornée, soit une oblitération de la pupille, etc., la section musculaire pourra rétablir pour quelque temps la convergence des axes, mais bientôt une rechute ne tardera pas à détruire ce résultat, parce qu'avant tout, la première condition de succès, c'est que l'œil puisse fonctionner à l'égal de son congénère. Il y a contre-indication absolue dans le cas d'une paralysie ancienne de la sixième paire ; il en est de même dans celle de la troisième paire, lorsque la paupière supérieure est abaissée ; dans ce second cas, la division du muscle externe ne servirait tout au plus qu'à ramener plus ou moins l'œil dans sa direction normale, mais ne lui rendrait aucun de ses mouvements, et l'immobilité permanente de la paupière supérieure abaissée devant le globe empêchant l'exercice de la vision annulerait d'ailleurs toujours le bénéfice de l'opération. M. Bonnet (1) a opéré deux fois dans des cas de paralysie complète de la troisième paire avec abaissement de la paupière, sans en « obtenir aucune amélioration

(1) Bonnet, *Traité des sections tendineuses et musculaires*, **Paris 1841**, p. 187.

dans la direction de l'œil », ce que d'ailleurs il prévoyait. MM. Velpeau et Dieffenbach admettent cependant que dans quelques cas anciens de paralysies définitives, exemptes depuis longtemps de toute complication cérébrale, il est permis de recourir à la myotomie oculaire, en prévenant le malade, dit M. Velpeau, « des légers, très légers avantages qu'il en pourra retirer. » J'ai opéré plusieurs strabismes de cette espèce, sans obtenir la moindre amélioration. Lorsque la sixième paire et la troisième sont paralysées en même temps, et qu'il y a un strabisme fixe avec une légère saillie du globe provenant du relâchement des muscles, l'opération est absolument contre-indiquée. Si la branche palpébrale seule est exempte de paralysie, mais que l'œil soit fortement entraîné en dehors, la myotomie demeurera encore sans résultat.

Dans les cas contre-indiqués, il convient encore de ranger ceux où le strabisme est produit par une tumeur, soit du globe, soit de l'orbite, de même que ceux où il est consécutif d'une opération de pupille artificielle pratiquée avec succès, à moins, dans ce dernier cas, que l'ouverture ne soit placée dans la partie supérieure de la cornée, que le malade ne puisse pas diriger son œil en bas et qu'il ne soit avantageux de diviser le muscle droit supérieur, ainsi que l'a conseillé M. Cunier et, après lui, M. Pétrequin. Les vieillards ainsi que les jeunes enfants ne doivent pas être opérés : les premiers, parce que d'ordinaire l'œil dévié est devenu si mauvais, qu'on ne peut pas raisonnablement espérer qu'il acquière la force nécessaire pour fonctionner sans rechute après son redressement, et que même si cela arrivait il y aurait très probablement diplopie ; et les seconds, parce qu'il reste souvent de nombreuses chances de les guérir sans opération. En général, je n'opère de strabisme les enfants que lorsqu'ils ont atteint au moins leur septième ou leur huitième année, et que des efforts soutenus ont été tentés sans succès pour le redressement de l'œil dévié.

Dans la plupart des strabismes, la division d'un seul muscle suffit ; cependant il est des cas dans lesquels la section de deux, trois, quatre et même cinq muscles a paru nécessaire. Je ne pense pas que ces sections multipliées soient suffisamment autorisées, et le grand nombre d'opérations que j'ai faites m'a démontré que ce qu'on pouvait seulement se permettre, par exception et longtemps après la division du muscle principal, c'était d'affaiblir le muscle voisin en coupant quelques unes de ses fibres, ou en ouvrant un peu le fascia sous-conjonctival.

La division des muscles du globe est une opération facile ; le procédé que j'ai le plus fréquemment suivi ne s'éloigne pas d'une manière notable de celui de Dieffenbach. J'en donnerai ici le manuel à peu près tel que je l'ai fait insérer, en 1841, dans la *Gazette des hôpitaux*. Je le ferai suivre de la description du procédé de Stromeyer et de celui de Dieffenbach ; puis je rappellerai quelques unes des modifications les plus importantes apportées à ce dernier par les chirurgiens qui se sont le plus occupés du strabisme (MM. Bonnet, de Lyon, Lucien Boyer, F. Cunier, Baudens et Velpeau), et je terminerai par la description de la strabotomie sous-conjonctivale de M. J. Guérin.

Procédés opératoires. — 1° *Méthode par dissection.*

Instruments. — Trois instruments seulement nous sont nécessaires pour l'opération du strabisme :

1° Une petite érigne de Richter, montée sur un manche et pouvant se fermer ;

2° Une paire de ciseaux courbes sur le plat, et de grandeur moyenne ;

3° Un crochet à extrémité mousse et très aplatie, destiné à soulever le muscle à inciser, et fermant comme l'érigne, dans le manche de laquelle on peut le faire monter.

Pour enlever le sang qui masque quelquefois les parties à diviser, on se munit d'éponges très petites, coupées en pointe et attachées, au moyen de cire à cacheter, dans le tube d'une plume. On a aussi deux élévateurs, pour le cas où il serait indispensable de maintenir les paupières dans une immobilité complète.

Nous supposerons qu'il s'agit d'opérer un strabisme convergent droit.

Premier temps. — Incision de la conjonctive. — L'œil gauche est préalablement bandé, afin que l'œil dévié se redresse le plus possible. Le malade étant assis sur une chaise, la tête appuyée contre un corps résistant, tourne l'œil en haut sans qu'il soit besoin, s'il n'est pas trop pusillanime, de lui tenir les paupières écartées ; autrement il faudrait le concours d'un seul aide, qui maintiendrait la paupière supérieure relevée au moyen de notre élévateur plein, ou, ce qui est mieux encore, au moyen des doigts, comme dans l'opération de la cataracte. L'opérateur, debout, la jambe droite placée entre celles du malade, et tenant l'érigne de la main gauche, accroche avec cet instrument la conjonctive oculaire, un peu plus bas que l'insertion du muscle, et à environ deux millimètres en dehors de la membrane semi-lunaire ; alors la conjonctive, soulevée au moyen de l'érigne, est trouée dans une très petite étendue par un coup de ciseaux. A travers cette ouverture, on fait glisser à plat la branche inférieure des ciseaux jusqu'au-dessus de l'insertion présumée du muscle, et l'on incise la muqueuse dans une étendue convenable. Le fascia sous-conjonctival est aussitôt attaqué avec le même instrument, et ouvert dans l'endroit qui correspond à l'angle inférieur ou supérieur de la plaie de la muqueuse, de manière à mettre à nu la sclérotique. Cette ouverture est destinée à placer le crochet qui doit soulever le muscle. S'il survient une hémorrhagie, on recommande au malade de laver son œil ; si cet accident n'a pas lieu , on passe immédiatement au deuxième temps.

La figure 67 représente exactement la seconde partie du premier

Fig. 67.

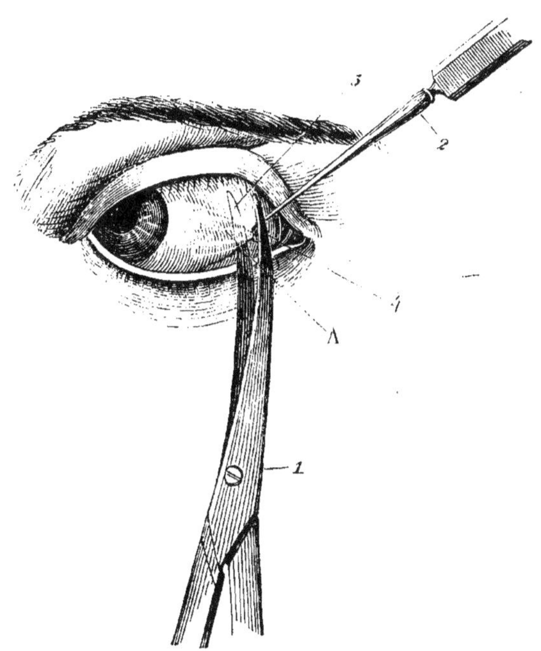

temps de l'opération. 1 , ciseaux courbes sur le plat , dont la branche inférieure 3 est glissée sous la conjonctive ; 4 , branche supérieure des ciseaux ; 2, manche de l'érigne dont le crochet soulève la conjonctive. A , plis formés par la conjonctive soulevée. — Le chirurgien n'a plus qu'à fermer les ciseaux pour faire au fascia et à la muqueuse une incision d'une étendue convenable.

Deuxième temps. — *Introduction du crochet sous le muscle.* — Lorsque le sang est arrêté , dans le cas où il y a eu hémorrhagie , on soulève de la main droite la paupière supérieure , en recommandant au malade de regarder droit devant lui , afin que le muscle soit aussi relâché que possible ; puis, dans l'ouverture pratiquée au fascia, on introduit le crochet aplati , qui est tenu entre le pouce et l'index de la main gauche, et on le glisse avec précaution sous le muscle.

La fig 68 représente ce deuxième temps : 1, érigne soulevant la con-

Fig. 68.

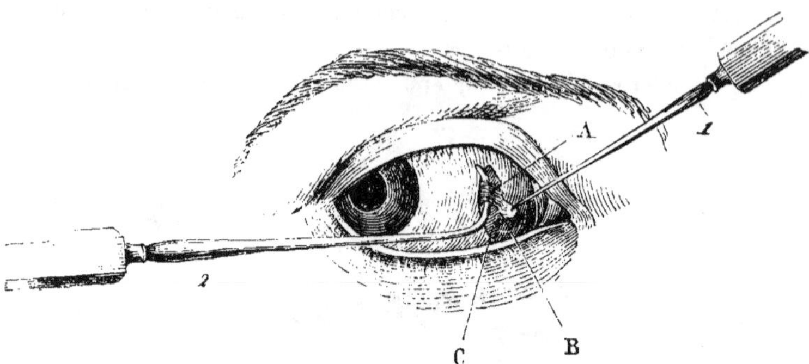

jonctive B. — 2, crochet mousse glissé sous le [muscle droit interne A. —
Le fond de la plaie, qui laisse voir à nu la sclérotique, est indiquée par C.

Troisième temps. — Section du muscle. — Lorsque le muscle est
maintenu sur le crochet, on dégage l'érigne de la conjonctive, on prend
les ciseaux, dont on introduit une des branches sur l'extrémité du crochet, et l'on divise le muscle d'un seul coup, en s'assurant que la sclérotique est parfaitement à nu.

La fig. 69 représente l'opération au moment où le muscle va être

Fig. 69.

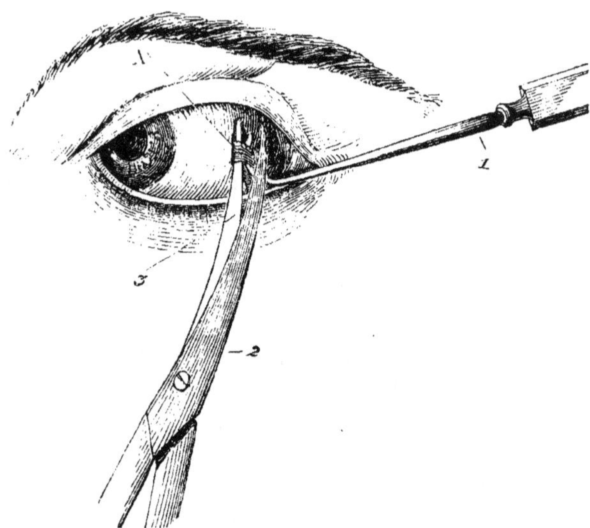

coupé. 1, crochet tenu de la main droite et soulevant le muscle A. —
2, branche supérieure des ciseaux. — 3, branche inférieure, glissée sous
le muscle.

On vérifie ensuite le résultat de l'opération. Après avoir enlevé les élévateurs des paupières (si l'on a été forcé de s'en servir), puis avoir laissé un moment de repos au malade, on lui ordonne d'ouvrir les deux yeux en même temps. Si l'œil opéré n'est pas complétement redressé, on porte de nouveau le crochet mousse dans le fond de la plaie, pour soulever les brides musculaires qu'on pourrait y rencontrer, et on les divise avec les ciseaux. L'œil ne se redresse souvent que le lendemain : je fais ici cette remarque, parce que je crois au moins inutile de diviser d'autres muscles dans la même séance. Si la plaie n'est pas régulière, on ébarbe les parties saillantes.

PROCÉDÉ PROPOSÉ PAR STROMEYER. — Dans les procédés que nous allons citer, nous laisserons parler les auteurs. « Des essais tentés sur le cadavre, me portent, dit M. Stromeyer, à recommander le procédé opératoire suivant contre le strabisme de nature spasmodique.

»On fait fermer l'œil sain, et on recommande au malade de porter le plus possible l'œil affecté en dehors de la direction vicieuse qu'il occupe. Si le strabisme a lieu en dedans, on enfonce alors dans le bord interne de la conjonctive oculaire une érigne fine, que l'on confie à un aide intelligent, qui s'en sert pour tirer l'œil en dehors. La conjonctive ayant été soulevée à l'aide d'une pince, on la divise au moyen d'un couteau à cataracte, par une incision pratiquée dans le canthe interne. La traction en dehors est augmentée jusqu'à ce qu'apparaisse le muscle droit interne; un stylet fin est passé sous ce dernier, qui est divisé à l'aide des ciseaux courbes, ou avec le couteau qui a servi à ouvrir la conjonctive (*Beitrage zur operative Orthopedie*, et *Sach's central zeitung*, 1839) (1). »

PROCÉDÉ DE M. DIEFFENBACH. — « L'appareil instrumental est très simple, un élévateur de Pellier, un crochet double, mousse, supporté par une tige simple, pour abaisser la paupière inférieure, deux petits crochets aigus pour accrocher la conjonctive, une paire de ciseaux courbes sur le plat pour faire l'incision de la conjonctive, un crochet mousse simple pour glisser au-dessous du muscle, que l'on coupe avec les mêmes ciseaux courbes qui ont servi à faire la section de la conjonctive. Dans la boîte à opération se trouve encore un petit crochet aigu double, que l'opérateur réserve pour les cas où, comme dans l'essai de M. Pauli, l'œil se tournerait convulsivement en dedans, et provoquerait, par ce mouvement, la déchirure de la conjonctive saisie; dans ces circonstances il implante ce crochet dans la sclérotique, et se rend ainsi maître de l'œil. Une éponge et de l'eau froide complètent l'appareil.

» Deux aides suffisent, à la rigueur, quand on fait l'opération sur un

____
(1) *Annales d'oculistique*, 1er volume supplémentaire, pag. 270.

adulte ; quand c'est sur un enfant, ou un individu des mouvements duquel on n'est pas sûr, il en faut plus de deux, mais ils peuvent être étrangers à l'art.

» Le malade est placé comme dans l'opération de la cataracte, sur une chaise, vis-à-vis d'une fenêtre bien éclairée ; l'opérateur, sur une autre chaise un peu plus élevée, au-devant du malade, et un peu de côté pour ne pas se trouver dans son propre jour. Un des aides se tient derrière le malade et fixe la tête de celui-ci contre sa poitrine, afin qu'elle y trouve un point d'appui ; l'autre au-devant de lui, à côté et à droite de l'opérateur. Je suppose que ce soit l'œil droit qui louche, c'est sur lui que l'opération est la plus simple. Le chirurgien place l'é-lévateur de Pellier sous la paupière supérieure, et le donne à tenir à l'aide situé derrière le malade ; celui-là le prend de la main droite ; l'a-baisseur de la paupière inférieure est tenue par l'autre aide, qui s'as-sure en même temps des mains du malade. Ensuite l'opérateur lui or-donne de porter son œil en dehors (pour faciliter ce mouvement, il ferme ou fait fermer l'œil sain), et implante un petit crochet aigu dans la conjonctive près de la caroncule lacrymale. Quand l'œil reste con-vulsivement tourné dans l'angle interne, ce qui arrive assez souvent, l'opérateur prend le crochet de la main gauche, le glisse à plat sur le globe oculaire vers l'angle interne, au-dessous des paupières ; après l'y avoir enfoncé à distance convenable, il imprime un léger mouvement au manche, de manière à incliner la pointe du crochet en arrière ; puis, saisissant la conjonctive, il peut alors tirer l'œil en dehors. Ce crochet est tenu par la main gauche de l'aide situé derrière le malade. Le chirurgien implante ensuite son second crochet dans la conjonctive plus près de la cornée, à la distance de 3 millimètres de celle-ci, et le tient lui-même de la main gauche. La conjonctive étant alors soulevée par les deux crochets, en forme de pli, l'opérateur armé des ciseaux courbes y fait une section, et continue à donner de petits coups de ci-seaux jusqu'à ce que le muscle soit à nu, en même temps qu'avec le crochet tenu de la main gauche, il porte l'œil un peu plus en dehors. Il dépose alors les ciseaux, prend le crochet mousse et le glisse entre la sclérotique et le muscle ; il dégage ensuite son crochet aigu qui devient inutile, et prend le crochet mousse de la main gauche devenue libre. Pour finir l'opération, il ne s'agit plus que de couper le muscle sur le crochet mousse, ce qui se fait avec les mêmes ciseaux qui ont déjà été employés. Au même instant, l'œil, comme délivré du lien qui le tenait enchaîné, se met dans sa position normale. On fait ensuite quelques lotions d'eau froide pour enlever le sang, et on fait ouvrir au malade les deux yeux, pour s'assurer s'ils sont en parallélisme.

» Si l'œil gauche est affecté de strabisme, le procédé n'est que légèrement modifié et l'opération peut se faire également de la main droite. L'aide situé derrière le malade tient l'élévateur de la main gauche, et le crochet de la droite; l'opérateur passe alors son bras gauche transversalement au-devant du front, prend un point d'appui sur lui, et de la main courbée tient le crochet qui doit porter l'œil en dehors (Verhaeghe, *du Strabisme*, 1841, p. 41) (1). »

MODIFICATIONS PRINCIPALES APPORTÉES AU PROCÉDÉ DE DIEFFENBACH. — *Premier temps*. — Les praticiens ont imaginé plusieurs instruments pour fixer les paupières et maintenir l'œil immobile. Les élévateurs ont pris plusieurs formes : ceux de MM. Cunier, Kelley-Snowden et Bonnet me paraissent remplir très bien l'indication; toutefois je préfère mon *élévateur plein*, parce que la muqueuse ne faisant point procidence entre les branches de l'instrument, ne vient point masquer les parties à diviser.

On *fixe l'œil* de diverses manières. Dieffenbach applique un premier crochet sur la conjonctive, assez près de la cornée, et entraîne l'œil en dehors; puis il place un autre crochet près de la caroncule, forme ainsi un pli transversal à la muqueuse, et la divise verticalement. M. Phillips procède de la même manière.

D'autres, comme M. Bonnet, saisissent la muqueuse entre deux pinces. « Je tiens une pince sans ressort de la main droite, dit cet auteur, la pince à ressort de la main gauche. Avec la première je saisis la conjonctive près de la partie interne de la cornée, et j'entraîne l'œil assez en dehors pour étaler la partie sur laquelle s'insère le muscle droit interne. Je vois ordinairement le muscle à travers la transparence des parties, et je saisis la conjonctive et le fascia sous-conjonctival près de cette insertion avec la pince à ressort, que je confie immédiatement à l'aide qui tient l'élévateur de la paupière supérieure; l'œil est alors solidement fixé, et en le tirant en dehors l'on voit parfaitement les parties sur lesquelles on doit agir (2). »

M. Velpeau saisit la conjonctive, le fascia et quelquefois le muscle même entre deux pinces, dont l'une est tenue par un aide, et il divise les tissus au moyen de ciseaux qu'il tient dans la main droite. « Si le muscle, dit-il, a été convenablement saisi et embrassé d'abord, l'opération peut être ainsi terminée d'un seul coup. » (*Ann. de chirur.*, mars 1842.)

On peut encore fixer l'œil au moyen d'une petite érigne à deux branches, qu'on implante près de la cornée dans la sclérotique, et qu'on confie à un aide pendant qu'on soulève la muqueuse avec une érigne

(1) *Annales d'oculistique*, 1er vol. suppl., p. 276.
(2) Bonnet, *loco citato*, p. 119.

simple, ou avec une pince à dents de souris; c'est peut-être le moyen le plus sûr de maintenir l'œil dans la direction et l'immobilité convenables. Je l'ai employé bon nombre de fois, et m'en suis mieux trouvé que de la plupart des autres. L'érigne dont je parle a été imaginée par M. J. Guérin.

La *division de la muqueuse* est ordinairement faite perpendiculairement à la direction du muscle; mais comme le renfoncement de la caroncule, inconvénient dont nous parlerons plus loin, en est alors le résultat, M. L. Boyer recommande de la pratiquer dans le sens transversal. « Je fais former avec deux pinces, dit-il, un pli vertical à la membrane conjonctive saisie un peu au-dessus du niveau du muscle; avec les ciseaux mousses je divise ce pli horizontalement de la cornée vers la paroi interne de l'orbite, en ayant soin de tenir l'extrémité interne de l'incision toujours éloignée de la caroncule.

» Saisissant alors avec une pince la membrane cellulo-fibreuse qui se trouve au-dessous, je la soulève un peu, et l'ouvre d'un coup de ciseau donné en emporte-pièce; la sclérotique se trouve à découvert, bien reconnaissable à sa couleur d'un blanc mat qui contraste avec la teinte des parties environnantes. L'extrémité du crochet mousse à deux branches pénètre alors sans aucune difficulté entre elle et le muscle, qui est facilement ramené au niveau de la plaie, et, en ayant le soin d'abaisser un peu la lèvre inférieure de l'incision, je le coupe entre les deux branches du crochet. En opérant ainsi il se fait quelquefois, aussitôt au-dessous de la conjonctive, un thrombus qui serait assez long à se résoudre, à moins que l'on ne fasse immédiatement une contre-ouverture à sa partie inférieure. Cette contre-ouverture n'offre aucune difficulté; le crochet mousse, passé par la plaie supérieure, repousse légèrement la partie inférieure de la conjonctive et de la couche celluleuse, et il suffit d'un seul coup de ciseaux donné entre les deux branches modérément écartées: on dispose alors de deux ouvertures situées, l'une au-dessus, l'autre au-dessous du niveau du muscle.

» Par ce moyen, le repli semi-lunaire et l'angle de réflexion de la conjonctive sont respectés; la caroncule reste à sa place, et les deux cicatrices se cachent chacune sous la paupière qui lui correspond (1). »

Ce procédé rend l'opération plus difficile, de l'aveu même de l'auteur; aussi M. Cunier ne l'a-t-il pas adopté, pensant que la suture qu'il applique sur l'incision verticale de la conjonctive empêche sûrement l'enfoncement de la caroncule. Nous indiquerons plus loin la manière dont M. Cunier conseille de pratiquer cette suture.

(1) L. Boyer, *Recherches sur l'opération du strabisme* (Mémoires présentés à l'Académie des sciences), 1842-1844, 1 vol. in-8, avec 12 pl., pag. 137.

Deuxième temps. — La *division du muscle* est faite par Dieffenbach au moyen de ciseaux ou d'un petit bistouri boutonné et courbe ; beaucoup de chirurgiens l'exécutent autrement. M. Baudens se sert d'un petit bistouri en forme de faucille ; quelques uns, comme M. Sédillot, d'un bistouri glissant sur une sonde cannelée, ou sur une curette (M. Phillips) ; M. Cunier préfère la lame boutonnée des petits ciseaux ophthalmiques, et M. L. Boyer, des ciseaux droits, qui vont chercher le muscle dans un crochet à écartement qu'il a imaginé ; etc.

2° *Méthode sous-conjonctivale.*

Cette opération, dont M. Jules Guérin est l'inventeur, a pour but « de soustraire la plaie au contact de l'air, de l'affranchir de tout travail d'inflammation suppurative, et de lui procurer, comme à toutes les plaies sous-cutanées, le bénéfice de l'organisation immédiate. » Les instruments nécessaires sont : 1° deux élévateurs des paupières ; 2° trois érignes doubles ; 3° un perforateur de la conjonctive, espèce de lancette courbe ressemblant assez à une spatule étroite à double tranchant ; 4° un myotome que l'auteur compare pour la forme à une baïonnette, et qui est doublement coudé sur sa tige. M. Deval, pag. 682, décrit ainsi ce procédé d'après M. J. Guérin : « Le patient est horizontalement placé, deux aides sont chargés du refoulement des paupières. Avec une première érigne implantée seulement dans la conjonctive, tout près de la cornée, on attire l'œil d'une certaine quantité dans le sens opposé à la déviation ; elle n'a d'autre but que de fixer le globe pour faciliter l'implantation de la seconde érigne dans la sclérotique, à 6 ou 7 millimètres du bord de la cornée, sur le trajet du muscle. Cela fait, on dégage le premier instrument, désormais sans utilité, et l'aide se met en devoir d'appliquer la 3ᵉ érigne : destinée à soulever la conjonctive et le fascia sous-conjonctival au niveau de la paroi latérale de la gaîne du muscle à diviser, elle doit être implantée à 5 millimètres à peu près en dedans de l'érigne que tient l'opérateur, c'est-à-dire en dedans et au-dessus de celle-ci pour le droit interne de l'œil gauche, en dedans et et au-dessous pour celui de l'œil droit ; puis le chirurgien plonge le perforateur à la base du repli, la convexité de la lame tournée vers le bulbe (1). La ponction accomplie, et l'aide continuant à tirer légère-

(1) « L'instrument doit être dirigé tangentiellement au globe oculaire, en » suivant une ligne intermédiaire à l'horizontale et à la verticale (Guérin). » L'auteur ajoute que pour fendre le repli fibro-muqueux jusqu'à la surface de la sclérotique, il est permis de se servir de ciseaux, « ce qui peut, dit-il, offrir plus de certitude et de sécurité aux personnes qui débutent dans l'emploi de cette méthode. »

ment sur le repli afin de faire bâiller l'orifice de la plaie, on engage dans la petite ouverture le ténotome en Z (1) , dont la lame glisse sous le fascia et va filer entre la sclérotique et le muscle , à 3 ou 4 millimètres à peu près de la plaie extérieure; dès que le bord opposé du droit interne a été dépassé, on imprime au manche un mouvement de révolution sur son axe, qui a pour effet de présenter le tranchant à la corde musculaire que l'on coupe , pendant qu'une traction exercée sur le globe avec l'érigne que le chirurgien tient de la main gauche, tend le muscle entre ses deux points d'insertion , et seconde l'action du couteau (2). La section est annoncée par un bruit de craquement, le sentiment d'une résistance vaincue, et un mouvement de l'œil qui cède dans le sens de la traction effectuée sur lui par l'érigne. On dégage le ténotome par l'ouverture conjonctivale, et il n'y a presque aucune apparence de plaie extérieure. »

ACCIDENTS CONSÉCUTIFS. — On compte parmi les accidents qui suivent l'opération du strabisme, *l'hémorrhagie*, *l'ecchymose*, *l'inflammation de l'œil*, *celle du tissu cellulaire de l'orbite*, *l'apparition de bourgeons* ou tubercules fongueux *dans la plaie de la muqueuse*, *l'enfoncement de la caroncule lacrymale*, *l'exophthalmos*, la *fixité du regard*, la *diplopie*, la *déviation en sens inverse*, le *redressement imparfait*, la *récidive*.

Hémorrhagie. — Elle est ordinairement insignifiante, et ne présente par elle-même aucune gravité. Mais elle peut être très gênante pendant la manœuvre, en ce sens qu'elle masque les parties à diviser, que le sang s'infiltre de tous les côtés, forme des thrombus, et empêche le chirurgien de procéder avec sûreté. J'ai vu des opérateurs maladroits,

(1) « L'instrument est tenu entre le pouce et les deux premiers doigts, » comme pour faire une ponction verticale, le tranchant en dehors et le dos » de la lame correspondant au bord du muscle à diviser. Dans cette position, » le premier coude de l'instrument (celui de la lame avec la tige) répond au » globe oculaire, et le second coude, au rebord orbitaire. La lame de l'instru- » ment est donc introduite verticalement à travers l'ouverture du fascia » (Guérin). »

(2) « Cette précaution est tout à fait indispensable au succès de l'opéra- » tion, car le moindre relâchement des tissus amortirait l'action tranchante de » l'instrument. Au même moment on exécute, avec ce dernier, des mouve- » ments de scie contre le muscle , et la division en est opérée instantanément. » Pour s'assurer que tout ce qu'on a voulu diviser l'a été complétement, on » fait repasser la lame du myotome par le chemin qu'elle a parcouru, en ré- » sumant, en quelque façon, tous les temps de l'opération ; et s'il reste quel- » ques brides musculaires ou aponévrotiques non atteintes, elles se trouvent » ainsi immédiatement divisées (Guérin). »

divisant à petits coups la conjonctive, n'arriver qu'avec la plus grande peine à mettre le muscle à découvert, et cela après des tâtonnements de toutes sortes, qui duraient des vingt minutes. On comprend qu'une telle manière de procéder doit singulièrement prédisposer les parties à l'inflammation, et c'est là, en effet, ce que j'ai été à même de constater plus d'une fois. En général, on voit d'avance, par la simple inspection des tissus, si l'on doit s'attendre à l'hémorrhagie pendant l'opération ; le nombre des vaisseaux qui sillonnent la conjonctive et le tissu cellulaire sous-muqueux suffit pour renseigner convenablement le chirurgien à cet égard ; et quand il croit avoir lieu de craindre l'accident, il doit agir avec la plus grande rapidité possible, faire d'un seul coup, s'il se peut, la division de la muqueuse et du fascia sous-jacent, et atteindre aussitôt le muscle. Si, malgré les précautions employées, l'hémorrhagie survient, on essaie de l'arrêter par des applications d'eau froide, et l'on enlève le sang au moyen de petites éponges coniques.

L'hémorrhagie pourtant, au rapport de M. S. Have (voy. *Lancette anglaise*), aurait compromis dans un cas la vie d'un enfant ; on ne put le sauver qu'en opérant par une des veines du bras la transfusion de 175 grammes de sang, que donna une jeune femme robuste. Après quelques semaines, l'enfant se trouvait guéri du strabisme pour lequel on l'avait opéré, et sa santé générale, dit-on, était parfaite.

Ecchymose. — Rien n'est plus commun que l'infiltration du sang sous la conjonctive bulbaire, après l'opération du strabisme ; mais heureusement cet accident ne présente aucune gravité. L'ecchymose est surtout très fréquente lorsqu'on opère par la méthode sous-conjonctivale, et alors la résorption du sang ne se fait le plus souvent qu'après plusieurs semaines. Dans quelques cas où l'hémorrhagie est assez forte, la muqueuse, soulevée par le sang, vient former un large bourrelet qui s'avance jusqu'auprès de la cornée, et quelquefois même le liquide s'infiltre dans l'orbite de manière à pousser le globe en avant, et à tuméfier considérablement les paupières, surtout l'inférieure. Chez un jeune homme que j'avais opéré par la section du droit interne, j'ai été forcé de débrider la conjonctive, et d'appliquer des fomentations résolutives aidées d'une compression légère. Dieffenbach cite deux cas semblables ; l'opération avait été pratiquée dans l'un sur le droit interne, et dans l'autre sur le droit supérieur.

Inflammation de l'œil. — Elle est en général fort rare, cependant il y a lieu de la craindre, puisque des chirurgiens ont eu le malheur de voir l'œil se fondre après l'opération du strabisme ; j'ai été moi-même témoin, à Paris, d'un fait de ce genre. L'inflammation, on le comprend sans peine, ne présente pas toujours cette gravité ; souvent, en effet, elle se borne à une conjonctivite traumatique plus ou moins intense, suivie d'une kératite que la saignée générale ou quelques applications de sangsues suffisent ordinairement pour arrêter.

Inflammation du tissu cellulaire de l'orbite. — De même que l'inflammation de l'œil, elle est très exceptionnelle; mais quand elle survient, quelquefois la phlogose s'étend à toutes les parties qui environnent le globe, celui-ci est fortement poussé en avant, s'enflamme et tombe en suppuration. On a affaire alors à un phlegmon à la fois de l'œil et du tissu cellulaire de l'orbite : le plus souvent cependant l'inflammation se borne au tissu cellulaire. Une douleur violente, siégeant derrière le globe, en est le symptôme précurseur; elle apparaît dans les vingt-quatre heures qui suivent l'opération, et s'étend avec rapidité à toute la moitié correspondante de la face, en particulier à la tempe et au front. L'œil est plus saillant que de coutume, la lumière est mal supportée, il y a souvent complication de rétinite (*Photopsie, fantômes lumineux*); la conjonctive est injectée, chémosée; les paupières sont rouges et douloureuses. Enfin on observe des symptômes de réaction générale. Dans les cas heureux, tous ces accidents disparaissent sous l'influence d'un énergique traitement antiphlogistique, et parfois l'inflammation se termine par la suppuration, à laquelle il convient de frayer de bonne heure une large voie. Mais j'ai dit aussi que la suppuration pouvait dans certains cas envahir le globe lui-même, et je n'y reviendrai pas.

Bourgeons charnus. — On voit très souvent se développer dans la plaie un tubercule fongueux, qui atteint assez ordinairement le volume d'un pois vert, et quelquefois celui d'une petite noisette. Large d'abord à sa base, et d'une couleur rouge, cette végétation pâlit peu à peu, en prenant une densité plus grande et une forme pédiculée. Lorsqu'elle présente un volume très grand, elle gêne les mouvements des paupières, irrite la conjonctive et occasionne même quelquefois un certain degré de photophobie. Quand elle est récente, on la fait disparaître aisément en la touchant avec le sulfate de cuivre, l'alun ou le nitrate d'argent en crayon; lorsqu'au contraire elle est développée, on l'enlève d'un coup de ciseaux courbes sur le plat. Il est à remarquer que si l'on en fait l'excision avant qu'elle présente un pédicule, elle se reproduit avec la plus grande facilité, et nécessite une nouvelle excision. J'en ai vu quelques unes tomber spontanément.

Enfoncement de la caroncule. — Lorsqu'on a pratiqué l'opération sur le muscle droit interne, par la méthode de Dieffenbach, on aperçoit un enfoncement plus ou moins marqué, dans lequel on a souvent quelque difficulté à reconnaître la caroncule lacrymale. Cet enfoncement constitue une véritable difformité quand il est très profond, et en outre l'œil est alors plus largement ouvert du côté interne. C'est afin d'éviter cet inconvénient, entre autres, que M. J. Guérin opère de préférence par la méthode sous-conjonctivale, qui le rend à peu près impossible. C'est pour le même motif que M. Florent Cunier veut qu'une suture soit appliquée sur la plaie conjonctivale. « Cette suture, dit-il, est pratiquée au moyen d'une aiguille courbe très fine, passée à travers la partie moyenne des deux lambeaux soulevés avec des érignes ; le fil ne doit pas être ciré. Le séjour de ce dernier entre les paupières n'a été dans aucun cas la cause du moindre désagrément ; aucun opéré ne s'est ressenti en bien ou en mal de sa présence. Il faut éviter de produire un affrontement exact des bords de l'incision conjonctivale ; cette conduite pouvant, ainsi que nous l'avons vu, faire persister la déviation, par le seul fait que l'allongement de la conjonctive oculaire est souvent presque aussi nécessaire que la section musculaire elle-même. » (*Ann. d'ocul.*, 1ᵉʳ vol. suppl., pag. 272.) J'ai eu recours plusieurs fois à la suture de la conjonctive, et les résultats que j'en ai obtenus ont été les uns bons, les autres mauvais. Très souvent j'ai vu la suture déchirer la muqueuse, et ne servir en rien à la réunion ; d'autres fois les malades ont accusé de la gêne, que j'ai fait disparaître en enlevant les fils. Le meilleur moyen pour éviter l'enfoncement de la caroncule, c'est de ne point établir de parallélisme entre la plaie de la conjonctive et celle du muscle, c'est-à-dire de diviser la muqueuse aussi près que possible de la cornée, comme le recommande M. Guérin dans son procédé par dissection, et d'attaquer ensuite le muscle à l'endroit voulu ; après l'opération, les lèvres de la plaie de la conjonctive sont maintenues en rapport, aussi bien que possible, et la caroncule demeure en place. On peut encore se servir avec avantage du procédé de M. L. Boyer, qui consiste, ainsi que nous l'avons dit plus haut, à diviser la muqueuse dans le sens horizontal ; mais dans cette opération, comme dans toutes les autres, il faut avoir soin, pour obtenir de bons résultats, de ménager les enveloppes de l'œil.

Exophthalmos. — C'est un accident grave, et qui est fréquent après l'opération du strabisme, surtout lorsqu'elle a été pratiquée sur des yeux gros et saillants. Il survient à la suite de trop larges débridements, lorsque le muscle s'est retiré dans sa gaîne, et n'a contracté avec l'œil aucune nouvelle adhérence, ou lorsque, divisé trop loin de ses attaches antérieures, il est allé prendre une insertion en arrière du plus grand diamètre vertical du globe. L'ouverture des paupières présente alors un agrandissement considérable, qui rend la difformité encore plus choquante, et le plus souvent le redressement est incomplet et il y a diplopie. Je n'ai jamais vu cet accident sur les yeux petits et enfoncés dans l'orbite, et cette remarque m'a conduit, lorsque l'œil est gros et saillant, à diviser le muscle aussi près que possible de ses attaches antérieu-res ; tandis que je ne crains pas de l'attaquer plus en arrière , lorsque le volume de l'œil est moindre et l'ouverture palpébrale, étroite. Si l'exophthalmos est peu marqué et qu'on le constate immédiatement après l'opération , on y remédie par l'occlusion des paupières, aidée d'une légère compression du bulbe , qu'on obtient au moyen de compresses soutenues par le bandage monoculus ; ou bien on a recours à la suture conseillée par M. Cunier. Lorsque la cicatrisation est complète, l'exci-sion d'une portion plus ou moins grande de la conjonctive , du côté où l'opération a été faite, est recommandée par Dieffenbach , en même temps que la cautérisation avec le nitrate d'argent. MM. Guérin et Baudens ont essayé, sur les indications de M. Rognetta, de masquer la saillie du globe sous un pli de peau qu'ils forment au côté interne de l'œil, en réunissant par deux ou trois points de suture la paupière infé-rieure à la supérieure , après avoir fait avec des ciseaux courbes une légère perte de substance. Cette opération , qui substitue une diffor-mité à une autre, semble être abandonnée aujourd'hui, et ne peut d'ailleurs être pratiquée que dans des cas où la saillie et la déviation de l'œil ne sont pas très fortes. Mais lorsque l'exophthalmos est ancien et très considérable, il n'y a plus à songer à ces demi-moyens , il faut re-courir à l'opération qu'a imaginée M. Guérin, et dont j'ai pu moi-même constater les magnifiques résultats. Je laisse parler ce chirurgien.

« Une demoiselle de dix-huit ans avait été opérée d'un strabisme dou-ble ; les deux yeux devenus très saillants s'étaient fortement déviés en dehors, et ne pouvaient plus être ramenés en dedans. La section et la ré-section du muscle droit externe, réitérée trois fois au dire de la malade , n'avait amené aucune amélioration. Je consentis à tenter les opérations suivantes : la malade étant couchée comme pour l'opération du stra-bisme , je commençai par détruire les adhérences qui existaient à l'angle externe de l'œil droit ; je découvris ensuite le siége présumé du muscle ; mais , à la place du tiers antérieur de ce dernier, il n'existait que des lames fibreuses intimement unies à la sclérotique. Ayant pénétré plus profondément, je trouvai les débris de la gaîne musculaire de la portion postérieure du muscle , confondus avec les points correspondants de la sclérotique. Je disséquai le tout avec beaucoup de précaution, j'arrivai à détacher ce qu'il restait de muscle, ainsi que la portion de fascia qui occupait la place de son bout antérieur. Ce dernier paraissait avoir été excisé. Ayant détruit ainsi tous les liens qui retenaient l'œil bridé en de-hors, j'essayai de le faire ramener en dedans au moyen de la contrac-tion du droit interne ; mais il resta à peu près aussi dévié et aussi im-mobile qu'avant le premier temps de l'opération. Des tractions exercées au moyen d'une érigne me permirent de le ramener dans une adduction complète. Je m'assurai ainsi que j'avais détruit toutes les adhérences et tous les obstacles au redressement de l'œil. Je m'occupai immédiatement de maintenir ce redressement, et d'en rétablir les agents physiologiques.

» Je découvris l'emplacement du droit interne ; je rencontrai d'abord, comme dans l'angle externe, une portion de cicatrice dure, nacrée, très adhérente à la sclérotique, qui avait été le siége de végétations consécutives à l'ancienne opération, et qui occupait une étendue de 4 à 5 millimètres. Je pénétrai plus profondément derrière cet espace, et ne rencontrai que le fascia dont l'insertion à l'œil paraissait avoir été ainsi reculée de près d'un centimètre. Cependant une dissection minutieuse de ces membranes, dans l'étendue de presque la moitié de la circonférence de l'œil, ne me fit découvrir aucune trace d'insertion du muscle à l'œil, et même aucune trace de fibres musculaires. Je présumai que le bout postérieur du droit interne s'était retiré dans sa gaîne, et que l'orifice antérieur de cette dernière avait été bouché par la cicatrice. Un examen plus approfondi et une dissection minutieuse des parties me montrèrent en effet qu'il en avait été ainsi. Je désobstruai donc, et j'agrandis, au moyen d'une incision longitudinale, l'orifice antérieur de la gaîne musculaire ; j'aperçus l'extrémité libre du muscle, l'attirai en avant à l'aide d'une pince, et l'appliquai contre le point correspondant de la sclérotique. Je recouvris le bout du lambeau de lamelle fibreuse et de fascia que j'avais détaché, comme je le pratique dans mon procédé de strabotomie par dissection. Une dernière indication à remplir et la plus importante, c'était de maintenir l'œil en dedans, pour favoriser l'insertion du muscle et du fascia sur des points suffisamment antérieurs pour s'opposer au retour du renversement de l'œil. Je remplis cette indication de la manière suivante. Un fil ciré fut passé, à l'aide d'une aiguille à coudre, dans l'épaisseur du fascia oculaire, tout près du bord externe de la cornée transparente. L'œil étant ainsi accroché, je l'attirai en dedans d'un centimètre environ, et le maintins dans cette position en attachant les deux bouts du fil au dos du nez, à l'aide d'emplâtres de diachylon gommé. Le reste du pansement se fit comme à la suite de l'opération du strabisme. Aucun accident ne survint. Le lendemain, dans l'après-midi, le fil se détacha de lui-même, et, chose presque incroyable, le mouvement de l'œil était rétabli en dedans, mais nul encore en dehors. Le globe oculaire était resté tourné un peu en dedans. A mesure que la plaie de l'angle externe se cicatrisa, le mouvement correspondant se rétablit, l'œil se redressa complétement, et en moins de huit jours il avait recouvré sa forme, et presque toute sa mobilité normale. Je dis presque, car le mouvement d'abduction resta un peu borné, et à mesure qu'il se rétablit il diminua proportionnellement l'étendue du mouvement d'adduction ; mais la mobilité redevint suffisante, et resta la même dans les deux sens. »

Fixité du globe. — Cet accident est plus rare que les précédents ; il est le résultat de la section musculaire multiple, surtout lorsqu'elle a été faite en arrière du plus grand diamètre vertical du globe. De même que dans l'exophthalmos, les muscles ont alors contracté des adhérences trop postérieures, ou n'en ont point contracté du tout, comme cela arrive lorsque leur bout postérieur s'est retiré dans la gaîne qui les enveloppe. On remédie à la fixité du globe par les mêmes moyens qu'on emploie pour l'exophthalmos.

Déviation du globe en sens inverse. — Ce fâcheux résultat est encore assez fréquent, surtout après la section du mucle droit interne. Les causes en sont les mêmes que celles des deux accidents dont il vient d'être question : c'est la section du muscle trop en arrière, coïncidant avec un débridement très considérable de la muqueuse et des tissus fibreux. On n'a guère constaté la déviation du globe en sens inverse, que sur des yeux très saillants. L'exercice de l'œil fait, au moyen de lunettes convenables, dans la direction opposé à la nouvelle déviation, est indiqué lorsque l'organe a conservé des mouvements assez étendus. Mais si ce premier moyen ne réussit pas, il faut alors, avec le nitrate d'argent, ou même par l'excision, produire des brides inodulaires sur la muqueuse, à l'endroit où la section a été pratiquée (Dieffenbach). La division du muscle qui entraîne le globe et même celle du petit oblique (Bonnet), l'excision d'un lambeau de la conjonctive, enfin la suture (Cunier), ont aussi été proposées. Dans les cas graves, Dieffenbach coupe le muscle externe, après avoir enlevé du côté interne un grand lambeau de la conjonctive et des tissus sous-jacents; puis il entraîne le globe en dedans, en attachant au bout antérieur du muscle qu'il vient de diviser, un fil qu'au moyen de bandelettes agglutinatives il fixe sur le dos du nez, et qu'il n'enlève qu'après le 8ᵉ jour. C'est particulièrement dans les cas où la déviation en sens inverse s'est produite tout à coup, longtemps après l'opération, que le chirurgien de Berlin met en pratique ce procédé. Il suppose avec raison que la déviation est alors le résultat de la rupture des liens nouveaux qui attachaient le droit interne à la sclérotique. (Voy. à l'article *Exophthalmos* le procédé si admirable de J. Guérin.)

Redressement imparfait. — Il est très rare qu'immédiatement après l'opération la mieux exécutée, l'œil se redresse d'une manière parfaite. Ce n'est qu'après un temps ordinairement assez long, que la convergence axuelle se trouve entièrement rétablie. Il est évident que si la ténotomie a été pratiquée sur un œil qui, par suite d'affections particulières, ne peut pas fonctionner d'une manière normale, le redressement ne sera jamais qu'incomplet, et en quelque sorte soumis aux chances du hasard. Au contraire, lorsque l'œil opéré est ramené progressivement, par un exercice convenable, à des conditions telles qu'il puisse agir si-multanément avec son congénère, le succès de l'opération est assuré. Cela équivaut à dire que dans tous les cas où l'œil ne peut point être ramené à ces conditions normales, il n'y a point lieu de pratiquer l'o-pération du strabisme, et que d'un autre côté le redressement ne sera parfait qu'autant que l'œil sera exercé d'une manière convenable. Ce-pendant il est des cas de strabisme mixte, par exemple celui dans le-quel l'œil est dirigé en dedans et en haut, où le redressement, quoiqu'on fasse, demeure toujours imparfait, et s'accompagne, après quelque temps d'exercice, d'un certain degré de diploplie. On ne peut guère alors es-pérer d'obtenir la convergence exacte, qu'en affaiblissant le muscle droit supérieur par une section d'un tiers environ, plus ou moins, selon le degré de divergence des fibres le plus rapprochées du muscle divisé. Cette opération se pratique de la même manière que celle du strabisme: nous ne pensons pas qu'on doive jamais la faire autrement qu'à distance de la première, et lorsqu'il est bien évident que celle-ci est demeurée insuffisante.

Diplopie. — La vision double est loin d'être rare après l'opération du strabisme : on la rencontre quelquefois dans les cas où l'œil dévié con-courait à la vision en même temps que son congénère, et par un point autre que l'axe antéro-postérieur de l'œil. Je l'ai observée plusieurs fois chez des opérés qui portaient une tache de la cornée, laquelle masquait une partie de la pupille, et dernièrement chez un opéré qui offrait des adhérences de l'iris avec la capsule. La diplopie survient surtout chez les individus atteints d'un strabisme double alternatif, qui n'a été opéré que d'un seul côté; mais alors elle finit ordinairement par disparaître.

Récidive. — Elle est en général assez rare, cependant tous les chi-rurgiens qui ont opéré beaucoup de strabiques, en ont constaté des cas. Je ne vois guère que M. Bonnet qui fasse exception. La récidive arrive ordinairement après un temps assez rapproché de l'opération; c'est le plus souvent du 8e au 15e jour. Dans quelques cas, heureuse-ment exceptionnels, on a noté des récidives après un temps très long: Dieffenbach, M. Velpeau, d'autres encore en rapportent des exemples, et j'en ai observé moi-même deux; M. Malgaigne m'a dit avoir vu une fois le strabisme reparaître plus d'une année après l'opération.

Pansement. — Il est des plus simples; dans presque tous les cas, il suffit de recommander au patient d'appliquer sur l'œil opéré des com-presses d'eau froide fréquemment renouvelées. Il doit garder la cham-bre pendant un jour ou deux, se tenir à un régime très doux, et éviter toutes les causes qui pourraient réagir sur l'œil. S'il survenait un des accidents dont nous venons de parler, on agirait comme nous l'avons dit.

ARTICLE II.

Diplopie. (Vue double.)

On entend par *diplopie* un état particulier de la vision dans lequel il y a perception de deux objets au lieu d'un, soit avec les deux yeux (*Diplopie binoculaire*), ce qui est assez fréquent, soit avec un seul œil (*Diplopie uni-oculaire*).

ÉTIOLOGIE. — Les causes de la diplopie sont assez nombreuses : les affections des muscles, telles que le spasme et surtout la paralysie, en sont une très fréquente. Les tumeurs de la sclérotique lorsqu'elles présentent un volume considérable (comme, par exemple, le staphylôme postérieur), ainsi que celles de l'orbite, détruisent la convergence axuelle en déplaçant le globe, et produisent ainsi la double image. Il en est de même des brides qui surviennent entre les paupières et le globe, après les brûlures, les plaies, la dégénérescence de la conjonctive (*Symblépharon*). Les facettes nombreuses de la cornée, alors qu'elles sont demeurées transparentes, comme cela se voit si fréquemment dans les ulcères chroniques ; les staphylômes de cette membrane ; la présence accidentelle ou congéniale de plusieurs pupilles ; les stries opaques du cristallin, la luxation partielle de ce corps, qu'elle survienne à la suite d'une blessure ou qu'elle accompagne le synchisis ; enfin le déplacement d'un des milieux réfringents, ont été notés par une foule d'auteurs comme autant de causes de diplopie. Exceptionnellement, c'est la rétine seule qui perçoit les deux images : mais alors la diplopie est toujours uni-oculaire, de même que dans beaucoup de cas où la cornée présente des facettes.

Lorsque la diplopie s'accompagne d'une paralysie de la troisième ou de la sixième paire, c'est le plus souvent dans le cerveau qu'il conviendra de rechercher la cause principale, et cette cause se rattachera elle-même d'ordinaire, soit à certaines conditions générales, comme la pléthore, la grossesse, une disposition habituelle aux congestions cérébrales, soit à quelques maladies particulières, comme le développement trop grand du ventricule gauche du cœur, la suppression des règles, des hémorrhoïdes, etc., soit enfin à certaines habitudes, telles que le sommeil ou le travail de cabinet après les repas, l'abus des excitants de toute espèce, etc.

SYMPTÔMES ANATOMIQUES. — Dans la diplopie binoculaire, l'un des yeux est dévié ; lorsqu'il y a paralysie musculaire, souvent c'est en dehors ou en dedans, quelquefois en bas (voy. *Paralysie de la* 3e, *de la 6e et de la 4e paire de nerfs cérébraux*). L'œil peut encore être dévié dans plusieurs autres sens, par la présence d'une tumeur située sur la sclérotique ou dans l'orbite. Dans la paralysie complète de la troisième paire, l'œil, tourné fortement en dehors, est immobile; la pupille présente une dilatation ordinairement très grande; la paupière supérieure est abaissée, et ce n'est que lorsqu'on la relève avec les doigts, que la vision s'exerçant, il y a diplopie : la double image est alors perçue toutes les fois que le patient regarde avec l'œil sain dans un sens qui n'est pas exactement celui dans lequel l'œil malade est entraîné. Dans la paralysie partielle de la troisième paire, la diplopie varie quant à sa direction, selon que c'est la branche interne supérieure ou inférieure qui a perdu plus ou moins de ses mouvements : ainsi, si la branche inférieure est seule paralysée, le malade verra une image simple dans toutes les directions, sauf dans celle du bas, et, au contraire, percevra la double image, lorsqu'il tournera les yeux dans ce sens. Peu à peu, et à mesure qu'on s'éloignera davantage du moment de l'apparition de la paralysie, qu'elle soit complète ou incomplète, l'image produite par l'œil dévié s'affaiblira, en sorte qu'elle finira par ne plus gêner en rien la vision, et même par disparaître. On conçoit qu'il devra en être de même dans tous les cas où l'œil sera entraîné d'une manière permanente dans une direction vicieuse, par un obstacle mécanique quelconque, comme une tumeur de l'orbite ou de la sclérotique, ou bien encore des adhérences vicieuses entre les paupières et le globe.

Dans la diplopie uni-oculaire, les deux yeux peuvent être convenablement dirigés; cependant, en général, l'œil diplope est dévié. Le malade, en tenant l'œil sain caché, voit deux images placées différemment, selon que l'obstacle qui existe en avant de la rétine, occupe tel ou tel point d'un des milieux transparents. La diplopie uni-oculaire existe aussi parfois sans qu'on puisse en reconnaître la cause matérielle, ce que ne paraît pas croire M. Szokalski (*Thèse*, Paris 1839). On doit supposer alors que deux points isolés de la rétine sont habiles à percevoir d'une manière à peu près égale : tel est par exemple le cas suivant. Un malade qui s'est présenté à ma clinique avait toujours fort mal vu de l'œil droit, qui était dévié en dehors, et toujours très bien du gauche, lorsqu'une ophthalmie interne violente vint détruire la vision dans ce dernier. Forcé alors de se servir de l'œil droit, cet homme s'aperçut bientôt qu'il voyait les objets doubles, et je reconnus, à l'examen, qu'il les percevait aussi nettement, soit que son œil fût dirigé en dehors, soit qu'il le fût parallèlement à l'objet même, c'est-à-dire que la vision se faisait également par le côté externe de la rétine, ou par la portion de la membrane correspondante à l'axe antéro-postérieur du bulbe. Le foyer externe s'était formé très évidemment pendant le strabisme de l'œil faible , et le foyer de l'axe antéro-postérieur, après la perte de l'œil sain.

La double image est toujours assez pâle dans les cas de facettes de la cornée ou de perforations multiples de l'iris : il est rare alors qu'elle ne soit point permanente.

SYMPTÔMES PHYSIOLOGIQUES. — Dans la diplopie qui suit la paralysie musculaire , les malades se plaignent ordinairement de maux de tête occupant plus particulièrement la région frontale, et qui ont été longtemps précédés par des tintements d'oreille, une certaine propension au sommeil, et quelquefois la vision d'éclairs, d'étincelles, ou de mouches colorées , etc. Ces symptômes persistent assez souvent quelque temps encore après l'apparition du mal. L'image fausse change parfois de place , bien que l'œil demeure mobile : cela s'observe surtout dans les perforations multiples de l'iris et les facettes de la cornée ; elle est fixe dans la déviation du globe amenée par la paralysie des muscles ou par la présence d'une tumeur, etc. Les *diplopes* ne peuvent se conduire avec sûreté qu'en couvrant l'œil dévié, parce que, tant qu'il n'est point devenu amaurotique, le trouble qu'il apporte dans la vision les empêche de calculer exactement les distances. Un malade me racontait que, sortant un jour de chez lui pour se rendre à ma clinique, il était tombé dans sa cave en posant le pied à côté de la trappe qui en était ouverte, et cela malgré l'attention qu'il mettait à éviter cet accident.

MARCHE. — TERMINAISONS. — PRONOSTIC. — La diplopie apparaît d'ordinaire brusquement, quand elle survient par le fait d'une paralysie. Elle disparaît le plus souvent après quelques semaines, ou tout au plus un à deux mois, même lorsque la déviation du globe persiste. L'amblyopie, l'amaurose, en sont des suites assez fréquentes. La guérison complète est loin d'être rare, mais malheureusement la récidive est très commune. Le pronostic doit donc être réservé ; il est d'ailleurs en rapport avec la nature de la cause qui a produit la diplopie.

TRAITEMENT. — Nous l'avons exposé déjà lorsque nous nous sommes occupé du strabisme, des taches de la cornée, de la perforation multiple de l'iris, du symblépharon, et nous y reviendrons encore en parlant de la paralysie de la 3e et de la 6e paire. Nous ne pouvons donc que renvoyer à ces divers articles, selon la maladie à laquelle la diplopie se rattachera.

ARTICLE III.

Presbytie (1). (Presbyopie. — Vue longue. — Vue des vieillards.)

La presbyopie est cet état particulier de la vue dans lequel l'œil perçoit distinctement les objets très éloignés. Si cette propriété n'excluait
pas la vue distincte des objets rapprochés et de petite dimension, elle
serait très précieuse; mais, comme malheureusement il en est rarement
ainsi, la presbyopie devient un défaut qu'il est indispensable de corriger, surtout lorsque l'individu qui en est incommodé doit se livrer à des
travaux assidus sur de petits objets, ce genre de travail devant alors
amener infailliblement une foule d'accidents que nous énumérerons
plus tard.

ÉTIOLOGIE. — Les causes de la presbyopie sont : 1° l'aplatissement
du cristallin ou de la cornée; 2° l'affaissement de cette membrane;
3° l'absence du cristallin du champ de la vision; 4° le peu de densité
des milieux de l'œil, comme, par exemple, dans le synchisis.

La presbyopie est souvent congéniale; pourtant dans la majorité des cas
elle vient avec les années. Les habitants des campagnes en sont presque
tous atteints de bonne heure, parce qu'ils exercent beaucoup leur vue
sur les objets éloignés, et très peu sur ceux qui sont rapprochés. Chez
les habitants des villes, elle arrive ordinairement plus tard; cependant
il n'est pas rare de l'observer même sur des jeunes gens. Combien, en
effet, de jeunes filles qui à dix-huit ans pourraient faire les plus fines
broderies, et qui ne le peuvent plus à vingt-cinq! Elles aggravent quelquefois très rapidement cet état, en se servant inconsidérément des lunettes de leurs mères. L'usage intempestif des verres convexes est une
des causes les plus fréquentes de la presbyopie. Cette imperfection de
la vue est fort commune chez les habitants des contrées où la lumière
est très éclatante, et chez les ouvriers qui travaillent sur des matières
fortement éclairées. La vue longue est souvent héréditaire, et s'observe
quelquefois chez tous les membres d'une famille. Dans certains cas,
elle est produite par des cicatrices de la cornée, qui, sans nuire à la
transparence de la membrane, en ont altéré la convexité, du moins
dans une partie du champ de la pupille. L'aplatissement de la cornée
peut être la suite de l'âge, ou celle de l'affaiblissement qui suit certaines
affections, telles que les dyssenteries, le choléra, etc. La luxation spontanée du cristallin, ou son enlèvement du champ de la pupille par l'o-
pération de la cataracte, amène une presbytie des plus intenses, à laquelle, dans la majorité des cas, on est obligé de remédier par l'usage

_____

(1) De πρεσβύς, vieillard.

de verres très forts. Quelquefois enfin elle arrive subitement, sans cause connue, et un individu qui s'est couché y voyant bien de près, se lève presbyte le lendemain.

MARCHE.—Elle est le plus souvent assez lente, surtout lorsqu'on ne l'accélère pas par l'usage intempestif des lunettes. La presbyopie augmente ordinairement avec l'âge. Elle est en général plus forte le soir, parce que l'œil n'ayant point chez les presbytes toute sa force normale pour concentrer les rayons lumineux, fonctionne mal dans l'obscurité : aussi voit-on beaucoup de personnes ne pouvoir lire au coucher du soleil, tandis qu'un myope lira encore une heure entière auprès d'une fenêtre. En revanche, les personnes presbytes supporteront avec moins de fatigue la vue des objets fortement éclairés. Cette abondance de lumière, quand elle n'est pas trop grande toutefois, convient à la réfrangibilité de leurs yeux : aussi les conserves de couleurs foncées leur sont très pernicieuses, surtout quand ces personnes se livrent à des occupations qui exigent une certaine application de la vue. La presbyopie peut quelquefois être changée en myopie, par suite d'une congestion oculaire ou d'une inflammation. Tout récemment il s'en est présenté encore deux exemples à notre observation : le premier nous a été fourni par un tailleur de Nantes, auquel notre savant confrère, le docteur Guépin, a donné des soins ; ce malade était presbyte, et, sous l'influence de congestions cérébro-oculaires survenues accidentellement, il est devenu tout à coup myope, et l'est resté depuis. Le second fait n'est pas moins curieux. Madame la vicomtesse de la S... est atteinte d'une presbytie telle qu'elle ne peut pas distinguer la forme de ses vêtements, et ne voit le dessin de ses robes qu'au moyen des lunettes convexes n° 9 ; sa vue est parfaite sur les objets éloignés. Atteinte d'une conjonctivite granuleuse aiguë, elle peut lire, sans le secours de verres, les caractères ordinaires d'un journal, mais perd la faculté de distinguer de loin. Sa conjonctivite disparaît, et elle redevient presbyte aussitôt. Si l'on suppose, dans des cas semblables, que la myopie se prolonge quelque temps, et que le malade se présente chez un opticien, celui-ci lui donnera des lunettes concaves, qui aideront momentanément sa vue, mais la congestion n'en fera pas moins des progrès. Si avant cette époque le malade a fait usage de lunettes de concentration, l'opticien très probablement lui en donnera de plus fortes ; les efforts qu'il fera pour s'en servir augmenteront certainement la congestion, et cet accident, qu'un simple traitement médical eût fait disparaître, amènera bientôt le trouble de la vision et tous les symptômes de l'amblyopie. Cette dernière affection est souvent le résultat du tort qu'ont les presbytes de s'abstenir de lunettes de concentration d'une force convenable lorsqu'ils travaillent sur des objets de petite dimension (*Amblyopie presbytique*).

Il est, d'un autre côté, extrêmement commun de constater que sous l'influence de lunettes convexes trop fortes la presbytie a fait place à un raccourcissement notable de la vue, accompagné de même le plus souvent de signes amblyopiques. Tel presbyte, par exemple, qui, avant de se servir de verres trop puissants, distinguait à l'œil nu tous les détails d'un horizon très éloigné, ne pourra plus voir les objets situés à quelques mètres sans le secours de ses lunettes, qui bientôt finiront par lui devenir inutiles à cause de l'abaissement amblyopique de sa vue.

DIAGNOSTIC.—Il est ordinairement très facile ; il suffit, la plupart du temps, de présenter brusquement au presbyte un livre à la portée de vue ordinaire : il retirera instinctivement la tête en arrière ; le myope, au contraire, l'approchera davantage. Quelquefois un examen plus prolongé sera nécessaire, mais on arrivera facilement au même résultat, en faisant lire à des distances graduées, ou bien en faisant distinguer les aiguilles d'une montre. Avec une bonne vue, on lit de 20 à 80 centim., et la portée habituelle est de 25 à 32 : certains presbytes ne peuvent lire que de 1 mètre à 1 mètre 25 cent., de 1 mètre 15 cent. à 1 mètre 30 cent., etc. Lorsque les presbytes veulent lire, ils recherchent en général un lieu bien éclairé, et s'ils lisent à la lumière, ils placent le flambeau entre leurs yeux et le livre. On les verra parfois prendre plaisir à distinguer, à de très grandes distances, de fort petits objets, comme par exemple les aiguilles d'une horloge publique. Leur pupille est ordinairement contractée.

TRAITEMENT. — Il est presque toujours palliatif, et consiste dans l'emploi de verres de concentration.

Lorsque la presbytie n'existe qu'à un faible degré, et permet de lire sans fatigue à une distance de 45 à 55 centim., on peut se dispenser de conseiller les lunettes, si le presbyte n'a pas à se livrer à des travaux assidus ; mais si au contraire sa profession exige une application prolongée de la vue sur de petits objets, l'usage des lunettes lui devient indispensable ; autrement les efforts continuels qu'il fera pour voir son ouvrage entraîneront bientôt une fatigue extrême ; il sera obligé d'interrompre son travail, et même de le quitter entièrement ; bien heureux si une amblyopie n'est pas la suite de cette fatigue (voy. *Congestion de la choroïde*, pag. 673 ; et *Congestion de la rétine*, p. 688). Le médecin est souvent consulté dans des cas pareils : le malade se plaint de ne pouvoir travailler longtemps sans que sa vue se trouble, et qu'il ressente une sensation de pesanteur dans la tête, et de douleur au-dessus de l'orbite qui ne cède qu'après quelques instants de repos : il éprouve des picotements, des élancements dans les yeux, et comme une sorte d'attraction du globe vers l'objet qu'il regarde ; quelquefois même il est saisi tout à coup d'une douleur très vive mais instantanée, qui le force d'interrompre son travail. L'œil examiné offre un peu de rougeur autour de la cornée. Au début de l'affection qu'annoncent ces symptômes, le malade, sentant sa vue se troubler, se frotte les yeux avec les mains, et peut ensuite recommencer à travailler sans éprouver de gêne pendant quelques instants ; mais bientôt les interruptions deviennent plus fréquentes et plus longues ; si les causes persistent, des nuages passent devant les yeux, et l'amblyopie se déclare. Très souvent cet état de la vue se remarque même chez des jeunes gens de quinze à vingt-cinq ans. Si vous leur demandez quel genre de travail ils font, vous trouverez presque toujours qu'ils se livrent à une profession qui applique beaucoup la vue, comme celle de peintre, de graveur, d'horloger, de tailleur, etc. Souvent ils travaillent dans un lieu mal éclairé, quelquefois même ils ont aggravé ces mauvaises conditions de lumière par l'usage de conserves à verres colorés. Le malade vous dira toujours qu'il avait la vue longue, mais fréquemment il ne se sera pas aperçu qu'il ne voyait pas bien de près. Quand, par un traitement approprié et le repos nécessaire, on aura fait tomber les symptômes congestifs, on devra songer à donner des lunettes convenables. Pour cela, on fera les essais nécessaires (voy. *Lunettes*), et l'on aura soin de choisir un numéro qui ne soit ni trop fort ni trop faible ; trop faible, il ne soulagerait point suffisamment la vue ; trop fort, il la fatiguerait par une concentration trop grande des rayons lumineux, et augmenterait d'abord la presbytie, qui bientôt ferait place elle-même à une faiblesse et à un raccourcissement marqués de la vision. Si le malade est jeune, et qu'il n'ait point encore porté de lunettes, les numéros 80 ou 72 suffiront ordinairement ; rarement on sera obligé de monter plus haut que 60. Si la presbytie était plus ancienne, on se guiderait sur son intensité, en gardant toujours un juste milieu entre les numéros trop forts et les numéros trop faibles.

La presbytie augmente, en général, avec l'âge, avons-nous dit plus haut ; il sera donc nécessaire, d'ordinaire, que le presbyte change de temps en temps ses verres pour qu'ils demeurent adaptés à sa vue. L'usage des numéros trop forts étant, nous venons de le voir, une cause fréquente de l'augmentation rapide de la presbytie, et de divers autres accidents, on ne devra point faire ces changements à la légère. Souvent les opticiens sont portés à donner un numéro plus fort chaque fois qu'on a recours à eux, par suite d'un accident, ou du dépolissage qui arrive toujours assez rapidement pour les verres convexes, quand on n'en a pas soin ; en ceci ils agissent au préjudice du malade. Le changement de numéro ne sera permis que quand il y aura une sensation de gêne dans l'acte de la vision ; mais alors le médecin devra présider lui-même au choix des verres, parce que seul il est habile à reconnaître si une cause morbide ne serait point venue aggraver l'imperfection de la vue, et si donc un traitement médical ne serait pas plus urgent qu'une modification dans la force des lunettes.

Avant de terminer ce qui a rapport à la presbyopie, nous ferons une remarque importante : c'est que les presbytes ne doivent point se servir de lunettes pour voir de loin. Cette habitude leur est inutile, et pourrait leur devenir préjudiciable, parce qu'elle amènerait infailliblement l'augmentation de la presbytie (et plus tard le raccourcissement amblyopique de la vue qui en est la conséquence), et nécessiterait de très bonne heure l'usage de deux paires de lunettes, l'une plus forte pour voir de près, l'autre plus faible pour voir de loin. Cette nécessité attend toutes les personnes qui se servent des derniers numéros de la troisième série, et, à plus forte raison, de ceux de la quatrième (voyez *Lunettes*). C'est le cas des opérés de cataracte : ils portent ordinairement pour lire les numéros 2, 2 1/2, 3, et le n° 5 pour se conduire. On en rencontre toutefois quelques uns qui échappent tout à fait à l'obligation de porter des lunettes, et j'ai opéré, il y a trois ou quatre ans, le geôlier de la prison de Versailles, qui y voit parfaitement à l'œil nu. N'oublions pas de dire que ce n'est qu'après six semaines à deux mois qu'il faut permettre l'usage des verres convexes aux opérés de la cataracte, si l'on ne veut pas produire des irritations de la rétine, par la concentration des rayons lumineux sur une membrane encore trop impressionnable.

Nous donnerons comme modèle parfait des lunettes destinées aux presbytes qui se servent des verres des deux premières séries, celles de de ce savant italien dont nous avons parlé à l'article *Lunettes*. Ces branches fines, qui s'adaptent parfaitement aux contours de la pommette, ne peuvent pas se courber comme les branches des lunettes ordinaires ; ces verres petits, mais placés exactement dans la direction des axes des yeux pour lire ou travailler à une distance convenable, ne gênent en aucune manière la vue des objets éloignés, et évitent l'ennui d'ôter ses lunettes toutes les fois qu'on interrompt son travail ; ce qui avec les verres ordinaires est une précaution indispensable, pour ne pas aggraver rapidement la presbyopie. Les lunettes à la Franklin, dont nous donnerons la description lorsque nous nous occuperons de la myopie, remplaceront avec avantage les deux paires de lunettes nécessaires dans la presbyopie très forte ; on devra seulement avoir soin de faire mettre dans la partie supérieure de la monture le verre le plus faible, destiné à voir de loin, et le verre le plus fort dans sa partie inférieure.

ARTICLE IV.

Myopie (1). — (Vue courte, vue basse.)

La myopie est un vice particulier de la vue qui ne permet de voir que les objets rapprochés et de petite dimension, et empêche de distinguer nettement ou même de distinguer du tout les objets éloignés. Ce défaut de la vision se corrige facilement au moyen de verres concaves, quand il tient simplement à une trop grande réfraction des rayons lumineux ; tandis qu'on n'y peut aucunement remédier lorsqu'il est le résultat de quelques unes des affections dont nous parlerons plus loin, comme, par exemple, l'affaiblissement de la rétine, les taches épaisses et centrales de la cornée, etc.

La myopie présente des différences notables sous le rapport de son intensité ; tel myope ne pourra lire qu'en appliquant presque le livre contre le nez, c'est-à-dire qu'à une distance de 20 à 25 millimètres ; tandis que tel autre lira aisément à 15, 18, 20 centimètres (6 à 8 pouces). Ces différences servent à établir des degrés dans la vue basse, et à fixer par approximation le numéro des verres qui convient.

ÉTIOLOGIE. — Les causes atanomiques de la myopie sont la *convexité trop forte* du cristallin ou de la cornée, *le volume trop considérable* de l'organe, la *densité trop grande* des milieux de l'œil, qu'elle soit temporaire ou permanente ; dans tous ces cas, la myopie peut être congéniale ou acquise.

Dans les causes de la myopie acquise, qui, on le comprend, n'est pas la myopie proprement dite, et exige le plus souvent un traitement tout différent, on range ordinairement les suivantes : *l'habitation des lieux obscurs ; l'habitude de regarder de trop près*, comme l'exigent certaines professions, telles que celles d'horloger, de graveur, etc., etc. : c'est ainsi qu'un de mes élèves est devenu très myope, en s'exerçant avec autant de persévérance que d'aptitude au diagnostic des maladies des yeux ; *l'usage intempestif des verres concaves ;* tout le monde sait que les jeunes gens qui veulent échapper à la conscription se rendent la vue basse ainsi. La myopie est commune chez les hommes à la mode qui s'habituent à regarder avec un lorgnon monoculaire ; beaucoup de personnes la simulent pour se donner un air observateur ou capable, et finissent par la contracter ; la *congestion cérébro-oculaire ;* cette cause produit souvent la myopie, mais si celle-ci préexistait, la congestion accidentelle l'augmenterait quelquefois singulièrement : c'est le cas où se trouve un homme que nous connaissons, et qui se livre assez souvent à

(1) Myopie, de μύω, cligner.

des écarts de régime ; lorsqu'il est ainsi excité et qu'il va au théâtre , il
ne peut distinguer nettement les acteurs sur la scène, à moins qu'il ne
place son lorgnon par-dessus les lunettes concaves qu'il porte habituellement, et le lendemain il se trouve dans l'impossibilité de s'occuper de
travaux de cabinet ; il est certain que si la même cause continue d'agir,
le mal s'accroîtra rapidement, et qu'une amblyopie en sera la conséquence ; la *conjonctivite;* j'ai rapporté, au chapitre consacré à la presbytie, le cas d'une dame chez laquelle une presbytie excessive s'est
convertie en myopie, pendant toute la duré d'une inflammation assez
aiguë de la conjonctive. L'inflammation guérie, la presbytie a reparu à
un degré aussi élevé qu'auparavant. C'est une observation que j'ai faite
très fréquemment dans des circonstances semblables ; la *congestion de
la choroïde, aiguë ou chronique;* cette affection est encore une cause
fréquente de myopie, très probablement parce que dans le premier cas
il y a une sécrétion active d'humeur aqueuse, et que dans le second la
fibreuse s'est laissé distendre au point que la réfraction se trouve modifiée par l'accumulation passive de ce liquide dans la coque oculaire ; il
en est de même dans l'*hydrophthalmie.* Les *taches superficielles de la
cornée,* la *déformation de la pupille* par de fausses membranes, la présence de *taches* sur la *capsule,* la *cataracte végétante,* en un mot toutes
les maladies qui peuvent augmenter la réfraction, ou diminuer outre
mesure l'ouverture pupillaire, sont autant de causes sinon de myopie, au
moins de raccourcissement de la portée dans la vue. L'*amblyopie congestive avancée* est aussi au nombre de celles qui doivent trouver place ici.

SYMPTÔMES. — Les yeux sont ordinairement saillants, et la cornée en
est bombée ; mais ce double caractère manque très souvent, et la myopie
existe aussi dans des yeux petits et enfoncés. La pupille du myope est
en général largement ouverte, et fort peu mobile ; souvent elle est
un peu irrégulière ; la chambre antérieure est plus grande que de coutume. Ce dernier caractère s'observe surtout dans le cas où la myopie
n'est que le symptôme d'une hydrophthalmie plus ou moins marquée.
Presque tous les myopes présentent un strabisme convergent en rapport
d'intensité avec le degré d'abaissement de leur vue ; cette convergence
inégale des axes optiques est surtout facile à constater lorsque le myope
quitte ses lunettes.

Les personnes qui ont la vue basse clignent d'autant plus que le foyer
de leur vue est plus court, et la lumière qui frappe leurs yeux plus
grande. Leurs sourcils sont ordinairement très abaissés, et les cils des
deux paupières très rapprochés, de manière à ne permettre que l'introduction d'un petit nombre de rayons lumineux dans la pupille à moitié cachée. Lorsqu'elles lisent, elles rapprochent plus ou moins le livre

des yeux ; plusieurs sont forcées de le placer si près, que la lecture n'est possible que d'un œil, la saillie du nez empêchant l'autre de fonctionner en même temps, et pour quelques personnes il est alors plus commode de tenir fermé l'œil inutile : c'est cette impossibilité de lire des deux yeux à la fois, que nous considérons comme une des causes du strabisme (voy. *Strabisme*, p. 782). Les myopes se trouvent mal à l'aise au grand jour ; ils recherchent de préférence une lumière modérée. Ils ont aussi une grande prédilection pour les livres imprimés en petits caractères. Leur regard est vague, quand il se porte sur des objets éloignés, et dans ces moments l'ensemble de leur physionomie est dépourvu d'expression, ce qui les assimile sous un certain rapport aux individus atteints d'amaurose avancée.

MARCHE. — Elle est en général rétrograde, si on ne l'entrave pas par l'usage de lunettes trop fortes ; quelquefois la myopie demeure stationnaire ; dans d'autres cas, elle est remplacée par la presbytie : cette terminaison n'a lieu d'ordinaire qu'à la suite du ramollissement du corps vitré (*synchisis*). Il arrive plus souvent que la myopie diminue avec l'âge, et finit même par disparaître complétement, surtout si le myope a changé avec soin les verres qu'il portait dans sa jeunesse, pour d'autres de plus en plus faibles. Mais ce résultat favorable est encore beaucoup moins fréquent qu'il ne devrait l'être, parce que les myopes, se figurant qu'il en est d'eux comme des presbytes, croient toujours devoir augmenter la force de leurs lunettes. Cette idée est parfois si bien enracinée dans leur esprit, qu'il est tout à fait impossible de leur persuader qu'un numéro les fatigue parce qu'il est devenu trop fort. Il en est même de tellement prévenus, que l'expérience ne peut les convaincre. Ce qui peut contribuer à les opiniâtrer dans leur opinion, c'est que lorsqu'on a réussi à leur faire prendre un numéro plus faible, les premiers jours ils voient moins bien, car il faut un certain temps pour que l'œil s'habitue à l'usage des nouveaux verres. Si un tel cas se présentait, surtout chez un jeune homme, on devrait faire tous ses efforts pour le persuader et l'engager à prolonger pendant quelque temps les essais, comme moyen curatif ; bien des myopes, en effet, ont été guéris de congestions rétiniennes, d'amblyopies commençantes, et ont amélioré leur vue, par la diminution graduée de la force des verres. La myopie perd encore de son intensité sous l'influence des grandes déperditions d'humeurs, comme après les saignées larges et fréquentes, les dyssenteries, etc.

DIAGNOSTIC. — Il se fait de la même manière que celui de la presbyopie, seulement on obtient les signes inverses. Le myope se rapproche des objets qui lui sont présentés ; il peut lire à 2, 5, 8 centim., et la portée de sa vue ne va guère, pour cet exercice, au delà de 16 à 27 centim. S'il est myope à un très haut degré, il ne lit le plus souvent que d'un seul œil, met le livre aussi près que possible de son nez, et ne reconnaît point les personnes à une faible distance; quand il regarde un objet un peu éloigné, il fronce le sourcil et cligne fortement des yeux. La dilatation de la pupille et le strabisme convergent accompagnent presque inévitablement la myopie très prononcée. Il est important de rechercher si la myopie est congéniale ou acquise, et si elle est le résultat d'une trop grande réfraction, cas dans lequel les lunettes seules sont applicables, ou si elle est produite par une des causes d'abaissement de la vue que nous avons énumérées plus haut, circonstance qui nécessiterait l'emploi d'un traitement tout différent.

TRAITEMENT. — Le traitement par les verres concaves est ou palliatif ou curatif; nous avons dit deux mots de ce dernier, à propos de la marche de la myopie. Il consiste à diminuer peu à peu la force des verres, et à faire lire des caractères de plus en plus gros, en divisant la lecture en petites séances pour ne point fatiguer l'œil. On arrive quelquefois par ce moyen, employé avec persévérance, à diminuer d'une manière très notable certaines myopies avancées, surtout chez des sujets jeunes qui ont fait abus de lunettes trop fortes; toutefois il est des cas dans lesquels il n'en résulte pas une amélioration sensible.

Quant au traitement palliatif, il consiste dans l'usage habituel de verres convenables. Lorsque la vue est très courte, la convergence des axes visuels étant fort grande, il convient de raccourcir un peu l'arcade centrale des lunettes, afin que les verres se trouvent exactement dans l'axe des pupilles. Les myopes ne doivent point espérer alors voir de fort loin : il faudrait pour cela qu'ils fissent usage de verres très forts, qui fatigueraient la vue. Si cependant ils voulaient l'étendre un peu, ils devraient avoir deux paires de lunettes, l'une plus faible, pour les objets rapprochés, l'autre plus forte, pour les objets éloignés. Bien peu de personnes veulent se persuader que l'usage de deux paires de lunettes, de force différente, puisse être utile; elles regardent cet avis, donné par les opticiens, comme un moyen commercial, et aggravent leur état en se servant de lunettes qui, dans certaines circonstances, ne s'adaptent plus à leur vue. On conçoit combien cette nécessité de changer de lunettes est incommode; aussi a-t-elle inspiré à Franklin l'idée ingénieuse de réunir les verres dans une même monture. A son exemple, on peut mettre dans la partie supérieure les verres les plus forts, et dans la partie inférieure les plus faibles. Elkington a modifié légèrement ces lunettes : il a laissé le verre supérieur vertical, c'est-à-dire perpendiculaire à la direction du rayon visuel quand on regarde de loin, mais il a incliné un peu, d'avant en arrière, le verre inférieur, afin qu'il s'adaptât mieux à la direction de l'œil, qui est un peu oblique d'arrière en avant et de haut en bas, quand on regarde les objets rapprochés. Il est nécessaire de remarquer que ces lunettes doivent être faites avec quatre verres rognés convenablement, et disposés de telle manière que les axes passent par le centre de leur courbure, ce qui ne pourrait arriver si l'on se servait de verres coupés par la moitié, comme en emploient certains opticiens, attendu qu'alors la section se trouverait au centre de la courbure. C'est très certainement à la négligence de cette précaution qu'un peintre de Versailles, qui se sert de lunettes à la Franklin, doit le commencement d'une amblyopie, qui menace de devenir d'autant plus sérieuse que cette maladie se complique d'une cataracte double assez avancée.

Les lunettes concaves trouvent encore leur application dans la myopie symptomatique de l'hydrophthalmie, dans celle qui résulte du staphylôme pellucide de la cornée, et dans tous les cas où cette membrane sera déformée de telle sorte qu'elle concentrera outre mesure les rayons lumineux.

Lorsque la myopie est produite par des taies qui n'ont point altéré la forme de la cornée, les lunettes concaves pourront encore être utiles; mais il faut, sous le rapport de la myopie, ranger ces taies en deux classes :

Dans la première, la tache recouvre toute la portion de la cornée qui correspond à la pupille ; et alors de deux choses l'une : ou cette tache est uniforme et de couleur blanc bleuâtre (*nuage*, *néphélion*), ou elle offre çà et là à sa surface des points blancs tout à fait opaques (*nuage* et *albugo*). Les rayons lumineux qui tombent sur la tache se comportent de deux manières : dans le premier cas, tous la traversent; dans le second, les uns, réfléchis par la couleur blanche, n'entrent point dans l'œil; les autres y pénètrent, et sont réfractés d'autant plus fortement que la cicatrice présente plus de densité. Les lunettes concaves sont applicables dans l'un et l'autre cas ; on en proportionnera la force à la densité de la tache.

Dans les taies de la seconde classe, une partie seulement de la pupille est masquée par une opacité de la cornée; le reste de la membrane est parfaitement sain. Les rayons lumineux qui tombent sur la tache sont réfléchis et ne pénètrent pas; mais ceux qui arrivent jusqu'au fond de l'œil, bien qu'ils ne soient pas soumis à une réfraction inaccoutumée, dessinent mal l'objet sur la rétine, parce qu'ils sont trop peu nombreux. Cette variété de myopie diffère de la vue basse ordinaire, en ce qu'elle n'est point produite par une trop forte concentration des rayons lumineux, mais bien par une diminution très grande dans le nombre de ces rayons. Nous savons tous que nous devenons myopes, lorsque nous cherchons dans l'obscurité à distinguer un objet de petite dimension ; le malade qui porte une tache de cette nature sur la cornée, se trouve dans des conditions analogues, et sa vue se fatigue, parce que cet état est permanent. Les lunettes concaves sont complétement contre-indiquées ici. Les verres convexes faibles trouveront plutôt une utile application, toutes les fois qu'ils n'occasionneront pas la fatigue de l'œil. Si dans un cas pareil l'autre œil était perdu, il serait très convenable de déplacer la pupille, opération qui, bien faite, n'entraîne à sa suite aucun danger. Je l'ai pratiquée huit fois dans le deuxième trimestre de 1845, et sept fois avec les meilleurs résultats ; dans un seul cas j'ai échoué. En 1846, j'ai fait la même opération vingt-trois fois à ma clinique, et je n'ai pas noté un insuccès.

Si l'abaissement de la vue se rattache à une amaurose, c'est le traitement de cette maladie qui devra être prescrit ; les lunettes concaves ne seront ici d'aucun secours. On pourra, au contraire, si l'état de la rétine le permet, recourir aux lunettes de concentration, comme dans certaines variétés d'amaurose asthénique (voy. p. 738).

On a essayé, pour guérir la myopie, de la section d'un ou de plusieurs muscles de l'œil ; c'est en 1840 que M. Phillips, de Liége, a proposé cette opération, après avoir remarqué que dans quelques cas de strabisme compliqué de myopie, celle-ci disparaissait après la division du grand oblique. Plus tard, M. Bonnet, de Lyon, a eu recours à la même section, dans le même but, mais il l'a pratiquée sur le petit oblique. Il paraîtrait que ce chirurgien a obtenu quelque amélioration dans les neuf cas où il a opéré. Voici comment il procède : « On peut, dit-il, se servir, pour la section du muscle petit oblique, de deux ténotomes, l'un pointu et l'autre mousse ; le premier pour piquer la paupière, le second pour glisser sur la paroi inférieure de l'orbite, et faire la section du muscle. Mais quoique j'aie dans le début fait usage de ces deux instruments, je préfère aujourd'hui me servir d'un seul ténotome assez pointu pour piquer la paupière, mais dont la pointe est assez arrondie pour ne pas être arrêtée en glissant sur l'orbite. La lame de cet instrument a 4 centimètres de longueur, et 3 millimètres de largeur ; elle coupe dans l'étendue de 3 centimètres seulement, de telle manière que lorsqu'il est enfoncé aussi profondément que possible, sa partie tranchante ne correspond plus à l'ouverture de la peau.

» Le malade est assis, la tête renversée en arrière et appuyée sur la poitrine d'un aide, ou sur le dos d'un fauteuil ; l'opérateur se place à droite du malade, s'il agit sur l'œil du côté gauche ; il pose l'indicateur de sa main gauche sur le milieu de la paupière inférieure du malade, de manière que son ongle soit placé immédiatement au-dessus du rebord inférieur de l'orbite ; avec ce doigt il repousse en arrière l'œil et la paupière, et met ainsi en relief le milieu du bord orbitaire inférieur. C'est au-devant de cet ongle, et immédiatement en arrière du rebord orbitaire, qu'il plonge le ténotome tenu de la main droite, comme une plume à écrire. Cet instrument est poussé en bas jusqu'à ce qu'il ait rencontré la paroi inférieure de l'orbite ; il est enfoncé ensuite dans cette cavité à une profondeur de 2 à 3 centimètres, en suivant une direction perpendiculaire à celle du petit oblique, c'est-à-dire oblique d'avant en arrière et de dehors en dedans ; lorsque la pointe, qui ne doit jamais abandonner l'orbite, est arrivée jusque près de l'ethmoïde, l'instrument, qui a été ramené peu à peu à la direction horizontale, est reporté en avant, le tranchant dirigé dans le même sens. Lorsqu'on le sent au-dessus de la peau, et que la pointe aboutit un peu en dehors du sac lacrymal, on doit nécessairement avoir accroché le muscle petit oblique, mais on peut ne pas l'avoir coupé ; pour en assurer la section, je tourne la lame, d'abord en bas, puis contre la partie antérieure du maxillaire supérieur, de manière que le muscle, s'il n'est pas encore coupé, soit compris entre l'os et la lame de l'instrument, et qu'en retirant celui-ci on ne puisse manquer d'achever la section, si elle est encore incomplète.

» Lorsque j'opère sur le côté droit, je pourrais me placer à gauche du malade, et tenir l'instrument de la main gauche ; mais comme je préfère me servir de la main droite, je me place à droite et derrière le malade, et j'opère comme sur l'œil du côté gauche. » (Bonnet, *Traité des sections tendineuses*, pag. 235).

La section des muscles, dans la myopie, est encore aujourd'hui très douteuse quant à ses résultats, et l'on n'y doit recourir qu'avec une extrême réserve. Si l'on choisit la division du petit oblique, il serait plus facile, à l'exemple de Dieffenbach, d'inciser la conjonctive et son fascia vers la partie inférieure de l'œil, de soulever le muscle sur un crochet et de le couper avec des ciseaux, comme cela se pratique dans l'opération du strabisme. Dans la myopie, M. J. Guérin divise de préférence les muscles droits, au nombre de deux ou davantage ; selon lui, la vue basse serait le résultat de la contraction ou du raccourcissement de ces organes.

RÉSUMÉ. — La myopie est congéniale ou acquise.

La myopie congéniale est héréditaire ou non héréditaire.

La myopie acquise peut provenir : 1° de l'habitude de regarder les objets de trop près ; 2° de l'usage intempestif de lunettes à verres concaves ; 3° de l'habitation dans des lieux obscurs ; 4° d'une congestion oculaire, temporaire ou chronique ; 5° d'une hydrophthalmie ; 6° d'un staphylôme pellucide de la cornée ; 7° de taches superficielles de cette membrane ; 8° du rétrécissement, de la déformation de la pupille ; de la présence dans cette ouverture de produits fibro-albumineux ou pigmenteux, d'une cataracte végétante, d'une cataracte lenticulaire dure avancée, 9° d'un affaiblissement amaurotique de la rétine, etc., etc.

Dans tous les cas de myopie un peu forte, et ne reconnaissant pas pour cause un travail inflammatoire temporaire de taches cornéennes de la seconde classe (produits plastiques incomplétement organisés), l'usage des verres concaves sera nécessaire. On aura soin de les prendre assez faibles, pour favoriser l'amélioration naturelle qui, dans ce genre de vue, arrive ordinairement avec l'âge, quand on ne l'entrave pas par l'usage prématuré de verres trop forts; on obtiendra même quelquefois passablement vite ce progrès, en diminuant graduellement la force des lunettes. C'est par l'exercice des yeux à des distances de plus en plus grandes, et par l'usage de verres de moins en moins forts, qu'on guérira la myopie produite par l'habitude de regarder de près, et celle qui aura suivi l'usage de lunettes concaves trop fortes. Dans tous les cas, le myope ne doit pas, à l'aide des lunettes, chercher à étendre sa vue trop loin ; il ne pourrait y arriver qu'en se servant de verres très concaves, qui augmenteraient rapidement le mal et fatigueraient les yeux. Lorsque la myopie sera assez forte pour nécessiter l'emploi de deux paires de lunettes, on pourra conseiller avec avantage celles à la Franklin, modifiées par Elkington.

Dans les cas de myopie causée par une congestion, un traitement médical sera seul applicable, et les lunettes ne pourront être utiles que lorsque les symptômes congestifs auront entièrement disparu. On n'oubliera pas qu'alors même l'usage en peut être encore contre-indiqué. Dans les taies de la cornée ne laissant qu'un passage très étroit aux rayons lumineux, les verres concaves sont toujours nuisibles ; les verres convexes, au contraire, sont alors assez souvent d'un emploi utile ; cependant quand l'un des yeux est perdu, il est plus sage de déplacer la pupille, si cela est possible. Enfin dans la myopie qui sera le résultat d'un affaiblissement amaurotique de la rétine, on aura recours au traitement de l'amaurose.

Conserves et Lunettes.

Les conserves et les lunettes sont des instruments d'optique destinés à modifier les rayons lumineux qui parviennent à l'œil dans l'acte de la vision, de façon à diminuer la fatigue de l'organe, ou à rendre la vue plus parfaite. L'usage de ces instruments est si répandu, il offre de si grands avantages quand il est appliqué avec discernement, et il peut entraîner de si graves inconvénients, pour l'organe de la vision, lorsqu'il est abandonné à l'inexpérience des personnes qui, par caprice ou par nécessité, y recourent, qu'il est bon de préciser les cas où il peut être utile, et ceux où il doit être rejeté comme dangereux ou superflu. On trouve peu de renseignements sur ce point dans les auteurs; nous mentionnerons cependant les articles que MM. Rognetta et Szokalski ont fait paraître dans les *Annales d'oculistique*, et dans l'*Examinateur médical*.

Beaucoup de personnes portent des lunettes par simple affectation; d'autres trouvant leur vue imparfaite, cherchent à la corriger par ce moyen. Toutes vont directement chez l'opticien, choisissent la monture qui leur plaît, y font adapter les verres qui leur semblent atteindre le but qu'elles se proposent, et sont ainsi souvent conduites à se servir de verres tout opposés à ceux qu'exige l'état de leurs yeux. Supposons, en effet, un individu atteint d'une légère congestion des membranes internes de l'œil; les conditions de réfraction sont changées de façon à simuler une myopie; il va chez l'opticien, qui lui donne des lunettes à verres concaves : son œil sera certainement fatigué par la dispersion des rayons lumineux, et la congestion, au lieu de diminuer, augmentera indubitablement. Beaucoup de maladies des yeux réclament le sage emploi des lunettes : la myopie, la presbytie, le mydriasis, la cataracte commençante ou opérée, l'amaurose, le strabisme, etc., sont de ce nombre. Dans beaucoup d'autres, l'usage en peut être nuisible : aussi l'étude des lunettes nous paraît-elle mériter quelque intérêt.

Généralités. — Les lunettes et les conserves sont formées de deux parties distinctes : la monture et les verres.

La *monture* se compose elle-même de trois parties : 1° de deux cercles à rainures, dans lesquels sont enchâssés les verres; 2° d'une arcade destinée à les réunir, et à maintenir l'instrument sur le dos du nez; 3° de deux branches latérales articulées avec les cercles, et qui se fixent contre les tempes.

Les *cercles* doivent se mouler exactement sur la forme des verres, et les maintenir avec solidité. Ils sont ouverts à leur partie externe, pour faciliter l'introduction du verre. De chaque côté de cette ouverture sont implantées deux petites branches transversales, destinées à porter une vis qui les réunit ensemble lorsque le verre a été mis en place, à fournir la charnière pour l'articulation des branches latérales, et à mesurer l'espace compris entre la partie externe du cercle et la ligne tangente de la surface temporale. Ces petits appendices devront donc être d'autant plus longs, que les personnes pour lesquelles les lunettes sont faites auront les temporaux plus écartés.

L'*arcade centrale* de la monture servant à maintenir l'instrument sur le dos du nez, devra s'ajuster parfaitement à sa courbure; elle aura, en outre, une longueur telle que le centre des verres soit parfaitement en rapport avec l'axe visuel des yeux. Sans cette précaution, il n'y a qu'un seul œil qui voie au travers des lunettes ; il en résulte du trouble dans la vision, et de la fatigue pour l'autre œil, qui fait effort pour se mettre dans une position convenable. Telle est bien souvent la cause de la céphalalgie dont se plaignent les personnes qui portent des lunettes.

Les *branches latérales* des lunettes ou des conserves doivent avoir une courbure qui s'accommode à celle de la région temporale. Elles ont ordinairement une brisure verticale, pour qu'elles puissent s'accrocher derrière l'oreille. Dans les lunettes des femmes, cette brisure est presque toujours remplacée par une boucle, qui peut servir à passer un cordon pour attacher les lunettes derrière la tête. Toutes les fois qu'on n'emploie pas le cordon, cette disposition est vicieuse, parce que rien ne maintenant les lunettes sur le nez ; elles glissent, et bientôt le centre des verres ne se trouve plus en rapport avec l'axe visuel. Mieux vaudrait encore le pince-nez de nos pères, malgré ses imperfections ; cet instrument avait du moins l'avantage de maintenir les verres toujours à la même distance de l'œil, auquel il évitait ainsi la fatigue incessante d'une accommodation nouvelle de ses milieux à chaque changement dans les conditions de réfraction, c'est-à-dire à tous les mouvements de l'instrument. Il est vrai de dire que les branches brisées ont l'inconvénient de défriser et même d'arracher les cheveux ; il serait donc à propos de remplacer la brisure par un crochet vertical à peu près à angle droit et fixe, qui servirait à maintenir les lunettes derrière les oreilles. Pour que les branches brisées, ainsi que celles à crochet que nous venons d'indiquer, aient tous leurs avantages, il faut qu'elles ne soient ni trop courtes ni trop longues, afin de pouvoir maintenir les lunettes dans une parfaite immobilité, quels que soient les mouvements de la tête.

Les montures des lunettes se font en or, en argent, en écaille ou en acier. Elles doivent être légères pour ne pas fatiguer par leur poids, et pourtant assez fortes pour ne point se courber en différents sens, car les verres perdraient alors leur rapport exact avec l'axe visuel : nous en avons vu plus haut les conséquences.

Verres. — La mode en a fait varier beaucoup la forme ; mais cette forme a peu d'importance en elle-même, pourvu que, lorsqu'ils doivent servir à voir dans toutes les directions, ils soient d'assez grande dimension. En effet, s'ils étaient trop petits, on ne pourrait voir à travers que les objets placés en face, et ceux de côté seraient mal vus : ce serait là le moindre inconvénient. Il faut que les verres soient taillés de telle manière que leur foyer réponde exactement au centre de la courbe que forme leur contour; ils doivent être d'une parfaite limpidité, et ne présenter ni bulles dans leur épaisseur, ni aspérités, ni lignes à leur surface : une seule ligne, même sur des verres plans, peut défigurer les objets. C'est ainsi qu'un de nos littérateurs les plus distingués voyait une image inclinée dès qu'il prenait ses lunettes. Après m'être assuré de l'intégrité de la vue, je donnai le conseil de remplacer les verres sur lesquels j'avais aperçu ce défaut; l'opticien trouva sans doute plus simple de les changer de côté, car quelques jours après M. F... revint me trouver, parce qu'il voyait encore le même phénomène; mais cette fois l'inclinaison était à gauche au lieu d'être à droite. Alors il fit changer les verres en sa présence, et jamais depuis cela ne s'est représenté.

Le résumé de tout ce qui précède, est donc que la monture des lunettes doit être proportionnée, quant à sa longueur, à l'écartement des yeux et des tempes; que l'arcade centrale doit s'adapter exactement à la courbure du nez; que l'axe oculaire doit passer par le centre des verres; que les branches latérales doivent mesurer exactement la distance comprise entre l'extrémité de la branche transversale et le pavillon de l'oreille derrière lequel elles se courbent, etc. Ne pourrait-on pas en tirer la conséquence qu'il serait peut-être fort nécessaire d'introduire parmi les gens du monde l'habitude de prendre mesure de lunettes, comme on prend mesure pour un vêtement quelconque? C'est cette nécessité qu'a si bien comprise un savant italien, atteint de presbytie, qui habite les environs de Paris, qu'il s'est fait mouler la face, afin que l'ouvrier pût mieux remplir ses intentions. Il a fait tailler les verres très petits, et les a placés très bas, de façon à voir facilement par dessus. La petitesse des verres ne l'incommode aucunement, car depuis vingt ans qu'il les porte, il n'en a jamais été fatigué, malgré les travaux assidus de cabinet auxquels il se livre; tandis qu'avant il ne pouvait travailler quelques heures sans éprouver de violents maux de tête. Les lunettes qu'il a fait confectionner réunissent encore l'avantage de ne point le gêner pour voir les objets éloignés placés devant lui ou de côté, et les branches latérales, accrochées sur les oreilles, s'appliquent exactement sur les pommettes, et ne masquent le champ de la vue dans aucune direction. J'en ai fait faire un modèle par M. l'ingénieur Chevalier.

Étudions maintenant les conserves proprement dites.

1° Conserves.

Les conserves sont des instruments destinés à protéger les yeux contre une lumière trop vive ou contre les corps étrangers. Ce nom pourrait à la rigueur s'appliquer à toute lunette dont on se sert pour reposer ou ménager la vue, mais on l'a restreint à celles dont les verres diminuent l'intensité de la lumière sans en altérer la direction, c'est-à-dire aux lunettes à verres plans. Comme elles sont employées le plus ordinairement dans des cas de susceptibilité trop grande de la rétine, on a cherché à donner à leurs verres une couleur qui reposât la vue ; c'est dans ce but qu'on les a colorés en vert, d'après l'observation que cette couleur, qui est très répandue dans la nature, est douce à l'œil. Mais ces verres ont, entre autres inconvénients, celui d'altérer la couleur des objets ; les bleus l'ont aussi, mais à un moindre degré ; aussi sont-ils généralement adoptés maintenant. Pour avoir des verres exempts de ce défaut, il faudrait arriver à en faire de couleur gris noir ; ils seraient alors parfaitement neutres, parce qu'ils intercepteraient d'une manière égale tous les rayons lumineux. D'après les conseils de M. l'abbé Rochoux, M. Lambert, ancien maire de Sèvres, arriva après de nombreux essais à obtenir un verre d'une couleur bleu noir d'une pureté parfaite, et M. Vincent Chevalier construisit les premières conserves avec des verres ainsi colorés. Ces verres, qui se sont beaucoup répandus, surtout en Angleterre, portent le nom de verres neutres, et ont presque toutes les propriétés ; ils ne changent point la couleur des objets, et les montrent seulement beaucoup moins colorés, comme ils le seraient par un beau clair de lune (Charles Chevalier, *Manuel des myopes et des presbytes*). Outre l'inconvénient d'altérer les couleurs des objets, les verres colorés, autres que les neutres, ont encore celui de donner lieu à la vue de la couleur complémentaire, lorsque la lumière parvient aux yeux sans les traverser. C'est ainsi que, lorsqu'on porte des verres bleus, les rayons qui pénètrent de côté paraissent jaunes ; cette coloration s'étend même à tous les objets, si l'on vient à quitter brusquement les lunettes. L'illusion se dissipe ordinairement assez vite, mais elle persiste quelquefois très longtemps chez les personnes dont la rétine est fort irritable. Avec des verres neutres, ce phénomène n'a plus lieu, parce que tous les rayons étant également interceptés ou transmis, gardent leurs couleurs respectives, et paraissent seulement plus éclatants quand on quitte ces verres.

On fait aussi des conserves à verres blancs pour certains ouvriers qui travaillent sur des matières volatiles, ou sur des corps dont la poussière pourrait irriter les yeux. Elles sont encore utiles dans les cas où l'on voudrait les garantir des parcelles métalliques, comme pour les tourneurs, les mécaniciens, par exemple, etc. On en fait enfin, pour le même objet, dont les verres sont remplacés par une gaze ou par une toile métallique. Un confrère américain, M. le docteur Stout, qui m'a fait l'honneur de suivre quelque temps ma clinique, en a imaginé de très ingénieuses, qui atteignent parfaitement le but. Les habitants des régions polaires placent devant leurs yeux de petites capsules percées d'un trou vis-à-vis de la pupille, pour se préserver des effets de la réverbération de la lumière sur la neige.

Nous ne nous occuperons pas plus longtemps de ces diverses conserves, et nous reviendrons plus tard sur quelques unes de leurs variétés dont on se sert dans certains cas pathologiques, comme le mydriasis, le strabisme, etc.

Avantages des conserves. — Maintenant que nous connaissons les propriétés des conserves, voyons dans quels cas elles doivent être employées. Elles seront nécessaires aux opérés de cataracte, pendant les premiers temps qui suivront l'opération, pour les garantir de l'influence de la lumière ; elles devront être choisies d'abord de couleurs très foncées, puis on passera successivement et avec lenteur jusqu'aux nuances les plus claires, pour accoutumer peu à peu les yeux à la lumière, et prévenir l'inflammation qui ne manquerait point d'atteindre la rétine, si on l'exposait trop tôt à l'action du grand jour.

Les conserves seront conseillées aux personnes qui, indépendamment de toute opération chirurgicale et de toute lésion traumatique, ont une grande irritabilité de cette membrane.

Elles sont indispensables aux ouvriers qui travaillent sur des matières incandescentes, comme les fondeurs, les verriers, etc., qui, lorsqu'ils n'en font point usage, sont tôt ou tard atteints d'affections plus ou moins graves de la rétine.

Les voyageurs dans les régions polaires ou tropicales feront bien aussi de se munir de conserves neutres, pour se défendre des effets pernicieux de la réverbération du soleil sur la neige ou sur le sable ; ils pourront néanmoins souvent les remplacer avec avantage par un voile de gaze bleue ou verte, qui remplira le même but, et dans l'un des cas au moins n'accumulera pas sur le seul organe de la vue une chaleur relative trop forte.

Les personnes prédisposées aux conjonctivites pourront faire usage de conserves, pour garantir leurs yeux de l'impression d'un vent froid ou chargé de poussière.

On peut enfin les conseiller quelquefois aux myopes qui ont à travailler sur des objets rapprochés et très éclairés ; leur vue, qui s'adapte parfaitement à un pareil travail, pourrait être néanmoins fatiguée par le trop grand afflux de la lumière sur un organe possédant déjà en lui-même une grande force de concentration des rayons lumineux.

Nous avons déjà dit que les personnes qui sont exposées à recevoir dans les yeux soit des vapeurs ou des poussières irritantes, soit des corps étrangers projetés plus ou moins violemment, devront faire usage de conserves à verres non colorés, comme simple moyen de protection mécanique.

Inconvénients des conserves. — Ils ne sont pas moins nombreux que leurs avantages. Les verres, tels qu'on les porte généralement, sont de petite dimension. On voit tout d'abord que le moindre défaut d'une pareille disposition est le plus souvent de ne point remplir le but qu'on se propose, en permettant aux rayons lumineux de parvenir à l'œil de tous les côtés, sans avoir reçu aucune modification de la couleur du verre qu'ils n'ont pas traversé. L'œil est sans cesse soumis à l'influence des couleurs complémentaires ou des rayons diversement colorés, ce qui augmente beaucoup sa fatigue alors qu'on voulait lui procurer du repos. On évitera cet inconvénient en entourant les verres d'un morceau de taffetas noir qui empêchera la lumière de pénétrer de côté, mais qui rétrécira de beaucoup le champ de la vision dans le sens latéral. On pourrait, il est vrai, augmenter la largeur des verres et même, comme cela seul ne suffirait pas, en poser de supplémentaires le long des branches; mais alors les conserves deviendraient très pesantes, et les branches gêneraient singulièrement la vision à cause de leur opacité. Les conserves ainsi garnies échauffent beaucoup les yeux. Le verre et le taffetas étant l'un et l'autre de mauvais conducteurs de la chaleur, celle-ci se concentre sur l'organe, souvent déjà malade, et attire sur lui l'afflux du sang. Beaucoup de conjonctivites, de blépharites et d'irritations de la rétine sont entretenues ou provoquées par cette cause. Cette chaleur devient insupportable et donne de violents maux de tête, surtout lorsqu'on porte des conserves au grand soleil. La transpiration qu'elle produit peut être brusquement supprimée dans quelques cas, si l'œil est soumis à un courant d'air, et que le taffetas ne soit pas parfaitement appliqué de tous côtés. Il s'établit alors comme une espèce de tirage, qui, par le refroidissement qu'il occasionne, devient parfois la cause d'une ophthalmie. Quelque fatigante que soit la chaleur déterminée par les conserves quand on est exposé aux rayons du soleil, il faut néanmoins éviter de les ôter, parce que ces brusques changements dans les conditions de lumière fatigueraient l'organe. Mais s'il est bon de ne point les ôter tant qu'on se trouve dans un lieu très éclairé, il faut éviter de les garder toujours : l'œil perdrait ainsi l'habitude de voir la lumière, et l'on se trouverait dans la position de ce prisonnier, qui, après être resté quinze ans plongé dans l'obscurité d'un cachot, éprouva de si violentes douleurs quand on le rendit au jour, qu'il supplia ses gardiens de le reconduire dans son souterrain. Telle est, dans certaines limites, la position des opérés de cataracte.

Dans le cas où l'œil aurait perdu l'habitude de la lumière, ainsi que cela arrive après les ophthalmies aiguës de longue durée, il faudrait, pour ramener le malade à l'usage intégral de la vue, suivre, dans le choix des verres, la gradation de coloration dont nous avons parlé. Dans tous les cas il est une bonne précaution. recommandée par M. Charles Chevalier dans son *Manuel des myopes et des presbytes*, c'est celle de fermer les yeux toutes les fois qu'on ôte ses conserves, afin de ne pas passer brusquement de la lumière menagée au grand jour.

De tout ce qui précède, il résulte qu'il faut être très sobre quant à l'emploi des conserves. Elles seront néanmoins utiles dans les premiers temps qui suivront l'opération de la cataracte, dans les cas d'excitation très grande de la rétine, dans ceux où les yeux seraient exposés à une lumière trop vive ou à l'action des corps étrangers : leurs verres alors seront larges et bien entourés de taffetas noir, pour empêcher la lumière de pénétrer de côté, et l'on se servira de préférence de verres neutres; leur usage ne devra avoir que la durée des causes qui l'auront nécessité, et chaque fois qu'on voudra les quitter, on ne le fera que dans un lieu où les yeux n'auront plus besoin d'être garantis.

Les conserves colorées sont très nuisibles aux presbytes.

Je ne terminerai pas cet article sans dire quelques mots de celles qu'on emploie dans les cas de mydriasis, d'absence de l'iris, et de strabisme, que ce dernier soit simple ou compliqué d'une paralysie des muscles oculaires en voie de guérison.

a. Dans les conserves destinées au mydriasis et aux cas rares d'absence de l'iris, les verres seront remplacés par une plaque métallique noircie, et percée vis-à-vis de la pupille d'une fente cruciale ou d'un petit trou. Cette disposition a pour objet d'empêcher le trouble de la vue occasionné par l'arrivée d'une trop grande quantité de rayons lumineux sur la rétine, de prévenir l'irritation de cette membrane, et de remplir ainsi autant qu'il est possible les fonctions de l'iris absent ou paralysé. Les conserves qui présentent la fente cruciale sont les préférables, parce qu'elles permettent au malade de diriger sa vue dans tous les sens.

b. Dans le strabisme qui, surtout chez les enfants, survient lorsqu'une ophthalmie de longue durée a laissé une tache sur la cornée, ou dans celui qui persiste après certaines paralysies de la 6e ou de la 3e paire en voie de guérison, on emploie les conserves suivantes :

Supposons, pour en faciliter la description, qu'on veuille redresser l'œil gauche dévié en dehors. La monture sera complétement entourée de taffetas noir, le verre du côté droit sera opaque, et le verre du côté gauche dépoli dans ses deux tiers ou dans son tiers externe, suivant que le strabisme sera plus ou moins marqué. On conçoit que pour voir avec les conserves, l'œil gauche sera forcé de se diriger en dedans, c'est-à-dire du côté opposé à la déviation. Si cet exercice est répété de temps en temps chaque jour, bientôt l'œil reprendra sa rectitude parfaite, et agira simultanément avec son congénère (voy. pour plus de détail les chapitres *Strabisme*, *Taches de la cornée*, *Paralysie de la 3e et Paralysie de la 6e paire*).

2° Lunettes.

Les *lunettes* proprement dites sont des instruments d'optique destinés à suppléer aux imperfections de la réfrangibilité de l'œil. Tout le monde sait que cet organe est une chambre obscure d'une construction admirable, et que dans la vision parfaite l'image des objets vient se peindre sur la surface de la rétine. Le plus ordinairement l'œil s'accommode très bien, quoique dans certaines limites, à la distance des objets qu'il doit voir, de façon que leur image vient tomber sur cette surface ; mais s'il arrive que les milieux de l'œil soient trop denses, ou la cornée trop bombée, la lumière sera trop réfractée, et quels que soient les efforts de l'organe pour s'accommoder à la distance, l'image ne se dessinera plus sur la rétine, mais sur un plan en avant de cette membrane. Si, au contraire, la densité des milieux, ou la convexité de la cornée était trop faible, le foyer se trouverait en arrière de la rétine. Dans l'un et l'autre cas, l'image ne sera perçue que confusément, et il sera nécessaire de suppléer à cette imperfection de l'œil en plaçant devant lui une lentille qui, dans le premier cas, fera diverger les rayons lumineux, et, dans le second, les réunira de manière à ramener toujours l'image sur la rétine. De là des lunettes à verres concaves ou à dispersion, et des lunettes à verres convexes ou de concentration. Ce que nous avons à dire maintenant sur la matière, la taille, le numérotage et l'essai des verres, est également applicable à ces deux classes de lunettes.

La *matière* avec laquelle on fait les meilleurs verres de lunettes, et qui seule est employée pour les objectifs de télescopes et pour les verres de microscopes, est le crown-glass. Seul il réunit les conditions de limpidité et d'inaltérabilité nécessaires ; le flint-glass, qui a été essayé dernièrement, est trop tendre, et se laisse rayer facilement. C'est avec des morceaux de glace ou de verre de choix qu'on fabrique ordinairement les verres de lunettes ; néanmoins ils présentent souvent des imperfections. On fait encore des verres en cristal de roche, dont la dureté et la belle transparence augmentent beaucoup la bonté ; mais pour ne pas offrir le phénomène de la double réfraction, ils doivent être taillés perpendiculairement à l'axe du cristal, ce qui en rend la taille très difficile et très dispendieuse.

La *taille* des verres se fait sur des formes sphériques, creuses pour ceux qui doivent être convexes, et en relief pour les verres concaves. On voit que moins la courbure sera forte, plus le rayon de la sphère aura d'étendue. Les opticiens ont ainsi un grand nombre de formes mesurées en pouces d'après la longueur du rayon, de 1 à 100 pouces. Cette échelle, si tous les numéros étaient usités, nécessiterait cent formes en creux et autant en relief; mais ils n'en ont que le tiers environ. Les fabricants distinguent souvent les verres d'après les rayons des sphères sur lesquelles ils ont été taillés. Cependant, comme nous le verrons plus bas, le numérotage a été établi d'après la distance du foyer; il faudra donc, pour éviter toute erreur, ordonner des verres de tant de pouces de foyer.

M. Ch. Chevalier a essayé, il y a un an ou deux, de diviser ses formes pour tailler les verres d'après leur distance focale mesurée en centimètres. Cette réforme, qui nécessitait le renouvellement d'un matériel considérable, mais qui eût permis de graduer beaucoup mieux la taille des verres, n'a été, je crois, faite encore par personne. Cet habile opticien, si je suis bien renseigné, y a renoncé lui-même, à cause des frais considérables qu'elle aurait entraînés.

On a vanté dans ces dernières années les verres cylindriques. Beaucoup de personnes les blâment; d'autres, au contraire, s'en servent avec avantage; on ne les trouve plus guère à Paris que chez l'opticien Chamblant.

De quelque manière qu'on combine la taille des deux côtés d'un verre, on ne pourra jamais obtenir que cinq combinaisons : les verres plano-concaves et bi-concaves, plano-convexes et bi-convexes, et les verres concavo-convexes qui se divisent en deux catégories, suivant qu'il y a prédominance de la courbure concave sur la convexe, ou réciproquement. Ces six catégories se réduisent à deux quant au résultat : les verres plano-concaves, bi-concaves et concavo-convexes avec prédominance de la concavité, ou verres de dispersion; et les verres plano-convexes, bi-convexes et concavo-convexes avec prédominance de la convexité, ou verres de concentration. De la perfection de la courbure dépend la bonté du verre; mais comme celui qui achète des lunettes ne peut vérifier l'exactitude de la taille, il faut qu'il s'adresse à un bon opticien pour être sûr que les verres sont bons. Il aventurerait fortement sa vue s'il achetait de ces lunettes qu'on colporte partout, et qui sont presque toujours défectueuses; le danger serait d'autant plus grand qu'il devrait en faire un usage plus assidu.

Wollaston, au commencement de ce siècle, a remis en honneur les verres concavo-convexes qu'il a surnommés *périscopiques*, parce qu'il leur a reconnu la propriété de donner une image nette des objets dans un espace beaucoup plus étendu que les autres, ce qui augmente le champ de la vision, et permet de voir autour de soi.

Le *numérotage* des verres se fait d'après la distance du foyer de la lentille, qu'on appelle ordinairement distance focale du verre, ou simplement longueur du foyer. Pour trouver le foyer d'un verre, on l'expose perpendiculairement aux rayons du soleil, on place derrière le verre un papier, qu'on éloigne peu à peu, jusqu'à ce que la lumière projetée à travers la lentille se soit réduite à un point fortement éclairé; alors on mesure la distance de ce point à la lentille, et l'on a la longueur du foyer.

Cette longueur indique la réfrangibilité du verre, et c'est d'après elle qu'on le numérote. Les verres n° 3 ont 3 pouces de foyer; les verres n° 80 en ont 80, et ainsi des autres. Ce que nous venons de dire ne peut s'appliquer qu'aux verres convexes, qui seuls ont un foyer; les verres concaves sont numérotés d'après le foyer qu'aurait un verre convexe de même courbure.

Essai des lunettes. — Quelle que soit la réfrangibilité des milieux de l'œil, quand il est sain d'ailleurs, il y a toujours une certaine distance à laquelle il perçoit distinctement les objets. Cette distance est trop courte dans la myopie, trop longue dans la presbytie. Plus ces conditions défectueuses de l'œil sont prononcées, plus il faut que le foyer des verres soit petit pour y remédier. On a cherché dans ce cas à établir un rapport entre la portée de la vue et le numéro du verre qu'il convient de donner; c'est pour cela qu'on a rangé les verres en plusieurs séries. Les voici d'après M. Ch. Chevalier :

« Myopie faible, 60, 30, 20, 18, 16 ;

Myopie au deuxième degré, 15, 14, 13, 12, 11, 10 ;

Myopie forte, 9, 8, 7, 6, 5, 4 1/2, 4 ;

Myopie très forte, 3 3/4, 3 1/2, 3, 2 3/4, 2 1/2, 2, 1 3/4, 1 1/2, 1 ;

Les verres de cette dernière série ne sont que rarement employés.

Presbyopie faible, 80, 72, 60, 48, 36, 30, 24, 20 ;

Presbyopie au deuxième degré, 18, 16, 15, 14, 13, 12 ;

Presbyopie forte, 11, 10, 9, 8, 7, 6, 5 ;

Presbyopie très forte, 4 1/2, 4, 3 1/2, 3, 2 1/2, 2, 1 3/4, 1 1/2, 1. »

Cette dernière série est principalement destinée aux opérés de la cataracte. Pourtant le n° 5, qui figure dans la presbyopie forte, est celui qu'ils choisissent ordinairement de préférence pour voir de loin.

Quelques auteurs, Mackenzie entre autres, ont établi des séries d'après l'âge des individus. Le professeur de Glascow donne en outre une formule d'après laquelle on peut trouver le numéro qui convient le mieux. Il s'agit de mesurer en pouces la distance à laquelle l'individu qui doit porter les lunettes, lit des caractères ordinaires ou voit distinctement de petits objets, et ensuite celle à laquelle il désire lire et voir ; on multiplie ces deux nombres l'un par l'autre, on divise le produit par leur différence, et le quotient sera le numéro qu'on cherche. Soit, par exemple, un presbyte qui lit à 24 pouces : il veut lire à 8 ; on multiplie 8 par 24, et l'on divise le produit 192 par 16 : le quotient 12 est la distance focale du verre qu'on devra donner.

Toutes ces méthodes ne donnent que des nombres infidèles, et il faudra toujours en venir à l'expérience qui, seule, peut amener à un résultat sûr ; elle se fera de la manière suivante : on ordonnera au myope ou au presbyte de regarder les aiguilles d'une montre, ou bien on le fera lire, et l'on verra à quelle distance la vue est distincte ; par des essais successifs on déterminera la série de numéros qui rétablit la vision normale, puis on choisira entre eux, en suivant les règles que nous avons posées quand nous avons parlé de la myopie et de la presbytie, celui qu'on jugera le plus convenable à l'usage auquel il sera destiné : un peu d'habitude le fera trouver à coup sûr. Il faudra faire toutefois ces essais avec beaucoup de ménagement, parce que l'œil se fatigue très vite, ce qui rend l'épreuve entièrement fautive. C'est pourquoi il sera toujours utile, et souvent nécessaire, de remettre au lendemain le choix définitif du verre. On répétera alors les expériences de la veille en les restreignant autant que possible, et en les éloignant un peu, pour éviter la fatigue de l'organe ; de cette manière on sera presque sûr de faire un bon choix. Ces essais devront toujours avoir lieu sur les deux yeux à la fois, s'ils sont de même force. Mais dans le cas où le foyer des yeux serait différent, on devrait les essayer isolément en commençant par l'œil le plus fort ; autrement on commettrait une erreur qui pourrait avoir des suites très fâcheuses. Pour rendre alors le choix du verre plus facile, il sera bon de poser un bandeau sur l'œil le plus faible, afin d'éviter la contraction du muscle orbiculaire qui est très fatigante. Nous devons faire remarquer que quelque convenable que soit le verre adopté, on ne doit pas s'attendre à ce que la vision soit immédiatement aussi nette que si elle était naturelle ; il faut que l'œil s'habitue à regarder au travers d'un verre, qui n'est jamais aussi limpide que l'air.

Nous renverrons, pour compléter ce que nous avons à dire sur les lunettes, aux articles *Presbytie* et *Myopie*.

Œil artificiel.

Lorsque, par suite de la désorganisation du globe de l'œil , son extirpation ou tout au moins l'ablation de quelques unes des parties qui le composent est devenue nécessaire, on corrige avec succès la difformité qui résulte d'une pareille opération, au moyen de la prothèse oculaire

Après l'extirpation du globe, les paupières , privées de l'appui naturel qu'il leur offrait, se renversent en dedans de l'orbite, et présentent un enfoncement qui donne quelquefois un aspect repoussant au visage, dont l'œil artificiel ne tarde pas à rétablir l'harmonie et la régularité.

Mais ce moyen n'a pas seulement l'avantage de remédier à une difformité toujours fâcheuse, il a encore pour but de prévenir l'irritation constante que les cils exerceraient sur le moignon ; leur agglutination, qui , causée par la sécrétion plus active des glandes de Meïbomius , deviendrait une cause incessante de blépharites glandulaires ; l'excoriation des joues par les mucosités et l'écoulement des larmes ; enfin tous les accidents qui sont la suite de l'*entropion* et du *trichiasis*, et qu'amène nécessairement le renversement des paupières.

L'application d'un œil artificiel , en redressant et en maintenant ces voiles mobiles dans leur position normale, forcera les larmes à reprendre leur cours naturel , et fera disparaître les nombreux inconvénients que nous venons de signaler.

Je citerai encore parmi les nombreux avantages de la prothèse oculaire, celui de donner, au moins jusqu'à de certaines limites, un point d'appui aux os qui constituent la cavité orbitaire, et de les empêcher de se rapprocher comme cela arrive dans toutes les cavités osseuses dépourvues de l'organe qu'elles doivent renfermer. Remarquez le visage des individus qui ont perdu un œil depuis longtemps : leur sourcil est déprimé , l'os de la pommette est, au contraire, sur un plan plus élevé que celui du côté sain , l'aile du nez et la commissure des lèvres sont remontées ; en somme, la moitié de la face du côté de l'œil atrophié se trouve rapetissée par le rapprochement des os de l'orbite. Cette difformité est surtout sensible chez les sujets qui ont perdu un œil pendant leur enfance, c'est-à-dire à une époque où l'orbite n'avait pas encore pris tout son développement.

Je ne décrirai point ici les différents appareils imaginés par les anciens, et qui, au lieu de dissimuler une difformité, ne la rendaient que plus apparente , pour ne pas dire plus hideuse. L'art est arrivé aujourd'hui à une imitation qu'il sera difficile de rendre plus parfaite (1). C'est au point que les médecins mêmes s'y trompent tous les jours, et prennent souvent pour des yeux affectés d'amaurose des yeux sortis de l'atelier de l'artiste, et auxquels sa lampe, comme le feu de Prométhée, semble avoir donné la vie. Le jeu des paupières, et surtout les mouvements du moignon, imprimant à l'œil artificiel une mobilité tout à fait en harmonie avec celle de l'œil sain, contribuent à rendre l'illusion encore plus complète.

Les yeux artificiels sont ordinairement en émail, et affectent la forme ovale qu'offre l'organe naturel quand les paupières sont écartées. La face antérieure en est convexe et doit représenter aussi fidèlement que possible la couleur de l'iris dans l'œil sain, la largeur de la pupille, la saillie de la cornée et la teinte légèrement bleuâtre de la conjonctive avec les vaisseaux qui la sillonnent. La face postérieure est concave, pour s'accommoder facilement au moignon; le bord supérieur et l'inférieur sont mousses, et l'angle externe qui correspond au petit angle de l'œil, est plus large que l'interne.

Avant de procéder à l'application de l'œil artificiel, on a soin de le tremper dans un liquide mucilagineux, ou tout simplement de le plonger dans l'eau. Puis on le saisit entre les trois premiers doigts de la main droite, pour le côté droit, ou de la main gauche, pour le côté gauche. On l'introduit ensuite par sa grosse extrémité sous la paupière supérieure, en ie faisant glisser, par un léger mouvement de rotation, du côté de l'angle interne de l'orbite, puis on abaisse avec l'autre main la paupière inférieure, sous laquelle il s'engage aussitôt. L'œil est maintenu en place par le rapprochement simultané des deux paupières.

Lorsqu'on veut l'enlever, il suffit d'abaisser la paupière inférieure et d'introduire, entre elle et le bord inférieur de l'œil, une tête d'épingle à laquelle on imprime un léger mouvement de bascule en avant.

Pour habituer les parties à la présence de ce corps étranger, on devra, dans les premiers jours, ne le laisser en place qu'une demi-heure d'abord, puis une heure, et ne l'introduire de nouveau qu'après quelques heures de repos. Par la même raison, il est prudent, au commencement, de n'employer qu'un œil de dimension plus petite que celle de l'œil sain, dont au bout de quelque temps on imitera sans inconvénient la grandeur.

Une recommandation qu'il est bon de ne pas oublier, c'est d'enlever l'œil pendant la nuit et de le mettre dans un verre d'eau. Par ce moyen, on conservera plus longtemps le poli de l'émail, et l'on évitera l'ulcéra-

(1) M. Boissonneau fils, qui a appris de son père l'art d'exécuter les yeux artificiels d'émail, a obtenu des résultats admirables. Je ne sais personne plus habile que lui à Paris. Il demeure rue Neuve-des-Mathurins, 38.

tion des paupières, qui pourrait être la suite de son contact trop prolongé.

Après l'opération d'un staphylôme ou celle d'un cancer de l'organe, l'introduction prématurée de l'œil artificiel ne serait pas sans danger, et déterminerait infailliblement une irritation sous l'influence de laquelle le mal pourrait ne pas tarder à se reproduire.

Enfin, il arrive quelquefois que des adhérences s'établissent entre les paupières et les parties immédiatement situées derrière elles. Il convient de respecter autant que possible ces adhérences, afin de prévenir les accidents qui surviendraient par suite d'un débridement intempestif. Dans ce cas, il vaut mieux sacrifier l'émail et pratiquer une ou plusieurs échancrures sur les bords de l'œil artificiel, pour embrasser l'obstacle qui en gênerait l'application.

CHAPITRE XIV.

MALADIES DES MUSCLES DE L'OEIL.

Elles sont nombreuses; ce sont : la *rétraction*, le *rhumatisme*, le *spasme*, le *nystagmus*, la *paralysie*, les *blessures*, etc. L'espace ne nous permettant pas d'étudier ici toutes ces affections, nous nous bornerons à la description succincte de la *paralysie*.

Paralysie.

La paralysie des muscles de l'œil est loin d'être rare; comme la plupart des chirurgiens, j'en ai vu de très nombreux exemples. Elle est ordinairement incomplète, je veux dire qu'il est peu commun de constater que les six muscles de l'œil aient à la fois perdu le mouvement, et cela s'explique par la distribution des nerfs qui s'y rendent. Peut-être ne sera-t-il pas inutile de rappeler que ces nerfs sont au nombre de trois paires : 1° *le moteur oculaire commun* ou *troisième paire cérébrale*. Il se partage entre le muscle droit supérieur, le droit interne, le droit inférieur, le petit oblique et le muscle élévateur de la paupière supérieure, et envoie des anastomoses à la branche ophthalmique et au grand sympathique; il fournit encore la *racine motrice* qui, sortant de la partie antérieure du ganglion ophthalmique, constitue les filets ciliaires d'où dépendent les mouvements de l'iris.

2° *Le moteur oculaire externe* ou *sixième paire cérébrale*. — Il est destiné tout entier au muscle droit externe; cependant, selon Pourfour-Dupetit, MM. Grant et Longet (1), il s'adjoint quelquefois au moteur oculaire commun, et au rameau nasal de la branche ophthalmique, pour envoyer aussi des filaments à la partie postérieure du ganglion ciliaire.

3° *Le pathétique* ou *quatrième paire cérébrale*, qui se perd tout entier dans le muscle grand oblique.

Ces trois paires de nerfs pouvant être paralysées individuellement ou simultanément, nous diviserons de la manière suivante la maladie qui nous occupe :

A. Paralysie de la troisième paire de nerfs ou moteur oculaire commun.

B. Paralysie de la sixième paire ou moteur oculaire externe.

C. Paralysie de la quatrième paire ou du pathétique.

D. Paralysie simultanée de la troisième, de la sixième et de la quatrième paire de nerfs cérébraux.

A. Paralysie de la troisième paire de nerfs ou moteur oculaire commun, donnant le mouvement au muscle droit interne, au supérieur et a l'inférieur. — Cette paralysie est beaucoup plus fréquente que les autres. Elle est complète ou incomplète ; toutes les branches de la troisième paire peuvent être paralysées à la fois, mais elles le seront à divers degrés ; et, ce qui n'est pas le côté le moins curieux de la maladie, elles peuvent aussi ne l'être qu'individuellement. Dans la description de cette affection, nous aurons donc à tracer les caractères de la paralysie complète ou incomplète de toutes les branches à la fois, et ceux de la paralysie complète ou incomplète d'une seule ou de plusieurs branches du tronc commun.

Symptômes anatomiques. — I. *Paralysie de toutes les branches.* — Quand la paralysie est complète, l'œil se trouve dans les conditions suivantes : la paupière supérieure est abaissée, et ne se relève pas, quelque effort que fasse le patient (*blépharoplégie*) ; dans quelques cas où l'œil est saillant, si le muscle fronto-occipital se contracte énergiquement, les tarses parviennent quelquefois à s'écarter un peu l'un de l'autre, mais le muscle releveur n'est pour rien dans ce mouvement. Lorsqu'on soulève la paupière avec les doigts pour l'abandonner ensuite, elle s'abaisse lentement, jusqu'à ce qu'elle se trouve en contact avec l'inférieure. Si l'on saisit un pli de la paupière abaissée entre les doigts ou entre les mors d'une petite pince très légère, dans le genre de celle que j'ai fait faire exprès pour le ptosis sans paralysie, elle demeure absolu-

____

(1) Longet, *Anatomie et physiologie du système nerveux de l'homme et des animaux vertébrés*, 2 vol., Paris, 1842 ; Fortin Masson et C⟨ie⟩.

ment immobile, caractère qui distingue la blépharoplégie du ptosis simple. Le *globe*, entraîné en dehors par le droit externe, est fixé dans le petit angle ; il fait légèrement saillie du côté interne, surtout si le malade a naturellement les yeux un peu gros : cela tient au relâchement musculaire. Les mouvements en *haut*, en *bas* et en *dedans* sont complétement annulés, et l'œil dévié reste immobile, quand l'œil sain se tourne dans toutes ces directions. Pourtant, le plus souvent, quand on ordonne au malade de regarder successivement dans ces divers sens, le globe exécute sur son axe un léger mouvement de rotation, qu'on ne reconnaît qu'avec une certaine difficulté, et alors seulement que la conjonctive scléroticale ou le tissu cellulaire sous-jacent est parcouru de quelques rares vaisseaux, qui servent ainsi de points de repère. La *pupille* est immobile, largement ouverte, et les mouvements par synergie en sont nuls, ce qui est un des signes distinguant la mydriase produite par la paralysie de la troisième paire, de celle qu'on remarque dans l'amaurose monoculaire.

Quand la *paralysie* de toutes les branches est *incomplète*, les symptômes sont moins nettement accusés : par un énergique effort de sa volonté, le malade peut soulever un peu la paupière supérieure ; mais presque aussitôt elle s'abaisse de nouveau. De même, les muscles droits paralysés (droit interne, droit inférieur et droit supérieur) se contractent faiblement, si, tenant l'œil sain fermé, le malade s'efforce de regarder successivement en haut, en bas ou en dedans. La pupille, en général immobile, offre quelquefois aussi des mouvements, à peine visibles, il est vrai. Lorsque la paralysie incomplète succède à la paralysie complète, les signes de l'affection deviennent de moins en moins marqués, si un traitement bien dirigé favorise la disparition du mal.

Symptômes physiologiques. — Quand on maintient la paupière supérieure relevée, le malade voit bien de l'œil dévié si on l'examine isolément ; mais si les deux yeux sont ouverts, il voit les objets doubles *(diplopie)* dans toutes les directions, excepté lorsque l'œil sain se trouve tourné du côté vers lequel l'œil malade est entraîné. La double image est un signe commun à toutes les paralysies qui nous occuperont dans ce chapitre. A la longue, elle finit par disparaître, à mesure que l'œil dévié se guérit, ou que, soit par défaut d'exercice, soit par suite de complications survenues du côté de la rétine ou du nerf optique, il s'affaiblit, au contraire, davantage. Au début, ainsi que je viens de le dire, la vue est bonne quand on examine isolément l'œil dévié ; seulement le malade ne distingue d'une manière nette que les objets éloignés. On s'assurera facilement que ce symptôme ne doit être rapporté qu'à la grandeur et à l'immobilité de la pupille, et non à une complication du côté de la rétine, si en tenant l'œil sain couvert, on fait regarder avec l'œil malade à travers une carte percée d'un très petit trou, ou à travers l'ouverture des lunettes à mydriasis (voyez *Mydriasis*, pag. 404, et *Lunettes*, pag. 821).

Le malade accuse ordinairement des maux de tête, des étourdissements, des tintements d'oreilles, etc., que le plus souvent il éprouvait déjà avant l'apparition de la paralysie. Mais assez fréquemment aussi il affirme que ces signes de congestion n'ont jamais existé, et que la paupière s'est abaissée sans qu'aucune douleur de tête ait précédé ni accompagné ce phénomène. J'ai vu des malades à qui la double image donnait d'opiniâtres vomissements, qu'on faisait cesser aussitôt qu'on cachait l'un des deux yeux sous un bandeau.

II. *Paralysie d'une seule ou de plusieurs branches.* — Il n'est pas rare de constater qu'une seule branche soit paralysée *complétement*, et alors quelques uns des signes anatomiques et physiologiques doivent nécessairement varier. Ainsi la branche palpébrale étant seule atteinte, la paupière s'abaisse devant l'œil, et ne peut plus se relever, tandis que les mouvements du globe ont conservé leur parfaite intégrité. Lorsqu'on tient l'œil découvert, il n'y a point alors de diplopie (*ptosis paralytique*, *blépharoplégie*). Dans d'autres cas, ce n'est plus la paupière qui est paralysée, mais c'est un des muscles droits; supposons pour un moment que ce soit le supérieur : le malade pourra relever sa paupière, et diriger son œil dans tous les sens, comme à l'état normal; mais quand il voudra regarder un peu en haut, le globe devenant tout aussitôt immobile, demeurera fixe au milieu de l'orbite, tandis que l'œil sain se cachera presque complétement sous la paupière supérieure. Le malade atteint de cette paralysie partielle de la troisième paire, ne deviendra donc diplope et ne s'apercevra de son affection qu'autant qu'il voudra regarder en haut. Au contraire, si la paralysie porte sur la branche qui se rend au muscle droit inférieur, il verra double toutes les fois qu'il dirigera son œil en bas, et comme c'est dans ce sens que la vue s'exerce le plus souvent, il sera alors beaucoup plus gêné que dans le cas qui précède; aussi tiendra-t-il souvent la tête inclinée sur sa poitrine, pour échapper à l'inconvénient de la diplopie. Si la perte du mouvement a frappé le droit interne, indépendamment d'un strabisme en dehors plus ou moins marqué, il y aura diplopie chaque fois que le malade essaiera de regarder dans le sens opposé à la déviation, ou même lorsqu'il voudra voir un objet placé devant lui. Il arrivera fréquemment alors que, pour éviter la double image, le malade qui aura, par exemple, une paralysie du droit interne de l'œil gauche, tournera la tête à droite pour voir du côté gauche, ce qui lui donnera, quand il voudra marcher, une démarche des plus singulières. Enfin, dans quelques cas où la racine motrice du ganglion ophthalmique est seule paralysée, il n'y a pas de diplopie, mais la pupille est largement ouverte et immobile (voyez *Mydriasis*, pag. 404).

C'est la paralysie complète de chacune des branches de la troisième paire dont nous venons d'esquisser les traits principaux; il nous reste à dire, pour achever notre description, ce qui arrive quand la perte du mouvement est incomplète dans la branche paralysée : il devient alors assez difficile de reconnaître la cause de la diplopie. C'est en ordonnant au malade de regarder des deux yeux simultanément dans tous les sens, tandis qu'on tiendra ses paupières supérieures relevées; puis en examinant chaque œil individuellement, pendant qu'on couvrira de la main celui dont on n'étudiera pas les mouvements, qu'on parviendra à constater la paralysie incomplète d'un des muscles. On devra aussi rechercher avec soin le sens dans lequel le malade est atteint de diplopie, pour arriver à un degré de certitude rigoureuse.

ÉTIOLOGIE. — Les causes de la paralysie de la troisième paire sont en général assez obscures, ce qui est une source de difficultés lorsqu'il s'agit d'asseoir les bases du traitement. Les affections du cerveau doivent être notées en première ligne : la simple congestion, les épanchements, le ramollissement de l'encéphale, puis toutes les causes de compression du nerf, soit à son origine, soit dans son trajet, etc., seront l'objet de l'attention du médecin. Les causes éloignées seront aussi recherchées : l'aménorrhée, la dysménorrhée, la disparition d'hémorrhoïdes fluentes, la répercussion d'une maladie ancienne de la peau, etc., ont souvent occasionné la paralysie qui nous occupe. Le rhumatisme joue un grand rôle dans sa production; aussi sera-t-il souvent utile d'interroger le malade sur les conditions où il se trouvait quand il en a été atteint. J'ai vu des voyageurs frappés de la paralysie de la troisième paire, pour avoir laissé ouverte, par une nuit fraîche et humide, une glace de la voiture où ils se trouvaient. Mackenzie l'a observée chez un homme qui avait tenu un chapeau mouillé sur sa tête, et Rognetta chez un tambour qui battait la retraite sur le boulevart du Temple, par un temps froid et pluvieux, etc. On recherchera encore si, selon les remarquables observations de M. Marchal, de Calvi (1), la paralysie de la troisième paire ne serait point consécutive de la névralgie de la cinquième.

MARCHE. — DURÉE. — TERMINAISONS. — La marche de cette ma-

____

(1) Marchal, de Calvi, *Mémoire sur la paralysie de la troisième paire de nerfs crâniens consécutive à la névralgie de la cinquième* (*Archiv. génér. de méd.*, 1846).

ladie n'a rien de fixe, de régulier, ce qui s'explique facilement par la différence des causes qui la produisent. Dans quelques cas, elle apparaît tout à coup et complète, pour demeurer indéfiniment dans cet état; tandis que, dans d'autres, elle se développe lentement, et disparaît assez vite sous l'influence du traitement conseillé. Tantôt elle ne frappe qu'un seul œil, ce qui est le cas le plus commun; tantôt elle attaque les deux yeux à la fois. Chez plusieurs malades je l'ai vue passer d'un œil à l'autre, se guérir et ne plus reparaître; tandis que dans certains cas je l'ai vue se reproduire jusqu'à un nombre de fois surprenant, ou persister toute la vie, ou même se terminer par la mort. Malheureusement cette dernière terminaison est loin d'être rare. Le fait suivant, entre autres, m'a paru fort remarquable :

R..., jeune homme de vingt-deux ans, bien constitué, se présente, en 1843, à ma clinique. L'examen me fait reconnaître qu'il est atteint d'une double paralysie de la troisième paire, sans blépharoplégie ni mydriase. Les deux yeux sont entraînés en dehors, et ne peuvent exécuter aucun mouvement, quel que soit le sens dans lequel le malade essaie de les diriger. Cette affection s'est montrée tout à coup, sans symptômes précurseurs, et n'a été annoncée au malade que par un violent étourdissement, accompagné d'un trouble considérable de la vue, et peu après de diplopie. Le pouls étant fort, la constitution, très bonne (point de rhumatismes ni de syphilis, point de palpitations de cœur ni d'affections des poumons), je ne puis m'arrêter à d'autre idée qu'à celle d'un épanchement dans le cerveau, et je fais saigner le malade plusieurs fois en quarante-huit heures. Des purgatifs, le calomel à l'intérieur, des frictions d'onguent napolitain sur le front, sont aussi conseillés; cependant au bout de quinze jours le malade est encore dans le même état. Un séton fort large est alors placé à la nuque; des vésicatoires volants sont promenés sur le front et sur le sommet de la tête, et après huit jours, l'œil droit revient tout à coup au centre de l'orbite, et retrouve ses mouvements. Deux semaines plus tard, le gauche se guérit aussi. Je conseille au malade de prendre souvent des purgatifs, d'entretenir son séton avec le plus grand soin, de vivre de régime, et de revenir me voir de temps en temps. La guérison se soutint pendant tout l'été de 1843; mais vers la première moitié d'octobre, R... revint me trouver « avec sa loucherie, » comme il appelait sa maladie. Cette fois la paralysie portait sur les sixièmes paires, et les deux yeux étaient entraînés fortement en dedans. Le même traitement fut conseillé; mais la guérison se fit attendre, et ne fut complète qu'après trois mois, c'est-à-dire vers la fin de janvier 1844. R... se porta bien pendant deux mois, puis revint me voir à la fin de mars. Il se plaignait alors de violents maux de tête, reparaissant tous les matins vers sept heures, et se prolongeant jusqu'à dix. Pendant leur durée il était anéanti, et restait immobile sur sa chaise ou sur son lit, ne comprenant rien de ce qui se passait autour de lui, bien qu'il tînt les yeux ouverts. Sa mère n'osait le quitter de tout ce temps, dans la crainte qu'il ne tombât par terre. Une fois l'accès passé, le jeune homme se portait bien, et mangeait, se promenait comme de coutume ; seulement jusque vers trois heures après midi, il avait la tête pesante, et les idées moins nettes qu'à l'ordinaire. Après avoir conseillé quelques sangsues à l'anus et un purgatif, je prescrivis six pilules, contenant chacune 30 centigrammes de sulfate de quinine. Dès la première, l'accès changea d'heure, et à la troisième il disparut ; mais le huitième jour, au moment où le jeune homme était fort gai et en apparence très dispos, il mourut tout à coup. Malheureusement je ne fus pas prévenu assez à temps pour faire son autopsie.

B. Paralysie de la sixième paire ou moteur oculaire externe, destiné tout entier au muscle droit externe. — La paralysie de la sixième paire de nerfs est peu commune, comparativement à celle de la troisième paire. Je renvoie à cette dernière affection pour l'étude des causes, de la marche, des terminaisons, etc., afin de ne m'occuper ici que de la symptomatologie.

Symptômes anatomiques. — On pourrait les indiquer d'un seul mot, si l'on s'en fiait aux données anatomiques sur la distribution du nerf, en disant que le muscle droit externe étant paralysé, le globe est entraîné dans le grand angle par le muscle droit interne. Cependant dans le plus grand nombre de cas, le globe n'est pas immobile : s'il demeure dans l'impossibilité de se diriger vers le petit angle, et reste au milieu de l'orbite, quelques efforts que fasse le malade pour regarder en dehors, en revanche il se tourne avec facilité dans tous les autres sens. Doit-on avancer alors qu'il y a paralysie incomplète? Si le globe n'est pas entraîné en dedans, ne peut-on pas l'expliquer par ce fait, que les digitations externes du muscle droit inférieur et du supérieur, se trouvant en dehors d'une ligne qui partagerait l'œil en deux moitiés latérales, fixent l'œil au centre de l'orbite quand elles se contractent? Je penche beaucoup vers cette opinion.

La pupille demeure presque toujours mobile dans la paralysie de la sixième paire ; cependant, dans deux cas, je l'ai vue dilatée et immobile, sans qu'il y eût aucun signe de paralysie de la troisième. Les recherches anatomiques de MM. Pourfour-Dupetit, Grant, de New-York, et Longet, que j'ai rappelées plus haut (voy. p. 836), expliquent ce phénomène exceptionnel. Très certainement, dans ces deux cas, la sixième paire ou moteur oculaire externe envoyait de nombreux filaments au ganglion ciliaire, et tenait les mouvements de l'iris sous sa dépendance. Mais, en cas pareil, on soutiendrait l'opinion contraire, et l'on avancerait que la mydriase, au lieu d'être produite par la paralysie de la sixième paire, n'est que le résultat d'une paralysie incomplète de la troisième, qu'il ne serait pas possible, à moins de recherches cadavériques, de rien prouver contre cette opinion.

SYMPTÔMES PHYSIOLOGIQUES. — Aussitôt que la paralysie de la sixième paire frappe l'un des yeux, le malade voit double chaque fois qu'il veut regarder dans la direction du muscle dont le mouvement est anéanti. De même que dans la paralysie de la troisième paire, il accuse des étourdissements, des maux de tête, quelquefois des vomissements produits par la diplopie, etc., etc.

Les *causes*, la *marche*, la *durée*, les *terminaisons* de la paralysie de la sixième paire, sont absolument les mêmes que celles de la troisième.

C. PARALYSIE DE LA QUATRIÈME PAIRE OU DU PATHÉTIQUE, DESTINÉ TOUT ENTIER AU MUSCLE GRAND OBLIQUE. — Isolée, cette affection est assez rare; on l'observe plus souvent combinée avec une paralysie de la troisième ou de la sixième paire. Si on l'étudie sans cette complication, elle présente les symptômes suivants :

SYMPTÔMES ANATOMIQUES. — Les yeux examinés ne présentent l'apparence d'aucune maladie, et se dirigent facilement dans tous les sens, ce qui exclut toute idée d'une paralysie de la troisième ou de la sixième paire, et ce qui prouve en même temps qu'il n'y a ni tumeur dans l'orbite, ni adhérence des paupières au globe, ni aucun autre empêchement matériel pouvant gêner l'œil dans ses mouvements. Le malade se plaint de voir *double*, signe sur lequel nous reviendrons, en nous occupant des symptômes physiologiques. Les deux pupilles sont parfaitement et également mobiles; il n'y a rien, ni sur la capsule, ni dans le cristallin, qui puisse expliquer la cause de la diplopie; on ne voit sur la cornée ni taches ni facettes qui rendent compte de ce singulier phénomène. Mais si l'on ordonne au malade de regarder un point fixe, placé en face de lui, on reconnaît, tout de suite dans quelques cas, que *l'une des cornées est placée beaucoup plus bas que celle de l'œil congénère;* chez d'autres malades ce symptôme est si peu marqué, qu'il est difficile de le constater d'abord. Cependant, ainsi que j'ai eu l'occasion de l'observer dans plusieurs cas de paralysie *incomplète* ou en voie de guérison, si l'on exige du patient qu'il tienne les yeux longtemps fixés sur le même objet, on voit bientôt s'abaisser l'une des cornées, qui se trouve alors en petite partie masquée par la paupière inférieure, tandis que celle de l'autre œil demeure complétement à découvert. En même temps que la cornée descend ainsi, le malade accuse la présence de la double image. Chez quelques individus, dans les mêmes conditions de paralysie incomplète, j'ai remarqué qu'on ne peut arriver à constater cet abaissement qu'en leur faisant fermer les yeux, puis en leur ordonnant de les ouvrir tous les deux en même temps, et de regarder un objet placé à 4 à 5 pieds, pendant qu'on tient un corps opaque devant l'un des yeux, sans le toucher, et en prenant un point d'appui sur l'extrémité du nez. Le malade étant attentif à regarder d'un œil l'objet dont j'ai parlé, on découvre brusquement l'autre œil, et l'on peut reconnaître facilement alors que la cornée présente un abaissement manifeste; mais après quelques oscillations elle ne tarde pas à reprendre sa place normale.

L'abaissement de la cornée n'est pas le seul signe anatomique qui serve à distinguer la paralysie de la quatrième paire; on peut encore constater que l'œil, dans cette affection, *a perdu complétement ses mouvements de rotation sur son axe antéro-postérieur*, comme il est facile, avec un peu d'attention, de l'observer. A l'exemple de M. Szokalski (1), qui a très bien décrit cette maladie, on ordonne au patient de regarder un objet, puis, lui appliquant les deux mains sur les tempes, on penche sa tête alternativement à droite et à gauche, et l'on constate que l'œil malade suit les mouvements de la tête, et demeure comme attaché au plancher de l'orbite, tandis que l'œil sain exécute dans cette cavité des mouvements de rotation dans le sens opposé à celui où l'on abaisse la tête. Pour s'assurer d'une manière positive que l'œil est immobile, on prend pour point de repère quelques vaisseaux rampant sous la conjonctive, ou, ce qui vaut mieux, quelqu'une de ces taches ou inégalités de couleur qu'offre presque toujours l'iris à l'état normal.

SYMPTÔMES PHYSIOLOGIQUES. — Les malades atteints de cette affection sont tous tourmentés de *diplopie*, comme dans les paralysies que nous avons étudiées plus haut; mais avec cette différence que dans ces dernières les deux images occupent le même plan, tandis que dans la paralysie de la sixième paire elles sont placées l'une au-dessus de l'autre. De plus, dans les autres paralysies, la diplopie disparaît lorsque le malade regarde dans la direction opposée à celle du muscle paralysé : ici, au contraire, à moins que la paralysie ne soit incomplète, la double image existe toujours, quel que soit le point vers lequel les yeux soient tournés. Il n'y a qu'un seul moyen de la faire cesser, c'est de conseiller

(1) Szokalski, *de l'Influence des muscles obliques de l'œil sur la vision et de leur paralysie*, in-8°, Paris, 1840; Mémoire adressé à la Société de médecine de Gand.

au malade d'incliner la tête à gauche, si c'est le grand oblique droit qui est paralysé, et réciproquement, à droite, si c'est le grand oblique gauche.

De même que dans la paralysie de la troisième ou de la sixième paire, tantôt on constate ou que l'apparition de la diplopie a été précédée d'étourdissements, de bourdonnements d'oreille et d'une céphalalgie plus ou moins intense, tantôt qu'elle a eu lieu alors que la santé était parfaite. On reconnaît quelquefois aussi que les étourdissements ne surviennent qu'à la suite et par le fait de la diplopie; chez quelques individus nerveux, ils s'accompagnent même alors de vomissements, et disparaissent, avec ce dernier symptôme, aussitôt que le malade se couvre l'un des yeux d'un bandeau.

Les *causes*, la *marche*, la *durée*, les *terminaisons* de la paralysie de la quatrième paire sont les mêmes que celles de la paralysie de la troisième ou de la sixième paire; je ne puis donc que renvoyer à ce que j'ai dit plus haut (voy. pag. 839).

D. Paralysie simultanée de la troisième, de la sixième et de la quatrième paire de nerfs cérébraux. — Les paralysies que nous venons d'étudier se combinent entre elles de plusieurs manières : tantôt la troisième et la quatrième paire sont paralysées complétement, tantôt c'est cette dernière et la sixième; d'autres fois, mais plus rarement, le mouvement est anéanti dans tous les muscles à la fois. L'œil, dans tous les cas, est *plus saillant* que de coutume; ce symptôme, surtout très marqué dans la paralysie combinée de la troisième paire et de la sixième, pourrait faire croire d'abord à une tumeur de l'orbite, si le globe ne se laissait facilement refouler dans cette cavité. Cette *ophthalmoptose* est le résultat du relâchement musculaire paralytique.

Traitement de la paralysie des muscles de l'œil. — Les causes de la paralysie des muscles de l'œil étant le plus souvent fort obscures, il en résulte pour le praticien une grande difficulté dans le choix des moyens thérapeutiques. Le malade est-il pléthorique; a-t-il souffert de la tête quelque temps avant l'apparition de l'affection; au moment où il a fait la découverte de son mal, a-t-il ressenti un violent étourdissement; éprouve-t-il des engourdissements dans les membres, des fourmillements dans les extrémités : l'idée d'un travail congestif du côté du cerveau doit dominer la médication. Alors la saignée générale, répétée plusieurs fois, s'il y a lieu, et que les forces du malade le comportent; les applications de sangsues aux apophyses mastoïdes, ou de ventouses scarifiées à la nuque, seront les premiers moyens auxquels on devra recourir. En même temps les purgatifs fréquemment répétés, la diète , les frictions d'onguent napolitain autour de l'orbite , les pédiluves sinapisés, seront prescrits, et aideront à l'effet des émissions sanguines , auxquelles on reviendra au besoin plus tard si les symptômes cérébraux ne cèdent pas, et que l'état du pouls le permette.

Dès que, sous l'influence de ces premiers moyens, les maux de tête , les étourdissements et tous les autres signes de congestion de l'encéphale ont disparu, les stimulants sont indiqués. On conseille alors les frictions sur le front et les tempes avec l'alcoolat de romarin , le baume de Fioraventi, l'ammoniaque, etc. , après avoir pris, au besoin , si l'on craint un travail lent et fâcheux du côté de l'encéphale, la précaution d'appliquer un cautère ou un séton à la nuque. Les vésicatoires volants sur le front, et même sur la paupière supérieure quand il y a blépharoplégie, seront le plus souvent d'un utile concours, surtout si, dans quelques cas , on se sert de la dénudation du derme pour employer la *strychnine*. Mais si tous ces stimulants échouent , l'usage de la *pommade ammoniacale* est indiqué (voy. plus haut, à l'article *Amaurose*, pag. 743 , les conseils donnés par M. le professeur Lisfranc pour l'emploi de cette pommade). On l'appliquera sur la région sourcilière, sur le front, sur la pommette , et successivement tout autour de l'orbite. Ce moyen n'étant pas non plus suivi de bons résultats, l'*électricité*, dans beaucoup de cas, fera disparaître la maladie.

Si la paralysie des muscles de l'œil frappe une femme atteinte d'aménorrhée ou de dysménorrhée, ou qu'elle coïncide chez un malade soit avec la disparition d'hémorrhoïdes fluentes, soit avec la répercussion d'une affection ancienne de la peau , soit encore avec la cicatrisation récente d'un ancien ulcère , faits que j'ai eu l'occasion d'observer , un traitement convenable sera conseillé pour remplir ces précieuses indications. On s'assurera de même si le malade ne se serait point exposé au froid et à l'humidité, et si le rhumatisme ne serait pas la principale cause de l'affection ; enfin on recherchera encore si la paralysie ne se rattacherait pas à la névralgie de la cinquième paire, dont, ainsi que l'a remarqué M. Marchal, de Calvi (1), elle pourrait être consécutive.

Dans le cas, malheureusement assez fréquent, où la paralysie des muscles de l'œil résisterait à tous les moyens employés, et lorsqu'un certain temps se serait passé depuis l'apparition de la maladie, on devrait penser qu'une lésion organique existe au sommet de l'orbite ou dans le cerveau ; alors il y a presque toujours amaurose. Je me bornerai à rappeler à cette occasion que d'Ammon (2) a trouvé dans le cerveau d'un

(1) Marchal, de Calvi, *loc. cit.*
(2) D'ammon , *Atlas cité*, p. 56, fig. 9.

enfant de vingt-deux mois, affecté de blépharoplégie et d'amaurose du côté gauche, « une tumeur rouge de la grandeur d'une noix, composée d'une masse tuberculeuse. » Cette production était placée à droite entre la protubérance annulaire et le chiasma des nerfs optiques. On possède aujourd'hui une multitude de faits analogues.

Lorsque, à la suite d'un traitement bien dirigé, la paralysie commence à diminuer, et qu'en tenant l'œil sain fermé, le malade, par un énergique effort de volonté, peut imprimer au globe une direction dans un sens opposé à la déviation, on remarque un phénomène sur lequel repose une importante indication. Le globe, un instant fixe et immobile, offre bientôt, sous l'influence des efforts du malade pour le diriger dans le sens du muscle paralysé, une sorte de mouvement spasmodique assez semblable au nystagmus, puis tout à coup se porte brusquement dans la direction voulue. Arrivé là, plus ou moins loin, il continue quelque temps encore d'être agité de tremblotements, puis, sans que le malade puisse le maîtriser davantage, on le voit peu à peu revenir en arrière, et se diriger dans le sens du muscle antagoniste de celui qui a été paralysé. C'est au moment où l'on constate cette circonstance, qu'il convient, par un exercice de tous les instants, de rendre au muscle paralysé sa force primitive; autrement l'œil demeurerait dévié, et ne tarderait pas à être frappé d'amblyopie (comparez avec l'article *Strabisme*). Pour remplir cette indication, on ordonne au malade de bander l'œil sain, de se servir autant que possible de l'œil dévié, de le diriger dans le sens opposé à celui vers lequel il est entraîné; ou bien on l'oblige à porter des lunettes entourées de taffetas noir, et dont le verre correspondant à l'œil sain est entièrement opaque, tandis que celui de l'œil malade est transparent seulement dans sa moitié opposée au côté vers lequel le globe est vicieusement entraîné. Si, ce que je n'ai jamais vu lorsqu'on a constaté les oscillations du globe dans le sens du muscle paralysé, cet exercice de l'œil n'est pas suivi des meilleurs résultats après deux ou trois semaines, on peut, selon le conseil qu'en donnent M. Dieffenbach et après lui M. Deval, pratiquer, à quatre ou cinq jours d'intervalle, la cautérisation de la conjonctive scléroticale avec le nitrate d'argent, du côté opposé à celui où la déviation a lieu, et cela dans le double but de stimuler les nerfs paralysés, et de produire un raccourcissement de la muqueuse fort léger, mais capable pourtant de concourir à la disparition du strabisme.

L'observation suivante, recueillie à ma clinique par M. le docteur Loureiro, de Lisbonne, et insérée dans la *Clinique des hôpitaux des Enfants*, numéro de juillet 1844, démontre que dans la paralysie des muscles oculaires, l'exercice forcé concourt puissamment à rendre au globe sa direction normale.

« Obs. *Paralysie incomplète des deux troisièmes paires de nerfs sur une enfant de six ans.* — Mademoiselle Marie H..., six ans et demi, place Saint-Germain-l'Auxerrois, 31, d'une assez bonne santé habituelle, est amenée à la clinique le 11 novembre 1842.

» La mère de l'enfant me raconte que Marie est douée d'une grande intelligence, qu'elle est très vive, que depuis quelque temps elle est sujette aux maux de tête, qu'elle n'a jamais saigné au nez, etc. De temps en temps l'enfant se plaint de douleurs au cœur. Tous les hivers elle a une éruption de boutons sur la tête. *Il y a quatre semaines*, la mère s'aperçut que les yeux de l'enfant étaient enflés, sans rougeur aucune. Ce gonflement disparut peu à peu vers le commencement de la troisième semaine, et fut remplacé par *la loucherie* et l'abaissement des paupières qui ont toujours augmenté depuis.

» 11 novembre. *L'œil gauche* est dévié du côté externe et ne présente aucune rougeur. Les mouvements en haut, en bas et en dedans se font dans toute leur étendue, lorsqu'on l'exige avec force de l'enfant, mais ne s'accomplissent pas du tout en dehors de l'influence de la volonté, ou du moins sont très limités. La pupille est très mobile, à l'état normal ; la vision bonne ; la paupière supérieure est abaissée un peu au-dessous du diamètre transversal de l'œil, et se relève aussi sous l'influence de la volonté. Cet œil a été malade le premier.

» *OEil droit.* — Il sert tout seul à la vision. Le globe est sain ; les mouvements sont limités en dedans ; il ne peut arriver jusqu'au grand angle sous l'influence de la volonté ; il est tourné légèrement en dehors, si on l'observe au moment où l'enfant n'y fait pas attention. Pour regarder un objet, la petite malade tourne obliquement la tête à gauche, et regarde à droite. Les mouvements en bas sont limités aussi ; il en est de même en haut. La pupille est très peu mobile et plus largement ouverte que de l'autre côté, sans qu'il y ait cependant mydriase. L'enfant voit double ; la paupière supérieure est abaissée un peu moins que celle du côté gauche. Les sourcils sont retirés vers le front par le muscle occipito-frontal, la tête un peu penchée en arrière, lorsque l'enfant veut voir. L'examen des autres fonctions ne nous a rien montré. La malade se plaint seulement de quelques légers maux de tête. — Prescription : appliquer huit sangsues à l'anus ; calomel à l'intérieur ; bains de pied salés ; régime débilitant.

» 12 novembre. Même état. Prescription *ut supra*.

» 14 *id.* Amélioration notable de la branche palpébrale, la paupière se relève mieux, les mouvements du globe sont toujours aussi limités. Pas de maux de tête.

» 16 *id.* Les deux paupières présentent des plis nombreux dans l'endroit du grand repli, la droite surtout. Elles se relèvent avec une assez grande facilité, et presque toutes deux dans une étendue égale. Les mouvements de l'œil droit ont gagné du côté interne ; l'œil gauche est toujours complétement dévié en dehors, et ne se redresse qu'avec de grands efforts de volonté de la part de l'enfant. Aussi lorsqu'on fait regarder la petite malade à droite, les objets sont vus doubles d'abord, mais, par suite des efforts qu'elle fait, le globe gauche finit peu à peu, et par des secousses successives, par se diriger de gauche à droite, de manière à se trouver parfaitement en harmonie avec son congénère ; alors les objets sont vus simples. Immédiatement après que l'effort de volonté a cessé, l'œil se dévie de nouveau très brusquement du côté externe, et la paupière supérieure s'abaisse légèrement au devant de lui. Lorsqu'on ferme l'œil droit avec la main, le gauche se dirige immédiatement dans tous les sens, mais il se dévie aussitôt que le premier est mis de nouveau à découvert. Si, au contraire, on ferme l'œil gauche un instant, et si on relève ensuite la paupière, il reste toujours dévié en dehors. L'enfant voit à égale distance des deux yeux. — Prescription. Deux vésicatoires volants du diamètre d'un franc sur le front et les tempes, en commençant sur la partie correspondante à la sortie du nerf frontal, les laisser en place seulement trois jours. Fermer l'œil droit cinq à six fois par jour pendant une demi-heure.

» 26 *id*. La petite malade va de mieux en mieux, elle ne louche plus et voit simple. L'œil droit est toujours limité dans les mouvements du côté interne et inférieur. Elle voit double seulement quand elle regarde en bas. — Prescription. Cesser l'usage des vésicatoires volants ; frictions sur le front et les tempes avec le liniment ammoniacal ; cesser de bander l'œil droit.

» 10 décembre. La guérison est complète, l'enfant n'a plus de diplopie, et ses yeux se dirigent parfaitement dans tous les sens. La vision est parfaite. »

<hr>

CHAPITRE XV.

MALADIES DE LA MEMBRANE SEMI-LUNAIRE ET DE LA CARONCULE LACRYMALE. (**Encanthis**.)

On désigne ordinairement ces maladies sous le nom collectif d'*Encanthis*. Presque tous les auteurs décrivent trois espèces d'Encanthis : l'*inflammatoire*, le *fongueux*, le *cancéreux*. Je pense qu'il convient d'y joindre encore l'*Encanthis polypeux*, le *pierreux*, l'*hydatideux* et le *mélanique*.

A. *Encanthis inflammatoire*. — Lorsque la membrane semi-lunaire et la caroncule sont enflammées, elles offrent une rougeur inaccoutumée et peuvent prendre un volume considérable. Le gonflement et la rougeur s'étendent promptement aux parties voisines, et bientôt les paupières deviennent œdémateuses. Les glandes de Méibomius fournissent une sécrétion abondante, qui s'écoule en grande quantité sur les joues avec les larmes, probablement par suite de l'irritation consécutive des conduits lacrymaux, dont les fonctions absorbantes sont momentanément suspendues. Le gonflement des parties malades disparaît le plus souvent peu à peu ; mais parfois, au contraire, il fait de rapides progrès, et l'on voit alors se former dans la caroncule un abcès, qui, s'il est abandonné à lui-même, s'ouvre bientôt au dehors. Il n'est pas rare dans ce cas d'avoir à constater la destruction complète de la caroncule (*Rhyas*), dont, après la disparition de l'inflammation, on aperçoit quelques follicules, isolés les uns des autres, et épars dans le grand angle de l'œil.

Au début de l''affection, le malade éprouve un peu de sécheresse et de tension dans le grand angle de l'œil ; mais quand la phlogose a fait des progrès, il accuse une douleur très vive, qu'il compare tantôt à la sensation d'une épine, tantôt à celle d'un fer rougi au feu, qu'on aurait introduit dans les parties enflammées. De même que dans tous les abcès, cette douleur diminue à partir du moment de la formation du pus, et disparaît aussitôt que la tumeur s'est vidée. L'œil, en même temps, est tendre et douloureux, comme dans la conjonctivite phlegmoneuse intense.

Les causes les plus fréquentes de cette maladie sont les refroidissements subits, et la présence de corps étrangers. Je l'ai observée assez souvent, mais à un degré peu élevé, à la suite du coryza ou pendant le cours de quelques conjonctivites granuleuses. Deux fois j'ai constaté, comme MM. Mackenzie et Monteath, qu'un cil détaché, engagé par sa base dans le conduit supérieur, avait occasionné un encanthis, parce que sa pointe, dirigée en bas, irritait la caroncule et la membrane semi-lunaire. Une autre fois, comme M. Cunier (1), j'ai vu l'encanthis se développer par la présence d'un corps étranger ; chez mon malade, une pointe de marron d'Inde s'était engagée entre les follicules de la caroncule, tandis que dans le cas rapporté par M. Cunier, c'était une paillette de fer. Sous le rapport de la cause ces deux faits sont semblables à celui de Brousseau, dans lequel une énorme chique avait déterminé les accidents, et à celui de Herbeer, qui trouva un petit dragonneau dans la caroncule enflammée d'un nègre.

B. *Encanthis fongueux*. — Cette maladie se présente souvent à la

(1) Cunier, *Annal. d'oculist.*, t. VII, p. **9**.

suite de la précédente, dont elle peut, dans beaucoup de cas, être considérée comme l'état chronique. Elle apparaît sous la forme d'une tumeur molle ou d'une végétation fongueuse, ordinairement formée d'un grand nombre de lobules rougeâtres agglomérés. L'encanthis peut sous cette forme atteindre la grosseur d'un œuf de pigeon, et même un plus grand volume. Selon Ribéri, le tissu malade présente une grande ressemblance avec celui des amygdales hypertrophiées (Carron). Dans quelques cas, il est friable au point que dès qu'on le touche il saigne, comme cela arrive pour les granulations fongueuses de la conjonctive. Lorsque la tumeur a pris un grand développement, et qu'elle fait saillie entre les paupières, les conduits lacrymaux sont repoussés en dehors, de sorte qu'elle occasionne ainsi un larmoiement fort gênant pour le malade.

C. *Encanthis cancéreux.* — C'est une maladie assez rare; cependant à ma clinique j'en ai vu trois cas, dont deux se sont terminés par la mort. M. Bouchacourt, plus heureux que moi, a extirpé un encanthis cancéreux chez une dame qu'il a ainsi guérie, et dont il a rapporté l'histoire dans les *Mémoires de la Société médicale d'émulation* de Lyon (1842, 1er vol.), et dans le 3e vol. suppl. des *Annales d'oculistique* de M. Flor. Cunier (pag. 29). La tumeur était d'un volume si considérable, qu'elle a nécessité l'amputation partielle du globe. Chez une troisième malade, qui s'est présentée à ma clinique, l'encanthis cancéreux avait déjà pris aussi un très grand développement, et s'étendait aux tissus voisins : le grand angle des paupières, la peau jusque sur le dos du nez, une grande partie de la conjonctive palpébrale, et le tissu cellulaire de l'orbite, étaient envahis. L'extirpation de toutes les parties cancéreuses me paraissant indispensable, je proposai à la malade de se soumettre à l'opération, mais elle n'y consentit pas. Je fis seulement alors quelques applications superficielles du caustique de Vienne, mais j'en ignore le résultat, la patiente n'ayant plus reparu à ma clinique.

L'encanthis, quand il n'est encore que squirrheux, offre l'aspect d'une tumeur rougeâtre, dure, lobulée et irrégulière, qui s'étend plus ou moins loin dans le grand angle. Pendant un temps fort long le mal demeure stationnaire, et n'occasionne d'autre incommodité qu'un larmoiement produit par le renversement des conduits lacrymaux. Mais plus tard quelques rares douleurs lancinantes commencent à inquiéter le malade, la tumeur prend un plus grand volume, les petits poils qu'on y remarque deviennent plus longs et plus forts, la surface de l'encanthis se bosselle et saigne facilement. Alors une ophthalmie aiguë se déclare; la tumeur, dans quelques cas, devient énorme, puis s'ulcère. Dans un cas rapporté par le professeur Placido Portal, de Palerme, elle était grosse comme une orange, et pesait une livre et demie (1). A ce moment une sérosité fétide, quelquefois purulente ou sanguinolente, d'autres fois inodore et claire, s'échappe de la tumeur et irrite les parties voisines, qu'elle excorie bientôt. Le mal à ce moment n'a plus de limites, et présente les mêmes caractères que le cancer des paupières envahissant les parties molles contenues dans l'orbite, et plus tard les os formant cette cavité.

D. *Encanthis polypeux.*—C'est une variété de l'encanthis fonqueux dont il a été parlé plus haut. Je n'en connais pas d'autre observation que celle qu'a rapportée M. Mackenzie dans son ouvrage (*loc. cit.*, pag. 189) : l'encanthis s'était présenté sous la forme d'une tumeur molle, rouge, saignante et pédiculée, reposant sur la caroncule. M. Mackenzie le saisit avec des pinces, l'arracha, puis en cautérisa la racine avec le nitrate d'argent. Le malade guérit.

E. *Encanthis pierreux.*—Quelques chirurgiens doutent de l'existence de cette maladie; cependant en voici un exemple, fourni par Blasius, qui ne laisse rien à désirer sous le rapport de l'authenticité. Je l'ai rapporté avec les réflexions suivantes dans mon *Mémoire sur les dacryolithes et les rhinolithes* (2).

Calcul de la glande lacrymale (la *Caroncule*). — « Le 10 octobre 1655, j'ai assisté, dit Blasius, à l'autopsie d'un paysan qui, entre autres choses curieuses, présentait une lésion digne de mon attention : c'était un calcul de la glande lacrymale placé dans l'angle interne de l'œil; il était très inégal et rendait toute la glande inhabile à recevoir les liquides qui doivent être reportés dans les narines.... » (Blasius, *Observatio anatomica in homine, equo et simia*, etc., *Lugd. Batav.*, t. VI, pag. 82, 1655).

» Cette observation est citée par Bonnet (*Sepulchret.*, liv. Ier, sect. XVIII, obs. 33), par Morgagni (*De sed. et causis morborum Epist.* 13, § 26) et par Sandifort. Ce dernier auteur, à l'exemple de Morgagni, fait remarquer que le calcul ne rendait pas la glande inhabile à recevoir les liquides, comme l'a prétendu Blasius, mais que par sa grandeur et ses inégalités il les repoussait des points lacrymaux. Il ajoute « que la pierre comprimait les conduits étroits qui partent de ces mêmes points; et qu'enfin Blasius appelle une glande ce qui n'en est pas une, mais bien la caroncule qui est formée de la réunion de petites glandes sébacées.

» Breschet cite aussi cette observation dans le *Dictionnaire en* 21 *volumes* (t. IV, pag. 52); il ajoute que Schmucker, Blégny et Sandi-

<hr>

(1) *Annales d'oculistique*, 1er vol. suppl., p. 1.

(2) Desmarres, *Mémoire sur les dacryolithes et les rhinolithes* (*Annales d'oculist.*). t. VII, VIII, IX.

fort parlent de faits analogues. Nous avons vu (*Mémoire sur les dacryolithes*) que le dernier de ces auteurs rapporte simplement l'observation de Blasius; qu'il se borne à faire quelques remarques judicieuses; et que les deux autres ont observé de véritables dacryolithes, siégeant ailleurs que dans la caroncule.

» La pierre de Blasius était-elle une production des larmes? C'est une question difficile à résoudre, l'observation de cet auteur contenant trop peu de détails pour qu'on puisse avoir une opinion positive à cet égard. »

F. *Encanthis hydatideux.* — C'est une affection fort rare, que je n'ai jamais rencontrée. Les professeurs Quadri et Ribéri en ont observé, le premier, un seul exemple, le second, deux bien tranchés. C'est une tumeur transparente, circonscrite, placée sur la caroncule lacrymale, et ne gênant pas le mouvement des paupières.

G. *Encanthis mélanique.* — L'encanthis prend très exceptionnellement cette forme. Selon M. Ribéri, la tumeur de nature mélanique a toujours récidivé entre ses mains, quelque soin qu'il ait pris pour l'extirper; cependant l'opération a réussi chez une jeune fille opérée par M. Carron du Villards (t. 1er, pag. 459).

TRAITEMENT DE L'ENCANTHIS EN GÉNÉRAL. — Quand l'encanthis est *inflammatoire*, le traitement des inflammations simples de l'œil est indiqué. Quand la maladie s'accompagne de beaucoup de douleur et de fièvre, la saignée générale, les applications de sangsues sur la tumeur même ou les scarifications, le calomel et l'opium à l'intérieur, enfin les émollients si toutefois la cornée n'est pas malade, seront les premiers moyens à prescrire. Lorsque le mal n'est encore qu'à son début, et qu'il y a quelques chances de le faire avorter, des applications de petits morceaux de glace sans cesse renouvelés, ou des irrigations continues d'eau froide au moyen de mon irrigateur oculaire (1), ou bien encore des compresses trempées dans une solution concentrée de tartre stibié, pourront réussir. Au contraire, si la tumeur renferme déjà du pus, on fera cesser à l'instant même les douleurs du malade et le gonflement des parties, en l'ouvrant avec la pointe d'une lancette ou d'un bistouri.

Mais lorsque l'encanthis est *fongueux*, *polypeux*, etc., etc., et qu'il a pris un volume tel que les paupières sont gênées dans leurs mouve-

---

(1) C'est un tube adapté à l'instrument de M. Eguisier, et se terminant par une plaque percée de deux petites ouvertures du double plus grandes que celle des canules de la seringue d'Anel. Les malades dirigent eux-mêmes les jets sur leurs yeux, et en modèrent la force soit en éloignant d'eux la plaque transversale, soit en n'ouvrant qu'à demi le robinet adapté au corps du receptacle qui contient le liquide prescrit pour l'injection. On trouve cet appareil chez M. Charrière.

ments, et les points lacrymaux renversés, on essaie de l'enlever par un des moyens suivants : la *ligature*, la *cautérisation*, l'*extirpation*.

La *ligature*, qui n'est applicable qu'à une seule variété d'encanthis, le polypeux, est un mauvais moyen chirurgical, presque entièrement abandonné aujourd'hui ; et quant à la douleur de l'opération, il vaut encore mieux couper le pédicule que de le lier, car un simple coup de ciseaux est certainement moins douloureux que la constriction du fil, qui gêne l'œil, et y détermine toujours un peu d'inflammation.

La *cautérisation* ne peut guère être employée que lorsque la tumeur est ulcérée dans un seul point, ou qu'elle présente un petit volume. J'ai rapporté plus haut un cas d'encanthis cancéreux que je n'ai pu traiter que par ce moyen, à cause de la pusillanimité de la malade, et dans lequel, selon toute probabilité, je n'ai pas réussi. Les caustiques, d'ailleurs, quelle que soit la forme sous laquelle on les applique, déterminent toujours dans l'œil une inflammation dont on ne peut calculer les limites, et doivent dans tous les cas n'être utilisés qu'après l'*extirpation*, lorsqu'on a quelques craintes de voir le mal se reproduire.

L'*extirpation* est applicable à toutes les variétés d'encanthis que nous avons décrites, et en particulier à tous les encanthis cancéreux, quand la tumeur a une base large, et qu'on soupçonne que ses racines s'étendent fort loin. On a soin de faire le moins de perte de substance possible, d'éviter les conduits lacrymaux, le tendon de l'orbiculaire, le muscle de Horner, la paroi externe du sac et l'artère palpébrale. Si cette artère est divisée, ce qui arrive presque dans tous les cas, on arrête l'hémorrhagie au moyen du tamponnement avec des boulettes de charpie, et d'une légère compression. Pendant la dissection des parties, un aide tient une seringue armée d'une canule fine, et injecte de l'eau fraîche sur les points divisés, pour absterger la plaie, et faciliter la manœuvre qu'on exécute de la manière suivante.

Procédé opératoire pour l'extirpation de l'encanthis. — Le malade étant couché, ses paupières sont maintenues écartées avec deux élévateurs pleins, et la tumeur, accrochée avec une érigne ou des pinces à griffes, est entraînée au dehors par un aide. Le chirurgien l'attaque avec un petit bistouri droit, l'isole d'abord en bas, puis en dedans, et la détache ensuite du globe avec précaution, en incisant la conjonctive. Si, comme cela arrive pour l'encanthis cancéreux, la tumeur envoie des racines au loin dans l'orbite, on enlève tout ce qu'on peut des parties malades, et quelquefois même on est forcé d'extraire le globe en partie ou en totalité, et de ruginer le périoste quand il a été envahi par le mal.

TROISIÈME PARTIE.

MALADIES DE L'APPAREIL LACRYMAL.

CHAPITRE PREMIER.

MALADIES DE LA GLANDE LACRYMALE.

Les affections de la glande lacrymale sont nombreuses, mais heureusement assez rares. Elles renferment l'*inflammation* et ses terminaisons, qui sont la *fistule*, l'*engorgement* et l'*atrésie* des canaux excréteurs (maladies pour lesquelles je ne ferai pas de description particulière) ; la *tumeur lacrymale de la paupière supérieure ou dacryops*, les *hydatides*, le *squirrhe* et le *cancer*, etc.

ARTICLE PREMIER.

Inflammation de la glande lacrymale (Dacryadenitis).

Cette maladie, au dire de la plupart des auteurs qui l'ont décrite, attaque de préférence les sujets jeunes et de constitution scrofuleuse. Le froid, les coups sur la tempe, les inflammations de la conjonctive, et, selon M. Todd, la blépharite glandulaire, sont rangés parmi ses causes. L'affection se dessine à l'état aigu par les symptômes suivants : tumeur rouge et tendue, poussant le globe en avant et en bas ; gonflement œdémateux des paupières et de la joue ; chémosis séreux, couvrant l'œil presque en entier ; en même temps douleurs vives siégeant dans la région de la glande lacrymale, augmentant par les mouvements de l'œil et de la paupière supérieure, et devenant de plus en plus intolérables ; fièvre, délire. Après quelques jours pendant lesquels les symptômes se sont prononcés avec une intensité croissante, frissons annonçant la suppuration que vient d'ailleurs mettre en évidence une fluctuation manifeste dans la paupière supérieure, où l'abcès s'élève en pointe et s'ouvre bientôt spontanément. Si le sujet est vigoureux, à partir de ce moment le mal se dissipe avec promptitude ; mais lorsque la constitution est mauvaise, le périoste s'enflamme dans le voisinage de la glande, et il n'est pas rare que l'os même devienne malade, et qu'une fistule s'établisse (*Fistule de la glande lacrymale*). Alors la guérison ne peut être complète qu'après l'élimination de la portion d'os cariée, c'est-à-dire après un temps fort long, dont la durée est quelquefois de plus d'une année. Dans d'autres cas, la suppuration ne marche pas franchement, et la glande conserve alors un volume plus grand que de coutume, ce qui constitue la maladie qu'on a décrite sous le nom d'*Engorgement chronique*, et qui, chez les individus scrofuleux, a de la tendance à se terminer par le *squirrhe*. On a noté encore, parmi les terminaisons de cette inflammation, l'*atrésie* des canaux excréteurs.

L'inflammation aiguë de la glande lacrymale ne peut être attaquée que par un traitement antiphlogistique énergique, mais mesuré cependant sur la constitution et l'âge des malades. Les saignées générales sont indiquées quand la fièvre s'allume et devient intense; les applications de sangsues, les purgatifs, les lotions ou irrigations d'eau froide, et les applications sur la tempe de vessies remplies de glace, conviennent surtout au début de l'affection. Plus tard, lorsque le pus est formé, des cataplasmes émollients, et, aussitôt que possible, l'ouverture de l'abcès, remédieront au mal. S'il arrive que plusieurs *fistules* se déclarent, on les réunit d'abord en un seul trajet, qu'on cautérise ensuite, comme l'a fait Beer, avec une aiguille rougie au feu, après s'être toutefois bien assuré que les os ne sont pas attaqués. L'*Engorgement chronique* sera combattu par des onctions mercurielles et iodurées sur la région temporale, par l'iode à l'intérieur, et par un traitement général convenable.

ARTICLE II.

Tumeur lacrymale de la paupière supérieure (Dacryops).

C'est une maladie fort rare, que Schmidt a bien décrite, et qu'il n'a observée que deux fois. Elle consiste en une tumeur circonscrite, élastique, indolore, de la grosseur, selon Chélius, d'une noisette à une aveline, et qui, d'après Stœber, peut atteindre le volume d'un œuf de pigeon. D'ordinaire l'œil est plus sec qu'à l'état normal, mais ce caractère n'existe pas toujours. Si le malade pleure, il est facile de remarquer une augmentation de la tumeur. Les mouvements de l'œil ne sont pas gênés sensiblement par le dacryops; pourtant quelquefois, mais seulement par instants, le malade se plaint d'une certaine roideur dans les parties, surtout quand il veut regarder en haut et en dehors.

Schmidt considère cette affection comme provenant de la dilatation d'un des conduits excréteurs de la glande lacrymale; quelques autres supposent que le conduit, par sa rupture, a distendu le tissu cellulaire voisin et formé un kyste. Le dacryops, d'après la remarque fort judicieuse de Chélius, est en tout point comparable à la grenouillette, ou à certaines affections semblables des conduits de Sténon.

Le dacryops n'est nullement dangereux, mais en revanche il guérit très difficilement. On extirpe la tumeur du côté de la conjonctive ou de celui de la peau, selon que la saillie qu'elle fait est plus prononcée en dedans ou en dehors; mais, presque toujours, lorsque la plaie s'est fermée l'affection se reproduit. Dans quelques cas, surtout dans ceux où la peau a été ouverte, la tumeur est remplacée par une petite fistule capillaire (*fistule de la glande lacrymale*), qui, par la pression, donne issue à un jet de larmes, et plus fréquemment encore à l'écoulement d'une matière semblable à l'albumine, pour la consistance et les autres caractères. Le chirurgien doit souvent se contenter de cette cure palliative; tel est du moins le conseil que donnent la plupart des auteurs qui ont pu observer cette rare maladie.

ARTICLE III.

Hydatide de la glande lacrymale.

C'est une maladie aussi exceptionnelle que dangereuse, que Schmidt a décrite le premier, et « qu'on attribue, dit Stœber, à la formation d'un épanchement d'humeur lacrymale dans une cellule du tissu cellulaire qui joint ensemble les grains de la glande lacrymale. » On voit dans l'atlas de M. d'Ammon (1) un dessin de cette tumeur emprunté à Schmidt.

Au début de la maladie, il n'y a à noter que la sécheresse de l'œil, accompagnée d'une douleur sourde du côté de la région lacrymale; mais bientôt, la tumeur augmentant, des douleurs horribles tourmentent le malade, et l'œil, qui avait d'abord conservé la faculté de voir, est poussé dans le grand angle par la tumeur, et se trouve bientôt chassé de l'orbite et frappé d'amaurose. Arrivée à ce point, l'hydatide provoque l'insomnie et la fièvre, altère de plus en plus la constitution, et d'autres fois se termine par l'apoplexie.

La ponction de la tumeur est le seul moyen à employer pour arrêter la marche de cette maladie. Lorsque l'hydatide est déjà développée à un certain degré, c'est à son extirpation complète qu'il convient d'avoir recours. On entretient l'ouverture qu'on a pratiquée en y introduisant des mèches de charpie, et l'on finit quelquefois par obtenir ainsi une guérison radicale.

(1) D'Ammon, *loco citato*, 2ᵉ partie, pl. **X**, fig. VII.

ARTICLE IV.

Squirrhe et cancer de la glande lacrymale.

Rien n'est plus rare que le squirrhe isolé de la glande lacrymale ; mais on trouve assez souvent cette glande comprise dans la dégénérescence des parties voisines. Le squirrhe isolé de la glande lacrymale se reconnaît à une tumeur bosselée, d'abord indolore, mais qui parfois devient bientôt le siége d'élancements très vifs, et par son volume refoule le globe de l'œil en bas et en dedans. Presque constamment alors la cornée prend une couleur terne, et l'œil, devenu sec par la suppression de la sécrétion lacrymale, perd avec son éclat l'usage de ses fonctions. Le squirrhe ne tarde pas dans ce cas à passer à l'état cancéreux, et la tumeur ulcérée laisse écouler un ichor fétide et irritant, qui finit par excorier les parties qu'il touche.

La marche du squirrhe de la glande lacrymale est d'ordinaire très lente, et la durée de la maladie illimitée. On a vu la glande rester pendant de longues années à l'état squirrheux, sans occasionner de douleurs ; alors, la sécrétion lacrymale était beaucoup diminuée, et la vue affaiblie.

Le pronostic est toujours grave, et le devient encore plus quand l'ulcération se manifeste.

La terminaison par induration de la dacryadénite est assez souvent suivie du squirrhe, qui d'autres fois se développe spontanément, sous l'influence de la diathèse cancéreuse, sans pouvoir être rattaché à aucune cause directe.

Tant que le squirrhe est peu volumineux et ne tend pas à s'ulcérer, il n'y a lieu d'employer aucun traitement local. On se borne à prescrire des moyens généraux capables d'agir sur la constitution ordinairement mauvaise des malades. Mais si la tumeur est volumineuse, que le globe soit poussé dans le côté interne de l'orbite, ou chassé au dehors, il faut procéder à l'extirpation de la glande dégénérée, et, à l'exemple de Guérin, de Bordeaux, de Charles Toode, d'O'Beirne, de Carron du Villards, mettre tous ses soins à ménager l'œil.

CHAPITRE II.

MALADIES DES POINTS ET DES CONDUITS LACRYMAUX.

Les points et les conduits lacrymaux peuvent cesser de fonctionner par occlusion, par renversement, par atonie ou paralysie ; dans ces cas, le malade est atteint de *larmoiement*.

ARTICLE PREMIER.

Occlusion des points et des conduits lacrymaux.

Elle est le résultat d'un grand nombre de maladies. Nous ne rappellerons que les principales :

A. *Inflammation des points et des conduits lacrymaux avec ses terminaisons. — Abcès. — Fistules. — Hypertrophie de la muqueuse. — Callosités.* — L'inflammation des points et des conduits lacrymaux est très commune ; on en trouve de fréquents exemples dans les conjonctivites granuleuses et dans les plus simples coryzas, surtout lorsque en même temps la peau de la paupière s'enflamme dans le grand angle, et présente une rougeur étendue. Le plus ordinairement la phlogose des points et des conduits disparaît promptement par résolution ; cependant elle s'accompagne exceptionnellement d'accidents très sérieux pour ces parties délicates. Je l'ai vue en effet plusieurs fois poussée si loin, qu'un *abcès* s'est formé dans le conduit, l'a rompu (comme je m'en suis assuré plus tard en pratiquant des injections avec la seringue d'Anel), et que j'ai été forcé de donner issue au liquide en ouvrant la conjonctive avec la lancette. La pression de la tumeur, en faisant refluer une certaine quantité de pus par le point, ne laissait dans ces cas aucun doute sur le siége de l'inflammation. D'autres fois, ce n'est pas du conduit, mais du tissu cellulaire qui l'environne que vient le mal ; une tumeur de peu de volume, siégeant fort près du petit canal, le détruit en le faisant suppurer : cette dernière affection est en tous points comparable aux maladies du sac lacrymal qu'on voit suivre l'apparition d'une tumeur furonculaire dans la peau qui recouvre cet organe.

L'inflammation des conduits lacrymaux peut encore se terminer par une *fistule*. Un jeune homme scrofuleux, atteint d'une tumeur lacrymale qui se compliqua plus tard d'une maladie des os, se présente à ma clinique avec une tumeur fluctuante, siégeant dans la région du conduit lacrymal inférieur gauche, et s'étendant de dehors en dedans vers la moitié inférieure du bord de l'orbite, dont elle suit la forme. La peau de cette tumeur est un peu violacée, bien qu'elle ne soit pas tendue, et se trouve recouverte de croûtes jaunâtres très fines, en tout point semblables à celles qu'on voit sur la joue dans les ophthalmies granuleuses. Si l'on comprime légèrement la tumeur de bas en haut, le mamelon lacrymal, largement dilaté, laisse écouler au dehors une assez grande quantité de pus mêlé de larmes, en même temps qu'une certaine partie de ces liquides s'échappe à travers une fistule capillaire, qui se trouve au milieu du bord inférieur de l'orbite. De l'eau lancée avec la seringue d'Anel par la fistule ou par le conduit, reconstitue la tumeur dans son volume primitif. J'ouvre la peau avec précaution jusqu'à l'endroit où le conduit est rompu ; la plaie est d'abord pansée à plat avec de petites mèches de charpie, puis cautérisée avec le nitrate d'argent en crayon. Je fais ainsi disparaître la fistule du conduit, dans lequel j'ai engagé pendant le pansement un fil d'argent recuit ; mais, après la guérison, je m'assure que, malgré tout le soin que j'y ai mis, il ne peut plus communiquer avec le sac lacrymal.

L'inflammation des points et des conduits produit encore, lorsqu'elle ne disparaît pas très vite par résolution, les deux affections suivantes : l'*hypertrophie* et les *callosités.*

Hypertrophie de la muqueuse. — Cette cause d'occlusion est fort commune : à la suite d'inflammations granuleuses chroniques, et surtout après les ophthalmies blennorrhagiques, il n'est pas rare que la muqueuse des conduits s'épaississe, et qu'elle forme en dehors des points lacrymaux une sorte de hernie, reconnaissable à une petite tumeur rouge sale couvrant entièrement l'ouverture des conduits. Au volume près, cette tumeur ressemble très exactement à la procidence du rectum ; presque toujours elle est accompagnée d'un certain degré de renversement des paupières, produit soit par la présence d'énormes granulations sur la conjonctive, soit par l'inflammation de la peau, qui survient toujours lorsque les larmes ne sont plus absorbées et qu'elles s'échappent sur la joue.

L'hypertrophie de la muqueuse des points et des conduits a été décrite par la plupart des chirurgiens qui ont étudié les maladies des voies lacrymales ; d'Ammon, entre autres, en donne trois exemples dans son Atlas (1).

Le traitement présente beaucoup de difficultés : on conseille, en général, soit les collyres astringents, comme ceux de sulfates de zinc, de cuivre, de cadmium ou les collyres de sublimé ; soit les pommades

____

(1) D'Ammon, *loc. cit.,* pl. IX, 2ᵉ partie, fig. 3. 4. 5.

résolutives, comme celles de précipité rouge ou blanc, etc. Mais ces moyens sont, pour la plupart du temps, inutiles, de même que tous ceux qui auraient pour but de produire la dilatation mécanique des parties.

Callosités. — L'ophthalmie varioleuse, et surtout la blépharite glandulaire chronique, développent, dans les points et les conduits, des callosités qui en ferment la lumière. Tantôt l'occlusion est complète, et alors les larmes se répandent en totalité sur les joues; tantôt elle est incomplète, et une partie des larmes est absorbée. Dans les cas d'oblitération incomplète, j'ai essayé souvent, en introduisant dans les conduits la sonde d'Anel, des soies de sanglier ou de petits fils d'argent très flexibles, d'en rétablir le diamètre primitif, mais je n'ai jamais pu y réussir. Presque toujours j'ai remarqué, au contraire, que l'état des malades empirait sous l'influence de ce moyen, probablement par suite de l'irritation qui résultait pour les parties du contact de corps étrangers.

B. *Écailles épidermiques.* — Lorsque les malades souffrent depuis longtemps d'une blépharite glandulaire, il n'est pas rare de trouver le mamelon lacrymal oblitéré par une pellicule qui a l'aspect d'une membrane desséchée, et n'est en réalité qu'une exfoliation épidermique. Il est impossible alors de reconnaître s'il existe ou non une ouverture aux conduits; le plus souvent le bord libre est lisse, uni du côté du grand angle, mais avec un peu d'attention, et en regardant de près, on reconnaît que ces parties sont sèches, légèrement rugueuses et recouvertes de la même pellicule, qui présente à sa surface une multitude de plis et de rides. Quelquefois sous cette membrane on voit une saillie formée par le mamelon lacrymal. Chez quelques individus, j'ai vu les écailles recouvrir les quatre points lacrymaux; chez un d'eux j'ai pu facilement en découvrir trois, en enlevant les pellicules avec une pince fine, ou en pressant avec le siphon d'Anel sur l'orifice des conduits. Mais le larmoiement ne s'est pas guéri immédiatement, parce qu'il tenait en outre à une hypertrophie, et à un certain degré de renversement de la paupière qu'il m'a fallu traiter ensuite, en prenant soin de faire tous les jours des injections dans le sac, afin d'entretenir les conduits convenablement ouverts. C'est donc en enlevant les écailles épidermiques, et en faisant des injections avec la seringue d'Anel, qu'on pourra espérer de rétablir le jeu des mamelons lacrymaux, pourvu toutefois qu'on s'occupe en même temps de la maladie des paupières qui en a déterminé l'oblitération.

C. *Kystes.* —J'ai vu plusieurs fois l'un des mamelons lacrymaux recouvert par de petits kystes, qui n'étaient en définitive que ces *vésicules* transparentes, blanches et de la grosseur d'une tête d'épingle, dont j'ai donné la description en m'occupant des maladies des paupières (voy. pag. 138). Je n'ai jamais observé en cet endroit de kystes d'une autre espèce. Je soupçonne que dans ces cas ils prenaient leur origine dans la présence d'une de ces *écailles épidermiques* dont je viens de parler. On peut les ouvrir et les enlever ensuite avec des ciseaux fins, sans qu'il en résulte le moindre danger pour l'orifice du conduit lacrymal. Je ne pense pas que la cautérisation soit utile ici; je la considère même comme presque toujours nuisible.

D. *Polypes.* — Il est excessivement rare de trouver des polypes dans les conduits lacrymaux; pour mon compte je n'en ai observé qu'un seul, sur une femme âgée, demeurant rue Saint-Sébastien, à Paris, et qui, en 1845, est venue pendant quelque temps à ma clinique. Le conduit lacrymal gauche et le mamelon étaient très distendus; il en sortait une petite tumeur rougeâtre, grosse comme deux grains de millet, et un peu aplatie sur elle-même, qui recouvrait en totalité l'orifice du conduit, dont on pouvait néanmoins reconnaître qu'elle était séparée, si l'on exerçait une traction légère sur la paupière, tout en soutenant la tumeur avec l'ongle d'un doigt de la main demeurée libre. J'essayai de tordre cette excroissance, qui me paraissait pédiculée; mais comme elle etait trop molle elle se déchira, et je fus obligé de fendre le conduit du côté de la peau. Je pus alors enlever une plus grande partie de la tumeur, et je cautérisai avec la pierre infernale la muqueuse tapissant le conduit, parce qu'elle était couverte de granulations. La petite plaie se réunit bien, mais la malade, fort pusillanime et craignant sans doute quelque cautérisation nouvelle, ne reparut plus à ma clinique, de sorte qu'il me fut impossible de constater le résultat. Je pense que le conduit a dû demeurer fermé. Demours a publié dans son ouvrage un fait analogue, et dans la *Gazette des hôpitaux* on en trouve un autre observé par M. Jobert.

E. *Dacryolithes.* — Il est extrêmement rare de trouver dans les conduits lacrymaux des pierres formées par les larmes. Je ne connais que deux auteurs, Césoin (1) et Sandifort (2), qui en aient observé avant moi. Le premier, selon Schurigius (3), a vu sortir de l'angle d'un œil affecté d'ægilops deux calculs gros comme une graine de chènevis, et d'une couleur rougeâtre semblable à celle de l'orange; le second a fait par le sac lacrymal, préalablement incisé, l'extraction d'un calcul pyriforme qui s'était développé dans le conduit lacrymal. Le 22 octobre 1840, j'ai extrait une pierre semblable à celles dont parlent Césoin et Sandifort, et j'en ai publié, dans mon mémoire sur les dacryolithes et les rhinolithes, l'observation que je crois devoir rapporter ici.

(1) Vid. Nicol. Blégny, Zodiac, an I, mens. sept. Obs. II, p. m. 140.

(2) Sandifort (*Obs. anat. pathol.*), lib. III, cap. III et IV, p. 72 à 79. Lugdun. Batav. M. DCC. LXXIX.

(3) Schurigius (*Litholog.*, p. 97).

« OBS. *Calcul extrait du conduit lacrymal inférieur droit.* — Madame Mégemont, propriétaire, âgée de soixante-six ans, d'une bonne constitution, n'ayant jamais eu de maladie, à part quelques légères attaques de goutte qui ont laissé des concrétions peu élevées sur les articulations des orteils et sur celles des doigts, vient me consulter en août 1840.

» Depuis plus de deux ans elle est incommodée d'un larmoiement de l'œil droit, qui s'est transformé plus tard en un écoulement de matières jaunâtres puriformes. Vers la même époque, la malade a remarqué « que dans le coin de son œil, en bas, du côté du nez, il s'était formé une petite grosseur qui a augmenté depuis, et qu'on n'a pu faire disparaître. » Elle ressent, du côté qu'occupe cette grosseur, une démangeaison incommode, qui lui donne de vives envies de gratter l'œil.

» L'examen me fait reconnaître que les paupières sont rouges, gonflées, et que les cils, collés à leurs sommets par du mucus concret, sont réunis en petits pinceaux. La conjonctive palpébro-oculaire est rouge, enflammée, surtout en bas et du côté de l'angle interne de l'œil. La sclérotique est injectée en dedans ; l'iris est beaucoup moins mobile que de l'autre côté, probablement à cause de l'irritation de l'organe ; le jour où j'examine la malade, la lumière ne peut pas être supportée, ce qui arrive de temps en temps. Il y a dans chaque œil une cataracte corticale postéro-antérieure peu avancée, et dont madame Mégemont ne soupçonne pas l'existence, sa vue étant bonne.

» Le point lacrymal supérieur est sain ; l'inférieur, dilaté et présentant trois fois son diamètre normal, laisse écouler une matière séro-purulente, dont la quantité n'est pas augmentée par la pression. La vue et le toucher me font reconnaître que dans la direction du conduit lacrymal inférieur il y a une tumeur circonscrite, indolente, sans notable coloration inflammatoire de la peau, faisant en dehors une saillie, comparable pour la grosseur à celle d'une petite noisette. En renversant la paupière de haut en bas avec l'index, je constate que la tumeur forme sous la muqueuse, très saine d'ailleurs, à part l'injection dont j'ai parlé, une saillie semblable à celle qu'on reconnaît en dehors, ce qui lui donne une forme tout à fait sphérique. L'angle interne de l'œil est rempli de mucosités jaunâtres que les larmes charrient sur la joue, dont le derme, mis à nu dans plusieurs endroits, est recouvert dans d'autres places de croûtes épaisses. Depuis près de dix-huit mois, la malade porte toujours à la main un petit mouchoir destiné à essuyer son œil et sa joue, et aussi à masquer la difformité de son visage. Quand la démangeaison est trop vive, madame Mégemont bassine son œil avec de l'eau de guimauve et y applique des cataplasmes émollients. La narine droite est sèche, l'odorat presque nul.

» Je me proposais d'introduire un stylet mousse assez fort dans le conduit lacrymal inférieur, qui, comme je l'ai dit, était dilaté; mais la malade s'y étant absolument refusée, je me bornai à prescrire un collyre astringent, quelques bains de pieds et un purgatif salin. Je demeurai pour le moment fort incertain sur le diagnostic, car la tumeur n'offrait pas l'aspect d'un chalazion enflammé, et encore moins celui d'un orgelet, etc.

» 20 octobre 1840. Deux mois se passent sans que je revoie la malade. Elle ne revient me consulter pour la deuxième fois que le 20 octobre, me promettant bien qu'elle se soumettra cette fois-ci à tout ce que je voudrai lui ordonner.

» L'œil est à peu de chose près dans l'état que j'ai décrit plus haut; la photophobie est peut-être plus forte, et l'injection des membranes externes plus prononcée. La peau qui recouvre la tumeur est un peu plus rouge, plus tendue, la malade y ressent plus de douleurs; le point lacrymal inférieur, toujours très dilaté, laisse écouler à la pression quelques gouttelettes de mucus purulent; en dedans, il me semble que la saillie de la tumeur est mieux dessinée.

» Toutes ces circonstances me font présumer qu'un travail inflammatoire commence à se développer dans la tumeur, ou dans la peau qui la recouvre. Un stylet introduit dans le conduit lacrymal par le point inférieur pénètre à 3 millimètres environ, et est arrêté là par un corps résistant qui, frappé à plusieurs reprises avec l'instrument métallique, ne rend qu'un son obscur. Je propose à la malade de faire tout de suite l'extraction du corps reconnu, mais elle s'y refuse nettement et veut attendre deux jours. Elle se refuse également à une injection par les points lacrymaux avec la seringue d'Anel.

» 22 octobre. — Je revois la malade chez elle ; je constate de nouveau la présence d'un corps dur dans le conduit lacrymal, au moyen d'une petite sonde cannelée sur laquelle j'introduis aussitôt l'une des lames d'une paire de ciseaux droits assez forts, avec lesquels je divise en dedans, du côté du globe, toute la paroi postérieure de la tumeur, en même temps, bien entendu, que la conjonctive. L'incision est à peine achevée, qu'un corps dur, jaunâtre, de la grosseur d'un pois vert, s'échappe de la tumeur, et roule de la face de la malade sur ses habits et les miens jusqu'à terre. Quelques débris d'une matière jaunâtre, un peu huileuse, et assez facile à écraser entre les doigts, restent au fond de la plaie ; je les enlève avec une curette. Le sang s'étant bientôt arrêté, et la plaie étant nettoyée, je reconnais au fond de l'entonnoir étroit par lequel elle se termine, le conduit lacrymal, en apparence parfaitement sain. Les parois de ce conduit qui étaient en rapport avec le corps étranger, singulièrement agrandies par sa présence, sont rouges, parcourues de nombreux vaisseaux et recouvertes par places de granulations.

» Sans m'inquiéter si la cautérisation avec le nitrate d'argent aura l'inconvénient d'oblitérer ou non le conduit lacrymal inférieur; ou plutôt pensant que le supérieur est sain, que des individus manquant congénialement de sac lacrymal, comme l'a vu Dupuytren, ou ayant une oblitération artificielle de ce sac, à la suite du traitement recommandé dans les cas de fistule par le professeur Camicci et par M. Biangini, ne sont pas tourmentés pour cela de larmoiement; possédant enfin un exemple d'oblitération complète des points sans que cet inconvénient en soit résulté, je cautérise largement les parois du conduit. Malheureusement la malade, malgré la recommandation que je lui ai faite de rester paisible, recule vivement en arrière et échappe aux mains de l'aide qui la soutenait; cette circonstance m'empêche d'enlever l'excédent du caustique, qui se répand dans une grande étendue de la conjonctive, du côté interne, après avoir été dissous et entraîné par les larmes. Je fais baigner l'œil dans de l'eau fraîche, et je recommande d'y tenir des compresses d'eau glacée pendant toute la nuit.

» 23 octobre. — La malade a beaucoup souffert de l'œil toute la nuit; un chémosis inflammatoire est survenu (20 *sangsues en avant de l'oreille droite; potion gommeuse laudanisée; continuer les applications d'eau glacée tout le jour et même pendant la nuit. Le lendemain matin, une bouteille d'eau de Sedlitz à* 50 *grammes*).

» Du 24 au 30 octobre, l'ophthalmie a suivi une marche croissante malgré un énergique traitement antiphlogistique, l'excision du chémosis, et l'administration des mercuriaux à l'intérieur; elle s'arrête enfin, sans causer, au reste, aucun dommage à l'œil.

» Le 6 novembre suivant, la cicatrisation de la plaie est assez avancée et le 14 elle est complète. Il ne reste plus alors qu'une légère conjonctivite, qui finit par disparaître plus tard.

» 22 avril 1842. Je revois la malade à l'occasion de la publication de ce travail, pour vérifier si les résultats de l'opération se sont soutenus. Madame Mégemont est couchée, atteinte d'une fluxion de poitrine depuis quelques jours. Elle a eu, pendant les deux années qui se sont passées sans que je l'aie vue, plusieurs attaques de goutte, particulièrement aux pieds et aux mains. Jamais ces attaques n'ont été assez fortes pour l'empêcher absolument de marcher, mais elles la réveillaient la nuit, la tourmentaient jusqu'à lui faire pousser des cris, et disparaissaient après deux ou trois jours.

» Les deux yeux présentent aux grands angles une assez grande quantité de matière jaunâtre desséchée, dont on voit de nombreuses traces sur les joues. Depuis l'extraction de la pierre, « la grosseur » n'a plus reparu ; seulement, de temps à autre, l'œil a continué de rougir, sans que la lumière fît jamais mal. Parfois les paupières étaient collées le matin au réveil, comme il arrive depuis plusieurs jours ; mais des lotions d'eau fraîche faisaient disparaître cet inconvénient. Quelques semaines après la petite opération, la peau de la joue a repris sa coloration normale, qu'elle a conservée depuis. Le larmoiement ne s'est plus rencontré qu'accidentellement ; l'odorat est devenu meilleur, la narine n'est plus sèche. Le tubercule lacrymal est ouvert, mais j'ignore s'il en est de même du conduit, l'état de la malade ne me permettant pas de proposer de faire une injection avec la seringue d'Anel. La difformité a disparu complétement.

» La malade insistant pour que je lui donne quelque chose qui fasse disparaître l'écoulement puriforme que j'ai remarqué, je prescris un collyre de plomb, et je l'engage à communiquer mon ordonnance à son médecin, M. le docteur Braillard.

» Les deux cataractes dont elle est atteinte n'ont presque pas fait de progrès ; la vision est toujours bonne. »

J'ai revu madame madam: Mégemont en janvier 1847 ; la guérison s'est soutenue, il n'y a plus de larmoiement.

Examen et analyse du calcul par M. Bouchardat. « Cette concrétion est d'une forme irrégulièrement ronde, un peu triangulaire. Sa couleur est grisâtre. Sa surface, raboteuse, présente une multitude de petites aspérités séparées par des enfoncements de couleur plus foncée que les saillies, même en plein jour. Divisé en deux moitiés, on voit dans l'endroit de la section une multitude de petits points élevés, semblables à la surface du sable. La densité de la concrétion est de 1.14 ; sa consistance, beaucoup plus ferme que celle de la cire la plus dure ; son poids est de 4 centigrammes (1).

«Sa composition à l'état sec est de :

1° Matière albumineuse concrète. . . . . 23 parties.
2° Matière muqueuse. 18
3° Graisse. . . . . traces.
4° Carbonate de chaux. 48
5° Phosphate de chaux et de magnésie. 9
6° Chlorure de sodium. . . . . traces. »

F. *Corps étrangers.* — Cette cause d'obstruction des conduits est assez rare : Anel, Méjean, Demours, Carron du Villards en citent des

---

(1) L'analyse a été faite le 20 mai 1842 : le calcul était alors conservé dans l'alcool depuis près de deux ans, circonstance qui explique peut-être la légèreté de la concrétion. Pesait-elle davantage immédiatement après son extraction ? je l'ignore ; je n'ai pas pensé alors à en rechercher le poids.

exemples remarquables ; Demours, entre autres, a extrait d'un conduit lacrymal un cheveu de plusieurs pouces de long , qui occasionnait un larmoiement continuel. Plusieurs fois j'ai été consulté pour une incommodité semblable, qui ne reconnaissait pour cause que la présence d'un cil engagé par sa base dans le conduit, où il avait été entraîné par les larmes. Une fois j'en ai extrait une barbe de plume d'un demi-centimètre de longueur. D'autres y ont vu des fragments d'épis de blé, des parcelles métalliques ou pierreuses , etc., etc.

G. *Blessures*, *Brûlures*. — Les blessures par coupure, déchirure et contusion occasionnent quelquefois l'obstruction des conduits lacrymaux. J'ai été à même d'en observer plusieurs exemples , et entre autres le suivant : Un jeune homme, dont j'ai déjà parlé ailleurs, reçut sur l'œil la baguette d'une fusée; l'œil fut gravement atteint, et la paupière inférieure déchirée près du grand angle dans une assez grande étendue, en même temps que le conduit lacrymal. J'introduisis dans ce conduit une soie de sanglier , et l'y maintins pendant plusieurs jours , mais sans pouvoir obtenir le résultat que j'attendais : le conduit demeura oblitéré.

Les *brûlures* du grand angle atteignent assez fréquemment les mamelons lacrymaux , et les détruisent; j'ai vu un assez grand nombre de malades dont je n'ai pu retrouver les points lacrymaux, après des brûlures qui , selon toute apparence, avaient dû être légères.

H. *Absence congéniale des conduits.* — Il paraît, d'après plusieurs auteurs, que ce vice de conformation est loin d'être rare; Seiler, Schoen, Chélius, Carron et bien d'autres encore l'ont noté. J'ai observé bon nombre de malades atteints de larmoiement, chez lesquels les conduits lacrymaux manquaient ; ils ne portaient point de traces d'ophthalmies, cependant tous avaient eu dans leur jeunesse des maux d'yeux qui avaient duré quelque temps. Les conduits manquaient-ils chez eux congénialement , ou bien s'étaient-ils fermés pendant la durée de quelque inflammation ? Je ne sais. Quoi qu'il en soit, je ne dirai que j'ai vu l'absence congéniale des conduits (que je suis loin de nier d'ailleurs) que lorsque je l'aurai observée sur un nouveau-né.

ARTICLE II.

Renversement des points et des conduits.

Lorsque la peau des paupières s'est enflammée , comme cela arrive pendant le cours de certaines ophthalmies (conjonctivites granuleuses et purulentes , blépharites glandulaires), le bord libre se renverse en avant , de sorte que l'orifice du conduit ne se trouve plus avec le globe dans le rapport voulu pour l'absorption des larmes. Quand l'*ectropion* est complet, cette disposition vicieuse des parties est des plus faciles à reconnaître; aussi n'en dirai-je rien de plus. Mais lorsque le renversement est encore insensible, que les paupières, lorsque le malade regarde droit devant lui ou en bas, sont dans un rapport convenable avec le globe, et que pourtant il y a larmoiement, il est fort important de faire regarder en haut, parce qu'alors seulement on voit la cause de l'écoulement irrégulier des larmes (voy. *Blépharite glandulaire*). Dans ce mouvement de l'œil, en effet, l'arète postérieure du tarse cesse de toucher le globe, qu'un petit sillon rempli de larmes sépare de la paupière, et l'on constate que le point lacrymal n'est plus en contact avec la conjonctive bulbaire. Qu'on recherche alors la cause de ce renversement si léger, et on la trouvera dans une inflammation du bord libre, ou plus souvent de la peau de la paupière.

Les causes du renversement des conduits sont nombreuses : les tumeurs des paupières, surtout celles qui siégent près du grand angle, et qui ont un certain volume, repoussent le mamelon lacrymal en dehors, et déterminent ainsi le larmoiement; les entropions et les brides vicieuses de la conjonctive, qui replient le conduit d'avant en arrière, produisent le même effet. Il faut encore compter parmi ces causes les pertes de substance dans la peau du grand angle, occasionnées par les blessures, les brûlures, les abcès, la carie de l'orbite, etc. Enfin je dois noter l'hypertrophie du tissu cellulaire qui environne le point et le conduit lacrymal : c'est là une cause que j'ai souvent reconnue, et que je n'ai vue mentionnée par personne. Dans cette dernière maladie, indépendamment de la direction vicieuse du conduit, on reconnaît que la paupière, vers le grand angle seulement, a pris une épaisseur si grande, qu'au premier coup d'œil il semble qu'une tumeur fibreuse enveloppe le conduit.

Il serait superflu d'indiquer ici le traitement du renversement des conduits lacrymaux; c'est en en recherchant la cause qu'on pourra le faire cesser. Je rappellerai seulement que s'il est occasionné par une inflammation chronique de la peau, les cataplasmes émollients, et les onctions avec la pommade de concombre, ou avec celle d'onguent napolitain, m'ont été fort utiles; que quelquefois, ayant échoué dans l'application de ces moyens, j'ai réussi à guérir le larmoiement en enlevant une petite portion de la muqueuse dans sa partie correspondant au conduit, et que d'autres fois la cautérisation de la conjonctive dans le même endroit m'a été d'un grand secours.

ARTICLE III.

Atonie ou paralysie des points lacrymaux.

C'est une affection très fréquente, et toujours incurable quand elle est portée à un certain degré. Les points lacrymaux sont beaucoup plus dilatés que de coutume : j'en ai vu dont le diamètre était quatre ou cinq fois plus grand qu'à l'état normal ; si on les touche, comme cela arrive lorsqu'on cherche à y introduire un stylet ou la canule de la seringue d'Anel, ils ne se contractent pas. On observe ordinairement cette maladie à la suite des ophthalmies de longue durée, ou bien après un commencement d'engorgement des voies lacrymales, datant déjà de loin. Comme M. Stœber (*loc. cit.*, pag. 27), je l'ai vue accompagner la paralysie des muscles de la face. Mais le plus souvent elle existe chez les vieillards, et n'est alors qu'un des symptômes du relâchement général qui caractérise la décrépitude. Lorsque cette affection se rencontre chez les jeunes gens, elle est produite, ainsi que je l'ai dit tout à l'heure, par les maladies du sac, et surtout par l'introduction, trop souvent répétée, de canules à injection ou de sondes dans les conduits.

Le traitement de la paralysie des points lacrymaux consiste dans l'emploi des collyres astringents, et surtout dans celui de quelques pommades légèrement excitantes, qu'on introduit dans l'œil. Les frictions spiritueuses sur les paupières avec l'eau de Cologne, le baume de Fioraventi, l'eau-de-vie, les huiles essentielles, de même que les douches avec mon irrigateur oculaire, m'ont quelquefois réussi dans les cas encore peu avancés, et ont fait complétement disparaître le larmoiement.

CHAPITRE III.

MALADIES DU SAC LACRYMAL ET DU CANAL NASAL.

Nous ne parlerons de ces affections qu'autant que le nécessitera l'étude de l'inflammation du sac lacrymal, de la tumeur et de la fistule lacrymales.

ARTICLE PREMIER.

Inflammation du sac lacrymal (Dacryokystite, Dacryocystitis).

Symptômes. — Cette maladie, qui est fort commune, se dessine au début par un sentiment de chaleur désagréable dans la direction des conduits et du grand angle de l'œil, et par un abondant écoulement de larmes, accompagné de sécheresse de la narine. Bientôt, la phlogose devenant plus intense, une douleur vague se fait sentir dans la région du sac lacrymal, où l'on voit apparaître une tumeur circonscrite du volume d'une petite fève. Plus tard, la douleur augmente de plus en plus, et la rougeur s'étend aux parties voisines, qui se tuméfient au point que la face semble frappée d'un large érysipèle. La conjonctive, le tissu cellulaire sous-muqueux, les paupières, la joue, le côté du nez correspondant au sac lacrymal malade, participent au gonflement inflammatoire. Quelques unes de ces parties, comme le tissu cellulaire sous-conjonctival et le tissu cellulaire de la joue, sont en même temps infiltrées de sérosité. A ce moment le malade perd l'appétit et le sommeil, et est tourmenté de frisson et de fièvre. Mais bientôt les douleurs deviennent pulsatives et ne lui laissent aucun moment de repos ; le volume de la tumeur augmente, elle s'élève peu à peu en pointe ; sa base prend une couleur violacée de plus en plus prononcée, tandis que son sommet offre, comme cela arrive pour tous les abcès, un point blanchâtre, lequel s'agrandit et donne issue à du pus d'abord fort épais, mais bientôt mêlé de larmes et de mucosités, sécrétées par la conjonctive et absorbées par les conduits lacrymaux (*fistule du sac lacrymal*).

MARCHE. — TERMINAISONS. — Tel est le tableau rapide des signes diagnostiques que fournit l'inflammation du sac lacrymal, lorsqu'elle est portée à son plus haut degré d'intensité. Heureusement la phlogose n'est pas toujours poussée si loin ; aussi, dans beaucoup de cas, voit-on succéder à des accidents d'abord très menaçants une résolution complète. Lorsque cette dernière terminaison arrive, les symptômes inflammatoires diminuent peu à peu d'intensité, et bientôt les parties reprennent leur état accoutumé.

Mais dans quelques cas l'inflammation ne marche pas franchement, et se termine par l'état chronique. On voit alors s'écouler des conduits lacrymaux, qu'on les comprime ou non, une matière puriforme abondante (*blennorrhée du sac lacrymal*), et plus tard on remarque une distension du sac lacrymal et de la peau, que nous étudierons plus bas sous le nom de *tumeur lacrymale*.

La marche de cette maladie est rapide ou lente, d'après ce que nous venons de voir ; quelquefois elle est extrêmement insidieuse. La muqueuse du nez et celle de l'œil sont ordinairement enflammées en même temps que celle du sac lacrymal, ce qui constitue des complications qu'il est nécessaire de surveiller. Chez une dame qui, sur mon conseil, a pris l'avis du professeur Marjolin, j'ai vu l'inflammation suraiguë du sac se compliquer d'une ophthalmie, à la suite de laquelle une large ulcération de la cornée a détruit la vision.

ÉTIOLOGIE. — Les causes de la maladie qui nous occupe sont assez nombreuses : la dacryoblennorrhée chronique, l'inflammation, chronique ou aiguë, des points et des conduits, la tumeur lacrymale, les blessures et les contusions dans la région lacrymale, les ophthalmies granuleuses, la blépharite glandulaire, le coryza chronique, les scrofules, les rhumatismes, les fièvres exanthématiques, l'obstruction du canal nasal à son orifice inférieur, etc., ont été notés par la plupart des auteurs.

PRONOSTIC. — Le pronostic de l'inflammation du sac lacrymal est grave, sous le rapport des conséquences locales de la maladie. Le plus souvent, en effet, la tumeur lacrymale, l'obstruction du canal nasal (*sténochorie*), la fistule, et quelquefois l'inflammation de la conjonctive et celle de la cornée en sont le résultat. Il n'est pas rare, même après la résolution en apparence la plus franche, de voir un larmoiement à la suite de cette maladie, et plus tard une série de rechutes qui finissent par amener la fistule du sac lacrymal.

TRAITEMENT. — Le traitement de l'inflammation aiguë (nous étudierons le traitement de l'état chronique en nous occupant de la tumeur lacrymale) est celui de toutes les inflammations. De nombreuses applications de sangsues sur la partie enflammée, répétées à de courts intervalles, la saignée générale si le malade est tourmenté de fièvre, les irrigations d'eau froide, les applications de glace, de compresses imbibées d'eau blanche, les onctions mercurielles, les purgatifs, un régime sévère, constituent toute la première partie du traitement. Mais si, sous l'influence de ces moyens, qu'on doit se hâter de prescrire dès le début, la résolution qu'on espérait n'est pas obtenue, et que la suppuration ne puisse être évitée, des cataplasmes émollients seront appliqués sur la tumeur, qu'on ouvrira autant que possible au-dessous du tendon de l'orbiculaire. Je dis autant que possible, car dans beaucoup de cas le point ramolli de la tumeur se trouve fort éloigné du grand angle, et le gonflement est si considérable, qu'on ne peut apercevoir le tendon, et qu'il faut ouvrir à peu près où l'on peut. Lorsque le pus contenu dans la tumeur s'est écoulé au dehors, on panse la plaie en y introduisant quelques brins de charpie, et l'on ordonne au malade de continuer encore quelque temps les applications de cataplasmes émollients sur les parties enflammées. Dans quelques cas heureux, l'ouverture se ferme d'elle-même ; mais, le plus souvent, il y a comme terminaison une *fistule du sac lacrymal*. Plusieurs fois j'ai vu l'ouverture se fermer, mais les voies lacrymales étaient oblitérées dans la région du sac, parce que le tissu cellulaire et la peau qui l'environnent avaient éprouvé une perte de substance par la suppuration. J'ai reconnu que dans ces cas il y avait, un peu au-dessous du tendon de l'orbiculaire, un enfoncement assez profond, semblable à celui qu'on observe après le pansement de la fistule par le clou de Scarpa, lorsqu'on l'a laissé plusieurs mois dans le canal.

ARTICLE II.

Tumeur et fistule du sac lacrymal.

On désigne sous le nom de tumeurs lacrymales des maladies du sac dans lesquelles cet organe est plus ou moins dilaté ; les fistules du sac lacrymal sont une des terminaisons de la tumeur, et se distinguent par une ouverture communiquant avec le réservoir des larmes.

On admet généralement trois variétés, ou, si l'on veut, trois degrés dans la tumeur lacrymale : si le sac est simplement distendu, et que les larmes et les mucosités qu'il contient soient, à l'aide de la pression, facilement expulsées par les conduits demeurés sains, ou par la partie inférieure du sac, libre encore, il y a *tumeur lacrymale proprement dite* (*premier degré*) ; mais si la pression ne fait refluer les larmes et les mucosités ni par les narines, ni par le grand angle de l'œil, et que ces liquides, séjournant dans le sac lacrymal distendu, en forment une sorte de kyste, il y a *hydropisie du sac* (*deuxième degré*). Lorsque le sac lacrymal s'est distendu au point de se rompre dans sa paroi antérieure, et que les mucosités se sont accumulées entre la tunique fibreuse et la peau restée saine, il y a *fistule lacrymale borgne interne* (*troisième degré*).

Ces trois variétés de la tumeur lacrymale sont rangées selon leur ordre de fréquence : la première est excessivement commune ; la seconde l'est moins, quoique je trouve, avec M. le professeur Velpeau et avec M. Vidal (de Cassis) qu'elle est beaucoup plus fréquente que ne l'ont cru quelques auteurs ; quant à la troisième, je pense qu'elle est fort rare. Entre quelques tumeurs de cette dernière classe qui se sont présentées dans ma pratique, j'en ai vu une dont le volume égalait celui de deux œufs de pigeon. Le malade portait cette tumeur depuis plus de quatorze ans ; d'après son dire, elle ne se serait jamais enflammée : la peau qui en formait la paroi antérieure était bleuâtre, amincie, et parcourue de nombreux vaisseaux violacés. Il s'écoula, pendant l'opération, une masse énorme de mucosités filantes ; la peau était décollée dans une grande étendue, et il y avait une carie de l'unguis.

SYMPTÔMES. — La tumeur lacrymale se caractérise par les symptômes suivants : au début, les malades sont atteints d'un larmoiement léger d'abord, mais qui augmente insensiblement, et s'accompagne dans le grand angle d'une élévation de la peau si peu marquée, qu'il faut beaucoup d'attention pour l'apercevoir, et qu'au premier coup d'œil on croit avoir affaire à une conjonctivite granuleuse. Pourtant, si l'on a un peu d'habitude, l'état des parties est caractéristique, avant même qu'on y ait porté le doigt pour acquérir la preuve indispensable : l'œil du côté malade est plus brillant, plus humide que l'autre ; sur l'arête du tarse inférieur et dans la région de la caroncule, il y a une faible accumulation de larmes, et en comparant le grand angle au-dessous du tendon de l'orbiculaire avec celui de l'œil sain, on reconnaît qu'il ne présente plus le léger enfoncement normal, mais qu'il forme, au contraire, le commencement d'une saillie légère. Si l'on porte le doigt sur cette petite élévation, en la pressant un peu, on fait refluer par les points lacrymaux quelques larmes transparentes, mêlées de rares filaments muqueux de couleur jaunâtre.

Plus tard, c'est-à-dire, pour certains malades, après des années, et pour d'autres après quelques semaines seulement, la tumeur se développe insensiblement depuis la grosseur d'un pois jusqu'à celle parfois d'un œuf de pigeon, se laisse facilement aplatir par la compresssion et se remplit de liquide plusieurs fois dans la même journée (1). La matière contenue dans le sac n'est plus constituée par des larmes pures : c'est un liquide dont l'épaisseur et la couleur varient selon sa pesanteur spécifique ; si l'on presse avec ménagement sur la grosseur, on remarque en effet que des larmes, assez claires d'abord, s'échappent des conduits, que bientôt elles sont mêlées de nombreux filaments muqueux de couleur pâle, puis que des mucosités plus épaisses et du pus sortent à leur tour. Arrivée à ce point, la tumeur peut demeurer longtemps stationnaire. Je connais une dame qui en porte une depuis plus de cinquante ans ; de temps en temps cette tumeur s'enflamme ; jamais elle ne s'est transformée en fistule.

La tumeur lacrymale gêne beaucoup plus les malades pendant l'hiver et les temps humides, que pendant l'été et la sécheresse. Il en est qui disparaissent à peu près complétement lorsque le malade voyage dans les pays chauds, ou qu'il se tient dans des appartements dont la température est fort élevée. Pendant la nuit la plupart des tumeurs lacrymales

____

(1) J'ai vu plusieurs tumeurs ayant la forme exacte d'une petite gourde, dont la partie la moins grosse se trouvait au-dessus du tendon de l'orbiculaire. Le sac lacrymal distendu était ainsi partagé par le tendon en deux parties, dont l'inférieure était beaucoup plus volumineuse. Je désigne habituellement la tumeur qui a cette forme, sous le nom de *tumeur lacrymale en gourde*.

s'affaissent (Saint-Yves, Demours), celles-là mêmes qui sont arrivées au deuxième degré, et qu'on désigne sous le nom d'hydropisies du sac.

A mesure que la tumeur se développe vers le grand angle de l'œil, elle devient le siége d'un engourdissement auquel se joint de temps en temps un peu de douleur passagère, que les malades savent bien faire disparaître en comprimant la tumeur pour la vider. Mais assez souvent celle-ci s'engorge, et ne peut plus se vider par la pression, quelque effort qu'on fasse : alors la douleur augmente, la peau s'enflamme et se distend davantage; bientôt tous les phénomènes de l'inflammation aiguë du sac apparaissent; enfin une perforation survient (voyez plus haut la description de la *Dacryokystite*, p. 868). C'est ainsi que dans la majorité des cas se développe la *fistule proprement dite*.

La *fistule lacrymale* n'est donc qu'une des terminaisons de la tumeur. Elle se caractérise par l'existence d'un conduit anomal parcouru par les larmes, et s'ouvrant d'un côté dans le sac lacrymal, de l'autre à la surface de la peau, plus ou moins loin du tendon de l'orbiculaire, quelquefois même au-dessus et au-dessous à la fois. On admet plusieurs divisions pour caractériser mieux la fistule; celles qu'on a adoptées et que Chélius rapporte me semblent parfaitement bonnes; les voici : la fistule est *vraie* si elle s'est développée de dedans en dehors, c'est-à-dire du sac à la peau; elle est *fausse* si elle s'est développée en sens inverse, comme cela arrive, ainsi que je l'ai dit en parlant de la dacryokystite, lorsqu'un abcès siégeant à la peau a ouvert le sac. Elle est *incomplète* si, le sac lacrymal étant perforé, la peau est demeurée intacte (nous avons parlé de cette variété en étudiant la *tumeur*); et *complète* lorsque l'ouverture s'étend du sac à la peau inclusivement. Elle est *simple* si les deux ouvertures correspondent exactement; *composée* s'il y a plusieurs ouvertures; *compliquée* si, comme cela arrive si souvent, il y a en même temps rétrécissement du canal nasal ou carie d'un des os (1). A ces divisions on pourrait encore en ajouter deux autres : la fistule lacrymale est *interne* quand, par suite d'une ulcération de l'unguis, les humeurs s'écoulent dans le nez; elle est *capillaire* quand l'ouverture en est si étroite qu'elle ne peut en quelque sorte pas être aperçue, et que ce n'est qu'en exerçant une légère traction sur sa circonférence que le malade fait sortir une certaine quantité de mucosités filantes souvent mêlées de pus. Dans cette dernière variété de la fistule du sac, qui est très commune, il y a en même temps tumeur lacrymale.

MARCHE. — D'après ce que j'ai dit plus haut, on a vu que la tumeur lacrymale doit être très variable dans sa marche. D'ordinaire elle ne se développe qu'avec la plus excessive lenteur, et de-

1) Chélius, *loco citato*, vol. II, p. 54.

meure stationnaire à tous les degrés, pendant un temps le plus souvent très considérable. Il y a cependant des cas exceptionnels dans lesquels la tumeur lacrymale naît, se développe et passe à l'état de fistule dans l'espace de moins de huit jours, ainsi que je l'ai constaté chez un jeune homme qui avait les voies lacrymales parfaitement saines, et ne s'était jamais plaint de larmoiement.

PRONOSTIC. — Le pronostic de la tumeur et de la fistule lacrymales ne présente point de gravité ; jamais elles ne compromettent la vie ; rarement elles occasionnent des accidents du côté de l'œil. Mais en revanche, c'est une infirmité désagréable dont tous les malades désirent vivement se débarrasser, à cause de l'écoulement de larmes mêlées de pus qu'ils sont constamment obligés d'essuyer sur leurs joues. Lorsque la tumeur lacrymale est compliquée d'une carie des os, les malades portent avec eux une odeur horrible (ozène), cause de dégoût pour tous ceux qui les approchent.

ÉTIOLOGIE. — Les causes de la tumeur lacrymale sont très nombreuses, on peut les grouper en deux classes : *les causes inflammatoires* (ce sont les plus communes) et *les causes mécaniques*. Dans les premières nous rangerons l'inflammation du sac lacrymal et celle de ses conduits, que cette inflammation s'y soit développée d'abord, comme on le voit dans certaines dacryokystites aiguës, ou qu'elle s'y soit propagée par continuité de tissu, comme cela arrive à la suite de certaines ophthalmies dont la marche est entravée par la mauvaise constitution des malades. Les conjonctivites granuleuses chroniques, et surtout la blépharite glandulaire, déterminent très fréquemment cette inflammation, ainsi que Scarpa (1) l'a remarqué. Les scrofuleux, les enfants, surtout ceux qui sont très lymphatiques, sont atteints de maux d'yeux dont la durée est interminable, et pendant lesquels les voies lacrymales sont envahies par la phlogose. Le sac lacrymal est encore enflammé assez souvent chez les jeunes gens qui portent à l'orifice des fosses nasales des croûtes eczémateuses, la pituitaire participant longtemps à l'inflammation. On sait combien chez ces individus il est important de surveiller les fosses nasales, lorsqu'ils sont atteints d'ophthalmies, autrement à peine s'est-on rendu maître d'une inflammation de l'œil, qu'il y a une rechute dont le point de départ est dans les narines. Cela explique parfaitement comment à la longue le sac lacrymal peut s'enflammer, et plus tard se fermer complétement. Dans le second ordre de causes nous trouverons : l'absence congéniale du canal nasal, que Dupuytren a vue ; sa déformation par suite d'une maladie des os

____

(1) Scarpa, *loco citato*, vol. I, p. 1.

ou d'une fracture; les brides du sac lacrymal, les polypes, les granulations, les concrétions calcaires, les dacryolithes. Parmi ces causes, nous rangerons encore certaines maladies du sinus maxillaire, dans lequel on trouve assez souvent des productions morbides, et plusieurs affections des fosses nasales, comme les polypes, les cancers, les rhinolithes, les déviations du cornet inférieur, celles de la cloison, les obstructions produites par la présence de corps étrangers dans la partie inférieure du canal (voyez mon Mémoire sur les dacryolithes, *loco citato*).

TRAITEMENT. — Le traitement de la tumeur et de la fistule du sac lacrymal est d'une grande importance; de son omission ou de sa mauvaise direction il résulte, quant à la tumeur, qu'elle s'enflamme, passe avec le temps par toutes les phases de la dacryokystite aiguë, et occasionne parfois des désordres du côté des os; et quant à la fistule, qu'à la longue elle peut devenir incurable. Il importe avant tout de s'assurer de la nature de la lésion organique, et de la situation qu'elle occupe; dans cette recherche on ne devra pas se préoccuper trop, comme on l'a généralement fait depuis Scarpa, de la prédominance des causes mécaniques sur le développement de la maladie. C'est au contraire en songeant à l'extrême fréquence des inflammations du sac lacrymal, c'est en insistant sur les moyens de s'en rendre maître, avant de recourir au traitement purement chirurgical, qu'on pourra espérer de guérir l'affection, ou au moins de soulager beaucoup le malade. Le traitement sera donc seulement *médical* dans un grand nombre de cas, tandis qu'il sera à la fois *chirurgical* et *médical* dans quelques autres.

A. TRAITEMENT MÉDICAL —Combattre l'inflammation du sac par des moyens locaux destinés à modifier la vitalité des tissus; soutenir l'effet de ces moyens par un traitement général en rapport avec la cause présumée de la maladie : tel est le but qu'on doit se proposer ici. Parmi les moyens *locaux* tant vantés par Beer et ses élèves, les applications de sangsues sur la région malade, aussi bien pendant l'état chronique que pendant la période aiguë, l'eau froide, les onctions d'onguent napolitain, la pommade iodurée et la compression tiennent le premier rang. J'ai eu souvent à me louer de ces moyens en les aidant d'inspirations de liquides émollients, et de fumigations d'eau tiède dirigées dans la narine du côté malade. J'ai guéri par ce traitement fort simple des larmoiements, des tumeurs lacrymales, des fistules même, datant de plusieurs années; mais j'ai fréquemment échoué aussi. Il est indispensable, pour obtenir de bons résultats, de répéter les applications de sangsues à de courts intervalles, ou de faire de fréquentes scarifications sur la pituitaire. Un scarificateur exécuté, d'après mes indications, exprès pour les narines, par MM. Charrière et Lüer, m'a été très utile dans beaucoup de cas de larmoiements et de tumeurs au début. Je trouve en me servant de cet instrument le double avantage de ne tirer que le sang nécessaire, et de ne point produire, par les sangsues appliquées au grand angle de l'œil, des taches ecchymotiques désagréables à tous les malades, et surtout aux femmes et aux gens du monde. Mais même appliquées sur la pituitaire, où je les ai souvent fait poser, les sangsues ne me paraissent pas valoir la petite incision de cette membrane, à cause de la difficulté de les faire prendre, et de celle de les maintenir en place chez quelques personnes qui éprouvent de fréquents éternuments sous l'influence de la piqûre. Le traitement local a été beaucoup vanté par Demours; il est recommandé aussi par M. Lisfranc, et par d'autres chirurgiens de mérite. Mackenzie conseille de le borner aux collyres résolutifs pour les tumeurs simples : cependant, il est évident que si ce traitement est quelquefois suivi d'heureux résultats, il ne faut pas s'abuser sur sa valeur, surtout quand il s'agit de tumeurs déjà anciennes et d'un certain volume.

Quoi qu'il en soit, pour que le traitement local réussisse, ou tout au moins pour que la guérison se maintienne quand on l'a obtenue, il est indispensable, ainsi que je l'ai dit plus haut, de prescrire des moyens généraux appropriés à la constitution du malade, et ici je n'aurais qu'à répéter ce que j'ai dit tant de fois en m'occupant des ophthalmies, dont la guérison est enrayée si souvent par un vice général.

B. TRAITEMENT CHIRURGICAL. — Je le diviserai en trois parties. Dans la première j'étudierai les moyens dont le but est de rétablir les voies naturelles des larmes; dans la deuxième, ceux qui consistent à en ouvrir d'artificielles; dans la troisième, ceux par lesquels on parvient à fermer les voies naturelles.

§ I. **Rétablissement des voies naturelles.** On peut y parvenir par divers moyens, qui sont : les injections, le cathétérisme, la dilatation, la cautérisation.

INJECTIONS. — L'injection des conduits lacrymaux, au moyen de la seringue d'Anel, est le premier et le plus simple des moyens de désobstruction. Le plus souvent, dans les cas d'obstruction simple, on réussit à faire pénétrer les liquides dans les narines, et l'on détruit alors l'obstacle en fort peu de temps. Bien que d'une exécution facile en apparence, ces injections réclament beaucoup de docilité de la part du malade, et de dextérité de celle du chirurgien. Le point lacrymal inférieur est celui qu'on injecte de préférence; d'ordinaire alors on se sert du siphon recourbé de la seringue d'Anel, et l'on se tient assis en face du malade, dont la tête est maintenue par un aide, ou appuyée contre un plan résistant. Si, pour injecter le même point, on emploie le siphon droit, qui s'engorge moins facilement, et que, pour cette raison, je trouve bien préférable, on se place derrière le malade, dont la tête s'appuie contre la poitrine de l'opérateur. Dans ce cas l'extrémité de la seringue porte sur le sourcil du patient, et y trouve le soutien nécessaire. Pour bien pratiquer l'injection, il convient de poser l'extrémité de la canule sur le point lacrymal, et de l'y appuyer avec le plus de légèreté possible. Si par cet essai on ne pénètre pas aussitôt dans le conduit, on continue un instant encore à laisser l'instrument sur l'ouverture, et le plus souvent, le spasme qui fermait l'orifice venant à cesser, la canule entre facilement à la profondeur voulue, c'est-à-dire à 2 millimètres environ. On pousse alors une petite quantité de liquide, et l'on observe s'il en pénètre dans la gorge et les narines ; dans le cas où tout revient par le point supérieur, on retire la canule, et après avoir pressé doucement sur le grand angle, afin de faire sortir les mucosités contenues dans le sac, on recommence l'injection, pour la continuer de manière à lancer dans les conduits tout le liquide contenu dans la seringue. Il est nécessaire, dans la plupart des rétrécissements des voies lacrymales, de pousser le piston avec un peu de force, sans cela tout le liquide reviendrait par le point supérieur, et il n'en pénètrerait pas dans les narines. Mais si la voie inférieure est fermée et qu'il y ait une tumeur lacrymale, on devra s'attendre alors à voir le sac se distendre, et le malade se plaindre d'une douleur insupportable. D'autres fois, si l'on tient mal l'instrument, l'extrémité de la canule s'appuyant contre l'une des parois du conduit, la seringue se trouve ainsi complétement bouchée, il n'en sort pas de liquide, et si elle est en cristal et que la pression soit forte, il n'est pas rare de la briser fort près de l'œil, qu'on peut blesser. La mauvaise direction de la canule peut encore produire un accident au moins aussi sérieux, c'est la déchirure du conduit lacrymal. Alors l'injection passe tout entière dans le tissu cellulaire de la joue, et il peut en résulter un phlegmon ; c'est un accident que j'ai constaté deux fois. Pour que les injections soient efficaces, on les répètera tous les jours. Elles seront faites avec de l'eau ordinaire, ou avec des collyres résolutifs ; dans quelques cas de rétrécissement, ou de contractions spasmodiques des points lacrymaux, les collyres de belladone seront préférés. Dans ces derniers temps on a beaucoup vanté, pour la guérison des tumeurs lacrymales récentes, les injections avec une solution de nitrate d'argent concentrée ; j'ai fait de nombreux essais de ce remède, mais j'ai été beaucoup moins heureux que M. Jobert, de Lamballe, qui en prescrit souvent l'emploi. Si l'on se sert du même sel en solution très faible, on se gardera d'en continuer longtemps les injections, autrement une coloration brune de la conjonctive, que les malades conserveraient toute la vie, en serait le résultat. C'est un inconvénient que j'ai déjà eu l'occasion de signaler (1).

On peut encore faire des injections de bas en haut avec les sondes creuses de Gensoul : je parlerai de l'introduction de ces instruments en m'occupant du cathétérisme.

CATHÉTÉRISME. — *Procédé d'Anel.* — Ce chirurgien ne s'en tenait pas toujours à faire des injections dans les conduits lacrymaux avec la seringue qui porte son nom ; il essayait de les désobstruer en introduisant par les points un stylet fin , qui devait arriver jusque dans les narines. Dans cette petite opération, qu'on peut exécuter également bien par le conduit inférieur ou par le supérieur, le malade est assis devant une fenêtre, sa tête est appuyée contre la poitrine d'un aide, qui la fixe d'une manière convenable. Le chirurgien est assis devant le patient ; s'il opère sur l'œil gauche et qu'il veuille pénétrer par le point supérieur, il relève avec le pouce de la main gauche la paupière , de manière à placer le cartilage tarse dans une position presque horizontale, pour que le point lacrymal se trouve dirigé de façon à recevoir l'extrémité du stylet.

L'instrument est enfoncé doucement dans le conduit, jusqu'à environ 4 millimètres, puis relevé peu à peu en dehors, par son extrémité libre, qui est ramenée vers la tête du sourcil. A ce moment la paupière supérieure est abandonnée , et si l'on exerce sur le stylet qui a pris la direction du sac lacrymal une pression ménagée et aidée de petits mouvements de rotation , il traverse le sac et arrive aisément dans les narines. J'ai essayé plusieurs fois le cathétérisme d'Anel, mais je n'ai jamais obtenu qu'une amélioration temporaire. Toutefois , M. le docteur Hubert-Valleroux , plus heureux que moi, m'a assuré qu'il a eu de cette manière des guérisons définitives. Sur un malade qui portait une tumeur lacrymale, et que je lui ai donné à traiter à ma clinique, les voies se sont rétablies en quelques jours, et les liquides injectés par les points sont facilement arrivés dans les narines. La tumeur avait absolument disparu. La guérison sera-t-elle définitive ? je ne puis le croire ; pourtant l'amélioration est évidente ; le malade, au reste, est encore en traitement.

Procédé de Laforest (2). — Ce chirurgien pénétrait dans les voies lacrymales par leur ouverture inférieure ; il avait été conduit à l'exécution du procédé qu'il décrit, par une note de La Faye, placée dans l'ouvrage de Dionis. On se sert de sondes pleines, de sondes creuses et

(1) *Mémoire sur l'emploi du nitrate d'argent dans quelques ophthalmies,* Paris, 1842.

(2) **Voy.** *Mémoires de l'Académie royale de chirurgie*, t. II, p. 175.

d'une seringue armée d'un long siphon. Avec l'extrémité d'une de ces sondes qu'il introduisait dans la narine, Laforest allait rechercher le méat du conduit lacrymal, pour le dilater et y porter des substances médicamenteuses.

Afin de rendre l'opération plus facile, M. Gensoul, de Lyon, qui se sert habituellement de sondes métalliques, en a approprié la courbure à celle des canaux qu'elles doivent parcourir. Pour les avoir d'une exactitude rigoureuse, il les a fait mouler sur le canal même, en se servant du métal fusible de d'Arcet. Il s'assure, par leur moyen, de la position et souvent de la nature de l'obstacle.

Le reproche qu'on a fait à cette manière de pénétrer dans les voies lacrymales porte plus spécialement sur la difficulté qu'on trouve à rencontrer le méat inférieur. « Si on veut être certain de ne pas le manquer, dit M. Vidal (de Cassis) (*loc. cit.*, p. 198), on n'a qu'à enfoncer la sonde à un peu plus d'un pouce, à la tirer ensuite en avant, de manière que le bec frotte contre la paroi externe des fosses nasales ; arrivé au méat inférieur du canal nasal, le bec est arrêté par une saillie ; c'est alors le moment d'exécuter le *tour de maître* » recommandé pour l'introduction régulière de la sonde. La difficulté n'existe en réalité que lorsqu'on ne s'est pas suffisamment exercé à la pratique de cette petite opération, et je suis convaincu, par mon expérience personnelle, que M. Vésigné a eu raison en avançant qu'il est toujours possible de pénétrer dans le canal avec les sondes.

DILATATION. — On la pratique de deux manières : par les voies naturelles, ou par une ouverture artificielle.

A. **Dilatation par les voies naturelles.** — *Procédé de Méjean.* — Avant que la fistule fût formée, et lorsqu'il n'y avait encore qu'une tumeur lacrymale, Méjean introduisait un stylet par les points lacrymaux, et le faisait pénétrer jusque dans les fosses nasales, comme cela se pratique dans le cathétérisme par le procédé d'Anel. Ce stylet, plus fin que celui d'Anel, portait à son extrémité supérieure un chas, dans lequel on engageait un fil. Arrivé dans le nez, le stylet était saisi et attiré au dehors, de sorte que le fil restait engagé dans les voies lacrymales et y faisait l'office d'une sorte de séton, dont la grosseur était progressivement augmentée ; sur ce fil, qu'on tirait de bas en haut, on déposait des substances médicamenteuses capables de modifier la vitalité des tissus malades.

Ce procédé n'atteint pas le but qu'on se propose, et n'est jamais suivi de bons résultats. La présence du fil dans les conduits lacrymaux détermine, dans ces organes délicats, des inflammations bientôt suivies d'ulcérations, qui finissent, en peu de temps, par amener une obstruction complète. Lorsqu'ils ne sont pas déchirés par le fil, les conduits sont dilatés outre mesure et paralysés.

Procédé de Laforest. — Les sondes imaginées par ce chirurgien ne servent pas seulement à pratiquer le cathétérisme du canal nasal, elles sont encore utiles pour en obtenir la dilatation. Voici comment on procède : une sonde pleine, introduite dans le canal par les fosses nasales, y est laissée à demeure pendant quelques jours. Au bout de ce temps, elle est devenue mobile, et on la remplace par une algalie creuse, qui sert à faire, plusieurs fois par jour, des injections dans le canal, et qu'on laisse en place jusqu'à la fin du traitement.

Cabanis, Palucci, M. Manec, ont diversement modifié ce procédé de Laforest, sans en retirer un avantage marqué.

B. **Dilatation par une ouverture artificielle.** — On la divise en dilatation *temporaire* et en dilatation *permanente*.

I. DILATATION TEMPORAIRE — C'est J.-L. Petit qui en a posé les règles. Le procédé de cet auteur consiste à rétablir la voie naturelle des larmes, en pénétrant dans le siphon lacrymal par une incision pratiquée sur le sac, au-dessous du tendon du muscle orbiculaire. « Je fais, dit-il, une incision au sac lacrymal ; j'y introduis une sonde cannelée ; je la pousse dans la narine, et par ce moyen je débouche le canal ; la cannelure de cette sonde me sert à conduire dans la voie qu'elle vient de tracer une bougie, avec laquelle je tiens ce canal ouvert. Je change tous les jours cette bougie ; j'en cesse l'usage quand je crois que la surface interne du canal est bien cicatrisée ; alors les larmes reprennent leur cours naturel, et la plaie extérieure se réunit en deux ou trois jours (1). »

Les procédés opératoires de Monro, Scarpa, Pouteau, Desault, Boyer, Jurine, Pamard, Fournier, de Lempdes, Sanson, comme celui que j'ai adopté et que je vais décrire, ne sont que des modifications du procédé de J.-L. Petit, et ne varient que par l'étendue de l'incision, la forme et le nombre des instruments, et la différence des moyens de pansement. Tous, en définitive, sont basés sur le même principe : rétablir le cours des larmes en dilatant de haut en bas les conduits naturels, dans lesquels on pénètre par l'incision du sac lacrymal.

L'opération que nous avons adoptée de préférence pour le traitement des tumeurs et des fistules lacrymales, ne diffère de celle de J.-L. Petit que par quelques modifications qui la rendent plus facile, et d'un résultat plus constant. L'appareil instrumental se compose d'un bistouri à

(1) *Traité des opérations* de Garengeot, t. II, pag. 81.

fistule (fig. 70) d'un stylet conducteur (fig. 71), d'une sonde cannelée particulière (fig. 72), d'une corde de boyau (fig. 73), qu'on trouvera ici rangés, en les comptant de gauche à droite, dans l'ordre où l'on doit s'en servir. La sonde cannelée et la corde de boyau sont trop grosses, par une erreur du dessinateur. Il faut encore avoir une pièce de taffetas d'Angleterre, et des clous de plomb de Scarpa, de diverses grosseurs, pour s'en servir plus tard dans le pansement.

Premier temps. — Ponction. — Je fais placer mon aide derrière le malade à opérer (je supposerai que l'ouverture du sac lacrymal droit devra être faite), et je lui recommande de tirer l'angle externe des paupières pour tendre les parties, et surtout pour faire saillir le tendon de l'orbiculaire. Ce tendon représente alors une ligne horizontale, formant le côté supérieur d'un triangle dont le côté inférieur, légèrement courbe, est tracé par l'orbite. Partant du sommet du triangle, je compte de dedans en dehors 4 à 5 millimètres, et là, je tire une ligne verticale dont la hauteur, n'ayant pas plus de 5 millimètres, mesure la base du triangle dont je viens de parler. Je partage cette ligne en trois parties égales, et c'est à la réunion du deuxième tiers inférieur avec le tiers supérieur, que la ponction sera faite. Ces dispositions prises, le bistouri étant tenu de la main gauche, dont le petit doigt s'appuie sur l'os de la pommette, la pointe est portée sur l'endroit que je viens d'indiquer : le dos de l'instrument, tourné en haut, croise obliquement le sourcil, dont il est éloigné, à la base de la lame, d'environ un pouce, de sorte que la pointe est ainsi dirigée d'avant en arrière vers l'unguis. J'enfonce alors doucement le bistouri, en en redressant le manche vers la tête du sourcil, qu'il touche presque au moment où je le fais pénétrer de 2 centimètres environ dans le sac lacrymal et le canal nasal, où

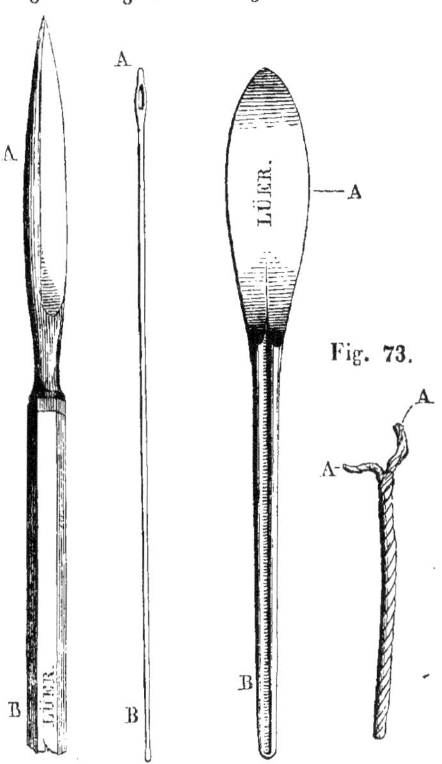

Fig. 70. Fig. 71. Fig. 72.

Fig. 73.

d'ordinaire l'instrument se trouve engagé de manière à s'y tenir seul. S'il y a préalablement une fistule, et que l'ouverture en soit éloignée, on allonge l'incision de manière à diviser entièrement le trajet fistuleux. Je n'ai jamais manqué le sac lacrymal en agissant de cette manière, et je n'ai pas eu besoin jusqu'ici de me guider d'après toutes les indications données à ce sujet.

La fig. 74 représente cette partie du temps de l'opération où la lame 2

Fig. 74.

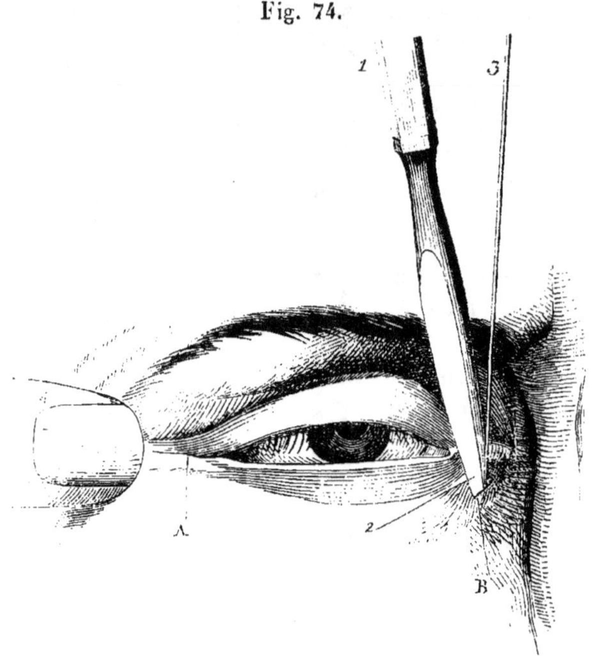

du bistouri 1 , après avoir fait la ponction B, est sur le point d'être dégagée de la plaie. Le stylet 3 , qui doit remplacer le bistouri , est déjà engagé dans l'ouverture, et sera ramené un peu à gauche, pour se trouver dans la direction du canal. L'angle externe des paupières A est tendu par le doigt de l'aide, qu'on aperçoit tout à fait à gauche ; du côté interne, entre le nez et les instruments, on voit une saillie transversale , formée par le tendon de l'orbiculaire.

Deuxième temps. — Introduction d'un stylet sur lequel on glisse une sonde cannelée. — On retire alors à demi le bistouri, puis saisissant le stylet de la fig. 71 , on l'introduit dans le canal , en le glissant dans la rainure du bistouri, comme dans la figure précédente ; ou bien, ce que je préfère, on commence par dégager complétement l'instrument tranchant de la plaie, et alors seulement on introduit le stylet. En le plaçant dans la direction du canal, on finit, après quelques hésitations, quelques tâtonnements inévitables, par le faire pénétrer jusque dans la narine, où il détermine une sensation de piqûre dont le malade ne manque pas de se plaindre aussitôt. Pour m'assurer qu'il est en effet parvenu jusque là et qu'il n'a pas fait fausse route, ce qui peut arriver quelquefois dans certaines tumeurs lacrymales compliquées, je saisis la sonde cannelée (voy. fig. 72), je l'introduis dans la narine correspondant au côté opéré, et j'imprime au stylet quelques vibrations ou quelques mouvements faciles à apercevoir. Cela fait, je retire la sonde des narines, et je l'introduis de haut en bas dans le canal, en me servant du stylet comme d'un conducteur.

Fig. 75.

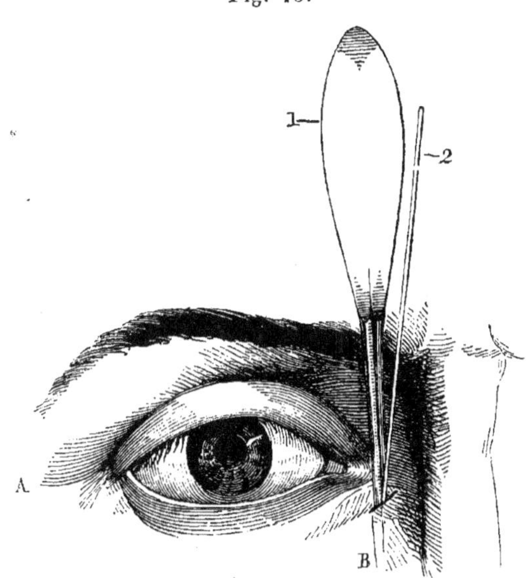

La fig. 75 indique le moment où la sonde vient d'être introduite sur le stylet, que le chirurgien n'a plus qu'à enlever. L'angle temporal n'est plus tiré par l'aide comme dans la figure précédente, et les paupières sont ouvertes de même qu'à l'état normal. 1 est la sonde enfoncée dans le sac lacrymal et dans le canal nasal; 2 représente le stylet devenu maintenant inutile, et qu'on va retirer de la cannelure de la sonde où il est caché. On l'a, dans sa partie supérieure, un peu éloigné de la sonde, pour rendre le dessin plus intelligible. B est l'ouverture faite à la peau et au sac lacrymal.

Troisième temps. — Introduction de la corde. — La corde qui doit servir au pansement, est préparée comme cela est représenté dans la fig. 73, c'est-à-dire qu'elle présente deux petites ailes ou arêtes, qui l'empêchent de tomber dans le canal nasal; on forme aisément ces ailes en mâchant la corde à l'une de ses extrémités. Selon le diamètre du canal, on se sert d'une corde de grosseur différente; les trois premières cordes du violon, mi, la, ré, sont successivement employées pour le pansement; mi est la plus fine, c'est par elle que d'ordinaire on commence.

Le stylet 2 de la figure précédente étant enlevé, le chirurgien saisit la corde à boyau par les petites arêtes dont il a été parlé, la fait glisser dans la rainure de la sonde cannelée, et la pousse dans le canal jusqu'à ce que les arêtes prennent un point d'appui sur les bords de l'ouverture faite à la peau. Pressant alors du bout du doigt sur l'extrémité supérieure de la corde, on retire lentement la sonde devenue inutile, et l'on couvre à la fois la petite plaie et les arêtes de la corde d'un très petit morceau de taffetas d'Angleterre. On change la corde tous les jours, on en augmente peu à peu la grosseur, et bientôt on y substitue un clou de Scarpa.

La fig. 76 représente le moment où la corde est presque complétement introduite, la sonde cannelée 1 se trouve dans le canal et pénètre jusque dans les narines; la corde à boyau est glissée dans la cannelure, et les ailes 2, 2, sont près de toucher la plaie B faite à la peau

Fig. 76.

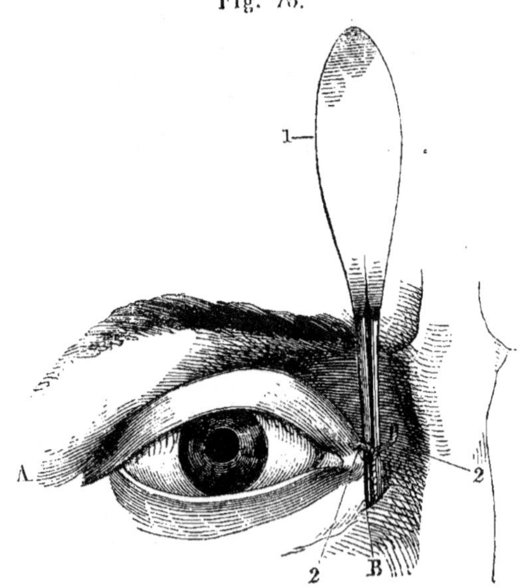

Remarques sur le pansement. —L'introduction de cordes ou de clous de Scarpa dans le canal nasal n'offre certainement aucune difficulté, mais leur présence dans ces parties occasionne souvent des accidents auxquels il est bon de remédier aussitôt, et que souvent il convient de prévenir. Pendant les vingt-quatre premières heures qui suivent l'opération, les malades pour la plupart souffrent peu, et ne ressentent qu'une cuisson légère ou un peu de gonflement dans les parties malades; pourtant quelques uns endurent pendant la première nuit des douleurs insupportables qui provoquent la fièvre et une insomnie complète. J'ai vu des femmes, peu d'heures après une opération régulièrement faite, prises de crises nerveuses très inquiétantes, qu'on ne pouvait faire cesser qu'en enlevant la corde introduite dans le canal. Quelques chirurgiens ont constaté des accidents plus sérieux; dans la *Gazette des hôpitaux* de l'année dernière, j'ai lu l'histoire d'un opéré qui avait été pris de tétanos. Le lendemain de l'opération, lorsqu'il s'agit de faire le premier pansement, les parties sont rouges, tendues, douloureuses, et l'introduction de la corde est fort pénible ; pendant deux ou trois jours encore la sensibilité s'accroît au point que quelques opérés gardent le lit, et que presque tous tombent dans le découragement. Pour obvier à cet inconvénient, dès que je m'aperçois qu'une excitation pareille est sur le point de survenir, je substitue à la corde un clou très fin, que je laisse en place pendant quelques jours, et la fièvre ainsi que les douleurs qui l'occasionnaient, ne tarde pas à disparaître. Je ne doute pas que ces douleurs ne soient produites par le gonflement de la corde dans les parties malades; aussi l'expérience m'a-t-elle appris à ne la laisser que pendant vingt-quatre heures, c'est-à-dire tout juste assez de temps pour obtenir la dilatation nécessaire à l'introduction du clou de Scarpa.

Tous les jours, ou tous les deux jours au plus, le clou est enlevé et des injections sont faites dans le canal, par l'ouverture artificielle et par les points lacrymaux, dans le but de modifier la vitalité de ces parties. D'ailleurs sans cette précaution qui est fort importante, les mucosités séjournant d'ordinaire dans le sac lacrymal, y détermineraient une irritation qu'il faudrait combattre de bonne heure si elle se montrait. D'une autre part, l'injection par les conduits est un moyen de les entretenir dans de bonnes conditions, et de s'assurer qu'ils ne s'engorgent ou ne s'oblitèrent pas sous l'influence de la compression que le clou, dérangé quelquefois par les malades, ou mal courbé vers sa tête, peut exercer sur ces parties et sur la peau voisine.

Le chirurgien qui a choisi ce procédé, doit surveiller attentivement l'ouverture artificielle faite à la peau, et veiller à ce que les bords en soient toujours dans les meilleures conditions. Je les ai vus s'enflammer au point que de petits abcès s'y formaient, et que le pansement, du moins pour quelque temps, devenait impossible. Cet accident, souvent déterminé par la tête du clou, occasionne une suppuration si étendue, que lorsqu'on veut fermer plus tard la fistule, il y a une perte de substance dans la peau et même dans le sac, et que, si la cicatrisation est possible, ce qui n'arrive pas toujours, on voit un enfoncement infundibuliforme là même où existait la plaie. Il y a toujours alors obstruction incurable du sac; on a rétabli les voies lacrymales dans leur extrémité inférieure, mais on les a fermées définitivement dans leur milieu. Pour éviter un si triste résultat, il convient de veiller à ce que la

Fig. 78.   Fig. 77.

tête du clou ne repose pas sur la peau, mais qu'elle soit inclinée en avant, ce qu'on peut facilement obtenir en la courbant un peu ; en outre, au premier signe de phlogose, il est indispensable d'enlever les cordes ou les clous, et d'appliquer des cataplasmes émollients sur les parties enflammées. On reprend le pansement quand la phlogose a disparu, mais en recommençant on a soin de se servir de clous très petits, pour éviter d'occasionner des douleurs et une inflammation nouvelle.

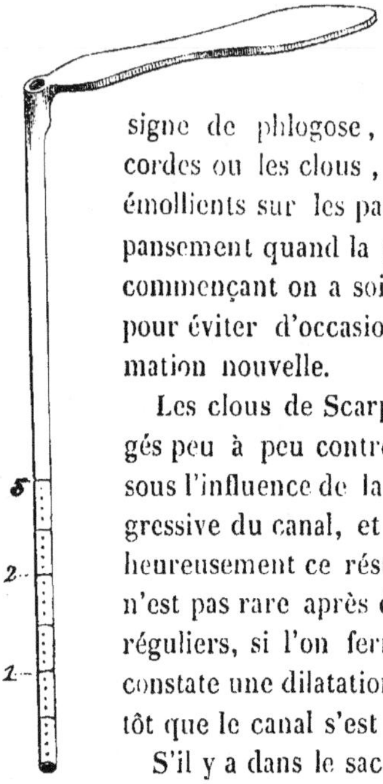

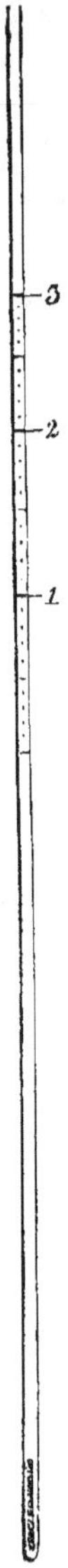

Les clous de Scarpa d'abord employés, sont changés peu à peu contre de plus gros; on obtient ainsi sous l'influence de la compression une dilatation progressive du canal, et une modification des tissus. Malheureusement ce résultat est loin d'être certain, et il n'est pas rare après deux ou trois mois de pansements réguliers, si l'on ferme la fistule au moment où l'on constate une dilatation suffisante, de reconnaître bientôt que le canal s'est oblitéré de nouveau.

S'il y a dans le sac, à une profondeur quelconque, un rétrécissement ou quelque bride qui empêche l'introduction des clous, on peut recourir en même temps à la dilatation et à la cautérisation. Je pratique cette dernière opération de la manière suivante : la sonde creuse représentée dans la fig. 77 étant portée, dans le canal nasal, jusqu'à l'endroit du rétrécissement, je constate, en regardant les chiffres placés à sa surface, à quelle profondeur ce rétrécissement existe. Je suppose que l'instrument pénètre jusqu'au chiffre 2 : j'en tiens note; je prends le porte-caustique, fig. 78 (ce porte-caustique se charge en présentant à la fois la cuvette, et le crayon de nitrate d'argent à la flamme d'une bougie), et après avoir retiré la sonde creuse de 2 ou 3 millimètres, selon que je veux cautériser une surface plus ou moins étendue, j'y fais pénétrer l'instrument chargé de nitrate d'argent, jusqu'à ce que les deux ou trois premiers points se soient cachés dans l'ouverture supérieure de la sonde. Alors je fais tourner rapidement sur lui-même le porte-caustique, dont la cuvette se trouve en rapport avec les parties malades, puis le retirant de bas en haut, je le cache aussitôt dans la sonde que j'enlève, à moins que je ne m'en serve pour faire une injection sur la muqueuse cautérisée. La cautérisation pratiquée de cette manière est le meilleur moyen de modifier les tissus malades; je ne l'ai jamais vue suivie d'accidents. J'ai imaginé cet instrument parce que je pense qu'il est bien préférable de porter le caustique sur les points malades seulement, et que je ne considère pas la cautérisation des parties saines comme étant sans danger.

Fermeture de l'ouverture artificielle après le pansement. — Rien n'est ordinairement plus simple que de fermer l'ouverture artificielle qui a servi à l'introduction des corps nécessaires à la dilatation progressive du canal; pourtant dans certains cas, encore assez fréquents, on y éprouve une véritable, parfois une insurmontable difficulté, du moins si l'on veut éviter d'empiéter sur le diamètre du sac lacrymal. Quand il n'y a aucune complication, il suffit de retirer le clou, de laisser les choses aller d'elles-mêmes, et bientôt la réunion de la petite plaie est complète; d'autres fois une simple cautérisation de cette plaie, faite seulement dans le but d'en raviver les bords, la met dans des conditions de réunion convenables. D'ordinaire après deux ou trois jours dans le premier cas, après cinq ou six dans le second, l'ouverture artificielle est fermée. Mais si, bien que le canal soit largement ouvert, il arrive que les larmes, au lieu de s'y écouler en totalité, passent en partie par l'ouverture artificielle, celle-ci ne se ferme pas et se transforme en une fistule capillaire, qu'on aura la plus grande peine à détruire. La cautérisation avec la pierre infernale, répétée plusieurs fois, finira dans quelques cas par triompher de la difficulté; mais aussi, dans beaucoup d'autres, elle demeurera inutile. D'après les remarques que j'ai faites, cet accident provient le plus souvent de ce que le pansement avec les cordes ou avec le clou ayant été trop longtemps continué, la peau a suppuré dans une trop grande étendue, et s'est amincie au point de ne plus avoir les conditions nécessaires à une bonne réunion. La même chose s'observe lorsque la tête du clou de Scarpa a porté sur la plaie, ou que, par le fait même du contact d'un corps étranger, celle-ci s'est enflammée et a éprouvé une perte de substance. Il convient alors de conseiller au malade ou de se soumettre à l'opération ayant pour but d'ouvrir une voie nouvelle aux larmes, ou de ne plus rien faire pour se débarrasser de sa fistule, qui deviendra capillaire à la longue; à moins qu'on ne préfère appliquer le clou jusqu'à ce que le sac lacrymal soit oblitéré dans sa partie supérieure, ce qui ne manque pas d'arriver avec le temps, ou bien encore disséquer la peau tout autour de la plaie qu'on isole avec soin du sac lacrymal, et qu'on réunit avec une épingle et une suture convenable, de manière à fermer complétement l'ouverture. Ce n'est pas toujours chose facile de fermer l'ouverture artificielle, en employant ce moyen assez douloureux, et il n'est pas rare, même en donnant aux parties toute l'immobilité nécessaire, d'échouer complétement, et de ne pas obtenir de réunion. Quoi qu'il en soit, lorsque je crois devoir fermer l'ouverture que j'ai pratiquée pour le pansement, je recommande au malade de se nourrir d'aliments liquides, de ne pas parler, de tenir les muscles de la face dans un repos absolu, et surtout d'éviter de se moucher pendant quelques jours, en se bornant à s'essuyer. Cette dernière précaution est des plus importantes, parce que l'air remontant par le méat inférieur, dont la valvule est souvent aplatie ou même résorbée par la présence prolongée du clou dans le canal, maintient l'ouverture de la peau béante, ou même déchire la cicatrice lorsqu'elle est sur le point de s'organiser.

II. Dilatation permanente. — C'est à Foubert qu'on rapporte généralement l'idée de placer une canule à demeure dans le canal nasal, bien que Woolhouse semble l'avoir eue avant lui. Cette méthode, préconisée par Dupuytren qui l'essaya en 1812, porte aujourd'hui le nom de ce grand chirurgien.

Procédé de Dupuytren. — Les instruments nécessaires sont : 1° le bistouri à fistule ordinaire, représenté plus haut fig. 70 ; 2° une canule conique d'or ou d'argent, longue de 20 à 25 millimètres, sur 4 à 5 millimètres de diamètre, taillée en bec de flûte à son extrémité inférieure, et garnie d'un bourrelet à son extrémité supérieure ; cette canule est en outre un peu recourbée dans sa longueur, pour qu'elle s'adapte plus aisément à la direction du canal dans lequel elle doit être introduite ; 3° un mandrin coudé à angle presque droit, effilé à son bout inférieur, et s'adaptant exactement à la canule dans laquelle il doit pouvoir entrer, et d'où il doit se dégager aisément.

La canule a subi plusieurs modifications : les principales sont celles de MM. Van Onsenoort, Pétrequin, Bourjot Saint-Hilaire et Lenoir. Quelque forme qu'elle ait, on opère toujours de la même manière.

Le malade étant placé comme pour le procédé de J.-L. Petit, et le sac lacrymal, ouvert de la même manière, le chirurgien, retirant le bistouri de l'incision qu'il vient de faire, presse sur l'une des lèvres pour entr'ouvrir la plaie, et glisse dans le canal le mandrin muni de la canule. Dès que le bourrelet de ce dernier instrument s'est caché profondément sous la peau, ce qu'on n'obtient le plus souvent qu'en appuyant sur le mandrin avec une certaine force, on dégage celui-ci, en retenant la canule en place au moyen de l'index de la main gauche. Pour s'assurer que la communication entre le sac et la narine est rétablie, on recommande au malade, dont la bouche et le nez sont maintenus fermés un instant, d'expirer l'air avec une certaine force, et tout aussitôt, si la voie est libre, on voit sortir de la plaie quelques bulles d'air et un peu de sang. On n'a plus, pour terminer l'opération, qu'à placer une petite mouche de taffetas d'Angleterre sur la plaie, qui se réunit d'ordinaire après vingt-quatre heures.

Ce procédé présente de nombreux inconvénients, et n'est plus employé aujourd'hui que par un très petit nombre de chirurgiens. Il occasionne assez souvent des céphalalgies et des érysipèles. La canule remonte, détermine, si l'on n'intervient, un abcès au grand angle de l'œil, et alors traverse même quelquefois la voûte palatine. De plus, elle s'oblitère très souvent. On en a trouvé qui étaient remplies de tabac, et même de concrétions pierreuses. M. Fl. Cunier en a extrait bon nombre, qui se trouvaient dans ce dernier cas (*V.* mon mémoire cité sur les Dacryolithes et les Rhinolithes, dans les *Annales d'oculistique*). Pourtant, quelque défectueux qu'il soit, ce procédé a aussi ses avantages, entre autres celui-ci, que les malades sont guéris immédiatement et quelquefois pour longtemps de leur tumeur lacrymale et de leur larmoiement, et ne risquent, en définitive, qu'une chose, c'est qu'on soit obligé d'enlever la canule au premier signe d'inflammation.

J'ai suivi un certain nombre de fois ce procédé, et, mécontent des résultats que j'ai obtenus, j'en suis revenu à la dilatation par celui de Petit, avec les modifications que j'ai indiquées plus haut. -

CAUTÉRISATION. — La cautérisation du canal de l'urètre, selon les indications de Ducamp, a donné l'idée à quelques chirurgiens de pratiquer des cautérisations dans le canal nasal. Heister, le premier, selon M. Velpeau, avait conseillé d'employer dans ce but le nitrate d'argent; mais cette méthode était complétement oubliée, lorsque, en 1822, M. Harveng essaya de la remettre en honneur, et, en 1828, écrivit un mémoire sur son procédé (1). M. Harveng ouvre le sac comme on le fait d'ordinaire, et porte sur le point malade, un cautère rougi à blanc ou une mèche enduite de nitrate d'argent, qu'il introduit de haut en bas à travers une canule. D'autres chirurgiens, comme MM. Deslandes et Bermond, ont modifié de diverses manières le procédé du chirurgien de Manheim, mais sans en tirer un grand avantage. M. Gensoul, cependant, cautérise le canal nasal avec de bons résultats, en introduisant par les narines

(1) Harveng, *Mémoire sur l'opération de la fistule lacrymale et description d'une nouvelle méthode opératoire.* (*Archives générales de médecine,* t. XVIII, année 1828.) -

ses sondes courbes, changées en porte-caustiques. Comme dans les rétrécissements des parties malades, la cautérisation me paraît ne devoir être considérée que comme un moyen auxiliaire, je ne la pratique jamais sans avoir préalablement dilaté le sac lacrymal par le procédé que j'ai décrit plus haut. Le porte-caustique gradué et la sonde creuse représentés page 886, remplissent parfaitement le but.

§ II. **Ouverture d'une voie artificielle aux larmes.** — Lorsque le conduit nasal est fermé et que les moyens ordinaires demeurent insuffisants, quelques chirurgiens, et Woolhouse en particulier, ont, à l'exemple d'Archigènes, qui opérait ainsi, comme on le voit dans Aëtius et Paul d'Egine, ouvert aux larmes une voie nouvelle à travers les os, qu'ils brisent ou auxquels ils font subir une perte de substance au moyen d'instruments particuliers ou même du fer rouge. On compte quatre procédés principaux : ce sont ceux de Woolhouse, Hunter, M. Laugier et Wathen.

Procédé de Woolhouse. — Une incision semi-elliptique est pratiquée sur le sac lacrymal, qui est largement ouvert, et extirpé dans une grande étendue. La plaie est alors remplie de charpie et pansée pendant deux ou trois jours, puis le chirurgien, armé d'une tige pointue, l'enfonce de haut en bas, de dehors en dedans et un peu d'avant en arrière dans l'os unguis, et pénètre ainsi dans les fosses nasales. Une tente de charpie est ensuite introduite dans l'ouverture osseuse, pour l'empêcher de se fermer, et on la remplace un peu plus tard par une canule d'or, un peu moins large à sa partie moyenne qu'à ses extrémités.

Procédé de Hunter. — Ce chirurgien a changé la tige pointue de Woolhouse contre un emporte-pièce destiné à faire éprouver à l'unguis une perte de substance. Une plaque en corne, introduite dans le méat moyen, donnerait, selon lui, un point d'appui convenable à la lame osseuse. C'est un procédé inexécutable et tombé dans l'oubli.

Procédé de M. Laugier. — Le chirurgien de l'hôpital Beaujon conseille de faire pénétrer un trois-quarts dans le sinus maxillaire, et de briser au besoin toute la paroi qui sépare le canal nasal du sinus, si la petite ouverture montre quelque tendance à se fermer. L'idée de M. Laugier a été sévèrement jugée par Sanson, quand il a dit : «C'est une proposition qui n'a pas encore eu de suite; et malgré la réserve extrême que l'on doit apporter en de pareilles matières, il est permis de faire observer qu'elle ne présente pas de grandes probabilités de succès (1). » Ce procédé a cependant donné quelques bons résultats à son auteur; M. Laugier a ainsi, en 1834, guéri entre autres une femme de soixante-douze ans, atteinte à l'œil gauche d'une fistule lacrymale.

(1) Sanson, *Dict. de méd. et de chir. prat.*, tom. VIII, pag. 208.

Procédé de Wathen. — Je ne le rappelle que pour mémoire : il consiste à pratiquer, à l'aide d'un forêt, dans le cas d'oblitération complète du canal nasal, un canal nouveau à travers les os. L'ouverture est maintenue ouverte au moyen d'une canule à demeure. Peut-on croire au succès d'un pareil moyen ?

§ III. **Occlusion des voies naturelles.** — Cette méthode me paraît devoir rendre de véritables services dans quelques cas de fistules opiniâtres. Elle est fondée sur cette observation, que si les conduits lacrymaux n'existent pas congénialement, ainsi que l'ont observé beaucoup de chirurgiens, ou s'ils ont été détruits par accident, ce qui certes se voit plus souvent encore, les malades ne sont pas atteints de larmoiement pour cela. J'ai vu bon nombre de fistules, pansées par le clou de Scarpa pendant plusieurs années, se guérir par l'oblitération de la partie supérieure du sac. Cette remarque m'a encouragé, dans quelques cas difficiles, à imiter Nannoni, inventeur de cette méthode, et je n'ai eu qu'à me louer de l'avoir fait. Entré autres exemples, le suivant m'a surtout paru mériter de l'intérêt : une dame de Reims portait depuis bien des années une fistule lacrymale gauche, et avait déjà été opérée plusieurs fois sans succès. Je l'opérai aussi, et fis le pansement par le clou de Scarpa, mais je n'obtins rien de plus que ceux qui m'avaient précédé. Éclairé par des faits antérieurs sur la difficulté de fermer les voies lacrymales en y introduisant un morceau de nitrate d'argent, je me proposai de les détruire ici par le caustique de Vienne, et, en présence du confrère qui m'avait présenté la malade, j'en déposai une certaine quantité dans la partie supérieure du sac, où je le laissai quelques instants. La cautérisation fut profonde, étendue, et suivie d'une suppuration si abondante, que pendant quelques jours je craignis qu'il n'en résultât quelque difformité vers le grand angle ; mais au contraire la plaie se cicatrisa parfaitement, et la malade guérit. Aujourd'hui cette dame est débarrassée de sa fistule, ainsi que de son larmoiement qui a complétement disparu. Bien des fois depuis j'ai employé la cautérisation du sac lacrymal avec le caustique de Vienne, mais avec plus de précaution, et je n'ai eu qu'à me louer de ses résultats.

Cependant, quelque beaux que soient les succès obtenus par Delpech, Bosche, M. Caffort, de Narbonne, un grand nombre de chirurgiens et moi-même, je pense qu'il ne faut recourir à la fermeture du canal nasal que comme à une dernière ressource, et que, si l'on peut guérir par un autre moyen, la saine pratique conseille de l'employer.

FIN.

TABLE DES FIGURES.

TABLE DES MATIÈRES.

PREMIÈRE PARTIE.

Maladies des paupières.

DEUXIÈME PARTIE.

Maladies du globe de l'œil.

TROISIÈME PARTIE.

Maladies de l'appareil lacrymal.

FIN DE LA TABLE.

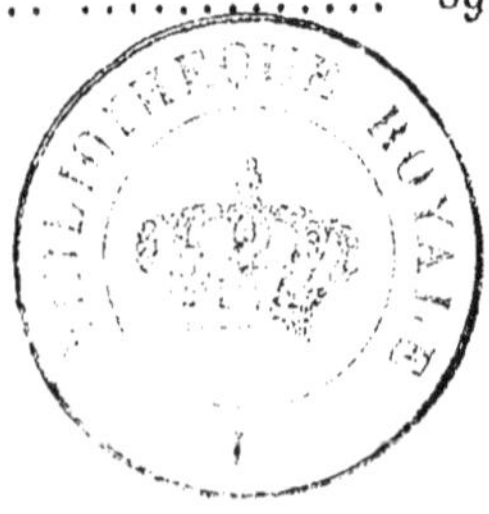